CHIRURGIE

FÜR STUDIUM UND PRAXIS

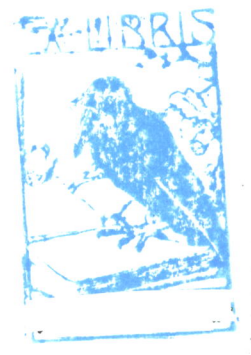

1994/95

Markus Müller
und Mitarbeiter

Hinweise

Autor:

Dr. med. Markus Müller
  Neutorplatz 4
D-79206 Breisach a. Rh.

2. Auflage 1994

ISBN 3-929851-01-6

Wichtiger Hinweis: Medizin als Wissenschaft ist im ständigen Fluß. Hinsichtlich der in diesem Buch angegebenen Anwendungen von Therapien und Dosierungen von Medikamenten wurde die größtmögliche Sorgfalt beachtet. Dennoch ist der Leser aufgefordert, die entsprechenden Empfehlungen der Hersteller zu den verwendeten Präparaten zu prüfen, um in eigener Verantwortung festzustellen, ob die Dosierungen und Hinweise auf Kontraindikationen gegenüber den Angaben in diesem Buch abweichen. Dies ist insbesondere wichtig bei selten verwendeten Präparaten oder solchen, die neu auf den Markt gebracht worden sind. Eine Haftung, die auf irgendeine Art aus der Benutzung der in diesem Buch enthaltenen Informationen oder Teilen davon entsteht, wird nicht übernommen. Aus der Bezeichnung einer Ware mit dem für sie eingetragenen Warenzeichen kann bei Fehlen des Vermerkes ^{R} nicht geschlossen werden, daß es sich um einen freien Warennamen handelt.

Bezug u. Vertrieb über:

Medizinische Verlags-
und Informationsdienste
Neutorplatz 4
D-79206 Breisach/Rh.

und über den Buchhandel

Bestellungen im Direktversand im **Inland** sind per Postkarte (hinten beigefügt) zum Einzelpreis von DM 45,-- inkl. MwSt. und aller Porto- und Versandkosten bei nebenstehender Adresse möglich. Die Lieferung erfolgt nach Zahlungseingang (Überweisungen auf das PGA Karlsruhe, Kto. 3004 72 - 757, BLZ 660 100 75) oder bei beigefügtem Verrechnungs-/Euroscheck sofort. Bei gewünschtem Versand per Nachnahme zzgl. 6,50 Nachnahmegebühren.

<u>Sonderpreise bei Direktbezug im Inland:</u> Ab 5 Exemplare DM 40,-- pro Exemplar, ab 10 Exemplare DM 35,-- pro Exemplar.

Bestellungen aus dem **Ausland** sind gegen Überweisungen auf das PGA Karlsruhe (Kto. s.o.) möglich. Die Lieferung erfolgt nach Zahlungseingang.
Einzelpreis: 49,-- DM, ab 10 Exemplaren DM 40,-- pro Exemplar.

Die Deutsche Bibliothek - CIP-Einheitsaufnahme

Müller, Markus:
Chirurgie für Studium und Praxis : [unter Berücksichtigung des Gegenstandskataloges und der mündlichen Examina in den ärztlichen Prüfungen] / Markus Müller und Mitarb. - 2. Aufl. - Breisach/Rh. : Med. Verl.- und Informationsdienste, 1994
ISBN 3-929851-01-6

Alle Rechte vorbehalten!

Das Werk, einschließlich aller seiner Teile, ist urheberrechtlich geschützt. Die dadurch begründeten Rechte, insbesondere die der Übersetzung, des Nachdruckes, der Mikroverfilmung, der Vervielfältigung oder der Speicherung in Datenverarbeitungsanlagen bleiben, auch bei nur auszugsweiser Verwertung, vorbehalten. Nachdrucke, Vervielfältigungen und insbesondere Fotokopien sind außerhalb der engen Schranken der §§ 53ff UrhG nicht zulässig. Zuwiderhandlungen unterliegen den Strafbestimmungen des Urheberrechtsgesetzes gem. §§ 106ff.

© Copyright 1994 by Dr. Markus Müller, Breisach am Rhein.

Danksagung

Bedanken möchte ich mich bei allen meinen Freunden und Kollegen, die mir mit Anregung, Rat, Tat und Korrektur hilfreich zur Seite standen. Ein besonderer Dank an meine Mitarbeiter:
- M.Backes, Koblenz (Mitarbeit am Kapitel Schilddrüse)
- D.Dosis, Hannover (Mitarbeit bei Transplantationen)
- Dr.A.Elsen, Speicher, Dr.H.A.Müller, Ludwigshafen, M.Maier, Starnberg und M.Sander, Horkheim (Mitarbeit am Kapitel Allgemeine und Spezielle Traumatologie)
- Dr.M.Endrulat, Gustavsburg (Mitarbeit am Kapitel Allgemeine Chirurgie)
- Dr.Ch.Lörke, Ubstadt-Weiher und Dr.J.Minges, Edenkoben (Mitarbeit am Kapitel Ösophagus, Magen und Darm)
- Dr.D.Schilling, Monsheim (Mitarbeit am Kapitel Gefäßchirurgie, Magen u. Darm und Hernien)
- Dr.R.Volb, Mehlingen (Mitarbeit am Kapitel Herzchirurgie)
- Dr.R.Wunsch, Villingen-Schwenningen (Mitarbeit zur Röntgendiagnostik)

Weiterhin gilt unser gemeinsamer Dank den Professoren und Dozenten der Universität Mainz aus den Abteilungen Allgemeinchirurgie, Herz- und Thoraxchirurgie, Kinderchirurgie, Neurochirurgie und Unfallchirurgie sowie den Professoren und Dozenten an den Lehrkrankenhäusern der Universität Mainz in Ludwigshafen und Koblenz für die Anregungen, die wir aus ihren Vorlesungen und Unterrichten entnehmen konnten.

Vorwort

Berücksichtigt wurden viele chirurgische Lehrbücher, i.e. V.Schumpelick, N.Bleese u. U.Mommsen, R.Häring u. H.Zilch, M.Reifferscheid u. S.Weller und G.Heberer, W.Köle u. H.Tscherne und der Gegenstandskatalog sowie die aktuellen chirurgischen Fachzeitschriften. Für alle Tumoren ist neben den gebräuchlichen klinischen Einteilungen stets die aktuelle und definitive TNM-Klassifikation (z.Zt. in der 2. Revision der 4. Auflage v. 1992) angegeben (Diskrepanzen zu anderen Lehrbüchern ergeben sich daraus, daß dort teilweise noch alte TNM-Klassifikationen zitiert werden!). Die klinischen Einteilungen des Buches sind allgemein gebräuchlich (die Autoren sind dabei jeweils angegeben). An den verschiedenen Universitäten werden aber oft zusätzliche oder andere eigene Klassifizierungen benutzt, die der/die Leser/in selbst ergänzen möchte.

Zur Entstehung dieses Buches:

Am Anfang stand die Idee, den Studenten/innen ein Chirurgiebuch an die Hand zu geben, das es ihnen ermöglichen sollte, sich in realistischer Zeit den relevanten Stoff der Chirurgie anzueignen. Dabei will und kann dieses Buch kein großes Lehrbuch der Chirurgie ersetzen, jedoch soll die klar strukturierte Gliederung des Stoffes eine wertvolle Hilfe vor allem in der Zeit der Prüfung geben. Der konsequente didaktische Aufbau soll die Leser und Lernenden dabei besonders unterstützen.
Ein weiteres Anliegen war es, auf allen Gebieten den heutigen aktuellen Wissensstand zusammenzutragen und zusammenzufassen. Es blieb dabei nicht aus, daß einzelne Kapitel weit über das normale Wissen hinaus spezielle Aspekte beinhalten. Das soll dem/r interessierten Leser/in die Möglichkeit zur Vertiefung geben. Nach eigener Erfahrung muß dies kein Nachteil sein, da der/die Student/in zur Zeit der Prüfung sich die wichtigsten Punkte jeweils erarbeitet, später als Student/in im Praktischen Jahr, ÄiP/AiP oder junge/r Assistent/in für weitergehende Hinweise dankbar ist. So soll dies nicht nur ein Buch für die Zeit der Prüfungen, sondern auch darüber hinaus sein. Die geplanten jährlichen Neuauflagen sollen der Aktualität und dem ständigen Fluß des medizinischen Wissens Rechnung tragen.
Ein Wort zur Werbung in diesem Buch. Diese haben wir aufgenommen, um durch den finanziellen Beitrag der Firmen dieses Buch auch trotz des gestiegenen Umfanges weiterhin so günstig anbieten zu können. Für die freundliche Unterstützung der Firmen möchten wir uns an dieser Stelle bedanken.
Um künftig das Wissen sowohl aktuell zu halten als auch die Verbindung zum/r Lernenden nicht zu verlieren, hoffen wir nicht nur, sondern wünschen uns ausdrücklich Anregungen, Hinweise und Kritik aus dem Leserkreis.

Markus Müller und Mitarbeiter

ABKÜRZUNGSVERZEICHNIS

A.	= Arteria	i.R.	= im Rahmen	präop.	= präoperativ
a.p.	= anterior-posterior	i.S.	= im Serum	Präp.	= Präparate
Abb.	= Abbildung	i.U.	= im Urin	prim.	= primär
Ag	= Antigen	i.v.	= intravenös	Proc.	= Processus
AG	= Atemgeräusch	ICR	= Intercostalraum	Proc:	= Procedere
Ak	= Antikörper	ICV	= Intrazellulärvolumen	prof.	= profundus
allg.	= allgemein	IE	= internat. Einheiten	Prog:	= Prognose
Amp.	= Ampullen	Ind:	= Indikation	Proph:	= Prophylaxe
Anm:	= Anmerkung	inkl.	= inklusive	QF	= Querfinger
art.	= arteriell	insb.	= insbesondere	re.	= rechts
asc.	= ascendens	int.	= internus	rel.	= relativ
ASS	= Acetylsalicylsäure	ITN	= Intubationsnarkose	rez.	= rezessiv
Ät:	= Ätiologie	IVP	= intravenöse Pyelographie	rez.	= rezidivierend
aut.	= autosomal	J.	= Jahre	RF:	= Risikofaktoren
AV	= arterio-venös	JÜR	= Jahres-Überlebens-Rate	RG's	= Rasselgeräusche
AVK	= arterielle Verschlußkrankh.	Kap.	= Kapitel	RIA	= Radioimmunoessay
AZ	= Allgemeinzustand	KE	= Kontrasteinlauf	Rö	= Röntgen
B	= Billroth	Kg	= Kilogramm	RR	= Blutdruck
bakt.	= bakteriell	KG	= Körpergewicht	s.	= siehe
BB	= Blutbild	KG	= Krankengymnastik	s.c.	= subcutan
Bev.	= Bevölkerung	KHK	= koronare Herzkrankheit	s.o.	= siehe oben
bezgl.	= bezüglich	KI:	= Kontraindikationen	s.u.	= siehe unten
BSG	= Blutkörperchensenkungsgeschwindigkeit	kl.	= klein	seitl.	= seitlich
Bsp.	= Beispiel	Klin:	= Klinik	sek.	= sekundär
BWK	= Brustwirbelkörper	KM	= Kontrastmittel	Sek.	= Sekunden
BWS	= Brustwirbelsäule	Kompl	= Komplikationen	SH	= Schleimhaut
Ca	= Karzinom	kons.	= konservativ	SHT	= Schädel-Hirn-Trauma
ca.	= circa	körpl.	= körperlich	sog.	= sogenannt
Cap.	= Capitulum	KS	= Klopfschall	Stad.	= Stadium
CCT	= craniales CT	L	= Liter	Stag:	= Staging
Ch	= 1 Charrière = 1/3mm	LA	= Lokalanästhesie	Std.	= Stunden
chron.	= chronisch	lat.	= lateral	Str.	= Stratum
CT	= Computer Tomographie	li.	= links	Supp.	= Suppositorium
d	= Tag	Lig.	= Ligamentum	symp.	= sympathisch
d.	= der, die, das	LJ.	= Lebensjahr	Sympt.	= Symptome
d.F.	= der Fälle	Lk	= Lymphknoten	Syn:	= Synonyma
d.h.	= das heißt	Lok:	= Lokalisation	Syst.	= System
DC	= dynamische Kompression	Lux.	= Luxation	syst.	= systemisch
DD:	= Differentialdiagnosen	LWK	= Lendenwirbelkörper	TBC	= Tuberkulose
Def:	= Definition	LWS	= Lendenwirbelsäule	TEA	= Thrombendarteriektomie
desc.	= descendens	m.	= männlich	TEP	= Total-Endoprothese
Diag:	= Diagnostik	M.	= Morbus	Tg.	= Tage
DIC	= Verbrauchskoagulopathie	M.	= Musculus	tgl.	= täglich
Dig.	= Digitus	max.	= maximal	Ther:	= Therapie
DIP	= dist.interphal.Gelenk	MCP	= metacarpo-phal.Gelenk	TNM	= Tumor, Nodi, Metastase
Disp.	= Disposition	MdE	= Mindergi. d. Erwerbsfähigk.	Tomo.	= Tomographie
DMS	= Durchbl. Motorik Sensibil.	MDP	= Magen-Darm-Passage	Tr.	= Truncus
dom.	= dominant	med.	= medial	Tub.	= Tuberculum
DSA	= Digitale Subtraktionsangiographie	Met.	= Metastasen	u.	= und
Duct.	= Ductus	Meth.	= Methode	UA	= Unterarm
e.	= ein	min.	= minimal	UÖS	= unterer Ösop.Sphinkter
ECV	= Extrazellulärvolumen	Min.	= Minute	US	= Unterschenkel
ERCP	= endoskopische retrograde Choledochopankreatikographie	mind.	= mindestens	USG	= unteres Sprunggelenk
		ml	= Milliliter	V.	= Vena
		Mo.	= Monate	v.	= von
		mögl.	= möglich	V.a.	= Verdacht auf
		MRT	= Magnetresonanztomogr.	v.a.	= vor allem
Etlg:	= Einteilung	n.	= nach	ven.	= venös
evtl.	= eventuell	N.	= Nervus	VW	= Verbandswechsel
ext.	= externus	Nach:	= Nachsorge	w.	= weiblich
Extr.	= Extremität	NAS	= Nierenarterienstenose	w.o.	= wie oben
Fakt.	= Faktor	neg.	= negativ	Wdh	= Wiederholung
Fix.	= Fixateur	Nll.	= Nodi lymphatici	wg.	= wegen
fktl.	= funktionell	NMR	= Magnetresonanztomogr.	WHO	= Weltgesundheitsorgan.
Frakt.	= Fraktur	NNH	= Nasennebenhöhlen	Wo.	= Wochen
genet.	= genetisch	NSA	= nicht steroidale Antiphlog.	WS	= Wirbelsäule
GI	= Gastrointestinal	NW:	= Nebenwirkungen	z.B.	= zum Beispiel
GÖD	= Gastro-Ösophageo-Duodenoskopie	o.B.	= ohne path. Befund	Z.n.	= Zustand nach
		OA	= Oberarm	z.Zt.	= zur Zeit
		od.	= oder	zus.	= zusätzlich
		OÖS	= oberer Ösophagussphinkt.	ZVD	= zentraler Venendruck
gr.	= groß	Op.	= Operation	ZVK	= zentraler Venenkatheter
h	= Stunde	OS	= Oberschenkel	zw.	= zwischen
Hb	= Hämoglobin	OSG	= oberes Sprunggelenk		
HEP	= Hemi-Endoprothese	p.a.	= posterior-anterior	**Sonstige Zeichen:**	
histo.	= histologisch	Pat.	= Patient	"R"	= eingetr. Warenzeichen
Histo:	= Histologie	path.	= pathologisch	°C	= Grad Celsius
HWK	= Halswirbelkörper	Path:	= Pathogenese	Ø	= Durchschnitt
HWS	= Halswirbelsäule	PE	= Probeentnahme	μ	= mikro
i.m.	= intramuskulär	phys.	= physiologisch	<	= kleiner
		PIP	= prox.interphal.Gelenk	>	= größer
		postop	= postoperativ	–>	= daraus folgt
		Prä:	= Prädisposition		

Abkürzungen für Laborwerte, s. dort

INHALTSVERZEICHNIS

Allgemeine Chirurgie
  Wunde, Wundheilung und Wundbehandlung 1
    Wundinfektion 4
    Wunddehiszenz, Wundruptur 4
    Serom 5
    Hämatom, Nachblutung 5
    Wundkeloid 5
  Nahtmaterial 6
  Regionalanästhesie 8
  Operationsvorbereitungen 9
  Aufklärung 10
  Transplantationskriterien 11
  Allgemeine Tumorklassifikation 13
  Allgemeine Tumornachsorge 14

Allgemeine Komplikationen
  Postaggressionssyndrom 15
  Schock 16
  ARDS 18
  Verbrauchskoagulopathie 19
  Lungenembolie 21
  Herz-Kreislaufversagen 23
  Diabetes in der Chirurgie 24
  Wasser- und Elektrolyt-Haushaltsstörungen 28
  Dekubitus 30

Spezielle chirurgische Infektionen
  Tetanus 32
  Gasbrand 34
  Tollwut 35
  AIDS 36

Kleine Chirurgie
  Panaritium 39
  Unguis incarnatus 40
  Subunguales Hämatom/Fremdkörper 41
  Ganglion 42
  Paratenonitis crepitans 42
  Tendovaginitis stenosans 43
  Dupuytren-Kontraktur 44
  Karpaltunnelsyndrom 45
  Supinatortunnel-Syndrom 46
  Tarsaltunnel-Syndrom 47
  Atherom / Lipom - Entfernung 47
  Myositis ossificans 48

Verbrennungs-Chirurgie 49

Unterkühlung/Erfrierung 53

Polytrauma 54

Gefäßchirurgie - Arterien
Arterienverletzungen ... 56
Akute Arterienverletzungen ... 57
Arterielle Aneurysmen ... 59
Zerebrovaskuläre Insuffizienz ... 62
Subclavian steal syndrome ... 64
Thoracic outlet syndrome ... 65
Verschlüsse der Viszeralgefäße ... 66
AVK der Nierenarterien ... 68
Chronische AVK der unteren Extremität ... 69
Arteriovenöse Fisteln ... 72
Hämodialyse-Shunts ... 73

Gefäßchirurgie - Venen
Thrombophlebitis ... 73
Phlebothrombose ... 74
Phlegmasia coerulea dolens ... 76
Paget-v.Schroetter-Syndrom ... 77
Varikosis ... 78
Ulcus cruris ... 80

Gefäßchirurgie - Lymphgefäße
Anatomie ... 81
Lymphangitis ... 81
Lymphödem ... 82
Lymphzysten/Fisteln ... 83
Viszerale Lymphzysten/Fisteln ... 84
Lymphadenopathie ... 84

Thorax
Anatomie ... 85
Fehlbildungen ... 86
Thoraxtrauma ... 86
Pneumothorax ... 87
Pleura-Erguß ... 89
Chylothorax ... 90
Hämatothorax ... 90
Pleuraempyem ... 91
Pleuratumoren ... 92
Lungenabszeß ... 92
Bronchiektasen ... 93
Tumoren der Thoraxwand ... 94
Bronchialkarzinom ... 95
Pancoast-Tumor ... 100
Lungenmetastasen ... 101
Lungentransplantation ... 101

Mediastinum
Anatomie ... 102
Mediastinalemphysem ... 103
Mediastinitis ... 103
Mediastinaltumoren ... 104

Herzchirurgie
Anatomie ... 106
Kongenitale Herz- und thorakale Gefäßfehler ... 108
   Angeborene Pulmonalstenose ... 110
   Angeborene Aortenstenose ... 110
   Aortenisthmusstenose ... 111
   Vorhofseptumdefekt Typ II ... 111
   Lutembacher-Syndrom ... 111
   Defekte des AV-Kanales ... 112

Ventrikelseptumdefekt ... 112
Persistierender Ductus arteriosus Botalli ... 113
Fallotsche Tetralogie ... 113
Trikuspidalatresie ... 114
Ebstein-Anomalie ... 114
Transposition der großen Arterien ... 115
Totale Lungenvenenfehlmündung ... 115
Herzklappenfehler ... 115
    Aortenklappenstenose ... 116
    Aortenklappeninsuffizienz ... 116
    Mitralstenose ... 116
    Mitralinsuffizienz ... 116
Chirurgie der Herzkranzgefäße ... 118
Schrittmachertherapie ... 120
Cardiomyoplastie ... 121
Herztumoren ... 122
Herztransplantation ... 122

Mamma
Anatomie ... 124
Physiologie ... 124
Kongenitale Anomalien der Mamma ... 125
Mastitis ... 125
Gynäkomastie ... 126
Mastopathie ... 127
Gutartige Tumoren der Brust ... 128
    Fibroadenom ... 128
    Papillom ... 129
Mamma-Karzinom ... 129

Allgemeines Bauprinzip des GI-Traktes mit Tumorklassifikation ... 134

Ösophagus
Anatomie ... 135
Ösophagusdivertikel ... 136
Achalasie ... 137
Ösophagusverletzungen ... 138
Ösophagusverätzung ... 139
Ösophaguskarzinom ... 139
Gutartige Tumoren des Ösophagus ... 141
Refluxösophagitis ... 141

Magen
Anatomie ... 143
Fehlbildungen ... 143
Gastritis ... 144
Ulcus ventriculi ... 145
Ménétrier-Faltenhyperplasie ... 148
Magenkarzinom ... 148
Krankheiten des operierten Magens ... 152

Duodenum
Anatomie ... 153
Fehlbildungen ... 153
Ulcus duodeni ... 153
Duodenaltumoren ... 155

Dünndarm
Anatomie ... 156
Anomalien und Mißbildungen ... 156
Dünndarmverletzungen ... 157

Meckel-Divertikel 157
Dünndarmtumoren 158

Kolon und Rektum
Anatomie 160
Appendizitis 160
Divertikulose / Divertikulitis 163
Polypen des Kolons 164
Kolon-Karzinom 166
Rektum-Karzinom 169

Anus
Anatomie 170
Analabszesse und Analfisteln 171
Kryptitis 173
Proktitis 173
Pilonidalsinus 173
Pyodermia fistulans sinifica 174
Analfissur 175
Hämorrhoiden 175
Perianale Thrombose 177
Marisken 177
Anal- und Rektumprolaps 178
Stuhlinkontinenz 178
Anorektale Schmerzsyndrome 179
Pruritus ani 180
Analkarzinom 180

Abdomen
Akutes Abdomen 181
Bauchtrauma 185
Gastrointestinale Blutung 186
Peritonitis 189
Ileus 190
    Mechanischer Ileus 191
    Paralytischer Ileus 192
Morbus Crohn 193
Colitis ulcerosa 196

Leber
Anatomie 199
Leberverletzungen 199
Leberabszesse 200
Leberzysten 201
Lebertumoren 202
Portale Hypertonie 204
Lebertransplantation 208

Gallenblase und Gallenwege
Anatomie 209
Mißbildungen 210
Gallensteine 210
Cholezystitis/Cholangitis 215
Tumoren 216

Pankreas
Anatomie 219
Physiologie 219
Kongenitale Veränderungen 220
Pankreasverletzungen 220

Akute Pankreatitis 221
Chronische Pankreatitis 224
Pankreaskarzinom 226
Pankreastransplantation 228

Milz
Anatomie 229
Fehlbildungen 229
Milzverletzung/Ruptur 230
Splenektomie 231

Zwerchfell
Anatomie 233
Zwerchfellruptur 233
Zwerchfellhernien 234
Hiatushernie 235
Tumoren des Zwerchfells 237

Retroperitoneum
Anatomie 237
Retroperitoneale Blutungen 237
Retroperitoneale Fibrose 238
Retroperitoneale Tumoren 239

Niere
Anatomie 240
Fehlbildungen 240
Nierenverletzung 241
Nierentumoren 242
Nierentransplantation 243

Hernien 245
Leistenhernie 246
Schenkelhernie 249
Nabelhernie 249
Epigastrische Hernie 250
Rektusdiastase 250
Spieghel-Hernie 251
Narbenhernien 251
Lumbalhernie 252
Hernia obturatoria 252
Hernia ischiadica 252
Hernia perinealis 253
Innere Hernien 253

Endokrinologie
APUD-Zellsystem 254
APUDome 254
Karzinoid 254
Zollinger-Ellison Syndrom (Gastrinom) 256
Insulinom 257
Verner-Morrison-Syndrom (VIPom, PPom) 258
Glukagonom 259
MEN (multiple endokrine Neoplasie) 259

Schilddrüse
Anatomie 260
Physiologie 260
Struma 260

Hyperthyreose ... 263
Thyreoiditis ... 264
Schilddrüsenmalignome ... 265
C-Zell-Karzinom ... 267

Nebenschilddrüse
Anatomie ... 268
Hyperparathyreoidismus ... 269

Nebenniere
Anatomie ... 271
Phäochromozytom ... 272
Cushing-Syndrom ... 273
Hyperaldosteronismus ... 274
Adrenogenitales Syndrom ... 275
Hormon-inaktive Nebennieren-Tumoren ... 276

Allgemeine Traumatologie
Frakturenlehre ... 277
Kompartmentsyndrom ... 282
Sudeck-Dystrophie ... 283
Epiphysenfugenverletzungen ... 284
Gelenkverletzungen ... 286
Gelenkinfektionen ... 286
Bursitis ... 287
Muskel- / Sehnenverletzungen ... 288
Osteomyelitis ... 289
Amputationen von Gliedmaßen ... 290
Replantationen von Gliedmaßen ... 292

Spezielle Traumatologie
Schultergürtel
Anatomie ... 293
Sternoklavikulargelenkluxation ... 293
Klavikulafrakturen ... 294
Akromioklavikulargelenkluxation ... 294
Skapulafrakturen ... 295
Schultergelenkluxation ... 296
Rotatorenmanschettenruptur ... 298

Obere Extremität
Humeruskopffraktur ... 299
Oberarmschaftfraktur ... 300
Disatale Oberarmfraktur ... 301
Bizepssehnenruptur ... 303
Ellenbogenluxation ... 303
Olekranonfraktur ... 304
Proc. Coronoideusfraktur ... 305
Radiusköpfchenfraktur ... 305
Unterarmfrakturen ... 306
Distale Radiusfraktur ... 307

Hand und Handwurzel
Anatomie ... 308
Os lunatum-Luxation ... 308
Os naviculare-Fraktur ... 309
Mittelhandfrakturen ... 310
Seitenbandruptur-Hand ... 310
Phalangenfraktur ... 311
Phalangenluxation ... 311
Hand-Sehnenverletzungen ... 311

Becken
Anatomie 313
Beckenverletzungen 313
Azetabulumfraktur 314
Hüftgelenkluxation 315

Untere Extremität - Femur
Anatomie 316
Hüftkopffrakturen 316
Hüftkopfnekrose 317
Koxarthrose 318
Schenkelhalsfrakturen 319
Femurfrakturen 320
Supra/diakondyläre Oberschenkelfrakturen 321

Kniegelenk
Anatomie 322
Knie-Bandverletzungen 323
Kniegelenkluxation 323
Meniskusläsion 324
Knie-Knorpelschaden 325
Patellaluxation 326
Patellafraktur 327
Streckapparatverletzung 327

Unterschenkel und Fuß
Anatomie 328
Tibiakopffraktur 328
Unterschenkelfrakturen 329
Pilon Tibiale-Fraktur 330
Sprunggelenkfrakturen 331
Sprunggelenkdistorsion / Außenbandruptur 332
Talusluxation 333
Talusfraktur 334
Kalkaneusfraktur 335
Achillessehnenfraktur 336
Fußwurzelfrakturen, Luxationen 337
Mittelfußfrakturen 337
Zehenfrakturen, Luxationen 338
Hallux valgus 338

Rumpfskelett
Anatomie 339
Wirbelsäulenverletzung 339
Rippen-/Rippenserienfraktur 342

Gesicht
Gesichtsschädelfrakturen 343

Tumoren des Skelettes und der Weichteile
Knochentumoren 345
Weichteiltumoren 347

Neurochirurgie
Anatomie und Physiologie 348
Entwicklungsstörungen und Anomalien 348
Hirndruck / Hirnödem 349
Hydrozephalus 350
Entzündliche Prozesse des Gehirns 351
Neurotraumatologie 352
Intrakranielle Blutungen 355
    Epiduralblutung 356
    Subduralblutung 356

Subarachnoidalblutung ... 357
Intrazerebrale Blutung ... 358
Hirntumoren ... 358
    Astrozytome ... 361
    Glioblastome ... 362
    Oligodendrogliome ... 363
    Medulloblastome ... 363
    Meningeome ... 364
    Hypophysentumoren ... 365
    Neurinome ... 368
    Intrazerebrale Metastasen ... 369
Seltene Hirntumoren ... 370
    Ependymome ... 370
    Plexuspapillome ... 370
    Pinealome ... 371
    Kraniopharyngeome ... 371
    Monstrezellensarkom ... 371
    Hämangioblastome ... 371
    Retikulumzellsarkome ... 372
Wurzelkompressionssyndrome ... 372

Kinderchirurgie
Ösophagusatresie ... 375
Pylorusstenose ... 376
Darmatresien ... 377
Invagination ... 378
Megakolon / M. Hirschsprung ... 379
Mekoniumileus ... 380
Omphalozele ... 381
Lippen-Kiefer-Gaumen-Spalten ... 381
Tumoren im Kindesalter ... 382
Wilms-Tumor ... 383
Neuroblastom ... 384

Appendix
Blut- und Laborwerte ... 386
Bewegungsmaße ... 388

Stichwortverzeichnis ... 389

Anmerkung zum Thema Umweltschutz

△ Dieses Buch ist auf 100%ig holzfreiem (= alterungsbeständigem) Papier gedruckt

△ Auf den Einsatz von **Kunststoffolien** zum Versand und Verkauf haben wir bewußt **verzichtet** (das akademische Wissen läßt sich durch die im Buchhandel üblichen "Frischhaltefolien" für Bücher nicht konservieren, sondern bedarf der ständigen Überarbeitung und Aktualisierung)

△ Der Versand erfolgt in **wiederverwertbaren Kartonagen**, hergestellt aus Recycling-Material, ohne Kunststoffeinsätze zur Polsterung und Verpackung.

ALLGEMEINE CHIRURGIE

WUNDE, WUNDHEILUNG UND -BEHANDLUNG

WUNDE

Def: **Defekt des schützenden Deckgewebes** (Haut, innere Oberflächen) und Gewebezerstörung durch äußere Einwirkung.
* Einfache Wunde = ohne Organbeteiligung
* Zusammengesetzte/komplizierte Wunde = mit Organbeteiligung
* Geschlossene Wunden: Prellung, Quetschung
* Offene Wunden

Ät: 1.) **Mechanisch:** - **Schürfwunde:** Nur Epidermis verletzt, keine spezielle Behandlung
- **Schnittwunde:** Glatte Wundränder (Sonderform: Operationswunde)
- **Stichwunde:** Dünner Kanal in die Tiefe, Verletzung tiefer Strukturen prüfen, Röntgen: Fremdkörper?
  Infektionsgefahr --> keine Naht, damit Wundsekret ablaufen kann
- **Rißwunde:** Zerfetzte Wundränder
- **Bißwunde:** Stich-/Quetschwunde durch Tierzähne dürfen nicht genäht werden (Ausnahme: Kindergesicht), Infektionsgefahr! Tollwutverdacht klären!
- **Platzwunde:** Riß-Quetschwunde über Knochen m. Gewebebrücken
- **Ablederung (Décollement, Avulsion)** Schichtweise Ablösung der Haut, z.B. Skalpierungsverletzung
- **Abtrennungswunde:** Inkomplette Amputation eines Körperteils
- **Schußwunde:** Durchschuß (Ein- u. Ausschuß) oder Steckschuß? Immer Röntgen-Diagnostik mit Weichteilen!
  --> Projektil/Fragmente?, Schußfraktur?
- **Pfählungsverletzung:** Im Anorektalbereich. Wichtig: Fremdkörper präklinisch belassen

2.) **Thermisch:** Wunde durch **Wärme-** oder **Kälteexposition**
3.) **Chemisch:** Säuren --> Koagulationsnekrosen
  Laugen --> Kolliquationsnekrosen (Verflüssigung des Gewebes
  --> tiefere Schäden)
4.) **Strahlung:** Gewebeschaden durch radioaktive Strahlung
  --> Hautnekrosen, Strahlenulkus

WUNDHEILUNG

Primäre Wundheilung: (Sanatio per primam intentionem) Minimale Bindegewebebildung, primäre Adaptation der Wundränder. Erosionen und Exkoriationen der Haut heilen ohne Narben ab. Knochen, Mukosa und Bindegewebe bilden wieder organtypisches Gewebe.

Sekundäre Wundheilung: (Sanatio per secundam intentionem) Granulationsgewebebildung, sekundäre Wundrandadaptation durch Zusammenziehung der Wunde, Defektheilung mit Narbe.

Tertiäre Wundheilung: Kombination aus sekundärer Wundheilung = Bildung v. Granulationsgewebe u. anschließender Hauttransplantation (mit primärer Wundheilung).

Reparationsphasen:
1. - 3. Tag: **Exsudative Phase** (Substrat- od. Latenzphase): Blutstillung, Fibrinverklebung, Entzündungsreaktion und Entzündungszeichen, Infektabwehr, Exsudation
4. - 7. Tag: **Proliferationsphase** (Kollagen- od. Granulationsphase): Fibroblasten- und Kapillareneinsprossung --> Kollagensynthese
8. - 12. Tag: **Reparationsphase** (Narbenphase): Ausbildung der kollagenen Fasern, Wundkontraktion --> zunehmende Reißfestigkeit
ab 2 - 3. Woche: **Differenzierungsphase**: Ausrichtung der Kollagenfaserbündel, weitere Wundkontraktion --> belastungsstabiles Bindegewebe oder spezifisches Gewebe

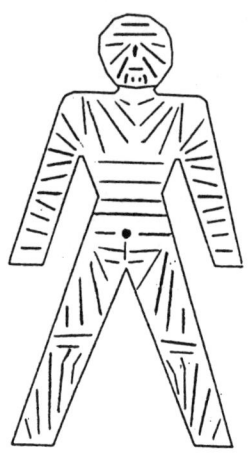

Heilungsdauer: Haut: ca. 8 - 10 Tage, vollständige Belastbarkeit nach ca. 3 Wochen, Entfernung der Hautfäden je nach Region (s.u.).

Wichtig für Operationen:
Durch Schnittführung im Verlauf der **Spaltlinien der Haut** (LANGER-Linien: s.Abb.) klaffen Wunden weniger und führen durch zusätzliche Wundkontraktion zu besserer Heilung mit geringerer Narbenbildung.

WUNDBEHANDLUNG

Angestrebt wird die **primäre chirurgische Wundversorgung** (FRIEDRICH, 1916)
Was ist bei der Behandlung der Wunde zu beachten:
1.) Begleitverletzungen? --> **Durchblutung, Motorik** und **Sensibilität (DMS) prüfen!**
   --> Wichtig: <u>dokumentieren!</u>
2.) Wie alt ist die Wunde? --> Bis **6 Std.** kann primär genäht werden
3.) Was für eine Wundart? --> Keine primäre Naht bei Biß-, Stich- und verschmutzten Wunden
4.) Wundrandbeschaffenheit? --> Glatt --> Wahrscheinlich wird nur wenig nekrotisches Gewebe entstehen, nur geringe Angriffsfläche für Bakterien, gute Heilungstendenz, geringe Narbenbildung.
   --> Zerfetzt --> Wundinfektionsgefahr
5.) Lokalisation der Wunde? --> Wichtig für die Durchblutung u. Heilung: Gut am Kopf, schlechter an den Extremitäten

Chirurgische Wundversorgung (nach FRIEDRICH):
1.) **Reinigung und Desinfektion** der umliegenden Haut (z.B. mit Merfen^R), bei Behaarung Rasur des Op-Gebietes
2.) **Lokalanästhesie** oder Leitungsanästhesie (Finger, Zehen), dann sterile Abdeckung der Wunde
3.) **Inspektion** der Wunde (Fremdkörper, Blutungen, Verletzung tiefer Strukturen ?)
4.) **Exzision des Wundrandes** (zurückhaltend in Gesicht und Finger, nicht bei Schürfwunden), evtl. Ausräumung von nekrotischem Gewebe (Débridement)
   Wundtoilette: Bei verschmutzten Wunden Spülung mit H_2O_2 und Nachspülen mit NaCl od. Ringer-Lösung.
5.) **Spannungsfreie Wundadaptation** mit Wundnaht; bei großen od. gekammerten Wunden oder Hohlräumen Einlage einer Redon-Drainage und zusätzliche Subcutannähte.
6.) Steriler Verband und Ruhigstellung (soweit möglich)
7.) Prüfung des **TETANUSSCHUTZES !** (im Zweifel immer simultan impfen: Tetanol^R + Tetagam^R, genaueres siehe Kap. Spezielle chirurgische Infektionen, Tetanus)

- Primärnaht: 6 Std. bis max. 12 Std. bei allen unkomplizierten Wunden
- Verzögerte/aufgeschobene Primärnaht: Bei großer Weichteilbeteiligung/Polytrauma --> Naht nach Stabilisierung des Zustandes des Pat.
- Sekundärnaht: Nach Tagen (ca. 3-8) bei Vorliegen von sauberem Granulationsgewebe im Wundgebiet

Fadenentfernung: Richtwerte differieren je nach Alter, Allgemeinzustand, Wundausdehnung usw.:
Kopf/Hals: 4.-8. postoperativer Tag, Rumpf/Extremitäten: 10.-15. postoperativer Tag

Offene Wundversorgung:
Bei **infizierten**, gekammerten, zerfetzten oder fremdkörperhaltigen Wunden sowie bei Biß- und Schußwunden durchzuführen:
- Mechanische Wundreinigung, Débridement von nekrotischem Gewebe u. Exzision d. Wundrandes
- Evtl. Einlage einer Lasche oder Gazestreifens, feuchter Verband, Ruhigstellung
- Nach Bildung von sauberem Granulationsgewebe (ca. 3-8 Tage) evtl. Sekundärnaht
- Ggf. Antibiose (nach Keimbestimmung u. Antibiogramm od. Breitspektrumantibiotikum, Doxycyclin)

Spezielle Wundbehandlungen

- ○ Stichwunden im Abdomen: Immer eine **diagnostische Laparotomie** durchführen, falls das Peritoneum verletzt wurde. Ausschluß einer abdominellen Verletzung. Dann chirurgische Wundversorgung.
- ○ Stichwunden im Thorax: Röntgen: Pneumothorax? --> **Saugdrainage** (z.B. Bülaudrainage, 4.ICR) einlegen. Chirurgische Wundversorgung.
- ○ Décollement (Ablederung, Avulsionsverletzung): Versuch der Replantation, sonst plastische Deckung, z.B. mit Maschentransplantaten oder Verschiebeplastiken.
- ○ Chemische Wunden: Schädigendes Agens entfernen. Ausgiebiges Spülen mit Wasser!
- ○ Bißwunden: Tier- und Menschenbisse --> Wundausschneidung und **offene Wundversorgung!** (Ausnahme: Situationsnaht bei Gesichtsverletzungen), ggf. stationäre Beobachtung und Ruhigstellung. Bei Tierbissen an **Tollwut-** und Tetanusschutz denken, ggf. zusätzlich Antibiose (Doxycyclin). Bei Schlangenbissen an mögl. Antidotbehandlung denken.
- ○ Pfählungsverletzungen: Präklinisch Fremdkörper nicht entfernen. Laparotomie und operative Entfernung des Fremdkörpers (auf Blutung achten!!). Kontinenzverlust durch Läsion der Beckenbodenmuskulatur möglich.

WUNDHEILUNGSSTÖRUNGEN

Faktoren, die die Wundheilung stören:

- **Allgemein:**
  - ∗ Höheres Alter
  - ∗ Eiweißmangelzustände
  - ∗ Immunsuppression, Kortikoide, Zytostatikatherapie
  - ∗ Vitamin C-Mangel (Vit. C ist wichtig für die Kollagenbiosynthese)
  - ∗ Begleiterkrankungen wie Diabetes mellitus, Arteriosklerose, konsumierende Prozesse (Tumoren, Tuberkulose, Sepsis etc.)
  - ∗ Anämie
  - ∗ Leukopenie

- **Lokal:**
  - ∗ Wundinfektion, Wundtaschen
  - ∗ Hämatom
  - ∗ Mangelnde Ruhigstellung
  - ∗ Traumatisierende Operationstechnik
  - ∗ Vorgeschädigtes Gewebe (Bestrahlung, Voroperation)
  - ∗ Minderdurchblutung, Wundödem
  - ∗ Spannung der Wundränder
  - ∗ Fremdkörper

Wundinfektion

Def: Infektion einer Wunde durch Mikroorganismen oder Parasiten

Formen: 1. Oberflächliche Infektionen: Erysipel (Streptokokken), Erysipeloid ("Schweine-Rotlauf", Erysipelothrix rhusiopathia), Phlegmone, Lymphangitis (Volksmund: "Blutvergiftung")
2. Einschmelzende Infektionen (sind abgegrenzt): Schweißdrüsenabszeß, Follikulitis, Furunkel, Karbunkel (meist Staphylokokken)
3. Tiefe Weichteilinfektionen: Abszeß mit Abszeßmembran und Abszeßhöhle, Pyodermia fistulans, Gasphlegmone
4. Infektionen in (präformierten) Körperhöhlen: Empyeme (z.B. Pleura, Gelenke), subphrenischer Abszeß, tiefe Phlegmone

Ät:
- Primär offene und verschmutzte Wunden
- Fremdkörper
- Iatrogen: Zugänge (Venenkatheter, Blasenkatheter), chirurgische Wunden

Path:
- Als Eintrittspforte traumatische oder iatrogene (chirurgische) Wunden --> Infektion
- Ungenügende äußere Schutzmechanismen des Körpers:
Immunsystem (IgA auf Schleimhäuten), Gewebedurchblutung, Flimmerepithel (Respirationstrakt), physiologische Bakterienflora, Bakterizide (z.B. Lysozym)

Epid:
* Geschlossene chirurgische Wundversorgung: 1 - 3 % Infektionsrate
* Offene Wundversorgung: 5 - 10 % Infektionsrate

Klin: Die 5 Kardinalsymptome der Entzündung:

Rubor, Calor, Dolor, Tumor (Ödem) und Funktio laesa

Ther:
- Grundsatz: **ubi pus, ibi evacua !** = Eiteransammlungen entfernen
- Fremdkörper entfernen, Reinigung, Wundrevision = Öffnen und Spreizen der Wunde, Drainage --> **offene Wundbehandlung**
- Ruhigstellung der entzündeten Wunde (insb. bei Lymphangitis)
- Evtl. antiseptische Salben und feuchte Verbände
- Möglichst keine lokalen Antibiotika (wegen Allergisierung, Resistenzentwicklung, Zerstörung der physiologischen Keimflora, Wundheilungsstörungen), wenn Antibiotika notwendig: **Systemische Antibiose!** (z.B. Doxycyclin)

Kompl:
* Chronische Entzündungen --> Narben
* Septischer Schock

Proph: 1. Strenge Asepsis bei jeglicher chirurgischer Wundbehandlung
2. Kolon-Chirurgie: antibiotische perioperative Kurzzeitprophylaxe
3. Implantat-Chirurgie: einmalige antibiotische Prophylaxe

Wunddehiszenz / Wundruptur

Urs: Mangelnde Ruhigstellung (Husten, Niesen, Erbrechen), gestörte Kollagensynthese mit fehlender Narbenbildung, Infektion, Alter, Adipositas, konsumierende Neoplasmen, zytostatische Therapie, Malnutrition, Marasmus, Hypalbuminämie, Bindegewebeerkrankungen (z.B. Sklerodermie, Marfan-Syndrom), Faktor XIII-Mangel

◊ **Oberflächliche Wunddehiszenz:** Ther: Wundrevision, Entfernung von Nekrosen, durchgreifende Nähte, bei Fakt. XIII-Mangel Substitution

△ **Platzbauch:** Epid: Nach Laparotomien in 1-3% der Fälle
Urs: Husten, Niesen, Erbrechen --> mangelnde Ruhigstellung der Wunde, Marasmus
Formen: Inkomplett (ohne Peritoneum), komplett (alle Schichten)
Inapparent (noch geschlossene Hautnaht, subcutane Dehiszenz
--> leicht übersehbar!, Gefahr der Darmeinklemmung)
Apparent (freiliegende Darmschlingen = Eventeration)
Septischer Platzbauch: Infektion --> Peritonitis --> Platzbauch
Ther: Sofortige Operation mit durchgreifender Bauchdeckennaht.
Septischer Platzbauch: offene Wundbehandlung!, evtl. kontinuierliche Saug-Spül-Drainage, evtl. Implantation eines Bauchnetzes (Marlex^R).
Proph: Bei Risiko-Patienten keine mediale Laparotomie, elastischer Leibeswickel (Tricodur^R) für die postoperative Zeit, evtl. Fakt. XIII-Substitution
Kompl: Später Narbenhernien

Serom

Def: Hohlräume im Wundbereich mit Lymphe und Wundsekret gefüllt
--> Schwellung, die nicht druckdolent oder verfärbt ist (DD: Entzündung, Hämatom).
Diag: Sonographie
Ther: - Abpunktieren und Kompression des Inhalts
- Bei Rezidiv und zur Prophylaxe bei allen größeren Wundhöhlen --> Einlegen einer Redon-Drainage

Hämatom / Nachblutung

Def: Einblutung oder Nachblutung in einem Wundbereich
Diag: 1. Sonographie (DD: Abszeß, Serom ?)
2. Ausschluß systemischer Ursachen (Gerinnung)
Ther: - Kleine Hämatome resorbieren sich von selbst.
- Größere Hämatome --> **Punktion oder Ausräumung** des Hämatomes nur unter strengen **aseptischen** Bedingungen, da Gefahr der bakteriellen Kontamination!
- Große Hämatome: operative Eröffnung und Ausräumung, Einlegen großer Redon-Drainagen (16er)
- Starke Nachblutungen und Hämatombildung: operative Revision, gründliche Blutstillung mit Koagulation, Ligatur od. Umstechung blutender Gefäße

Wundkeloid

Syn: Keloid, Narbenkeloid
Path: Überschießende Bindegewebeproliferation aufgrund **individueller Disposition** und ungünstiger Schnittführung bei Op (nicht in den LANGER-Linien, nicht spannungsfreie Wundverhältnisse) und nach Verbrennungen.
Besonders gefährdete Stellen: Sternum und Schulterregion.

Allgemeine Chirurgie

Klin:
- Frühstadium: Gerötete, juckende Wundfläche --> Ther: Kompressionsverband
- Spätstadium: Ca. 6-12 Monate postoperativ --> bleibender geröteter "Tumor", evtl. auch funktionelle Störungen
Ther: Exzision der gesamten Narbe (auch subcutan), evtl. Radiatio, Druckverband, Kortikoideinspritzung, Vit. A-Applikation

Prog: Zu Narbenkeloid neigende Patienten bilden das Keloid meist auch nach dem Versuch der Keloidentfernung wieder aus (**häufig sogar noch stärker**). Unbedingt den Patient darüber aufklären! Es kann versucht werden, sofort nach der Op durch Radiatio die Bildung zu verringern. Insgesamt **sehr zurückhaltende Op-Indikationsstellung** zur Keloidentfernung!

DD: Hypertrophe Narbe: im Unterschied zum Keloid wird die hypertrophe Narbe nach ca. 1 Jahr blass und hat keinen Juckreiz. Ihr Problem: Narbenkontrakturen --> operative Korrektur (z.b. Z-Plastik zur Verlängerung) meist notwendig und indiziert (frühestens aber nach ca. 9 Monaten).

NAHTMATERIAL

Arten:

I. Resorbierbares Nahtmaterial:

Synthetisch: Polyglycolsäuren (Vicryl^R, Dexon^R), Polydioxanon (PDS)
Naturfäden: Catgut, chromiertes Catgut

II. Nicht resorbierbares Nahtmaterial:

Kunststoff (Polypropylen, Polyester, Polyamid): monofil (Prolene^R, Miralene^R, Ethilon^R, Seralon^R) oder gezwirnt (Mersilene^R)
Seide, Zwirn (Flachs)
Draht: monofil oder gezwirnt, Edelstahl

- Vicryl^R, Dexon^R: Resorption in 6 Wochen, kaum Gewebereaktionen, Ind: für alle Nähte, die nicht entfernt werden (Ligaturen, Umstechungen, Magen-Darm, Faszie, Muskel, Subcutan); PDS: Resorption nach ca. 12 Wochen (für Bandnähte, PDS-Banding)
- Catgut: Aus Tierdärmen, Resorption in 8-12 Tagen, Kompl: Fremdkörperreaktion, Ind: nur noch für Schleimhäute, sonst durch synthetisches resorbierbares Nahtmaterial verdrängt; chromiertes Catgut mit verzögerter Resorption (2-4 Wochen)
- Prolene^R, Miralene^R, Ethilon^R, Seralon^R, Mersilene^R: (Vorteil: wenig Angriffsfläche für Bakterien), Ind: **Hautnähte**, Intrakutannähte. Dieses Nahtmaterial muß nach der Wundheilung entfernt werden.
- Seide: Ind: Hautnähte, Gore-Tex-Implantate
- Draht: Z.B. Zerklage für Sternotomien

Fadenstärken:
Es gibt verschiedene Stärkebezeichnungen für chirurgisches Nahtmaterial. Im Op am gebräuchlichsten ist die amerikanische Pharmakopoe **USP**. Die europäische Pharmakopoe ist nach dem **metrischen System** ausgerichtet, die Angabe entspricht dabei in etwa 1/10 mm Fadenstärke (beide Angaben, USP und metric, sind auf allen Nahtmaterialpackungen zu finden). Die angegebenen USP gelten für alle Nahtmaterialien außer Catgut --> je 1 Einheit höher in USP bei gleicher Stärke.

Folgende Fadenstärken sind am gebräuchlichsten:

Hautnaht an Rumpf und Extremitäten 3-0	Muskelnaht 0 bis 2
Hautnaht im Gesicht/Finger/Kinder 5-0	Fasziennaht 1-3
Subcutannaht 3-0	Gefäßnaht 5-0 bis 7-0
Gefäßligaturen 2-0	Nervennaht 8-0 bis 10-0

Allgemeine Chirurgie | Seite 7

USP	metric	in mm	USP	metric	in mm
12-0	0,01	0,001-0,009	2-0	2,5	0,250-0,299
11-0	0,1	0,010-0,019	2-0	3	0,300-0,349
10-0	0,2	0,020-0,029	0	3,5	0,350-0,399
9-0	0,3	0,030-0,039	1	4	0,400-0,499
8-0	0,4	0,040-0,049	2	5	0,500-0,599
7-0	0,5	0,050-0,069	3	6	0,600-0,699
6-0	0,7	0,070-0,099	4	7	0,700-0,799
5-0	1	0,100-0,149	5	8	0,800-0,899
4-0	1,5	0,150-0,199	6	9	0,900-0,999
3-0	2	0,200-0,249			

Nadeln:
* Art: **Atraumatisch**: Nahtmaterial im Nadelschaft versenkt (öhrlose Nadel) --> keine Kante am Fadenansatz
  Traumatisch: Nadel mit Nadelöhr durch das der Faden geführt wird
* Form (wird mit einem Buchstaben kodiert): gerade (G) oder **gebogen** mit 1/4 Kreis (V), **3/8 Kreis (D), 1/2 Kreis (H)**, 5/8 Kreis (F)
* Profil (wird mit einem Buchstaben kodiert): rund (R), schneidend (S), trokar (T), Spatel (SP), Lanzette (L)
* Länge: wird in mm angegeben (bei gebogenen Nadeln die gestreckte Länge)

Andere Wundverschlußarten:
- **Hautklammern** mit Klammergerät (skin stapler), Entfernung der Klammern mit Hautklammer-Entferner. Vorteil zur Naht: große Zeitersparnis, gleiches kosmetisches Ergebnis, Nachteil: teurer
- **Klebestreifen** (Steristrip^R) zur zusätzlichen Wundrandadaptation
- **Metallclips** für Ligatur von Gefäßen und spezielle kombinierte Klammernaht- und Schneidegeräte für die endoskopischen Chirurgie
- Spezielle Schneide- und Klammernahtgeräte für die Darmchirurgie

Nahttechnik:
- Allgemein: Alle 1 bis 1,5 cm legen einer Naht, Ein- und Ausstich erfolgt etwa im Abstand von 0,5-1cm vom Wundrand unter Mitfassen des oberflächlich angeschnittenen Unterhautfettgewebes.

· Einzelknopfnaht

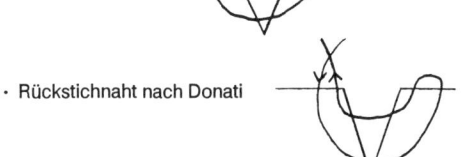

· Rückstichnaht nach Donati

· Rückstichnaht nach Allgöwer (Modifikation der Donati-Naht mit einseitig intracutanem Verlauf)

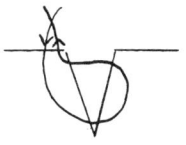

· Fortlaufende Naht: als überwendliche Naht = Kürschnernaht,

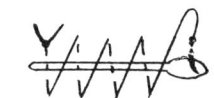

Durchschlungene Naht oder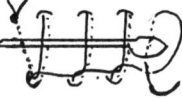

U-Naht = Matratzennaht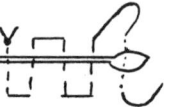

- Intrakutannaht (als fortlaufende intracutane U-Naht, Ein- und Ausstich nur am Anfang und Ende der Wunde)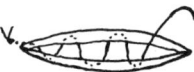

REGIONALANÄSTHESIE

Form:
- **Oberflächenanästhesie**: Schleimhautanästhesie mit Sprays oder Gelen, z.B. Xylocain^R-Spray für Nasen-Rachenraum, Xylocain^R-Gel für Urethra, Instillagel^R für Prokto- u. Rektoskopien, Vereisungsspray (Ethylchlorid) für Stichinzisionen bei Abszessen
- **Infiltrationsanästhesie: Lokalanästhesie**, sog. *Field-Block*, fächerförmige Injektion um den zu anästhesierenden Operationsbereich mit dünner Nadel, Scandicain 1%ig 10-20ml
- **Periphere Nervenblockade**: OBERST'sche **Leitungsanästhesie** an Finger und Zehen, perineurale Injektion am Finger-/Zehenursprung (ohne Vasokonstringentienzusatz), auch einzelne periphere Nerven mögl., z.B. N.tibialis post. für Fußsohle
- **Plexusblockade**: Infiltration im Bereich des Plexus brachialis mit 30ml 0,5% Bupivacain
- **Intravenöse Regionalanästhesie** nach BIER: Intravenöse Applikation von Lokalanästhetikum in eine Vene bei proximaler Blutsperre
- **Periduralanästhesie**: PDA, extradurale Ausschaltung der Nervenwurzeln, mit einem Katheter --> Vorteil: es kann nachinjiziert werden, Bupivacain 0,75%ig 20ml
- **Spinalanästhesie**: Lokalanästhetikum im Subarachnoidalraum, Scandicain 4%ig 2ml Reihenfolge der Ausschaltung: autonome Nerven, Schmerz und Temperatur, Druck und Berührung und zuletzt Motorik

Präp:
- Heute nur noch Aminoamide gebräuchlich, wegen geringerer Allergiequote
  - **Lidocain** (Xylocain^R) 1-2%ig, Wirkungsdauer 1-2 Std.
  - **Mepivacain** (Scandicain^R) 1-4%ig, Wirkungsdauer 1-2 Std.
  - **Bupivacain** (Carbostesin^R) 0,25-0,75%ig, längste Wirkungsdauer (5-7 Std.)
- Zusätze: Vasokonstringentien (Adrenalin, Ornipressin, Phenylephrin) zur Wirkungsverlängerung, **nicht** für Anästhesie an den **Akren**, Nase, Ohr und Penis (führt zu Ischämie und Gangrän) verwenden!
- **Cave: Überempfindlichkeiten/Allergien gegen Lokalanästhetika immer zuvor erfragen!**

Kompl:
* Lokalanästhetika: die **höchste Dosis** liegt zwischen 200 u. 300mg
  --> bei Xylocain^R 1%ig 20ml Höchstdosis
  --> bei Scandicain^R 1%ig 30ml Höchstdosis
  --> bei Carbostesin^R 0,5%ig 30ml Höchstdosis
  Zeichen der Überdosierung: Taubheitsgefühl der Mundregion, Sehstörungen, metallisches taubes Gefühl auf der Zunge --> Ther: Benzodiazepine, venöser Zugang, O_2-Insufflation
* **Versehentliche intravasale Injektion** oder schwere Überdosierung: epileptiforme Krämpfe, Brady-/Arrhythmien, Herz-Kreislaufversagen --> Intubation, Beatmung, Reanimation
* **Überempfindlichkeitsreaktionen** bis anaphylaktischer Schock (anamnestisch erfragen und darüber den Pat. aufklären)

* Störungen der Blutgerinnung
* In entzündlichem Gewebe (lokale Azidose) kann die Wirksamkeit der Lokalanästhetika vermindert sein
* Spinalanästhesie: postpunktionelles Syndrom (Kopfschmerzen durch Liquoraustritt aus der Punktionsstelle)
Vorsicht bei Störungen der Blutgerinnung (Gefahr einer Blutung im Bereich des Rückenmarkkanals), daher immer vor einer Spinalanästhesie anamnestisch nach mögl. Gerinnungsstörungen fragen.

OPERATIONSVORBEREITUNGEN

Diag:
1. **Anamnese** (aktuelle Krankheit, Vorerkrankungen, Medikamentenanamnese) und **klinische Untersuchung**, Größe, Gewicht, Blutdruck, Puls
2. Routinelabor: Blutbild, BSG, Elektrolyte, Blutgerinnung, Leberwerte, Nierenretentionswerte, Gesamteiweiß, Blutzucker, HIV-Test (mit Einwilligung des Patienten), Urin-Status, Blutgruppe und ggf. Kreuzprobe für Konserven
3. Röntgen-Thorax in 2 Ebenen (bei Pat. > 30.LJ. oder je nach Klinik)
4. Ruhe-EKG (bei Pat. > 30.LJ. oder je nach Klinik)
5. Sonographie-Abdomen empfehlenswert
6. Evtl. spezielle Untersuchungen bezgl. der Op-Fähigkeit

Indikationseinteilung für operative Eingriffe:

Notfalleingriff = absolute Op-Indikation (dringlicher Eingriff ohne Alternativen)
Elektiveingriff (Wahleingriff) = relative Op-Indikation (Alternativen mögl.)
Palliativeingriff = lebensverlängernde Maßnahme/Beseitigung bestimmter Symptome ohne Beseitigung des Grundleidens
Kontraindikation = fehlende Op-Fähigkeit, Inoperabilität

Daneben gibt es noch eine diagnostische Indikation (Eingriff zur Diagnostik, z.B. Staginglaparotomie), prophylaktische Eingriffe (z.B. Herdsanierung vor Chemotherapie) und kosmetische Indikation (z.B. Schönheitsoperationen).

- Allgemeine Maßnahmen vor der Operation:
  - **Aufklärung** und Einwilligung des Patienten in den operativen Eingriff (mind. einen Tag vor der geplanten Operation)
  - Ausreichend große **Rasur** des Operationsfeldes
  - **Nahrungskarenz** ab Vorabend der Operation
  - Am Morgen des Operationstags Nahrungs-, Nikotin- und Flüssigkeitskarenz (Blutdrucktabletten od. Antiepileptika können mit einem kleinen Schluck Wasser eingenommen werden)
  - Anlage eines Blasenkatheters bei größeren Eingriffen
  - Diabetiker müssen je nach Stoffwechsellage präoperativ auf Insulin umgestellt werden (siehe Kap. Diabetes)
  - **Thromboseprophylaxe** (außer bei Thoraxeingriffen, dort erst postoperativ) mit Low-dose-Heparin (3x5.000E/2x7.500E s.c. oder 1x tgl. mit niedermolekularem Heparin s.c., z.B. Clexane^R, Fragmin^R, Mono-Embolex^{R}NM); Antithrombosestrümpfe! (ab Tag der Operation); Bei Marcumar-Patienten: Absetzen des Marcumars, Heparinperfusor und Vollheparinisierung (20-30.000IE/Tag unter tgl. Laborkontrolle), bei Notfalleingriffen anheben des Quicks (Prothrombinzeit) mit Frischplasma (FFP)

Allgemeine Chirurgie

- Spezielle Maßnahmen bei einzelnen Eingriffen vor der Operation:
  - Je nach Größe des Eingriffs kreuzen und anfordern von ausreichend **Blutkonserven**:
  Als Anhalt (je nach Symptomatik und Krankenhaus verschieden) gilt bei Eingriff an:

Neck dissection	4 Konserven	Kolon, Sigma, Rektum	4 Konserven
Lunge	4 Konserven	Akutes Abdomen, Ileus	4 Konserven
Pneumothorax	2 Konserven	Gallenblase	2 Konserven
Mediastinoskopie	2 Konserven	Splenektomie	2 Konserven
Ösophagus	6 Konserven	Nephrektomie	4 Konserven
Magen	4 Konserven	Hüfte, TEP	4 Konserven
Sel.prox.Vagotomie	2 Konserven	Amputationen	4 Konserven
Hiatushernie	2 Konserven	Kraniotomie	6 Konserven

Die Anzahl der Blutkonserven ist als Sicherheitsmaßnahme zu sehen, meist wird bei den operativen Eingriffen kein Blut benötigt.
Zunehmend findet auch die **Eigenblutspende** Anwendung (max. 2 Liter mögl.)
Vorgehen: 4 Wo., 3 Wo., 2 Wo. und 1 Wo. vor dem geplanten Eingriff jeweils 500ml Blutspende (Konserven sind max. 5 Wo. lagerungsfähig, <5 Tage vor dem Eingriff keine Spende mehr, damit dem Körper Zeit zur Regeneration bleibt, ab 1. Spende sollte Eisen substituiert werden). Über die Möglichkeit der Eigenblutspende muß aufgeklärt werden!
- Anlage eines **ZVK** bei allen großen Eingriffen im Magen-Darmtrakt ca. 2-3 Tage präoperativ und Vorbereitung mit hochkalorischer Infusion (z.B. 2l Combiplasmal^R/Tag) u. Humanalbumin (je nach Gesamteiweiß, 3x50ml 20%ig/Tag)
- **Lungenfunktionsprüfung** (Vitalkapazität, Tiffenau-Test) und Blutgasanalyse bei Thoraxeingriffen sowie Atemtraining prä- und postoperativ
- **Darmreinigung**: Retrograd mit Klysma oder Einlauf (1,5-2 Liter)
Orthograd mit Golytely-Trinklösung 3 Liter (bei Kolon-, Sigma-, Rektum-Op.) oder mit Cascara-Salax^R Tbl. u. Pulver und 3 Liter zu trinken oder
mit stark wirksamem Laxans (Prepacol^R) und 3 Liter zu trinken
- **Perioperative Antibiotikaprophylaxe** bei Magen-/Darmoperationen (z.B. Baypen^R, Rocephin^R, Clont^R), Lungenoperationen (z.B. Stapenor^R, Baypen^R), septischen Wunden.
Der ideale Zeitpunkt der prophylaktischen Antibiose scheint dabei **2 Std. präoperativ** zu sein.

- Anästhesiologische Maßnahmen:
Prämedikation meist am Abend vor dem Eingriff (z.B. Tranxilium^R 50mg) und am Morgen des Eingriffs (z.B. Atosil^R 50mg + Temgesic^R 0,2 mg od. Dipidolor^R i.m. 1-2Amp.). Durch den Einsatz der Prämedikation läßt sich der Bedarf an Narkotika intraoperativ verringern.

Op-KI:
* Herzinfarkt innerhalb der letzten 6 Monate
* Nicht rekompensierbare Herzinsuffizienz
* Lungenfunktion mit VK < 2l, Tiffenau < 1l/s
* Bei Elektiveingriffen: Infektionen des Respirationstraktes
* Relativ: Adipositas per magna bei Elektiveingriffen --> Abmagerung präop.

AUFKLÄRUNG

Je weniger dringlich der Eingriff (elektive Operation, s.o.), um so gründlicher und ausführlicher muß die ärztliche Aufklärung und deren Dokumentation sein! Bei Notfalleingriffen (vitale Indikation) kann die Aufklärung auf ein Minimum beschränkt werden. Bei bewußtlosen Patienten gilt eine 'Geschäftsführung ohne Auftrag' und eine Einwilligung des Patienten ist anzunehmen. Ein ärztlicher Eingriff ohne Einwilligung des Patienten ist eine strafbare Körperverletzung! Über die Einwilligung sollten schriftliche Unterlagen angefertigt werden (z.B. perimed-Aufklärungsbögen).

Folgende Punkte muß die Aufklärung beinhalten:
- **Art des durchzuführenden Eingriffs** und Aufklärung über Art und Bedeutung der Krankheit des Patienten
- **Alternative Behandlungsmöglichkeiten** (z.b. konservative Therapieverfahren)
- **Eventuelle Erweiterung** des Eingriffs mit dem Patienten besprechen und dokumentieren (z.b. Erweiterung einer Knotenexstirpation auf eine Ablatio mammae bei intraoperativem Mammakarzinomnachweis von großer Größe)
- Hinweise zum normalen **postoperativen Verlauf** (z.B. Anlage von Drainagen, Kathetern, Intensivstation, Infusionstherapie, Nahrungskarenz, postoperative Medikamenteneinnahme)
- Bei Elektiveingriffen Aufklärung über die Möglichkeit einer **Eigenblutspende** vor dem operativen Eingriff, bzw. Aufklärung über die Risiken der Fremdblutspende (Hepatitis, HIV), aktuelles Urteil des BGH v. 17.12.1991
- **Allgemeine Operationskomplikationen**
  - Wundinfektion
  - Gefäßverletzungen, Blutung, Nachblutung, Hämatom, Durchblutungsstörungen
  - Narbenbildung, Keloid
  - Sensibilitätsstörungen im Wundgebiet
  - Mögliche Reoperation bei akuten Komplikationen (z.b. Nachblutung)
  - Rezidivrisiko
  - Thrombose, Embolie
- **Typische spezielle Operationskomplikationen**, egal ob diese häufig oder sehr selten vorkommen (es müssen nur für den Eingriff typische Komplikationen sein)
  - z.B. N.laryngeus recurrens-Verletzung oder Hypoparathyreoidismus bei Strumaresektion
  - z.B. Verletzung oder Einengung der Samenstranggebilde bei Leistenhernien-Op
  - z.B. Milzverletzung bei allen Oberbaucheingriffen
  - Andere spezielle Komplikationen --> siehe in den jeweiligen einzelnen Kapiteln
- Außerdem muß eine Aufklärung durch den **Anästhesisten** bezüglich der Narkose erfolgen.

TRANSPLANTATIONSKRITERIEN

Organe die heute routinemäßig transplantiert werden:
Cornea, Herz, Lunge, Leber, Niere, Pankreas, Knochenmark, Haut, Knorpel, Knochen.
Im Versuchsstadium: Dünndarm, Inselzellen des Pankreas bei Diabetes mellitus, dopaminproduzierende Gehirnzellen bei M. Parkinson.

Transplantation von Organen hirntoter Patienten

Def: Hirntod: Zustand des irreversiblen Erloschenseins der Gesamtfunktion des Großhirns, des Kleinhirns, des Hirnstamms, bei einer durch kontrollierte Beatmung noch aufrechterhaltenen Herz-Kreislauffunktion (Angaben nach der 2. Fortschreibung des Wissenschaftlichen Beirates der Bundesärztekammer v. 29.6.91).

Voraussetzungen:
- Akute schwere **primäre Hirnverletzung** (schweres SHT, intrakranielle Blutung, Hirninfarkt, akuter Okklusionshydrozephalus, selten auch maligne Hirntumoren) oder **sekundäre Hirnverletzung** (Hypoxie, kardial bedingter Kreislaufstillstand, langandauernder Schock)
- **Ausschluß** anderer Ursachen: Intoxikationen, neuromuskuläre Blockade, Unterkühlung, endokrines oder metabolisches Koma, zentral dämpfende Medikamente.
- Keine absoluten **medizinischen Kontraindikationen** gegen die Organentnahme: Sepsis, Malignome (Ausnahme: primäre Hirntumoren), i.v.-Drogenabhängigkeit, HIV-Infektion; Relative Kontraindikationen: Beatmung >10Tage (Lunge >7Tage, Knochenmark >2Tage), Kreislaufschock, Hypoxie, unklare Grundkrankheit

Klinische Symptome des Ausfalls der Hirnfunktion:
- Bewußtlosigkeit (Koma)
- Beide Pupillen lichtstarr und mindestens mittel, meistens maximal weit
- Fehlen des okulo-zephalen Reflexes (Puppenkopfphänomen)
- Fehlen des Kornealreflexes
- Fehlende Reaktionen auf Schmerzreize im Trigeminusbereich
- Fehlen des Pharyngeal-/Tracheal-Reflexes
- Ausfall der Spontanatmung (*Apnoe-Test* mit Hypoventilationsphase und Diskonnektion vom Atemgerät --> keine spontane Atemzüge)

Ergänzende diagnostische Maßnahmen:
1. Voraussetzung für den Einsatz der diagnostischen Maßnahmen ist das Vorliegen **aller** bisher genannten Punkte (insb. Apnoe-Test)!
   Ein Hirntod ohne weitere Untersuchung kann angenommen werden, wenn alle bisher genannten Punkte während mind. 12 Std. bei primärer Hirnschädigung und mind. 72 Std. bei sekundärer Hirnschädigung mehrfach nachgewiesen wurden. (Bei Säuglingen und Kleinkindern bis 2 Jahren soll grundsätzlich 72 Std. gewartet werden)

oder alternativ

2. **EEG: Null-Linien-EEG** über mind. 30 Min. (mit mind. 8 Skalpelektroden von einem entsprechend erfahrenen Arzt)
   Nur bei Säuglingen und Kleinkindern bis 2 Jahren muß dies nach 24 u. 72 Std. wiederholt werden (wegen der physiologischen Unreife des Gehirns)
   --> dann ist der Hirntod gesichert

oder alternativ

3. **Evozierte Potentiale:** Beidseitiges Erlöschen der frühen akustisch evozierten Potentiale (FAEP, Welle III-V) zeigt Irreversibilität des Hirnstammfunktionsausfalles an

oder alternativ

4. **Zerebraler Zirkulationsstillstand:** Mit Dopplersonographie (extrakraniell und transkraniell) oder zerebrale Perfusionsszintigraphie oder zerebrale intraarterielle Angiographie --> Nachweis des zerebralen Zirkulationsstillstandes
   --> Hirntod ist sofort gesichert

Allg:
- Die **Irreversibilität des Hirntodes** muß durch klinische Beobachtung während angemessener Beobachtungszeit oder durch ergänzende diagnostische Maßnahmen nachgewiesen werden.
- Das Vorliegen der klinischen Symptome muß übereinstimmend von **zwei Untersuchern** festgestellt und dokumentiert werden. Bei geplanter Organentnahme müssen diese beiden Untersucher **unabhängig** von dem Transplantationsteam sein.
- Als Todeszeitpunkt wird der Zeitpunkt angenommen, an dem die endgültige Feststellung des Hirntodes von den beiden Ärzten getroffen wird.
- Z. Zt. gilt die Einverständnislösung (der hirntode Pat. (mit Organspendeausweis) oder seine Angehörigen müssen einer Explantation zugestimmt haben), diskutiert wird z.Zt. die Wiederspruchslösung (Explantation nur dann nicht gestattet, wenn ein ausdrücklicher Wiederspruch des hirntoden Pat. vorliegt, sonst grundsätzlich erlaubt, wenn die übrigen o.g. medizinischen Kriterien vorliegen).

Lebendspende von Organen
Als Verwandtenspende zw. **Eltern und Kind** oder **unter Geschwistern** (imsb. eineiige Zwillinge) mit besseren Transplantationsergebnissen aufgrund der besseren genetischen Übereinstimmung als bei einer Fremdspende möglich.
Heute bei Knochenmark, Niere, Leber- (split-liver) und Pankreassegment mögl.

Transplantationsarten (Übereinstimmung von Spender und Empfänger)

Autogene (autologe) Transplantation = Empfänger und Spender identisch (z.B. Gefäßtransplantation der V.saphena mag. für einen aorto-coronaren Bypass)
Syngene (isologe) Transplantation = genetisch identische Individuen (eineiige Zwillinge)
Allogene (homologe) Transplantation = genetisch differente Individuen derselben Spezies (Transplantation aller heute mögl. Organe von Hirntoten, oder Lebendspenden nicht eineiiger Zwillinge)
Xenogene (heterologe) Transplantation = Individuen verschiedener Spezies (z.B. Schweineherzklappen)

Transplantationsort (Übereinstimmung von Explantations- und Transplantationsort)
Isotope Transplantation = örtliche und gewebliche Übereinstimmung
Orthotope Transplantation = örtliche Übereinstimmung (z.b. bei Herztransplantation)
Heterotope Transplantation = keine örtliche Übereinstimmung (z.B. bei Nierentransplantation)

Transplantatfunktion
Allovitale Transplantation = volle Funktionstüchtigkeit und Vitalität
Allostatische Transplantation = zeitlich begrenzte Funktion des Transplantats
Auxiliäre Transplantation = Unterstützung eines kranken Organs
Substitutive Transplantation = Ersatz eines funktionslosen Organs

Immunreaktionen
Host versus graft = Immunreaktion des Empfängers gegen das Transplantat durch Unterschiede der Histokompatibilitätsantigene (HLA-System) vermittelt durch zytotoxische Lymphozyten und Antikörper.
Graft versus host bei Knochenmarktransplantation = Immunreaktion des Transplantats (Knochenmark mit immunkompetenten Zellen) gegen den Empfänger

Abstoßungsreaktionen (= Rejektion)
- Hyperakute Abstoßungsreaktion = innerhalb v. 48 Std. durch zytotoxische Antikörper
- Akzelerierte Abstoßungsreaktion = zwischen 2. und 5. Tag post-op.
- Akute Abstoßungsreaktion = innerhalb der ersten 3 Monate durch zelluläre Abstoßungsreaktion
- Chronische Abstoßungsreaktion = langsame progrediente Funktionseinbuße des Transplantats mit geringer Beeinflussbarkeit --> oft Retransplantation notwendig

Adressen: Auskunft und Transplantationen an fast allen Universitätskliniken in Deutschland mögl.
Organisationszentrale für Deutschland, 63263 Neu Isenburg: Tel.: **06102/39999**
Eurotransplant in 2312 BK **Leiden**, Rynsburgerweg 10, **Niederlande**, Tel.: **0031/71-182838**
Knochenmark: Deutsche Knochenmarkspenderdatei in 72004 Tübingen, Pf. 1405, Tel.: **07071/51515**

ALLGEMEINE TUMORKLASSIFIKATION

TNM-Klassifikation maligner Tumoren
Aktuell z.Zt. in der 2. Revision der **4. Auflage der UICC** (Union Internationale Contre le Cancer) v. **1992** (deusche Übersetzung v. 1993); Alle TNM-Klassifizierungen in diesem Buch entsprechen der aktuellen, gültigen Nomenklatur. Abweichungen zu anderen Lehrbüchern ergeben sich durch die dort evtl. noch veralteten zitierten Klassifikationen.

Einteilung anhand des klinischen Aspekts und klinischer Untersuchung:

T = Primärtumor:
- T_0 = Kein Anhalt für einen Primärtumor
- T_x = Primärtumor kann nicht beurteilt werden
- T_{is} = Carcinoma in situ
- T_{1-4} = Zunehmende Größe und/oder lokale Ausdehnung des Primärtumors

N = Nodi = regionäre Lymphknotenmetastasen:
- N_0 = Keine regionären Lymphknotenmetastasen
- N_x = Lymphknotenmetastasen nicht beurteilbar
- N_{1-3} = Zunehmender Befall regionärer Lymphknoten
  (Anm: Metastasen in entfernten Lymphknoten werden als Fernmetastasen klassifiziert)

M = Fernmetastasen:
- M_0 = Keine Fernmetastasen
- M_x = Fernmetastasen nicht beurteilbar,
- M_1 = Fernmetastasen vorhanden, dazu zählen auch alle *nicht lokoregionären LK-Metastasen.*

Neue fakultative Kategorien:
L = Lymphgefäßinvasion: L_0 = keine Lymphgefäßinvasion, L_1 = Lymphgefäßinvasion
V = Veneninvasion: V_0 = keine Veneninvasion, V_1 = mikroskopische Veneninvasion, V_2 = makroskopische Veneninvasion

Die **pTNM-Klassifikation** ist gleich wie die o.g. klinische TNM, sie wird postoperativ vom Pathologen anhand des histologischen Präparates gestellt.

Histopathologisches Grading

G1: gut differenzierter Tumor, G2: mäßig differenzierter Tumor, **G3**: schlecht differenzierter Tumor, G4: undifferenzierter = entdifferenzierter = anaplastischer Tumor
Bei manchen Einteilungen wird G3 und G4 zusammengefaßt.

Häufige zusätzliche Klassifikation: **Residualtumor-(R)-Klassifikation**
R_0 = kein Residualtumor, R_x = Vorhandensein eines Residualtumors kann nicht beurteilt werden,
R_1 = mikroskopischer Residualtumor,
R_2 = makroskopischer Residualtumor im Operationspräparat sichtbar.

Karnofsky-Index:

Dieser wird in der Onkologie zur Beschreibung des Zustandes des Patienten verwendet = sog. **Aktivitätsindex.** 100% = volle Aktivität, 70% = Arbeitsunfähigkeit, Pat. kann sich aber noch selbst versorgen, <40% = Pflegefall.

ALLGEMEINE TUMORNACHSORGE

Nach allen Eingriffen, die einen malignen Prozess in der histopathologischen Untersuchung ergeben, muß ein Staging durchgeführt werden (falls dies nicht schon präoperativ erfolgt ist) sowie künftig die Tumornachsorge betrieben werden.

Stag:
- Röntgen des Thorax, ggf. CT-Thorax
- Sonographie des Abdomens, ggf. CT-Abdomen/Becken
- Skelettszintigraphie

- Bei verdächtigen LK --> Biopsie/Exstirpation und histologische Untersuchung
- Tumormarker (möglichst schon präop. um einen Verlaufsparameter zu haben)

Nach:
- Allgemeiner zeitlicher Ablauf: 1. Kontrolle nach 1 Monat, dann für 1-2 Jahre in 3monatigem Abstand, dann für 2-3 Jahre in 6monatigem Abstand, dann nur noch jährliche Nachuntersuchung (dies gilt nur für komplikationslose = rezidivfreie Verläufe, bei Auftreten von Rezidiven müssen die Zeitintervalle verkürzt werden)
- Zwischenanamnese (Leistungsfähigkeit, Gewichtsabnahme, Fieber, Nachtschweiß) und klinische Untersuchung (allg. körperlicher Status, Lokalbefund, Lymphknoten-Status)
- **Routinelabor** (BB, BSG, Leberwerte, Nierenwerte), okkultes Blut im Stuhl, präoperativ bestimmte **Tumormarker** (nur falls diese präoperativ erhöht waren, sind sie als Verlaufs- und Rezidivkontrollparameter geeignet)
- Röntgen: Thorax (2 Ebenen)
- Sonographie: Abdominalorgane (insb. Leber wichtig)

Spezielle Untersuchungen (nicht bei jeder Tumornachsorge notwendig):
- CT-Abdomen bei V.a. intraabdominelle Filiae
- Tumoren im oberen GI-Trakt: Ösophago-/Gastroskopie
- Tumoren im unteren GI-Trakt: Koloskopie
- Mamma-Tumoren: Mammographie, Skelettszintigraphie
- Lungen-Tumoren: Bronchoskopie, Skelettszintigraphie

Allgemeine Empfehlungen für Tumorpatienten:
* Streß vermeiden, ausreichend Schlaf und Erholung
* Kein Nikotin und weniger Alkohol
* Ausgewogene Ernährung, ausreichend Spurenelemente und Vitamine
* Immunstimulation durch Mistelpräparate (z.B. Helixor^R)

ALLGEMEINE KOMPLIKATIONEN

POSTAGGRESSIONSSYNDROM

Syn: Postoperative Krankheit

Def: Allgemeine Reaktionen des Organismus auf Operationstraumen und Narkose mit transitorischen Funktionsstörungen des Herz-Kreislaufsystems, des Energie- und Wasserhaushaltes und der Psyche. (ähnliche Vorgänge auch bei der Verletzungskrankheit bei polytraumatisierten Patienten)

Abhängig von:
- Größe, Schwere und Dauer des Eingriffs
- Lokalisation der Operation (Bauchhöhle, Thorakotomie)
- Alter des Patienten
- Begleiterkrankungen: Herzinfarkt, Niereninsuffizienz, Leberzirrhose

Allgemeine Komplikationen

Path:
- Erhöhte arterio-venöse O_2-Differenz durch erhöhten peripheren O_2-Verbrauch bei erhöhtem Grundumsatz (**Postaggressionsstoffwechsel** = Streßhormone erhöht) --> HZV (Herz-Zeit-Volumen) steigt um >30% an
- **Entzündungsmediatoren**, Blutverlust --> Fieber, Müdigkeit, Pulszunahme
- **Glukoseverwertungsstörung** bei gleichzeitigem Protein- und **Fettkatabolismus** (= Abbau von Eiweißen und Fetten, negative Stickstoffbilanz, Ketonkörper++, Ketoazidose)
- Aldosteron und ADH-Erhöhung --> Wasser- und Na-Retention, Hypokaliämie --> generalisierte Ödeme
- **Gerinnungsaktivierung**, Thrombozytenaggregationen --> thromboembolische Komplikationen
- **Gestörte Infektabwehr** durch Verminderung von Immunglobulinen und Komplement durch Erhöhung von Katecholaminen und Kortikoiden
- Vasokonstriktion, Zentralisierung --> **Schock** bis hin zum Tod

Epid:
* Beschwerdefreiheit meist am 1.Tag postoperativ
* Beschwerdemaximum meist 2.-4. postoperativer Tag
* Dauer: einige Tage bis wenige Wochen

Klin:
- Fieber (Resorptionsfieber), Adynamie, Müdigkeit, Puls und Atmung beschleunigt
- Appetitlosigkeit, Durst, Oligurie, seelische Verstimmung
- BSG, CRP erhöht, Leukozytose, Anämie, Anstieg harnpflichtiger Substanzen
- Na^+ erhöht, K^+ vermindert, Glukose erhöht

Ther: Bei Auftreten von Symptomen: intensivmedizinische Überwachung und Behandlung (genaues Bilanzieren, bedarfsorientierte Infusionstherapie).

Proph: 1. Schonende Anästhesie!
2. Keine ungezielte antibiotische Prophylaxe
3. Keine unnötigen Kortikoid-Applikationen

Schock

Def: Mißverhältnis zwischen Gefäßfüllung und Gefäßkapazität, Mißverhältnis zwischen O_2- Angebot und O_2-Bedarf, Verminderung der Mikrozirkulation und daraus folgende metabolische, funktionelle und strukturelle Gewebeveränderungen.

Ät:
- **Volumenmangel** durch **Blutung** (nach außen oder nach innen durch Trauma, Tumor, Operationen), Plasmaverlust/Eiweißverlust (**Verbrennungen**), H_2O- und Elektrolytverlust (Ileus, schwere Diarrhoe, Erbrechen)
- **Kardiogener Schock:** --> Manifeste Herzinsuffizienz (Pumpversagen des Herzens) bei großem **Myokardinfarkt** (>20-40% Myokard infarziert), **Lungenembolie**, Kardiomyopathien, Herzbeuteltamponade (200-400 ml Einblutung ins Perikard), konstriktive Perikarditis, Myokarditis, Arrhythmien, Kammerflimmern, elektromechanische Entkoppelung
  DD zum Volumen-Mangel: Halsvenenstauung, da ZVD erhöht!
- **Anaphylaktischer Schock:** Führt über Vasodilatation zu einem Volumenmangel (Toxine, Blutgruppenunverträglichkeitsreaktion, Medikamente, jodhaltige Kontrastmittel)
- **Septischer Schock:** Iatrogen!, nosokomial, v.a. gram-neg. Bakterien
- **Neurogener Schock:** Dysregulation der Gefäßtonisierung durch extremen Schmerz, SHT, Hirnblutungen, Intoxikationen

Path:
- Circulus vitiosus des Schocks nach MOON:
  Hypovolämie --> Verminderung des Herzzeitvolumens --> Hypoxie und Gewebeazidose --> Atonie der Gefäße --> erhöhte Kapillarpermeabilität --> führt zur weiteren Zunahme der **Hypovolämie** (= Schockspirale)
- Zentralisation: Gehirn- und Herzdurchblutung bleibt zunächst unverändert zu Ungunsten von: Niere, Splanchnicus-Gebiet: Leber, Pankreas, Darm und d. Extremitäten (durch unterschiedliche Verteilung der α und ß-Rezeptoren --> α --> Vasokonstriktion, ß --> Vasodilatation)

Allgemeine Komplikationen | Seite 17

--> Verminderung der O_2-Versorgung der Organe --> anaerober Stoffwechsel der Zellen --> Anfall von Laktat und Stoffwechselendprodukten --> **Azidose** (Versuch der respiratorischen Kompensation der Azidose durch Mehratmung) --> aber: mehr O_2 wird für die verstärkte Atmung verbraucht --> keine wesentliche Verbesserung der Gewebehypoxidose) --> metabolisch bedingte präkapillare Dilatation bei bestehender postkapillarer Konstriktion (präkapillar reagieren die Gefäße empfindlicher auf eine Azidose) --> Blut versackt im Kapillarbett --> Plasmaabfluß ins Interstitium --> **Hypovolämie, Sludge-Phänomen** der Erythrozyten, Bildung von **Mikrothromben** (bis hin zur Verbrauchskoagulopathie = DIC)
- Anaphylaxie: Ag-Ak-Reaktion, Mediatorenfreisetzung (z.B. aus Mastzellen): Histaminausschüttung --> Dilatation der Arteriolen, Konstriktion der Venolen --> alles Blut versackt im Kapillarbett --> Plasmaabfluß ins Interstitium --> **Hypovolämie**
- Sepsis: Bakterien --> Ektotoxine, Endotoxine führen zur Eröffnung der physiologischen AV-Fisteln --> Hyperzirkulation des Blutes (O_2-Gehalt im venösen Blut hoch --> rosige Farbe der Haut) aber Minderversorgung der Organe, zusätzlich wird O_2 in den Zellen nicht richtig verwertet (ursächlicher Mechanismus unklar) --> Azidose und Folgen wie oben
- Schockorgane: Niere: Oligurie, akutes Nierenversagen
Myokard: Koronar Perfusion sinkt, Herzmuskelinsuffizienz
Leber: Hypoxidose --> Nekrosen (histologisch: zentral um die Lebervenen beginnend)
Lunge: ARDS (s.u.), respiratorische Insuffizienz, Infektanfälligkeit

Etlg:

> **Schockindex:** Puls / systolischer Blutdruck = physiologisch ca. 0,5
> **Index > 1 Schockgefahr !!**

\# Hypovolämie: Bis 1000ml Blutverlust gute Kompensation,
>1.000ml Blutverlust Schockgefahr! (= ab **20% Volumendefizit**, Index ca.1)
\# Anaphylaktische Reaktion: Schweregrade

I: Allgemeinsymptome (Schwindel, Kopfschmerz) + Hautreaktion (Juckreiz, Urtikaria)
II: Zusätzlich: Blutdruckabfall + Tachykardie + Übelkeit, Erbrechen
III: Zusätzlich: Bronchokonstriktion + Schock
IV: Kreislaufversagen

Klin:
- Volumen-Mangel-Schock: **Tachykardie, blasses Hautkolorit** (eine Zyanose ist meist durch den Hb-Abfall nicht direkt erkennbar), **Blutdruckabfall**, Kaltschweißigkeit
- Sistieren der Urin-Ausscheidung
- Tachypnoe (Volumenmangel- und respiratorische Azidosekompensation)
- Anaphylaxie: Akute respiratorische Insuffizienz durch Bronchokonstriktion (Histaminwirkung), Urtikaria (Quaddeln), evtl. Lungenödem, Quincke-Ödem (Augenlider, Glottis + Larynx --> inspiratorischer Stridor)
- Sepsis: Eher rosige Hautfarbe (Hyperzirkulation)

Diag: 1. Anamnese und klinische Untersuchung: Ansprechbarkeit, Atmung (und Pulsoximetrie), Puls, Blutdruck, Pupillenreaktion, Hautfarbe, Rekapillarisationszeit (Druck auf den Fingernagel, dann loslassen --> nach ca. 1 sec ist der Nagel beim Gesunden wieder rosig), Temperatur, Diurese (--> Blasenkatheter, Bilanzierung).
2. **ZVD** (zentraler Venendruck, gemessen in Höhe des rechten Vorhofes, physiologisch 3-10 cmH_2O) erniedrigt bei Volumenmangel, erhöht bei kardiogenem Schock (Stau des Blutes vor dem insuffizienten Herzen)
3. Labor: Blutbild mit Hb, Hkt (--> Blutverlust),
Gerinnung! (auf AT III-, Fibrinogen- od. Thrombozytenabfall, Nachweis von Fibrinspaltprodukten achten --> Verbrauchskoagulopathie),
Leukozyten (Leukozytose, bei Sepsis auch Leukozytensturz mögl.),
Blutgasanalyse: O_2, CO_2, pH (Azidose), Base excess
4. EKG und EKG-Monitoring: Kardiale Funktionskontrolle, Infarktausschluß
5. Röntgen: Lunge! (auf Infiltrate und ARDS achten, s.u.)

Allgemeine Komplikationen

6. **Rechtsherzkatheter** (Swan-Ganz-Einschwemmkatheter): Pulmonalarteriendruck, indirekte Messung des li.Vorhofdrucks durch pulmonalkapillare Druckmessung, Bestimmung des Herzminutenvolumens

Ther:
- Allgemeinmaßnahmen: Flachlagerung mit 15° angehobenen Beinen bei Hypovolämie (nicht bei kardiogenem Schock --> sitzende Haltung)
  O_2-**Zufuhr** über Nasensonde (8-12 l/min.) oder evtl. Intubation und Beatmung (100% O_2, ggf. mit PEEP)) --> Klinikeinweisung, Intensivstation!
  Durchbrechen des Circulus vitiosus: **Volumenersatz** initial mit 500-1000ml Plasmaexpander (*HAES* oder Dextran) und mit isotonischer Kochsalzlösung/Ringerlactat (in etwa gleicher Menge), evtl. Acidose-Ausgleich mit Na-Bicarbonat, Bluttransfusion ab 1,5l Blutverlust oder HB <10mg/dl mit Erythrozytenkonzentrat oder Frischblut (in der Klinik).
- *Septischer Schock:* **Operative Sanierung bei vorhandenem Eiterherd**, hochdosierte Antibiose, auf akutes Nierenversagen und ARDS achten!
- *Kardiogener Schock:* Kausale Behandlung je nach Ursache (Asystolie, Kammerflimmern, Infarkt). Cave: bei Volumenmangel nur vorsichtiger Volumenersatz (wg. Belastung des Herzens), Dopamin-/Dobutamin-Perfusor, ggf. intraaortale Ballongegenpulsation.
- *Anaphylaxie:* 1. Adrenalin (Suprarenin^R als Spray und 1:10 verdünnt i.v.)
  2. Antihistaminika (H_1- und auch H_2-Blocker)
  3. Kortikosteroide (Prednisolon 1.000 mg)
  Bei Bronchokonstriktion zusätzlich Theophyllin (Euphyllin^R).
- *Neurogener Schock:* Zur Tonisierung der Gefäße Adrenalin, Dopamin, Dobutamin i.v., Schmerzbekämpfung.
- *Verbrauchskoagulopathie (DIC):* FFP (fresh frozen plasma = Frischplasma), AT III-Substitution, (in der Frühphase: Heparin), Thrombozytenkonzentrat (bei Thrombozytensturz), Fibrinogensubstitution.
- *Nierenversagen:* Diurese --> Furosemid, Dobutamin-Perfusor, Bilanzierung von Ein- und Ausfuhr, evtl. Hämofiltration oder Hämodialyse.
- *Bei Kreislaufstillstand:* Reanimation, Adrenalin (s.u.).

Prog: Jeder Patient, der das Stadium des manifesten Schocks erreicht, hat eine sehr ernste Prognose mit hoher Letalität.

Kompl:
* Akutes Nierenversagen
* ARDS (akute respiratorische Insuffizienz)
* Multiorganversagen --> Tod

Proph: 1. Schonende Op- und Anästhesietechnik
2. Bei intraoperativen Blutverlusten: rechtzeitige und ausreichende Substitution

---

ARDS

Syn: ARDS = adult respiratory distress syndrome, akutes Lungenversagen, akute respiratorische Insuffizienz, Schocklunge, ARF = acute respiratory failure

Ät:
- **Protrahierter Schock, Thoraxtrauma, Polytrauma**, sehr belastende Op
- **Sepsis**, Infektionen, insb. Pneumocystis carinii, Legionella pneumophilia, HIV-Patienten
- Inhalation von **Reizgasen**, großflächige Verbrennungen, Intoxikationen
- Inokulation von Flüssigkeiten in die Lunge (z.B. Ertrinken, Aspiration von Magensaft)

Path:
- Hypoxie, Azidose (Schock) --> **Permeabilitätsstörungen** --> exsudative Phase --> interstitielles Lungenödem
- Unzureichende Bildung von **Surfactant** durch Untergang der Pneumozyten II --> alveoläres Lungenödem, Atelektasen, hyaline Membranen

- Entzündungsmediatoren, Endotoxine --> Mikroembolien --> **hyaline Membranen** infolge Extravasion von Fibrinmonomeren in die Alveolen
--> **Globale respiratorische Insuffizienz**, Fibrosierung der Alveolarwände (irreversibel) durch Endothelproliferation der Alveolarkapillaren = proliferative Phase

Etlg: v. STEPPLING (1987) nach Klinik, Blutgasen und Rö-Befund

Stad. I:	**Latenzphase**, Dyspnoe, geringe Hypoxie (Hyperventilation --> respirator. Alkalose), Rö: Bds. unscharfe Hiluszeichnung
Stad. II:	Orhtopnoe, starke Hypoxie, Zyanose, Tachykardie, Verwirrtheit, Rö: Interstitielles Lungenödem, Transparenzminderung
Stad. III:	**Terminalphase**, respiratorische Globalinsuffizienz, extreme Hypoxie, Schock, Koma, Rö: Konfluierende grobfleckige Verdichtungen

Klin: Dyspnoe bis Orthopnoe, Bewußtseinsstörung --> Koma

Diag:
1. Anamnese (Trauma, Op, Schock) und klinische Untersuchung (Auskultation) Das ARDS im Stad. I kann leicht verkannt/übersehen werden.
2. Röntgen-Thorax: Stad. I: Perihiläre streifige Verdichtung, beginnendes interstitielles Ödem
   Stad. II: Diffuse, mehr homogene Verdichtungen, evtl. Schmetterlingsfigur
   Stad. III: Verdichtungszunahme durch Bronchuswandödem, pos. Pneumobronchogramm
   Stad. IV: Zunehmend konfluierende grobfleckige Verschattungen
   Stad. V: Großflächige Infiltrationen
3. EKG-Monitoring: kardiale Funktion
4. Evtl. Pulmonalarterienkatheter (Swan-Ganz-Einschwemmkatheter): pulmonalkapil. Druck?

Ther:
- Kausal: Ursache bekämpfen
- **Frühzeitige Beatmung** mit PEEP (positive endexspiratoy pressure --> Verhindert das Kollabieren der Alveolen) und inflation hold (IRV = inversed ratio ventilation: inspiratorisches Plateau 2-3x länger als die Exspiration); Anfangs für 30 Min. 100% O_2, dann kontinuierlich reduzieren (in Abhängigkeit von der Blutgasanalyse)
- Hochdosiert **Glukokortikoide**
- **Heparin** zur Prophylaxe einer Verbrauchskoagulopathie
- Antibiotikaprophylaxe (Pneumonie), evtl. Katecholamine, Surfactantgabe, Aprotinin (=Kallikreininhibitor, Trasylol^R, der Einsatz ist jedoch umstritten)
- Plasmaersatzmittel (niedermolekul. Dextrane), Albumininfusion (Ziel: Gesamteiweiß >60g/l)
- Wechselnde Rücken-/Bauchlagerung mit Rotationsbett (Pat. als "Sandwich")
- Bei Versagen der konventionellen Beatmung: künstlicher Oxygenator (ECMO = extrakorporaler Membranoxygenator), wenn trotz 100% O_2-Beatmung der arterielle pO_2 nicht über 50mmHg ansteigt.

Prog: Sehr ernst, Letalität zwischen **50-90%** !

Kompl:
* Manifester Schock
* Multiorganversagen
* Akutes Nierenversagen
* Verbrauchskoagulopathie

DD:
- Lungenödem kardialer Genese
- Pneumonie, Insb. interstitielle Pneumonien

VERBRAUCHSKOAGULOPATHIE

Syn: DIC = disseminated intravascular coagulation, disseminierte intravasale Gerinnung

Ät:
- Jeder **Schock** jeglicher Genese kann zur DIC führen
- **Operationen an thrombokinasereichen Organen:** Lunge, Prostata, Pankreas, Plazenta

Allgemeine Komplikationen

- **Sepsis:** insb. gram-neg. Bakterien, Meningokokken (Waterhouse-Friedrichsen-Syndrom), Staphylokokken (toxic shock syndrome (TSS), Tamponkrankheit), (Sanarelli-Schwartzman-Syndrom, experimentell beschrieben mit Bakterientoxininjektionen)
- Akute Pankreatitis
- Polytrauma, großflächige Gewebezerstörung (--> Aktivierung von Gewebsthromboplastin)
- Para-/postinfektiös: Purpura fulminans meist mit Entwicklung eines Schocks und Ausbildung schwerer ausgedehnter Weichteilnekrosen
- Hämolysen (Blutgruppenunverträglichkeit, Seifenlaugenabort, Schlangengifte)
- Geburtshilfliche Komplikationen, extrakorporaler Kreislauf (Kontaktaktivierung des Gerinnungssystems)
- Crush durch Rhabdomyolyse, zirkulierende Immunkomplexe
- Kortikoide, Leberinsuffizienz --> Beeinträchtigung des RES/RHS

Path:
- Schock, Hämostase, Hypoxie, Azidose, Endotoxine --> intravasale Aktivierung des Gerinnungssystems (Prothrombin-Aktivierung) = Hyperkoagulabilität --> **multiple Mikrothromben** --> **Verbrauch von Thrombozyten und plasmatischen Gerinnungsfaktoren** (insb. Fibrinogen, AT III, Fakt. V + VIII) --> **hämorrhagische Diathese** = Hypokoagulabilität mit multiplen Blutungen und **sekundärer Hyperfibrinolyse** (Verstärkt zusätzlich den Faktorenverbrauch) --> Schock (Circulus vitiosus)
- Das **RES/RHS** (retikulo endotheliales/histiozytäres System) hat eine Abbaufunktion für gerinnungsaktivierende Substanzen. Im Schock, bei Tumorkrankheit oder unter Immunsuppression (Kortikoide) ist diese Funktion nicht mehr ausreichend gewährleistet --> Mikrothrombosierung begünstigt!

Etlg: Verlauf der DIC

I:	**Aktivierungsphase:** Gerinnungsaktivierung, beginnender Thrombozytenabfall

II:	**Frühe Verbrauchsphase:** Abfall v. Thrombozyten u. plasmatischen Gerinnungsfaktoren

III:	**Späte Verbrauchsphase + Hyperfibrinolyse:** manifeste hämorrhagische Diathese

Eine chronische DIC ist bei Malignomen zu beobachten (Thrombosen oder Blutungen möglich).

Klin: Die DIC wird oft erst im Stadium der Blutungen erkannt: multiple Schleimhautblutungen (Nase, Rachen, Vagina, Anus), gastrointestinale Blutungen, petechiale oder großflächige Hautblutungen.

Diag: 1. Anamnese (Op, Schock, Sepsis) und klinische Untersuchung (Haut-/ Schleimhautblutungen)
2. Labor: empfindlicher Parameter: **Thrombozytenzahl** ($< 30.000/\mu l$ Blutungen)
Fibrinogen, AT III, Quick, evtl. Faktorenbestimmung (keine Routine)
Fibrinspaltprodukte (FSP, D-Dimer $> 3\mu g/ml$ --> zeigen Hyperfibrinolyse an)

Ther:
- **Grundkrankheit behandeln,** Ursache beseitigen!
- In der Aktivierungsphase (Stad. I) und Übergang in II: **Heparin i.v.** 5.000-10.000IE/d
- Substitution von **AT III** (ab AT III <70%)
- Substitution von Gerinnungsfaktoren: FFP (fresh frozen plasma)
- Im Stadium III: AT III, FFP, Frischblut, Thrombozytenkonzentrat
- Bei Nierenversagen: Hämodialyse
- Die Hyperfibrinolyse darf **nicht** gestoppt werden, um über diesen Weg die Mikrothromben wieder aufzulösen und die Mikrozirkulation sicherzustellen (lebenswichtig für die Funktionsfähigkeit der Organe, insb. Niere, Gehirn, Lunge, Leber). --> **Antifibrinolytika kontraindiziert!**

Prog: Wird das Stadium II akut überschritten ist die Prognose sehr ernst.

Kompl:
* Jede DIC kann zum manifesten **Schock** führen!
* Nierenrindennekrosen, akutes Nierenversagen
* Akute respiratorische Insuffizienz, ARDS

Allgemeine Komplikationen | Seite 21

Proph: Low-dose Heparinisierung (3 x 5.000IE/d) bei allen Operationen und Erkrankungen mit dem Risiko einer DIC-Entwicklung (insb. Lungen-, Prostata- und Pankreasoperationen)

DD: - Blutungen bei Thrombozytopenien: Idiopathisch (M.Werlhof), bei Tumoren, Knochenmarkprozessen, Hypersplenismus, thrombotisch-thrombozytopenische Purpura (M. Moschcowitz), hämolytisch-urämisches Syndrom (Gasser-Syndrom), medikamentös
- Hämophilie A,B; von-Willebrand-Jürgens-Syndrom
- Vasopathien: Purpura Schönlein Henoch (postinfektiöse/allergische Vaskulitis)

LUNGENEMBOLIE

Syn: "Akutes Cor pulmonale"

Ät: - Verschleppung von **venösen Thromben** = Embolie, zu 90% aus der **unteren Extremität** mit den allgemeinen Ursachen der tiefen Phlebothrombose (siehe dort, insb. Immobilisation), der Rest stammt aus dem rechten Herz oder Zustromgebiet der V.cava sup.
- Fettembolie (Frakturen langer Röhrenknochen mit Abschwemmung des fettreichen Knochenmarkes, Fettaggregation der Blutlipide im Schock)
- Luftembolie (Verletzungen, versehentliche Injektion, Thorax- od. Herz-Op.)
  ca. 70 ml Luft intravasal führen zur Kontraktion aller Pulmonalarterienäste
- Fremdkörper (z.b. abgebrochene Katheterspitze, Tumorbestandteile)

Präd: ○ **Immobilität**, Adipositas, Varikosis, Schwangerschaft, hormonale Kontrazeptiva
○ Langes Sitzen (Abknicken der V.poplitea, z.B. Langstreckenflugkrankheit, sog. "Economy-class-syndrome")
○ Exsikkose (z.B. forcierte Diurese), Malignome, Thrombozytose, Polyglobulie
○ AT III-, Protein S-, Protein C, Heparin-Kofaktor-II-Mangel (dies sind alles Gerinnungsinhibitoren)
○ Plötzliche Anstrengung, Defäkation (Pressen), manifeste Herzinsuffizienz

Path: • Verlegung einer Pulmonalarterie --> **Rechtsherzbelastung** (akutes Cor pulmonale)
• Pulmonale Blutpassage wird vermehrt über AV-Shunts geführt --> **Hypoxämie**
• HZV sinkt, da weniger Blut das linke Herz erreichen kann --> **Kreislaufschock**
• Ein Lungeninfarkt bildet sich nicht immer aus, da die Vasa privata (Aa.bronchiales) der Lunge nicht betroffen sind und eine Nekrose des Gewebes verhindern. Bei vorbestehender Linksherzinsuffizienz kann sich ein hämorrhagischer Lungeninfarkt ausbilden (Hämoptoe als Symptom mögl.).

Etlg: Schweregrade nach SCHULTE (1987)

I: Kleine Embolie (<25% Blockade), normale Blutgase, Dyspnoe
II: Submassive Embolie (25-50% Blockade), $pCO_2 < 35mmHg$, Tachypnoe
III: Massive Embolie (50-80% Blockade), $pCO_2 < 30mmHg$, $pO_2 < 65mmHg$, Zyanose, Tachykardie, kardiogener Schock
IV: Fulminante Embolie (>80% Blockade), Herz-Kreislauf-Stillstand, $pO_2 < 50mmHg$

Epid: Größtes Lungenembolierisiko besteht um den **7. postop. Tag**! (5.-12. postop.-Tag, besonders gefährdet: Op v. Frakturen, Gefäßen, Verletzungen an der unteren Extremität und Hüfte).

Klin: ■ Kleine Embolien sind oft nur oligosymptomatisch und werden häufig verkannt
■ Plötzliche akute **Dyspnoe** und Tachypnoe, Husten, evtl. Hämoptoe = Bluthusten, Schmerz im Thorax, Tachykardie, subfebrile Temperaturen
■ Beklemmungsgefühl und Angst, Schweißausbruch, Übelkeit, Brechreiz
■ Rezidivierende kleine Embolien: Belastungsdyspnoe, Neigung zu Synkopen unter Belastung, Tachykardien
■ Jede Pneumonie bei Bettlägerigen sollte an eine Lungenembolie denken lassen

Allgemeine Komplikationen

Diag:
1. Anamnese und klinische Untersuchung
2. **EKG:** McGinn-White-Syndrom = $S_I Q_{III}$-Typ (tiefe S-Zacke in Einthoven I und Q-Zacke in III), Tachykardie, Rechtsschenkelblock, ST-Hebung in III u. terminal neg.T in III, P-dextrocardiale (überhöhtes P >3mm)
3. **Röntgen-Thorax:** Auftreten von "Gefäßlücken" bis zur "Hilusamputation" und Transparenzzunahme, betroffen meist die Unterlappen (re>li), einseitiger Zwerchfellhochstand und verminderte Exkursionen, evtl. kleine Plattenatelektasen, dilatiertes re. Herz. *Aber oft auch nur Normalbefund!*
DSA oder **Pulmonalisangiographie:** Nachweis des Verschlusses als präoperative Diagnostik notwendig
4. **Blutgase:** Abnahme des CO_2 (Hypokapnie) wegen der Tachypnoe, Abnahme des O_2. Normale Blutgase schließen eine Lungenembolie jedoch nicht aus.
5. **Perfusionsszintigraphie** und **Ventilationsszintigraphie** (auch Inhalationsszintigraphie genannt) der Lunge (sog. Kombilunge) zeigt beweisend die Verteilungsstörungen
6. **ZVD:** Steigt durch Rückstau in das Venensystem an
7. **Echokardiographie** (evtl. auch transösophageal) zeigt Dilatation des rechten Herzens
8. **Pulmonalisangiographie** und **Rechtsherzkatheter:** Beweisender angiographischer Nachweis einer Embolie mögl. Messung des Pulmonalarterienmitteldruckes (phys. 10-20mmHg), steigt ab Schweregrad II an und erreicht 25-50mmHg, kritisch: **PA-Druck >30mmHg** (Katheter über die Armvene einführen!, über V.femoralis könnten zusätzliche Thromben verschleppt werden).

Ther:
- Notfallmaßnahmen: Sedierung und Schmerzbekämpfung (z.B. Dolantin, Diazepam i.v.), O_2-Nasensonde, halbsitzende Lagerung, 5.000IE **Heparin** i.v. als Bolus, Schockbehandlung (falls erforderlich Intubation, Beatmung)
- Konservativ: Schweregrad I + II: **Heparin-Perfusor** mit 30-50.000IE/24h für 7-10 Tage (PTT soll das 2fache der Norm betragen), anschließend überlappend Antikoagulation mit Kumarinen für mind. 6 Monate.

Schweregrad III + IV: Systemische **Lysetherapie** oder Katheterlyse (glztg. Pulmonalisangiographie) mit Strepto-, Urokinase, rt-Pa oder APSAC (als Kurzzeitlyse über 6 Stunden od. Langzeitlyse für mehrere Tage entsprechend der Klinik des Patienten unter ständiger Kontrolle der Gerinnungsstatus), anschließend Vorgehen wie oben (Heparin, Kumarine).

- Operativ: Ind: Stad. IV, Stad. III konservativ nicht innerhalb d. ersten Stunde beherrschbar
  - Evtl. Versuch der Embolektomie mit Pulmonalarterien-Saugkatheter von der V.femoralis aus
  - Mit Einsatz der Herz-Lungen-Maschine: Op nach Scharf u. Cooley, extrakorporaler Kreislauf zuerst über A.+V.femoralis oder V.jugularis, Sternotomie, extrakorporaler Kreislauf jetzt über V.cava inf. und A.femoralis, **Embolektomie** mittels Saugkatheter, Fogarty-Katheter oder Faßzange
  - Embolektomie nach Trendelenburg: wenn Einsatz einer Herz-Lungen-Maschine nicht möglich: kurzzeitiges Abklemmen des Tr.pulmonalis, Eröffnung der Arterie und Absaugung/Entfernung des Embolus
  - Bei rezidivierenden Embolien und auch bei akuter Op: Einsatz eines **Schirmchens** in die V.cava inf. (Schirm nach Günther, Spinne nach Greenfield --> Einsetzen über einen spez. Katheter) oder V.cava Doppelkammklemme von außen (Adams-DeWeese-Klipp) unterhalb der Nierenvenen --> Verhindert Durchstrom von Thromben aus der unteren Körperhälfte und den unteren Extremitäten (Blut kann aufgrund der Kammform noch durch die V.cava strömen)
  - Postoperativ Nachbehandlung wie oben (Heparin, Kumarine)

Prog: Stad. III + IV haben eine ernste Prognose. Kann die konservative Therapie nicht gelingen, ist die operative Therapie mit einer Letalität von 50-60% behaftet. Wichtig ist die **Rezidivprophylaxe** (Rezidive sonst in 30-70% d.F.). Mit V.cava-Schirm Rezidiv nur noch in 3% d.F.

Kompl: * Entwicklung eines Schocks, Rechtsherzversagen durch Gefügedilatation --> Tod
irreversible respiratorische Insuffizienz, irreversible Schockniere
* Atelektase, hämorrhagischer Lungeninfarkt mit Hämoptoe
* Entwicklung eines chronischen Cor pulmonale/pulmonale Hypertonie

Proph: 1. Jede Immobilisation erfordert konsequent eine **Thromboseprophylaxe** mit 3 x 5.000IE (alternativ 2 x 7.500IE) Heparin s.c. (oder 1 x tgl. mit einem niedermolekularen Heparin, z.b. Clexane^R, Fragmin^R, Mono-Embolex^{R}NM) sowie Thrombosestrümpfe oder Wickeln der Beine. Immobilisation immer nur solange wie nötig!
2. Nach einer Lungenembolie: Rezidivprophylaxe mit Kumarinderivaten für mind. 6 Monate, bei Risikopatienten (z.B. AT III-Mangel) evtl. lebenslang und V.cava-Schirm.

DD: - Akuter Myokardinfarkt, Angina pectoris, akute Aortendissektion, Perikarditis
- Pneumothorax, Lungenödem, Asthmaanfall, Pleuropneumonie
- Hämoptoe anderer Genese (Bronchialkarzinom, TBC, hämorrhagische Bronchitis, Lungenabszeß, Goodpasture-Syndrom)
- Psychogene Hyperventilation

HERZ-KREISLAUFVERSAGEN

Syn: Herz-Kreislaufstillstand, Kreislaufstillstand, Herzstillstand

Def: Bedingt durch Kammerflimmern/Kammerflattern oder Asystolie

Ät: - Herzinfarkt, Perikardtamponade, Contusio cordis, massive Lungenembolie, **Schock**, Asystolie, Kammerflimmern, Hyposystolie (weak action = Herzaktion im EKG, aber keine Pumpleistung des Herzens)
- Verlegung der Atemwege (Fremdkörper, Zurückfallen der Zunge bei Bewußtlosigkeit), Thoraxeinklemmung, Spannungspneumothorax, Aspiration, zentrale Atemlähmung, Ertrinken
- Toxisch: Vergiftungen, Medikamente (Digitalis, Narkotika, Atropin)
  Starke Elektrolytverschiebungen (insb. K^+ und Ca^{++})
- Reflektorisch: vasovagale Synkope, Herzmanipulation, Omentummanipulation, Elektrounfall, starke Unterkühlung, Karotissinusreflex

Path: • Bewußtlosigkeit nach ca. 5-10 Sek.
• Atemstillstand tritt nach ca. 1 Min. ein
• Weite Pupillen nach ca. 2 Min., (Cave: bei Vergiftungen evtl. auch enge Pupillen)
• **Irreversible zerebrale Schädigung** nach ca. **5 Min.** (bei Kleinkindern, unter Hypothermie oder bei Schlafmittelintoxikation kann sich diese Zeit um ein vielfaches verlängern)

Klin: ■ Bewußtlosigkeit, keine Atmung mehr hörbar/sichtbar/fühlbar, fehlende Thoraxexkursionen (evtl. Schnappatmung durch Zwerchfellkontraktionen nach ca. 1/2 Min.), grau-blasse-zyanotische Hautfarbe, fehlender Puls
■ **Weite Pupillen** nach ca. 2 Min., völlig **reaktionslose** Pupillen nach ca. 5 Min.

Diag: 1. Fremdanamnese und klinische Untersuchung (Atmung, Karotispuls, sichtbare gr. Verletzungen/Blutungen, graulivide Hautfarbe) --> **KEIN ZEITVERLUST!** durch andere, unnötige Untersuchungen (z.B. Blutdruckmessen...), sofort mit Reanimation beginnen.
2. Nach der Reanimation muß in der Klinik ein kompletter Organstatus erhoben werden: Rö-Thorax, EKG, Ultraschall-Abdomen, Nierenfunktion

Seite 24 | **Allgemeine Komplikationen**

Ther:
- Sofortmaßnahmen: **Kardiopulmonale Reanimation** nach der **ABC-Regel**:
  Atemwege freimachen (manuell, absaugen)
  Beatmen (Kopf überstrecken, Mund-zu-Mund, **Intubation** sobald als möglich)
  Circulation (= Herzdruckmassage, im unteren Drittel des Sternums, bei korrekter
  Durchführung sind 100mmHg erreichbar --> Femoralispuls dann tastbar)
  1 Helfer-Methode: Beatmung/Herzmassage 2:15
  2 Helfer-Methode: Beatmung/Herzmassage 1:5
  Mindestfrequenz: 60 Herzmassagen/Min. + 12 Beatmungen/Min.
  Dauer einer Reanimation: Mind. 30 Min. (Kinder, Schlafmittelintoxikation mind. 45 Min., Unterkühlung bis zur vollständigen Erwärmung), dies sind aber nur grobe Anhaltswerte.
- NAW/Intensivstation: **EKG-Monitoring** --> Kammerflimmern --> Defibrillation, evtl. mit **Adrenalin** (1ml auf 10ml verdünnt) und Lidocaininjektion (1mg/kgKG) i.v. (intrakardiale Injektionen sind heute obsolet!)
  Asystolie --> **Adrenalin** (2-3ml auf 10ml verdünnt als **endobronchiale** Applikation über den Tubus oder i.v. 1ml auf 10 ml verdünnt), externer Schrittmacher
  Na-Bicarbonat (initial 1mmol/kgKG i.v.) erst wenn die anderen Maßnahmen erfolglos waren einsetzen (eine leichte Azidose gilt heute für die Reanimation eher als günstig).
- Erfolgskontrolle: Pupillenreaktion (Miosis), tastbarer Puls, Spontanatmung
- Therapie der Ursache: z.B. bei äußeren Blutungen Druckverband

Prog: Irreversible Gehirnschädigungen sind ab 3 Min. Kreislaufstillstand zu erwarten (längere Ischämietoleranzen werden bei unterkühlten Pat. und Kleinkindern beobachtet). Jeder längere Kreislaufstillstand erhöht die Gefahr des Komas mit der Entwicklung eines Apallischen/Dekortikations-Syndroms nach dann evtl. "erfolgreicher" Reanimation.

Kompl: Reanimation: Rippen-/Sternumfraktur, Herzverletzung, Aortenruptur, Perikarderguß, Pneumothorax, Verletzung/Perforation von Magen (Fehlbeatmung), Leber oder Milz.

DIABETES IN DER CHIRURGIE

Epid: 4-5 % der Bevölkerung in der BRD haben einen Diabetes mellitus

Ät:
- Diabetes mellitus **Typ I** (juveniler D.m., **IDDM** = insulin-dependent diabetes mellitus, s.u.)
- Diabetes mellitus **Typ II** (**NIDDM** = non-insulin-dependent diabetes mellitus, s.u.)
  ◊ Mit Adipositas (**Typ IIb**, häufigste Form, mit zusätzlichem Risiko durch die Adipositas)
  ◊ Ohne Adipositas = normalgewichtiger Pat. (Typ IIa)
- **MODY** (maturity onset diabetes of the young): Beginn vor dem 25. Lebensjahr, kann aber mindestens 2 Jahre ohne Insulin therapiert werden. Zum Auftreten eines manifesten Diabetes kommt es nur unter besonderen Belastungssituationen (wie z.B. Op-Streß).
- **Sekundärer Diabetes** mellitus bei Ausschüttung kontrainsulinärer Hormone (STH, Glukokortikoide, Katecholamine) oder Pankreatitis, operativer Pankreatektomie, Hämochromatose
- "Brittle Diabetes" = extrem instabiler und damit schlecht einstellbarer Diabetes
- Schwangerschaftsdiabetes
- Malnutritiv bedingter Diabetes (3. Welt, Proteinmangel)

Path: Gefährdung des Patienten ist im wesentlichen abhängig von der Ausprägung der vaskulären und neuropathischen Störungen und ihrer Komplikationen und der Güte der Diabeteseinstellung in der vergangenen Zeit. Weiterhin müssen akute Entgleisungen des Glukosestoffwechsels sowie des Wasser- u. Elektrolythaushaltes sicher ausgeschlossen sein (s. Übersicht zum Risikopotential des Diabetes mellitus).

Übersicht über Diabetes mellitus Typ I und II

	TYP-I-DIABETIKER	**TYP-II-DIABETIKER**
Verteilung	10% der Fälle	90% der Fälle
Insulinmangel	absolut	relativ / Insulinresistenz
Manifestationsalter	15.-25. Lebensjahr	> 40. Lebensjahr
Beginn	oft rasch	schleichend
Ätiologie	Autoimmunerkrankung, genetische Faktoren	Insulinrezeptordefekt, Überernährung mit Adipositas
B-Zellen	auf < 10% vermindert	kaum vermindert
Körperbau	asthenisch	meist adipös / pyknisch
Plasmainsulin	niedrig bis fehlend	normal bis erhöht
Stoffwechsellage	labil	meist stabil
Ketoseneigung	hoch	gering, eher hyperosmolare Dehydratation
Komplikationen	häufig autonome Neuropathie	Hypovolämie
Insulintherapie	insulinpflichtig	nur bei Erschöpfung der Insulinreserve und perioperativ

Diag: 1. <u>Anamnese:</u> Diabetesdauer, Diabeteseinstellung, Diätführung, kardiale und andere Vorerkrankungen, diabetische Komplikationen, orthostatische Probleme, nächtliche Diarrhoen, Potenzstörungen, Ruhetachykardien, Hyp- oder Parästhesien (z.B. 'burning feet'), Medikamentenanamnese (Kortikosteroide, Diuretika, Schilddrüsenhormone, Östrogene)?
<u>Klinische Untersuchung:</u> Gefäßstatus, trophische und Heilungsstörungen, Herzauskultation (physiologische respiratorische Arrhythmie vorhanden? nein --> vegetat. Nervensystem beeinträchtigt).
2. <u>Labor:</u> Blutglukosewert und Uringlukose (qualitativ), Hämoglobin und Hämatokrit (Dehydratation?), Kreatinin, Harnstoff sowie Elektrolyte, Thrombozyten, PTT und Quick, Lipidstatus, Harnstatus (Glukose, Albumin, Ketonkörper, Bakterien, Leukozyten)
Bei Verdacht auf Stoffwechselentgleisung zusätzlich: Blutglukose (> 300 mg/dl oder <45mg/dl ?), pH-Wert des Blutes (< 7,25-7,36 ?), Ketonkörper (> 7 mmol/l ?), Osmolarität (> 350 mosm/l ?), Laktat (> 8 mmol/l ?)
3. EKG: hypoxische Schäden, früherer Infarkt?, evtl. mit Rhythmusstreifen in tiefer In- und Exspiration (physiologischerweise vorhandene respiratorische Arrhythmie? --> fehlt bei autonomer Neuropathie)
4. Röntgen-Thorax, Sonographie des Abdomens (insb. Leber, Pankreas u. Nieren)
5. Evtl. ophthalmoskopische Untersuchung (Fundoskopie) zur Beurteilung des Gefäßsystems

Übersicht zum Risikopotential des Diabetes mellitus

MAKROANGIOPATHIE

Arteriosklerose
Arterielle Hypertonie
Myokardinfarkt
Zerebrale Durchblutungsstörungen
Periphere arterielle Durchblutungsstörungen
Plazentaminderperfusion
Gangrän

MIKROANGIOPATHIE

Allgemeine Gewebeischämie, Gangrän
Nephropathie
Glomerulosklerose Kimmelstiel-Wilson
Albuminurie, Hypoalbuminämie
Retinopathie

ELEKTROLYT- UND VOLUMENVERSCHIEBUNGEN

Hypokaliämie, Phosphatverlust
Polydipsie, Adynamie
Osmotische Diurese
Hypovolämie, Exsikkose
Hyperviskosität
Mikrozirkulationsstörungen

HYPERGLYKÄMIE

Proteinglykosilierung
Gesteigerte Blutviskosität
Erhöhte Gerinnbarkeit
HbA1c erhöht die Sauerstoffaffinität -> Gewebehypoxie

INTRAOPERATIVE HYPOGLYKÄMIE

DIABETES MELLITUS

INFEKTIONEN

Verminderte Aktivität d. Infektabwehr
Harnwegsinfektion, Pyelonephritiden
Wundheilungsstörungen

POLYNEUROPATHIE

<u>Autonomes Nervensystem</u>
Hypotonie, orthostat. Dysregulation
Kardioneuropathie mit Frequenzstarre,
Ruhetachykardie
Kardiorespiratorische Insuffizienz
Ösophagusmotilitätsstörungen
Gastroparese
Obstipation oder Diarrhoe
Blasenentleerungsstörungen
Blasenatonie, Überlaufblase
Potenzstörungen
Dyshidrosis, **trophische Störungen**

<u>Sensomotorische Neuropathie</u>
Hypästhesie, Parästhesie
Trophische Störungen d. Integuments
Mal perforans

KETOAZIDOTISCHE STÖRUNGEN

Metabolische Azidose, Ketonkörper
Hyperlipidazidämie, Fettleber
Erhöhung der Blutviskosität
Polyurie, Hypovolämie, Oligurie
Abdominelle Beschwerden
('Pseudoperitonitis')
Bewußtseinsstörungen bis hin zum
ketoazidotischen Koma

HYPEROSMOLARE STÖRUNGEN

Exzessive Hyperglykämie
Osmotische Diurese
Polyurie, Exsikkose
Bewußtseinsstörungen
Zerebrale Krampfanfälle

DIABETISCHE LAKTAZIDOSE

Auffällige Unruhe
Gastrointestinale Beschwerden
Bei Guanidbehandlung oder
verminderter Gewebeperfusion

Allgemeine Komplikationen | Seite 27

Ther:
- Ziel: Prophylaxe schwerer Entgleisungen des Glukosestoffwechsels (präoperativ, intraoperativ und in der Postaggressionsphase), **Stabilisierung des Blutzuckers im oberen Normbereich (150 - 250 mg/dl)**
- Präoperativ:
  - Stationäre Aufnahme bei Elektiveingriffen 48 Stunden vor Op.
  - Insulintherapie notwendig bei bisher insulinunabhängigem Pat. ?
  --> Notwendig bei schlechter Voreinstellung = Nüchternglukosewerten >200 mg/dl, multiplen Verletzungen, Verbrennungs- oder Schockpatient, septischen Infektionen, besonders schwerem od. langdauerndem, geplantem operativen Eingriff, wenn keine baldige postoperative Umstellung auf normale orale Ernährung möglich ist.
  - Patienten mit insulinpflichtigem Diabetes mellitus und stabiler Stoffwechsellage und geplantem kleineren Eingriff: 5%ige Glukoseinfusion mit Zusatz von 20 mval/l KCl (125 ml/h/70kgKG) am Morgen des Op-Tages + 1/2 übliche morgendliche Insulindosis als Altinsulin i.m., 1/4 unmittelbar postop. und 1/4 am Abend des Op-Tages.
  - Patienten mit insulinpflichtigem Diabetes mellitus und labiler Stoffwechsellage oder sehr lang andauerndem, schwerem geplanten Eingriff: 5%ige Glukoseinfusion mit Zusatz von 20 mval/l KCl (125 ml/h/70kgKG) + Altinsulin kontinuierlich per infusionem 0,5 - 2 E/h (je nach Bedarf, bei besonders schweren Fällen bis zu 3 - 6 E/h) möglichst schon ein Tag präoperativ.
- KI für Operationen: Schwere Ketoazidose, hyperosmolare Störung, Laktazidose oder ein diabetisches Koma (Op für mind. 3-6 Stunden hinausschieben und Stabilisierung des Pat. durch Rehydrierung, Insulinsubstitution, Kaliumsubstitution und Azidoseausgleich)
- Operativ:
  - Stündliche Blutzuckermessung intraoperativ
  - Strenges intra- und postoperatives kardiales Monitoring (insb. bei autonomer Neuropathie)
  - Therapieregime siehe präoperativ
- Postoperativ: 6stündl. Blutzuckerkontrollen (in den ersten 24 Std. post operationem), auf mögl. Miktionsstörungen, Blasenatonie, EKG-Veränderungen, Wundheilungsstörungen, Verschlechterung bestehender arterieller Verschlußkrankheit achten.
Behandlungsregime wie intraoperativ bis der Patient wieder normal essen und trinken kann.
- Allgemein: Blutzuckerspitzen (>250-300 mg/dl) können mit 4-8 E Altinsulin i.m. abgefangen werden, Indikation zur Low-dose-Heparinisierung großzügig stellen.
- In der perioperativen Phase sind hypoglykämische Zustände besonders gefährlich (möglichst keine Werte <100 mg/dl, wegen Gefahr der schnellen Entgleisung).

Kompl: * **Dekompensierte Stoffwechsellagen** (s. Übersicht)
Op: * Wundheilungsstörungen, Wundinfektion, Druckläsionen
* Harnwegsinfekte, Blasenatonie, Überlaufblase, Niereninsuffizienz
* Kardiorespiratorische Insuffizienz, Gastroparese
* Thromboembolische Komplikationen, TIA - Apoplex, Mikrozirkulationsstörungen, Myokardinfarkt

Allgemeine Komplikationen

Übersicht über diabetische Stoffwechselentgleisungen

	Diabetische Ketoazidose	Hyperosmolares Syndrom	Laktazidose
Bevorzugte Patienten	Bekannter Diabetes, in 15% Erstmanifestation Typ I-Diabetes	Häufig Erstmanifestation des Diabetes (40% d.F.), **Typ II-Diabetes**, Adipositas	Diabetiker mit zusätzlicher **Herz-, Kreislauf-, Lungen-, Leber-, Nierenerkrankung**
Manifestationsalter	Jedes	> 50. LJ.	Jedes
Beginn	Innerhalb von **24 Std.**	**1 - 14 Tage**	Innerhalb von 24 Std.
Auslösende Ursachen	**Infekte, Diätfehler Insulindosisreduktion** Vaskuläre Erkrankungen (Infarkt,Apoplex,Gangrän) Endokrine Faktoren (Hyperthyreose,Gravidität) Medikamente, Alkohol (Kortikoide,Diuretika)	Exzess. Kohlenhydratzufuhr Inadäq. Flüssigkeitszufuhr Infekte Diätfehler Insulindosisreduktion Thiaziddiuretika	Krankheiten mit verminderter Gewebeperfusion --> **anaerobe Glykolyse** Schwere Lebererkrankungen Generalisierte Krampfanfälle Alkoholintoxikation Malignome **Biguanide**
Symptome	Polyurie, Polydipsie Hypovolämie, Hypotension Tachykardie, Hypokaliämie **Später: Oligurie, Bewußtseinsstörungen** Abdominelle Beschwerden (Pseudoperitonitis diabetica) **Apfel-** oder **Azetongeruch**	Langsame Entwicklung Polyurie und Polydipsie **Exsikkose Bewußtseinsstörungen** Zerebrale Krampfanfälle Blutdruck normoton	Gastrointestinale Beschwerd. Muskelschmerzen Zentralnervöse Störungen **Auffällige Unruhe** Hypotonie
Atmung	Vertieft, **Kußmaul**	Normal	Verstärkt, Kußmaul
Blutzucker	400-800 mg/dl, selten mehr	>600 bis über 1000 mg/dl	Wechselnd hypo-/hyperglyk.
Glukosurie	+ +	+ + +	Keine
Ketoseneigung	+ + + (> 7mmol/l)	ø bis leicht +	Keine
Blut-pH	< 7,30	7,35 - 7,45	< 7,25
Plasmabikarbonat	< 15 mmol/l (erniedrigt)	> 18 mmol/l (normal)	< 10 mmol/l (sehr niedrig)
Laktat	Erhöht	Normal bis leicht erhöht	**Stark erhöht** (> 6-8mmol/l)
Serumosmolarität	Erhöht	**Stark erhöht** (>350mosm/l)	Normal
Komplikationen	Koma	Koma, Rhabdomyolyse	Koma

WASSER- UND ELEKTROLYT-HAUSHALTSSTÖRUNGEN

Störungen im Wasserhaushalt:

Klin:
- <u>Dehydratationen:</u> Verminderter Gewebeturgor, trockene Haut, ausgetrocknete Schleimhäute, Abnahme des Körpergewichtes, erniedrigter ZVD, Blutdruckabfall, Tachykardie, Hämokonzentration.
- <u>Hyperhydratationen:</u> Gesteigerter Gewebeturgor (Ödeme), ZVD erhöht, Blutdruckerhöhung als Komplikation: alveoläres Lungenödem, Steigerung des Hirndruckes.

Allgemeine Komplikationen | Seite 29

Übersicht über Ursachen und Therapie zu Störungen des Wasserhaushaltes:

	Isotone Dehydratation	Hypertone Dehydratation	Hypotone Dehydratation
Auslösende Ursachen	Erbrechen, Durchfälle Magen-Darm-Drainagen Darmfisteln, Stomata Blut- und Plasmaverluste Osmotische Diurese Nephropathie mit Salzverlust Saluretika Verbrennungen	Fehlendes Durstgefühl (mangelnde Wasserzufuhr) Fieberzustände Diabetes insipidus Diabetes mellitus (osmot. Diurese) Hyperkalzämie Polyurie bei Niereninsuff.	Gestörte Osmoregulation Natriumverluste bei Nebennierenrindeninsuff. Diuretika Unzureichende Na-Zufuhr
Natrium	normal Bestand vermindert	erhöht Best. normal od. vermindert	erniedrigt Bestand vermindert
Osmolalität	normal	gesteigert	vermindert
ECV	vermindert	vermindert	vermindert
ICV	normal	vermindert	erhöht
Therapie	Ausgleich mit 0,9%iger NaCl- od. Vollelektrolytlösung	5 %ige Glukoselösung od. Halbelektrolyt-Laevuloselösung	Hypertone Elektrolytlösung

	Isotone Hyperhydratation	Hypert. Hyperhydratation	Hypot. Hyperhydratation
Auslösende Ursachen	Überinfusion physiologischer Kochsalzlösung Niereninsuffizienz Hyperaldosteronismus Herzinsuffizienz Hepatopathie Hypoproteinämie	Exzessive Na-Zufuhr Conn-Syndrom Cushing-Syndrom Chron. Steroidgabe	Überinfusion (z.B. Glukose) Inadäquate ADH-Sekretion Nephropathie mit Oligurie Nephrotisches Syndrom Herz- od. Leberinsuffizienz mit Verdünnungssyndrom Hypothyreose NNR-Insuffizienz
Natrium	normal Bestand erhöht	erhöht Bestand gesteigert	erniedrigt Best. normal od. gesteigert
Osmolalität	normal	gesteigert	vermindert
ECV	erhöht	gesteigert	erhöht
ICV	normal	vermindert	erhöht
Therapie	Wasserzufuhr vermindern Diuretika, Herzglykoside ggf. Hämodialyse	Reduzierung der Na-Zufuhr Natriumfreie Lösungen + Saluretika ggf. Hämodialyse	Reduzierung der Zufuhr von freiem Wasser Diuretika, Herzglykoside ggf. Hämodialyse

Störungen im Elektrolythaushalt:

Path:
- **Natrium-Haushalt** korreliert eng mit dem Wasserhaushalt (s.o.)
  - **Kalium-Haushalt**
    <u>Hyperkaliämie</u> bei Niereninsuffizienz, ausgedehnten Weichteiltraumen, lange Ischämie von Extremitäten, Transfusion überlagerter Blutkonserven, Spironolacton-Medikation, katabole Stoffwechsellage, Azidose, Insulin-Mangel.
    Klin: Herzrhythmusstörungen jeglicher Art, Kammerflimmern, Herzstillstand

Ther: indiziert bei Werten > 6 mmol/l --> Kaliumrestriktion und 40%ige Glukoselösung i.v (100ml) + 10 E Insulin, Ionenaustauschharze per os, als ultima ratio bei schweren Fällen Hämodialyse

Hypokaliämie bei perioperativen Verlusten gastrointestinaler Sekrete, Alkalose, postoperativer Hyperaldosteronismus, in der polyurischen Phase eines Nierenversagens, unzureichender Substitution im Rahmen einer Infusionstherapie.
Klin: Adynamie, Hypomotilität des Gastrointestinaltraktes, Lähmungen der Blasen- und Darmmuskulatur, Herzrhythmusstörungen
Ther: 100-200 mmol Kaliumchlorid über 24 Stunden für 1 mmol Serumkaliumausgleich notwendig (Cave: Maximaldosis 20 mmol/Std!)

- **Kalzium-Haushalt**
Hyperkalzämie bei Hyperparathyreoidismus, malignen Tumoren, Immobilisation.
Klin. u. Kompl: Organkalzinose, hyperkalzämische Krisen mit Polyurie, Erbrechen, Exsikkose, psychotischen Erscheinungen, Niereninsuffizienz, Herzrhythmusstörungen, Somnolenz bis hin zum Koma
Ther: forcierte Diurese mit Furosemid und bis 5 l/Tag 0,9%ige NaCl-Lösung, dazu Biphosphonate
Bei Therapieresistenz: Kalzitonin 4-6 x pro Tag 100 E, evtl. auch Zytostatikum Mithramycin
Cave beim Einsatz von Herzglykosiden und Thiaziddiuretika!
Bei Niereninsuffizienz Dialyse mit verstärkter Phosphateliminierung.

Hypokalzämie bei akuter Pankreatitis, Malabsorptionssyndrom, Hypoparathyreoidismus.
Klin: Tetanie, psychische Störungen, Hautveränderungen
Ther: Kalzium und Vitamin D für einige Tage, schwere Fälle 1-2 g Kalziumglukonat i.v. entsprechend dem Bedarf und unter Laborkontrolle

- **Magnesium-Haushalt**
Hypomagnesiämie bei postoperativem Malabsorptionssyndrom, polyurischen Störungen, parenteraler Ernährung.
Klin: Muskelkrämpfe, Darmspasmen, Herzrhythmusstörungen
Ther: Magnesiumsubstitution

Hypermagnesiämie (selten) bei Niereninsuffizienz, Diabetes mellitus.
Klin: Muskelschwäche, Atemstörungen, Reizleitungsstörungen des Herzens
Ther: wie bei Hyperkaliämie

DEKUBITUS

Syn: Druckgeschwüre

Ät:
- **Schwere Grundkrankheiten** (Paresen, Schock, Koma), alte, multimorbide Patienten, große chirurgische Eingriffe
- **Bettlägerige**, gelähmte (apoplektischer Insult), **immobile Patienten**, Querschnittsgelähmte
- Mazeration der Haut durch **Feuchtigkeit**
- Vorbestehende Durchblutungsstörungen, Exsikkose, **Kachexie**, Diabetes mellitus, Anämien, Eiweißverlust

Path:
- **Ischämische Nekrose** der Haut und/oder darunterliegender Gewebe aufgrund einer längeren Druckbelastung (>2 Stunden) --> Grundlage jeglicher Therapie ist die **Druckentlastung** zur Wiedereröffnung der Arteriolen und Kapillaren (art. Kapillardruck beträgt ca. 30 mmHg, die Druckbelastung darf nicht höher sein als dieser Wert, idealerweise sollte der Auflagedruck noch unter dem venösen Druck liegen < 12mmHg)
- Flächenhafte Rötung, dann Ulzerationen mit schlechter Granulations- und Heilungstendenz
- **Lok**: Insb. über Knochenvorsprüngen: **Os sacrum**, Steißbein, Schulterblätter, Dornfortsätze der Wirbelsäule, Trochanter maj. (insb. bei 90° Seitenlagerung), Fersen, Malleolen, Epikondylen der Knie- und Ellenbogengelenke, Ellenbogen

Allgemeine Komplikationen | Seite 31

Etlg: • Heilung: verläuft über 3 Stadien: Reinigung, Granulation, Epithelialisierung

Stadium I:	Umschriebene **Hautrötung** bei intakter Haut
Stadium II:	Hautdefekt mit freiliegendem Subkutangewebe
Stadium III:	Defekt umfaßt **alle Weichteilschichten** (Cutis, Subcutis, Fett- und Bindegewebe, Muskeln, Sehnen und Bänder sind sichtbar)
Stadium IV:	Defekt umfaßt zusätzlich auch den Knochen

Epid: 1-11% aller hospitalisierten Patienten entwickeln einen Dekubitus (je nach Patientengut und Grunderkrankung).

Klin: ▪ Geröteter Hautbezirk (nicht wegdrückbar), schmerzhaft
▪ Ulzerationen

Ther: ▪ Konservativ: **DRUCKENTLASTUNG!** (z.B. Polsterungen, zuschneidbare Schaumstoffe, Fersenringe/-kappen, Gelkissen, Spezialmatratzen, pneumatische Matratzen, Clinitron^R-Mikroglaskugelbett, häufiges Umlagern)
Patienten mit Sakralulzera sollten in **30° Schräglage** (nach SEILER) gelagert werden (nicht komplett auf der Seite um die Trochanterregion nicht zu gefährden)
▪ Trockene Verbände mit Mercuchrom^R bei oberflächlichen Läsionen
▪ Lokaltherapie: Entfernung von Nekrosen
Eitrige und fibrinöse Beläge können mit proteolytischen Enzymen (Debrisorb^R, Fibrolan^R, Varidase^R) entfernt werden.
Hydrokolloidplatten (z.B. Varihesive^R, Comfeel^R --> bilden eine feuchte Kammer) und keimreduzierende Maßnahmen durch Spülungen mit Ringer-Lösung oder mit Povidon-Jod (z.B. Betaisodona^R --> Wunddesinfizienzen beeinträchtigen aber selbst die Wundheilung und sollten daher nur begrenzt angewendet werden)
Granulationsförderung mit Perubalsam und Granugenol^R
▪ Kohlensäurebäder als physikalische Lokaltherapie mögl.
▪ Operativ: Ind: Dekubitalulzera des Stadiums III und IV
Nekrektomie, Umschneidung und plastische Defektdeckung (Lappenplastik mit muskulokutanem Lappen), evtl. in mehreren Sitzungen nach Ausbildung von intaktem Granulationsgewebe.

Prog: Abhängig von der sorgfältigen Pflege.

Kompl: ∗ Fortschreiten des Krankheitsprozesses bei mangelnder Pflege
∗ Im Stadium III und IV drohen septische Komplikationen
∗ Stadium IV: Entstehung einer Osteomyelitis

Proph: 1. Regelmäßiger **Lagerungswechsel** bei bettlägerigen Patienten (alle 2-3 Std.), sorgfältige Polsterung gefährdeter Stellen und Vermeidung von Falten der Unterlage usw., regelmäßige Kontrolle gefährdeter Hautstellen
2. Regelmäßige Pflege der Haut mit spez. Hautpflegemitteln (z.B. PC 30 V^R), insb. im Stadium I des Dekubitus wichtig
3. Keine feuchte Nässe --> sorgfältige Hygiene bei Kathetern und Defäkation
4. Bei Risikopatienten (z.B: Querschnittsgelähmten) frühzeitig Spezialbetten: Stryker-Bett (Sandwich-Bett), Clinitron-Bett oder Luftkissenbett

DD: Am Fuß/Ferse: Ulzera aufgrund einer chronischen AVK, venöses Ulcus cruris od. Malum perforans bei einer Polyneuropathie.

SPEZIELLE CHIRURGISCHE INFEKTIONEN

TETANUS

Syn: Wundstarrkrampf

Path:
- Erreger: **Clostridium tetani** --> **Neurotoxine** (Tetanospasmin, Tetanolysin) wandern von der primären Wunde über das Axon/Nervenscheide zu den Motoneuronen im Rückenmark u. Medulla (auch über Blut- und Lymphweg mögl.) und führen dort zur Aufhebung der Renshaw-Hemmung --> erhöhte Krampfbereitschaft --> Tetanie der Muskulatur bei kleinsten Reizen (z.B. Geräusche, Berührung)
- Sehr **widerstandsfähiger Anaerobier** (grampositives, sporenbildendes Stäbchen)
- Ubiquitäres Vorkommen, bevorzugt faules Holz, feuchte Erde (auch im Darm d. Menschen)
- **Jede Wunde kann Eintrittspforte sein**, besonders gefährdet sind tiefe Wunden mit Fremdkörpereindringung, Kammern, Gewebetrümmern u. Nekrosen sowie Verbrennungen. Auch jahrelang bestehende Fremdkörper können Sporen beinhalten, die bei einer Fremdkörperentfernung frei werden können.
Sonderformen: Nabelschnurtetanus, Tetanus post abortum, Tetanus post operationem
- Lok: Krampfausbreitung in kranio-kaudaler Richtung

Etlg: Nach EYRICH

Grad I:	Muskelrigidität, Trismus, Opisthotonus, Schluckbeschwerden
Grad II:	Erhebliche Muskelrigidität bis fast zur Ateminsuff., leichte Krampfneigung
Grad III:	Starke Muskelrigidität, Ateminsuffizienz, generalisierte Krämpfe, Kreislauflabilität

Epid:
* 15:1.000.000 Verletzte, ca. 20-30 Todesfälle/Jahr in der BRD
* Inkubationszeit: 4 -14 Tage (je später der Krankheitsbeginn, desto besser die Prognose), auch Spättetanus mit einer Inkubationszeit von Monaten bis ein Jahr mögl.
* Meldepflichtig! (Erkrankung und Tod)

Klin:
- **Risus sardonicus** (unwillkürlich verkrampft grinsendes Gesicht), **Trismus** (Kieferklemme), **Opisthotonus** (Reklination des Kopfes und Überstreckung des Rumpfes, seltener auch Pleurothotonus = seitl., Emprosthotonus = nach vorne, Orthotonus = gerade gestreckter Rumpf mögl.)
- Kopfschmerzen, Schwindel, Schlaflosigkeit, Schwitzen, Myalgien
- Krämpfe der Zwerchfellmuskulatur mit Singultus, Dyspnoe
- Schmerzhafte klonische Muskelkrämpfe
- Hyperthermie bis 42° C
- Hypoxie, Azidose
- Das Bewußtsein der Kranken bleibt bis zum Schluß klar

Diag:
1. Anamnese und klinische Untersuchung führen zur Diagnose
2. Evtl. Erregernachweis im Wundabstrich mögl.

Spezielle chirurgische Infektionen | Seite 33

Ther: ■ Bei Wundstarrkrampf:
- Korrekte Wundbehandlung (s.o.), großzügige Wundexzision (Débridement zur Keimreduktion)
- **Immunbehandlung:** Initial 4x0,5 ml Tetanol^R und 5-10.000IE Tetanus-Immunglobulin (Tetagam^R) i.m. an kontralateralen Körperstellen, in den folgenden Tagen 3.000IE Tetanus-Immunglobulin/Tag, Dauer in Abhängigkeit vom Krankheitsbild
- Kortikoide (Prednison 1mg/kgKG/Tag i.v.) zur Dämpfung der Toxinwirkung auf die Nervenzellen
- Krampfbehandlung durch **Sedierung:** Phenobarbital + Diazepam, bei schwerer Form Relaxation mit Succinylcholin und kontrollierte Beatmung
- Allgemeine Maßnahmen: Intensivstation, Thromboseprophylaxe, allgemeine Infektionsprophylaxe **(Breitbandantibiose)**, Ausgleich der Azidose, Ein- u. Ausfuhrkontrolle, evtl. hochkalorische parenterale Ernährung, Intubation, Relaxation und kontrollierte Beatmung oder assistierte Beatmung, Hypothermie.

Prog: Letalität auch bei Intensivtherapie bis 50%. Je kürzer die Inkubationszeit, um so schlechter die Prognose. Letalitätsgipfel 1-5 Tage nach Krankheitsausbruch.

Proph: 1. **Tetanus-Schutzimpfung:** Grundimmunisierung (--> Vollschutz für 10 Jahre) durch 3malige Injektion (intramuskulär, M.deltoideus) von 0,5ml Tetanustoxoid = Tetanusimpfstoff (hochgereinigtes, formaldehydbehandeltes Tetanustoxin an Aluminiumhydroxid adsorbiert, Tetanol^R).
Applikationszeit: 1.Tag, dann nach 4-8 Wochen und nach 6-12 Monaten.
Bei Säuglingen ab 3.Monat und Kleinkindern mit DT-Impfstoff = Diphtherie- + Tetanus-Toxoid (oder auch zusätzlich + Pertussis = DPT-Impfstoff).
Auffrischimpfung: In Abständen von 10 Jahren nach Grundimmunisierung mit 1x0,5ml Tetanustoxoid, bzw. Td-Impfstoff (Tetanus- u. weniger Diphtherietoxoid ab 7.LJ.)
Vor einer Auffrischimpfung ist auch eine Tetanus-Antikörper Bestimmung möglich --> Auffrischimpfung dann nur nach Bedarf durchführen (bei zu niedrigem Titer)
Anmerkungen: Alle Impfungen in den internationalen Impfausweis eintragen!
Tetanol^R und Tetagam^R können bei Antikoagulantientherapie od. hämorrhagischer Diathese auch s.c. appliziert werden.
2. **Bei jeder Verletzung stets Impfstatus prüfen (Impfpass), im Zweifel immer Simultanprophylaxe mit Tetanol + Tetagam durchführen!**
3. Verletzungen bei Personen **ohne Impfschutz** gegen Tetanus:
Simultanprophylaxe (gleichzeitige Gabe von Tetanustoxoid und TIG = Tetanus-immunglobulin vom Menschen) mit 0,5ml Tetanol^R und 250IE Tetagam^R i.m. an kontralateralen Körperstellen (bei chirurgisch nicht einwandfrei versorgbaren oder vernachlässigten Wunden und ausgedehnten Verbrennungen 500IE Tetagam^R initial und bei ausgedehnten Verbrennungen noch einmal 250IE Tetagam^R nach 36 Std.), danach im Abstand von 4-8 Wo. und 6-12 Mo. weitere Tetanol^R-Applikation (zur Grundimmunisierung) - wurden 500IE Tetagam^R gegeben zusätzlich nach 3 Monaten noch eine Tetanol^R-Applikation.
4. Verletzungen bei Personen mit **unvollständigem Impfschutz** gegen Tetanus:
nach 1 Tetanusimpfung: < 2 Wochen zurückliegend --> 250IE Tetagam^R
> 2 Wochen --> Simultanprophylaxe

nach 2 Tetanusimpfungen: ■ < 2 Wochen nach letzter Impfung --> 250IE Tetagam^R
- ■ 2 Wo. - 6 Mo. nach letzter Impfung keine sofortige Impfung nötig, normale Impfung nach 6-12 Monaten nach der 2.Impfung mit 0,5 ml Tetanol^R (= normale Grundimmunisierung)
- ■ 6-12 Mo. nach letzter Impfung --> Gabe von Tetanol^R-Impfung (= normale Grundimmunisierung)
- ■ > 1 Jahr --> Simultanprophylaxe
5. Verletzungen bei Personen mit **vollständigem Impfschutz** gegen Tetanus:
Letzte Impfung < 5 Jahre: keine sofortige Impfung erforderlich
Letzte Impfung vor 5-10 Jahre: 0,5 ml i.m. Tetanol^R (= Auffrischimpfung)
Letzte Impfung > 10 Jahre: Simultanprophylaxe

Spezielle chirurgische Infektionen

6. Verletzungen bei Personen mit bekannten Immundefekten/immunsuppressiver Therapie: neben der entsprechenden Tetanol^R-Impfung (je nach Impfstatus) immer + Tetagam^R

Kompl:
* Bei Krämpfen Wirbelkörperfrakturen mögl., Aspirationspneumonie, Tod durch Dyspnoe, Asystolie mögl.
* <u>Impfung</u>: Urtikaria, allergische Reaktionen, Übelkeit, Fieber, Mono-, Polyneuropathien
--> insb. bei zu häufigem Impfen, der Abstand von 10 Jahren (sofern keine Verletzungen zwischenzeitlich vorliegen) sollte nicht unterschritten werden.
Lokale Reaktionen: Rötung, Schwellung
Versehentliche intravenöse Injektion: allergische Reaktionen bis hin zum Schock!

DD:
- Zerebrale Krämpfe
- Tetanie (Hyperventilation), hysterische Krämpfe
- Lyssa (Tollwut)
- Strychninvergiftung (der Strychnintetanus bevorzugt die Extremitäten)
- Trismus: reflektorisch bei Entzdg. im Bereich des Kiefergelenks, Mundbodenphlegmone
- Opisthotonus: zerebrale Blutung, Hirnstammeinklemmung, Dezerebration, Meningitis

---

GASBRAND

Syn: Gasödemerkrankung, Gasödem, malignes Ödem

Path:
- **Clostridium perfringens** (grampositiver, sporenbildender Anaerobier)
selten auch: Clostridium septicum, histolyticum, novyi, gigas
Ubiquitär vorkommende Keime und Sporen (auch im Darm d. Menschen)
- Krankheitssymptome durch Ektotoxin (enzymatisch, lytisch wirkend) --> Verflüssigung und Zerfall von Gewebe mit Gasbildung
- Besonders gefährdet sind tiefe, erdverschmutzte Weichteilwunden mit Taschen, Kammern, schlechter Durchblutung und Nekrosen. Oft Mischinfektionen.
- Sonderformen: Darmbrand, traumatisches Uterus-Gasödem.

Epid:
* Inkubationszeit: Stunden bis 5 Tage
* Meldepflichtig! (Erkrankung und Tod)

Klin:
- Plötzlich sich verstärkender Wundschmerz
- Ausgedehnt ödematös geschwollene Wunde
- **Knistern der Wunde**, fad-süßlich riechend, auf Druck entweichen Gasblasen, kein bis wenig Eiter = relativ trockene Wunde
- Allgemeinsymptome im fortgeschrittenen Stadium: **rascher Verfall** des Kranken mit schwerem Krankheitsbild mit **Tachykardie**, Hypotonie, Zyanose, vertiefter Atmung, Unruhe oder Benommenheit, Anämie, Ikterus
im Verlauf: anurisches Nierenversagen, Sepsis, toxisches Herz-Kreislaufversagen mögl.

Diag:
1. Anamnese und klinische Untersuchung: wenig eiternde Wunde, schwarze Verfärbung der Wunde, Knistern der Wunde, auf Druck entweichen Gasblasen, Muskulatur sieht wie gekochter Schinken aus, trotz schwerem Krankheitsbild kaum Temperaturerhöhung
2. Röntgen: Charakteristisch **gefiederte Muskulatur**
3. Erregernachweis aus der Wunde mögl. (anaerober Transport!), dauert aber einige Tage
--> **Therapie schon bei Verdacht** ohne Erregernachweis indiziert!

Ther:
- <u>Operativ</u>: Ind: Schon bei Verdacht Therapie einleiten!
Großzügige Revision der Wundverhältnisse, Ausräumung aller Nekrosen, Spaltung der Muskelfaszien, Spülung mit H_2O_2, offene Wundversorgung (= > **aerobe Wundverhältnisse** schaffen)
- **Hyperbare Oxygenation** (3bar) sofort postoperativ (Clostridium ist <u>An</u>aerobier!)
- Antibiose: Penicillin G + Metronidazol (Clont^R)
- Intensivmedizinische Überwachung, Schockbehandlung, Hämodialyse bei Nierenversagen

- Ultima ratio: Extremitätenamputation
- Gabe von polyvalentem Gasödem-Antitoxin ist umstritten und weitgehend verlassen

Prog: Bei Nichtbehandlung innerhalb von Tagen letal. Letalität hängt vom **frühzeitigen! Behandlungsbeginn** ab. Gesamtletalität bis 30%.

Kompl: * Gangrän der benachbarten Muskulatur
* Toxisches Herz-Kreislaufversagen, Schock

Proph: Tiefe, zerfetzte, stark verschmutzte Wunden sollten neben der chirurgischen Wundversorgung auch antibiotisch abgedeckt werden.

DD: - Hautemphysem (z.B. bei Lungen-, Mediastinal-Eingriffe, Pneumothorax)
- Abszesse mit Gasbildung bei Mischinfektionen (--> eher viel Eiter)
- Verletzungen mit Preßlufteinwirkung

TOLLWUT

Syn: **Lyssa**, Rabies, Hundswut, Hydrophobie

Path: • **Rabies-Virus** (gehört zur Gruppe der Rhabdoviren)
• Übertragung mit dem **Speichel** durch Biß von **Fuchs**, Wolf, Dachs, Marder, Ratte, Maus, Hunde, Katzen --> Übertritt auf die Nervenbahnen --> Befall von Rückenmark und/oder Gehirn.
• Allg: Infektiosität gering, nur ca. 20% der Infizierten erkranken, größtes Risiko haben Bißverletzungen am Hals, Gesicht und Kopf.

Epid: * Inkubationszeit: 10 Tage bis mehrere Monate (im Durchschnitt **3-4 Wochen**)
* **Meldepflichtig!** (schon bei **Krankheitsverdacht** und bei Erkrankung und Tod), auch ein tollwutverdächtiges Tier ist meldepflichtig!

Klin: ▪ Keine Warnsymptome, treten Krankheitssymptome auf, ist die Tollwut bereits manifest --> **Therapie bei Verdacht** (abnormes Verhalten des beißenden Tieres)
▪ Kopfschmerz, Übelkeit, Erbrechen, Reizbarkeit und Wesensänderung, Depressionen, Speichelfluß, Dysphagie, Schlundkrämpfe, Hydrophobie (= qualvoller Durst, ohne schlucken zu können)
▪ 'Verspäteter' Wundschmerz
▪ Aufsteigende Lähmungen bis zur Ateminsuffizienz, Herzlähmung und Tod bei klarem Bewußtsein

Diag: 1. Anamnese (Umstände des Tierbisses und Verhalten des Tieres) und klinische Untersuchung
2. Labor: Serologischer Nachweis nur nach Krankheitsausbruch mögl. --> kein direkter Nachweis/Ausschluß in der Inkubationszeit mögl. (nur über das Tier möglich)
3. Abschuß und Sektion des verdächtigen Tiers: HISTO im Gehirn zeigt mikroskopisch die typischen *Negri-Körperchen* (intraplasmatische Einschlußkörperchen, insb. im Ammonshorn zu finden)

Ther: ▪ Bei Verdacht auf Tollwutinfektion --> Impfung!
- **Großzügige Wundausschneidung**, Auswaschen der Wunde mit viruziden Detergentien (Seifenlösung, Alkohol 40-70%ig), **offene Wundversorgung** (= keine Primärnaht)
- Sofortige (postexpositionelle) **Schutzimpfung mit HDC-Vakzine** (= human diploid cellular, Rabivac^R) 1ml i.m. = 2,5 I.E., weitere Impfung nach 3 Tagen, 1, 2, 4 Wochen und 3 Monaten (der Impfschutz wird innerhalb von 1Wo. erreicht, also noch vor Ablauf der Inkubationszeit)
Lok: in den M.deltoideus i.m. (auch tief s.c. mögl.)
Außerdem immer auch **Tetanusprophylaxe** durchführen (s.o.)!

- Bei Krankheitsmanifestation oder bei Verdacht auf Tollwut mit Biß an Gesicht oder Hals: Simultanbehandlung mit HDC-Vakzine + exakt 20IE/KgKG Rabiesimmunglobulin (Berirab^R, keine Überdosierung wegen Blockade der aktiven Immunisierung) lokal um die Bißwunde herum und den Rest i.m. an kontralateraler Körperstelle, anschließend weiter mit der postexpositionellen HDC-Vakzination (nach obigem Schema).

Kompl: * Ateminsuffizienz, Herzlähmung
* Aspirationspneumonie

Proph: 1. Schutzimpfung: Bei Risikogruppen (Förster, Jäger, Tierärzten, Tierpfleger, Metzger, Landwirtschaft) präexpositionelle Grundimmunisierung: 3 Impfungen mit HDC-Vakzine je 1ml = 2,5I.E. i.m. im Abstand von jeweils vier Wochen und eine Auffrischimpfung nach 1 Jahr (dann Auffrischimpfung alle 3-5 Jahre)
Bei Exposition und Grundimmunisierung <5Jahren --> Impfung am Tag 0 und 3, liegt der Impfschutz >5Jahren zurück, oder Verletzung in Kopfnähe --> vollständiger Impfzyklus wie bei ungeimpften Personen.
2. Impfung von Hunden, Füchsen mögl.
3. Auf auffällige Tiere achten!

DD: - Virusenzephalitis
- Intoxikationen, Tetanus

AIDS

Syn: AIDS = **acquired immune deficiency syndrome**, erworbenes Immundefektsyndrom

Ät: HIV = human immunodeficiency virus Typ 1, 2; alte Bezeichnung HTLV III. RNS-haltiges Retrovirus (enthält eine Reverse Transkriptase), welches direkt lymphozytotrop und neurotrop ist.

Path: HIV befällt die T_4-Helfer-Lymphozyten, Makrophagen und Langerhans-Zellen der Haut (als Eintrittspforte dient der CD_4-Rezeptor). Es vermindert sich der Quotient T-Helfer zu T-Suppressorzellen (T_4/T_8 Norm: 2) durch Abnahme der absoluten (Norm: $>400/\mu$l) und relativen Zahl der T-Helferzellen (auf $T_4/T_8 < 1,2$) und es folgt die allgemeine Abwehrschwäche.

Epid: * Erstbeschreibung 1976 in Zaire, 1982 in der BRD.
* M >> w, z.Zt. = 12:1 (AIDS-Erkrankte), 6:1 (AIDS-Infizierte)
* Z.Zt. (4/1993) in der Bundesrepublik **9.690 gemeldete erkrankte** Patienten (9. Stelle der Welt), Zahl der **HIV-infizierten** Personen: **52.000**.
In der EG (1991) 47.000 gemeldete Krankheitsfälle, Welt 250.000 gemeldete Krankheitsfälle. WHO-Schätzung (1993) der Zahl infizierter Personen auf der Welt: 14 Mio.
* **Infektions**inzidenz ca. 5-10.000 für 1994 für die BRD geschätzt (= Zahl der **neu** infizierten, nicht der tatsächlich erkrankten Personen), der vor Jahren noch prognostizierte steile Anstieg der Zahl HIV-Infizierter hat sich insg. deutlich verlangsamt
* Infektionsprävalenz (= Gesamtzahl Infizierter) ca. 60-80.000 für 1994 für die BRD geschätzt
* Epizentren in der BRD: Berlin, Frankfurt, Hamburg (allgemein Ballungszentren)
* Vertikale Infektion von Neugeborenen infizierter Mütter in 1/3 - 1/2 d.F.

Risikogruppen: Intravenös Drogenabhängige, promiskuitive Bi-/Homosexuelle, Hämophiliepatienten, Krankenhauspersonal durch Umgang mit Körperflüssigkeiten von infizierten Patienten. Die 'Risikogruppe' Heterosexuelle nimmt in den letzten 3 Jahren bei uns überproportional zu (beträgt z.Zt. 7% d. Infizierten).

Infektionsmodus: Blut- bzw. Blutprodukteübertragung, Organtransplantation, **ungeschützter Sexualkontakt**, Neugeborene infizierter Mütter (zu ca. 40% intrauterine/ intrapartale Übertragung), medizinisches Personal: Nadelstichverletzungen! und Blutkontakt.

Spezielle chirurgische Infektionen | Seite 37

Klin:
- **Allgemeinsymptome:** Fieber, Nachtschweiß, Gewichtsverlust, Diarrhoe, LK-Schwellung. Bei Kindern u. Erwachsenen möglich: Gerinnungsstörungen (blaue Flecken ohne Trauma) durch Mangel an Blutplättchen (Ther: AZT).
- **Neurologische Symptome** (30-40% d.f.): Persönlichkeitsveränderungen bis zur Demenz, Meningoenzephalitis, Myelopathie (Pyramidenbahn, Hinterstränge), periphere Neuropathie mit sens. (Parästhesien), veget. (Inkontinenz), mot. (Paresen) Störungen, diffuse Ataxie, infektiöse progressive multifokale Leukenzephalopathie (Papova-Virus-Infektion) mögl.
- **Dermatologische Symptome:** Makulopapulöses rubeoliformes Exanthem, Dermatitis seborrhoides + Psoriasis vulgaris = "Seborrhiasis", orale Haarleukoplakie (EBV?), Herpes zoster **ulzerierend**, Molluscum contagiosum (Gruppe d. Pocken-V.), Condyloma acuminata (HPV), Candidiasis u. Soor **ulzerierend**, Stomatitis, Pyodermien
- **Opportunistische Infektionen:**
  Bakt.: Atypische Mykobakteriosen (avium), Tuberkulose, Nokardiose, Salmonellensepsis, Legionellenpneumonie
  Viral: Zytomegalie, Herpes simplex ulzerierende Form
  Protozoen: Pneumocystis-Carinii-Pneumonie = häufigste Infektion (etwa 60-80 % aller AIDS-Erkrankten machen diese Infektion durch), Toxoplasmose, Isosporiasis, Kryptosporidiose, Lamblienruhr, Amöbiasis
  Helminthen: Strongyloidiasis
  Fungi: Candidose, Cryptococcose, Aspergillose, Histoplasmose
- **Malignome:** Generalisiertes (kutan und viszeral) **Kaposi-Sarkom** bei AIDS, Non-Hodgkin-Lymphome, ZNS-Lymphome, Mycosis fungoides
- **Konnatale Symptome:** Dystrophie, Frühgeburt, kortikale Atrophie und Verkalkungen, opportunistische Infektionen.

Stadien: Einteilung nach **CDC** (Centers for Disease Control, Atlanta USA, 1987) I-IV: mit positiver Serologie, bzw. dokumentierter Serokonversion. Eine Rückstufung (z.B. III --> II) ist bei dieser Klassifikation eines Patienten nicht zulässig.

I:	Akute HIV-Infektion, **mononukleoseähnliches Krankheitsbild**
II:	A **Latenzstadium, asymptomatische** HIV-Infektion über Jahre möglich B Latenzstadium, asymptomat. HIV-Infektion mit path. Laborbefunden **Die asymptomatischen Virusträger sind** INFEKTIÖS **im Stadium II !**
III:	LAS = **Lymphadenopathie-Syndrom** ohne Allgemeinsymptome A Mind. 2 *extrainguinale* Lymphknotenstationen vergrößert B Wie A + path. Laborbefunde, wie Lymphopenie, T_4/T_8-Verminderung
IV:	**Manifestes Immunmangelsyndrom**, ARC (= AIDS related complex, Untergruppe A), AIDS (= Untergruppe B - E). Mehrere Untergruppen können dabei gleichzeitig vorhanden sein. Untergruppen: A Allgemeinsymptome wie Fieber, Nachtschweiß, Gewichtsverlust, persistierende Diarrhoe, etc. B Neurologische Symptome unterschiedlichster neurologischer Systeme (s.o.) C_1 Stadium der opportunistischen Infektionen (Proto.,Viren,Pilze,Bakt.) C_2 Zus. Infektionen: general. Herpes zoster, oral hairy-leukoplakia D AIDS-definierende Malignome: Kaposi, prim. Hirn-, Non-Hodgkin-Lymphome E Andere: interstitielle Pneumonie, Thrombozytopenie und andere HIV-assoziierte Tumoren

Spezielle chirurgische Infektionen

CDC-Klassifikation für Kinder in P 0-2:
P0: Säuglinge/Kleinkinder bis 15 Monate mit HIV-Ak-pos. ohne sicheren Nachweis der Infektion (HIV-Ag) bei perinataler Exposition, P1: Ähnlich CDC II, P2 A-F: Ähnlich CDC IV

Walter-Reed-Staging-Classification (Redfield et al., 1986) in WR 0 - 6:

WR 0: Normalbefund	WR 4: Partielle kutane Anergie
WR 1: T_4 >400/μl bei pos. HIV-AK-Nachweis	WR 5: Kutane Anergie + Mundsoor
WR 2: T_4 >400 mit LAS	WR 6: Opportunistische Infektionen
Ab WR 3: T_4 <400 mit oder ohne LAS	

Diag: • **HIV-Ak-Nachweis** als Screening (mit ELISA), Immunoblot als Bestätigungstest unbedingt erforderlich wegen der geringen Spezifität des Screeningtestes + Bestätigung mit einer 2. Blutprobe, um auch Verwechslungen auszuschließen.
Serokonversion = Auftreten von HIV-Antikörpern im Blut nach ca. 2-8 Wochen (Durchschnittlich nach 2 Monaten, nach 6 Mo. sind 95% HIV-Ak pos., einzelne Fälle zeigen noch spätere oder selten auch keine Serokonversion).
• Neueste Methode: **PCR** (polymerase-chain-reaction = Amplifikation von Genfragmenten, die dann nachgewiesen werden können) --> HIV-Gennachweis möglich (jedoch oft falsch positive Befunde).
• Sonstige Laborbefunde: Lymphozytopenie <400/μl, T_4/T_8-Verminderung <1,2 , Vermehrung von IgG durch B-Zell-Überproduktion --> "nonsense"-Globuline, Thrombozytopenie, Anämie.
Merieux-Test: Verminderung oder Erlöschen der Hautreaktion vom verzögerten Typ (Typ IV der immunologischen Reaktionen nach Coombs & Gell)

Ther: • **Allgemein:** Gesunde Lebensführung, psychosoziale Betreuung
• **Med:** **AZT** = Acido-d-Thymidin (falscher DNA-Basenbaustein, Zidovudin, Retrovir[R]) ab Stadium IIB, bei T_4-Zellzahl unter 500/μl oder schnellem T_4-Abfall zur Verzögerung des Krankheitsbeginnes indiziert,
Dosierung: 500 mg/Tag (auf 4-6 Einzeldosen verteilt, bei neurologischen Symptomen höher dosieren), NW: myelotoxisch.
ddI = Dideoxynosine (in USA zugelassen, Handelsname Videx, Dosis: 10-12 mg/kgKG/Tag), wirkt wie AZT als falscher DNA-Basenbaustein, NW: insg. weniger als bei AZT, jedoch häufig Pankreatitis.
Ebenfalls in Erprobung ddC (auch falscher DNA-Basenbaustein, Handelsname Hivid).
α **2A-Interferon** b. Kaposi-Sarkom zur Stimulation des Immunsystems.
Suramin, HPA 23 nur vorübergehend und bedingt wirksam (Wirkmechanismus: direkte oder indirekte Hemmung der Reversen Transkriptase).
• **Opportunistische Infektionen:** Jeweils erregerspezifische Therapie durchführen
• Prophylaxe einer Pneumocystis-Carinii-Pneumonie (ab $T_4 \leq 250/\mu$l): Pentamidin-Inhalation (Pentacarinat[R], 1x pro Monat) oder Bactrim (3x pro Woche) + AZT/ddI (s.o.)

Prog: Im Stadium IV (= AIDS) sehr geringe 5 Jahresüberlebensrate, mittlere Überlebensrate 1,5-2 Jahre (AZT-Therapie verzögert dabei den Krankheitsverlauf um ca. 1,5 Jahre),
50-70% der HIV-Positiven erreichen innerhalb von 10 Jahren das Stadium IV (Personen >40.LJ. haben dabei ein 4-8x höhere Wahrscheinlichkeit als Patienten unter 20 J.).
AIDS-infizierte Neugeborene haben eine schlechte Prognose (Letalität um 80%).

Proph: 1. **Allgemein: Aufklärung der Bevölkerung, Kondome, Meidung von Promiskuität, Safer Sex** für Hetero- und insb. Homosexuelle
Fixer: Einmalbestecke, Förderung von Beratungsstellen
Blutbanken: HIV-Screening von Blutkonserven und Blutprodukten obligat. Trotzdem bleibt ein Restrisiko von 1:1.200.00 eine infizierte Blutkonserven zu bekommen (darüber und über die Möglichkeit einer Eigenblutspende muß aufgeklärt werden! Wesentlich höher ist in diesem Zusammenhang das Risiko einer Posttransfusionshepatits mit 1:3.000)
2. **Infizierte:** Im Stad. II --> 1/2jährliche Kontrolluntersuchung (Klinik, Laborbefunde)

3. **Klinik: Vorsicht beim Umgang mit Blut!** - es gelten die gleichen Schutzempfehlungen wie beim Umgang von Sekreten und sonstigen Körperflüssigkeiten von Hepatitis B - Erkrankten (jedoch reichen normale Vinylhandschuhe nicht aus, Latex-Handschuhe benutzen!). Eine berufsbedingte HIV-Infektion ist eine Berufskrankheit (daher nach fraglichem Kontakt/Verletzungen immer Kontrollen durchführen und dokumentieren!).
4. **Chirurgie:** Vor jedem elektiven Eingriff sollte obligat ein AIDS-Test durchgeführt werden, bei Notfalleingriffen sollte er anschließend nachgeholt werden. Wichtig: Der Patient muß über die Durchführung des Testes aufgeklärt werden!
5. **Bei Verdacht auf Kontamination:** (z.B. Nadelstichverletzung oder Verletzung im Op) Wunde ausbluten lassen, großzügige Desinfektion, möglichst unmittelbar in den ersten 15-30 Min. 500mg Zidovudin (Retrovir^R) einnehmen, D-Arzt-Bericht anfertigen!, Retrovir^R 5x250mg/Tag für 2-4 Wochen einnehmen, HIV-Test des Patienten durchführen und selbst HIV-Test am 1.Tag, nach 6 Wo., 12 Wo. und 12 Monaten zur Dokumentation durchführen.

DD: Idiopathisches CD_4-T-Lymphozytopenie-Syndrom

KLEINE CHIRURGIE

PANARITIUM

Syn: Fingereiterung, Nagelkrankheit, Nagelgeschwür

Ätlg: # **Oberflächliche Panaritien der Finger**
Panaritium cutaneum, Panaritium subcutaneum, Kragenknopfpanaritium (= cutaner Befall mit kleiner Verbindung zur subcutanen Schicht, die ausgedehnt befallen ist), Panaritium periunguale und subunguale (= Nagelpanaritium)
Tiefe Panaritien der Finger (als Komplikation der oberflächlichen Panaritien)
Panaritium periostale, Panaritium ossale (meist Endphalangen), Panaritium articulare, Panaritium tendinosum (= Sehnenscheidenphlegmone)
Panaritium der Hand: **Hohlhandphlegmone** (im Bereich der Palmaraponeurose oder der Beugesehnenfächer oder noch darunter), Interdigitalphlegmone (Zwischenfingerraum) oder **V-Phlegmone** (Daumen- + Kleinfingerpanaritium in den Sehnenscheiden, Verbindung über den Karpaltunnel). Cave: Ausbreitung auf Handwurzelgelenk und Unterarm mögl.

Ät: - Kleine Hautverletzungen als Eintrittspforte (insb. im Nagelgebiet)
- Stichverletzungen, Bißwunden
- Offene Phalangenfraktur

Path: · Volarseitige Fingerinfektion mit Gewebeeinschmelzung, streckseitige Abszedierungen (Handrücken) sind seltener
· Meist hoch virulente Staphylokokken, Streptokokken oder Mischinfektion

Klin: ▪ Rötung, Überwärmung, Schwellung, Ödem, **pulsierender Schmerz**, Schonhaltung
▪ Panaritium tendinosum: Druckempfindlichkeit der Sehnenscheide, **Schonhaltung** des betroffenen Fingers (Beugestellung), Bewegungsschmerz
▪ Bei fortgeschrittenem Krankheitsbild (z.B. Hohlhandphlegmone) Fieber, Schüttelfrost, Leukozytose

Diag:
1. Anamnese und klinische Untersuchung: Auf Druck- und Klopfschmerzhaftigkeit der Beugesehnen achten (Entwicklung einer Phlegmone)
2. Röntgen: Hand, bei ossärer Beteiligung des Panaritiums subperiostale Einschmelzungen und Knochensequestrierung, bei Gelenkbeteiligung verbreiterter Gelenkspalt
3. Intraoperativer Abstrich: Keim- und Resistenzbestimmung

Ther:
- Operativ: Ind: Immer gegeben, um eine Ausbreitung zu verhindern
  - *Panaritium cutaneum:* Inzision der oberflächlichen Eiterblase (Inspektion, ob ein Fistelgang nach subcutan besteht = Kragenknopfpanaritium?) Wundbehandlung mit Abszeßsalbe (z.B. Furacin^R) und Rivanol^R-Verband
  - *Panaritium subcutaneum:* Seitliche Inzision (Schonung der Fingerbeere), Ausräumung, evtl. Gummilasche, Drainage, Ruhigstellung (Böhler-Schiene)
  - *Panaritium subunguale:* Nagelinzision
  - *Interdigitalphlegmone:* Palmare Inzision im Interdigitalraum (prox. der Interdigitalfalte ohne diese zu durchtrennen) und dorsale Gegeninzision, Drainage
  - *Panaritium tendinosum:* **Sofortige/frühzeitige Operation!** Prox. u. distale Darstellung der Sehnenscheide und Spülung, Spüldrainage über kleine Katheter in den Sehnenfächern
  - *V-Phlegmone:* **Sofortige/frühzeitige Operation!** Spaltung des Karpaltunnels zur Druckentlastung und weiteres Vorgehen wie bei Panaritium tendinosum
  - *Hohlhandphlegmone:* **Sofortige/frühzeitige Operation!** Inzision, evtl. Resektion der Palmaraponeurose, Spülung, Drainage
  - *Panaritium ossale:* Curettage des Knochens, bei Knochennekrosen (Knochensequester) Entfernung des nekrotischen Teils, Drainage
  - *Panaritium articulare:* Inzision und Spülung der Gelenkhöhle, Drainage, bei Therapieresistenz als ultima ratio Arthrodese (= Gelenkversteifung)
- Möglichst bei allen Panaritien Abstrich zur Keim- u. Resistenzbestimmung (Antibiogramm)
- Liegen schon Nekrosen vor, muß ein sorgfältiges Debridement vorgenommen werden
- Bei allen tieferen Panaritien zusätzlich zur operativen Sanierung systemische Antibiose und konsequente Ruhigstellung der Hand für einige Tage

Kompl:
* **Ausbreitung** und Entwicklung einer Hohlhandphlegmone, Unterarmphlegmone aus jedem Panaritium möglich!
* Panaritium tendinosum: Ischämische Sehnennekrose durch Ödem (--> Druck auf die versorgenden Gefäße), Spätfolgen durch die Entzündung können Verklebungen der Sehne mit der Sehnenscheide und damit Funktionsbeeinträchtigung sein
* V-Phlegmone: Kompression des N.medianus im Karpaltunnel
* Lymphangitis (Volksmund: "Blutvergiftung")

DD:
- **Paronychie** (= Nagelumlauf, Nagelfalzentzündung, Panaritium periunguale) Häufigste Infektion an der Hand
  - Akute Paronychie durch Staphylokokken --> Ther: Inzision, Salbenverband, Emmert-Plastik bei Unguis incarnatus
  - Chronische Paronychie durch Candidabefall --> Ther: Phenol, Antimykotika
- Gangränöse Veränderungen bei arterieller Durchblutungsstörung

---

UNGUIS INCARNATUS

Syn: Eingewachsener Nagel

Path:
- Nagelbett zu breit oder Nagel stark verformt --> Nagel wächst in den Nagelfalz ein
- Seitlicher Druck auf den Nagel durch zu enges Schuhwerk
- Chronische Entzündung an dem durch den Nagelrand gedrückten Nagelfalz (= Paronychie) --> **Granulationsgewebe, Taschenbildung**
- Lok: Meist Großzehe (medialer Teil von DI)

Klin:
- Schwellung durch Granulationsgewebe, Druckschmerz, Taschenbildung
- Schmerzen und Entzündungszeichen

Ther:
- Konservativ: Fußpflege kann nur die Komplikationen (Entzündung) verhindern. Akute Entzündung: Kamille-Fußbäder, offenes Schuhwerk --> im Intervall Op.
- Operativ:
  - OBERST-Leitungsanästhesie (ohne Adrenalinzusatz!, z.B. mit Scandicain 1%ig) und Blutsperre am Zehengrundgelenk.
  - **Emmert-Nagelplastik** (= Nagelkeilexzision, s.Abb.): Partielle Nagelresektion und Keilexzision des Nagelfalzes und des dazugehörigen Nagelbettes (1/3 oder 1/4 des Nagels werden reseziert) mit der dazugehörigen Nagelwurzel.
  - Postoperativ: **Offene Wundversorgung** (keine Naht, die ehemalige Nagelmatrix soll epithelialisieren) mit Branolind^R-Salbenkompressen und elast. Binden, offenen Schuhen und Gehhilfen (Entlastung der Zehe) für 2-3 Wochen.
  - Phenol-Verödung des Nagelbetts für 3 Min. lediglich nach Nagelteilresektion ergibt keine so guten Ergebnisse wie die Emmert-Plastik, bei der die Nagelmatrix komplett entfernt wird.

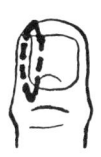

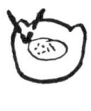

Kompl: * Akute Paronychie
Op: * Wundheilungsstörungen, sekundäre Infektion
* Rezidiv durch neue Granulombildung (keine geschlossenen Schuhe postop.!)

Proph: Gerader Nagelschnitt an den Zehen, Überragenlassen der Nagelecken.

DD:
- **Onychogryphosis** (= Verdickung, Verhärtung, Krümmung des Nagels), sog. Krallennagel
  Vorkommen: Insb. bei älteren Menschen
  Ther: Nagelentfernung in Oberst-Leitungsanästhesie
- **Nagel-** und **Fußmykose** (sollte vor operativer Korrektur therapiert werden)

SUBUNGUALES HÄMATOM/FREMDKÖRPER

Syn: Nagelhämatom

Ät:
- Quetschverletzung durch Hammerschlag, Autotüre
- Einspießung von Fremdkörpern

Path:
- Quetschung des Fingers --> subunguale Blutungen durch Gefäßeinrisse
- Schmerz durch Druckanstieg im subungualen Raum (Selbsttamponade der Blutung im begrenzten subungualen Raum)

Klin:
- Starke Schmerzhaftigkeit
- Blaufärbung der Nagelmatrix
- Fremdkörper: Rötung, Schwellung, Schmerzen

Diag:
1. Anamnese (Trauma ?) und klinische Untersuchung
2. Röntgen: Finger/Hand, um Fraktur durch die Quetschverletzung auszuschließen, Fremdkörper sichtbar?

Ther:
- Operativ:
  - Nagelhämatom: **Nageltrepanation** mit glühender Büronadel --> Perforation des Nagels und somit Entlastung des Hämatoms (Nagel wird belassen!)
  - Fremdkörper: Oberflächliche Fremdkörper können direkt gezogen werden. Tiefere Fremdkörper: Oberst-Leitungsanästhesie und Fremdkörperentfernung durch Nagelkeilexzision, offene Wundversorgung, Tetanusprophylaxe!

Kompl: * Fraktur der Endphalanx bei der Quetschverletzung oder Fremdkörpereinspießung
* Fremdkörper: Wundinfektion, Tetanus

DD: - Subungualer Naevuszellnaevus, subunguales Melanom!
- Glomustumor (arterio-venöse Anastomose)
- Chronische Onychomykose

GANGLION

Syn: "Überbein"

Path: • Zystische Veränderungen im Sehnengleitlager oder Gelenkkapsel durch **mukoide/myxoide Degeneration** (schleimiger Umbau) des umgebenden Bindegewebes
• Bei vorangegangenem Trauma ist der Inhalt des Ganglions auch manchmal blutig
• Lok: Handrücken, Streck- und Beugeseite der radialen Handwurzel, Fußrücken, Sprunggelenk, Kniekehle, lateraler Meniskus, selten auch intraossär (Femurkopf, Malleolus, Handwurzelknochen)

Epid: Vorwiegend bindegewebeschwache, junge Frauen.

Klin: ▪ **Prallelastischer**, gut abgrenzbarer, runder, glatter, nicht verschieblicher Tumor
▪ Langsames Wachstum
▪ Hervortreten meist nur bei bestimmten Gelenkstellungen / Bewegungsprovokation
▪ Schmerzen, Bewegungseinschränkung --> Ind. zur Op.

Diag: 1. Anamnese und klinische Untersuchung: Typischer Inspektionsbefund (Provokation)
2. Sonographie: Zystische Veränderung

Ther: ▪ Konservativ: Zertrümmerungs-/ Verödungsbehandlungen führen meist zu Rezidiven --> Op
▪ Operativ: Ind: Nur gegeben bei Beschwerden, z.b. Schmerzen, Bewegungseinschränkung
(Anmerkung: das Auffinden kann manchmal schwierig sein, wenn das Ganglion nicht immer sichtbar ist)
- Plexusanästhesie, Blutsperre
- **Vollständige** Exstirpation
- Postoperativ: Ruhigstellung mit Gipsschiene für 10 Tage

Kompl: Op: Bei nicht vollständiger Exstirpation --> Rezidive häufig!

DD: - Tumoren im Bereich des Sehnengleitgewebes: Lipome, Atherome, Fibroblastom, Fibrosarkom, Hämangiom, Synovialom, Xanthom, Riesenzelltumore, Granulome
- Sehnenscheidenhygrom: Sackartige Erweiterung der **Sehnenscheide** bei chron. Entzündung (Rheuma, TBC), Lok: Fingerbeuger, Sehne des M.fibularis
Klin: Verdickte Sehnenscheide mit tastbaren Fibringranula ("Reiskörner")
Ther: Exstirpation des Hygroms/Sehnenscheide

PARATENONITIS CREPITANS

Syn: Peritenonitis crepitans, (oft fälschlich Sehnenscheidenentzündung genannt)

Ät: - Krankheiten des rheumatischen Formenkreises
- Überlastung
- Stumpfe Traumen, Kontusionen

Path: • Entzündliche Veränderung (aseptisch) des Sehnengleitgewebes von sehnenscheidenlosen Sehnen --> Reizerguß, Fibrinausscheidung und anschließende Organisation
• Lok: Streckseite der Hand, Achillessehne, Mm.peronaei- und -tibiales-Sehnen

Klin:
- Bewegungsschmerzen, Druckschmerzhaftigkeit
- Tastbares Bewegungsknirschen ("Schneeballknirschen", "Seidenpapierknirschen")
- Schwellung, Überwärmung

Ther:
- Konservativ: **Ruhigstellung** im Gipsverband, Schonung der betroffenen Extremität, nichtsteroidale Antiphlogistika
- Lokale Injektion von Lokalanästhetika und/oder Kortikoiden (Cave: Sehnennekrose)

Kompl: Wiederholte Kortikoideinspritzungen können zu Sehnenrupturen und verstärkter Kalkeinlagerung führen.

DD: Tendovaginitis crepitans: Entzündung des Sehnengleitlagers bei Sehnen mit Sehnengleitlager

TENDOVAGINITIS STENOSANS

Syn: Fritz De Quervain, **schnellender Finger**

Ät: - Chronisch degenerativ
- Rheumatisch
- Entzündlich durch lokale Noxen (Tierpfleger)

Path: • **Chronisch entzündliche Veränderungen** im Bereich der Sehnenscheiden, Ringbänder (Lig.annulare) oder Retinacula --> Vernarbungen mit Verengung des Sehnenhüllgewebes --> Hemmung der Sehnengleitfähigkeit
oder selten Verdickung der Sehnen selbst
• Schnellender Finger: Bei Beugung tritt die Sehne aus dem Gleitlager der Flexorensehnenscheide aus, bei der Zurückbewegung des Fingers (Extension) kann die Sehne nur noch erschwert in den Sehnengleitkanal zurückkehren, es kommt zu einem Stocken der Bewegung, die bei forcierter Kraftanstrengung (oder passiv mit Hilfe der anderen Hand) zu einem Ruck (Schnellen des Fingers) und Streckung führt.
• Lok: Tendovaginitis stenosans: Meist Daumen-Sehnen des M.extensor pollicis brevis u. abductor pollicis longus und evtl. Begleithypertrophie des Retinakulums extensorum
Schnellender Finger: Beugesehnenscheiden, insb. auch am Daumen --> meist im Bereich der Hohlhand tastbare Verdickung

Klin:
- Tendovaginitis stenosans: Schmerzen bei Extension/Abduktion des Daumens mit Ausstrahlung in Handgelenk u. Unterarm, Druckschmerzhaftigkeit im Sehnenverlauf u. im Bereich d. Retinaculum extensorum
- Schnellender Finger: Schnapp-Phänomen des Daumens/Fingers bei Extension sichtbare/tastbare Verdickung im Sehnenverlauf, druckschmerzhaftig

Ther:
- Konservativ: Kortikoideinspritzungen
- Operativ:
  - Tendovaginitis stenosans: Spaltung der Sehnenringbänder / des Retinaculums extensorum (je nach Lokalisation) und/oder der Sehnenscheide
  - Schnellender Finger: Spaltung der Sehnenscheide und/oder Abtragung der Sehnenverdickung

Kompl: * Op: Verletzung von Gefäßen, Nerven und Sehnen
* Postop: Nach Abtragung der Sehnenverdickung Gefahr von spontanen Sehnenrupturen.

DD: - Tendinitis, Tendovaginitis hypertrophicans (bei Radialislähmung an den Strecksehnen des UA), Tendovaginitis purulenta (Panaritium)
- Styloiditis radii (DD zur Entzündung u. Hypertrophie im Bereich d. Retinaculum extensorum)
- Ganglion
- Sehnenscheidenhygrom

DUPUYTREN-KONTRAKTUR

Def: Beugekontraktur der Finger durch Palmarfibromatose

Ät: - Ungeklärt, konstitutionelle Bindegewebeveränderung (erbliche Disposition)
- Prädisp: Diabetes, Alkoholismus, Leberzirrhose, Myokardschäden, Epilepsie, Trauma mit Verletzung d. N.ulnaris, Induratio penis plastica, rheumatische Erkrankungen

Path: • **Fibromatose** der Palmar- (= Dupuytren) od. Plantaraponeurose (= M. Ledderhose), des neurovaskulären Bündels und der Fettgewebsanhanggebilde --> Verhärtung, Schrumpfung
• Lok: Meist an der Hand (Palmaraponeurose), ulnarseitig (Dig. IV, V)
• 1/2 - 2/3 d.F. beidseits

Epid: * M >> w (5:1), 50.-70.LJ.
* Ca. 1-2% d. Bev., praktisch nur weiße Bevölkerung betroffen

Etlg: Bezüglich der Klinik nach ISELIN (1965)

Stadium 0: Kleine Indurationen/Knoten ohne Funktionsbeeinträchtigung der Hand
Stadium I: Knoten/Stränge mit beginnender Streckhemmung der Fingergrundgelenke
Stadium II: Kontraktur im Fingergrundgelenk bis 30°, beginnende Streckhemmung im Fingermittelgelenk
Stadium III: Kontraktur einzelner Fingergelenke, in einem Gelenk >30°
Stadium IV: Extreme Beugekontraktur, Krallenstellung, Gefühls- und Durchblutungsstörungen

Klin: ■ Derb tastbare Knoten-/Stranggebilde in der Hohlhand
■ Beugekontraktur im Grund- und Mittelgelenk, Krallenfinger, Hyperextension des Fingerendgliedes, Beugestellung der gesamten Mittelhand (Endzustand)
■ Trophische Störungen, Ödeme an den Händen

Ther: ■ Konservativ: Stadium 0 u. I manuelle Dehnungen durch Krankengymnastik, Nachtschienen, Kortikoideinspritzungen --> können den Prozeß aber meist nicht stoppen
■ Operativ: Ind: Ab Stadium II
- Darstellung der Palmaraponeurose, Entfernung des gesamten Fasziengewebes, auch noch gesunder Anteile zur Rezidivprophylaxe (= Entfernung der gesamten Palmaraponeurose = Palmarektomie)
- Bei Befall d. Beugesehnen: zusätzlich Sehnenverlängerung
- Ultima ratio: Amputation des Fingers (bei Stad. IV evtl. notwendig)

Prog: Bei kompletter Palmarektomie gut, sonst Rezidivgefahr.

Kompl: * Op: Hämatom, Wundrandnekrose, Sensibilitätsstörungen
* Verletzung von Sehnen, Nerven und Gefäßen
* Sudeck-Dystrophie
* Narbenkontrakturen
* Rezidiv!

DD: - Sudeck-Dystrophie der Hand nach Trauma oder Repositionsmanövern
- Narbenkontrakturen

KARPALTUNNELSYNDROM

Syn: CTS, Medianuskompressionssyndrom, Karpalkanalsyndrom, genuine Daumenballenatrophie

Anatomie: Der Karpaltunnel (**Canalis carpi**) wird gebildet aus den Handwurzelknochen und dem darüber gespannten Lig.carpi transversum/Retinaculum flexorum (vom Os hamatum + Os pisiforme (= Eminentia carpi ulnaris) zum Os trapezium + Os scaphoideum (= Eminentia carpi radialis) ziehend) = osteofibröser Kanal. Er enthält alle Sehnen der langen Fingerbeuger (außer dem M.palmaris longus) und den N.medianus.

Path:
- Kompression des N.medianus im Karpaltunnel (Druckläsion, Engpaßsyndrom), evtl. + Fibrose des Epineuriums (umhüllendes Bindegewebe des Nerven --> Einschnürung des N.medianus).
- <u>Funktion des N.medianus:</u> Motorisch an der Hand: M.abduktor pollicis brevis, M.opponens pollicis --> bei Läsion Daumenballenmuskelatrophie (Thenaratrophie) sensibel: Dig. I-III und radiale Seite des Dig. IV

Ät:
- Hämatome, Tendosynovitiden, Polyarthritis, Dermatomyositis, Sklerodermie, Tumoren im Karpaltunnel, Arthrose der Handwurzelknochen
- Schnitt-, Quetschverletzungen an der Beugeseite des Handgelenkes
- Frakturen/Luxationen der Handwurzelknochen oder des distalen Radius
- Endokrin-metabolisch: Schwangerschaft, hormonelle Umstellung (Klimakterium), Ovulationshemmer, Urämie, Hyperurikämie, Diabetes mellitus, Myxödem (Hypothyreose), Akromegalie, Amyloidosen, Paraproteinämie bei Myelosen, Mukopolysaccharidosen, Alkohol --> ödematöse Verquellung des Karpaltunnelbinnenraumes
- Überbeanspruchung (z.B. Schneider)

Epid:
* W > m, Prädisp.-Alter: 40.-50.LJ. und während der Schwangerschaft
* Auch beidseits mögl.

Klin:
- **Schmerzen, Parästhesien** der Finger I-III, insb. **nachts** (mit Ausbreitung auf den Arm = *Brachialgia paraesthetica nocturna*), Besserung manchmal durch Ausschütteln der Hand
- Morgendliche Steifigkeit der Finger, evtl. Schwellung der Hand/Finger, trophische Störungen (z.B. Hypohidrosis)
- Thenarmuskelatrophie im fortgeschrittenen Stadium (keine Schwurhand!, da das Karpaltunnelsyndrom eine distale Medianusläsion ist; die Schwurhand tritt nur bei prox. Schädigung auf).
- Einteilung nach GERL u. FUCHS (1980)

Stadium I:	Schmerzen u. Parästhesien
Stadium II:	Taubheitsgefühl
Stadium III:	Taubheitsgefühl + partielle Thenarmuskelatrophie
Stadium IV:	Komplette Plegie und Atrophie des M.abductor pollicis brevis

Diag:
1. Anamnese (nächtliche Schmerzen ?) und klinische Untersuchung:
   Hoffmann-Tinel-Zeichen: Beklopfen des Karpaltunnels führt zu Dysästhesien (elektrisierender Schmerz),
   Phalen-Test: starke Extension od. Flexion im Handgelenk für ca. 1 Min. kann ebenfalls Parästhesien auslösen
   N.medianus: Motorische Prüfung: **Flaschenzeichen** (M.abduktor pollicis brevis-Parese --> Flasche kann nicht richtig umfaßt werden), **opponieren** des Daumens mögl.?, Thenaratrophie?
2. EMG, NLG (Verlängerung der Nervenleitgeschwindigkeit)
3. Labor: Ausschluß internistischer Erkrankungen (s.o.)
4. Sonographie
5. CT: Vermessung des Karpaltunnels mögl.

Ther: ▪ Konservativ: Ruhigstellung mit einer dorsalen Unterarmschiene, Kortikoid-/ Lokalanästhetikaeinspritzungen (Lok: radial der Palmarissehne, die oberflächlich liegt und gut sichtbar ist, da sie ganz außerhalb des Retinaculum flex. liegt, im Bereich der Handwurzel eingehen)
▪ Operativ: Ind: Möglichst frühzeitig, um bleibende Schäden (Muskelatrophien) zu verhindern
  - Spaltung des Retinaculums flexorum/Lig.carpi transversum
  - Evtl. zusätzlich Neurolyse (Entfernung komprimierenden Gewebes, z.B. bei Fibrose des Epineuriums)

Prog: Gut bei frühzeitiger Therapie.

Kompl: * Muskelparese der Thenarmuskulatur
Op: * Verletzung von N.medianus, Beugesehnen
  * Rezidiv

DD: - Durchblutungsstörungen (AVK, Ergotismus, Raynaud-Syndrom)
  - Vertebragene Schmerzen (z.B. **C7-Syndrom**)
  - Läsion des N.medianus an anderer Stelle: Pronator-teres-Syndrom (prox. Ulna), kongenitale Thenaratrophie
  - Loge de Gujon (Läsion des *N.ulnaris* im Handgelenkbereich), Ther: Spaltung der Loge

SUPINATORTUNNEL-SYNDROM

Ät: - Mechanische Dauerbeanspruchung (Pro- + Supination, z.B. Tennisspielen)
  - Entzündlicher Prozeß
  - Traumatisch: Frakturen, Hämatom
  - Tumoren: Neurinom, Lipome, Fibrome

Path: **Druckschädigung** des **Ramus prof. des N.radialis** beim Durchtritt durch den **M.supinator**

Klin: ▪ Zunehmend progrediente Kraftminderung bis **Lähmung der Extensoren** am Unterarm (meist an den ulnaren Fingern beginnend) --> partielle Fallhand
▪ Keine Sensibilitätsstörung (rein motorische Parese des R. prof.)

Diag: 1. Anamnese und klinische Untersuchung: Druckschmerz über dem prox. M.supinator
  2. EMG, NLG (Verlängerung der Nervenleitgeschwindigkeit)

Ther: ▪ Konservativ: Ruhigstellung (OA-Gipsschiene), NSA
▪ Operativ: Ind: Versagen der konservativen Therapie
  - Darstellung des N.radialis beim Durchtritt durch den M.supinator
  - Spaltung der Frohse-Arkade --> **Dekompression** des R.prof.n.radialis, ggf. Neurolyse
  - Postoperativ: OA-Gips für 3 Tage

DD: - Radialislähmung anderer Genese: C6-Syndrom, Plexus-brachialis-Läsion, Krückenlähmung, Humerusschaftfraktur, Parkbanklähmung ("paralysie des ivrognes"), Blei-Intoxikation
  - Epikondylitis, Muskel- und/oder Sehenverletzung (insb. M.extensor pollicis long. = "Trommlerlähmung")

TARSALTUNNEL-SYNDROM

Ät: - Meist posttraumatisch (Fraktur, Distorsion)
- Ohne spezielle Ursache

Path: Druckschädigung des **N.tibialis post.** unter d. Retinaculum musculi flexorum (Lig.laciniatum)

Klin:
- Schmerzen und Sensibilitätsstörung am med. Fußrand und Fußsohle
- Diskrete Kraftminderung bis Paresen der Fußsohlenmuskulatur

Diag:
1. Anamnese und klinische Untersuchung: Druckschmerz hinter dem Malleolus med. und im Verlauf des N.tibialis
2. EMG, NLG (Verlängerung der Nervenleitgeschwindigkeit), verminderte oder fehlende plantare Schweißsekretion (Ninhydrintest)

Ther:
- <u>Konservativ:</u> Entlastung des medialen Fußgewölbes durch Einlagen
- <u>Operativ:</u> Ind: Versagen der konservativen Therapie
  - **Spaltung des Retinaculum musculi flexorum**, ggf. Neurolyse
  - Postoperativ: Elastischer Kompressionsverband, hochlagern d. Fußes

DD:
- Tibialislähmung anderer Genese: S1-Syndrom, Tibiafraktur
- Posttraumatische arthrotische Beschwerden, Muskel- oder Sehnenverletzungen, Schmerzen bei Fußdeformitäten (z.B. Senkfuß), Fersenschmerz (Tarsalgie)
- <u>Morton-Neuralgie:</u> Verdickung (Neurom) im Bereich der Nn.digitales plantares communes
  --> elektrisierende Schmerzen zw. Metatarsus (meist) III u. IV an der Fußsohle
  Ther: Entlastende Polsterung oder chirurgische Resektion des Neuroms

ATHEROM / LIPOM - ENTFERNUNG

Syn: Atherom sog. "Grützbeutel"; Lipoma (Fettgewebsgeschwulst)

Path:
- **Echtes Atherom:** **Epidermoidzyste** aus embryonal verstreuten und abgekapselten Epidermis- oder Drüsenzellen (echte Atherome zeigen daher auch <u>keine</u> Öffnung)
- **Falsches Atherom:** **Talgretentionszysten** = Stauung von Drüsensekreten der Haartalgdrüsen (meist eine Öffnung sichtbar/Follikelgang), Neigung zur Abszeßbildung
- **Lok:** Echte Atherome: **Capillitium** (= behaarte Kopfhaut, oft multipel), Stirn, periokulär
  Falsche Atherome: Gesicht, Brust, Rücken, Skrotum
- **Lipome:** Gutartige Fettgewebsgeschwulst
  Lok: meist im Unterhautfettgewebe an OA, UA, OS, Bauch, Flanke
  Formen: L.fibrosum = Lipom mit zus. Fibrose
  L.pendulum = gestieltes Lipom
  L.arborescens = Lipom der Gelenkkapsel (insb. Kniegelenk, Hoffa-Krankh.)
  Lipomatose = zahlreiche Lipome, oft symmetrisch (z.B. Lipomatosis colli, Syn: Madelung-Fetthals)

Klin:
- Atherom: Gut verschiebliche, prallelastische, **relativ harte**, halbkugelige, tastbare Zyste
- Lipom: Langsames Wachstum, **weicher**, diffus tastbarer Knoten

Diag:
1. Anamnese und klinische Untersuchung (insb. bei Lipomen kann die von außen tastbare Größe täuschen und diese können sich intraoperativ tiefer und ausgedehnter darstellen)
2. Sonographie: Ausdehnung der Raumforderung
3. Röntgen: Bei Lok. am Kopf Ausschluß von Schädelosteomen durch Rö-Schädelübersicht
4. **Operativ gewonnenes Material immer zur histologischen Untersuchung geben!**

Ther: ■ Operativ:
- Lokalanästhesie als **Field-Block** (z.B. mit Scandicain 1%ig)
- Atherome: **Enukleation** (mit der gesamten Kapsel, möglichst ohne diese zu eröffnen), kleine Atherome können digital ausgelöst werden, größere müssen stumpf/scharf präpariert werden
- Bei infizierten Atheromen Mitentfernung des umliegenden Gewebes
- Lipome: **Exzision** des Lipoms **mit seiner Kapsel** durch stumpfe/scharfe Präparation
- Hautnaht als Einzelknopf- oder intracutane Naht, steriler Verband
- Bei sehr großen Exzidaten zus. Subkutannaht und evtl. Redon-Drainage.

Kompl: Op: Blutungen, Infektionen, Wundheilungsstörungen, Hautnarbe

DD:
- Fibrom, Epitheliom, Spiegler-Tumoren (= Zylindrom), Hämangiom, Desmoid, Lymphangiom / Lymphozele / Lymphadenopathien, Myome (Rhabdomyom = quergestreifte Muskulatur; Leiomyom = glatte Muskulatur), Schwannom, Neurofibromatose (v.Recklinghausen)
- Ganglion, Sehnenscheidenhygrom
- Abszeß, Furunkel, Phlegmone
- Fremdkörperzysten, Epithelzysten (traumatische Verschleppung von Epidermiszellen in die Subkutis, insb. an den Fingern), Hämatomzysten, parasitäre Zysten
- Maligne: Liposarkom, malignes Histiozytom, Rhabdomyosarkom, Fibrosarkom, Synovialsarkom, malignes Schwannom

MYOSITIS OSSIFICANS

Syn: Muskelverkalkungen

Ät:
- Trauma, rez. mechanische Läsion (z.B. sog. Reiterknochen in der Adduktorengruppe am OS), Muskelfaserrisse (insb. am OS und bei Rezidivrissen)
- Zu frühe Mobilisation nach Traumen, Muskelfaserrissen durch passive Bewegungsübungen, posttraumatische Massagen, Wärmebehandlung
- Generalisiert bei polytraumatisierten Patienten, Querschnittslähmungen, apallischem Syndrom
- Selten angeboren / spontan entstehend

Path: • Durch **Metaplasie** Umwandlung von Muskelsepten zu Knochengewebe
  • Lok: M.brachialis, Adduktorengruppe (insb. bei Reitern), M.quadriceps femoris eher im Muskelbauch, als im Sehnenansatzbereich

Klin: Harte Stellen in der Muskulatur tastbar, druckempfindlich

Diag:
1. Anamnese (Trauma, mech. Belastungen ?) und klinische Untersuchung
2. Röntgen: kalkdichte Verschattungen in der Muskulatur

Ther: ■ Konservativ: Kortikoid- und Hyaluronidaseeinspritzungen bei beginnendem Umbau
■ Operativ: Exstirpation der verkalkten Areale (abgeschlossener Umbau)

Prog: Postop. häufig rezidivierend, daher Op-Indikation zurückhaltend stellen.

DD:
- Paraartikuläre Ossifikationen
- Thibièrge-Weissenbach-Syndrom (subkutane Verkalkungen bei progr. syst. Sklerodermie)
- Myositis ossificans multiplex progressiva (Münchmeyer-Syndrom, angeb.)

VERBRENNUNGSCHIRURGIE

Anatomie:
Die **Haut** besteht aus der **Cutis** und der **Subcutis**. Die Cutis wird unterteilt in die Epidermis (oberste Schicht mit ständiger Zellerneuerung aus dem Stratum basale) und das Corium (Syn: Dermis od. Lederhaut, bindegewebige Verschiebeschicht mit Nerven, Gefäßen und Hautmuskeln). Die Subcutis (Unterhaut) ist e. mit Gefäßen durchsetztes Fettgewebe. Die Dicke der Haut variiert nach Körperstelle zw. 0,5-5mm.

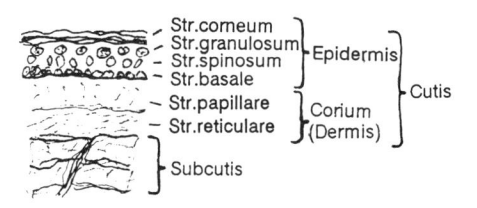

- Str.corneum
- Str.granulosum
- Str.spinosum   } Epidermis
- Str.basale   } Cutis
- Str.papillare   } Corium
- Str.reticulare } (Dermis)
- Subcutis

VERBRENNUNGEN / VERBRENNUNGSKRANKHEIT

Syn: Combustio

Ät:
- Heiße, feste Körper, Flüssigkeiten, Dämpfe und Gase
- Flammeneinwirkung, brennende Kleidung, Explosionen (suizidale Handlungen)
- Strahlen (Sonne, Solarium, Röntgenstrahlen etc.)
- Mechanische Reibung
- Stromeinwirkung, Hochspannungstrauma (innere Hitzeeinwirkung)

Path:

Schädigungsgrad	Symptomatik	Intensität der Schädigung
1. Grades (= Combustio erythematosa)	Rötung, Schmerz Schwellung	Oberste Epidermis, z.B. Sonnenbrand, Restitutio ad integrum
2. Grades (= Combustio bullosa)	Rötung, Schmerz Blasen (subepidermal)	Epidermis und Teile des Coriums (s.u.)
3. Grades: (= Combustio escharotica)	Nekrosen graue, weiße oder schwarze lederartige Haut, Analgesie	Epidermis, Corium u. Subcutis vollkommen zerstört, keine Spontanheilung
4. Grades:	Verkohlung	Tiefere Schichten betroffen (Muskulatur, Knochen)

Bei den **Verbrennungen 2.Grades** unterscheidet man Verbrennungen oberflächlich 2.Grades (Epidermis und obere Anteile des Coriums betroffen), z.B. typische Brandblase --> Restitutio ad integrum
und tief 2.Grades (hier sind die tiefen Schichten des Coriums mitbetroffen --> Analgesie im Nadelstichtest), Heilung mit Narbenbildung.

- Neben dem Primärdefekt sind die **Sekundärläsionen** wichtig (sog. Nachbrand): In der Umgebung des irreversiblen Schadens kommt es zu reversiblen Störungen der Mikrozirkulation. Die Ausbildung eines irreversiblen Schadens in diesem Bereich hängt von der frühzeitigen Flüssigkeitstherapie ab.

Verbrennungschirurgie

- **Verbrennungskrankheit:** Verschiedene Regulationsstörungen von Organen und Organsystemen neben der lokalen Schädigung durch die Wärmeeinwirkung. Schockgefahr und Gefahr der Entwicklung einer Verbrennungskrankheit besteht bei einer verbrannten Körperoberfläche von >8% **bei Kleinkindern,** >10% **beim Kind** und >15% **bei Erwachsenen.**
  Primäre Phase: **Schock** (1.-3.Tag) durch **direkte Schädigung der Kapillaren** (Verbrennung im Bereich des Interstitiums) --> **erhöhte Permeabilität** --> Volumenverlust und Entstehung eines Ödems --> Mikrozirkulationsstörungen, Erniedrigung des HMV, metabolische Azidose, Eiweißverlust mit zusätzlichem Effekt auf die Ödementstehung (Senkung des kolloidosmotischen Drucks (KOD), generalisiertes Ödem) --> Circulus vitiosus --> Volumenmangelschock.
  Primäre Therapie: Wasser- und Eiweißersatz
  Zusätzlich: Beeinträchtigung der Abwehrlage, Toxinanfall infolge der Hitzekoagulation des Gewebes und Belastung innerer Organe sowie katabole Stoffwechsellage.
  Sekundäre Phase: Rückresorption des Ödems (2-3 Wochen)
- Die kritische / letale Verbrennungsfläche liegt heute bei ca. 50-70% bei Erwachsenen, bei Kindern bei ca. 60-80% der Körperoberfläche.
- Einschätzung des Ausmaßes der Verbrennung: **NEUNERREGEL** (nach WALLACE)

Körperteil	0-1 Jahr	Kind	Erwachsene
Kopf	20 %	16 %	9 % (1x9)
Rumpf	30 %	32 %	36 % (4x9)
Arme	18 %	18 %	18 % (2x9)
Hand	1 %	1 %	1 %
Genitalregion	1 %	1 %	1 %
OS	15 %	16 %	18 % (2x9)
US + Fuß	15 %	16 %	18 % (2x9)

Zusammengefaßt werden die Verbrennungsflächen III./IV.Grades, Verbrennungen II.Grades zählen zur Berechnung der Gesamtverbrennungsfläche nur zur Hälfte.

Epid:
* Ca. 12.000 schwere Brandverletzungen/Jahr, davon ca. 10% intensivpflichtige Verbrennungen. In der BRD gibt es z.Zt. insgesamt 152 Verbrennungsbetten, davon ca. 40 Verbrennungsbetten für Kinder.
* 1/3 d.F. sind Arbeitsunfälle, der Rest der Verbrennungen erfolgt meist im häuslichen Bereich.

Klin:
- 1. Grades: **Erythem**, schmerzhaft
- 2. Grades: Erythem + **Blasenbildung**, stark schmerzhaft, starke Blutungsneigung auf Berührung, Hautanhanggebilde intakt
- 2. Grades, tief: Erythem + Blasenbildung, teils zerrissen, **Schmerzempfindung nimmt ab!**
- 3. Grades: Verkohlte Haut, **Schmerzlosigkeit**
- 4. Grades: Verkohlte Muskulatur, Faszien, Fettgewebe, Knochen

Diag:
1. Anamnese und klinische Untersuchung
   Nadelstichprobe: Ab Verbrennungen 3.Grades besteht Analgesie, die Überprüfung sollte in regelmäßigen Abständen erfolgen, da die Einstufung der Verbrennung in Grade zu Beginn täuschen kann.
2. Röntgen: Bei V.a. Frakturen
3. Labor: Hb, Hkt, Gesamteiweiß, KOD und ZVD
4. Probeentnahme aus der verbrannten Haut zur exakten Bestimmung der Verbrennungstiefe (wichtig auch für die Op-Planung)
5. Laryngobronchoskopie und Trachealsekretgewinnung (Bakteriologie) zur Sicherung der Diagnose eines Inhalationstraumas.
6. Regelmäßige Wundabstriche und bakteriologische Untersuchung in der Intensivphase.

Verbrennungschirurgie | Seite 51

Ther: ▪ **Akut:** Retten aus der Gefahrenzone, Sicherung der vitalen Funktionen, Abschätzung der Schädigungsausdehnung (Transport in eine Spezialklinik notwendig ?), möglichst zwei großvolumige periphervenöse Zugänge
Volumensubstitution: Verbrennungen von 10-20% der Körperoberfläche initial 1000ml Ringer-Laktat i.v., bei >20% 1000 ml Ringer-Laktat + 1000 ml HAES (einige Studien lehnen kolloidale Lösungen in der Akutphase ab und empfehlen nur Ringer-Laktat).
Schmerzbehandlung: Morphin 2.5-5.0 mg i.v. oder Ketanest 0.25-0.5 mg/kg KG i.v. + evtl. Sedierung mit Valium.
Lokaltherapie: <u>Kühlung mit kaltem Wasser</u> (15-20° C) zur Schmerzbekämpfung und Prophylaxe/Reduktion des Ödemes so schnell wie möglich (nach einem Intervall von 1 Stunde kann nicht mehr mit einem positiven Effekt gerechnet werden, eine Schmerzlinderung tritt allgemein nach ca. 10 Min. ein, Cave: bei großflächigen Verbrennungen ist die Gefahr einer Auskühlung groß). Zum Transport sterile **Abdeckung der Brandwunden** mit Metalline-Tüchern. Cave: <u>Keine</u> Anwendung von Salben!

▪ Bei V.a. **Inhalationstrauma** (Verbrennungen im Gesichtsbereich, Rauchspuren im Mund- oder Rachenraum, Schwelbrand von Kunststoffen, Reiz- od. Giftgasintoxikationen): Auxiloson^R-Spray (Kortikoid-Aerosol) initial 2-4 Hübe, danach alle drei Minuten ein Hub zur Lungenödemprophylaxe. Ggf. Intubation (nasal) und Beatmung.

▪ **Transport** In eine spezielle Verbrennungsklinik sollte erfolgen bei:
1. >20% dermaler (= 2.Grades) oder >10% subdermaler (= 3.Grades) Verbrennung
2. Drittgradigen Verbrennungen mit Gesichts-, Hand-, Fuß-, Gelenk- od. Genitalbeteiligung
3. Patienten mit einem Inhalationstrauma in jedem Fall! (in 30% d.F. vorhanden)
4. Säuglinge, Kinder <8. LJ. oder Erwachsene >60. LJ. u. Verbrennungen >5%
5. Verletzungen durch Strom

Zentrale Vermittlungsstelle für Betten für Schwerbrandverletzte in Deutschland: in 20097 Hamburg, Beim Strohhause 31, Tel.: **040 / 24 82 88-37 oder -38**

▪ <u>**Erstversorgung in der Klinik:**</u>
Anlage eines großen venösen Zuganges / ZVK, Urinkatheter, evtl. Intubation und Beatmung (Inhalationstrauma), Reinigung des Pat. im Duschbad, evtl. Entlastungschnitte der Haut = Escharotomie (evtl. auch der Oberflächenfaszie) bei zirkulären Verbrennungen (Gefahr der Zirkulationsstörung, Atmungsbehinderung durch Anschwellung im Haut-/Faszien- kompartment), Analgesie (Morphine i.v.).
Tetanusprophylaxe! (aktiv und passiv) nicht vergessen.
Steriles Bett, aseptische personelle Betreuung (isolierte Intensivbox), Raumtemperatur (ca. 30-32°C, 60-95% Luftfeuchtigkeit).

Flüssigkeitsersatz entsprechend dem Ausmaß der verbrannten Körperoberfläche (s.o.) über ZVK: <u>Parkland-Formel nach Baxter:</u>

4ml Ringer-Laktat-Lösung x % verbrannte Körperoberfl. x kgKG

Die berechnete Menge gilt für 24 Std., die Hälfte der Menge sollte in den ersten 8 Stunden gegeben werden.
Bei Kindern ist ein Flüssigkeitsersatz bis zur doppelten Menge notwendig.
<u>Urinausscheidung</u> sollte **30-50 ml/Std.** betragen (Ausfuhrkontrolle! über suprapubischen od. transurethralen Katheter).
Im weiteren Verlauf Substitution von Humanalbumin (bei Gesamteiweiß <4g/dl (große Verbrennungsflächen) Humanalbumin 5%ig), Elektrolyten, Flüssigkeit, Kalorien u. Blutkonserven. Ausgleich des Säure-Basen-Haushaltes nach dem individuellen Bedarf erforderlich. Prophylaxe von Streßulzera im Magen/Duodenum durch H_2-Blocker + Anti- cholinergika (z.B. 3 Amp. Pepdul^R + 2 Amp. Gastrozepin^R/24h), Thromboseprophylaxe.

▪ <u>**Oberflächenbehandlung der Brandwunde:**</u>
- Verbrennungen 1.Grades und oberflächlich 2.Grades heilen meist ohne Probleme aus und bedürfen keiner besonderen Therapie.
Blasen werden frühzeitig eröffnet, Lokalbehandlung evtl. mit Sulfadiazin-Silber-Creme.
- Offene Behandlung: Trockene Wundverhältnisse werden angestrebt und/oder zusätzliche Verschorfung durch die Gerbungsmethode (Aufbringen von 5%iger Tanninlösung) od. Tupfungen mit Betaisodona^R.

Verbrennungschirurgie

- Geschlossene Behandlung: Applikation v. Sulfadiazin-Silber-Creme (Flammazine^R) und Gazeverband (ein- bis zweimal tgl. Verbandswechsel).
- **Operativ:** Ind: Ab 2.gradig tiefen Brandwunden nach Stabilisierung des Verletzten.
  - Möglichst frühzeitige **Nekrektomie und Eigenhauttransplantation** ist anzustreben. Tiefe 2.gradige Verbrennungen: tangentiale Abtragung. 3.gradige Verbrennungen: komplette Abtragungen aller Nekrosen (ggf. bis zur Muskelfaszie und auch tiefer).
  - Transplantation: Ideal ist die Deckung mit Eigenhauttransplantat als Spalthauttransplantat (insb. im Gesicht, Händen und an den Gelenken zur Prophylaxe späterer Kontrakturen), bei unklaren Wundverhältnissen temporäre Deckung mit Allo- oder Xeno-Hauttransplantat (z.B. Epigard^R, Schweinehaut oder Spenderhaut von Verstorbenen) bis sich eindeutig die Tiefe der Verbrennungen beurteilen läßt (ca. 7-10 Tage).
  Die Spalthaut wird an nicht verbrannten Körperstellen mit dem Reese-Dermatom entnommen, die dem Hautmuster der verbrannten Region in etwa entsprechen soll.
  - Große Flächen (Rumpf, Extremitäten) werden mit Spalthaut, die zu einem Gittertransplantat (= Mesh-graft, ca. 3-6fach größere Flächendeckung mögl.) verarbeitet wird, gedeckt (nicht im Gesicht und an den Händen).
  - Zuchthaut: Wird bei extrem großen Verbrennungen benötigt (nicht genügend gesunde Haut für die Gewinnung von Spalthaut). In mehreren Zuchtschritten (über insg. 3 Wo.) wird aus zuvor entnommenen körpereigenen Keratinozyten (ca. 10 cm^2) in vitro ein Zellrasen (sheet, ca. 7.500 cm^2 können so gewonnen werden) angezüchtet, der dann transplantiert werden kann.
- Frühzeitige Krankengymnastik zur Verhinderung von Narben-/Gelenkkontrakturen, insb. an den Händen
- Passagere Niereninsuffizienz: Hämodialyse
- Psychologische Betreuung schwer Brandverletzter (Verarbeitung des Unfallschocks, des Schmerzerlebnisses, der entstellenden Narben, Selbstwertkrisen, Schwierigkeiten in der Partnerschaft, Sorge um Erhalt des Arbeitsplatzes).

Prog: 1.gradige Verbrennungen heilen narbenfrei ab. 2.gradige Verbrennungen (oberflächliche) heilen meist ebenfalls ohne Narbe in ca. 14 Tagen ab, evtl. bleiben Pigmentstörungen.
Ab Verbrennungen tiefen 2.Grades/3.Grades ist bei größerer betroffener Fläche eine operative Intervention notwendig.
Inhalationstraumen sind mit einer hohen Letalität belegt (bis 60%).
Die kritische Verbrennungsfläche liegt bei ca. 50-70% der KO bei Erwachsenen, bei Kindern bei ca. 60-80% (bei Kindern heilen die Verbrennungen besser, sie sind in der Phase der Verbrennungskrankheit durch die Flüssigkeitsverschiebungen aber mehr bedroht).

Kompl:
* **Verbrennungskrankheit:** Schock, akutes Nierenversagen/passagere Niereninsuffizienz, Verbrennungslunge (ARDS), DIC, Multiorganversagen, Bronchopneumonie, Streßblutungen aus Magen-/Duodenalulzera während der Intensivphase, reflektorischer Ileus, Perikarditis, Pankreatitis, immunologische Störungen
* **Inhalationstrauma:** Alveoläres Lungenödem, nekrotisierende Bronchitis, Atelektasen, Blutungen, CO-Intoxikation, steigender Lungenarteriendruck
* **Hochspannungstrauma:** Herzrhythmusstörungen (VES, Kammerflimmern), Nierenversagen (Crush-Niere wg. Myoglobinurie durch die verborgenen tiefen Muskelnekrosen --> nicht von einer kleinen Stromeintrittsmarke täuschen lassen! --> frühzeitige Escharotomie u. Nekrektomien) --> höhere Diurese (ca. 100 ml/Std. am ersten Tag) anstreben, osmotische Diuretika, Dopamin
* **Wundinfektion:** 50% der Todesfälle resultieren aus Infektionen durch protrahierte Sepsis. Nach Ablauf ca. 1 Woche ist jede große Brandwunde als infiziert anzusehen. Keime: Staph. aureus, Pseudomonas aeruginosa, Candida albicans, Clostridien.
* Katabolie durch Reparationsvorgänge, Einschwemmung der Pyrotoxine aus der Haut bei Wiedereinsetzen der Zirkulation im Verbrennungsgebiet (Intoxikationsphase ab ca. 3.Tag)
* Kinder und Verbrühungen: **Keloid**bildungsneigung
* Verbrennungen 1. u. 2.Grades nach Abheilung evtl. Hypo- od. Hyperpigmentation mögl. (i.d.R. keine Narben)

Flammazine®

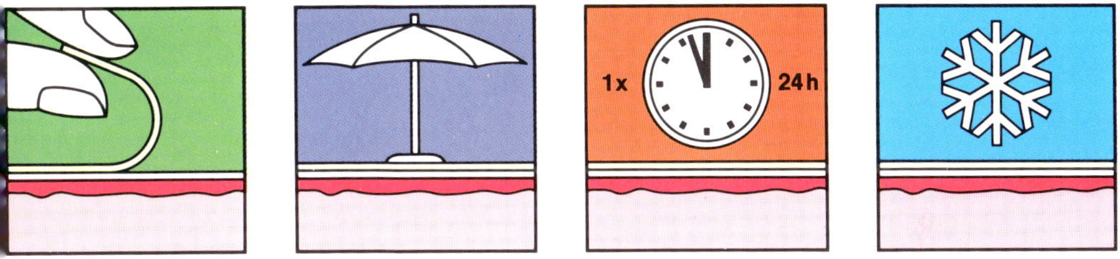

Schmerzfreie Applikation	Flammazine schützt die Wunde vor Infektionen	Durch Depot-Effekt nur 1 x tägliche Anwendung	Kühlt wohltuend

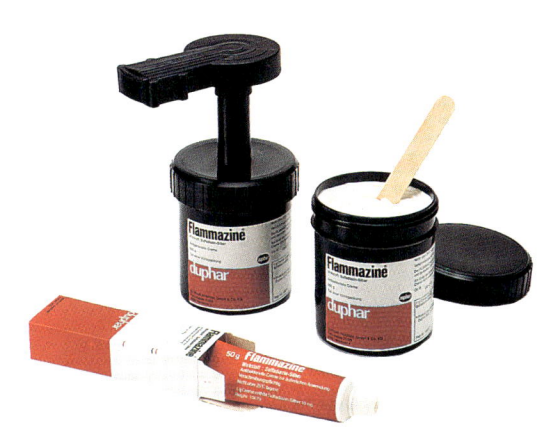

Kein Verkleben beim Verbandswechsel

FLAMMAZINE® – Zusammensetzung: 1 g Creme enthält: Sulfadiazin-Silber = N1-(Pyrimidin-2-yl)-sulfanilamid, Silbersalz 10 mg. **Anwendungsgebiete:** Vorbeugung und Behandlung von Wundinfektionen nach Verbrennungen, Verbrühungen und dermalen Verätzungen. **Gegenanzeigen:** Bei Patienten mit Sulfonamid-Überempfindlichkeit und Niereninsuffizienz müssen Nutzen und eventuelle Risiken der Therapie gegeneinander abgewogen werden. **Nebenwirkungen:** Gelegentlich kann es auf der Wundoberfläche zur Absonderung eines sterilen Exsudats kommen. Der Elektrolythaushalt wird nicht oder nur geringfügig beeinflußt. Von den nach oraler Behandlung mit Sulfonamiden bekannten Nebenwirkungen wurden bei der Therapie mit Flammazine nur bei wenigen Patienten Leukopenie und Exanthem beobachtet. Die leukopenischen Blutbildveränderungen haben sich in den meisten Fällen trotz Weiterbehandlung wieder normalisiert. Ein ursächlicher Zusammenhang zwischen dem Auftreten dieser Nebenwirkungen und der Behandlung mit Flammazine ist nicht nachgewiesen worden. **Darreichungsformen und Packungsgrößen:** Originalpackung mit 50 g, Originalpackung mit 500 g, Klinikpackungen. Stand 1/93

duphar Duphar Pharma GmbH & Co. KG
Postfach 220 · 30002 Hannover

»PARTNERSCHAFT VERPFLICHTET«

Op: * Hypertrophe Narben, Wulstnarben mit Spannungsgefühl, Bewegungseinbußen, Licht- und Hitzeempfindlichkeit, Juckreiz
Ther: Druckbehandlung nach JOBST durch spez. Trikotagen, die einen Druck auf die vernarbende Region ausüben (für 1/2-1 Jahr), Einreibung 2x tgl. mit fettenden Salben.

DD: Verbrennungsähnliche Symptome an der Haut durch: Säure, Laugen, chemische Kampfstoffe und toxischer Genese (Lyell-Syndrom, Streptokokkentoxin)

UNTERKÜHLUNG / ERFRIERUNG

Syn: Unterkühlung: Hypothermie
Erfrierung: Congelatio

Def: Unterkühlung ist ein Absinken der Körperkerntemperatur unter 35° C.
Erfrierung ist ein lokaler Kälteschaden ohne Abkühlung des Körperkernes.

Ät: - Untertemperatur bei Kollaps, Hypothyreose, Kachexie, Medikamenten (z.B. Barbiturate)
- Hypothermie durch Trauma: Kälteexposition (Ertrinken, Bergsteiger, Alkoholiker)
- Neu-/Frühgeborene mit noch unreifer Temperaturregulation, schweres Schädel-Hirn-Trauma mit Zerstörung des Temperaturregelzentrums
- Künstliche (iatrogene) Hypothermie: bei Herzoperationen, Transplantaten
- Erfrierung: Naßerfrierung (Einwirkung v. Kälte u. Feuchtigkeit), Wind
    Lok: Bes. Akren (Zehen, Finger, Ohren, Nase)

Etlg: Erfrierungen
Grad I (Congelatio erythematosa): Nur oberflächliche Epidermis betroffen
Grad II (Congelatio bullosa): Gesamte Epidermis betroffen
Grad III (Congelatio escharotica): Mindestens bis unter die Dermis --> Defektheilung

Klin: ▪ Hypothermie: <36° C Kältegefühl, Kältezittern
<35° C Psychische Alteration mit Verwirrtheit, Desorientierung (Erregungsstadium)
<33° C Beginnender Rigor, Apathie (Erschöpfungsstadium)
<30° C **Bewußtseinsverlust, Pupillenerweiterung, beginnende Lebensgefahr** (Lähmungsstadien)
<28° C Kreislaufversagen durch Kammerflimmern od. Asystolie
<27° C Muskelerschlaffung
<18° C Isoelektrisches EEG
▪ Erfrierungen I.Grades: Blässe der Haut, Sensibilitätsstörungen, später Erythem (Hyperämie) nach Wiedererwärmung, leichte Schmerzen, Juckreiz
▪ Erfrierungen II.Grades: Blasenbildung
▪ Erfrierungen III.Grades: Hautnekrosen, Mumifikation von Akren (Zehen) od. Blutblasen mit darunterliegenden nassen Nekrosen

Diag: 1. Anamnese und klinische Untersuchung, rektale Temperaturmesung
2. EKG: Hypothermie: J-Welle im EKG (zusätzl. Ausschlag im absteigenden Teil der R-Zacke), Verlängerung der Überleitungszeiten, Herzrhythmusstörungen, terminal Kammerflimmern od. Asystolie
3. Labor: Hypothermie: Azidose, Hyperglykämie, Erhöhung der CK

Ther: ▪ Leichte Unterkühlung: Passive Wiedererwärmung (warmer Raum, Wolldecken, heiße Getränke).
Stärkere Unterkühlung: Aktive Wiedererwärmung mit Infusion warmer Infusionslösungen (40°C = aktive Erwärmung des Körperkernes) und warmem Bad (= aktive Erwärmung der Körperoberfläche, Cave: nicht zu schnell, da Gefahr der Azidose und Blutdruckabfalles durch den Einstrom des Blutes in die Peripherie).
Muß ein Pat. reanimiert werden, so ist dies fortzusetzen, bis der Pat. eine normale Körperkerntemperatur erreicht hat (erst dann darf bei Mißerfolg abgebrochen werden).

- Erfrierungen I. und II. Grades: Heilen spontan ab. I.Grades ohne Residuen, II.Grades evtl. mit Narbenbildung nach Ausbildung eines Schorfes am Boden der Blase.
- Erfrierungen III. Grades: Alleinige Demarkation od. Nekrektomie (bei Mumifikationen von Zehen, Fingern --> Amputation) und evtl. Defektheilung/Spalthauttransplantate wie in der Verbrennungschirurgie.

Kompl: * Hypothermie: Herzrhythmusstörungen, Kreislaufversagen
* Erfrierungen: Wundinfektion

DD: Frostbeulen (Perniones): **Chronische** Frostschädigung mit teigig, lividen, rundlichen Schwellungen, insb. an Finger und Zehen

POLYTRAUMA

Syn: Mehrfachverletzung

Def: Gleichzeitige Verletzung mehrerer Körperregionen oder Organsysteme, wobei wenigstens eine Verletzung oder die Kombination mehrerer lebensbedrohlich ist.

Ät: - Insb. **Verkehrsunfälle** (70% d.F.)
- Arbeitsunfälle, Unfälle im häuslichen Bereich

Etlg: # Schweregrade der Mehrfachverletzungen nach SCHWEIBERER, 1974

> Schweregrad I: Kein Schock, normaler pO_2, Letalität gering
> Leichtes gedecktes SHT, kombiniert mit Extremitätenfrakturen, stabile Frakturen von Wirbel, Beckenrand oder -ring, Wunden und Weichteilverletzungen

> Schweregrad II: Leichte Schocksymptomatik, pO_2 wenig erniedrigt, Letalität ca. 5-10% SHT II. Grades, Trümmerfrakturen, offene Frakturen II. u. III. Grades, komplexe Beckenfrakturen, ausgedehnte Weichteilverletzungen

> Schweregrad III: Schwerer Schock, pO_2 < 60 mmHg, Letalität ca: 30% SHT III. und IV. Grades, Thorax- und/oder Bauchverletzungen, offene od. geschlossene Extremitätenfrakturen, Wunden mit gefährlichen Blutungen

Es gibt noch eine Reihe weiterer Scores für das Polytrauma, die für die einzelnen Organsystemverletzungen Punkte vergeben, die Patienten in Kategorien einteilen und daraus Prognoseabschätzungen angeben. Die gebräuchlichsten sind ISS (Injury Severity Score), PTS (Polytraumaschlüssel der MHH, Hannover), MOF (Multiple Organ Failure) und APACHE-II-Score (Acute physiology and chronic health evaluation).

Path: • Schwere der Verletzung wird bestimmt durch: **Schädelhirnverletzung, Throaxtrauma, stumpfes Bauchtrauma, innere Blutungen**
• <u>Blutverlust</u> bei geschlossenen Frakturen: Becken bis 4 Liter, Oberschenkel bis 2 Liter, Unterschenkel oder Arm bis 1 Liter. Intraabdominelle Blutung bis 5 Liter!
• <u>Verletzungskrankheit</u>: Systemische Reaktion auf das Polytrauma (ähnlich dem Postaggressionssyndrom), Oxygenierungsstörung, hämodynamische Störungen (insb. der Mikrozirkulation und Gerinnung), endokrinologische Reaktionen (insb. Katecholaminanstieg) --> Schock, Multiorganversagen

Polytrauma | Seite 55

Diag: 1. Anamnese (Unfallhergang) und klinische Untersuchung --> schnelle Beurteilung, welche Notfalleingriffe durchgeführt werden müssen. Weiter Diagnostik erst nach Stabilisierung des Patienten (Kreislaufsituation, Gerinnungsstatus).
2. Röntgen: Immer **gesamtes Achsenskelett röntgen** = HWS + BWS + LWS in 2 Ebenen, Becken, **Schädel** in 2 Ebenen und **Thorax**. Abdomenübersicht, Extremitäten od. retrograde Urethrographie je nach klinischem Befund.
CT-Thorax --> orientierende Schichten zum Ausschluß von Kontusionen.
3. Sono-Abdomen: Intraabdominelle Blutungen (freie Flüssigkeit ?), Organrupturen --> ggf. CT-Abdomen bei schlechter Beurteilbarkeit oder Peritoneallavage
4. CT-Schädel zum Ausschluß von intrakraniellen Blutungen
5. Labor: **Blutgruppe und Kreuzprobe** (Blutkonserven), Blutbild (Hb, Hkt), Blutgasanalyse, Elektrolyte, Gerinnung, Nierenretentionswerte

Ther:
- Akut (Unfallort): **Sicherstellung der Vitalfunktionen, Schockbehandlung** (2 große venöse Zugänge, Ringer-Laktat- und HAES-Infusion), ggf. Reanimation, **Frühintubation** und hyperventilatorische Beatmung, Kompression starker äußerer Blutungen, Schmerzbehandlung, Entlastung eines Spannungspneumothorax, Ruhigstellung von Frakturen, evtl. Anlage einer Anti-Schock-Hose (MAST), Ankündigung und Transport in die Klinik
- Intensivtherapie (in der Klinik): Anlage eines ZVK (ZVD-Messung), rechtzeitige Substitution mit Blutkonserven (ausreichend viele Konserven von der Blutbank anfordern und kreuzen lassen!, bei vital-bedrohlicher Blutung auch ungekreuzte, blutgruppengleiche Konserven od. "0-negativ" infundieren), Flüssigkeitssubstitution, Azidoseausgleich (BE x 1/3 x kgKG, davon die Hälfte), 1000mg Methylprednisolon i.v., Bilanzierung der Ein- und Ausfuhr, Überwachung der Gerinnung (ggf. Substitution von AT III und FFP = fresh-frozen-plasma)
- Operativ: (Stufenplan nach SCHWEIBERER et. al, 1987)
  1.Phase: Unaufschiebliche **Notoperationen** (vitale Indikation = Sofort-Op), z.B.:
  - Anlage einer Thoraxdrainage im 2. ICR in der Medioklavikularlinie (Thoraxtrauma mit V.a. intrathorakaler Blutung, Rippenserienfrakturen oder Pneumothorax)
  - Entlastungspunktion bei Herzbeuteltamponade
  - Laparotomie bei Milz- / Leberruptur, intraabdomineller Massenblutung
  - Versorgung bei unstillbarer Blutung aus großen Gefäßen oder im Nasen-Rachenraum
  - Kraniotomie bei epiduraler (arterieller) Blutung, subduraler Blutungen (venös, meist nicht akute Trepanation notwendig)
  - Rückenmarkentlastung bei drohendem Querschnitt
  - Vital gefährdete Extremitäten (III.-IV.gradig offene Frakturen)
  2. Phase: Primär **definitive chirurgische Versorgung schwerer Verletzungen** (möglichst noch am 1.Tag = Früh-Op), z.B. bei:
  - Schädelimpressionsfrakturen, offene Schädel-Hirn-Verletzungen, Epiduralhämatom
  - Anhaltende thorakale Blutung (> 0,5l/h oder 2l/24h)
  - Verletzungen der ableitenden Harnwege, Magen oder Darm
  - Instabile Beckenringfrakturen
  - Augenverletzungen
  - Offene Extremitätenfrakturen (II.-III.gradig offene Frakturen)
  3. Phase: Primär definitive chirurgische Versorgung leichterer Verletzungen (innerhalb ca. 1 Woche nach abgeschlossener, intensivmedizinischer Stabilisierung des Patienten = Spät-Op), z.B.:
  - Osteosynthese von Gesichtsschädelfrakuten, plastische Operationen
  - Osteosynthese von Beckenfrakturen und Extremitätenfrakturen
- Frühzeitige intensive krankengymnastische Betreuung

Prog: Letalität zw. 10 und 40% (negativ prognostisch bedeutsam ist insb. das Vorliegen einer intraabdominalen Massenblutung und schweres SHT).

Kompl:
* Schocklunge (ARDS), Ateminsuffizienz, Schockniere, Herz-Kreislaufversagen
* Verletzungskrankheit, Postaggressionssyndrom und posttraumatisches Immundefektsyndrom, Verbrauchskoagulopathie, Blutungen
* Infektionen (Pneumonie, Pleuritis, Peritonitis), Sepsis mit hoher Letalität
* Zerebrale und/oder spinale Funktionsstörungen
* Kompartmentsyndrom, Crush-Syndrom

GEFÄSSCHIRURGIE - ARTERIEN

ARTERIENVERLETZUNGEN

Ät: - **Direkte Arterienverletzung:** Scharfe, meist offene, penetrierende Verletzung (95% d.F.): Messer, scharfe Frakturkanten, iatrogene Manipulationen (z.b. arterielle Katheter); **Stumpfe**, meist geschlossene Verletzungen: Anpralltrauma, Kontusion, Quetschung, Kompression.
- **Indirekte Arterienverletzung:** Bei Überdehnung der Arterien (z.b. Gelenkluxationen, Biegungsfrakturen, Repositionsmanövern) oder starken Beschleunigungs- oder Scherkräften (z.b. Auffahrunfall --> Dezelerationstrauma der thorakalen Aorta bis hin zur kompletten Ruptur, insb. im Aortenisthmusbereich).

Path: • Scharfe Verletzung: führt zur **Diskontinuität** des Gefäßes mit starker arterieller **Blutung** nach außen.
• Stumpfe Verletzung: Führt durch Media- und/oder Intimaschädigung zur **Verlegung der Strombahn**, keine äußere Blutung. Gefahr der Arterienruptur und der Ausbildung eines Aneurysma dissecans.
• Indirekte Verletzung: **Überdehnung** oder **Dezelerationstrauma** führt zum Intima- und Mediaeinriß --> intramurales Hämatom und Lappenbildung / Einrollung --> Gefäßverlegung (oder komplette Ruptur möglich)

Etlg: Zusammengefaßte Einteilung nach VOLLMAR (1975) der direkten Arterienverletzung durch scharfe oder stumpfe Gewalt (anatomisches Substrat und Klinik):

Schweregrad I:	Strombahn nicht verlegt, Ø Blutung, **keine periphere Ischämie**
Schweregrad II:	Eröffnung des Lumens oder Intima+Medialäsion, Blutung oder Thrombose, evtl. periphere Ischämie
Schweregrad III:	Durchtrennung oder Zerquetschung der Arterie, schwere Blutung oder kompletter Verschluß, **periphere Ischämie obligat**

Klin: ▪ Sichtbare Wunde mit äußerer (spritzender, hellroter) Blutung, periphere Ischämie (Pulslosigkeit, Blässe, Kälte)
▪ Großes Weichteilhämatom, <u>Cave:</u> **Blutverlust** in den Oberschenkel kann bis zu 3 Liter betragen --> Schockgefahr!, ebenso ist eine innere Blutung durch Verletzung intraabdomineller Gefäße lebensgefährlich
▪ Aorta thoracica bei Dezelerationstrauma: periphere Pulslosigkeit, Schock, Querschnittssymptomatik
▪ Bei Gliedmaßenfrakturen immer den Fraktur-distalen Puls prüfen !!
(**DMS-Regel** bei Frakturen = immer Durchblutung, Motorik und Sensibilität prüfen)

Diag: 1. Anamnese (Unfallhergang) und klinische Untersuchung: Pulsstatus
2. Röntgen-Thorax: Breites Mediastinum bei Aortenverletzung
Angiographie mittels Katheter in Seldinger-Technik (perkutane Punktion der Arterie mit Nadel+Hülse, meist Femoralis, oder auch Brachialis, Entfernen der Nadel, Einführen und Vorschieben eines Drahtmandrins durch die Hülse, Entfernen der Hülse, Einführen eines Katheters über den liegenden Drahtmandrin): Ind: Bei geschlossenen Verletzungen, wenn nach Frakturreposition keine Pulse mehr tastbar sind
--> Darstellung des Gefäßschadens und genaue Lokalisation

3. Sonographie bei Bauchtrauma: Freie Flüssigkeit im Abdomen
4. Farbdopplersonographie zur orientierenden Untersuchung

Ther:
- Akute Erstversorgung: **Kompression** der Blutung durch Kompressionsverband oder digitales Abdrücken, Abbinden (Tourniquet) ist heute obsolet!
  Kein Hoch- oder Tieflagern, keine Wärme oder Kälte!
  Schockbekämpfung und unverzüglicher Transport in die Klinik.
- Konservativ: Gefäßverletzung Grad I können konservativ versorgt werden.
- Operativ: Ind: Starke oder unstillbare arterielle Blutung (Grad III), elektive Indikation bei Verletzungen des Schweregrad II, Dezelerationstraumen, progrediente Dissektionsprozesse oder posttraumatische Aneurysmata der Aorta.
  - Freilegung des verletzten Gefäßes, Gefäßrekonstruktion durch primäre Gefäßnaht: **End-zu-End-Nähte**, evtl. nach Anschrägen der Gefäßränder (größerer Querschnitt, damit besser zu nähen) mit 5-0 atraumatischem monofilem Faden als **evertierte Allschichtnaht** (dadurch legt sich Intima an Intima an --> keine Gefahr der Intimaablederung) in Abständen von ca. 1-2 mm. Anschließend 5 Min. Mullkompression zur Stillung der obligaten Stichkanalblutung.
  - Größere Verletzung: Resektion der traumatisierten Gefäßstrecke, **Patchverschluß** oder **Interponat** (periphere Arterien mit autologer Vene, zentrale Arterien mit Prothese)
  - Offene Frakturen III. (IV.) Grades: (inkomplette oder komplette traumatische Amputation einer Gliedmaße) 1. Versorgung der Fraktur (aus Zeitgründen zuerst stabilisierende Maßnahmen einsetzen), 2. Rekonstruktion der Venen, 3. Rekonstruktion der Arterien, 4. Rekonstruktion der Nerven, 5. Weichteilversorgung: Muskeladaptation und Hautnaht
  - Thorakale Aorta: Abwartende Haltung um nicht im Schock operieren zu müssen (schlechte Prognose), nach 3-7 Tagen Op. mit extrakorporaler Zirkulation (Herz-Lungen-Maschine), Wiederherstellung der Aorta durch Resektion d. verletzten Abschnittes und Interposition einer Kunststoffprothese
  - Fehlende Rekonstruktionsmöglichkeiten: Extremitätenamputation
  - Postoperativ: Redon-Drainagen, Antibiose, Überwachung, Voll-Heparinisierung (ca. 20-30.000IE i.v. für 2-4 Tage über Perfusor (PTT soll 2fache der Norm betragen --> individuelle Dosierung und tägl. PTT-Kontrolle)), danach low-dose-Heparinisierung = 3x5.000IE s.c. als Thromboseprophylaxe

Prog: Dezelerationstraumen mit Ruptur der Aorta erreichen die Klinik selten lebend. Abwartende Op. bei den Dezelerations-Aortenverletzung hat bessere Prognose.
Amputationsrate bei Extremitätengefäßverletzungen heute bei ca. 5%.

Kompl:
* Aneurysma spurium (falsum), Nahtaneurysma
* Infektion im Bereich der Gefäßanastomose
* Verschluß im Bereich der Anastomose
* Arterio-venöse Fisteln
* Kompartmentsyndrom, Tourniquet-Syndrom durch die Ischämie

AKUTE ARTERIENVERSCHLÜSSE

Syn: Akute arterielle Verschlußkrankheit, akutes Ischämiesyndrom, akuter Aortenverschluß (= Leriche-Syndrom)

Ät:
- **Embolien** (= verschlepptes Material): Aus dem linken Vorhof bei Vorhofflimmern, Mitralklappenfehler, dilatative Kardiomyopathie, absolute Arrhythmie, Z.n. Herzinfarkt mit wandständigen Thromben, arterielles Aneurysma als Ursprung, paradoxe Embolie (venöser Thrombus der durch offenes Foramen ovale vom rechten in d. linke Herzen kommt u. somit in den großen Kreislauf embolisiert), thrombulzeröse Endokarditis (bakt. Embolie), Vorhofmyxom (selten --> Histologie zum Ausschluß bei jedem entfernten Embolus)
  --> insgesamt 90% kardiale Ursache !

Gefäßchirurgie - Arterien

- **Akute arterielle Thrombose:** Bei Arteriosklerose (mit ihren Risikofaktoren), Endarteriitis obliterans bei peripherem Aneurysma (z.B. A.poplitea-Aneurysma), Gefäßprothese, traumatische Gefäßwandschäden, Polyglobulie, Thrombozytosen, schlechte kardiale Kreislaufsituation mit Stase (low output-Syndrom), hormonale Antikonzeptiva, infolge kompletter Venenthrombose (Phlegmasia coerulea dolens): Stase des arteriellen Flusses
- Aneurysma dissecans, welches das Lumen verlegt
- Arteriospasmus durch Kontrastmittelinjektion, iatrogene Läsionen mit Embolien, Ergotismus (sehr selten)

Path: Akute Gefäßverschlüsse --> geringer Kollateralkreislauf (insb. bei akuter Embolie) --> mehr oder minder ausgeprägte Ischämie und Beschwerden abhängig von der Ischämietoleranz des betroffenen Gewebes --> ohne Therapie: irreversible Strukturveränderungen = Nekrose

Anatomie: Jedes Stromgebiet möglich, bevorzugt wird aber die **A.carotis** communis od. interna (60%); unt. Extremität (28%): Aorta u. Aortenbifurkation (Leriche-Syndrom), A.iliaca, A.femoralis communis und A.poplitea; A.renalis und Mesenterialarterien (6%); obere Extremität (6%): A.brachialis.

Klin:
- A.carotis Stromgebiet: TIA, PRIND, Apoplex, s.u.
- Leriche-Syndrom: Plötzlicher Schmerz in beiden Beinen, fehlende beidseitige Leisten- und periphere Pulse an den Beinen, periphere neurologische Ausfälle innerhalb von Stunden
- Mesenterialarterienverschluß: Sofortschmerz bis akutes Abdomen, s.u.
- A.renalis --> Nierenversagen
- Extremitäten: die 6 großen "P" nach PRATT:

Pain (Schmerz)	‖	Paleness (Blässe)
Pulslessness (Pulslosigkeit)	‖	Paresthesia (Gefühlsstörungen)
Paralysis (Bewegungsstörung)	‖	Prostration (Erschöpfung, Schock)

- Embolien: Beginnen absolut akut, anamnestisch Herzerkrankungen.
  Arterielle Thrombosen: Subakut, mäßiger bis starker Schmerz, anamnest. AVK

Diag:
1. Anamnese und klinische Untersuchung sind führend: **Pulsstatus, Hauttemperatur, Blässe**, Motorik, neurologische Ausfälle
2. Ultraschall-Doppler-Untersuchung, Farbdopplersonographie
3. Röntgen: Angiographie (DSA), nicht notwendig bei eindeutiger arterieller Embolie, indiziert bei art. Thrombose um das gesamte betroffene Gefäßsystem zu beurteilen --> Embolien: kurzstreckiger Verschluß, kuppelförmiger Abbruch; Thrombosen: häufig langstreckiger Verschluß.

Ther:
- Akut: Heparin 5.000 IE i.v. im Bolus, Tieflagerung und Wattepolsterung der Extremität, Schockbekämpfung, <u>sofortige</u> Klinikeinweisung! (kein Zeitverlust), starke Analgetika
- Konservativ:
  Fibrinolyse-Therapie: Mit Streptokinase oder Urokinase systemisch (für max. 4-5 Tage) oder über lokale Katheterlyse direkt in den Thrombus, insb. bei den peripheren Embolien. Neuerdings auch mit rt-PA (recombinant human tissue-type plasminogen-activator = gentechnologischer Plasminogenaktivator) als Kurzzeitlyse über 6 Std. (bis max. 4 Zyklen) kombiniert mit Heparininfusion.
  Zusätzlich kann nach erfolgreicher Lyse eine PTA (perkutane transluminale Angioplastie) zur Lumenerweiterung durchgeführt werden.
  Vasodilatative Medikamente werden wegen des Steal-Effektes nicht eingesetzt.
- Operativ: Ind: **Komplettes Ischämiesyndrom** = Aufhebung der Oberflächensensibilität und der Motorik der betroffenen Extremität, operiert wird an der oberen Extr. bei Verschlüssen von proximal bis zur A.cubitalis, an der unt. Extr. bis zur A.poplitea, die Abdominalgefäße, A.carotis-Thromboembolie, Aneurysma dissecans Typ III.
  Chirurgische Zeitgrenze: **6 Std. !** (max 10 Std.) nach komplettem Ischämiesyndrom

- **Indirekte Fernembolektomie** mittels FOGARTY-**Katheter** (nach Fogarty, 1963):
  In Lokalanästhesie Freilegung der Arterie (Femoralisgabel, Kubitalgabel, A.poplitea), Arteriotomie, **Ballonkatheter** wird endovaskulär über den Embolus hinausgeschoben, Ballon gefüllt und dann mit d. Embolus zurückgezogen, evtl. mehrfach, Naht der Arteriotomie.
- <u>Direkte</u> Freilegung der Arterie, Arteriotomie und **Thrombendarteriektomie** mittels Dissektionsspatel oder Ringdesobliteration / Ringstripper
- Postoperativ: Heparininfusion i.v.
- Später: **Ausschalten der Emboliequelle!** Zur Rezidivprophylaxe, z.B. Therapie der Rhythmusstörungen, evtl. Antikoagulation mit Kumarinderivaten

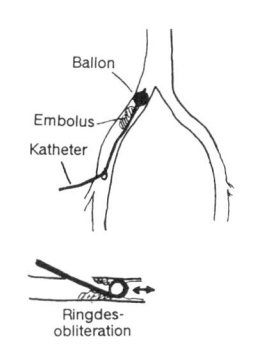

Prog: Gute Prognose bei Embolektomie innerhalb von 6 Std., schlechtere Prognose hat eine Spätembolektomie, sehr zweifelhafte Prognose haben die Viszeralgefäßverschlüsse (s.u.).

Kompl: * **Tourniquet-Syndrom** (= Stauschlauch-Syndrom) insb. bei Verschlüssen > 6-10h durch postischämisches Ödem --> Azidose und Hyperkaliämie, Rhabdomyolyse, Myoglobinämie, Myoglobinurie, Hämokonzentration --> hypovolämischer Schock, drohendes Nierenversagen (Crush-Niere), vital bedrohter Patient
* Kreislaufversagen --> Schock
* Viszeralgefäße: Paralytischer Ileus, Darmnekrose
* Extremitäten: Kompartmentsyndrom durch postischämisches Ödem
* Aneurysmaperforation --> hypovolämischer Schock

Proph: 1. Rezidivprophylaxe wichtig --> kardiale Grunderkrankungen therapieren
2. Bei rezidivierenden Embolien: Antikoagulation mit Kumarinderivaten (Marcumar^R), anzustreben ist ein Quick: 15-25% (je nach Bestimmungsmethode)

DD: - Akute Venenthrombose
- Phlegmasia coerulea dolens (ges. Querschnitt des Venensystem einer Extr. verschlossen --> Abflußstörung und reflektorische Minderperfusion der Arterien --> ebenfalls fehlender Puls)
- Akutes Raynaud-Syndrom an den Akren

ARTERIELLE ANEURYSMEN

Def: **Aussackung** der Gefäßwand, wobei mindestens eine Schicht der Gefäßwand defekt ist. (DD: Ektasie: Dehnung der Wand ohne Defekt).

Ät: - **Arteriosklerose** (insb. bei art. Hypertonie)
- <u>Trauma:</u> Nach vorhergegangenen Gefäßverletzungen, Dezeleration, iatrogen (Punktion)
- <u>Entzündlich:</u> Mykotische Aneurysmen, Lues, unspezifische Arteriitiden, zystische Medianekrose
- <u>Funktionell:</u> Nach einer arteriellen Stenose --> poststenotische Erweiterung
- <u>Angeboren:</u> Marfan-Syndrom (Mißbildungssyndrom des Mesenchyms), häufig in Verbindung mit Aorteninsuffizienz

Etlg: ▪ **Aneurysma verum** (echtes Aneurysma): Sack- oder spindelförmige Erweiterung **aller drei Wandschichten** (Intima, Media u. Adventitia).

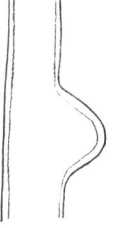

Gefäßchirurgie - Arterien

- **Aneurysma dissecans:** Durch Intimaeinriß wühlt sich Blut unter die Intima u. spaltet die **Intimaschicht** der Arterie nach distal hin auf (= Dissektion, Wühlblutung) --> **Doppellumen**, das u.U. vom Aortenbogen bis hin zur Aortenbifurkation reichen kann. Dabei Überdehnung der äußeren Wand u. Verschluß der abgehenden Seitenäste (=> absteigendes Ischämiesyndrom). Wiedereintritt des Blutes aus dem Dissekat in das Gefäßlumen durch Intimafenster möglich (= re-entry), vorübergehende Selbstheilung, verhindert aber nicht eine spätere Ruptur.

    Einteilung nach DEBAKEY:
    Typ I: Entry in der Aorta ascendens (Segment 1, s.u.), Ausdehnung bis Femoralisgabel mögl. (Segment 5 und weiter)
    Typ II: Entry in der Aorta ascendens, Beschränkt auf das Segment 1
    Typ III: Entry in der Aorta descendens (Segment 3), Ausdehnung bis Femoralisgabel mögl. (5% d.F.)

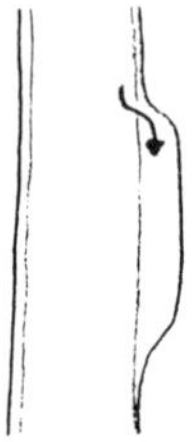

    dissecans

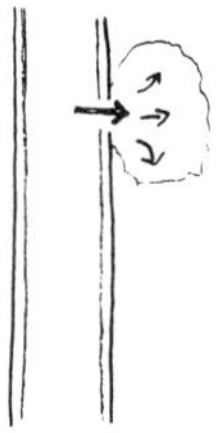

- **Aneurysma spurium** (oder falsum): Durch ein Leck in der Arterienwand gelangt Blut nach extravasal, bildet ein **paravasales Hämatom**, wird organisiert und es bildet sich eine **Hämatommembran** (bindegewebige Kapsel = keine Gefäßwand, deswegen falsches Aneurysma). Entstehen traumatisch, iatrogen (bei Gefäßpunktion, nach Gefäß-Op wegen zu weiter Naht oder zweizeitig nach Infektion der Anastomose und folgender Auflösung des abdichtenden Nahtthrombus = Aneurysma mycoticum).
    Absolute Op-Indikation, da Penetrations- u. Blutungsgefahr!

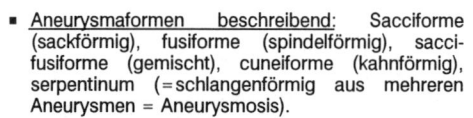

    spurium

- **Aneurysmaformen beschreibend:** Sacciforme (sackförmig), fusiforme (spindelförmig), sacci-fusiforme (gemischt), cuneiforme (kahnförmig), serpentinum (=schlangenförmig aus mehreren Aneurysmen = Aneurysmosis).

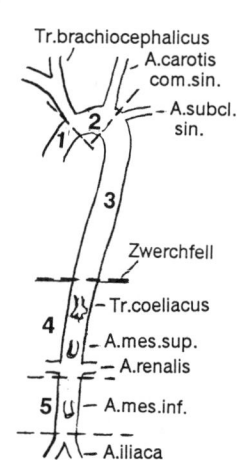

Lok: # Aortenaneurysmen: 85 % infrarenal (Segment 5, meist arteriosklerotisch bedingt), 15 % thorakal (evtl. auch luetisch bedingt, Segment 1+2), sehr selten thorakoabdominal oder suprarenal (Seg. 3+4 --> Rekonstruktion mit schrittweisem Anschluß der Viszeralarterien, zur Vermeidung von Durchblutungsstörungen in den Eingeweiden).

Periphere Aneurysmen: Sehr selten als Aneurysma verum, evtl. gefährlich als Embolus-Streuherd --> meist absolute Op Indikation.
Lok: A.carotis, A.poplitea

Tr.brachiocephalicus
A.carotis com.sin.
A.subcl. sin.
Zwerchfell
Tr.coeliacus
A.mes.sup.
A.renalis
A.mes.inf.
A.iliaca

Epid: Das infrarenale Aortenaneurysma hat den Altersgipfel zw. 60 u. 70 Jahren, **m** > w (= 5:1), Inzidenz: 1-2 %, bei Hypertonikern bis 10% betroffen.

Klin:
- In 30 % d.F. Zufallsbefund bei Sonographie usw., ohne Symptomatik
- In 45 % symptomatisch: Rücken-, oder Flankenschmerz, Druckgefühl hinter Jugulum und Sternum, Dyspnoe (thorakale Aneurysmen), Verdrängung von Organen, Nierenkolik oder Lumbago mit Ausstrahlung in den Oberschenkel vortäuschend (abdominale Aneurysmen)
- Thorakale Aneurysmen: Evtl. Horner-Komplex, Recurrensparese --> Heiserkeit
- In 25 % Ruptur mit Blutverlust --> Volumenmangelschock, hohe Mortalität!
- Gastrointestinale, häufig schubweise Blutung bei Perforation in das Duodenum oder Jejunum
- Arterielle periphere Embolie aus einem Aneurysma --> chronische AVK-Symptomatik
- Typisch sind schwere Begleiterkrankungen: KHK (in 55 % d.F.), art. Hypertonie + AVK (40%), Herzinsuffizienz (30%), Diabetes mellitus (10%)

Diag:
1. Anamnese und klinische Untersuchung: Palpation: **Pulsierender** Tumor im Bauchraum, Auskultation: Syst. Strömungsgeräusch, Schwirren
2. Sonographie u. Duplex-Scan/Farbdoppler: Flüssigkeit im Abdomen, Aneurysmadarstellung, ggf. TEE (transösophageale Sonographie)
3. Röntgen: Thorax, Abdomen: Evtl. sichelförmige **Kalkschale** sichtbar, bei Ruptur: Pleura- oder Perikarderguß
DSA/Angiographie: bei thrombosierten Aneurysmen unergiebig, wichtig aber für die Beurteilung des Abgangs der Nierenarterie (--> infra- oder suprarenales Aneurysma?) und der Zu- und Abflußverhältnisse
4. CT des Abdomens (typisch: 'Spiegelei'): Ist trotz der Angiographie wegen der genauen Zuordnung zur Nierenarterie notwendig, ggf. NMR
CT des Thorax: Zur Abgrenzung mediastinaler Raumforderungen anderer Genese (insb. Lymphome, Sarkoidose)
5. Präoperativ: Rö-Thorax, Carotis Doppler: Ausschluß einer hämodynamisch wirksamen Stenose, internistisches Konsil mit der Fragestellung der Operabilität: EKG + Echokardiographie + Lungenfunktionsprüfung, i.v. Ausscheidungsurographie, nach Möglichkeit heute auch eine Eigenblutspende anstreben.

Ther:
- Konservativ: Bei abwartendem Verhalten regelmäßige Ultraschallkontrollen (jährliche Größenzunahme: max. 0.4 cm), evtl. antihypertensive Therapie
  Ind: bei Aneurysma dissecans Typ III, sehr kleine Aneurysmen
- Operativ: Ind: Symptomatisches Aneurysma: Op innerhalb von Stunden
  Notfall-Op: gedeckte oder freie Ruptur
  Elektiv-Op (keine Schmerzen):
  < 70 Jahre: Jedes Aneurysma bei fehlenden Risikofaktoren
  70 - 80 Jahre: Bei >5-6cm u. begrenztem, vertretbarem Op-Risiko
  > 80 Jahre: Asymptomatische Aneurysmen werden nicht operiert

  - Allgemein: Darstellen des Aneurysmas, Preclotting der Prothese (Vorbehandlung der Prothese im Blutbad --> Prothese wird dicht), Injektion von Heparin in die distale Aorta vor Abklemmen.
  Die Versorgung mit Prothesen erfolgt in **Inklusionstechnik** (Inlay-Technik) mit lediglich partieller Resektion des Aneurysmas:
  Die Prothesen werden dabei in das Gefäß eingesetzt und anschließend wird das vorhandene Gefäß-/ Aneurysmaendothel über der Prothese wieder vernäht.

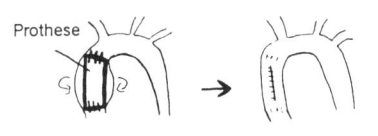

  - Aorta ascendens und Aortenbogen: Zugang über mediane Sternotomie
  Aorta descendens: Zugang über laterale Thorakotomie (5.ICR li.)
  Die Operation erfordert meist Einsatz einer **Herzlungenmaschine** mit kardiopulmonalem Bypass (auch atriofemoraler Bypass bei Aneurysmen der Aorta descendens möglich), sowie einen **Cell-saver** zur Einsparung von Fremdblutersatz.
  Sackförmige Aneurysmen --> Abtragung und Vernähung des Defektes
  Kurzstreckige Aneurysmen: evtl. Resektion und End-zu-End-Naht
  Aneurysma dissecans Typ I und II: Kunststoffprothese in Inklusionstechnik und je nach Ausdehnung mit Insertion der abgehenden Gefäße
  Typ III: Kurze Segmentprothese (proximaler Teil von Segment 3) in Inklusionstechnik

  - Thorakoabdominale Aneurysmen: Zugang über laterale Thorakotomie + mediane Laparotomie (Zweihöhleneingriff). Prothesenversorgung in Inklusionstechnik.
  Die A.radicularis magna (Adamkiewitcz) muß dabei in die Prothese wieder integriert werden (--> Gefahr der Querschnittslähmung), sowie beide Nierenarterien (falls betroffen).

- **Abdominelle Aneurysmen:** Zugang über medialen Längsschnitt, Darstellung der retroperitonealen Aorta, Versorgung mit Prothese in Inklusionstechnik. Rekonstruktion durch: aorto-aortale Protheseninterposition (=Rohrprothese) aorto-iliakale oder aorto-femorale Protheseninterposition (=Y Prothese).
  Die A.mesenterica inferior kann dabei fast immer abgesetzt werden (Ausnahme: fehlende Riolan-Anastomose von der A.mesenterica sup.).
  Bei Beteiligung der Nierengefäße --> Reinsertion der Nierenarterie in die Prothese.
  Die Versorgung erfordert in aller Regel keine Herzlungenmaschine oder Linksherzbypass. (Extremitäten haben ca. 6 Std. Ischämietoleranz)
  - Intra- und postoperative Antibiose zur Protheseninfektionsprophylaxe (mit Cephalosporinen, z.B. Gramaxin^R), intensivmedizinische Überwachung.

Prog: Ruptur aller Aneurysmen ohne Therapie 50% innerhalb von 10 Jahren, bereits symptomatische Aortenaneurysmen rupturieren unbehandelt zu 90% in 1-2 J.!
Letalität für die Elektivoperation beträgt 7% (Zweihöhleneingriff bis 25%), die Ruptur hat eine Letalität von 50-80% !

Kompl:
* **Ruptur:** Gedeckt (z.b. Pleura, Retroperitoneum) oder frei (z.B. Bauchhöhle)
* Perforation mit Fistelbildung, z.B. aorto-cavale oder aorto-duodenale Fistel
* Gefahr der **Embolie** aus einem Aneurysma
* Periphere kleine Aneurysmen (A.poplitea) neigen zur **arteriellen Thrombose**
* Kompression von Nachbarorganen durch große Aneurysmen: Harnleiter, N.ischiadicus, Lendenwirbelkörperarrosion
* Verlegung supraaortaler Gefäße, Koronararterien, Adamkiewicz-Arterie (versorgt das Lumbalmark mit Blut, aus der Aorta abdominalis bei Th9)

Op:
* Nahtinsuffizienzen an den Anastomosensetellen, Nachblutung
* Gangrän des linken Hemikolon (fehlende Revaskularisierung/Anastomose der A.mesenterica inf.)
* Bei Op von Rupturen mit Schock: 2.-5. postop.-Tag sehr kritisch, wegen häufigem Multiorganversagen (Niere, Lunge, Leber)
* Protheseninfektion bis zur aortalen Fistel (z.B aorto-duodenale Fistel), insb. durch Staphylokokken
* Thorakale Aortenaneurysmen: Recurrensparese li. (meist nur passager)
* Inkompletter Querschnitt, Blasen-, Mastdarmstörungen, Ejakulationsstörungen

DD:
- Akute Aortendissektion: Herzinfarkt
- Urologischer, gastroenterologischer, orthopädischer Bauchschmerz

ZEREBROVASKULÄRE INSUFFIZIENZ

Syn: TIA, PRIND, Ischämischer Insult, Hirninfarkt, Apoplex, Schlaganfall, ICD 430

Ät: Generalisierte Veränderungen der Hirnarterien, außerdem Beteiligung der extrakraniellen Hirngefäße (v.a. Karotisgabel) durch Arteriosklerose, Hypertonie, Thrombembolien (v.a. Herzerkrankungen)

Path:
* Atheromatöse Ulzerationen im präzerebralen Gefäßbereich, insb. Alteration der **Abgänge bzw. Gefäßgabeln**
* A.carotis (300-400ml/Min.) wichtiger als A.vertebralis (100ml/Min.)
* Pathomorphologische Veränderungen: Schlängelung (kinking), Schlingenbildung (coiling), Knickstenosen, meist kurzstreckige Veränderungen und intrazerebral wenig Veränderungen.
* **Symptome meist erst bei Stenosen > 50%**

- Lok: Sinus caroticus (Karotisgabel) 60%
  Aortenbogensyndrom (= Abgang der A.carotis vom Aortenbogen) und A.carotis com. 10%
  Aortenbogensyndrom und Truncus brachiocephalicus 10%
  A.vertebralis 10%, A.subclavia 10%

Klin:
- Aphasie (85%, wenn dominante Hemisphäre betroffen), Amaurosis fugax (ipsilateral), kontralaterale Paresen (mono-, hemi-, facial-), Parästhesien
- Schwindel, Gleichgewichtsstörungen, Tinnitus (Geräusche im Ohr), Kopfschmerz und zerebelläre Ataxie (eher Hinweise auf Insuffizienz im vertebro-basilären Stromgebiet)
- Einseitige Stenosen (evtl. sogar Verschlüsse) können **ohne** Symptomatik durch die Kompensation über den Circulus arteriosus Willisii sein (umgekehrt können auch sehr früh Symptome auftreten bei Fehlen z.B. der Aa.communicantes; die zerebrale Gefäßversorgung hat sehr häufig Varietäten!)

Etlg:

I:	Stenosen u. Verschlüsse **ohne Klinik** (gute Kollateralen über die A.vertebralis und den Circulus arteriosus Willisii)

IIa:	**TIA** (transitorische ischämische Attacke) oft brachiofazial betonte, kontralaterale Hemisymptomatik, die innerhalb **von 24 h voll reversibel** ist
IIb:	**PRIND** (prolongiertes reversibles ischämisches neurologisches Defizit) Rückbildung innerhalb von 7 Tagen bis 3 Wochen

III:	**Großer ischämischer Schlaganfall**, fortschreitender Insult (progressiv stroke / stroke in evolution), Symptome nur teilweise reversibel

IV:	**Kompletter Apoplex** (complete stroke) --> Defektheilung --> bleibendes chronisches neurologisches Defizit

Diag:
1. Palpation (Pulsstatus komplett, Seitenvergleich) und Auskultation: in 80 % ist bei einer Karotisgabelstenose ein **Strömungsgeräusch** zu hören
2. Carotis-Doppler: Frequenzerhöhung über der Stenose (ab 50% erkennbar); retrograder Fluß über die A.supratrochlearis
   Duplex-Sonographie: Morphologische Darstellung der Stenosen (auch schon unter 50% sichtbar) und des Flusses
3. Angiographie (als intraarterielle DSA): Exakte Vermessung der Stenosen, Ausschluß intrazerebraler Stenosen, Beurteilung des Aortenbogens und der Abgänge der gr. Gefäße
4. CCT: Ausschluß von Hirnerweichungsherden und anderen raumfordernden Prozessen
   NMR: Gute Beurteilung des perivaskulären ischämischen Hirnödemes
5. SPECT (Single-Photon-Emission-Computerized-Tomography): Beurteilung der Perfusion des Gehirnes im Seitenvergleich
   PET (Positronen-Emissions-Tomographie): Präzise Auskunft über die Stoffwechselsituation des Gehirnes (O_2-Verbrauch), regionale Hirndurchblutung, Ischämien um das Insultgebiet (Penumbra), Glukosestoffwechsel od. Rezeptorstatus (Ø Routineuntersuchung, nur in wenigen Zentren mögl.)
6. Präoperative Diagnostik: Rö-Thorax, Lungenfunktionsprüfung, Echokardiographie, internistisches Konsil, EEG, neurologisches Konsil (neurologischer Status vor der Operation)

Ther:
- Konservativ: Hämodilution, Thrombozytenaggregationshemmer
- Operativ: Ind: **Stad. II** (> 50% Stenose) u. I (nur bei hochgradigen Stenosen (> 80%) oder weiteren kraniellen arteriellen Veränderungen)
  --> Ziel ist die **Schlaganfallprophylaxe** (spontane Häufigkeit: 6-7%/Jahr)
  Stad. III: Bei nicht bewußtlosen Patienten innerhalb der ersten 6 Stunden
  Stad. IV: Nur dann gegeben, wenn auf der kontralateralen Seite eine hochgradige Stenose vorliegt --> Prophylaxe eines weiteren Infarkts
  - Offene **Desobliteration mit TEA** (Thrombendarteriektomie), evtl. mit Patchplastik aus Dacron oder autologer Vene (--> verbreitert das Lumen --> Stenose-Prophylaxe)

- Bei Kinking oder Coiling --> Kürzung u. Reinsertion
- Alternativ: Bei langstreckigem Verschluß der A.carotis interna: Extra-intrakranieller Bypass zwischen A.temporalis superfic. und A.cerebri media nach Kraniotomie. Vorher Desobliteration des A.carotis externa Abgangs.
- Ob intraoperativ ein intraluminaler Shunt zur Aufrechterhaltung der Zirkulation notwendig ist, wird noch diskutiert. In den Kliniken, in denen dies nicht routinemäßig durchgeführt wird, erfolgt während der Abklemmphase ein EEG-Monitoring zur Kontrolle der Hirnfunktion.
- Adjuvante anästhesiologische Maßnahmen perioperativ: Hämodilution, Heparinapplikation, konstanter Blutdruck, in der Abklemmphase eher Hypertension.

Prog: Ohne OP: 35% d. Pat. (im Stadium II) entwickeln Schlaganfall innerhalb von 5J., mit OP: 5-7% Schlaganfall innerhalb von 5 Jahren, Op-Letalität: ca. 1% (intraoperativer Herzinfarkt, Schlaganfall)

Kompl: *Intraoperativer Apoplex 2 %, Läsion des N.hypoglossus 4 %
*Bei akutem Verschluß keine Op >6 Std., wegen der Gefahr der sekundären Einblutung in entstandene Erweichungsherde nach Revaskularisation

DD: - Hirntumoren, Multiple Sklerose, Hirnblutung, Hirnabszeß
- Kardiale Embolien, Hypertonie, Hypotonie

SUBCLAVIAN STEAL SYNDROME

Syn: A.subclavia-**Anzapfsyndrom**, A.subclavia-Entzugssyndrom, A.vertebralis-Anzapfsyndrom

Path: Proximaler Verschluß der A.subclavia (vor dem Abgang der A.vertebralis; in 70 % links). Es kommt v.a. bei **Belastung des Armes** zu einem **Steal-Effekt** aus dem Stromgebiet der A.vertebralis zur A.axillaris hin. --> Blutentzug aus dem vertebrobasilären Stromgebiet zugunsten der Armversorgung.

Klin: - Die Beschwerden entstehen bei Belastung des Armes durch den Steal-Effekt
- Schwindel, Ataxie, Drop Attacks, zentrale Sehstörungen, Parästhesien, rezidivierende Nackenschmerzen
- Selten Claudicatio des Armes, da gute Kollateralen und Steal-Blut

Diag: 1. Anamnese und klinische Untersuchung: Radialispuls abgeschwächt o. ausgefallen, **Blutdruckdifferenz** an den Armen (>30 mmHg), Faustschlußprobe als Provokationstest, evtl. Stenosegeräusch über der A.subclavia.
2. Röntgen: Nachweis der Stenose in der **Angiographie**; Überprüfung auf weitere Gefäßanomalien (bei > 50 % der Fall)
3. Carotis Doppler-Untersuchung: **Strömungsumkehr** in der A.vertebralis nachweisbar

Ther: - Operativ: Ind: Nur bei Symptomatik gegeben
- Ballondilatation der Stenose (ca. 10% Rezidivrate)
- Extraanatomischer Bypass: von der homolateralen A.carotis communis zur A.subclavia oder von der kontralateralen A.subclavia zur betroffenen A.subclavia mit Dacron-Prothese oder V.saphena Transplantat
- Anatomischer Bypass: von der Aorta desc. zur A.subclavia

Prog: Operationsletalität: 0.5 %.

THORACIC OUTLET SYNDROME

Syn: Thorax-Kompressionssyndrom, Schultergürtelsyndrom

Def: Kompression von Plexus brachialis, A.subclavia oder V.subclavia im Bereich des Schultergürtels

Ät:
- **Skalenussyndrom:** Skalenushypertrophie (M.scalenus anterior, Gewichtheber), Skalenusfibrose (nach einem Muskelriß)
- **Halsrippe** (Häufigkeit: 0.1 -1 % d.Bev., in nur 10 % symptomatisch)
- Kostoklavikulasyndrom, Steilstand der 1. Rippe (beim Astheniker), Exostosen der ersten Rippe
- Überschießende Kallusbildung nach medialer Klavikulafraktur
- HWS-Schleudertrauma
- Physiologisches Absinken des Schultergürtels im Alter

Etlg:
- \# Kompression der Skalenuslücke: Halsrippensyndrom, Syndrom der 1. Rippe, Skalenussyndrom
- \# Kompression des Kostoklavikulaspaltes: Kostoklavikulasyndrom, Hyperabduktionssyndrom
- \# Kompression des Korakopektoralraumes: Korakopektoralsyndrom

Klin:
- Lokal: Schmerzen, mit Ausstrahlung in das Schulterblatt, zervikal oder in die Brust
- Neurologisch: Irritation des Plexus brachialis mit Parästhesien und Taubheitsgefühl (Entlang des N.ulnaris-Versorgungsgebietes)
- Vegetativ neurologisch: Raynaud-Phänomen (Gefäßspasmen an den Akren)
- Arteriell: Stenosegeräusch oder Pulsverlust der Arme (25%), insb. bei Provokation (Hyperabduktion oder Retroversion) --> leichte Ermüdbarkeit des betreffenden Armes, Absinken der Hauttemperatur

Diag:
1. Anamnese und klinische Untersuchung: **Provokationen:** Hyperabduktion der Arme und Kopf nach hinten und zur Seite drehen (ADSON-Test)
AER-Test (Abduktion, Elevation, Rotation): Arm 90° abduzieren, im Ellenbogen beugen und Hände pronieren --> Schmerz oder Ischämie oder Blauverfärbung nach 3 Minuten
Beidseitige Blutdruckmessung in Provokationsstellung
2. **Röntgen:** **Thorax** und **HWS** in 4 Ebenen (= mit Foramina intervertebralia) und ggf. Zielaufnahmen der oberen Thoraxapertur zum Ausschluß einer Halsrippe, Exostosen, abnorme Proc. transversi
dynamische Armangiographie (= mit Provokation): Aufnahmen in unterschiedlicher Armstellung, Kopfstellung
Phlebographie (mit Provokation) bei V.a. venöse Thrombose
3. Evtl. Prüfung der N.ulnaris-Nervenleitungsgeschwindigkeit (NLG)

Ther:
- Konservativ: Physiotherapie mit Massagen/Wärme zur Lockerung, KG zur Kräftigung insuffizienter Muskulatur
- Operativ: Ind: Bei ausgeprägten vaskulären u. neurologischen Symptomen
    - Operative Entfernung der Halsrippe bzw. der ersten Rippe über transaxillären Zugang. Durchtrennung des M.scalenus anterior --> dadurch wird die Skalenuslücke u. der Kostoklavikulaspalt erweitert
    Postoperativ: Rö-Kontrolle des Thorax --> Pneumothorax ?
    - Evtl. gefäßchirurgisch: Resektion eines poststenotischen Aneurysmas

Prog: In 90 % gute Ergebnisse mit Beschwerdefreiheit nach Op, ungünstiger bei vorhandenen neurologischen Komplikationen.

Seite 66 | Gefäßchirurgie - Arterien

Kompl:
* Mikroembolien aus einem **poststenotischen Aneurysma** der A.subclavia
* Thrombotische Komplikationen bei Kompression der V.subclavia

DD:
- <u>Venös:</u> Thrombose der V.subclavia (Paget-von Schroetter-Syndrom)
- <u>Arteriell:</u> Verschlüsse der A.subclavia / Aortaabgang, Takayasu-Arteriitis
- <u>Neurologisch:</u> HWS-Syndrom, zervikales Wurzelsyndrom, Syringomyelie, unspezifische Neuritiden, Armplexuslähmung, Pancoast-Tumor mit Nervenkompression, Brachialgia paraesthetica nocturna/Karpaltunnel-Syndrom (N.medianus), Loge de Gujon-Syndrom (N.ulnaris)
- <u>Raynaud-Syndrom:</u> I. primär --> durch Ischämie (Kältereiz)
II. sekundär --> bei progressiver systemischer Sklerodermie, Lupus erythematodes, Sudeck-Dystrophie, paraneoplastisch (Plasmozytom), Vibrationstrauma (Preßlufthammer)

VERSCHLÜSSE DER VISZERALGEFÄßE

Syn: Akut: **Mesenterialinfarkt**; chronisch: Angina abdominalis, Angina viszeralis, Angina intestinalis, Claudicatio intermittens abdominalis (Ortner-Syndrom II)

Anatomie: Die drei Viszeralarterien (Truncus coeliacus, A.mesenterica sup., A.mesenterica inf.) stehen durch zahlreiche Kollateralen in Verbindung, so daß sich Abgangsstenosen u. Verschlüsse oft als Zufallsbefund in der Angiographie herausstellen können.

Ät:
- **Arterielle Embolie:** Vorhofflimmern, Mitralfehler oder Z.n. Herzinfarkt mit Aneurysma --> akuter Mesenterialinfarkt, hochakutes Ereignis
- **Arteriosklerose**, arterielle Thrombose, Arteriitis, dissezierendes Bauchaortenaneurysma, Viszeralarterienaneurysma, Kompression von außen: Tumore, M.Ormond (= retroperitoneale Fibrose) --> eher chronische intestinale Durchblutungsinsuffizienz
- Funktionell: Neurovaskuläres Kompressionssyndrom des Truncus coeliacus --> verursacht durch Kompression der Zwerchfellpfeiler am Hiatus aorticus
- **Non-occlusive mesenteriale Ischämie** (NOMI): Vasokonstriktion bei Hypovolämie, Hypotonie, Herzinsuffizienz, Aortenisthmusstenose, Steal-Syndrom
Lok: v.a. A.mesenterica superior-Versorgungsgebiet
- **Venenthrombose** (relativ günstig): primär (idiopathisch, multifaktoriell)
sekundär: * Pfortaderthrombose, portale Hypertonie   * Polyzythämie
* Leukämie   * post-Splenektomie   * hormonale Kontrazeptiva
und als Komplikation eines arteriellen Verschlusses

Path: Chronische Verschlüsse der Viszeralarterien verursachen wenig Symptome, da gute Kollateralisierung und Querverbindungen (Riolansche Arkade = A.mesenterica sup.(colica media) - inf.(colica sin.) Anastomose, Plexus rectalis).
Durch die Kollateralisierung kommt es bei akuten Verschlüssen zur **hämorrhagischen Infarzierung** (Blut strömt noch in das Kapillargebiet ein, reicht aber zur Perfusion nicht mehr aus und bleibt liegen).

Etlg:
<u>Akuter Mesenterialinfarkt</u>: In über 90 % ist die A.mesenterica sup. betroffen, doppelt so häufig durch Embolien, als durch Thrombosen verursacht --> gehört zum Krankheitsbild des 'Akuten Abdomens'
<u>Chronische Verschlußprozesse:</u> Meist proximaler Verschluß/Alteration der A.mesenterica sup., oder des Truncus coeliacus oder Stenosen u. Verschlüsse im Stammbereich der A.mesenterica inf.
NOMI in bis zu 50% d.F.
<u>Mesenterialvenenthrombose</u> (relativ selten)

Gefäßchirurgie - Arterien | Seite 67

Klin:
- Akuter Verschluß: **Akute abdominelle Schmerzen** und Diarrhoe bis Schock (für ca. 6 Std.), danach **freies Intervall** für 6-12 Std. mit relativ blandem Lokalbefund, wenig Schmerzen in **Diskrepanz** zur zunehmenden Verschlechterung des AZ (Stadium der Wandnekrose, "fauler Friede")
  Spätphase (>12 Std., Durchwanderungsperitonitis): Meteorismus, paralytischer Dünndarm-Ileus, **akutes Abdomen** (Nekrose), bretthart gespannte Bauchdecke, Erbrechen, blutige Durchfälle durch Einblutung in die nekrotische Darmwand.
- Chronischer Verschluß:
  Stad. I: Keine Beschwerden (Angiozufallsbefund)
  Stad. II: Postprandiale Angina abdominalis mit small meal syndrom (= Verzicht auf Nahrungsaufnahme wegen der Angst vor den Schmerzen)
  Stad. III: Abdomen-Dauerschmerzen, Meteorismus, chronische Malassimilation (Maldigestion + Malabsorption)
  Stad. IV: Ileus, Durchwanderungsperitonitis, Darmgangrän, akutes Abdomen
- **Bei Pat. mit Herzkrankung + Bauchbeschwerden: an Mesenterialinfarkt denken!**

Diag:
1. Anamnese und klinische Untersuchung: Verdachtsdiagnose aufgrund klinischer Befunde! Evtl. Stenosegeräusch über dem Abdomen
2. **Röntgen:** Abdomenübersicht: geblähte Dünndarmschlingen, evtl. Spiegel bei Ileus Beweisend: **Angiographie**, wird wegen der Zeitnot nicht empfohlen
3. Sonographie: Evtl. Embolusnachweis in einem Gefäß, verdickte Darmwand (postischämisches Ödem) --> Spätzeichen
4. Labor: Ansteigende Leukozytose (15-20.000/μl oder auch Leukozytensturz bei Sepsis), Azidose (Laktat erhöht durch die Nekrosen)
5. **Probelaparotomie** bei V.a. akutem Mesenterialarterieninfarkt!
Frühzeitige Diagnostik und Eingriff, um Möglichkeit der Revaskularisierung nicht zu verlieren.

Ther:
- Konservativ: Keine Therapie bei chron. Verschluß im Stadium I.
  Mesenterialvenenthrombose: Fibrinolyse
  NOMI: Papaverin systemisch oder über Angio-Katheter
- Operativ: Ind: Akut immer, chronisch bei vorhandener Klinik
  - Akuter Mesenterialinfarkt: Frühzeitig (<6h) Versuch der Revaskularisation durch Thrombendarteriektomie und Patchplastik, evtl. Anastomose mit der distalen A.lienalis nach Splenektomie oder aortomesenterialer Bypass mit autologer V.saphena.
  - Bereits infarzierter Darm: Resektion der nekrotischen Darmanteile als ultima ratio --> Prognose schlecht, parenterale Ernährung nach Totalresektion, evtl. second-look-Op nach 24 Std.
  - Neurovaskuläres Kompressionssyndrom: Therapeutische Spaltung der Zwerchfellzwinge
- Eine Revaskularisation der A.mesenterica inf. im Rahmen der Versorgung eines Aortenaneurysmas ist indiziert, wenn die Riolansche Anastomose fehlt.

Prog: Akuter Mesenterialinfarkt: Letalität 50-90 % bei über 12stündigem Verlauf!, d.h. die **Diagnose wird meist zu spät gestellt!**
Chronische Verschlüsse: im Stadium I und II relativ gute Prognose, geringe Op-Letalität.

Kompl:
* Aufpropfen einer Mesenterialvenenthrombose auf einen arteriellen Verschluß
* Durchwanderungsperitonitis

DD: Akutes Abdomen z.B. Ulkusperforation, Pankreatitis, Ileus

AVK DER NIERENARTERIEN

Ät:
- **Arteriosklerose** (70 %)
- **Fibromuskuläre Prozesse** (Dysplasie) an der A.renalis, angeboren/idiopathisch (25 %)
- Sonstige Veränderungen (5 %; Aneurysma der A.renalis, AV-Fisteln, externe Kompression, kongenitale Hypoplasie, Verschluß durch Embolie)

Path: Poststenotischer Druckabfall löst im juxtaglomerulären Apparat die Sekretion von Renin aus, das über den Angiotensin-Aldosteron Mechanismus eine renovaskuläre Hypertonie erzeugt (**Goldblatt-Mechanismus** --> sekundäre Hypertonie, insg. 1-5% aller Hypertoniker)

Etlg:
- \# Arteriosklerotische Nierenarterienstenose (NAS)
  Lok: proximales Drittel der A.renalis
- \# Fibromuskuläre Dysplasie Lok: Eher im mittleren Abschnitt d. A.renalis und Segmentarterien der Niere

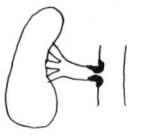

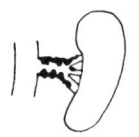

Klin:
- Arterielle Hypertonie (häufig Kopfschmerzen), insb. diastolisch
- Hochdruckkrise: Gefahr des Schlaganfalls, Linksherzüberlastung

Diag:
1. Anamnese und klinische Untersuchung: In 40 % ist ein **Stenosegeräusch** über der A.renalis/paraumbilikal auskultierbar, Spiegelung des Augenhintergrundes: Fundus hypertonicus unterschiedlichen Ausmaßes (verengte Arterien, AV-Kreuzungszeichen, cotton-wool-Herde, Blutungen, Papillenödem)
2. I.v.-Pyelogramm mit Frühaufnahme während der ersten 5 Min.: Verspätete Nierenbeckenkontrastierung, kleinerer Längsdurchmesser der betroffenen Niere (Drosselniere, > 1,5 cm Unterschied), allerdings in 50% d.F. beide Nieren betroffen!
3. Nierensequenzszintigraphie mit seitengetrennter Jod-Hippuran-Clearance: Minderperfusion der betroffenen Niere (Kl: Schrumpfnieren!)
4. Arterielle Angiographie oder DSA (Digitale Subtraktionsangiographie): Darstellung d. Stenose u. intrarenaler Gefäße und des übrigen Arterienstatus, evtl. Doppler-Sonographie
5. Seitengetrennte Reninbestimmung in den Nierenvenen mittels Katheter: Quotient von > 1.5 ist beweisend
6. Captopril-Test: Gabe eines Angiotensin1-Converting-Enzym-Hemmers führt zu deutlichem RR-Abfall und massivem Anstieg der Reninkonzentration im Serum

Ther:
- Konservativ: **Perkutane transluminale Angioplastie** (PTA) = Katheterdilatation mittels Ballon, geringes Risiko, daher heute Mittel der ersten Wahl.
- Operativ: Ind: Hängt von verschiedenen Faktoren ab: Versagen der Angioplastie, Gefahr des Nierenarterienverschlusses mit Organverlust, fehlende medikamentöse Einstellbarkeit der Hypertonie, akute Embolie, traumat. Läsion. Bereits schwerwiegender Parenchymuntergang der poststenotischen Niere oder Befall der Segmentarterien gilt als Kontraindikation zur Op.
  - Desobliteration durch Thrombendarteriektomie (TEA) und Patchplastik zur Erweiterung des Gefäßdurchmessers
  - Interposition der V.saphena magna oder einer Prothese als aorto-renaler Bypass (insb. bei fibromuskulärer NAS)
  - Bei vitaler Schädigung der Niere oder wiederholten vergeblichen Revaskularisationsversuchen: Einseitige Nephrektomie

Prog: Funktionelles Langzeitergebnis (5 Jahre) ist mit 70 - 85 % Normalisierung des Bluthochdrucks gut bis sehr gut. Die fibromuskuläre NAS schneidet dabei insgesamt besser ab. Op-Letalität 1-5%, bei bereits bestehender Funktionsstörung der Niere bis zu 50%.

Kompl:
* Anastomosenaneurysma --> Blutung
* Restenosierung, Urämie, Wundinfektion

CHRONISCHE AVK DER UNTEREN EXTREMITÄT

Anatomie: Unterschieden wird bei der chronischen AVK ein Beckentyp (A.iliaca), ein Oberschenkeltyp (A.femoralis u. femoralis prof.) und ein Unterschenkeltyp (A.poplitea teilt sich in A.tibialis ant. + post. u. fibularis/peronaea).

Beckentyp
— Aorta abdominalis
— A.iliaca ext.

OS-Typ
— A.femoralis
— A.femoralis prof.
— A.poplitea
— m.Trifurkation

US-Typ
— A.fibularis (peronaea)
— A.tibialis ant.
— A.tibialis post.

Ät:
- Endogene Risikofaktoren: **Diabetes mellitus, arterielle Hypertonie, Hyperlipid- und Hypercholesterinämie** (erhöhtes LDL, vermindertes HDL), Hyperurikämie, Kollagenosen, Vaskulitiden, Angioneuropathien (M.Raynaud)
- Exogene Risikofaktoren: **Nikotinabusus**, Adipositas ab 30% Übergewicht, mangelnde Bewegung, Ergotismus, hormonale Antikonzeptiva

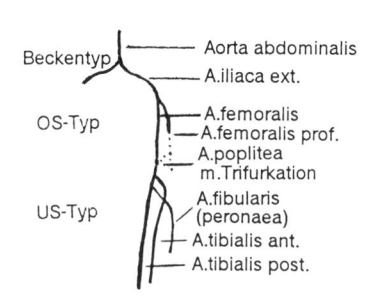

Path: Die <u>Arteriosklerose</u> verläuft in folgenden Stadien ab:
1. **Gefäßendothelläsion** (Prädilektionsstellen sind die Gefäßgabeln)
--> **Intimaödem** (noch reversibler Schaden!)
2. **Einlagerung** von Lipiden, Lipoproteinen und Cholesterin in die Intima und beginnend auch in die Media --> **Atherome** --> Stenosen
3. Durch den Reiz **Einsprossung von Fibroblasten** --> führt zur **Sklerose** der Gefäßwand bis hin zur Verkalkung
4. An den in das Lumen vorspringenden **Skleroseplaques** können sich durch Thrombozytenaggregation und Flußminderung **Thromben bilden**
--> zunehmende Stenosierung --> Verschluß des Gefäßes oder Emboliequelle
- Juvenile Form der Arteriosklerose: es herrscht zelluläre Proliferation der Intima vor
- Mediaverkalkung vom Typ Mönckeberg: steinharte Kalkeinlagerungen, oft spangenartig (Gänsegurgelarterien) ohne Intimaverdickung mit offenem Lumen
- Entzündlich verursachte Verschlußprozesse: Fibromuskuläre Hyperplasie, Riesenzellarteriitis, Angioneuropathien (M.Raynaud)
Thrombangitis obliterans (Winiwarter-Buerger): Degenerative und entzündliche Veränderungen v.a. an kleineren Gefäßen (distal von Knie und Ellenbogen)
- Diabetische Angiopathie: Insb. kleinere und mittlere Gefäße betroffen (auch die peripheren Vasa nervorum --> Polyneuropathie)

Klin:
- **Bis zu 50% Stenose meist asymptomatisch!**
- Schaufenstergang = **Claudicatio intermittens** (nach einer gewissen Gehstrecke muß schmerzbedingt eine Gehpause eingelegt werden)
Ruheschmerzen, v.a. in Horizontallage u. in der Nacht
Pat. läßt Bein aus Bett heraushängen (DD: venöser Schmerz: Hochlagerung)
- <u>Schmerzlokalisation</u> --> abhängig von der Verschlußlokalisation:
Gluteal und/oder gesamtes Bein und/oder Potenzstörungen --> Aortentyp (Leriche-Syndrom, Bifurkationssyndrom),
Oberschenkel --> Beckentyp,
Waden --> Oberschenkeltyp,
Füße --> Unterschenkeltyp.
- Steal-Effekt beim Gehen aus dem arteriellen Stromgebiet des Abdomens bei generalisierter Arteriosklerose --> Bauchschmerzen (aortoiliacales Steal-Syndrom, mesenteric-steal-syndrome)
- **Trophische Störungen** der Haut und Weichteile, Blässe der Haut, fehlende Venenfüllung
- Mumifikation des betroffenen Areals (ohne bakt. Besiedlung) = Nekrose, **trockene Gangrän**, Beginn: meist Großzehe
- Allgemein Neigung zu Weichteilinfektionen und Wundheilungsstörungen, feuchte Gangrän = bakterielle Infektion der Nekrose
- Bei Diabetes mellitus: Häufig Kombination der Stadien II u. IV (schmerzlose trophische Störungen durch gleichzeitige periphere Polyneuropathie)

Gefäßchirurgie - Arterien

Etlg: Stadieneinteilung der chronischen **AVK** nach FONTAINE

Stadium I:	Stenosen oder Verschlüsse **ohne Beschwerden**
Stadium IIa: Stadium IIb:	**Claudicatio intermittens** mit einer freien Gehstrecke > 100 m Claudicatio intermittens mit einer freien Gehstrecke < 100 m
Stadium III:	**Ruheschmerzen** und Nachtschmerzen
Stadium IV:	Ischämie: IVa: Mit trophischen Störungen, **Nekrosen** IVb: Sekundäre **Infektion** der Nekrosen

In manchen Büchern/Kliniken wird statt 100m auch 200m als Gehstrecke verwendet.

Typen: Aortentyp (Leriche-Syndrom), Beckentyp, Oberschenkeltyp, Unterschenkeltyp, peripherer Typ.

Diag:
1. Anamnese und klinische Untersuchung: Angabe der Schmerzlokalisation --> Verschluß liegt i.d.R. eine Etage über der Schmerzlokalisation. **Inspektion** der Haut. Auf Wundheilungsstörungen achten.
Palpation: Pulsstatus aller Gefäßgebiete erheben! (A.femoralis, A.poplitea, A.tibialis post., A.dorsalis pedis, A.brachialis, A.radialis, A.carotis com., A.temporalis), Extremitäten-Hauttemperatur (mit Handrücken) prüfen
Bei Diabetes mellitus kann eine AVK trotz tastbarem peripherem Puls vorliegen (Mikroangiopathie).
Auskultation: über dem Abdomen, A.femoralis und auch A.carotis --> Geräusch ab ca. 40% Stenose nachweisbar
2. Dopplersonographische Messung der Verschlußdrucke
3. Gehstreckenmessung (mit einem standardisierten Verfahren),
Lagerungsprobe nach Ratschow: Beine 2 Min. nach oben halten --> herunterhängen lassen --> nach 5 sec. muß Rötung erfolgen
4. **Angiographie** (DSA) vor geplanter OP obligat oder im Rahmen eines interventionellen radiologischen Eingriffs (Katheterdilatation oder perkutane Atherektomie) mit Darstellung aller Etagen: **Gefäßverhältnisse** vor dem Verschluß/Stenose und Zustand der folgenden **Ausflußbahn** --> wichtig für die Prognose/Operabilität!
<u>Wichtig:</u> **Keine "Bilder" operieren, sondern immer die Klinik des Pat. beachten!**
5. Präop.: Klärung der Operabilität: Ausschluß koronarer, renaler, cerebraler Durchblutungsstörungen (Carotisstenose?), Karzinome, Lungenfunktion, Herz-Kreislauf-Zustand (EKG, Rö-Thorax), Urogramm zur Lokalisation der Ureteren.
Im Stadium IV mit Nekrosen muß eine Ostitis abgeklärt werden (Rö Vorfuß).

Ther:
- **Konservativ:** Domäne der Inneren Medizin für das Stadium I und IIa.
<u>Allg.:</u> **Ausschalten von Risikofaktoren (Nikotinverbot,** Hypertonie einstellen, Diabetes einstellen, Adipositas, Fette, Cholesterin)
Vermeidung von Verletzungen oder Infektionen an der betroffenen Extremität (z.B. unsachgemäße Manipulation an Zehennägeln, Hornhautschwielen etc.)
Arteriosklerose ist nicht heilbar --> Prophylaxe wichtig !

Gehtraining: Bei chron. Verschluß der A.femoralis superficialis --> Zunahme der Kollateralisierung über die A.profunda femoris zur A.poplitea. (Erzwungene Azidose führt zur Dilatation u. Reduktion des peripheren Widerstandes --> dazu muß Patient bis zur Schmerzgrenze gehen, spezielle Belastungen: Zehen- und Hackengang üben).
Voraussetzung: palpabler Leistenpuls (guter arterieller Einstrom, freie A.profunda femoris u. poplitea, KI: Stadium III+IV).

Therapie mit vasoaktiven Substanzen: Z.B. Dusodril^R, Trental^R, Prostavasin^R.
Rheologische Maßnahmen: Aderlaß u. Ersatz des Volumens mit HAES (Hydroxyäthylstärke) = makromolekulare Infusionslösung, angestrebt wird ein **Hkt von 35-40%** zur Verbesserung der Fließeigenschaften und der Mikrozirkulation (Hb sollte aber nicht <12g/dl, HKT nicht <30% fallen --> zu schlechte Sauerstoffversorgung)

Gefäßchirurgie - Arterien | Seite 71

Interventionelle Radiologie: **PTA** = **perkutane transluminale Angioplastie** (Ballonkatheterdilatation, Dotter-Grüntzig-Verfahren) mit anschließender Marcumarisierung (OS) oder Therapie mit ASS (Becken); Ind: kurzstreckige Stenose, z.b. der Beckenarterien oder Femoralarterien bis 10cm; PAT (perkutane Aspirations-Thrombembolektomie) bei langstreckigeren Verschlüssen mögl. In Erprobung perkutane Laserangioplastie (Abtragung von Plaques mittels in einen Katheter integrierten Lasers), Rotablation (rotierender Schleifkopf an der Spitze des Katheters zum Abfräßen von Plaques) und über Katheter applizierbare Endoprothesen (Stents, insb. bei Restenosen).

- **Operativ:** Ind: Stadium II --> relative OP-Ind: großzügiger für die Beckenetage (>200-300m) zurückhaltender für die OS-Etage (<100m = IIb) zu stellen.
  Absolute OP-Indikation: Stadium III u. IV.
  - Atheromatöses Ulkus der Aorta mit peripherer Mikroembolisation: offene TEA = **Thrombendarteriektomie** (Ausschälung von Intima mit Teil der Media) mittels Dissektionsspatel oder Ringdesobliteration mit Ringstripper oder einer Gefäßkürette ("Pilz"), evtl. Patcherweiterung, postoperativ für 2-3 Monate Marcumarisierung.

  Gefäßkürette mit Pilz-Kopf

  - Hoher Aortenverschluß: **"Y"-Prothese** als **aorto-bifemoraler** Kunststoff-**Bypass** oder seltener aorto-biiliakaler Bypass, seltenst aorto-biprofundaler Bypass
  - Verschluß der A.femoralis superficialis mit Abgangsstenose der A.profunda femoralis u. offener A.poplitea: Profundaplastik mit autologer Vene oder Gefäßprothese
  - Langstreckiger Verschluß der A.femoralis superficialis bis distal des Kniegelenkes (evtl. kombiniert mit einer Profundaabgangsstenose): Als Ersteingriff eine Profundaplastik, zweitens: kniegelenksüberschreitender femoropoplitealer Bypass
  - Verschluß im Bereich der A.poplitea-Trifurkation (A.tibialis ant., A.tibialis post., A.fibularis): femoro-kruraler Bypass mit peripherem Anschluß an eine oder zwei Unterschenkel-Arterien
  - Bei Risikopatienten u. bei Patienten mit Infektionen nach vorausgegangener Gefäßoperation mit Stenosen im aorto-iliakalen Bereich: Extraanatomische Bypässe = (femoro-femoraler Cross-over-Bypass, axillo-bi-/femoraler Bypass (subcutane Lage))
  - Ultima ratio: Amputation (Stad. IV) ca. 3% d.F.

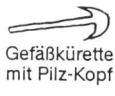

Prog: Nach 5 Jahren liegt die Rate der offenen Gefäßprothesen zwischen 60 u. 85%, nach 10 Jahren zwischen 40 und 60% (Abhängig von dem Zustand der Zustrom- und Ausflußbahn). Operationsletalität zwischen 1 und 2% für das Stad. II und nimmt bis zum Stadium IV auf bis zu 10% zu.

Kompl: * Nachblutung u. früher Rezidivverschluß (insb. bei extraanatomischem Bypass)
* Protheseninfektion: Häufigkeit: 1 %
  Klinisch: Phlegmone, Wundabszeß, Sepsis, falsches Aneurysma, Blutung
  Letalität: **40%** ! Je zentraler gelegen, desto schlechter die Prognose
  Ther: extraanatomischer Bypass, Amputation
* Ischämische Kolitis, ischämische Gluteanekrose
* Impotenz bei Op im Bereich der infrarenalen Aorta
* Ureterverletzung bei Op im Beckenbereich

DD: - **Venöse Thrombose:** geschwollene, bläulich gefärbte leicht zyanotische, warme Beine, gestaute Hautvenen, Ödem, Linderung der Schmerzen bei Hochlagerung
- LWS-Syndrom, Ischialgie, Bandscheibenvorfall
- Zur Claudicatio intermittens: Polyarthritis hat Morgensteifigkeit, Arthrose hat Anlaufschmerz
- Polyneuropathie: häufig mit vergesellschaftet, insb. bei Diab. mellitus
  --> Pat. haben trotz "faulender" Beine kaum Schmerzen

ARTERIO-VENÖSE-FISTELN

Syn: AV-Shunts

Def: **Pathologische Kurzschlußverbindung** zwischen arteriellem und venösem Gefäßgebiet (extrakardial), das Shuntvolumen bedingt einen Anstieg der Blutumlaufgeschwindigkeit, eine Venenstauung und somit eine chronische Volumenbelastung des Herzens.

Ät:
- **Angeboren** (kongenital): Gehirn und Lunge, Extremitäten bis zum Gigantismus der betroffenen Extremität, Ductus arteriosus Botalli persistens (zw. Aorta und A.pulmonalis)
- Traumatisch: Perforierende Verletzungen
- Zweizeitiger Einbruch/Perforation eines Aneurysmas in die begleitende Vene
- Iatrogen: Probebiopsien, arterio-venöse Massenligaturen, Hämodialyseshunts

Etlg:
\# Kongenitale Fisteln (nach VOLLMAR):
Typ I: Kurzstreckige direkte lokalisierte Verbindung, Ductus Botalli
Typ II: Typ-F.P.Weber-Syndrom: generalisierte Shuntform, ein ganzer Extremitätenabschnitt ist durch hämangiomatöse Bezirke betroffen
Typ III: Lokalisierte tumoröse Form: kavernöse Hohlraumverbindungen, meist im Bereich des Kopfes und Gehirns (Aneurysma corsoides, Rankenangiom, sehr selten), häufig in Kombination mit anderen Mißbildungen (Klippel-Trénaunay-Syndrom, Sturge-Weber-Syndrom, F.P.Weber-Syndrom)
\# Direkte AV-Fisteln: Arterie und Vene liegen direkt nebeneinander
Indirekte AV-Fisteln: Aneurysmatischer Sack dazwischengeschaltet
\# Lok: 50% Extremitäten, 15% Bauchraum, 15% Lungen, 10% Hals u. Kopf

Klin:
- Einseitige ausgeprägte Varikosis, **pulsierende Varizen**, Stauungsödem
- **Kardiale Insuffizienz** u. Herzvergrößerung (durch chronisch erhöhtes Blutvolumen), Polyglobulie, arterielle u. venöse Distension
- Akute Hypovolämie: "Verblutung" in das venöse Niederdrucksystem bei akutem Entstehen
- Zeichen einer Mangeldurchblutung: Angina abdominalis

Diag:
1. Anamnese und klinische Untersuchung: Palpation --> tastbarer Tumor
Auskultation --> Schwirren (Maschinengeräusch)
Nicoladoni-Branham-Test: Bei Kompression der zuführenden Arterie oder der Fistel --> Pulsverlangsamung durch abnehmendes Shuntvolumen
2. Röntgen: Thorax --> Herzgröße?, Angiographie bei unklarem Befund
3. Ultraschall-Doppler-Verfahren: Hyperzirkulation
4. Bestimmung des HZV, des Gesamt-Blutvolumens, O_2-Sättigung im ven. Blut

Ther:
- Konservativ: Transluminale Katheterembolisation: in Seldinger-Technik, Verödung bzw. Thrombosierung der Fistel
Therapie der Herzinsuffizienz (Diuretika, Digitalis)
- Operativ: Ind: Alle größeren Fisteln, die zu einer Herzmuskelinsuffizienz führen, müssen operativ versorgt werden. Aneurysmaperforationen.
  - **Separationsmethode:** Isolierung und Trennung der Fistel, Naht der Stümpfe
  - **Kontinuitätsresektion:** Fistelbereich wird reseziert, Arterie und Vene mittels Naht wieder adaptiert
  - Wenn erhaltende Maßnahme nicht möglich ist: Vierpunkteligatur von Arterie und Vene proximal und distal der Fistel
  - Angeborene Extremitätenfisteln: Skelettierungs-Op der großen Arterien, bei extremer angeborener Malformation ist die Gliedmaßenamputation manchmal nicht zu vermeiden.

Prog: Im allgemeinen funktionell zufriedenstellend.

Kompl:
* Aorto-kavale und aorto-portale Fisteln können zu Pfortaderhochdruck führen
* Kongenitale Fisteln neigen zur Rezidivierung proximal der ursprünglichen Fistel

HÄMODIALYSE-SHUNTS

Def: Sicherer, hämodynamisch ausreichender und wiederholt gut punktabler Gefäßzugang mit einem Shunt-Volumen von ca. 200ml/Min. Ind: Patienten, die eine chronische intermittierende Dialyse bei terminaler Niereninsuffizienz benötigen.

Meth: # Einfache arteriovenöse (=AV)-Fistel: Subcutane **Brescia Cimino-Fistel** zwischen: **A.radialis u. V.cephalica** an der Innenseite des distalen Unterarmes.
Durchführung: In Lokalanästhesie Aufsuchen der Arterie und Vene, Mobilisation der Vene und **End-zu-Seit**-Naht auf die Arterie.
Weitere Möglichkeiten: A.cubitalis und V.cephalica in der Ellenbeuge,
A.poplitea u. V.saphena magna am Bein
Alloplastische AV-Fistel: **Scribner-Shunt** aus Kunststoff als Schleifenshunt am Unterarm, gestreckter Shunt am Oberarm oder Unterschenkel
Akut wird eine Hämodialyse heute mittels dicklumigem Zugang durchgeführt (Shaldon-Katheter) über V.jugularis oder V.subclavia im "single-needle-Verfahren" (= Dialyse erfolgt mittels Pumpen über nur einen einzigen Zugang)

Prog: Der Cimino-Shunt kann nach 2 Wochen benutzt werden (Dilatation der Vene), Shunttrainig in dieser Zeit (wiederholtes proximales Abbinden zur Dilatation).
Die Shunts können bis zu mehreren Jahren halten.

Kompl: * **Thrombosierung** --> Auskultation: fehlendes Strömungsgeräusch (ein auskultatorisches und palpatorisches Schwirren ist bei einem durchgängigen Shunt vorhanden)
* Blutung, **Infektion** --> Sepsis, Aneurysmabildung (--> Emboliegefahr)

GEFÄßCHIRURGIE - VENEN

THROMBOPHLEBITIS

Def: **Oberflächliche** (epifasziale) **Venenentzündung** mit einem verschließenden Thrombus

Ät: - Aseptische Form durch Intimareizung: z.B. **Trauma**, Varikosis, Medikamente, Infusionen
- Infektiöse Form durch Keimverschleppung

Klin: ■ Geröteter, tastbarer, schmerzhafter Strang, Periphlebitis
■ Nur geringe Schwellung des perivasalen Gewebes (als DD zur tiefen Venenthrombose mit generalisierter Schwellung, da 9/10 des venösen Blutes über das tiefe Venensystem abfließen)

Diag: Anamnese und klinische Untersuchung

Ther: Konservativ: **Heparin-Salbenverband** mit Kompressen und **Kompression** mit elastischen Binden, **Mobilisation** (Pat. laufen lassen), evtl. Antiphlogistika, Enzympräparate (z.B. Wobenzym^R, Traumanase^R) u. Analgetika,
ASS 100mg/Tag zur Prophylaxe einer Thrombose, keine Antikoagulantien.

Prog: Gut, als DD zur Phlebothrombose --> keine Lungenembolie mögl. (Gefahr sehr gering), kein postthrombotisches Syndrom.

Kompl:
* Bei Immobilisation Übergriff auf tiefes Venensystem mögl.!
* Abszedierende Thrombophlebitis: lokale Einschmelzung (z.B. Infektion einer Punktionsstelle) --> Abszesse durch Inzision spalten, Antibiose
* Varikophlebitis: Varixknoten-Thrombose und Entzündung --> sehr schmerzhaft
  Ther: Inzision und Entfernung des Thrombus

DD:
- **Erysipel** --> Streptokokkeninfekt, Sympt: eher Fieber (Schüttelfrost bis zu septischen Temperaturen) als Erythema migrans der Haut (wandert innerhalb von Stunden), Eintrittspforte evtl. zu sehen (kleine Verletzungen)
  Präd: Diabetes, Alter, Abwehrschwäche, paraneoplastisch
- **Thrombophlebitis migrans** / saltans: Springende rezidivierende Thrombophlebitiden häufig mit Malignomen, Autoimmunerkrankungen, Appendizitis oder mit anderen Infektionen vergesellschaftet --> Fokussuche und Sanierung des Fokus, evtl. NSA, Kortikosteroide

PHLEBOTHROMBOSE

Def: Kompletter oder inkompletter Verschluß des **tiefen Venensystems**

Ät: **VIRCHOW-Trias:** Veränderung der **Blutzusammensetzung** (Viskosität), der Strömungsgeschwindigkeit (= **Stase**) und **Endothelläsion**.
- **Immobilisation !!** (Bettlägerigkeit, Frakturbehandlung...)
- Trauma --> Gefäßinnenwandschädigung
- AT III-Mangel, Polyzythämie, Einnahme von hormonalen Kontrazeptiva, Nikotin (hormonalen Kontrazeptiva + Rauchen haben ein potenziertes Risiko !), Schwangerschaft, Exsikkose, Diabetes mellitus, Adipositas, Status varicosis
- Lokale Faktoren: Linksseitiger Beckenvenensporn (pulsabhängige Einklemmung der V.iliaca com. sinistra zwischen LWK u. A.iliaca com. dextra, die sie überkreuzt), Kompression der V.femoralis durch Femoralhernie.
- Lokale Kompression und Wandinfiltration der Beckenvenen durch maligne Prozesse, LK-Metastasen, retroperitoneale Fibrose, Schwangerschaft, frühere Thrombosen
- Perioperativ: Wadendruck auf Op-Tisch, Stase, Gerinnungsveränderungen
- Paraneoplastisches Syndrom (Viskositätsänderung --> bei Karzinomen des Pankreas u. Verdauungstraktes, bei Leukosen)

Lok: Meist Bein- oder Becken-/Beinvenenthrombose, auch V.iliaca/V.cava möglich, V.subclavia/V.axillaris (Paget-v.Schroetter-Syndrom, s.u.), Phlegmasia coerulea dolens (gesamter venöser Querschnitt einer Extremität thrombosiert, s.u.)

Path:
• **9/10 des venösen Blutes** am Bein fließen über das **tiefe Venensystem** zum rechten Herz zurück. Wichtige Determinanten für den venösen Rückstrom sind die **Muskelpumpe** und Gelenkpumpe in Verbindung mit der Suffizienz der **Venenklappen**.
• Thrombusbildung:
  1. Bildung eines weißen Gerinnsels (aus Thrombozyten), Emboliegefahr
  2. Einlagerung von Fibrin und Erythrozyten
  3. Stadium der Schrumpfung des Thrombus --> Emboliegefahr (ca. 8-12. Tag)
  4. Thrombusorganisation: Thrombus wird entweder gefäßwandständig oder es kommt zur Rekanalisation der Vene (die Venenklappen bleiben dabei aber in der Regel defekt --> **postthrombotisches Syndrom**)
• Lok: Meist tiefes Unterschenkelvenensystem

Epid: Allgemein nach chirurgischen Operationen entstehen in ca. 0,5% d.F. klinisch manifeste Thrombosen (wahrscheinlich insg. ca. 2-5%, die aber meist klinisch unbemerkt bleiben).

Klin:
- Thrombosen verlaufen häufig symptomlos --> durch die dann fehlende Immobilisation des Patienten --> **Emboliegefahr !**
- Erhöhte Konsistenz d. Wadenmuskulatur, Druckschmerz d.tiefen Venenstämme
- Nächtliche Waden- u. Oberschenkelkrämpfe, Zerreißungsschmerz in der Wade beim Gehen, Fußsohlenschmerz beim Gehen oder spontan
- Zyanotische Hautfarbe bei stärkerer venöser Stromblockade, sichtbare prätibiale Venen = Pratt'sche Warnvenen
- Tiefrote bis violette Verfärbung, starke Schwellung, Blasenbildung der Haut
- Evtl. Fieberzacke und Tachykardie
- Phlegmasia alba dolens = weiße Schwellung des Beines bei aufsteigender Beinvenenthrombose in das Becken (reflektorische art. Minderdurchblutung)

Diag: 1. Anamnese und klinische Untersuchungen:
Umfangsmessung: **Seitendifferenz** > 1cm ist pathologisch
Druckschmerzen in der Leiste, Adduktorenkanal, Kniekehle od. Unterschenkel
Lowenberg-Test: Manschettendruck zwischen 60 u. 120 mmHg nur auf der betroffenen Seite schmerzhaft. (Schmerz über 180mmHg spricht gegen eine akute Venenthrombose)
Ducuing-Zeichen: Ballotement der Wadenmuskulatur schmerzhaft
Meyer-Druckpunkte: Druckschmerz im Verlauf der V.saphena magna an den Perforansvenen-Austrittsstellen
Homans-Test: Wadenschmerz bei Dorsalflexion des Fußes --> Unterschenkel-Venenthrombose
Payr-Zeichen: Druckschmerz der Plantarmuskulatur
Bisgaard-Zeichen: Kulissendruckschmerz retromalleolär
Bei klinischem Verdacht auf eine Thrombose muß die Diagnose erzwungen werden --> Phlebographie bei Verdacht indiziert!
2. Röntgen: Bein-Becken-**Phlebographie** zur genauen Bestimmung von Lokalisation und Ausdehnung der Thrombose, Kollateralisierung
3. Sonographie: Doppler-Sonographie: 1.) Die Aussagekraft ist von der Erfahrung des Untersuchers abhängig, gut geeignet für Becken und Oberschenkel.
2.) Bildgebender Ultraschall gut für die Diagnose von intraluminären Strukturen
3.) Farbkodierte Duplex-Sonographie -- > Kombination aus 1.) u. 2.)
4. Szintigraphie: mit Radiojod-markiertem Fibrin, Technetium-markiertem Plasmin oder auch radioaktiv markierte Antifibrin-Antikörper

Ther:
- Konservativ: Hochlagerung des Beines (Braun-Schiene), **strenge Bettruhe**, Antikoagulation: 20.000IE Heparin/d über 10 Tage (PTT 2x), nach 7 Tagen überlappender Beginn der Antikoagulation mit Kumarinderivaten für mindestens 6 Monate.
Primäre Lyse: Mit Strepto-, Urokinase, rt-PA oder APSAC (Anisoylderivat des Plasminogen-Streptokinase-Aktivatorcomplex):
Ind: Thrombose <8 Tage alt, aszendierende Unterschenkel-Oberschenkelvenenthrombose (chirurgisch ungünstig), je früher um so bessere Ergebnisse!, auch eine "Spätfibrinolyse" nach Wochen und Monaten ist noch möglich, Ergebnisse sind nur teilweise befriedigend.
KI für Lyse: Hohes Alter, art. Hypertonie, GI-Ulzera, Nephrolithiasis, unmittelbar nach anderen Operationen, vorangegangene arterielle Punktionen.
Durchführung: Langzeitlyse über 4-6 Tage (unter Gerinnungskontrolle), anschließend überlappend Vollheparinisierung und dann Kumarinisierung.

- Operativ: Ind: **Flottierender Thrombus** (Gefahr der Embolie), segmentale Oberschenkel- oder Beckenvenenthrombose, Z.n. erfolgloser Lyse, Phlegmasia coerulea dolens.
  - Intraoperative Oberkörperhochlagerung (Anti-Trendelenburg-Lagerung), Bauchpresse und Überdruckbeatmung zur Vermeidung einer intraoperativen Lungenembolie, Op-Beginn 5.000IE Heparin i.v.

- **Thrombektomie** (s.Abb.): Freilegung der beiden Vv.femorales in der Leiste. Von der gesunden Seite Vorschieben eines Ballonkatheters bis in die V.cava und Blockade (um Abstrom von thrombotischem Material zu verhindern), Entfernung der Thromben auf der erkrankten Seite mittels Fernembolektomie entsprechend dem Fogarty-Katheter-Manöver und Auswickeln der Beine von distal nach proximal.
  Zur Rezidivprophylaxe bei weit proximalen Verschlüssen: Anlegen einer temporären AV-Fistel für ca. 6 Monate.
- **Postoperativ:** Bandagierung, Heparinisierung u. Frühmobilisation (Aktivierung der Muskelpumpe), anschließend für mind. 6 Monate Markumarisierung (ohne Komplikationen Absetzen nach längstens 2 Jahren)

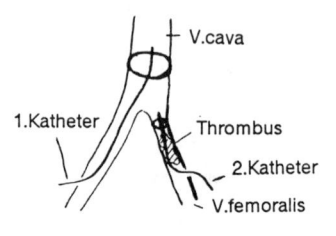

Prog: Beste Resultate bei frühzeitiger Thrombektomie (innerhalb d. ersten 2-3 Tagen) Operationsletalität: ca. 1%. Unbehandelt entwickelt sich in 80% d.F. ein postthrombotisches Syndrom.

Kompl:
* **Lungenarterienembolie:** Insb. bei flottierenden Thromben in der femoro-iliakal-Region. Insgesamt entwickeln 2% d. Pat innerhalb von 5 Jahren nach dem akuten Ereignis eine Lungenembolie
* **Postthrombotisches Syndrom:** Durch bleibende chronische venöse Insuffizienz (Klappenschaden, Ektasie der tiefen Venen --> Klappeninsuffizienz) erfolgt der Blutfluß vermehrt über die insuffizienten Perforansvenen in die oberflächlichen Venen --> Varikosis, Stauung, Ödem, Unterschenkeldermatosen, trophische Störungen bis zum Ulcus cruris

Proph:
1. Klinik: Postoperativ und bei Immobilisation **low-dose Heparinisierung** mit 3 x 5.000IE Heparin s.c. (oder auch 2 x 7.500IE) oder 1 x tägl. mit 2.500IE s.c. niedermolekularem Heparin (Clexane^R, Fragmin^R, Mono-Embolex^R NM)
2. **Vermeidung jeglicher unnötiger Immobilisation!** Bei Immobilisation **Wickeln** der Beine / Antithrombosestrümpfe (also insb. bei jedem operativen Eingriff)

DD:
- Arterieller Verschluß (fehlender Puls, kühle Haut, kein Ödem)
- Bei unerklärlichen rezedivierenden Thrombosen an Karzinome des Pankreas und des Verdauungstraktes denken!
- Trauma mit Muskelfaserriß, rupturierte Baker-Zyste (Schmerz in d. Kniekehle)
- Ischiassyndrom mit Schmerzausstrahlung
- Lymphödem (auf die Zehen übergreifend), Erysipel (Fieber, Erythema migrans)

PHLEGMASIA COERULEA DOLENS

Syn: Pseudoembolische Phlebitis, venöse Gangrän

Def: Maximalvariante einer akuten tiefen Venenthrombose einer Extremität.

Anatomie: Der gesamte venöse Gefäßquerschnitt einer Extremität ist verschlossen.

Path: Durch das Sistieren des gesamten venösen Abflusses kommt es zur Aufhebung auch der kapillaren Perfusion und somit zur Störung des arteriellen Zuflusses. Evtl. sind zusätzlich auch venös-arterielle Reflexe für die arterielle Minderperfusion zuständig. Häufig als Aufpfropfung auf eine bestehende Venenthrombose.

Klin:
- Trias: **Ödem, Zyanose** und **Schmerz**
- Schwellung (venöse Stauung), aber kühle Haut (arterieller Zufluß gemindert)
- Venenstauung, Blaufärbung, Hautblutungen

- Nekrosen bis zur Gangrän
- Hypovolämischer Schock (mehrere Liter Blut können in einer Extremität eingeschlossen werden)

Diag: 1. Anamnese und klinische Untersuchung: Pulsstatus
2. Ultraschall-Doppler-Untersuchung
3. Röntgen: Phlebographie

Ther: ▪ Konservativ: Bei Versagen der operativen Therapie Fibrinolysetherapie mögl.
▪ Operativ:
 - **Venöse Thrombektomie** (Mittel der ersten Wahl): Embolieschutz mit V.cava-clip, Thrombektomie mit Fogarty-Katheter-Manöver
 - Als ultima ratio bleibt noch die Grenzzonenamputation bei bereits bestehenden ausgedehnten Nekrosen und Fehlschlagen der Rekanalisierung
 - Postoperativ Antikoagulation (Marcumar) für mind. 6 Monate

Prog: Ernstes Krankheitsbild mit hoher Mortalität.

Kompl: * Nekrosen bis zur **Gangrän der Extremität**
* **Lungenembolie**
* Kompartmentsyndrom, Myoglobinolyse Ther: rechtzeitige Fasziotomie bei Verdacht auf ein sich entwickelndes Kompartmentsyndrom.
* Schock mit Verbrauchskoagulopathie

DD: - Arterielle Embolie/Thrombose: keine Schwellung der Extremität
- Kumarinnekrose

PAGET-V.SCHROETTER-SYNDROM

Syn: Armvenenstau, Achselvenenstau, Thrombose par effort

Anatomie: Akute Thrombose der V.subclavia oder V.axillaris

Ät: - Trauma, Überanstrengung (Tennis, Kegeln, Holzhacken)
- Kompression des venösen Abflusses: Halsrippe, Schultergürtelsyndrom, Klavikula-Fraktur, Aneurysma der A.subclavia, mediastinale Tumore, Lymphknotenvergrößerungen
- Junge Frauen: Hormonale Antikonzeptiva (meist + Nikotinabusus)
- Iatrogen: Thrombose entlang eines ZVK von der V.basilica aus

Klin: ▪ Schwellung, livide Verfärbung des betroffenen Armes, Schmerzen
▪ Sichtbarer Kollateralkreislauf über V.cephalica, jugularis und lateraler Thoraxvenen

Diag: 1. Anamnese und klinische Untersuchung
2. Doppler-Sonographie
3. Röntgen: **Phlebographie** des Armes, evtl. mit Belastungsstellung
4. Szintigraphie: Mit Radiojod-markiertem Fibrin

Ther: ▪ Konservativ: **Fibrinolyse** (Streptokinase, Urokinase, rt-PA, APSAC) Mittel der ersten Wahl.
▪ Operativ: Ind: Versagen der kons. Therapie, persistierende Kompressionsursache, rezidivierende Thrombosen (selten)
 - Trendelenburg-Lagerung, Darstellung der V.axillaris, Thrombektomie mittels Fogarty-Katheter und Auswickeln des Armes, Op der Ursache (z.B. Entfernung einer Halsrippe, Skalenotomie)
 - Postoperativ: Kontrolle: Pneumothorax ?
 Überlappende Heparin-Markumartherapie für mind. 6 Monate

DD: - Lymphödem des Armes, insb. nach axillärer Lymphonodektomie oder Radiatio b. Mamma-Karzinom
- Mondor-Krankheit: Thrombophlebitis der Vv. thoracoepigastricae, insb. nach Mamma-Op.

VARIKOSIS

Syn: Krampfadern, Varizen, varix = der Knoten

Def: Sack- oder knotenförmige Erweiterung oberflächlicher Venen, v.a. an der unteren Extremität

Anatomie: 3 Venensysteme am Bein:
1. **Oberflächlich**, subcutan: V.saphena magna (am Innenknöchel beginnend bis zum Venenstern = Krosse) und die V.saphena parva sowie alle davon ausgehenden Seitenäste
2. **Tief**, intermuskulär: Zwischen Faszien, die tiefen Beinvenen übernehmen 90% des venösen Rückstromes durch **Muskelpumpe** (Hauptwirkung) und Gelenkpumpe mit Hilfe der Venenklappen (Paternoster-Prinzip = Blut wird durch Kompression von Klappe zu Klappe nach oben transportiert), Pulswellen der perivenös gelegenen Arterien, Inspiration des Thorax und Herzvorhofsog (= negativer Druck)
Intramuskulär: Soleussystem dient gleichzeitig als Blutspeicher und mündet in das tiefe Venensystem.
3. **Perforans-Venen**: Verbindung zwischen oberflächlichem und tiefem System. Die physiologische Flußrichtung ist dabei von außen nach innen, durch Venenklappen gesichert, gerichtet.
   a. DODD-Gruppe: Innenseite des mittleren Oberschenkels.
   b. BOYD-Gruppe: Innenseite des Unterschenkels direkt unterhalb des Knies
   c. COCKETT-Gruppe: 3 Perforans-Venen an der Innenseite des Unterschenkels im unteren Drittel ca. 7, 14 und 18 cm von der Fußsohle entfernt.
LINTON-Linie: Bildet eine Gerade vom Innenknöchel zum Knie auf dem die Perforans-Venen-Gruppen b. und c. liegen.

Ät:
- Bindegewebsschwäche / idiopathisch --> primäre Varikosis
- **Klappeninsuffizienz** (erworben, s.u.) / fehlende Venenklappen (angeboren) oder dysplastische Venenklappen (= Klippel-Trénaunay-Syndrom mit Gliedmaßenriesenwuchs und Naevus flammeus u. evtl. dysplast. Lymphsystem)
- **Postthrombotisches Syndrom:** Stau/Druckerhöhung bei Insuffizienz der Klappen im tiefen System --> Rückfluß in das oberflächliche Venensystem --> Varikosis (in mehr als 80% d.F. nach einer nicht behandelten akuten tiefen Beinvenenthrombose mit einer Latenz von 1-2, manchmal 10 bis 30 Jahren auftretend) --> Austritt von Flüssigkeit durch den erhöhten hydrostatischen Druck (Starling-Hypothese) führt zum Ödem
- Prädisponierend: Gravidität (hormonelle Einflüsse und Stase des ven. Abflusses durch intraperitoneale "Raumforderung"), Adipositas, Kompression (z.B. durch Leibbänder), Kompression durch Tumoren im venösen Abstromgebiet
- Erhöhter hydrostatischer Druck (häufiges langes Stehen)
- Nicht ausreichende Muskel-/Gelenkpumpe (wenig laufen)

Etlg:
- \# **Primäre Varikosis** (vom oberflächlichen Venensystem ausgehend): Primäre Erweiterung der V.saphena magna o. parva mit konsekutiver Klappeninsuffizienz, meist nachweisbare genetische Disposition (angeborene Bindegewebeschwäche) und unphysiologische Belastung: stehende Berufe, wenig laufen
- \# **Sekundäre Varikosis:** Folgen anderer Venenerkrankungen (meist vom tiefen Venensystem ausgehend): Posttraumatisch, **postthrombotisch**, Insuffizienz der Vv.perforantes, AV-Fisteln, Schwangerschaftsvarikosis, portale Hypertension
- \# Chronisch venöse Insuffizienz (CVI), Einteilung nach WIDMER:
  I: **Kölbchenvenen, Ödemneigung** perimalleolär (Bisgaardscher Raum)
  II: **Trophische Hautveränderungen** mit Hyper- u. Depigmentation
  III: Florides oder abgeheiltes **Ulcus cruris**
- \# Erscheinungsformen der Varikosis:
  ◊ Besenreiservarikosis, Kölbchenvenen (z.B: Corona paraplantaris phlebectatica)
  ◊ Retikuläre Varikosis (netzartige Erweiterungen subcutaner Venen)

Gefäßchirurgie - Venen | Seite 79

△ Stammvarikosis (V.saphena magna oder parva oder Seitenäste), Etlg. n. HACH:
Stad. I: Insuffizienz d. Mündungsklappe d. V.saphena mag. am Venenstern
Stad. II: I + variköse Veränderung bis oberhalb des Kniegekenksspaltes
Stad. III: I + II + variköse Veränderung bis ca. 5cm unterhalb d. Knies
Stad. IV: I-III + fingerdicke variköse Veränderung bis zum Knöchel
△ Perforansvarikosis = "blow-out"-Varizen bei insuffizienten Vv.perforantes
△ Varizenpolster / Rezidivvarizen
△ Ulcus cruris venosum (ca. 30% bei Stad. IV vorhanden)

Epid:
* Fast jeder zweite >50 L.J. leidet an Varizen oder deren Folgen
* Ca. 10 % aller Berufstätigen haben eine Varikosis mit Krankheitswert, 25% davon haben bereits Komplikationen.

Klin:
- Primäre Varizen machen nur selten Beschwerden: evtl. Schwere- u. Spannungsgefühl und Schmerzen bei längerem Stehen
- Sekundäre Varizen: Ausgeprägtes Schwere- u. Spannungsgefühl, Schmerzen, Schwellung des Beines (DD: keine Schwellung bei arteriellem Verschluß), Juckreiz, Ekzeme, Stauungsdermatitis, rez. A, Hyperpigmentation, Ulkus cruris venosum (typische Stelle: med. Knöchel), evtl. Atrophie blanche (Arteriolen reflektorisch verengt)
- Klinische Stadieneinteilung nach MARSHALL (1967):
Stad. I: **Keine Beschwerden**, allenfalls kosmetisch störend
Stad. II: **Stauungsgefühl**, nächtliche Krämpfe, Parästhesien
Stad. III: **Ödem, Hautinduration**, Pigmentierung, abgeheiltes Ulcus cruris
Stad. IV: **Ulcus cruris** venosum

Diag:
1. Inspektion: Sichtbare **Ausbuchtungen** und Erweiterungen im Stehen, gestörte Hauttrophik, Ulzera etc.
Palpation von **Faszienlücken** an den Durchtrittsstellen der insuffizienten Perforansvenen, "blow-out"-Phänomen (hervortretende Perforans-Venen)
2. Trendelenburg Test: Überprüft Suffizienz der Perforantes und der Klappen. Patient liegt, Beine hochgelagert --> Ausstreichen der Varizen, Kompression der V.saphena mag. am Oberschenkel durch eine Staubinde
anschließend: Beobachtung der oberflächl. Venen im Stehen, normal: sehr langsame oder gar keine Füllung der Venen --> Perforantes suffizient
nach Abnahme der Stauung keine retrograde Füllung der oberflächlichen Venen --> Venenklappen intakt.
Trendelenburg I positiv: schnelle Venenfüllung bei noch liegender Stauung (<15s) --> Perforantes insuffizient
Trendelenburg II positiv: retrograde Füllung nach Abnahme der Stauung --> Klappeninsuffizienz (= Stammvarikosis)
Zur Abklärung der Lokalisation: Staubinde am Ober- und Unterschenkel
3. Perthes Test: Überprüft die Durchgängigkeit der tiefen Venen u. somit die Op-Fähigkeit: Staubinde am Oberschenkel im Stehen, Pat. geht umher:
Normal: Entleerung der Venen durch Muskelpumpe --> tiefe Venen o.B.
Perthes Test positiv: Varizen werden praller und schmerzen --> Abflußbehinderung der tiefen Beinvenen (sekundäre Varikosis)
4. Mahorner-Ochsner-Test: Zur Prüfung der Perforans-Insuffizienz: mittels 2 Staubinden wird ein Areal abgeschnürt --> Pat gehen lassen --> sind die Perforans-Venen in diesem Areal defekt zeigt sich eine Venenfüllung (ähnlich funktioniert der Pratt-Test mit 2 elast. Binden die auf- und abgewickelt werden, oder der Cooper-Test mit 3 Staubinden)
5. **Ascendierende Phlebographie** der Bein- u. Beckenvenen (vom Fußrücken aus): Gibt Auskunft über die Durchgängigkeit der tiefen Venen, über die Insuffizienz der Perforantes u. das Ausmaß der Varikosis
6. Doppler-Sonographie u. bildgebender Ultraschall, bzw. farbkodierte Duplex-Sonographie: Pathologisch: Kaliberzunahme u. retrograder Flow d. Vv.saphenae, Strömungsumkehr der Vv.perforantes (blow out)

Ther: ▪ Konservativ: Gut sitzende **Kompressionsstrümpfe + Bewegung** (Muskelpumpe!); Venentonika (z.B. Roßkastanienextrakte); In der Ödemphase Verbände, danach Strümpfe. Hochlagern der Beine.
Merksatz für Pat.: S meiden, L tun. (S = sitzen, stehen --> L = liegen, laufen)
Perkutane Verödungsbehandlung = Sklerotherapie nach Sigg bei Besenreiservarikosis, kleinen Nebenästen, kleine Rest- oder Rezidivvarizen: Injektion von 1-2ml Luft (air-block) und anschließend Verödungsmittel (z.B. Endoxisklerol^R) direkt in die Varize, Kompressionsverband --> lokale Verklebung u. Thrombose --> Verschluß der Varize, meist mehrere Sitzungen notwendig.
Cave! Keine Injektion in das tiefe Venensystem/Vv.perforantes !

▪ Operativ: Ind: Primäre Varikosis. Bei sekundärer Varikosis Ind. gegeben, wenn das tiefe Venensystem für den Rücktransport ausreicht (kein pathologischer Perthes-Test, Phlebographie o.B.) --> die Entfernung der sekundären Varizen beschleunigt den Rückfluß in d. tiefen Venen u. reduziert somit auch die Thrombosegefahr.

· **Wichtig vor Op:** Präoperativ muß der Varizenstatus am **stehenden Patient detailliert angezeichnet** werden! (im Liegen auf dem Op-Tisch sind die Venen kollabiert und nicht mehr sichtbar)

· Methode der Wahl: **Venen-Stripping** der V.saphena magna mit der **Babcock-Sonde** von unten (Schnitt 2QF über dem Innenknöchel) nach oben (bis zum Venenstern = Krosse = Einmündung der V.saphena magna in die V.femoralis)

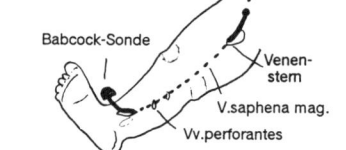

+ Sorgfältige Unterbindung der Äste am Venenstern in der Leiste, um ein Rezidiv zu vermeiden

+ Insuffiziente Perforans-Venen sind über kleine Extrainzisionen in der Lintonschen Linie aufzusuchen und mit größter Sorgfalt zu ligieren/umstechen (subfaszial) und unter anschließender Fasziennaht zu versenken

+ **Exhairese**/Ligatur aller oberflächlichen (vorher eingezeichneten) Venenkonvolute über kleine Extrainzisionen

· Postoperativ: Fäden ex nach 10 Tagen, Kompressionsstrümpfe für 2-3 Monate, ausreichend Bewegung

Prog: Rezidivrate der Sklerosetherapie 40-80% innerhalb von 5 Jahren, Rezidivrate der Op: 5-15 % (insb. durch unversorgte Vv.perforantes!), Letalität: 0.02 %.

Kompl: * Varizenruptur, Varikophlebitis, tiefe Venenthrombosen, Lungenembolie
* Sklerotherapie: Paravenöse Injektion --> lokale Reizung, Allergien
Op: * **Verletzungen der V.femoralis** an der Einmündungsstelle der V.saphena magna u. der A.femoralis superficialis
* Blutungen, **Hämatome**, Serome, Ödeme (Ther: Kompressionsverband, abschwellende Maßnahmen mit Lymphdrainage, Enzympräparate, z.B. Wobenzym^{R}N)
* Wundheilungsstörungen (insb. wenn eine chronische Hautveränderung bereits präoperativ bestand, nicht operieren bei akuten Ekzemen!)
* Sensibilitätsstörungen über der Hautinzision (15 %, meist reversibel)
* Lymphfisteln (5%)

ULCUS CRURIS

Syn: Ulcus cruris venosum, venöses Ulkus
Ät: Ulzeröse Form der **chronisch venösen Insuffizienz** / Endstadium (häufigste Komplikation)
Epid: Ca. 30% d. Pat. im Stad. IV der Stammvarikosis haben ein Ulcus venosum

Klin:
- Tiefrotes Ulcus (häufig am medialen Unterschenkel/Knöchel), umgebende Haut meist hyperpigmentiert, trophische Störungen
- Juckreiz, unbestimmtes Schmerzgefühl ("restless legs")

Ther:
- Konservativ: **Kompression!**, ohne Kompression keine Heilung (nur durch die Kompression kann das Ödem zurückgedrängt werden und über die somit verkürzte Diffusionsstrecke die Zellen wieder mit O_2 und Nährstoffen versorgt werden --> Voraussetzung für eine Heilung) **Hydrokolloidverbände** (Varihesive^R, Comfeel^R) zur Wundreinigung und Konditionierung des Wundgrundes (diese können mehrere Tage auf der Wunde belassen werden)
- Operativ: Ind: Wenn d. Ulcus unter konsequenter! (1-2 Monate) Kompression nicht abheilt
  - Wundtoilette: Säuberung des Ulkusgrundes, unter Kompressionsverband Granulationsgewebe bilden lassen
  - Bei ausreichendem Granulationsgewebe --> Hauttransplantation (Mesh-Graft, Spalthaut --> müssen perforiert sein, um Sekretverhalt zu verhindern) + Kompressionsverband

Prog: Die Therapie erfordert **viel Geduld**, bei konsequentem Therapieregime können sehr gute Ergebnisse erzielt werden.

DD:
- Arterielles Ulcus (Pulsstatus) eher über der Tibia lokalisiert
- Ulcus bei Diabetes mellitus eher am lat. Unterschenkel lokalisiert
- Ulcus trophoneuroticum = Malum perforans (Polyneuropathie, Diabetes mellitus) eher an der Fußsohle lokalisiert
- Ulcus neoplasticum bei Tumoren
- Ulcus allergischer, toxischer oder infektiöser Genese

GEFÄßCHIRURGIE - LYMPHGEFÄßE

Anatomie:
Die Lymphe aus der unt. Extremität und dem Abdomen (Tr.interstinalis) trifft sich in der **Cisterna chyli** (liegt am Hiatus aorticus). Von dort wird die Lymphe weitergegeben an den **Duct.thoracicus** ("Milchbrustgang") der im linken Venenwinkel (Angulus venosus sin. zw. V.subclavia und V.jugularis int.) endet. Der Lymphabfluß des li. Armes und der li. Kopf-/Halshälfte erfolgt ebenfalls in den li. Venenwinkel. Der rechte Arm und die re. Kopf-/Halshälfte endet am re. Venenwinkel. Weitere mögliche lymphatische Einmündungsstellen (Varietäten) gibt es in die V.cava inf. und V.azygos.
Lymphknoten: Diese sind als Filterstationen in die Bahnen zwischengeschaltet. Größere Stationen finden sich in der Leiste, Axilla, Abdomen, parahilär der Lunge und am Hals.
Funktion: Abwehrfunktion (Lymphozyten), Filterfunktion (Lymphknoten), Transportfunktion (Proteine, Fette), Drainage der interstitiellen Flüssigkeit (ca. 2l/Tag).

LYMPHANGITIS

Syn: Volksmund: *"Blutvergiftung"*, mit Befall der Lymphknoten = Lymphadenitis
Ät: Bakterielle Lymphbahnenentzündung: meist Staphylokokken und Streptokokken mit Abszeß, Furunkel, Phlegmone, Panaritium als Quelle.

Gefäßchirurgie - Lymphgefäße

Path: Die Infektion breitet sich über die Lymphbahnen aus (roter Streifen) und mündet an den großen Lymphknotenstationen (Leiste oder Axilla) und gehen dort mit einer schmerzhaften Schwellung einher. Wird nicht rechtzeitig therapiert geht die Infektion über die Mündung des Lymphsystems in das venöse Gefäßsystem über --> Sepsis!

Klin:
- **Roter Streifen,** als druckschmerzhafter Strang, lokale Überwärmung
- Schmerzen an der Eintrittspforte (häufig nicht mehr sichtbar)
- **Schmerzhafte Schwellung der regionären Lymphknotenstationen**
- Evtl. Fieber, Leukozytose, Schüttelfrost --> **Cave: Sepsis!**

Diag:
1. Anamnese und klinische Untersuchung (Eintrittspforte?)
2. Szintigraphie: Speicherfähigkeit der Lk herabgesetzt
3. Röntgen: Lymphangiographie (nur im chron. Stadium erforderlich)

Ther:
- <u>Konservativ:</u> Ruhigstellung der Extremität, Verbände mit Rivanol-Lösung, Antibiose, **Tetanusschutz!**
- <u>Operativ:</u> Ind: Bei sichtbarem Abszeß, Furunkel, Phlegmone, etc.
  - Sanierung der Eintrittspforte (chirurgische Inzision)

Kompl:
* Nicht rechtzeitiges Einschreiten --> **Gefahr der Sepsis !**
* Bei rezidivierenden Lymphangititen- --> chronische Lymphangitis mit Lymphödem mögl.

DD:
- Oberflächliche Thrombophlebitis, Phlebitis migrans
- Lymphadenitis bei Systemerkrankungen, Tumoren

LYMPHÖDEM

Etlg:
- \# <u>Primäres Lymphödem:</u> Angeborene Insuffizienz des Lymphgefäßsystems (familiär bedingt, selten auch sporadisch)
- \# <u>Sekundäres Lymphödem:</u> Postoperativ, posttraumatisch, post radiationem, entzündlich, neoplastisch

Ät:
- <u>Angeboren oder sporadisch:</u> Aplasie/Hypoplasie des Lymphgefäßsystems, Dysplasien der Lymphwege mit Lymphangiomen bei Klippel-Trénaunay-Syndrom.
- <u>Iatrogen:</u> **Entfernung** regionärer Lymphknoten (z.B. Ausräumung der tiefen Axilla-LK bei Mamma-Ca), **Bestrahlung** regionärer Lymphknoten --> Fibrose der Lymphbahnen
- <u>Entzündlich:</u> Rezidivierende Lymphangitis od. Erysipel, Lymphangitis durch Wurmbefall der Lymphgefäße: Filariose mit Wuchereria bancrofti --> Elephantiasis (= Maximalform eines Lymphödems)
- Neoplastisch = Lymphödema tardum, Leukämien, Lk-Metastasen
- Posttraumatisch, Narben unterschiedlicher Genese

Stad:

I:	Latentes Lymphödem (Schwellungen nach banalen Traumen, z.B. Mückenstich)	
II:	Reversibles Lymphödem, insb. abends auftretend, Haut unverändert	
III:	Irreversibles Lymphödem: hart, blasses, nicht eindrückbares Ödem, Hauthypertrophie	
IV:	Elephantiasis (= fibrosklerotisches Lymphödem), entstellende Deformation	

Epid:
* Primäre Lymphödeme: <30.L.J. beginnend, späterer Beginn muß immer an einen malignen Prozeß denken lassen (sek. Form). In 90% d.F. **Frauen.**
* Nach Mamma-Ca-Lymphonodektomie der Axilla in 10% d.F., bei zusätzlicher Radiatio in bis zu 50% d.F.!

Klin:
- Lymphödem: Harte, glatte, nicht eindrückbare Haut, Hauthypertrophie, eher kühle Haut
- Primäres Lymphödem: Meist an Zehen, Fußrücken und Knöchel Stemmer-Zeichen: Tiefe einschneidende, starre Querfalten an den Zehen
- Sekundäre Lymphödeme: Meist ganzes Bein/Arm betroffen

Diag: 1. **Anamnese** (Operationen, Verletzungen, Radiatio?) und klinische Untersuchung
2. Röntgen: Lymphographie --> Nachweis path. Gefäßveränderungen
3. Lymphsequenzszintigraphie: Speicherungsdefekte

Ther: ▪ Konservativ: Konsequentes Tragen von Kompressionsverbänden, Hochlagerung der Extremität, **manuelle Lymphdrainagetherapie**
Evtl. schonende Diurese, Antibiose, niedrigdosiert Kortikoide
▪ Operativ: Ind: Stad. (III) IV = invalidisierendes Lymphödem
- **Innere Drainage-Op** nach THOMPSON: Keilresektion von Subcutangewebe + Faszie, Einschlagen des epidermisbefreiten Hautstreifens in eine darunterliegende Muskelloge
--> Ableitung des oberflächlichen Lymphstroms in die tiefen Lymphbahnen
- Op n. NIEBULOWICZ: Anschluß von Lymphknoten an Venen --> Lymphabfluß
- Op n. CHARLES: Abtragung des gesamten ödematösen Subcutangewebes

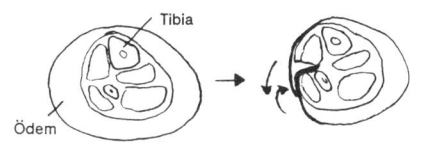

Prog: In 3/4 d.F. lassen sich gute bis befriedigende Op-Ergebnisse erzielen.

Kompl: * Rezidivierendes Erysipel, Thrombophlebitiden
* **Stewart-Treves-Syndrom:** Angioplastisches Sarkom (selten) auf dem Boden eines chronischen Lymphödems mit einer Latenz von ca. 10 Jahren.
Op: * Evtl. Verstärkung des distalen Lymphödemes (Fuß)

DD: - Schwellung und Ödem durch **chronisch venöse Insuffizienz**, bei Überschreitung der Transportkapazität des Lymphgefäßsystemes auch kombiniertes Ödem bei venöser Insuffizienz möglich.
- **Lipödem:** Fettverteilungsstörung (eher Hüfte und Oberschenkel)
- Traumatisch: Sudeck-Dystrophie
- Kardial bedingtes Ödem (Herzinsuffizienz) --> Druck: bleibende Dellen!
- Renal/hepatisch bedingtes Ödem (Albuminurie, Hypoproteinämie)

Proph: Nach **Mamma-Ca-Lymphonodektomie und/oder Radiatio:** keine Injektionen am betroffenen Arm (auch wenn noch kein Ödem vorhanden ist!!), keine übermäßige Kälte/Wärme, keine Überbelastung des Armes, keine mechanische Reize.

LYMPHZYSTEN/FISTELN

Syn: Lymphozelen, variköse Lymphektasien

Ät: Nach Lymphgangdurchtrennung durch Trauma, iatrogen (Operationen, Probeexzisionen) --> Retentionszysten, Fisteln

Klin: Evtl. druckschmerzhafte Raumforderungen

Diag: 1. Anamnese (Op, Trauma ?) und klinische Untersuchung
2. Röntgen: Lymphographie, Fisteldarstellung

Ther: ▪ Konservativ: Bei kleineren Zysten/Fisteln --> Kompressionsverbände
▪ Operativ: Ausschälen der Zyste und Unterbindung des Zuflusses

VISZERALE LYMPHZYSTEN/FISTELN

Syn: Chylaszites, Chylothorax

Ät:
- Traumatisch oder iatrogen: Operationen/Punktionen (z.B. thorakale Aortenaneurysmen, Pneumektomie, Pleurapunktion, Subclavia-Katheter)
- Tumoren: Lymphosarkome, Lymphome, Pleuratumoren, M.Hodgkin

Klin:
- Raumforderung im Thorax --> evtl. Dyspnoe, Chylusreflexsyndrom in das Abdomen, Beinperipherie
- Abdomen: freie Flüssigkeit

Diag:
1. Anamnese (Trauma, Op) und klinische Untersuchung
2. Röntgen: Thorax, Abdomen
3. Sonographie: Nachweis von Pleuraerguß oder freier Flüssigkeit im Abdomen

Ther:
- Konservativ: Chylothorax: Drainagebehandlung für ca. 2 Wochen versuchen, Abdomen: Aszitespunktionen --> keine Abnahme d. nachlaufenden Chylus --> Op
- Operativ:
  - Fistelumstechung, Deckung der Leckage, Fibrinklebung
  - Abdomen: Lymphogene Anastomose zu einer Vene, evtl. Darmresektion des fistelbetroffenen Darmabschnittes

Kompl: Ausbildung von Lymphfisteln: in Harnwege --> Chylurie, Thorax, Abdomen

LYMPHADENOPATHIE

Syn: Lymphknotenschwellung, Lymphadenitis

Anatomie: Lymphknoten-Abwehrgebiete:
I. Kopfbereich: Nll.occipitales, mastoidei, retro- u. praeauriculares, submandibulares, submentales
II. Hals und Nacken: Nll.cervicales superficiales et profundi (sup. et inf.)
III. Obere Rumpfhälfte u. Extremität: Nll.pectorales, axillares, cubitales
IV. Untere Rumpfhälfte u. Extremität: Nll.inguinales, poplitei

Ät:
- **Entzündung/Infektion** im Zuflußgebiet der Lymphknoten (z.B. Lymphangitis, virale Infektionen im HNO-Bereich) meist Staph-, Streptokokken, aber auch an **HIV, TBC**, Toxoplasmose, Brucellose, Yersinien (--> mesenterial), Mononukleose (M. Pfeiffer --> Halslymphome) denken.
- Maligne **Lymphome** (Non-Hodgkin-Lymphome), **Lymphogranulomatose** (M. Hodgkin), Lymphosarkom, **Sarkoidose** (M. Boeck)
- **Metastase** eines Tumors im Zuflußgebiet der Lymphknoten (z.B. HNO-Tumoren, Bronchial-Ca, Mamma-Ca, usw.)

Klin:
- Schmerzhafte oder nicht schmerzhafte Schwellung der Lymphknoten
- Infektiös: Schmerz, Schonhaltung, Fieber, evtl. Schüttelfrost (Cave: Sepsis), lokale Überwärmung und Rötung

Diag:
1. Anamnese (Dauer ?) und klinische Untersuchung, HIV-Test
2. Jede länger bestehende Lymphadenopathie muß der **Histologie** zugeführt werden --> Op: **Probebiopsie** oder **Exstirpation** (gesamter Lk), Histologie, Untersuchung auf TBC
3. Bei V.a. malignes Lymphom --> Knochenmarkpunktion, Thorax- und Abdomen-CT
4. Röntgen: verbreitertes Mediastinum ? --> bei Verdacht Mediastinoskopie und Histologie
5. Bei V.a. Metastasen --> Untersuchung des Zuflußgebietes (s.o.) der Lymphknoten

Kompl: Infektion --> Lymphdrüseneinschmelzung --> Abszeß, Sepsis

THORAX

Anatomie:
Orientierungslinien: Von vorne Mitte nach hinten zur Wirbelsäule geordnet
Mediosternallinie - Parasternallinie - Medioklavikularlinie -- Vordere Axillarlinie - Mittlere Axillarlinie - Hintere Axillarlinie -- Skapularlinie - Paravertebrallinie - Mediovertebrallinie.

Pleura:
Pleura visceralis überzieht die Lunge, *Pleura parietalis* hat die Teile pars mediastinalis, costalis und diaphragmatica. Im Pleuraspalt Exsudation und Resorption bis 1 Liter/Tag möglich. Ausgeprägte gute arterielle, venöse und lymphatische Versorgung.
Intrapleuraler Druck: -7 (Inspiration) bis -3 cmH_2O (Exspiration) bis +6 cmH_2O (Pressen)

Mediastinum: Begrenzung vorne Sternum, hinten BWS, seitlich Pleurasäcke, unten Centrum tendineum des Diaphragma, oben Eintritt v. Ösophagus, Trachea und supraaortalen Gefäßen.

Pulmo: **Rechts 10 Lungensegmente:** 3 Ober-, 2 Mittel-, 5 Unterlappen)
Links 9 oder 10 Lungensegmente: 3 Ober-, 2 Lingula, 4 oder 5 Unterlappen (Oberlappen und Lingula (= Segment 4 und 5) haben gemeinsam einen Bronchus, Segment 7 fehlt).
Röntgenologisch: Lungenoberfeld = Lungenspitze bis Höhe 2.Rippe, Mittelfeld = 2.-4.Rippe, Unterfeld = 4.Rippe bis Zwerchfell.

Tracheobronchialbaum: Trachea - Trachealbifurkation (Carina) - Hauptbronchus - Lappenbronchus - Segmentbronchien, pro Segment je ein Versorgungsgefäß
Lage des Bronchus zu den Gefäßen:
Linke Lunge: Arterie Bronchus Vene (von kranial nach kaudal)
Rechte Lunge: Bronchus Arterie Vene (von kranial nach kaudal)

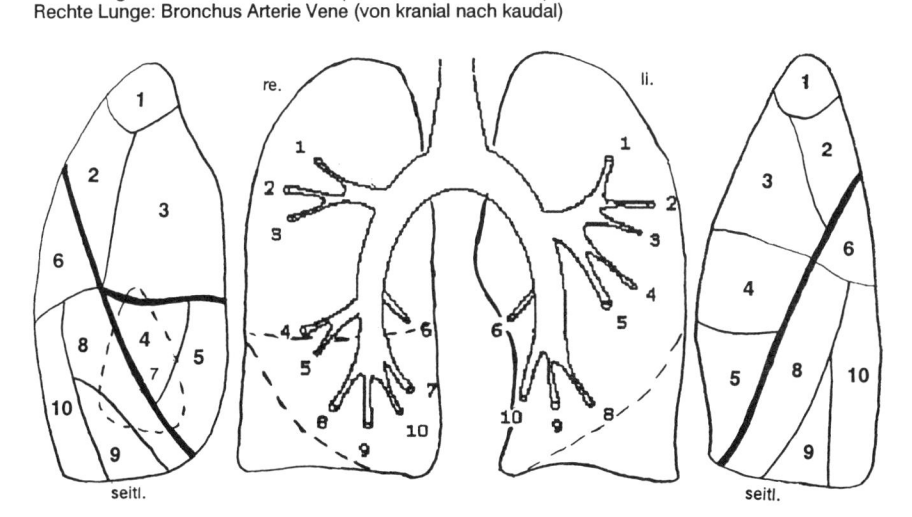

Lymphstationen der Lunge:
Peribronchial:
1. Nodi lymphatici pulmonales = intrapulmonal, an Bronchiengabelungen
2. Nodi lymphatici bronchopulmonales = Hilus-Lymphknoten

Mediastinal:
3. Nodi lymphatici tracheobronchales = direkt sup. und inf. der Trachealbifurkation
4. Nodi lymphatici paratracheales = Lymphknoten entlang der Trachea
   Nodi lymphatici paraaortales, paraösophageales oder am Lig. pulmonale
Extrathorakal:
5. Nodi lymphatici supraclaviculares (zählen noch als regionäre Lk im TNM-System)
6. Nodi lymphatici cervicales profundi (zählen als Fernmetastasen im TNM-System)

Fehlbildungen:
Angeborene Deformitäten: Trichterbrust, Hühnerbrust, Sternumspalten, Kyphose, Skoliose
Pleurazysten: Hohlräume mit Epithelauskleidung (meist angeboren)
Lungensequestration: Fehlender bronchialer Anschluß eines Lungenanteils und vaskuläre Mißbildung
Mißbildungen des Tracheobronchialsystems: Bronchogene Zysten, lobäres Emphysem, zystische Adenomatose

THORAXTRAUMA

Etlg: # **Stumpf** (Verkehrs- oder Arbeitsunfälle) / penetrierend (Stich-, Schuß- oder Pfählungsverletzungen, insg. selten)
Verletzung des Brustkorbes (Thoraxprellung, Rippenfrakturen) / Verletzung des Mediastinums / Verletzung der Lunge: Lungenkontusion, Lungeneinriß, Bronchusruptur, Pneumo- und Hämatothorax

Epid: * 25% aller tödlichen Unfallverletzten sterben an den Thoraxverletzungen
* 70% haben keine alleinige Thoraxverletzung! --> zusätzliche Diagnostik wichtig! Immer an ein Polytrauma denken!

Diag: 1. Anamnese (Unfallhergang) und klinische Untersuchung:
   - Inspektion: Prellmarken, seitendifferente Atemexkursionen, Zyanose, Vorwölbungen am Thorax, Instabilität, atemabhängige Schmerzen, Einflußstauung, schlürfendes Geräusch (offener Thorax), blutiges Sputum
   - Palpation: Hautemphysem, Druck- od. Kompressionsschmerzen, Krepitation
   - Perkussion: Dämpfung oder hypersonorer KS, Atembeweglichkeit
   - Auskultation: abgeschwächtes AG, seitendifferente AG
   - Immer gesamten Körper untersuchen (Ausschluß von Begleitverletzungen)
2. Röntgen: Thorax in 2 Ebenen, ggf. orientierendes CT, evtl. kurzfristige Wiederholungen notwendig! Knöchernes Skelett zum Ausschluß von Begleitverletzungen.
3. **Pulsoximetrie** bereits präklinisch durch den Notarzt, Labor: Blutgasanalyse, EKG, ZVD
4. Sonographie: Abdomen --> Begleitverletzungen ausschließen, Pulmo --> Ergüsse?
5. Bei V.a. Gefäßverletzungen --> Angiographie in Op-Bereitschaft
6. Bei V.a. Bronchusruptur --> Bronchoskopie

Ther: ▪ Notfallmaßnahme: Sicherstellung der Atmung (Atemwege freihalten), ggf. frühzeitige Intubation u. kontrollierte Beatmung, Entlastung e. Spannungspneumothorax (s.o.), Schockbehandlung, Oberkörperhochlagerung od. Lagerung des Pat. auf der verletzten Thoraxseite
▪ Konservativ: Stumpfes Thoraxtrauma mit Hämatothorax, Pleuraerguß --> **frühzeitige Pleuradrainage** (bei anhaltendem Blutverlust über die Drainage >200ml/Std. --> Op-Ind.)
▪ Operativ: Ind: Stumpfes Thoraxtrauma mit persistierenden Blutungen bei Gefäßverletzungen, Herzbeuteltamponade, Tracheobronchialsystemrupturen, Ösophagusruptur, Zwerchfellruptur.
   Offenes Thoraxtrauma mit penetrierender Verletzung von Herz, Gefäßen, Tracheobronchialsystem oder Ösophagus.
   - Zugang: Antero-laterale oder postero-laterale Thorakotomie, bei sicherer Herzbeteiligung Sternotomie
   - Op der betroffenen Strukturen (siehe jeweiliges Kapitel)

Thorax | Seite 87

Kompl:
* **Kreislaufinsuffizienz:** Durch Volumenmangel, Gefäßverletzungen (V.cava, Aorta, Koronargefäße), myogene Herzinsuffizienz, Herzkontusion mit Herzmuskelödem, Koronarthrombose mit Myokardinfarkt, Verletzung innerer Herzstrukturen (Papillarmuskelriß, Klappenein- od. -abriß) od. Herzbeuteltamponade
* **Respiratorische Insuffizienz** (z.B: durch schmerzbedingte Hypoventilation, Lungenparenchymkompression durch Spannungspneumothorax, Hämatothorax, Schocklunge, Entwicklung eines ARDS, Verletzung des Tracheobronchialsystems, instabiler Thorax)
* **Rippen- / Rippenserienfraktur**, Sternumfraktur als Impressions- oder Stückfraktur
  --> evtl. schmerzbedingte Hypoventilation, instabiler Thorax, paradoxe Atmung, Lungenkontusion, Pneumothorax, Spannungspneumothorax, Schocklunge, Herzkontusion
* **Pneumothorax / Spannungspneumothorax**, Bronchusruptur, Bronchialfistel
* **Hämatothorax** (Blutungen in die Pleurahöhle)
* Chylothorax (Verletzung des Duct. thoracicus)
* Mediastinal- / Hautemphysem
* Bronchopleurale Fistel, Pleuraempyem, Pneumonie, Pleuraschwarte (Spät-Kompl.)
* Ösophagusverletzung (evtl. mit anschließender Mediastinitis)
* Zwerchfellruptur (--> Herniation abdomineller Organe in den Thoraxraum mit Verdrängung der Lunge oder Mitverletzung von Leber, Milz, Magen, Colon, Dünndarm)
* Herzbeuteltamponade --> Kreislaufinsuffizienz (Ther: Punktion)
* Aortenruptur (bei starken Dezelerationstraumen, thorakale Aorta meist distal des Isthmus)
* Offene Thoraxverletzung --> offener Pneumothorax, evtl. Pleuritis, Mediastinitis
* <u>Polytrauma, Zweihöhlenverletzung</u>: **Immer an Mitverletzung anderer Organe denken!**

PNEUMOTHORAX

Syn: Klinisch oft "Pneu" genannt

Ät:
- <u>Spontan</u>: Ruptur einer od. mehrerer subpleural gelegener **Emphysemblasen** (= Abhebung der Pleura visceralis vom Lungenparenchym durch innere 'Lungenverletzung', meist apikal), insb. bei Rauchern, Asthmatikern, jugendlichen Sportlern oder auch bei TBC-Kavernen, durchgebrochenem Karzinom = Pneumothorax **von innen** (geschlossener Pneu)
- <u>Penetrierendes Thoraxtrauma</u> --> Durchspießung der Brustwand **von außen** (offener Pneu) oder traumatischer Bronchusriß --> es entsteht daraus fast immer ein Spannungspneumothorax (= Ventilpneumothorax)
- <u>Iatrogen</u>: Subclaviakatheter, Überdruckbeatmung, Pleurapunktion und **jede Operation am eröffneten Thorax!**

Etlg:
\# Offener Pneumothorax führt zum Mediastinalflattern/-pendeln
\# Einfacher, geschlossener Pneumothorax = ohne Verlagerung des Mediastinums
  * Primär = Spontanpneumothorax: minimale Traumen bei degenerativen Veränderungen im Lungengewebe, v.a. Lungenspitze
  * Sekundär: als Folge einer Lungenerkrankung (z.B. Emphysem, Kavernen, Abszesse)
\# Spannungspneumothorax/Ventilpneumothorax führt zur Mediastinalverlagerung
  Innerer: durch Verletzung der Lungenoberfläche
  Äußerer: durch Verletzung der Thoraxwand

Path:
- Durch eine Eröffnung des Pleuraraumes geht der vorhandene **Unterdruck** durch Druckausgleich zwischen innen und außen verloren --> Luft im Pleuraum, die Lunge kollabiert.
- <u>Offener Pneumothorax</u>: die Lunge kollabiert, durch die Verbindung nach außen. Bei der In- und Exspiration kommt es zum Hin- und Herpendeln des Mediastinums in Richtung der gesunden Seite; ebenso wandert in den Bronchien Luft hin- und her = **Pendelluft** genannt.

Spannungspneumothorax: durch den **Ventilmechanismus** gelangt bei jeder Inspiration Luft in den Pleuraraum, die aber bei Exspiration nicht mehr entweichen kann --> zunehmende intrapleurale Drucksteigerung --> **Verlagerung des Mediastinums** zur gesunden Seite, Kompression der noch gesunden Lunge, Kompression des Herzens mit Behinderung des venösen Rückstroms (Erhöhung des ZVD). Eine Beatmung des ateminsuffizienten Patienten, insb. mit Überdruck, verschlimmert dabei den Zustand durch weitere Kompression.

Klin:
- Plötzlich eintretende Atemnot (erst relativ spät!, dann v.a. bei Belastung), Schmerzen im Thorax, Husten (trocken)
- Spannungspneu: zunehmende Atemnot, Zyanose, Schmerzen, Tachykardie, Einflußstauung (sichtbar an deutlich dilatierten Vv.jugulares und Venen des Zungengrundes), Schockgefahr!
- Evtl. Hautemphysem um die Verletzungsstelle
- Fieber, wenn der Pneumothorax längere Zeit besteht

Diag: 1. Anamnese (Thoraxtrauma, Spontan: jüngerer Patienten) und klinische Untersuchung: Perkussion --> **hypersonorer Klopfschall**, Seitenvergleich! Auskultation --> **abgeschwächtes Atemgeräusch** (selten ganz fehlend) auf der Seite des Pneumothorax
2. Röntgen: Thorax in Exspirationsstellung --> Lungenkollaps mit "leerem Thorax", Mediastinalverlagerung

Ther:
- **Akute Behandlung**
  - Offener Pneumothorax: Verschluß der Eintrittspforte mit luftdichtem Verband
  - Spannungspneumothorax: **Unverzügliche Entlastung** durch **Punktion** des Pleuraraumes, z.B. mit großlumiger Kanüle/Braunüle im 2. ICR medioklavikular (am Rippenknochenoberrand eingehen) oder mit Pleurakanüle nach Matthys (mit einem eingebauten Ventil) / Tiegel'sche Kanüle (= Kanüle mit eingeschnittenem Fingerling: Luft kann raus, aber nicht mehr rein). Vor jeglicher Beatmung muß beim Spannungspneumothorax eine Saugdrainage angelegt werden!
- **Bei allen Pneumothoraces Anlegen einer Pleurasaugdrainage:**
  Hautdesinfektion, Lokalanästhesie, Stichinzision der Haut (diese wird **1-2.ICR tiefer** durchgeführt als die Durchtrittsstelle des Trokars in den Pleuraraum (s.u.), um eine Abdichtung zu gewährleisten), über einen Trokar Einführen des Katheters in den Pleuraraum (Cave: Interkostalgefäße befinden sich an der Unterseite der Costae, daher Trokar immer an der Oberseite der Rippen entlangführen)
  Zwei Durchtrittsstellen sind heute gebräuchlich:
  4. ICR hintere Axillarlinie (BÜLAU-Saugdrainage) und intrapleural hochschieben des Katheters bis ca. in die Höhe des 1.-2. ICR
  2. ICR Medioklavikularlinie (MONALDI-Lage)
  Exakter Wundverschluß und Fixation der Drainage, Anschluß des Sogs (ca. 20 cmH$_2$O)
  Rö.: Thorax zur Kontrolle der Katheterlage
- **Spontaner Pneumothorax** durch Emphysemblasenruptur: Saugdrainage, bzw. HEIMLICH-Ventil (Luft kann raus, aber nicht hinein) für 5-10 Tage. Fibrinpleurodese (Verkleben der Pleurablätter) bei Versagen der Saugdrainagentherapie, bzw. bei rezidivierendem Spontanpneumothorax.
- Sehr kleine spontane Pneumothoraces (Mantelpneu) resorbieren sich von selbst und müssen nur kontrolliert werden.
- Bei Rupturen von Aorta, Ösophagus oder Haupt- od. Lappen-/Segmentbronchen muß thorakotomiert und die Verletzung operativ versorgt werden.
- **Operativ:** Bei großen bronchopleuralen Fisteln (Pneu mit Saugdrainage nicht zu beheben) oder Bronchusrupturen: Thorakotomie und Übernähen der Fistel oder Lungensegmentresektion. Bei rez. Spontanpneumothoraces offene parietale Pleuraresektion.
- Neuerdings auch *thorakoskopische* (minimal invasive Chirurgie) partielle (apikale) Pleuraresektion und insb. **endoskopische Übernähung von Emphysemblasen** (mit spez. Klammergeräten = Endo-GIA) oder endoskopische Fibrinklebung mit guten Ergebnissen möglich (zumindest für Bullae bis 1 cm Größe).

Kompl:
* Respiratorische Insuffizienz, Spannungspneu: zusätzlich kardiale Insuffizienz --> Entwicklung eines Schocks mit ernster Prognose
* Pleurainfiltrat: Sero-Pneumothorax --> Vernarbung, Fibrothorax
* Rezidive bei Emphysemblasen

Op:
* Interkostal-Nerven/Gefäß-Verletzung durch den Kathetertrokar
* Infektion und Keimverschleppung
* Bronchusanschluß der Drainage (-->fehlende Sogwirkung)

DD:
- Hämatothorax bei Rippenserienfrakturen --> Ther: Pleurapunktion (8.ICR hintere Axillarlinie)
- Instabiler Thorax mit paradoxer Atmung bei Rippenserienfrakturen

PLEURAERGUß

Def: Flüssigkeit in der Pleurahöhle

Ät:
- **Mitreaktion bei Entzündungen:**
  ◊ Intrathorakale Entzündungen, z.b. Pneumonie, Bronchopneumonie
  ◊ Mediastinale Entzündungen, z.B. nach Traumata (Oesophagusperforation, Boerhaave-Syndrom)
  ◊ Intraabdominelle Entzündungen, z.b. bei Peritonitis, Cholezystits, Pankreatitis, Leberabszeß, subphrenischem Abszeß
- Nicht entzündlich: Mediastinum od. Thorax: **Herzinsuffizienz**, Atelektasen, Pneumothorax Abdomen: Leberzirrhose
- **Tumoren:** Lunge, Pleura (primär oder metastatisch), Ovarialfibrom (Meigs-Syndrom)
- Systemisch/rheumatische Erkrankungen, Kollagenosen unter Einbeziehung der Pleura

Path:
- Formen: Serothorax, Hämatothorax, Pyothorax, Chylothorax
- **Transsudat** <1015 spez. Gewicht, <3g/dl Eiweiß: Bei kardiovaskulären Erkrankungen, Hypoproteinämie (Leberzirrhose, nephrotisches Syndrom), Urämie.
- **Exsudat** >1015 spez. Gewicht, >3g/dl Eiweiß: Bei Infektion oder Malignomen.

Klin:
- Atemnot, Dyspnoe
- Evtl. Schmerzen

Diag:
1. Anamnese und klinische Untersuchung: Perkussion --> Dämpfung (erst ab ca. 500 ml Erguß), Auskultation: abgeschwächtes Atemgeräusch
2. Sonographie
3. Röntgen: Thorax in 2 Ebenen --> Erguß sichtbar ab 100 ml in Seitenlage (ab 300ml im Stehen), CT-Thorax
4. **Klärung der Ursache durch Punktion** mit Rotanda-Spritze: Punktion im geschlossenen System (3-Wege-Spritze)
Punktion im Sitzen von hinten, Patient sitzt nach vorn gebeugt: Lokalanästhesie, Stichrichtung: horizontal in Höhe des 7. oder 8. ICR in der hinteren Axillarlinie bis Brustwand durchstochen ist, dann Stichrichtung etwas nach oben.
--> **Untersuchung des Punktates:**
- **Bakteriologisch** (auch auf TBC)
- Pathologie/**Zytologie** (Tumoren ?)
- Eiweißgehalt
- Erythrozyten-, Leukozytenzahl
- Amylase
- Evtl. pH-Messung (z.B. zur Diagnose eines Boerhaave-Syndroms)

Ther:
- Punktion mit Rotanda-Spritze: Entfernung von ca. 200 ml/Tag
--> Verbesserung der respiratorischen Funktion
- Bei rezidivierendem Erguß: Thoraxdrainage, ca. 5./6. ICR mittlere Axillarlinie
- **Behandlung des Grundleidens!**

Kompl: * Ausbildung eines chronischen Pleuraergusses
* Ausbildung e. Pleuraschwarte (Granulationsgewebe) --> Lungenfunktionseinschränkung
Pkt: * Infektion!

CHYLOTHORAX

Ät: - **Trauma** (Wirbelkörperfrakturen, Rippenfrakturen, Schuß- oder Stichverletzungen)
- **Iatrogen** (Eingriffe an der Aorta oder den Lungen)
- Kongenital (Aplasien)
  idiopathisch (meist mit Chylaskos = Lymphe subdiaphragmal)
- Symptomatisch (bei Entzündungen oder tumorösen Fisteln mit Abflußbehinderung)

Path: Einriß des Ductus thoracicus oder der Cisterna chyli, ein längeres Zeitintervall zwischen Trauma und Chylothorax ist möglich.

Diag: Punktion ergibt **sterile** milchig trübe Flüssigkeit **mit Lymphozyten**

Ther: ▪ Konservativ: Punktionen, evtl. Bülau-Drainage, parenterale fettfreie Ernährung
▪ Operativ: Ind: Konservativ nicht sistierende Lymphsekretion
  - Ligatur des Dct. thoracicus über transthorakalen oder subdiaphragmalen Zugang

Kompl: Zusätzlich Chylaskos (subdiaphragmaler Lymphaustritt)

HÄMATOTHORAX

Syn: Hämothorax

Ät: - Trauma: **Rippenserienfrakturen, Thoraxkompressionstrauma**
- Iatrogen: postoperative Nachblutungen, Punktionen, Lungenbiopsien, Punktion für zentralen Venenkatheter
- Hämorrhagische Ergüsse: Pleuramesotheliom, Lungenembolie, Infarkt

Path: Lok. der Blutungsquellen: Interkostal-Arterien, A.mammaria interna, Mediastinalgefäße (Aorta, Lungenhilusgefäße), Lungengefäße (Blutungen aus dem Lungenparenchym sind aber selten)

Klin: ▪ Behinderung der Atmung abhängig von der Größe des Ergusses --> Dyspnoe, Hämoptoe
▪ Evtl. Schocksymptomatik

Diag: 1. Anamnese (Trauma, iatrogene Eingriffe ?) und klinische Untersuchung:
   Perkussion: Dämpfung der unteren Thoraxpartie
   Auskultation: abgeschwächtes AG
2. Röntgen-Thorax in 2 Ebenen: Verschattung, evtl. Mediastinalverdrängung, ggf. CT
3. Pleurapunktion fördert Blut

Ther: ▪ Konservativ: Entlastung der Pleurahöhle durch Pleurapunktion (bei frischem noch flüssigem Blut), Thoraxsaugdrainage (dick, ca. 28 Ch)
▪ Operativ: Ind: Blutverlust > 500ml/Std. oder 800ml/Tag (selten)
  - Thorakotomie, Aufsuchen der Blutungsstelle und Übernähung / Resektion
▪ Wichtig ist die vollständige Entfernung des Blutes aus dem Pleuraraum

Kompl: * Lungenkompression, Herzinsuffizienz, Globalinsuffizienz, hämorrhagischer Schock
* Infektion
* Spätfolgen: Schwartenbildung

PLEURAEMPYEM

Syn: Pyothorax

Def: Empyem = Eiter in präformierter Höhle, hier Pleura

Ät: - <u>Entzündung:</u> Pneumonie (Pneumokokken, Staphylokokken, Infarktpneumonie), Mediastinitis, Bronchiektasen, Lungenabszeß, peripherer Lungentumor, Ösophagusperforation, bronchopleurale Fistel, Mediastinitis, TBC (Kavernenruptur)
Peritonitis, Leberabszeß, Pankreatitis od. subphrenischer Abszeß (als hämatogen gestreute Infektion oder per continuitatem)
- <u>Trauma:</u> Perforation, Penetration, offener Pneumothorax
- <u>Postoperativ:</u> Lungen-Op., Ösophagus-Op., Thoraxdrainagen

Path:
- Exsudation mit diffuser Eiterung --> Abgrenzung durch Granulationsgewebewall --> Pleuraschwarte
- Durchbruch nach außen durch Thoraxwand = Empyema necessitatis (außen imponierend als Abszeß) oder Anschluss ans Bronchialsystem --> Abhusten von putridem Sekret
- <u>Erregerspektrum:</u> Staph. aureus, E.coli, Klebsiellen, selten TBC
- <u>Lok:</u> meist basale Eiteransammlungen, seltener Mittel- od. Obergeschoß oder interlobär

Klin:
- Schwere Infektion: hohes Fieber (bei TBC meist nur subfebrile Temp.), Kreislaufdepression, eingeschränkte Lungenfunktion, Dyspnoe, Sepsis
- Evtl. Husten mit Eiter
- Thorax- und Schulterschmerz
- Lokale Überwärmung und Rötung, Vorwölbung und Schmerz bei Empyema necessitatis

Diag:
1. Anamnese und klinische Untersuchung: perkutorisch dumpfer Klopfschall
   Auskultatorisch: abgeschwächtes AG
2. <u>Labor:</u> Leukozytose, BSG-Erhöhung
3. <u>Röntgen:</u> Thorax --> Verschattungen, evtl. sichtbare Spiegelbildung durch Eiterhöhlen
4. Sonographie
5. <u>Punktion</u> --> Bakteriennachweis und Antibiogramm, TBC-Kontrolle

Ther:
- <u>Konservativ:</u> Großlumige Thoraxsaugdrainage, systemische Antibiose für 4-6 Wochen. Evtl. Fibrinauflösung in d. Empyemhöhlen durch Instillation von Varidase^R in NaCl-Lösung --> Frage: Ausheilung?, sonst operative Schwartenentfernung (spätestens nach 8 Wochen)
- <u>Operativ:</u> Ind: Pleuraschwartenbildung bei weiter entzündlichem Prozeß, stark gekammerte Empyeme
  - Offene Thorakotomie: Dekortikation und Spülung der Pleurahöhle
  - Endoskopischer thoraxchirurgischer Eingriff bei gekammerten Empyemen: Vereinigung und Drainage der Empyemhöhlen
  - Bronchopleurale Fisteln müssen zur Parenchymsanierung reseziert/übernäht werden
  - Selten Thorakoplastik notwendig (Resektion von Pleura + Rippen)
- Postoperativ: Thoraxsaugdrainage

Prog: Op-Letalität bis 3-10%.

Kompl:
* Entwicklung einer Sepsis
* Ausbildung gekammerter Empyeme (insb. nach Punktionen)
* Ausbildung einer bronchopleuralen Fistel
* Durchbruch nach außen durch die Thoraxwand = Empyema necessitatis (außen imponierend als Abszeß)
* **Pleuraschwartenbildung,** Zwerchfellhochstand, Thoraxhälftenschrumpfung, Mediastinalverlagerung, Skoliose, Cor pulmonale, Amyloidose

Op: * Thorakoplastik: Throaxdeformierung, Skoliose, Ventilationseinbuße, Cor pulmonale

DD: Pleuratumoren, insb. bei Pleuraverschwartung

PLEURATUMOREN

Etlg: # **Primäre Pleuratumoren:** 70% benigne (Lipome, Fibrome, Hämangiome)
--> Op.-Indikation gegeben, da Dignitätsänderung von benigne in maligne möglich
Maligne: Werden alle **Pleuramesotheliome** genannt
Sekundäre Pleuratumoren = **Metastasen** (Mamma-, Bronchial-, Magen-, Ovarial-Karzinom), Lymphangiosis carcinomatosa

Ät: - Pleuramesotheliom: **Asbestexposition**
- Metastasen: Absiedlungen auf hämatologischem Weg, auch per continuitatem (Bronchial-, selten Mamma-Karzinom) mögl.

Path: · Formen: Pleuramesotheliom breitbasig, gestielt (Solitärknoten, lokale Form mit günstigerer Prognose) oder flächenhaft (diffus, Prognose schlecht) wachsend
· TNM des Pleuramesothelioms:
T_1 = Tumor begrenzt auf ipsilaterale Pleura, T_2 = ipsilaterale Lunge od. Zwerchfell/Perikard, T_3 = Tumor infiltriert ipsilaterale Brustwandmuskulatur/Rippen oder mediastinale Organe T_4 = Befall kontralateraler Pleura/Lunge od. Peritoneum, intraabdominelle Organe od. Hals
N_1 = Metastasen in ipsilateralen peribronchialen oder hilären LK, N_2 = Metastasen in ipsilateralen mediastinalen LK, N_3 = Metastasen in kontralateralen mediastinalen LK od. Skalenus- oder supraklavikuläre LK

Klin:
- Gutartige Tumoren werden meist asymptomatisch als Zufallsbefund entdeckt
- Schmerzen
- Ergußbildung (Tumoren behalten meist die Eigenschaften der Pleurazellen bei) unklarer **Pleuraerguß**, wenn **hämorrhagisch** --> Verdacht auf Pleuramesotheliom
- Atemnot, kardiorespiratorische Insuffizienz bei massivem Erguß

Diag: 1. Anamnese und klinische Untersuchung: Perkussion: Dämpfung
2. Röntgen: Thorax in 2 Ebenen: Rundherd --> CT
3. Punktion des Ergusses (aber: nur bei 15% der Mesotheliompatienten ist der zytologische Befund positiv)
4. Thorakoskopie mit PE

Ther: ■ Operativ: Ind: Lokalisiertes Mesotheliom, benigne Pleuratumoren
- Pleuramesotheliom: **radikale Operation** mit Entfernung der Pleura mit Pulmo = Pleurapneumektomie + Entfernung des homolat. Herzbeutels und Zwerchfells, Zwerchfellersatz durch Mersilenenetz + Omentum majus, Thoraxwandresektion
- Palliativ im Spätstadium des Pleuramesothelioms: lediglich Pleurektomie und Radiatio
- Pleurametastasen: meist nur palliative resezierende Maßnahmen oder Radiatio möglich

Prog: Pleuramesotheliom: Schlechte 5-Jahres-Überlebensrate = ca. 5-10% (durchschnittliche Überlebenszeit nur 1-2 Jahre nach Diagnosestellung).

LUNGENABSZEß

Ät: - Pneumonien
- Fremdkörperaspiration, Aspiration von purulentem Sekret aus NNH od. Tonsillen
- Lungeninfarkt, Emphysemblasen, Bronchiektasen --> Superinfektion
- Nach penetrierenden Thoraxverletzungen
- Subphrenische Abszesse mit transdiaphragmaler Ausbreitung
- Hämatogene Streuung septischer Herde (z.B. Osteomyelitis, Prostatitis) Lymphogene Streuung bei Oberlippenfurunkeln, Mundbodenphlegmonen
- Allg. Infektabwehrschwäche --> konsumierende Prozesse, Kachexie, okkulte Karzinome, Alkoholismus, Drogenkonsum, HIV ausschließen

Path: • Eiterung des Lungengewebes mit Parenchymeinschmelzung und Höhlenbildung (nicht tuberkulös)
• Erregerspektrum: Staphylokokken, Pneumokokken
• Verlauf: Innere spontane Drainage in das Bronchialsystem --> eitriges Sputum, Foetor ex ore, Luftspiegel über den Abszessen im Rö-Thorax oder Chronifizierung mit Kapselbildung

Klin: ▪ Husten und Auswurf (eitrig, putride riechend beim Anschluß des Abszesses an das Bronchialsystem)
▪ Lokaler Atemschmerz, Thoraxschmerz (pleurale Mitbeteiligung)
▪ Dyspnoe, schweres Krankheitsbild

Diag: 1. Anamnese (vorangegangene Pneumonie od. Lungenembolie?) und klinische Untersuchung
2. Röntgen: Thorax und konventionelle Tomographie zeigen Abszeßhöhlen, Spiegelbildung und Verdichtungsbezirke, ggf. CT mit KM
3. Labor: BSG stark erhöht, Leukozytose, Anämie
TBC ausschließen!

Ther: ▪ Konservativ: Primär: Antibiose, Behandlung der Grunderkrankung
Vibrationsmassage, wiederholte bronchoskopische Absaugungen
▪ Operativ: Ind: Versagen der konservativen Therapie, Resektion bei operativ beseitigbaren Ursachen
 - Abszeßdrainage
 - Segmentresektion od. Lobektomie bei Bronchiektasen oder Tumoren

Kompl: ∗ Durchbruch in den Pleuraraum --> Pleuraempyem
∗ Bronchialfistel
∗ Abszedierende Lungengangrän

DD: - <u>Tuberkulose:</u> Tuberkulom, Kavernen, Kavernensystem (destroyed lung), Lymphknotentuberkulose
Ther: Primär Tuberkulostatika, bei Therapieresistenz, Komplikationen, Restkavernen oder narbigen Veränderungen (Bronchusstenosen, Tracheakompression) unter tuberkulostatischer Behandlung resezierende Verfahren (Segmentresektion, Lobektomie, Pneumektomie)
- Sarkoidose
- Candida albicans-Granulome, Aspergillom, Aktinomykose-Granulome, Nokardia-Granulome, Echinokokkuszysten
- Lungentumoren

BRONCHIEKTASEN

Ät: - <u>Primär:</u> **Angeborene** Schwäche der Bronchuswand u. Schleimhauthypertrophie, insb. bei **Mukoviszidose** (häufigstes Erbleiden!, 1:2.000 Kinder), Kartagener-Syndrom
- <u>Sekundär, erworben:</u> Chronisch **asthmatische** spastische Bronchitis --> rez. Infektionen (führen zur Wandzerstörung und folgender Ektasie),
postinfektiöse Bronchusstarre (nach TBC),
Fremdkörperaspiration

Path: • Erweiterungen (tubulär od. sakkulär) der Segment-/Subsegementbronchien
• In Kombination mit einer chronischen, produktiven Infektion der Bronchuswand --> führen zur weiteren Schleimhauthypertrophie
• <u>Lok:</u> Basaler Unterlappen, Lingula oder Mittellappen, re. > li.

Klin:
- Morgendlicher **produktiver Husten** (mundvolle Expektorationen), Hämoptysen, sog. dreigeschichtetes Sputum (trüber Schleim, klarer Speichel, dichter Eiter)
- Rez. pulmonale Infekte, chronische Bronchitis
- Chronische Hypoxie: Entwicklungsverzögerung u. Minderwuchs bei Kindern, Trommelschlegelfinger mit Uhrglasnägeln (sog. hippokratische Nägel)

Diag:
1. Anamnese und klinische Untersuchung
   Auskultation: mittel- bis grobblasige RG's
2. Röntgen-Thorax: streifige Verschattungen in den unteren Segmenten
3. CT
4. Bronchographie: zeigt Ektasien deutlich, insb. Unterlappenbronchien

Ther:
- Konservativ: Internistische Therapie der Grunderkrankung, Mukolytika (z.B. Fluimucil^R, ACC^R), evtl. i.v.-Antibiose, krankengymnastische Therapie (Lagerungsdrainage, Vibrax, Atemgymnastik)
- Operativ: Ind: Erhebliche Beeinträchtigung des Allgemeinzustandes und Versagen der konservativen Therapie (und lokalisierte Veränderungen = resezierbar).
   Als Herdsanierung vor anderen Eingriffen (z.B. vor Transplantationen).
   - Segmentresektionen oder Lobektomie (auch beidseitig mögl.)

Prog: Rezidivneigung in den verbliebenen Lungenabschnitten ist je nach Grunderkrankung hoch.

Kompl:
* Rez. Infektionen, Abszeßbildung, Pneumonien
* Parenchymschrumpfung
* Amyloidose

TUMOREN DER THORAXWAND

Etlg:
Benigne: Chondrome (50%), eosinophiles Granulom, fibröse Dysplasie, Hämangiome, Fibrome, Neurofibrome, Lymphangiome
Maligne: Chondrosarkome, osteogene Sarkome, Ewing-Sarkom, Myelome
Metastasen oder direkte Infiltration: Mamma-Karzinom, maligne Pleuratumoren, Bronchialkarzinom, Hypernephrom, Prostatakarzinom

Klin:
- Lokale Schwellung
- Evtl. schmerzhaft, schmerzbedingte Schonatmung

Diag:
1. Anamnese und klinische Untersuchung
2. Röntgen: Thorax und konventionelle Tomographie des Lokalbefundes, knöcherner Thorax zur Beurteilung von Rippendestruktionen, CT
3. Knochenszintigraphie
4. Biopsie des Lokalbefundes

Ther:
- Operativ:
   - Lokalexstirpation des Befundes (benigne Tumoren)
   - Thoraxwandresektion (maligne Tumoren)
- Radiatio als Palliativmaßnahme bei schlechtem Allgemeinzustand oder bei nicht möglicher radikaler Tumorentfernung (= keine Entfernung im Gesunden)

BRONCHIALKARZINOM

Ät:
- **Nikotinabusus** (80-90% d.F.) mit einer Expositionszeit und Latenz von ca. 15-30 Jahren
- **Umweltgifte**, chemisch-toxisch (5-10%)
- **Industrielle Substanzen** (selten) -> Berufskrankheiten, z.b. bei Uran-, Nickel-, Arsen-, Brom-, Asbestexposition (in Zusammenhang mit Nikotinabusus potenziert sich das Risiko)
- Narbenkarzinom (nach Lungennarben), Kavernenkarzinom (nach Tuberkulose)
- Natürliche Radonstrahlung --> Alpha-Strahler, der nur direkt auf der Schleimhaut wirkt. Rechnerisch durch Extrapolation entstehen 4-12% der Lungentumoren durch die natürliche Strahlenbelastung. Nikotinabusus und natürliche Strahlung wirken dabei synergistisch. Vorkommen: In umbauten Räumen, insb. Kellern, schlecht gelüfteten Räumen, bei Rissen in den Fundamenten der Häuser (Radon wird aus dem Boden freigesetzt). Berufliche Radonexposition bei Bergarbeitern in Uranmienen --> 4fach höheres Bronchialkarzinomrisiko.

Epid:
* Zunahme der Inzidenz in den letzten Jahren, häufigster Tumor beim Mann, zweithäufigster bei der Frau nach dem Mammakarzinom
* **M > w (= 4:1)** (Ausnahme: Adenokarzinom mit 1:6), mit stetiger Zunahme des Frauenanteils in den letzten Jahren
* Altersgipfel **50. - 60. LJ.**
* 98% der Lungentumoren sind Bronchialkarzinome
* Historie: 1. Pneumektomie 1932 in USA

Path:
· Geht fast immer vom Epithel der Bronchien aus (nur 2-5% sind alveolären Ursprunges)
· Karzinome werden von Bronchialarterien versorgt --> Gefahr der Abszedierung, wenn der Tumor sehr groß wird und die versorgende Arterie nicht mehr ausreicht (führt zur zentralen Tumor-Nekrose)
· Histologie: 95% lassen sich in die 4 häufigsten Gruppen einteilen
  1. **Plattenepithel-Karzinom** 45%
  2. Adeno-Karzinom 20% (oft peripher lokalisiert, langsames Wachstum)
  3. Großzelliges Karzinom 10%
  4. Kleinzelliges Karzinom 20% (aggressiv, selten chirurgische Therapie möglich, paraneoplastische Symptome häufig)
· Lok: Rechts häufiger als links
  Oberlappen > Unterlappen > Mittellappen
  Zentral (hilusnah) 70% > peripher 25% (Stammbronchus > Lappenbronchien) > diffus

· Ausbreitungswege:
I. Kontinuierlich:
  1. Im Lungenparenchym: Segment- und Lappengrenzen überschreitend
  2. Einwachsend in Gewebe außerhalb der Lunge:
     * Pleura (Schmerzen erst, wenn Pleura parietalis erreicht ist)
     * Perikard --> Perikarderguß --> keine Op.
     * Oesophagus --> Stenose, Schluckbeschwerden
     * Cava superior --> obere Einflußstauung
     * N.recurrens-Alteration --> Heiserkeit
     * N.phrenicus-Alteration --> zunächst keine Symptomatik
     * Pancoast-Tumor --> Plexus brachialis (insb. N.ulnaris = C8-Gebiet)
     * Ganglion stellatum --> Horner-Syndrom
  II. Lymphogen: (um den Lungenhilus herum: 'Lymphsammelbecken')
     * Paraaortal
     * Paratracheal
     * Paraösophageal
     * Kontralaterale lymphogene Metastasierung möglich!
       (häufiger von links --> rechts, als umgekehrt)

III. **hämatogen:**
- Leber (unabhängig von der Histologie)
- Skelett (osteolytische Knochenmetastasen, insb. Wirbelsäule)
- Nebennieren
- ZNS (v.a. Kleinzeller)
- Nieren

Etlg: **Klinische Einteilung nach** HOLOYE

A: *"Limited disease"* = nur ipsilateraler Befall, keine größeren Obstruktionen, keine Beteiligung der V.cava, keine Rekurrensparese

B: *"Extensive disease"* = beidseitiger Befall, Pleuraerguß, Atelektase, Infiltration der V.cava, Rekurrensparese

C: *Extrathorakale Ausbreitung* = supraklavikulärer LK-Befall, Fernmetastasen

Plattenepithel-Karzinom: verhornend und nicht verhornend
2/3 zentral --> Lumenverschluß durch intraluminales Wachstum --> Atelektase. Kann auch peribronchial wachsen (Möglichkeit, daß die Schleimhaut bronchoskopisch o.b. ist) --> führt zur Kompressionsstenose des betreffenden Bronchus
Adeno-Karzinom: meist peripher (75%) im Lungenparenchym, insg. langsames Wachstum. Gefäßinvasiv --> sehr frühe hämatogene Metastasen (selten lymphogen).
Sonderformen: broncho-alveolär in den Alveolen, sehr differenziert, als solitärer Rundherd, peripher oder multilokulär
Großzelliges Bronchialkarzinom: undifferenziert, sehr rasche hämatogene und lymphogene Metastasierung
Kleinzelliges Bronchialkarzinom (SCLC = small cell lung cancer): v.a. zentral liegend, sehr aggressiv (hochmaligne). Frühzeitige lymphogene und hämatogene Metastasen, paraneoplastische Symptome (Kulchitzky-Zell-Karzinom Typ 3 mit Hormonbildung, siehe auch Kapitel APUD / Karzinoid), sehr früher Knochenbefall (praktisch immer schon bei Diagnosestellung vorhanden) --> selten operabel!
<u>Histologisches Grading:</u> **G**1 gut differenziert, **G**2 mäßig differenziert, **G**3 schlecht differenziert, **G**4 undifferenziert.

TNM-Stadien der Lungentumoren

T_X Positive Zytologie: maligne Zellen im Sputum ohne radiologisch oder bronchioskopisch sichtbaren Tumor
T_1 Tumor ≤ **3cm**, viszerale Pleura oder Hauptbronchus tumorfrei
T_2 Tumor > **3cm** oder Befall des Hauptbronchus (aber > 2cm von der Carina entfernt) oder Tumor infiltriert die viszerale Pleura oder partielle Atelektase
T_3 Tumor jeder Größe mit **Infiltration** der Brustwand oder Zwerchfell, mediastinale Pleura, Perikard oder Befall des Hauptbronchus (weniger als 2cm von der Carina entfernt) oder Tumor mit Atelektase oder obstruktiver Pneumonie der ganzen Lunge
T_4 Tumor jeder Größe mit Infiltration des Mediastinums, Herz, große Gefäße, Trachea, Ösophagus, Wirbelkörper oder Carina oder maligner Pleuraerguß

N_1 Metastasen in **ipsilateralen intrapulmonalen** peribronchialen oder hilären LK
N_2 Metastasen in **ipsilateralen** mediastinalen oder sub-carina LK (= **intrathorakal**)
N_3 Metastasen in **kontralateralen** hilären oder mediastinalen LK oder in ipsi- od. kontralateralen Skalenus- oder **supraklavikulären LK**

M_1 **Fernmetastasen** (dazu zählt auch jugulärer Halslymphknotenbefall)

Klin:
- 95% haben erst deutliche Symptome, wenn der Tumor bereits fortgeschritten ist, da das **Bronchial-Karzinom lange Zeit bis zur Symptomentwicklung benötigt** --> oft schon Zellaussaat (Metastasen) bei Diagnosestellung.
  5% sind asymptomatisch (Zufallsdiagnose, z.B. beim Rö-Thorax) --> gute Prognose, da meist noch sehr klein
- <u>Allgemeine Symptome:</u> **Husten** 79%, **Auswurf** 64% und Hämoptoe 37% Gewichtsverlust 48%, Thoraxschmerzen 44%, Nachtschweiß, Fieber
- <u>Spezielle Symptome:</u> (abhängig von der Lokalisation und Ausbreitung)
  Pulmonal = Resultat eines Bronchusverschlusses:
  - Husten (jeder Reizhusten > 3 Wo. bei Pat. > 40 Jahren muß abgeklärt werden)
  - **Dyspnoe**
  - Sputum (evtl. blutig oder mit blutigen Fasern)
  Symptome aufgrund lokaler Tumor-Ausbreitung:
  - **Thoraxschmerzen** beim Atmen (wenn der Tumor in die Pleura parietalis infiltriert)
  - N.recurrens-Parese
  - Lähmung des Zwerchfells durch Arrosion des N.phrenicus
  - Horner-Syndrom (Miosis, Ptosis, Enophthalmus)
  - Obere Einflußstauung
  Beschwerden aufgrund von Metastasen:
  - Knochen: pathologische Frakturen (Bagatelltrauma)
  - Leber: Ikterus
  - Gehirn: Persönlichkeitsveränderungen, Kopfschmerzen, Epilepsie, Lähmungen
  - Peritoneum: Aszites
- **Chronische Pneumonie ?** --> **immer an ein Bronchial-Karzinom denken!**
- <u>Symptome durch Hormonproduktion im Rahmen eines **paraneoplastischen Syndromes:**</u>
  - Cushing-Syndrom (ACTH erhöht durch den Tumor, aber meist mit reduziertem Allgemeinzustand im Gegensatz zum 'normalen' Cushing-Patient)
  - ADH erhöht --> H_2O-Intoxikation
  - Karzinoid-Syndrom (Produktion vasoaktiver Amine)
    --> Diarrhoen, Flush-Syndrom, Hitzewallungen, Migräne-, Asthmaanfälle, Tachykardien, Tachypnoe, Kardiopathie, Bauchkoliken, Heißhungeranfälle, Teleangiektasien
  - Parathormon-Produktion durch Tumor (Pseudohyperparathyreodismus)
    --> Hyperkalzämie-Syndrom mit folgenden klinischen Zeichen:
      * Durstige Patienten, da Kalzium osmotisch wirkt
      * Obstipation
      * Kardial: Rhythmusstörungen
      * Osteopathie, Hautveränderungen
      * Vaskuläre Symptome: rezidivierende Thrombophlebitiden
         (rez. Thrombophlebitiden --> DD: auch bei Pankreaskarzinom)
  - Myopathien, Myasthenie (Lambert-Eaton-Syndrom), Neuropathien
  - Thromboembolische Komplikationen, Phlebothrombosen
  - Gynäkomastie
  - Arthritische Beschwerden

Diag:
1. Anamnese und klinische Untersuchung
2. **Röntgen: Thorax im Stehen** (p.a. und seitlich): in 98% ist ein pathologischer Befund erhebbar.
   Je älter der Patient u. je größer ein Rundherd, desto häufiger ist der Prozeß maligne!
   Bessere Beurteilung durch Schichtung des suspekten Befundes (= konventionelle Tomographie, durch CT heute eher im Hintergrund)
   Röntgenzeichen neben dem soliden Rundherd: Atelektasen, Obstruktionsemphysem, Abszedierung, Ergußbildung, poststenotische Pneumonie, Karzinomkaverne
3. **CT-Thorax** oder NMR
4. Morphologischer Tumor-Nachweis durch Sputumuntersuchung, v.a. zentral (90% Treffer), peripher weniger geeignet, insg. mind. 3 x Wiederholung der **Zytologie**
5. **Bronchoskopie** (in Lokalanästhesie) mit beweglichem Bronchoskop und Versuch der Zellgewinnung zur Histologie (Diagnosesicherung in 70% d.F. mögl.)

6. **Mediastinoskopie** (heute seltener, da CT, NMR gute Aussagen über den Lymphknotenstatus erlaubt): Vollnarkose, Querinzision in der Fossa jugularis, Einführen des Mediastinoskops. Kompl: Mediastinitis oder Blutung (1%)
7. Transthorakale Lungenfeinnadel-Punktion unter Röntgen-Kontrolle / CT-gesteuert 90% Treffer, Zellverschleppung im Stichkanal mögl. --> Generalisierung, oder Pneumothorax als Komplikationen
Endoskopische "offene" Lungenbiopsie oder offene Lungenbiopsie (mit Thorakotomie)
8. **Inhalations- und Perfusionsszintigraphie:** zur Feststellung der Verteilungsverhältnisse der beiden Lungen (wichtig für die Beurteilung der Operabilität und der postoperativen Ventilationssituation)
9. **Metastasensuche / Staging** (immer präoperativ erforderlich):
   Mindestprogramm:
   * **Sonographie des Abdomen:** Metastasen in Leber, Niere, Nebenniere?
   * **Skelettszintigraphie:** osteolytische Metastasen?
   * **CT-Thorax:** mediastinale Metastasen?
   * **Tumormarker:** Sind als Verlaufsparameter notwendig: SCA (bei Plattenepithel-Ca), NSE und neuer Tumormarker NCAM (neuronales Zelladhäsionsmolekül) für den Kleinzeller, CEA (Adenokarzinom), TPA (allgemein)
   Zusätzlich möglich:
   * HNO-Konsil: N.recurrens-Parese?
   * Bei Pleuraerguß --> Punktion und Zytologie
   * Mediastinoskopie und Probeentnahme zur Beurteilung der LK
   * Lymphknoten-Biopsie (bei geschwollenen Halslymphknoten)
   * Schädel-CT: v.a. bei kleinzelligem Bronchial-Karzinom
   * Evtl. Knochenmarkbiopsie: v.a. bei kleinzelligem Karzinom
10. Evtl. diagnostische (+ ggf. glztg. therapeutische) Probethorakotomie (bei unklaren Rundherden).

Ther:
- Überprüfung der Operabilität:
  1. *Lungenfunktion:* **Vitalkapazität:** < 50% --> Kontraindikation gegen Thorakotomie
     Tiffeneau-Test: FEV/Sek. > 2,5 L/Sek. --> gut operabel, < 1L/Sek. --> keine Op. mögl., bei Werten dazwischen muß individuell entschieden werden.
     Eine präoperative Vorbereitung mit Lungenatemtraining (Atemgymnastik, maschinelles Training, einfache Atemtrainer z.B. Voldyne^R) kann die Situation verbessern und ist unerläßlich. Außerdem präoperativ Blutgasanalyse durchführen.
  2. *Herzfunktion:* Kontraindikationen sind: Myokardinfarkt: bis mind. 6 Wochen nach Infarkt, pulmonale Hypertonie, manifeste nicht rekompensierbare, dekompensierte Herzinsuffizienz --> keine Thorakotomie möglich.

  Kontraindikationen der radikal-chirurgischen Op.: (kurative Intention)
  * Nachgewiesene Fernmetastasen hämatogen od. lymphogen
  * Kontralaterale Lymphknotenmetastasen (homolaterale ergeben keine Kontraindikation)
  * Invasion in die Pleura od. Thoraxwand ist nur eine relative Kontraindikation (erweiterte Lob-/Pneumektomie notwendig)
  * Befall nicht resezierbarer Strukturen im Mediastinum (V.cava, Oesophagus, Herz)
  * Kleinzelliges Karzinom (außer im gesicherten Stadium N_0M_0)
  * Phrenicus-Parese (da Perikardbefall wahrscheinlich)
  * N.recurrens-Parese rechts (linker N.recurrens liegt so nahe am Bronchus, daß es noch ein kleiner Tumor sein kann; rechter liegt weiter weg --> größerer Tumor bei Befall)

- Operativ:
  - Anästhesie: **seitengetrennte Intubation** --> Ausschaltung der Lunge im Operationsgebiet möglich
    Zugang: posterolaterale Thorakotomie
  - **Lobektomie** (= Standardverfahren): Absetzen des Lappenbronchus und der Gefäße mit dem Lungenlappen am Hauptbronchus
  - **Manschettenresektion** (= bronchoplastische/bronchoangioplastische Verfahren): Tumor sitzt im Bereich des Lappenbronchus rel. zentral, dieser Bereich wird reseziert und mit dem peripheren Rest des betr. Lungenlappens wieder anastomosiert (parenchymschonendes Verfahren bei eingeschränkter Lungenfunktion).

- **Segmentresektion:** bei eingeschränkter Lungenfunktion, heute mehr und mehr verdrängt von der extraanatomischen Lungenteilresektion.
- **Extraanatomische Lungenteilresektion:** atypische Segmentresektion, nicht den Segmentgrenzen folgend = **Keilresektion** peripherer Herde, sog. Wedge-resection. Bei ganz oberflächlichen Lungenherden heute auch endoskopische thoraxchirurgische Entfernung mit endoskopischer Lungenparenchymnaht (Endo-GIA) mögl.
- Totale **Pneumektomie:** Entfernung des gesamten Lungengewebes einer Seite direkt am Hauptbronchus. Dies verbessert die Prognose nicht im Vergleich zur Lobektomie, ist aber notwendig, wenn der Tumor sehr zentral sitzt oder mehrere Herde vorhanden sind und die Pneumektomie unter funktionellen Gesichtspunkten auch möglich ist = ausreichende Atemverhältnisse der anderen Lunge.
- **Erweiterte** Lob-/**Pneumektomie:** Entfernung des gesamten Lungengewebes + benachbarte Gebilde, wie z.B. Perikard, parietale Pleura, Brustwand, Diaphragma oder komplette partielle Thoraxwandresektion --> Defektdeckung mit Gore-tex-Material und gute Weichteilabdeckung des Implantates.
- Zusätzlich: lokoregionäre Lymphknotendissektion, evtl. mediastinale LK-Entfernung
- Immer: Anlage einer **Bülau-Drainage**, intraoperativer Antibiotikaschutz (z.B. Stapenor^R, Baypen^R)
- Postoperativ: Intensivmedizinische Überwachung und Infusionstherapie für ca. 2-3 Tage, Bülau-Drainage ex am 3.-5. post-op Tag (Entfernung, wenn tgl. <100ml nachlaufen), dann intensives Atemtraining, Klammern ex am 10.Tag.
- Postoperativer Heilungsverlauf der Lunge-Op: Lobektomie: Restlunge erweitert sich --> Defekt bald nicht mehr zu sehen.
  Pneumektomie: zunächst Pleuraerguß (Serothorax) --> Fibroblasteneinwanderung (Sero-fibrothorax) --> Fibrothorax als Endzustand
- Konservativ (= palliativ): **Radiatio** in Megavolttechnik (in Verbindung mit zytostatischer Therapie beim kleinzelligen Bronchialkarzinom auch in kurativer Absicht).
  Polychemotherapie: Insb. bei kleinzelligem Bronchialkarzinom mit 4-6 Zyklen CEV-Schema (= Carboplatin, Etoposid, Vincristin)
  Bei nicht kleinzelligen Bronchialkarzinom zytostatische Therapie mit Cisplatingabe und fraktionierter Radiatio nur palliativ lebensverlängernd wirksam.
  Palliative Verbesserung der Ventilationsverhältnisse: Laser- oder Kryotherapie mittels Bronchoskopie zur Wiederherstellung der Atempassage bei Bronchusstenosen.

Prog: Nur 30% sind resezierbar, 56% bei Diagnosestellung bereits inoperabel!, 10% stellen sich intraoperativ als inoperabel heraus (= nur Probethorakotomie).
Mittlere 5-Jahres-Überlebensrate aller Patienten: 5% (Frauen besser als Männer)
Mittlere 5-Jahres-Überlebensrate nach Resektion: 23%, bei Inoperabilität: 1%
Plattenepithel-Ca: $T_1N_0M_0$ 5JÜR 60%, $T_2N_0M_0$ 40%, $T_{1-2}N_1M_0$ 20%
Kleinzelliges Bronchialkarzinom Heilungsrate ca. 5-10%.
Op-Risiko: Letalität bei Lobektomie ca. 2,5%, Pneumektomie 7-15%.

Op-Kompl:
* Bronchusstumpfinsuffizienz, Bronchusfistelbildung (insb. bei Manschettenresektionen, auch Insuffizienz der Gefäßanastomose), Pneumothorax
* Kardiorespiratorische Insuffizienz
* Pneumonie, Nachblutungen
* Narbenneurinome, Schultersteife mit Bewegungseinschränkung

Proph: 1. Wichtigste Maßnahme zur Verbesserung der Therapiemöglichkeit und Prognose ist die **Frühdiagnose!**
2. Nachsorge: jeweils in 3monatigem Abstand mit klinischer Untersuchung, Kontrolle der präoperativ erhöhten Tumormarker, Röntgen-Thorax, Sono-Abdomen, evtl. Konchenszintigraphie, Bronchoskopie.

DD: - Bei chronischer Pneumonie, chronischem Husten immer ein Bronchial-Karzinom ausschließen!
- Rundherd in der Lunge als **Metastase** (Nierenzellkarzinom (Hypernephrom), Mamma-, Schilddrüsen-, Prostata-, Magen-, Hodenkarzinom, tiefsitzendes Rektumkarzinom, ossäre Sarkome, Weichteilsarkome)
- **Lungentuberkulose**, Echinokokkuszyste, Lungenabszeß
- Andere (meist gutartige) Lungentumoren: **Hamartome, Chondrom**, Neurinom, Fibrom, Osteom, Sarkom, **Bronchialadenom**, Zylindrom, Karzinoid (machen zusammen ca. 2% aller Lungentumoren aus)
Ther: aus diagnostischen Gründen muß jeder Lungentumor operativ entfernt werden.

PANCOAST-TUMOR

Syn: Sulkus-Tumor

Path:
- Sonderform des peripheren Bronchialkarzinomes, ausgehend von der oberen Lungenfurche
- Lok: Lungenspitze, Pleurakuppe (apikaler Oberlappen) --> Armplexus kann affiziert werden
- Frühzeitige Infiltration/Metastasierung in Rippen, Wirbelkörper, Muskulatur u. Weichteile (sog. Ausbrecherkrebs)

Klin:
- Im Frühstadium meist klinisch stumm
- **Schmerzen**, wenn Pleura parietalis infiltriert (Interkostalneuralgie), bzw. Plexus alteriert (Arm- / Schulterschmerzen)
- **Horner-Trias** (Ptosis, Miosis, Enophthalmus) bei Infiltration des Ggl.stellatum Schweißsekretionsstörung des betroffenen Körperviertels
- **Parästhesien** / Dysästhesien im Unterarm bei Plexusinfiltration (insb. im Bereich des N.ulnaris, C8-Th1)
Muskelatrophien der kleinen Handmuskeln (untere Armplexusparese)
- Evtl. **Knochendestruktion** im Bereich BWK 1 oder 1.-3. Rippe
- **Armschwellung** bei Lymph- / Venenstauung
- Evtl. paraneoplastische Symptome (s.o.)

Diag:
1. Anamnese und klinische Untersuchung
2. Röntgen: gezielte Schichtaufnahme (oft kleiner Tumor, der sich hinter Klavikula versteckt) Destruktion der 1.-3. Rippe mögl.
--> CT-Thorax zur genauen Lokalisation

Ther:
- Einziges Bronchial-Karzinom, das vorbestrahlt wird (macht selten Lk-Metastasen)
- Radikal-Op. (u.U. auch Amputation des Armes) in kurativer Absicht
- Bei Blutung aus dem Tumor od. abszedierendem Karzinom --> chirurgisch palliative Op.
- Palliativ: poststenotische Komplikationen, Atelektasen, Schmerzen (Brustwandalterationen) --> Radiatio

Prog: Auch bei Radikal-Op. 30% 5-Jahres-Überlebensrate.

DD:
- Tumoren des hinteren/oberen Mediastinum (s. Mediastinaltumoren)
- Thoraxwandtumoren: Rhabdomyosarkom, Hämangioperizytom, Osteosarkom, Ewing-Sarkom, Askin-Tumor (kleinzelliger, neuroektodermaler Tumor)

LUNGENMETASTASEN

Ät: Nierenzellkarzinom (Hypernephrom), Mamma-, Schilddrüsen-, Prostata-, Magen-, Hodenkarzinom, ossäre Sarkome, Metastase eines kontralateralen Bronchialkarzinoms

Path: Durch Hämatogene oder lymphogene Metastasierung, seltenst per continuitatem.

Klin:
- Keine Frühsymptome
- Später: Dyspnoe, Hämatopoe
- Symptomatik des Primärtumors

Diag:
1. Anamnese und klinische Untersuchung
   Primär-Tumor: bekannt ?, kurabel ?, Rezidiv ?
2. Staging: noch weitere extrathorakale Tumoren vorhanden ?
   Szintigramm --> Knochen, Sonographie --> Abdomen, CT-Schädel
3. Röntgen-Lunge, konventionelle Schichtung, CT

Ther:
- Voraussetzungen zur Op.:
  - Primär-Tumor muß kurierbar oder bereits behandelt sein
  - Risiko muß vertretbar sein (Patientenfaktoren) = keine allgemeinen KI gegen Op.
  - Fehlen anderer Metastase (extrathorakal)
  - Keine therapeutischen Alternativen (Chemotherapie, Radiatio)
- Operativ:
  - Parenchymschonende Entfernung der Metastasen im Gesunden = **extraanatomische Lungenteilresektion** = periphere Keilresektion (auch Wedge-resection genannt). Beidseits vorhandene Lungenmetastasen stellen keine Kontraindikation dar, sondern können in zwei Eingriffen oder auch gleichzeitig über eine transsternale Thorakotomie entfernt werden.
  - Evtl. auch Segmentresektion oder Lobektomie
- Konservativ: Palliative Radiatio oder Chemotherapie (abhängig vom Primärtumor)

Prog: 25% 5-Jahres-Überlebensrate nach Metastasenresektion.

DD:
- Primäre Lungentumoren
- TBC, Lungenabszeß

LUNGENTRANSPLANTATION

Ind:
- Allgemein: Finale Lungenerkrankung
- **Bronchiektasen, Lungenemphysem,** α1-Antitrypsin-Mangel
- **Mukoviszidose** (zystische Fibrose)
- **Idiopathische Lungenfibrose,** Asbestose
- Primäre **pulmonale Hypertonie** od. Lungengerüsterkrankungen mit sekundärer pulmonaler Hypertonie (chron. Cor pulmonale)
- Transplantationszeitpunkt: Alter < 55.-65.LJ., Lebenserwartung ohne Transplantation < 1-2 Jahre, PO_2 < 60 mmHg (meist um 45 mmHg), FEV_1 < 50%

K.Ind: # Fortgeschrittene Zweiterkrankungen: **Nicht ausreichende kardiale Funktion**, nicht kurable Malignome, Systemerkrankungen, schwere Nieren- od. akute gastrointestinale Erkrankung
Akute Infekte, HIV-Infektion
Nicht kooperativer Pat. (**aktiver Raucher**), Drogenabhängigkeit, Alter (s.o.)
Systemische Dauer-Kortikoidmedikation > 10-20 mg/Tag

Epid: * 1. Lungentransplantation 1963, seit 1986 Routineverfahren (führend ist Toronto), bis 1992 wurden weltweit 1.500 Lungentransplantationen durchgeführt
* Wartezeit in der BRD z.Zt. ca. 1/2 Jahr

Ther: ▪ Verfahren: Als Herz- + Lungentransplantation (bei pulmonalen/vaskulären Erkrankungen), bilaterale Lungentransplantation (DL = double lung, bei obstruktiven Erkrankungen, wie Emphysem od. Mukoviszidose) oder unilaterale Lungentransplantation (SL = single lung, bei restriktiven Erkrankungen, wie Fibrosen)
▪ Explantation der Lungen (mit/ohne Herz) am Spender (Voraussetzungen: Allgemeine (s. Kap. Transplantationen) und <50.LJ., Beatmung <7Tage, Rö-Thorax o.B.), Konservierung in kalter modifizierter Euro-Collins Lösung (max. Ischämiezeit 4-6 Std.)
▪ Implantation:
- Zugang: Quere Sternotomie und Aufklappen des gesamten Thorax in Höhe Costae 5 bei bilateraler Lungentransplantation od. Herz- u. Lungentransplantation (Thorax wird wie eine Motorhaube aufgeklappt)
- Entnahme der Lunge/Lungen durch Absetzen von Lungenvenen, Lungenarterie und Hauptbronchus
- Implantation der Spenderlunge/n durch End-zu-End-Anastomose von Lungenvenen, Hauptbronchus und Lungenarterie
- Bronchoskopische Kontrolle der Bronchusanastomose noch intraoperativ
▪ Postoperativ: Beatmung mit PEEP für einige Tage, Bülau-Drainage, Antibiose (Cephalosporine + Aminoglykosid) + selektive Darmdekontamination (präop.), CMV-Hyperimmunglobulingabe für 5 Tage + Kaninchen-Antilymphozytenglobulin
▪ Nachbehandlung: Immunsuppression (Cyclosporin A + Azathioprin + orales Kortikoid), bei akuter Abstoßung i.v. Kortikoide + Antilymphozytenglobulin

Prog: 1 JÜR 60-70%. Postoperativ wird meist ein PO_2 von 65 mmHg und ein doppeltes FEV_1 erreicht.

Kompl: * Infektionen (pulmonal od. systemisch), insb. Zytomegalie-Pneumonie
* Akute Abstoßung, Transplantatversagen
Op: * Strikturen der Pulmonalarterie
* Bronchusanastomoseninsuffizienz (ischämische Störungen, Nahtinsuffizienz)

MEDIASTINUM

Anatomie:

Begrenzungen: Vorne: Sternum, hinten: BWS, seitlich: Pleurasäcke der beiden Lungenflügel, unten: Centrum tendineum des Diaphragma, oben: Eintritt v. Ösophagus, Trachea, N.vagus, N.laryngeus recurrens, N.phrenicus und Austritt der supraaortalen Gefäße.

Inhalt:
Vorderes Mediastinum: Thymus/Restkörper, Herz, N.phrenicus
Mittleres Mediastinum: Herz, Aortenbogen, Aa. und Vv.pulmonales, V.cava sup. und inf., Trachea, Bifurkation und Hauptbronchen.
Hinteres Mediastinum: Ösophagus, Aorta, N.vagus, Truncus sympathicus, Nn.splanchnici, Vv.azygos u. hemiazygos, Ductus thoracicus.

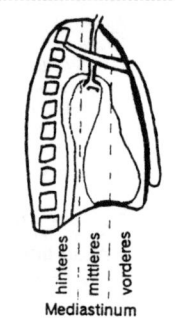

Mediastinum | Seite 103

MEDIASTINALEMPHYSEM

Ät: - Traumatisch: Thoraxtrauma, Bronchusabriß, Ösophagusruptur
- Iatrogen: Perforation bei Endoskopie, Bougierung, Fremdkörperentfernung
- Spontan: Tumorarrosion von Bronchus oder Ösophagus, alveolar-interstitielles Lungenleck (bei lokalen Atelektasen, bronchialer Obstruktion, Beatmung)

Klin:
- Tastbares subkutanes **Hautemphysem**
- Dyspnoe, Einflußstauung

Diag:
1. Anamnese und klinische Untersuchung
2. Röntgen: Thorax zeigt Pneumomediastinum
   evtl. Kontrastmittelpassage mit wasserlöslichem KM (kein Barium!)
3. Endoskopie: Ösophagoskopie, Bronchioskopie
4. Mediastinoskopie

Ther:
- Operative Versorgung bei Vorliegen einer Organperforation
- Chirurgische Druckentlastung des Mediastinalemphysems durch Drainage
- Antibiose

Kompl: Mediastinitis

MEDIASTINITIS

Ät: - Mediastinalemphysem (Ruptur v. Ösophagus od. Tracheobronchialsystem) --> Infektion
- Iatrogen: Bronchusstumpfinsuffizienz nach Lungenresektion, Anastomoseninsuffizienz nach Ösophagusoperationen, Mediastinoskopie, instrumentelle Perforation bei Endoskopie
- Übergriff von Pleuraempyem, Lungenabszessen oder Lymphknotenentzündung

Lok: Meist im oberen Mediastinum beginnend, dann früh auf das gesamte Mediastinum übergreifend.

Klin:
- **Schweres Krankheitsbild** mit septischen Temperaturen, Tachypnoe, Tachykardie, Schüttelfrost, Schock
- Retrosternale Schmerzen, Halsschmerzen, paravertebrale Schmerzen
- Evtl. Hautemphysem, Entzündung über dem Jugulum, obere Einflußstauung

Diag:
1. Anamnese und klinische Untersuchung
2. Röntgen: Thorax verbreitertes unscharf begrenztes Mediastinum, CT
3. Evtl. Endoskopie: Ösophagoskopie, Bronchoskopie

Ther:
- Therapie der Grunderkrankung (große Perforationen müssen operativ beseitigt werden)
- Juguläre oder posteriore paravertebrale oder parasternale Mediastinotomie, Drainage des Mediastinums
- Hochdosierte Antibiose

Prog: 10-40% Letalität!, je nach Schwere des Prozesses.

Kompl:
* Pleuritis, Perikarditis
* Thrombose in der V.cava
* Sepsis mit Bakteriämie und Aussaat in Knochen, Gehirn, Leber usw.
* Chronische Entzündung --> Mediastinalfibrose

MEDIASTINALTUMOREN

Klin:
- Mind. 50% d. Tumoren sind ein Zufallsbefund (symptomlos) und meist gutartig
- Im fortgeschrittenen Stadium: Thoraxschmerz, obere Einflußstauung, Stridor, Heiserkeit, Reizhusten, Dyspnoe, Dysphagie, Erbrechen, Singultus, Zwerchfellparese, Horner-Syndrom (Ptosis, Miosis, Enophthalmus), Arrhythmien
- Myasthenia gravis-Symptome bei Thymomen

Differentialdiagnose mediastinaler raumfordernder Prozesse nach ihrer Lokalisation

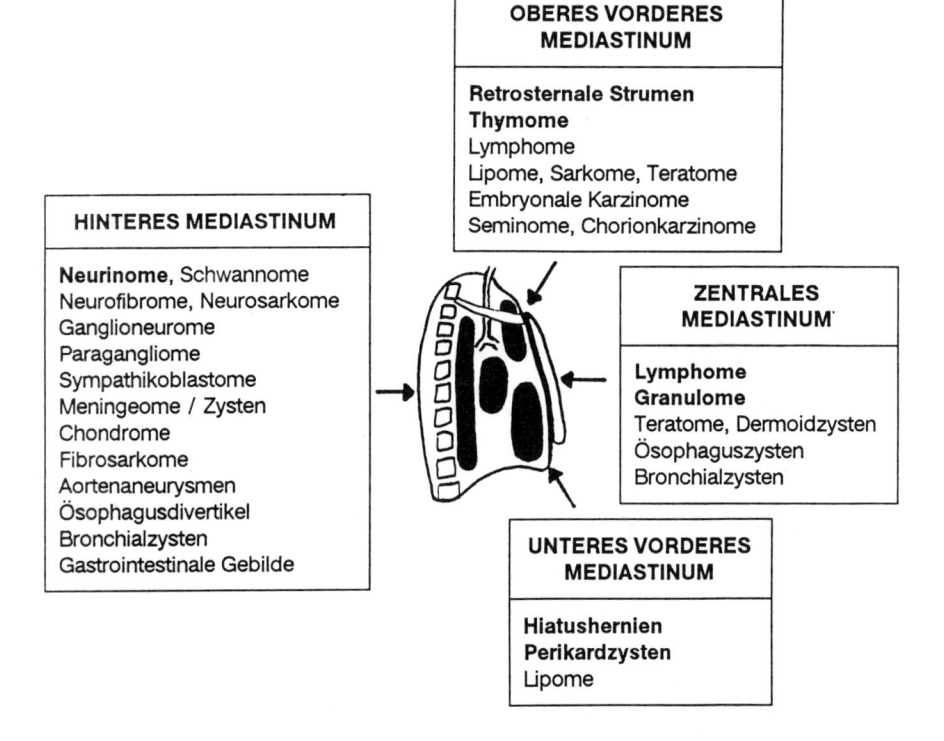

OBERES VORDERES MEDIASTINUM
Retrosternale Strumen
Thymome
Lymphome
Lipome, Sarkome, Teratome
Embryonale Karzinome
Seminome, Chorionkarzinome

HINTERES MEDIASTINUM
Neurinome, Schwannome
Neurofibrome, Neurosarkome
Ganglioneurome
Paragangliome
Sympathikoblastome
Meningeome / Zysten
Chondrome
Fibrosarkome
Aortenaneurysmen
Ösophagusdivertikel
Bronchialzysten
Gastrointestinale Gebilde

ZENTRALES MEDIASTINUM
Lymphome
Granulome
Teratome, Dermoidzysten
Ösophaguszysten
Bronchialzysten

UNTERES VORDERES MEDIASTINUM
Hiatushernien
Perikardzysten
Lipome

Diag: 1. Anamnese und klinische Untersuchung
Karotispuls, Halsvenenstauung
HNO-Spiegelbefund: Stimmbänder ? (N.laryngeus recurrens)
Neurologischer Befund: Horner-Komplex, Schweißsekretionsstörungen

Mediastinum | Seite 105

2. Röntgen-Thorax: **Mediastinalverbreiterung**, evtl. Ösophagusbreischluck, Tracheazielaufnahme, Durchleuchtung (Aneurysmapulsation?)
Evtl. mediastinale Sonographie (Darstellung veränderter mediastinaler LK mögl.), Schilddrüsenszintigraphie, UKG (Ultraschall-Kardiogramm)
3. **CT** zur Lokalisationsdiagnostik, evtl. CT-gesteuerte parasternale Biopsie
4. Labor: Differentialblutbild (Lymphom?), Tumormarker (AFP (Teratome, embryonale Karzinome), CEA, NSE, SCA, TPA, HCG (Chorionkarzinome))
5. **Mediastinoskopie und Biopsie** (zur histologischen und bakteriologischen Untersuchung)
6. Diagnostische (und therapeutische) transthorakale Tumorexstirpation --> **Histologie!**

Path: · Thymome: benigne oder maligne
· Teratome: Tumoren aus allen 3 Keimblättern, können Epithelzysten, Haare, Zähne, Knochen, Knorpel usw. enthalten

Epid: Prädispositionsalter der Thymome: 45.LJ., Teratome: 30.-50.LJ.

Ther: ▪ Operativ: Ind: **Jeder mediastinale Tumor sollte entfernt werden** (aus diagnostischen Gründen und weil die meisten benignen Tumoren maligne entarten können)
- Thymome: Sternotomie (transsternaler Zugang), dann Tumorexstirpation
  maligne Thymome werden nachbestrahlt + Chemotherapie
- Retrosternale Strumen: können meist über den Kocher-Kragenschnitt mitentfernt werden (s. Kap. Struma), sehr selten obere mediane Sternotomie notwendig
- Bronchogene Zysten und Ösophagusdivertikel: transpleuraler Zugang, Entfernung
- Neurogene Tumoren: transpleuraler Zugang, vollständige Exstirpation

Kompl: * Bronchogene Zysten und Ösophagusdivertikel werden meist erst symptomatisch bei Entzündung --> Abszedierung, Mediastinitis, Empyem mögl.
* Thymome: zentrale Nekrotisierung oder Einblutung, dorsale Ausbreitung --> Verdrängungssymptomatik
Gutartige Thymome --> können maligne entarten (Kapseldurchbruch beweisend)
* Teratome: Maligne Entartung, Pleuraaussaat, Fernmetastasen, spontane Perforation
* Lymphome: Bronchuseinbruch
* Neurinome und Neurofibrome --> Entartung zu Neurosarkomen mögl.
Op: * Pneumothorax
* Verletzung v. N.vagus, N.laryngeus recurrens, N.phrenicus, Duct.thoraccus

Proph: Tumornachsorge bei malignen Prozessen: nach 3, 6, 12 Monaten, dann jährliche Kontrollen.

DD: - Lymphome: ausgehend von Bronchialkarzinom, TBC, M.Boeck (Sarkoidose), M.Hodgkin, Leukämie, Retikulosarkom, Mononukleose
- Granulome: TBC, M.Boeck, Histoplasmose, HIV, Kokzidiose
- Mediastinalfibrose (meist mit retroperitonealer Fibrose = M.Ormond)

HERZCHIRURGIE

Anatomie:

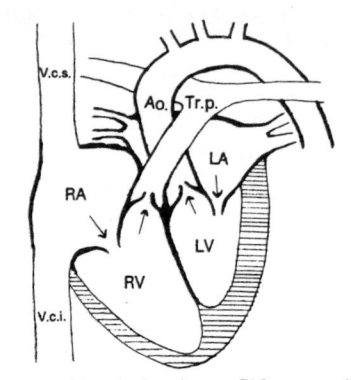

Das Herz ist im vorderen Mediastinum gelegen und vom Herzbeutel umgeben. Es hat die Form eines Kegels, dessen Basis (**Basis cordis**) nach rechts oben u. hinten und dessen Spitze (**Apex cordis**) nach links unten u. vorne weist.
Die Oberfläche ist von einer dünnen serösen Haut, der Lamina visceralis pericardii (**Epikard**) bekleidet. Sie setzt sich auf den Anfangsteil der großen Gefäße (Aorta, Truncus pulmonalis, Vena cava superior) fort und geht hier in die Lamina parietalis pericardii (**Perikard**) über.
Die großen Gefäße lassen sich in einen arteriellen Pol, Porta arteriosa (Aorta und Truncus pulmonalis) sowie einen venösen Pol, Porta venosa (Vena cava sup. et inf. und Venae pulmonales) unterteilen.
Der Sulcus interventricularis anterior grenzt die rechte Kammer (Ventriculus dexter, RV) gegen die linke (Ventriculus sinister, LV) ab und läuft in die Incisura apicis cordis aus. Die Vorhöfe, Atrium dextrum und Atrium sinistrum, werden durch die Kranzfurche (**Sulcus coronarius**) von den Kammern getrennt. Der linke Vorhof (LA) nimmt die Vv.pulmonales, der rechte Vorhof (RA) die V.cavae sup. et inf. auf.

Koronararterien:

1. A.coronaria sinistra = LCA (left coronary artery)
   dieser Hauptstamm teilt sich in
   - RCX (Ramus circumflexus)
   - RIVA (Ramus interventricularis anterior)
     = LAD (left anterior descending), läuft auf der Vorderfläche des Herzens, im Sulcus interventricularis anterior zur Herzspitze und versorgt das linke Herz und die vorderen Anteile des Septum interventriculare.
2. A.coronaria dextra = RCA (right coronary artery) läuft im Sulcus interventricularis posterior auf der Herzrückfläche mit dem RIVP (Ramus interventricularis posterior) und versorgt das rechte Herz, die Hinterwand des li. Ventrikels und die hinteren Anteile des Septum interventriculare.

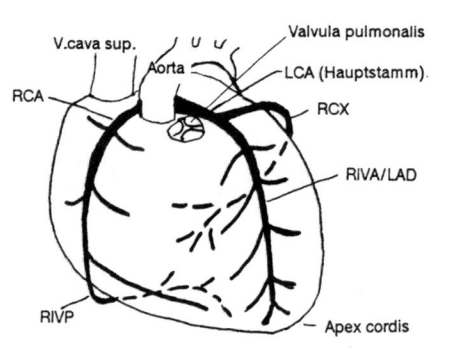

Hämodynamische Parameter:

- Schlagvolumen (SVI)   60 - 70 ml
- Herzminutenvolumen (CO)   5 - 6 l/min
- Herzindex (CI)   2.4 - 4.2 l/min/m^2
- Rechter Vorhof-Druck (ZVD/CVP)   2 - 8 mmHg   (3-12 cm H$_2$O)
- Rechter Ventrikel-Druck (RVP)   15 - 30 mmHg
- Pulmonalarterien-Druck (PAP)   15-30 / 4-12 / 9-18 mmHg (syst./diast./Mitteldruck)
- Pulmonalkapillärer-Druck (PCWP) 5 - 12 mmHg

- Linker Vorhof-Druck (LAP)   2 - 12 mmHg
- Linker Ventrikel-Druck (LVP)   100-140 / 3-12 mmHg (syst./enddiast.)
- Austreibungsfraktion (EF)   60 - 75 %
- Aortendruck   100-140 / 60-90 / 70-105 mmHg (syst./diast./Mitteldruck)
- Systemischer Strömungswiderstand (TSR)   700 - 1600 dyn*sec*cm^{-5}
- Pulmonaler Strömungswiderstand (TPR)   100 - 250 dyn*sec*cm^{-5}

Voraussetzungen für die Herzchirurgie:

Die Voraussetzung für eine längere Operation am offenen Herzen war die Beendigung der rhythmischen Kontraktion und die Möglichkeit der Übernahme der Kreislaufarbeit.
Frühere kardiochirurgische Eingriffe wurden am schlagenden Herzen ausgeführt. Die Ära der Kardiochirurgie begann Mitte der 50er Jahre mit der Entwicklung einer zuverlässigen Herz-Lungen-Maschine und der Kardioprotektion.

Herz-Lungen-Maschine (HLM):

Die erste Operation mit Hilfe einer funktionierenden HLM wurde v. dem amerikanischen Chirurg Gibbon, 1953 (Verschluß eines Vorhofseptumdefektes bei einem kleinen Mädchen) erfolgreich vorgenommen. Ähnlich arbeiten die Maschinen noch heute.
Der Anschluß der HLM an das Kreislaufsystem des Patienten erfolgt über einen Spezialkatheter, der über den **rechten Vorhof in die untere und obere Hohlvene** eingeführt wird. Über ein ableitendes Schlauchsystem, an das die **Pumpeneinheit** (früher Rollerpumpen, heute Zentrifugalpumpe) angeschlossen ist, gelangt das Patientenblut in das Herzstück der Maschine, den **Oxygenator** (übernimmt die Lungenfunktion und reichert das venöse Blut mit Sauerstoff an; früher Bubbleoxygenatoren heute Membranoxygenatoren). Vom Oxygenator gelangt das Blut über einen **Wärmeaustauscher**, der die Bluttemperatur absenkt, über eine Silikonkanüle in die **Aorta ascendens** zum Patientenkreislauf zurück (s.Abb.).
Wegen der erheblichen Thrombogenität der verwendeten Kunststoffleitungen muß die Gerinnungfähigkeit des Patientenblutes abgesenkt werden --> Heparin (2-3 mg/kgKG i.v.).
--> **Überwachung der Blutgerinnung** während und am Ende der Operation! Eine zu geringe Heparinmenge führt zur Bildung von Mikrothromben mit der Gefahr der Embolisation und der Verstopfung des Oxygenators sowie zur Aktivierung der Gerinnungskaskade. Eine zu hohe Dosis Heparin kann zu postoperativen Blutungskomplikationen durch Beeinträchtigung der Thrombozytenfunktion führen. Die Überwachung der Blutgerinnung erfolgt heute in den meisten Zentren mittels des sogenannten **ACT-Testes** (activatet coagulation time, Norm: 80-100 Sek., erwünschter Wert für den kardiopulmonalen Bypass: 400-600 Sek.).
Bei Beendigung der Herz-Op und Entfernen der Kanülen wird die Blutgerinnung durch Neutralisierung des Heparines mit Protamin wieder hergestellt (etwa äquimolare Dosierung: 1-1,33 mg Protamin antagonisieren etwa 1 mg = 100 I.E. Heparin).

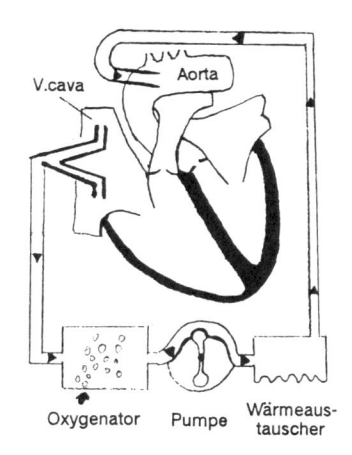

Kardioprotektion:

Um am Herzen arbeiten zu können und einen größeren Blutverlust sowie eine Luftembolisation zu vermeiden, wird nach einem **kardioplegischen Herzstillstand** in tiefer **Hypothermie** operiert. Nach Abtrennen des Herzens von der Zirkulation (Abklemmen der Aorta oberhalb der Koronarostien) wird 4°C kalte Kardioplegielösung über die Aortenwurzel in die Koronararterien infundiert und eine Oberflächenspülung des Herzens mit Eiswasser vorgenommen (--> **Myokardtemperatur < 10°C**). Hierdurch wird die Ischämietoleranz des Herzens stark verlängert (bis 180 Min.).

Zusammensetzung der Kardioplegie-Lösung: NaCl   147 mmol/l
KCl   20 mmol/l   CaCl$_2$ 2 mmol/l
MgCl$_2$ 16 mmol/l   Procain Hydroclorid   1 mmol/l

Durch den Wärmeaustauscher der Herz-Lungen-Maschine wird die Patiententemperatur ebenfalls erniedrigt. Dies senkt den Stoffwechsel und erhöht die Ischämietoleranz der Organe. Es werden verschiedene Hypothermiegrade unterschieden (üblich ist **mäßige Hypothermie**):

Leichte Hypothermie	37-32°C
Mäßige Hypothermie	**32-28°C**
Tiefe Hypothermie	28-18°C
Ausgeprägte Hypothermie	18- 4°C

Durch zunehmende Hypothermie des Organismus wird die Viskosität des Blutes erhöht (--> Verminderung der Organperfusion und Gefahr der Thrombenbildung). Deshalb ist eine Hämodilution erforderlich (bis 20-25% Hämatokrit). Für die Hämodilution werden balancierte, annähernd plasmaisotone Elektrolytlösungen verwendet.

KONGENITALE HERZ- UND THORAKALE GEFÄßFEHLER

Epid: * Angeborene Herzfehler sind **eine der häufigsten angeborenen Mißbildungen**.
* In der Bundesrepublik Deutschland beträgt die Inzidenz kongenitaler Vitien ca. 0.8% --> etwa 4000 Fälle pro Jahr.

Ät: Zumeist unbekannt, Wechselwirkungen zwischen Umwelt und Erbgut werden vermutet. Prädisponierende Faktoren:
- Chromosomenaberrationen (Trisomie 18, 21, Turner-Syndrom)
- Rötelnvirus-, Herpes simplex-Virus-, Zytomegalievirus-, Coxsackievirus-Infektionen
- Medikamente: Thalidomid (Contergan), Phenytoin, Kumarine, Lithium, Folsäureantagonisten
- Alkohol

Etlg: # **Etwa 85% aller angeborenen Vitien werden von den 8 häufigsten gebildet:**

◊ Ventrikelseptumdefekt (VSD)	28%
◊ Vorhofseptumdefekt (ASD)	12%
◊ Pulmonalstenose (Pst)	10%
◊ Persistierender Ductus arteriosus (PDA)	10%
◊ Fallot-Tetralogie (FT)	9%
◊ Aortenstenose (Aost)	7%
◊ Aortenisthmusstenose (CoA)	5%
◊ Transposition der gr. Arterien (TGA)	4%

Eine einheitliche Einteilung der angeborenen Herzfehler existiert nicht. Eine Möglichkeit ist die Einteilung aufgrund des Leitsymptomes **Zyanose** in primär zyanotische und primär azyanotische Herzfehler. Das klinische Kriterium der **Lungendurchblutung** ermöglicht eine weitere Einteilung in Vitien mit verminderter, normaler oder vermehrter Lungendurchblutung.

Azyanotische Herzfehler
Azyanotische Herzfehler mit normaler Lungendurchblutung
- Pulmonalstenose
- Aortenstenose
- Aortenisthmusstenose (Coarctatio aortae)

Azyanotische Herzfehler mit vermehrter Lungendurchblutung
- Vorhofseptumdefekt Typ II
- Lutembacher-Syndrom
- Defekte des AV-Kanales (Endokardkissendefekte)
- Ventrikelseptumdefekt
- Persistierender Ductus arteriosus Botalli

Zyanotische Herzfehler

Zyanotische Herzfehler mit verminderter Lungendurchblutung
- Fallot-Tetralogie
- Trikuspidalklappenatresie
- Ebstein-Anomalie
- Truncus arteriosus communis (aus beiden Herzkammern geht nur ein Gefäß ab, Pulmonalarterie geht vom Truncus ab)

Zyanotische Herzfehler mit vermehrter Lungendurchblutung
- Transposition der großen Arterien
- Totale Lungenvenenfehlmündung

Path:
- <u>Azyanotische Herzfehler mit normaler Lungendurchblutung:</u>
  Lok: Stenosen an den Ausflußbahnen der beiden Ventrikel oder an den großen Gefäßen --> operatives Ziel ist die Beseitigung der Engstelle durch örtliche oder extraanatomische Korrektur, um die Ventrikel vor einer chronischen Druckbelastung zu schützen.

- <u>Primär azyanotische Herzfehler mit vermehrter Lungendurchblutung:</u>
  Shuntvitien mit Kurzschlußverbindung zwischen Nieder- und Hochdrucksystem.
  --> **Links-Rechts-Shunt** (arterialisiertes Blut rezirkuliert in die Lungenstrombahn)
  --> Volumenbelastung des Lungenkreislaufes, evtl. mit gleichzeitiger Druckbelastung
  Abhängig von der Dauer dieser Belastung kann es zu sekundären Veränderungen in den Pulmonalgefäßen (fibromuskuläre Umwandlung) und zu einer Pulmonalgefäßsklerose mit fixierter pulmonaler Hypertonie und dann verminderter Lungendurchblutung kommen.
  --> **Umwandlung** des Links-Rechts-Shunts **in einen Rechts-Links-Shunt** mögl. (= sog. EISENMENGER-Reaktion) = späte Zyanose (Fixierung des Krankheitsbildes --> wenn der pulmonale Druck 80% des Systemdrucks erreicht hat, ist eine operative Korrektur nicht mehr sinnvoll! --> Transplantation von Herz und Lunge als Ultima ratio, ab einem Druckverhältnis von 40% ist das Op-Risiko signifikant erhöht).
  Lok: Vorhofebene (Vorhofseptumdefekt), Ventrikelebene (Ventrikelseptumdefekt) oder Ebene der großen Gefäße (persistierender Ductus arteriosus, aortopulmonales Fenster, Truncus arteriosus communis) mögl.

- <u>Zyanotische Herzfehler:</u> Primärer Rechts-Links-Shunt oder Rotationsanomalien
  --> Einstrom von venösem Blut in den großen Kreislauf --> zentrale Mischungszyanose (klinisch erkennbar an blaugefärbten Konjunktiven, Lippen, Schleimhäuten und Zunge). Kompensatorisch entwickelt sich meist eine Polyglobulie (liegt eine Anämie vor ist die klinische Symptomatik besonders schwer, jedoch ist die Zyanose durch Fehlen eines Mindestgehaltes von desoxygeniertem Hämoglobin kaschiert).
  Kompl: Körperliche Entwicklungsverzögerung, Leistungsminderung der Kinder, synkopale Anfälle durch Ischämie des Gehirnes, septischen Komplikationen und Abszessbildung (Hirnabszesse)
  Kinder mit zyanotischen Herzfehlern versuchen, durch die sog. **Hockerstellung** (= squatting, erhöht den peripheren Gefäßwiderstand --> erhöht den enddiastolische Druck im linken Ventrikel und der Einstrom von rechtsventrikulärem venösem Blut in den Systemkreislauf sinkt) den Grad der Zyanose zu vermindern.

Diag:
1. Anamnese und klinische Untersuchung: Die meisten angeborenen Herzfehler werden bei Kindern zu etwa 80% bei der Untersuchung direkt nach der Geburt (**U1**) oder in den **Vorsorgeuntersuchungen** (U2 - U8) festgestellt. Früherfassung auch pränatal mögl.
2. **Echokardiographie** mit Farbdoppler zur Darstellung der Flußverhältnisse, NMR zur Darstellung der anatomischen Verhältnisse
3. Röntgen: **Herzkatheteruntersuchung** mit Darstellung der Ventrikel, Vorhöfe, Ausflußbahn und Druckmessungen in den verschiedenen Abschnitten vor, im und nach dem Herzen.

Ther: Das primäre Ziel ist die kardiale Korrektur der angeborenen Anomalie in der Frühphase. Ist diese primäre Korrektur technisch nicht möglich, so wird eine funktionelle Korrektur oder ein Palliativeingriff durchgeführt, um die Kinder in ein Alter zu bringen, in dem der Defekt korrigiert werden kann. Die vollständige Korrektur der angeborenen Herzfehler sollte bis zum Erreichen des Vorschulalters vorgenommen werden. Lediglich Operationen, die ein Einbringen von Klappen- oder Gefäßprothesen erfordern, sollten nach dem 6. LJ. erfolgen, da sonst das Wachstum der Kinder zu schnell in Relation zu den Prothesen fortschreitet.
Die Operationen am Herzen erfordern stets den Einsatz der Herz-Lungen-Maschine.

Prog: Allgemein: Nur in wenigen Fällen heilt der angeborene Defekt spontan aus (einige Fälle des PDA und VSD). Das höchste Sterblichkeitsrisiko für die Kinder besteht unmittelbar nach der Geburt und nimmt danach ab (in den ersten 6 Lebensmonaten versterben genauso viele Kinder mit angeborenem Herzfehler wie in den folgenden 6 Jahren).

ANGEBORENE PULMONALSTENOSE

Path: Meist valvuläre Stenose (Klappen in den Kommissuren verschmolzen und an die Pulmonalarterienwand angelagert) --> chronische Druckbelastung des rechten Ventrikels, die zu einer konzentrischen Hypertrophie führen kann.
Selten: Subvalvuläre, supravalvuläre oder periphere Stenosen
Klin: Schwerstkranke Kinder
Ther: Valvuläre Stenosen:
Konservativ: Sprengung der Pulmonalklappe (Pulmonalvalvuloplastie) durch die transkutane Ballondilatation heute Methode der ersten Wahl.
Op.-Ind: Bei einem Ruhedruckgradienten über der Klappe von 50-60 mmHg oder bei Rechtsherzinsuffizienz.
Op: Ablösen und Inzision der an der Pulmonalarterienwand anhaftenden Kommissuren
Subvalvuläre, supravalvuläre oder periphere Stenose:
Resektion des Infundibulumbereichs oder Erweiterungsplastik der Ausflußbahn od. der peripheren Strombahn. Bei noch offenem Foramen ovale (häufig) gleichzeitiger Verschluß.
Prog: Sprengung der Pulmonalklappe sehr gut.
Operationssterblichkeit von 5% bis zu 50% (bei manifester Rechtsherzinsuffizienz).

ANGEBORENE AORTENSTENOSE

Lok: Meist (Verschmelzung einer oder mehrerer Kommissuren) bikuspid angelegte Klappe mit Neigung zu vorzeitiger Degeneration und Verkalkung.
Selten: subvalvulärer fibrotischer Ring (Endokardleiste) oder hypertropher muskulärer Kanal
Path: Folge der Obstruktion --> hochgradige Druckbelastung des linken Ventrikels --> konzentrische muskuläre Hypertrophie mögl.
Klin: Pektanginöse Symptomatik und synkopale Anfälle bei hochgradiger Stenose mit vermindertem Ejektionsvolumen
Ther: Op.-Ind: Druckgradienten über der Klappe von mehr als 60 mmHg in Ruhe, Zeichen der beginnenden Linksherzinsuffizienz, Linksherzschädigungszeichen im EKG, Synkopen oder pektanginöse Anfälle.
Op: Bei valvulärer Obstruktion offene Kommisurotomie, bei Fibrosierung oder Verkalkung der Klappe --> Prothese
Bei subvalvulärer Aortenstenose Resektion des fibrotischen Ringes oder Kardiomyotomie (n. BIGELOW).
Prog: Op-Risiko bei komplikationslosen Fällen zwischen 1 und 10%. Langzeitprognose gut. Bei Zeichen der Linksherzinsuffizienz ist die Prognose schlechter und die Letalität höher.

AORTENISTHMUSSTENOSE

Lok: Einengung der Aorta, distal des Abgangs der linken A.subclavia, am Übergang vom Aortenbogen zur Aorta descendens.
Etlg: Je nach Lagebeziehung zum Ductus arteriosus Botalli **präduktale** (infantile) und **postduktale** (erwachsene) Form der Coarctatio aortae.
Path: Chronische Druckbelastung des linken Ventrikels.
Umgehungskreisläufe über die A.subclavia und die Interkostalarterien mögl. --> keine Mangelversorgung der unteren Körperhälfte.
Klin: **Arterielle Hypertonie der oberen Körperhälfte**, mangelnde Durchblutung der unteren Körperpartien (Femoralpuls meist stark abgeschwächt oder nicht palpabel)
Kinder: Präduktale Form mit offenem Ductus Botalli --> Blut strömt aus dem re. Herzen (A.pulmonalis) über den Ductus Botalli in die Aorta descendens --> minderoxygeniertes Blut gelangt in die untere Körperpartie (Rechts-Links-Shunt mit Zyanose der unteren Körperpartie)
Diag: Röntgen-Thorax: **Usuren der Rippen** (bei längerem Bestehen durch hypertrophierte Interkostalarterien)
Ther: Op-Ind: Präduktale Form: Dekompensation des Leidens häufig schon in den ersten Lebensmonaten --> frühe Op. notwendig
Postduktale Form: Häufig lange klinisch stumm, Op indiziert bei Linksherzinsuffizienz oder übermäßiger Hypertonie in der oberen Körperhälfte
Op: Kurzstreckige Stenosen --> Resektion der Engstelle und End-zu-End Anastomose
Längerstreckige Stenosen --> Einnähen eines Erweiterungspatches aus Dacron (nach VOBSCHULTE) oder Einsetzen der distal abgesetzten A.subclavia als Erweiterungspatch (Subclavian-Flap-Technik)
Prog: Mittlere Lebenserwartung ohne chirurgische Intervention 35 J.!
Operationssterblichkeit im Erwachsenenalter um 2%, im Säuglingsalter bis zu 30%.

VORHOFSEPTUMDEFEKT TYP II

Syn: Sekundum Vorhofdefekt, ASD II, Ostium secundum-Defekt
Lok: **Hochsitzender Sinus-venosus-Defekt** (zwischen Einmündung der V.cava sup. und der Fossa ovalis im hinteren oberen Vorhofseptum). Eine Kombination des Sinus-venosus-Defektes mit partieller oder totaler Fehleinmündung der Lungenvenen ist häufig.
Eigentlicher **Fossa-ovalis-Defekt** (in der Mitte des Septums)
Path: Kinder: Größe des Defektes von 2 bis 17 mm.
Erwachsenen:Durchmesser des Defektes 1 bis 4 cm.
Ist der Defekt mehr als 2 x 2 cm groß, so sind beide Vorhöfe funktionell gleichgeschaltet (="common atrium").
Bei lang bestehendem Defekt >20J. Entwicklung einer EISENMENGER-Reaktion häufig.
Klin: Dyspnoe, gehäufte Bronchitiden, Leistungsinsuffizienz
Ther: Op-Ind: Shunts >30% des Herzminutenvolumens. Der Eingriff ist meist elektiv und sollte vor dem 5. Lebensjahr stattfinden.
Op: Verschluß des Defektes durch direkte Naht oder Einnähen eines Kunststoffpatches
Prog: Operationssterblichkeit bei unkompliziertem Vorhofseptumdefekt <1%, bei stärkerer Drucksteigerung im kleinen Kreislauf (--> EISENMENGER-Reaktion) bis über 10%.

LUTEMBACHER-SYNDROM

Path: Kombination eines ASD II mit einer angeborenen oder erworbenen Mitralstenose --> Obstruktion der linksventrikulären Einflußbahn --> großer Links-Rechts-Shunt mit frühzeitig beginnender pulmonaler Hypertonie und Pulmonalgefäßsklerose
Ther: Offene Kommissurotomie oder prothetischer Ersatz der Mitralklappe + Verschluss des ASD II
Prog: Op-Letalität bei Erwachsenen < 5%, bei Kindern mit angeborener Stenose und pulmonaler Hypertonie sehr hoch.

DEFEKTE DES AV-KANALES

Syn: **Atrioventrikular**-Kanaldefekte, Endokardkissendefekte
Lok: Man unterscheidet einen totalen, einen partiellen AV-Kanal und einen Vorhofseptumdefekt vom Primumtyp (ASD I):
ASD I und partieller AV-Kanal betreffen den kaudalen Anteil des Vorhofseptums und besitzen keine gewebliche Abtrennung zum Ventrikelseptum. Der AV-Klappenring ist komplett angelegt.
ASD I (Ostium primum-Defekt) = tiefsitzender Vorhofseptumdefekt.
Beim **partiellen AV-Kanal** kommt es zu Spalten ("cleft") im anterioren Mitral- oder im septalen Trikuspidalsegel.
Beim **totalen AV-Kanal** besteht ein tiefsitzender Vorhofseptumdefekt, ein hoher Ventrikelseptumdefekt und durch den Verlust des septalen Klappenansatzes ein AV-Klappendefekt.
Path: Die Defekte des AV-Kanals beruhen auf einer Hemmungsmißbildung der Endokardkissen an der Kontaktstelle von Septum primum, Ventrikelseptum und AV-Klappenanlage.
Pathophysiologisch kommt es zu Kurzschlussverbindungen auf Vorhof- und Ventrikelebene sowie zu Insuffizienzen der AV-Klappen
Klin: Partieller AV-Kanal + ASD I wie bei ASD II.
Totaler AV-Kanal --> pulmonale Hypertonie, Pulmonalgefäßsklerose, progrediente Linksherzinsuffizienz
Ther: Op-Ind. bei Diagnosestellung gegeben. Partieller AV-Kanal und ASD I Op zw. 1. u. 3.LJ., totaler AV-Kanal Op oft schon im Säuglingsalter notwendig.
ASD I: Patchverschluss des Defektes
Partieller AV-Kanal: Rekonstruktion der AV-Klappen, bzw. Prothesenersatz
Totaler AV-Kanal: Wie bei ASD I und part. AV-Kanal + Verschluss des Ventrikelseptums mit einem weiteren Patch (sog. 2 Patch-Technik).
Beim postoperativen Auftreten eines AV-Blocks III° ist die gleichzeitige Implantation eines Herzschrittmachers notwendig.
Prog: Op-Letalität für ASD I und partiellen AV-Kanal <2%. Totaler AV-Kanal >20%.

VENTRIKELSEPTUMDEFEKT

Syn: VSD
Lok: An einer Stelle oder multilokulär
Membranöser VSD (70%): unterhalb der Crista supraventricularis im Bereich des membranösen Septums
Perimembranöser VSD: reicht tiefer bis in die muskulären Septumanteile
Muskulärer VSD: nur im muskulären Septumanteil, evtl. multipel
Path: Häufigster angeborener Herzfehler. Isoliert oder als Teil komplexer Vitien (ca. 50%).
Klin: Kleine Defekte können klinisch stumm sein.
Große Defekte: Linksherzinsuffizienz, Links-Rechts-Shunt, Pulmonalgefäßsklerose
Diag: Lautes auskultatorisches Geräusch (je größer der Defekt, um so leiser wird das Geräusch)
Ther: Op-Ind: stets wegen der Gefahr der bakteriellen Endokarditis gegeben. Kleinere Defekte sollten bis zum Erreichen des Vorschulalters, große Defekte sollten im ersten Lebensjahr korrigiert werden.
Bei Vorliegen einer Eisenmenger-Reaktion mit Shuntumkehr besteht inoperabilität!
Op: Verschluß des Defektes durch direkte Naht oder durch Einnähen eines Dacronpatches
Prog: Selbständiger Verschluß in den ersten Lebensjahren mögl.
Op-Letalität: <5%, bei erhöhtem Pulmonalgefäßwiderstan bis >20%.

PERSISTIERENDER DUCTUS ARTERIOSUS BOTALLI

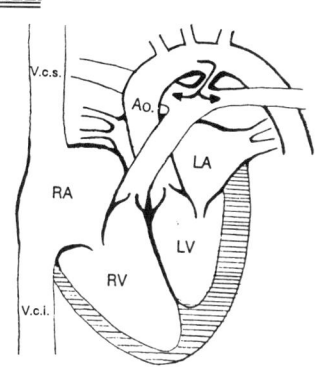

Syn: PDA, Ductus arteriosus Botalli (persistens, apertus)
Ana: Dient im Fetalkreislauf zur Umgehung der nicht ventilierten Lunge und verbindet den Pulmonalarterienstamm am Ursprung der A.pulmonalis sinistra mit der Aorta descendens distal des Abgangs der A.subclavia sinistra. Er schließt sich im Normalfall 15 Std. post partum funktionell und ist nach den ersten 3 Lebensmonaten strukturell obliteriert.
Path: Kurzschlußverbindung zwischen System- und Lungenkreislauf --> Links-Rechts-Shunt --> Volumenbelastung des Lungenkreislaufes mit den Folgen der Widerstandserhöhung und der Rechtsherzbelastung
Diag: Auskultation: Maschinengeräusch
Ther: Op-Ind: Immer gegeben wegen der Gefahr einer bakteriellen Endokarditis
Op: Doppelte Ligatur des Ductus oder Durchtrennung mit Übernähung der Gefäßstümpfe
Prog: Op-Letalität < 2% (höher bei Drucksteigerungen im kleinen Kreislauf)

FALLOTSCHE TETRALOGIE

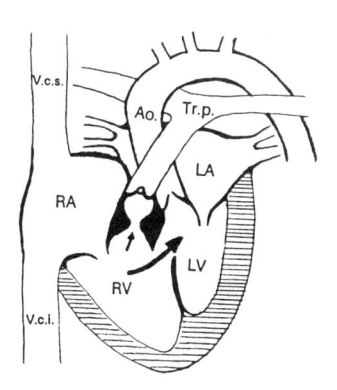

Syn: TOF
Path: Herzfehlerkombination aus **rechtsventrikulärer Ausflußbahnobstruktion**, **Ventrikelseptumdefekt** und über diesem Defekt **reitender Aorta** (Aorta ist nach rechts verlagert) und **rechtsventrikulärer Hypertrophie** (fehlt die reitende Aorta, spricht man von der Fallotschen Trilogie).
Ist zusätzlich noch ein Vorhofseptumdefekt vom Sekundumtyp vorhanden, spricht man von Fallotscher Pentalogie.
In etwa 50% der Fälle kommt es durch die Hypertrophie der Crista supraventricularis zu einer infundibulären Pulmonalstenose, in der myokardiale Anteile enthalten sind. Der Grad der Stenose ist hier von der Kontraktilität des Herzens abhängig und kann durch Betablocker oder Sedativa günstig beeinflußt weden. In ca. 25-40% liegt zusätzlich eine valvuläre Pulmonalstenose vor. Die pulmonale Gefäßbahn kann durch den verminderten Blutdurchfluß hypoplastisch angelegt sein.
Durch die starke Obstruktion ist der Widerstand im Pulmonalkreislauf schon primär höher als der Systemwiderstand = **Rechts-Links-Shunt**. Der Ventrikelseptumdefekt hat meistens die Größe des Aortenringes, ist druckausgleichend und liegt unterhalb des rechten Segels der Aortenklappe.
Die Lagebeziehung von Aortenwurzel und VSD wird als Überreiten der Aorta beschrieben. Der Abgang der Aorta kommt hierbei über dem Defekt zu liegen. Der Grad des Überreitens kann verschieden sein. Bei starkem Überreiten kann der rechte Ventrikel sein Blut direkt durch den VSD in die Aorta auswerfen.
Der Grad der Obstruktion der rechtsventrikulären Ausflußbahn und des Überreitens der Aorta bestimmen wesentlich die hämodynamischen Verhältnisse.

Ther: Op-Ind: Stets gegeben, da ohne Operation nur 10% der Kinder das Erwachsenenalter erreichen
Ist die Symptomatik im Säuglingsalter rasch progredient oder liegen hypoplastische
Pulmonalarterien vor, wird zunächst ein Palliativeingriff vorgenommen: Verbindung zwischen
A.subclavia und ipsilateraler A.pulmonalis = BLALOCK-TAUSSIG-Shunt (aortopulmonales Fenster
--> Bluteinstrom in das Lungengefäßsystem wird erhöht --> Oxygenierung des Blutes
verbessert, das hypoplastische Pulmonalgefäßbett wird erweitert und der minderentwickelte
linke Ventrikel trainiert).
Korrektureingriff dann nach 2-4 Jahren, bei entwickelten pulmonalen Gefäßen auch schon vor
dem 1.LJ.
Op: Patchverschluss des VSD, Resektion der obstruktiven Infundibulummuskulatur und
gegebenenfalls pulmonale Valvulotomie.
Prog: Op-Letalität: 5-10%. Die Spätergebnisse nach der Korrektur sind in über 80% der Fälle gut.

TRIKUSPIDALATRESIE

Path: Trikuspidalklappe nicht angelegt oder von Geburt an verschlossen --> rechter Ventrikel nur rudimentär entwickelt, Blutaustausch in den Systemkreislauf durch einen großen ASD. Über einen oder mehrere Ventrikelseptumdefekte oder über einen großen persistierenden Ductus Botalli gelangt das Blut wieder in den rechten Ventrikel und in die Pulmonalisbahn.
Klin: Zentrale Zyanose, Leistungsminderung, Infektanfälligkeit, Neigung zu synkopalen Anfällen
Ther: Op-Ind: Immer gegeben
Palliativ-Op: BLALOCK-TAUSSIG-Shunt (s.o.) oder cavopulmonale Anastomose (nach GLENN). Bei großem VSD und Überdurchblutung der Lunge Bändelung (Banding) der Pulmonalarterie.
Op: funktionelle Korrektur (Operation nach FONTAN) erst ab dem 8.Lebensmonat --> direkte Verbindung der oberen und der unteren Hohlvene mit der rechten Pulmonalarterie oder dem Truncus pulmonalis. Die Öffnungen im Ventrikelseptum und die Öffnung der Pulmonalarterie im rechten Ventrikel werden durch Kunststoffpatches verschlossen.
Prog: Ohne Op sterben 90% der Kinder im ersten Lebensjahr. Op-Letalität: 5-20%.

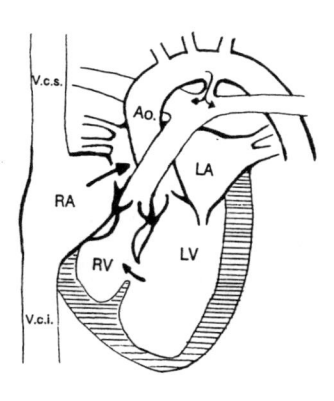

EBSTEIN-ANOMALIE

Path: Fehlgebildete und verlagerte Trikuspidalklappe --> Atrialisierung von Teilen des rechten Ventrikels und Trikuspidalinsuffizienz. Durch den kleinen rechten Ventrikel und die mangelnde Vorhofkontraktion entsteht über einen ASD oft ein Rechts-Links-Shunt mit zentraler Zyanose.
Ther: Op-Ind: Bei starker Zyanose, persistierenden Rhythmusstörungen, zunehmender Trikuspidalinsuffizienz
Op: Patchverschluss des ASD und Rekonstruktion od. Ersatz der Trikuspidalklappe
Prog: Op-Letalität 5-20% mit guten Langzeitergebnissen.

TRANSPOSITION DER GROßEN ARTERIEN

Syn: TGA
Path: Rotationsanomalie der großen Gefäße --> Aorta entspringt dem rechten Ventrikel, die Pulmonalarterie dem linken Ventrikel --> Rezirkulation des arteriellen Blutes in die Lungenstrombahn und des venösen Blutes in den Systemkreislauf --> TGA nur lebensfähig bei zusätzlichen Kurzschlüssen (z.b. ASD, VSD, PDA)
Klin: Starke zentrale Zyanose mit vermehrter Lungendurchblutung, bei guten Kurzschlußverbindungen kann die Zyanose fehlen.
Ther: Palliativeingriff in den ersten Lebenstagen: Ballon-Atrioseptostomie (nach RASHKIND) während der ersten Herzkatheteruntersuchung oder chirurgische Septostomie (nach BLALOCK-HANLON) des Vorhofseptums.
Op: Endgültige Korrektur des Herzfehlers in den ersten Lebensmonaten; Verschiedene Verfahren mögl.:
- Anatomische Korrektur (Switch-Operation nach JATENE) Versetzen der großen Gefäße entsprechend der anatomisch korrekten Position und Verlagerung der Koronarostien auf die neue Aortenwand
- Funktionelle Korrektur auf Vorhofebene (nach MUSTARD od. SENNING) --> Kunststoffpatch (Mustard) oder eigenes Körpergewebe (Senning) wird so eingenäht, daß eine Umleitung der Blutströme auf Vorhofebene stattfindet

Prog: Unbehandelt sterben 90% der Kinder im 1.Lebensjahr. Op-Letalität 10-20%, 5JÜR über 80%.
Kompl: Spätkomplikationen: Insuffizienzen, Stenosen, Herzrhythmusstörungen

TOTALE LUNGENVENENFEHLMÜNDUNG

Path: Lungenvenen münden nicht in den linken Vorhof, sondern in den rechten Vorhof oder in eine der Hohlvenen. Bei diesem Herzfehler besteht nur Lebensfähigkeit bei vorhandenem Kurzschluß vom rechten zum linken Herzen.
Starke Rechtsherzbelastung durch vermehrte Lungendurchblutung und relative pulmonalvenöse Stauung schon in den ersten Lebenswochen.
Ther: Op-Ind: Stets gegeben; Palliativeingriff: Ballon-Atrioseptostomie nach Rashkind (s.o.)
Op: Verbindung (direkte Anastomose od. mit einem Patch) der Lungenvenen im Bereich ihres Zusammenflußes mit dem linken Vorhof
Prog: Ohne Op versterben 75% der Kinder im 1.LJ.
Op-Letalität hoch (ca. 30%!), überlebende Kinder haben eine sehr gute Langzeitprognose.

HERZKLAPPENFEHLER

Def: Es wird unterschieden zwischen kongenitalen und erworbenen Erkrankungen der Herzklappen. Dazu zählen Fehler aller 4 Herzklappen, unterschieden werden Stenose und Insuffizienz einer Klappe.

Ät: - Angeboren = kongenital durch Schädigung des Foeten in den ersten 3 Monaten einer Schwangerschaft --> Op im frühen Kindesalter
- Erworben: Rheumatische Endokarditis, bakterielle Endokarditiden (Fixer-Endokarditis, betrifft vorwiegend die Klappen des rechten Herzens, insb. Trikuspidalklappe)
- Nach Myokardinfarkt mit Beteiligung des Papillarmuskels
- Degenerativ: Fibrosierung und Verkalkung

Epid: * Pro Jahr Op von ca. 2500 kongenitalen und ca. 6000 erworbenen Vitien in der BRD
* Z.Zt. werden an 38 Zentren in der BRD solche Operationen durchgeführt

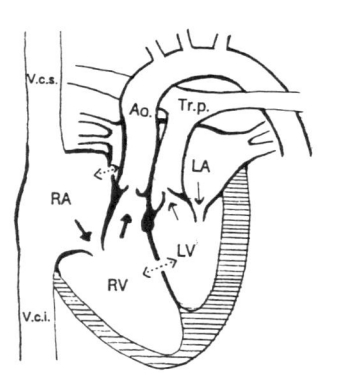

Etlg: Bzgl. der Klinik als Zeichen der kardialen Insuffizienz bei Klappenvitien nach der New York Heart Association (NYHA)

NYHA I:	Keine subjektiven Beschwerden, körpl. Belastung nicht eingeschränkt
NYHA II:	Beschwerden bei schwerer körperlicher Belastung
NYHA III:	Beschwerden bei leichter körperlicher Belastung
NYHA IV:	Ruhebeschwerden = kardiale Dekompensation

AORTENKLAPPENSTENOSE

Ät: Häufig kongenital bikuspide Aortenklappe oder degenerativ, verkalkend bei alten Menschen
Path: Kommisurenverklebung, Fibrosierung und sekundäre Verkalkung
--> Druckbelastung des li. Ventrikels --> Rückstau nach rechts
--> Ruhedyspnoe zeigt Dekompensation an
Klin: Synkopen als Warnhinweise für die Schwere des Vitiums, niedriger Blutdruck, Schwindel, Angina pectoris, Belastungsdyspnoe, Schwirren über dem Herzen tastbar
Diag: Rö: Li-betontes Herz, gestaute Pulmonalgefäße, Echo und Herzkatheter entscheidend
Auskultation: Rauhes, tieffrequentes, spindelförmiges Systolikum
Cave: Diuretika und Nachlastsenker sehr zurückhaltend, auch bei schwerer Dekompensation, einsetzen!, da diese den ohnehin niedrigen Blutdruck kritisch verringern können --> schnelle Op
Prog: Mit Op gut, 5JÜR: 90%.

AORTENKLAPPENINSUFFIZIENZ

Path: Volumenbelastung des li. Ventrikels, hohe Blutdruckamplitude --> exzentrische Hypertrophie = großer enddiastolischer Durchmesser des li. Ventrikels
Klin: Sichtbarer Kapillarpuls (Fingernagel), Angina pectoris und Belastungsdyspnoe NYHA III zeigen die drohende Dekompensation an
Diag: Auskultation: Decrescendo Sofortdiastolikum
Ther: Konservativ mit Diuretika und Nachlastsenker (insb. ACE-Hemmer), bei Dekompensation Op

MITRALSTENOSE

Ät: (noch) häufigster erworbener Klappenfehler, meist rheumatischer Genese mit einem oft 10-20 Jahren dauerndem beschwerdefreien Intervall nach rheumatischem Fieber
Path: Verminderung des HZV, insb. bei hoher Herzfrequenz wegen verkürzter Diastole --> medikamentöse Herzfrequenzsenkung (Digitalis, ß-Blocker, Sotalol)
Druckbelastung des li. Atriums --> Lungenstauung bis zur Rechtsherzbelastung, Dilatation des li. Atriums --> Thrombenbildung im Herzohr mögl. --> arterielle Emboliegefahr
Klin: Die Dyspnoe korreliert sehr gut mit dem Schweregrad des Vitiums
Diag: Auskultation: Diastolisches Decrescendogeräusch, Mitralöffnungston
Op-Ind: NYHA (II)-III, pulmonale Hypertonie, Auftreten von Vorhofflimmern
Ther: Geschlossene oder offene Kommissurotomie, Klappenersatz

MITRALINSUFFIZIENZ

Ät: Bakt. Endokarditis, rheumat. Endokarditis, nach Herzinfarkt bei Papillarmuskelbeteiligung
Path: Druck- u. Volumenbelastung des li. Atriums --> Dilatation des li. Atriums --> Lungenstauung bis zur Rechtsherzbelastung, Vorhofflimmern, Thromboemboliegefahr
Klin: Die Dyspnoe zeigt sich erst bei höherem Schweregrad des Vitiums
Diag: Auskultation: Systolisches Decrescendogeräusch, 3. Herzton

Herzchirurgie | Seite 117

Op-Ind: NYHA (II)-III, pulmonale Hypertonie, Auftreten von Vorhofflimmern
Ther: Raffung des Mitralklappenringansatzes, Klappenersatz

Trikuspidalklappenfehler
Isoliert sehr selten, meist in Verbindung mit anderen Klappenfehlern

Mehrklappenfehler
Häufig: Aorten- und Mitralklappe gleichzeitig betroffen --> bei 30 % aller Klappenoperationen werden beide Klappen ersetzt.
Ca. 0,5 % gleichzeitige Aorten-, Mitral- und Trikuspidalklappen-Op.

Diag: 1. Anamnese und klinische Untersuchung:
Typischer Auskultationsbefund: (evtl. mit Phonokardiogramm dokumentieren)
Aortenvitien in leicht nach vorne gebeugtem Sitzen in Exspiration auskultieren
Aortenstenose: Rauhes, tieffrequentes, spindelförmiges Systolikum
Aorteninsuffizienz: Decrescendo Sofortdiastolikum
Mitralvitien in links-Seitenlage auskultieren
Mitralstenose: Diastolisches Decrescendogeräusch, Mitralöffnungston
Mitralinsuffizienz: Systolisches Decrescendogeräusch, 3. Herzton
2. EKG:
Aortenstenose: Linkstyp, Linkshypertrophiezeichen, evtl. V_{4-6} T-Negativierung
 (= kein Ischämiezeichen, sondern Hypertrophiezeichen)
Aorteninsuffizienz: Linkshypertrophiezeichen
Mitralstenose: zweigipfliges P, Steil- bis Rechtstyp bei Rechtsherzbelastung
 und Rechtsherzhypertrophiezeichen
Mitralinsuffizienz: Zweigipfliges P, evtl. Linkshypertrophiezeichen
3. Röntgen: Thorax in zwei Ebenen, im Seitenbild mit Breischluck zur besseren Beurteilung des linken Atriums
4. Echokardiographie: Heute mit Farbdoppler, CW-Doppler und transoesophagealer Technik --> Flußverhältnisse gut sichtbar, Druckgradienten und Klappenöffnungsflächen lassen sich berechnen
5. **Herzkatheteruntersuchung:** (obligat) Messung der Drücke in allen Bereichen des Herzens, Darstellung von Flußverhältnissen, Ausmessen der Klappenöffnungsflächen
6. Präoperative Beurteilung von biologischem Alter, Lungenfunktion, sonstigen Erkrankungen (Malignome usw.) des Patienten, Abwägen und Analyse des Operationsrisikos im Verhältnis zum Nutzen.

Ther: ▪ Klappenersatz:
1. Extrakorporaler Kreislauf notwendig: Kanülierung der V.cava und der Aorta ascendens und Übernahme der Pumpfunktion und Oxygenierung durch die Herz-Lungen-Maschine
2. Das Herz wird nach Abklemmen der großen Gefäße mittels kardiopleger Lösung stillgelegt
3. Eröffnung des Herzens, Entfernen oder Belassen der alten Klappe und Einnähen der neuen Klappe am Klappenansatz
- Klappenarten:
Biologische Klappen: Schweineklappe (Hancock-Klappe), menschliche Klappen obsolet
Vorteil: Gute (physiologische) Flußverhältnisse, keine Antikoagulation notwendig
Nachteil: Nach ca. 5 Jahren beschleunigte Degeneration, Perforationen oder Segelabrisse möglich --> Klappe hält nur ca. 5-10 Jahre
Technische Klappen:
Kugelklappen (Starr-Edwards)
Flügelklappen (Björk-Shiley) --> seitlicher Durchfluß
Zweiflügelklappen (St. Jude) --> zentraler Durchfluß, große Öffnungsfläche
Vorteil: Lange Haltbarkeit
Nachteil: Geräusch, Dauerantikoagulation (lebenslang) unumgänglich!
->Endokarditisprophylaxe bei beiden Klappenarten absolut notwendig!
Bei rheumat. Indiaktion: Penicillin G

Bei bakterieller Prophylaxe:
Eingriffe im Respirationstrakt: Penicillin G
Eingriffe im MDT und Urogenital: Ampizillin und Refobacin
Eingriffe an der Haut: (penicillinaseresistente Antibiotika:) Dicloxacillin
- Offene Kommissurotomie: Bei Stenosen Revision der Klappe am offenen Herzen
- Klappensprengung: Mittels Katheter (= geschlossene Kommissurotom.): Hohe Rezidivrate
- Klappenringeinpflanzung: Bei Insuffizienzen insb. der Mitral- und Trikuspidalklappe
  Op-Verfahren: Raffung des muralen Anteils der Klappe durch einen Ring
- Auch möglich: Anlegen eines cardio-aortalen Conduits bei inoperabler Aortenstenose: verbindet den linken Ventrikel mit der Aorta unter Umgehung des normalen Weges

Prog: Durch moderne Op-Technik gut: Letalität ca. 2%, nach Klappenersatz ca. 80-90% 5JÜR, ca. 70% 10JÜR.

Kompl:
* Nahtdehiszens am Klappenring --> paravalvuläre Lecks, Klappenausriß
* Mechanische Dysfunktion --> Stenosen, Insuffizienzen
* Chronische Hämolyse
* Thrombose/Embolie an der Prothese
* Prothesenendokarditis
  - Staphylokokken: Schlechte Prognose --> sofort Op
  - Streptokokken: Bessere Prognose, konservative Therapie mit konsequenter Antibiose kann versucht werden

Proph:
1. Nachkontrollen! (Auskultation, EKG, Echokardiographie)
2. Endokarditisprophylaxe bei allen instrumentellen Eingriffen, bei Infektionen lieber einmal zu viel als zu wenig antibiotisch behandeln!
3. Technische Klappen: **Lebenslange Antikoagulation** mit Marcumar (Quick 15-25%), bei instrumentellen Eingriffen muß das Marcumar abgesetzt (--> Quick >50%) und durch Heparin ersetzt werden.

CHIRURGIE DER HERZKRANZGEFÄßE

Syn: Koronarchirurgie bei koronarer Herzkrankheit (KHK), Koronarsklerose, Koronarstenose, Angina pectoris, Koronarinsuffizienz, Myokardinfarkt

Ät: Die Entstehung der **Koronarsklerose** ist durch die degenerativen Veränderungen der Intima und teilweise der Media im Rahmen der Atherosklerose zu sehen. Hier sind mehrere Risikofaktoren für die Entstehung der Krankheit bekannt. Beim Zusammentreffen zweier oder **mehrere Risikofaktoren potenziert** sich das Risiko der Krankheitsentstehung.
- Nikotinabusus
- Fettstoffwechselerkrankungen (Hypercholesterinämie (erhöhtes LDL, HDL <35mg/dl), Hyperlipidämie), erhöhte Lipoprotein(a)-Werte
- Arterielle Hypertonie
- Diabetes mellitus, Hyperurikämie
- Übergewicht, Bewegungsmangel, Disstress
- Familiäre Disposition, Vaskultitiden

Path:
- Stenosen werden erst ab einer Strömungseinschränkung von ca. 70% klinisch relevant
- Progredientes Leiden, dessen Endpunkt der Verschluss der zuführenden Kranzarterie und das Absterben des betroffenen Myokardareals ist.
- Lok: LCA, RIVA, RCA, RCX (Anatomie s.o.)

Epid:
* 70% aller Herzoperationen betreffen die Koronarchirurgie (jährlich 25.000)
* M >> w

Herzchirurgie | Seite 119

Etlg: Bezgl. der Klinik nach dem Schema der **Canadian cardiovascular society** (CCS)

CCS I: Normale körperliche Belastbarkeit führt nicht zu einer myokardialen Ischämiereaktion. Ein AP-Anfall ist durch starke Belastung provozierbar.
CCS II: Die normale körperliche Belastbarkeit ist eingeschränkt. Beim raschen Gehen oder Treppensteigen tritt ein AP-Anfall auf.
CCS III: Die körperliche Belastbarkeit ist erheblich eingeschränkt. Schon bei geringen Anstrengungen kommt es zur Ischämiereaktion.
CCS IV: Ruheangina

Klin:
- Pektanginöse Anfälle je nach Schwere der Erkrankung in Ruhe, bei leichter oder starker Belastung (der Patienten kennt meist seine Belastungsgrenze sehr genau). Ausstrahlung der Schmerzen in den linken Arm, Hals, Schultergegend, Unterkiefer möglich.
- Typisches Verschwinden der Beschwerden auf Nitratmedikation

Diag:
1. Anamnese und klinische Untersuchung. Die **gründliche Anamnese** kann bei der KHK die korrekte Diagnosestellung sehr erleichtern. Durch die Periodizität und die Belastungsgrenze der KHK kann der Patient meist selbst eine richtungsweisende Angabe machen.
3. **Belastungs-EKG**, Langzeit-EKG und typische Veränderungen im normalen EKG geben entscheidende Hinweise --> Domäne der Inneren Medizin.
4. Nuklearmedizinische Untersuchungen, wie **Myokardszintigraphie** mit Belastungs-EKG, geben konkrete Hinweise auf Ausprägung und Lokalisation der Erkrankung.
Neuerdings auch PET (Positronen-Emissions-Tomographie) zur genauen Abgrenzung von vitalem und nicht mehr revitalisierbarem Myokardgewebe (nur in wenigen Zentren mögl.).
5. **Koronarangiograhie** (Links-Herzkatheteruntersuchung) zur Feststellung der betroffenen Koronararterie und der genauen Lokalisation der Stenosen
Bestimmung der linksventrikulären Funktion
6. Röntgen: präoperativ Thorax --> allg. Herz- und Lungenfunktion, Herzvergrößerung

Ther:
- Konservativ: Medikamente: Nitrate, Betarezeptorenblocker, Kalziumantagonisten (gegen Koronarspasmen)
- PTCA = perkutane transluminare coronare Angioplastie (**Ballonkatheterdilatation**)
Ind: kurzstreckige, gerade verlaufende, singuläre zentrale Stenose (nicht bei einer Hauptstammstenose --> Op)
Die PTCA kann mit einem Stent (kleines Stahlgerüst als Gefäßstütze) kombiniert werden.
- Rotablation (Rotationsangioplastie): Arteriosklerotische Plaques werden mit einem rotierenden Kopf abgefräßt
- Laserangioplastie: Arteriosklerotische Plaques werden mit Laserstrahlen aufgelöst
- Operativ: Ind: Hauptstammstenose, koronare Dreigefäßerkrankung mit bypassfähigen Koronarien, koronare Zweigefäßerkrankung mit Beteiligung des RIVA (beim Linksversorgungstyp)
Notfall-Ind: Dilatations-Zwischenfall, kardiogener Schock, frischer Infarkt
- Zur Op notwendig: **extrakorporale Zirkulation** mit Herz-Lungen-Maschine, Anschluß an die Aorta ascendens und V.cava, Kardioplegie des Herzens, Hypothermie (28-32° C)
Zugang: mediane Längssternotomie
- Aortokoronare Bypassoperation:
1. **Aortokoronarer Venenbypass** (ACVB) mit autologer Beinvene (V.saphena magna, ein 2. Op-Team entnimmt diese Vene gleichzeitig)
2. **A.mammaria interna-Bypass** (IMA = internal mammary artery, Präparation der Arterie von peripher (ab Zwerchfell) mit anhängendem Bindegewebe =pedicle-Technik und Belassung am proximalen Ursprung (an A.subclavia), beidseitige Präparation möglich)
Die Anastomosen werden End-zu-Seit oder Seit-zu-Seit mittels 7/0-Polypropylene-faden auf die längseröffnete Koronarie (einzeln oder sequentiell =mehrere Anastomosen hintereinander, IMA und Venenbypass gleichzeitig möglich) angelegt, danach am wieder schlagenden Herzen (Einsparung von Ischämiezeit) Anastomose des Venenbypass im Bereich der Aorta ascendens

- Die Sternotomie wird mit Drahtzerklage wieder verschlossen, die Drähte werden belassen.
- Ultima ratio: Herztransplantation bei diffuser KHK mit hochgradig eingeschränkter Ventrikelfunktion
  - 24h intensivmedizinische Überwachung postoperativ

Prog: Beste Offenheitsrate mit 80-95% nach 5 Jahren zeigt der **IMA-Bypass** (zum Vergleich Venenbypass 65-80% Offenheitsrate durch arteriosklerotische Bypassveränderungen), Reoperation nach 10 Jahren in 8-16% notwendig (8% bei IMA).
Op-Letalität 1-3% (höher bei Notfalleingriffen: Dilatationszwischenfall, frischer Infarkt, kardiogener Schock).
Beschwerdefreiheit nach Op im ersten Jahr bei 80-90%, nach 5 Jahren 70% d.Pat..

Kompl: * Herzrhythmusstörungen, Myokardinfarkt, plötzlicher Herztod
<u>Op:</u> * Arteriosklerotische Bypassveränderungen --> Restenose, Bypassverschluß
* Thrombose des Bypass
* Infektion des Bypass, Perikarditis
* Wundheilungsstörungen der Entnahmestelle der autologen Vene oder am Sternum

DD: - Prinzmetal-Angina = Koronarspasmus (Ther: mit Kalziumantagonisten)
- Vertebragene Thoraxschmerzen, Tietze-Syndrom, Pankreatitis, Lungenembolie, funktionelle Thoraxschmerzen (Da Costa-Syndrom, Ausschlußdiagnose)

SCHRITTMACHERTHERAPIE

Syn: Herzschrittmacher, Pacer, Cardioverter (= AICD = automatischer implantierbarer Cardioverter/ Defibrillator)

Anatomie: Das **Erregungsleitungssystem** des Herzens besteht aus Sinusknoten, AV-Knoten, His-Bündel und den beiden Tawara-Schenkeln in die Ventrikel und den Purkinje-Fasern in den Ventrikeln.

Ind: · Herzschrittmacher: Sick-sinus-Syndrom, Sinusknotenstillstand, AV-Blockierungen (Typ 2.°/Mobitz, 3.°) mit Frequenz <50/Min. oder Synkopen/synkopalen Anfällen, Asystolien durch Karotissiunssyndrom, Bradyarrhythmia absoluta
· Cardioverter: Dilatative oder hypertrophische Kardiomyopathie mit rezidivierenden Kammertachykardien, maligne tachykarde Kammerarrhythmien und Kammerflimmern als Ursache für Herz-Kreislauf-Stillstände (überlebter "plötzlicher Herztod"), die medikamentös therapierefraktär sind und auch durch antiarrhythmische Operation oder Katheterablation nicht behandelt werden können.

Etlg: # Herzschrittmacher: sind alle bezgl. ihrer Funktion kodiert
1. Buchstabe: Output = **Stimulationsort** (A=Vorhof, V=Ventrikel, D=A+V)
2. Buchstabe: Sensing = **Wahrnehmungsort** (A=Vorhof, V=Ventrikel, D=A+V)
3. Buchstabe: **Funktion** (I= inhibiert= der Schrittmacher stimuliert nur bei nicht genügender Eigenfrequenz, T= getriggert= Schrittmacher registriert die Vorhofaktion und stimuliert die Kammer, D=I+T, O= keine Steuerung)
Evtl. zusätzliche Buchstaben:
4. Buchstabe: Programmierbarkeit (P=1-2 Funktionen, M=multiprogrammierbar, 0=nicht)
5. Buchstabe: Antitachykardiefunktion (0=nicht, B=burst=Salven, S=scanning, E=extern)
Häufig gebräuchliche Typen: **DDD** (nicht bei Vorhofflimmern), VVI, AAI
Frequenzadaptive Herzschrittmacher: Passen sich dem Organismus an und heben die Herzfrequenz bei Belastung an.
Mögliche Steuerparameter: **Bewegung** (Piezokristall), Temperatur, Sauerstoffgehalt des Blutes, pH-Wert des Blutes, Atemfrequenz, QT-Zeit,

Herzchirurgie | Seite 121

Epid: * Erster Schrittmacher 1958 implantiert, pro Jahr werden ca. 10.000 Herzschrittmacher in der BRD implantiert
* Bisher 25.000 Cardioverter weltweit implantiert (erster Cardioverter 1980 in den USA implantiert)
Hohe Kosten!, die Cardioverter der neuesten Generation (mit gleichzeitiger antitachykarder Schrittmacherfunktion sowie Möglichkeit der programmierten Stimulation und einem Ereignisspeicher) kosten ca. 50.000,-- DM.

Diag: 1. Anamnese und klinische Untersuchung, die Indikation für eine Herzschrittmacher- oder Cardioverter-Implantation wird durch den Internist/Kardiologe gestellt.
2. Röntgen: Thoraxübersicht zur Op-Planung

Ther: ▪ Konservativ: Bei Arrhythmien Austestung verschiedener Antiarrhythmika mit apparativ induziertem Kammerflimmern mögl.
Medikation: Antiarrhythmika (s. Innere-Lehrbücher)
▪ Operativ:
- Herzschrittmacher: Legen einer (bzw. zwei) transvenös-endokardialen Elektrode über die V.cephalica, vorschieben bis zum rechten Ventrikel (bei zwei Elektroden, wird die zweite im Vorhof verhakt), Kontrolle der Elektrodenlage unter Durchleuchtung. Verbinden der Elektroden mit dem Schrittmacher, der subcutan im Bereich über dem M.pectoralis implantiert wird. Danach wird der Schrittmacher programmiert (vom Internisten).
- Cardioverter: Anteriore/laterale Thorakotomie oder mediane Sternotomie und anbringen der zwei epikardialen Defibrillationselektroden, das Steuergerät wird in der Bauchdecke im Oberbauch fixiert. Postoperative Antibiotikaprophylaxe. Bülau-Thoraxdrainage.
Neue Methode auch mit transvenös implantierbaren Elektroden (spart die Thorakotomie) und einer subkutanen Flächenelektrode.

Prog: Op-Risiko bei Herzschrittmacherimplantation nahe 0%. Bei der Cardioverter-Implantation ist das Risiko wesentlich höher (perioperative Mortalität 1-9%).

Kompl: * Plötzlicher Herztod
Op: * Geräteinfektion, Hämatom, Pneumothorax
* Elektrodendislokation im Herz, Diskonnektion der Elektrode am Gerät
* Elektrodenkabelbruch, frühzeitige Batterieerschöpfung
* Zuckungen des M.pectoralis oder des Diaphragmas
* Cardioverter: kurzer, starker Schmerz während einer Kardioversion/Defibrillation

Proph: 1. Kontrolle der Schrittmacherfunktion in 6monatigem Abstand
2. Bei implantierten Schrittmachern vorsichtige elektrischen Manipulationen (z.B. Elektrokauter), keine NMR-Untersuchungen am Patienten.

CARDIOMYOPLASTIE

Def: Verpflanzung des M.latissimus dorsi um das Herz herum um das insuffiziente Herz zu unterstützen.

Ind: Bei dekompensierter Herzinsuffizienz, wenn eine Herztransplantation nicht möglich ist

Epid: * Alternative zur Herztransplantation bei dekompensierter Herzinsuffizienz, wenn kein Spenderorgan zur Verfügung steht.
* Z.Zt. in der BRD nur in Heidelberg angewendetes Verfahren

Op: Präparation des M.latissimus dorsi und Verlagerung des Muskels um das Herz herum. Anlage eines Schrittmachers an dem Muskel zur herzschlagsynchronen Stimulation

HERZTUMOREN

Ät: - **Primäre Herztumoren** (vom Peri-, Myo- oder Endokard ausgehend):
  <u>Benigne:</u> **kardiales Myxom,** Lipom, Fiboelastom, Rhabdomyom, Fibrom, Hämangiom, Teratom, Mesotheliom;
  <u>Maligne:</u> Rhabdomyosarkom, Angiosarkom, Fibrosarkom
- **Sekundäre Herztumoren:** Metastasen (insb. Mammakarzinom u. Lungentumoren)

Path: • 75% benigne (davon ca. 30-50% Myxome), ca. 25% maligne
• Im Kindesalter eher Rhabdomyome, beim Erwachsenen eher Myxome

Klin:
- Einflußstauung, Lungenödem, Rechtsherzinsuffizienz
- Herzrhythmusstörungen, Synkopen, Herzklappenstenosen bei Verlegung der Herzklappen
- Familiärer Myxomkomplex (vermutlich aut.dom. vererbt) mit kutanen Myxomen, Mamma-Fibroadenomen, Nebennierendysplasie, Hoden- u. Hypophysentumoren
- Myxome: (zu 75% im linken Vorhof lokalisiert) --> arterielle Embolien (insb. Hirnarterien u. Retinagefäße)

Diag: 1. Anamnese (Embolie) und klinische Untersuchung: Bei Beeinträchtigung der Klappenfunktion --> Herzgeräusche, "tumor-plop" nach dem 2.HT
2. Echokardiographie, insb. auch transösophageale
3. Röntgen: CT oder NMR, Angiokardiographie und Koronarangiographie (maligne Gefäßformationen ?)

Ther: ■ <u>Operativ:</u> Ind: Nach Diagnosestellung unverzüglich, wegen meist progred. Wachstum
- Mediane Sternmotomie, Einsatz der Herz-Lungen-Maschine mit kardioplegischem Stillstand und Hypothermie
- Exstirpation des Tumors unter Mitentfernung des tumorbasisnahen Vorhofseptums --> anschließend Naht oder Decken des Defektes mit Dacron-Patch
- Bei Infiltration v. Herzklappen plastische Korrektur oder Klappenersatz

Prog: Op-Letalität 3%.

Kompl: * Op: Schrittmacherpflichtige Herzrhythmusstörungen
* Tumorrezidiv (--> jährliche echokardiographische Kontrollen)

DD: - Kardiomegalie, zystische Veränderungen, wandständige Thromben
- Bakterille Endokarditis mit Vegetationen
- Herzbeuteltamponade: >200ml --> Klin: Einflußstauung, EKG-Niedervoltage, Dyspnoe, Herzinsuffizienz, Tachykardie; Ther: Punktion

HERZTRANSPLANTATION

Ind: - <u>Allgemein:</u> **Finale myogene Herzinsuffizienz** (hochgradige linksventrikuläre Insuffizienz, z.B. nach fulminantem Herzinfarkt)
- Nicht mehr therapierbare **KHK** (Stad. CCS IV), dilatative **Kardiomyopathie,** nach Myokarditis mit größerem Myokarduntergang
- Angeborene Herzfehler (Kinder, z.B. hypoplastisches Linksherzsyndrom, fixierte pulmonale Hypertonie, hypoplastische Lungenarterien)

K.Ind: # **Fortgeschrittene Zweiterkrankung,** wie nicht kurable Malignome, Systemerkrankungen, schwere Nierenerkrankungen, pulmonale Hypertonie, akute gastrointestinale Erkrankungen
Chronische Infekte (KI wegen der postop. immunsuppressiven Therapie), **akute Infekte** mit Zytomegalie, Mononukleose, Varizellen, Herpes, Toxoplasmose oder Mykoplasmen
Nicht kooperativer Pat., Alkohol- oder Drogenabhängigkeit, **HIV-Infektion**
Lungenembolie in den letzten 4 Wochen

Epid: * Erste Herz-Transplantation 1967 in den USA, seither bis 1992 weltweit 19.000 Herzen transplantiert, z.Zt. über 2.500 Transplantationen pro Jahr. In der BRD z.Zt. 30 Transplantationszentren. In 1992: 516 Herzen in der BRD transplantiert. Bedarf ca. 1.000 Herzen pro Jahr. Warteliste: z.Zt. ca. 1.000 Patienten.
* Zentrale für Transplantationen: Eurotransplant in Leiden/Niederlande

Diag: 1. Indikation zur Transplantation bei Spender (s.Kap. Transplantation) und Empfänger, möglichst ähnliche Größe und Gewicht von Spender u. Empfänger
2. Labor: ABO-Blutgruppengleichheit zwischen Spender u. Empfänger, möglichst große Übereinstimmung in den HLA-Systemen, negatives Cross-match (= Ø Nachweis zytotoxischer Antikörper)

Ther: ■ Vorübergehende Notfallversorgung: Druckluftgesteuertes extrakorporales Kunstherz zur Überbrückung der Zeit bis zur Transplantation einsetzbar (nur an wenigen Zentren mögl.).
■ Explantation am Spender: Organentnahme, Kardioplegie mit 4°C kalter Lösung und Konservierung (z.B. in Euro-Collins-Lösung) und Kühlung mit Eiswasser, unverzüglicher Transport, Ischämiezeit max. 6 Std.
■ Implantation:
- Zugang mediane Sternotomie
- Explantation des Herzens des Empfängers unter Einsatz der HLM. Hinterwand der Vorhöfe, Tr.pulmonalis und Aorta bleiben erhalten
- **Orthotope Implantation** des Spenderherzens mit Anastomose der Vorhöfe (Naht auf die belassene Hinterwand der Vorhöfe des Empfängers) und End-zu-End-Anastomose v. Tr.pulmonalis u. Aorta, passagerer Schrittmacher für ca. 8-10 Tage
- Evtl. auch kombinierte Transplantation von Herz und Lunge.
■ Nachbehandlung: Perioperative Antibiotikaprophylaxe.
Immunsuppression mit Ciclosporin A (Pilzderivat, Sandimmun^R) als Basistherapie mit 3-8 mg/kgKG/Tag, zusätzlich Azathioprin und Kortikosteroide bei Abstoßungsreaktionen. Antilymphozyten-Globulin (ATG, = Immunglobuline gegen menschliche T-Lymphozyten) bei akuter Abstoßungsreaktion, Versuche auch mit monoklonalen Antikörpern.
■ Nachkontrollen: Ciclosporinspiegel im Blut, Körpergewicht, Echokardiographie, EKG (auch intramyokardial), **transvenöse Endomyokard-Transplantatbiopsie** an der Herzspitze (--> mononukleäre Zellinfiltrationen ?, Zyklus: 1. 1/2 J. alle 3 Wo., dann alle 6 Wo., nach 1 J. alle 3 Monate), Kontrolle der T-Lymphozyten-Subpopulationen (T_4/T_8-Quotient), Antimyosin-Antikörper-Szintigraphie.
Neue Methode: Implantation eines telemetriefähigen Schrittmachers bei der Transplantation und damit Überwachung des intramyokardialen Elektromyogramms (IMEG) --> Abfall der QRS-Amplitude über mehrere Tage zeigt beginnende Abstoßung an.
■ Psychosomatische Betreuung des Patienten (und seiner Angehörigen) in allen Phasen des Transplantationsprozesses.

Prog: 1-Jahres-Transplantatfunktionsrate 80%, 5JÜR ca. 70%. Op-Letalität 5-10%. Die Letalität einer (zu spät entdeckten) Abstoßungsreaktion beträgt 8% --> regelmäßige Kontrollen.

Kompl: * Infektionen, postoperatives Multiorganversagen
* Akute Abstoßungsreaktion (Rejektion): Typische QRS-Veränderungen im EKG, mononukleäre Zellinfiltrationen im interstitiellen Myokardbindegewebe, blastäre basophile Lymphozyten im Blut, Klin: grippeähnliche Allgemeinsymptome, Dyspnoe, Tachykardie, Blutdruckabfall
* Chronische Abstoßungsreaktion (Rejektion): Manifestiert sich insb. an den Koronargefäßen (ohne Schmerzen wegen der operativen Denervierung)
* **Transplantat-Atherosklerose** (Synonyme: Graft-Atherosklerose, Transplantat-Vaskulopathie) ohne Angina-pectoris (s.o.)
* Immunsuppression: Infektanfälligkeit, Knochenmarkdepression, Magen-Darm-Ulzera, Ciclosporin-Nephro-/Hepatotoxizität, arterielle Hypertonie, diabetische Stoffwechsellage, Hypercholesterinämie, Osteoporose, Zunahme der Inzidenz maligner Tumoren (100x höheres Risiko, insb. Lymphome, Hautkrebs u. Karposi-Sarkom).

MAMMACHIRURGIE

Anatomie: Mammae (Brust- oder Milchdrüsen)
Lok: Von 3.-6. Rippe und von der Parasternal- bis zur vorderen Axillarlinie. Verschieblich verbunden mit der Faszie des M.pectoralis maj., evtl. auch mit der Faszie des M.serratus ant. (als Lobus axillaris bei sehr großer Brust). Verschieblichkeit der Brust: Eingeschränkt bei Infiltration durch Karzinome.

Aufbau: Drüsenkörper, Fettkörper und Bindegewebe
- **Drüsenkörper:** aus 15-20 bindegewebig getrennten, radiär angeordneten Lappen (Lobus) mit je einem Milchgang (Ductus lactiferus). 1 Lobus besteht wiederum aus 10-15 Lobuli. 1 Lobulus aus mehreren Azini (beerenförmige Drüsenendstücke).
- **Fettkörper:** Umhüllt die Drüsenlappen, fehlt unter dem Warzenhof.
- **Bindegewebe:** Um Lappen u. Läppchen, von Nerven durchzogen (--> prämenstruelles Syndrom mit Brustspannen, hormonsensibel), Stabilität durch sog. Coopersche Septen, die die Drüseneinheiten durchziehen.

Brustwarze: vom pigmentierten Warzenhof (Areola mammae) umgeben, mit Talg-, Schweiß- und Duftdrüsen. Glatte Muskulatur (zur Erektion der Brustwarze für den Saugakt). Mündung der 12-15 Milchgänge (einige Lobi haben einen gemeinsamen Ausführungsgang).

Arterien: **Medial:** Rami mammarii mediales (hauptsächlich aus dem 2. u. 3. ICR) aus der A.thoracica interna (aus der A.subclavia)
Lateral: Rami mammarii laterales der Thoraxarterien aus dem Stromgebiet der A.axillaris (v.a. A.thoracica lat. und A.thoracodorsalis)
Basis: Interkostalarterien
Die med. u. lat. Arterien verlaufen konzentrisch im subkutanen Fettgewebe und anastomosieren um und unter dem Warzenhof.

Venen: Warzenhof mit Plexus venosus areolaris. Verbindung zwischen subcutanen und tiefen Venen. Abfluß zur V.thoracica interna, Vasa thoracica lateralia und evtl. zu Bauchwandvenen (V.thoracoepigastrica) und zur V.jugularis externa.

Lymphabfluß: - zur Axilla (Level I-III): Nll. pectorales, axillares centrales, apicales (infraclaviculares)
- entlang der A.mammaria int. zu parasternalen u. mediastinalen LK
- zur kontralateralen Brustseite (über die Nll. interpectorales)
- nach supraklavikulär
Axilläres Gebiet am wichtigsten für das Mamma-Ca --> leicht zugänglich, am häufigsten betroffen. Ca. 30-60 LK, wichtigste Gruppe = Level I (lat. des lateralen Pektoralisrandes), durchschnittl. 12 LK, als erste u. häufigste Station von Metastasen befallen. Entfernung v.a. aus prognostischen Gründen und zur Festlegung der weiteren Therapie.

Nerven: Rami cutanei laterales et anteriores aus den Interkostalnerven (hauptsächlich 2-6) und vom Hals aus die Nn. supraclaviculares.

Physiologie:
Die Milchproduktion und -sekretion in den sekretorischen Zellen der Acini und den terminalen Gängen, sowie Exkretion durch die Myoepithelzellen ist hormonabhängig.
Durch abrupten Abfall der Plazentahormone + Anstieg des Prolaktin erfolgt der Milcheinschuß etwa 3-4 Tage post partum (Vormilch = Kolostrum).
Prolaktin (aus Adenohypophyse): Aufrechterhaltung der Milchsekretion.
Oxytozin (Sekretion aus der Neurohypophyse, Produziert in Hypothalamuskerngebieten): Ausschüttung v.a. auf taktilen Reiz, zur Kontraktion der Myoepithelzellen der Ausführungsgänge.
Östrogen: stimuliert die Drüsenepithelproliferation
Gestagen: fördert die Sekretionsbereitschaft

Allgemeine Untersuchung der Brust: (Befundangaben werden in die Quadranten eingeteilt)
Inspektion: Haltung Arme locker hängen lassen, Arme über Kopf, Arme in die Hüfte gestemmt.
Größe und Form: Ein Tumor kann sowohl eine Verkleinerung als auch eine Vergrößerung bewirken. Wichtig Seitenvergleich und anamnestische Angabe.
Oberflächenkontur: Einziehung, Abflachung, Hautverfärbung, Knötchenbildung, Apfelsinenhaut durch Ödematisierung, Vermehrte Venenzeichnung.
Mamille: Lageveränderung, Ekzem, Pro- oder Retraktion, Sekretion.
Palpation: Mit der flachen Hohlhand von außen nach innen palpieren. Normale Konsistenz nimmt von lateral nach medial ab. Verschieblichkeit der Haut über dem Drüsenkörper, LK in der Achselhöhle und supraklavikulär überprüfen.

KONGENITALE ANOMALIEN DER MAMMA

Bestehen schon von Geburt an oder mit Pubertät einsetzend.
Athelie: Fehlen einer oder beider Brustwarzen --> Ther: kosmetischer Ersatz (aus der Gegenseite, Schamlippe, evtl. Tätowierung)
Amastie: Fehlen einer oder beider Mammae (= Aplasie) --> Ther: Prothesenimplantation
Polythelie: Überzählige Brustwarzen (entlang der Milchleiste, beim Mensch ist normalerweise nur das 4. Drüsenpaar der Säugetiere ausgebildet) --> Ther: Entfernung aus kosmetischen Gründen
Polymastie: Rudimentäre zusätzliche Mammae --> Ther: Entfernung aus kosmetischen Gründen
Anisomastie: Unterschiedliche Größe beider Mammae --> Ther: bei Beschwerden Mammareduktionsplastik einer Seite
Mastoptose: "Hängebusen" (bei Adipositas, Bindegewebsschwäche) --> Mammareduktionsplastik
Hohl- u. Flachwarzen: Stellen evtl. ein Stillhindernis dar
Mamma aberrans: Zusätzliches heterotopes Brustdrüsengewebe (meist in Verlängerung des oberen äußeren Quadranten). Erhöhtes Entartungsrisiko. Ther: Entfernung

WACHSTUMSBEDINGTE FEHLBILDUNGEN

Mikromastie (= Mammahypoplasie):Meist beide Mammae --> Ther: evtl. Augmentationsplastik mit Silikoneinlage aus kosmetischen Gründen. Kompl: fibröse Kapselschrumpfung
Makromastie: Größenzunahme über das dem Alter entsprechende Maß hinaus. Sekundäre gewichtsbedingte Wirbelsäulenbeschwerden. Ther: Mammareduktionsplastik

MASTITIS

Ät: - Wochenbett oder beim Stillen (begünstigt durch Milchstau, ungenügende Stillhygiene) = Mastitis puerperalis (85-95% der Mastitiden)
- Ekzem der Warze
- Tuberkulöse Mastitis (mit Fisteln und livide Verfärbungen ausgehend von einer Lungen-TBC hämatogen gestreut oder per continuitatem von den Rippen übergreifend)

Path: · Aszendierende Infektion über das Milchgangsystem (meist mit Staph. aureus, selten mit Proteus, E.coli oder Pyocyaneus) oder
· Über Risse an der Brustwarze (durch Saugakt) Entzündung der Brustwarze = **Thelitis**, dann ins Parenchym ausbreitend
· Ausbreitung über **Lymphbahnen**

Klin: ▪ Derbe druckempfindliche Infiltration tastbar, evtl. axilläre LK-Schwellung
▪ Schmerz, Schwellung, Rötung, Überwärmung der Brust
▪ Fieber, Schüttelfrost

Diag: 1. Anamnese und klinische Untersuchung
2. Sonographie: Einschmelzungen, Abszesse
3. Mikrobiologische Untersuchung + Antibiogramm von Abszeßpunktaten

Ther: • Konservativ: Kälte, Ruhigstellung der Brust (Abpumpen der Milch, Abstillen !), Antiphlogistika, Antibiose
• Spätstadium: Förderung der Einschmelzung durch Wärme (Rotlicht) --> dann Abszeßspaltung
• Operativ: Ind: Kompliziertes Spätstadium
 - Abszeßpunktion, Abszeßspaltung durch radiäre Inzision, evtl. Drainage der Abszeßhöhle; Bei retromammärer Lokalisation Zugang über Bardenheuer-Bogenschnitt (in der submammären Falte)
 - Evtl. Spülung/Instillation mit antibiotischer Lösung
 - Ggf. Nekrosenabtragung

Kompl: ∗ Einschmelzung und Abszeßbildung:
intramammärer Abszeß, retromammärer Abszeß, Subpektoralphlegmone, subkutaner (präglandulärer) Abszeß, paramammärer Abszeß
Weitere Kompl: Nekrotisierung von Drüsengewebe
∗ TBC: Fistelbildung --> Ther: Fistelspülungen, Antituberkulostatika

Proph: Hygiene beim Stillen beachten, richtige Stilltechnik

DD: Tumoren der Brustdrüse (insb. bei chron. Abszessen)

GYNÄKOMASTIE

Def: Abnorme Größenzunahme einer oder beider männlicher Mammae durch Drüsen- und/oder Fettgewebshypertrophie

Ät: - **Idiopathisch** (ca. 50% d.F.)
 - **Hormonell** (Östrogenüberschuß, Androgenmangel): Klinefelter-Syndrom (XXY), testikuläre Feminisierung, Reifenstein-Syndrom (Pseudohermaphroditismus), Hypothyreose, Kastration, Hodenatrophie, Hodentumoren, Hypophysentumoren, NNR-Tumoren, Androgenrezeptordefekte, Chorionepitheliom, Sertoli-Zell-Tumor
 Paraneoplastisch (Bronchial-Karzinom)
 - **Medikamentös:** Spironolacton, Digitalis, α-Methyldopa, Reserpin, Meprobamat, Phenothiazin
 Hormontherapie: Östrogene, Testosteron, HCG, **Anabolika** bei Sportlern! (Bodybuilder, Leistungssportler)
 - Leberzirrhose, Hungerdystrophie
 - Physiologische Gynäkomastie: Neugeborenenperiode, Pubertät, Senium ohne Krankheitswert

Klin: • Größenzunahme (beidseits bei hormoneller oder medikamentöser Form, sonst häufig nur einseitig ein Knoten tastbar)
• Nicht schmerzhaft

Diag: 1. Anamnese (Medikamente, Hormonpräparate bei Sportlern) und klinische Untersuchung (Testes, Behaarungstyp kontrollieren)
2. Labor: Hormonbestimmung v. Östrogen, Testosteron, Prolaktin, LH, HCG; Leberwerte, Schilddrüsenhormone
3. Sonographie: DD: Zyste / Knoten
4. Evtl. Kerngeschlechtsbestimmung
5. Tumorsuche: Rö-Hypophyse (Rö-Sella oder CT), Rö-Lunge, Nebennieren (CT)

Ther: • Operativ: Ind: Wahleingriff (psychologisches, kosmetisches Moment), daher Pat. gut aufklären, bei Karzinomverdacht immer.
 - Perimamillärer Schnitt
 - Entfernung des gesamten Drüsenkörpers
 Bei nur einzelnem Knoten wird nur dieser exstirpiert
 - Immer **Histologie** durchführen zum Ausschluß eines Karzinomes!

- Postoperativ: Redondrainage ex am 2.post-op. Tag, Fäden ex am 5.-8.Tag. Elastischer Brustwickel zur Wundkompression direkt postop. für 1 Woche.
- Eine Gynäkomastie von Neugeborenen, in der Pubertät und im Senium ist physiologisch und bedarf keiner Therapie.
- Konservativ: Androgensubstitution bei nachgewiesenem Hypogonadismus mit Testosteronmangel.

DD: - Fibrome, Lipome, retromammäre Angiome
- Mamma-Karzinom des Mannes (Insb. bei einseitiger Vergrößerung --> Histo wichtig!)
- Adipositas

MASTOPATHIE

Syn: Mastopathia fibrosa cystica Schimmelbusch, Mastopathia chronica fibrosa cystica

Def: Verschiedene proliferativ-hyperplastische oder regressive Veränderungen der Milchgänge, der Drüsenbestandteile und/oder des Bindegewebes der Brust.

Ät: - Endokrine Dysregulationen, labile Zyklusfunktion (insb. im Klimakterium)
- Gestagenmangel
- Gehäuftes familiäres Auftreten

Path: · Histo: Vielgestaltiges Bild möglich: Verschmelzungszysten der Drüsenazini, adenomartige Strukturen, papilläre Zystenwandwucherungen, Epithelmetaplasien, intra- oder extraduktale Epithelproliferationen, myoepitheliale Zellwucherungen
· Meist überwiegen zystische oder fibrotische Veränderungen
· Masthopathie mit atypischer Proliferationstendenz und Zellatypien bedingt ein erhöhtes Karzinomrisiko = komplizierte Mastopathie

Etlg: Gradeinteilung der Mastopathie nach PRECHTEL (1972)

Grad I	Einfache Mastopathie **ohne** Epithelproliferationen (70% d.F.)
Grad II	Mastopathie **mit Epithelproliferationen**, aber ohne Zellatypien (20% d.F.)
Grad III	Mastopathie **mit atypischer Epithelhyperplasie** (= Präkanzerose), aber ohne die als Carcinoma in situ definierten Zeichen (ca 10% d.F.)

Epid: * **Häufigste gutartige Veränderung der Brust**
* Meist im geschlechtsreifen Alter, Gipfel im 40.-50. LJ. (Klimakterium)

Klin: ■ Kirschkerngroße gut abgrenzbare verschiebliche Verhärtungen (höckeriger Drüsenkörper, kleinzystisch-knotig, sog. "Schrotkugelbrust")
■ Evtl. prallelastische tastbare Zysten
■ Prämenstruelles Schwere- und Spannungsgefühl, Mastodynie, evtl. Ausstrahlung der Schmerzen in die Axillarregion

Diag: 1. Anamnese und klinische Untersuchung (Palpation)
2. Röntgen: Mammographie
3. Sonographie: Solide und zystische Strukturen
4. Punktionszytologie
5. Endgültige Diagnose: **Histologie** bei Exstirpation der Knoten

Ther: ▪ Konservativ: Prämenstruell Gestagene, gestagenhaltige Salben, Prolaktinhemmer (Bromocriptin), Antigonadotropes Steroid (z.B. Danazol) --> beheben nur die Symptome, keine Heilung.

▪ Operativ:
Ind: Mastopathie Grad I-II
- Exstirpation des Knoten und histologische Untersuchung
Ind: Mastopathie Grad III, häufige Knotenrezidive und Therapieresistenz
- Einfache oder subkutane Mastektomie
- Evtl. Einlage eines Expanders, anschließend Silikonprothese

Prog: Entartungsrisiko des Grad III: 10-30% !, daher operative Entfernung gerechtfertigt.

Kompl: * Zystenbildung --> Punktion und zytologische Untersuchung
* Entartungstendenz --> Karzinomentstehung

Proph: Bei bekannter Mastopathie: mammographische und sonographische Kontrollen in 12 monatigem Abstand, klinische Kontrollen in 1/2jährigem Abstand.

DD: - Gutartige Tumoren der Brust
- Mamma-Karzinom

GUTARTIGE TUMOREN DER BRUST

Epid: Gutartige Geschwülste machen ca. 15% der Mamma-Tumoren aus.

FIBROADENOM

Path: · Ät: Fetal versprengte Drüsen.
Diese bestehen meist aus Bindegewebsanteilen (mesenchymal, Fibrom) und drüsigen Anteilen (epithelial, Adenom), selten reine Fibrome oder Adenome (1-3%).
· Meist multipel auftretend mit Bindegewebskapsel, in 10-15% d.F. beide Mammae betroffen
· Lok: Peri- od. intrakanalikulär
· Dignität: Gutartig, deutliche Wachstumsprogredienz in der Schwangerschaft und Laktationsperiode, Stimulation des Wachstums durch Östrogene
Postmenopausal: häufig regressive Veränderungen (Verkalkungen)

Epid: * Vor allem bei **jungen Frauen** zw. 20.-30. LJ.
* Häufigster gutartiger Tumor (ca. 75%)

Klin: ▪ Deutlich abgrenzbarer, verschieblicher harter Knoten
▪ Mammographie: homogene Verschattung

Ther: - Exstirpation des Knotens
- Evtl. subkutane Mastektomie bei Befall der gesamten Brust

DD: - Phylloider Tumor (**Cystosarcoma phylloides**) seltener, rasch wachsender, mit dem Fibroadenom pathogenetisch verwandter Tumor, ca. 20% sind maligne
--> Ther: Exstirpation/Histologie, bei Malignität Mastektomie.
- Masthopathie
- Mamma-Karzinom
- Lipom (aus dem Brustdrüsenfettgewebe entwickelnd) --> Ther: Exstirpation

PAPILLOM (Milchgangspapillom)

Path:
- Histo: Papillomatöse Milchgangepithelwucherung (gefäßführendes Bindegewebe, mit Epithel überzogen)
- Vork: In den Milchgängen (intraductal) oder in Zysten
- Lok: Meist mamillennah
- Dignität: Meist gutartig. Die Papillomatose zeigt ein erhöhtes Entartungsrisiko.

Epid: In der Menopause gehäuft.

Klin: Blutende/sezernierende Mamma (pathologische Sekretion)

Diag:
1. Anamnese und klinische Untersuchung
2. Röntgen: Galaktographie
3. Exfoliativzytologie

Ther: Papillom- u. Milchgangexstirpation (Resektion des betroffenen Lappens)

DD:
- Sezernierende Mamma: Mamma-Karzinom, Milchgangpapillom, Mastopathie, aberrierendes Gangsystem --> jede sezernierende Mamma muß abgeklärt werden!
- Masthopathie, Mamma-Karzinom, Lipom

MAMMAKARZINOM

Syn: Brustkrebs, Bösartige Neubildung der Mamma (ICD-Definition)

Ät:
- **Prädisposition:** Nullipara (hoher sozioökonomischer Status), späte Erstparität (>30.LJ.), nicht stillende Frauen, frühes Menarchenalter u. spätes Menopausenalter, Adipositas (vermehrte Konversion von Androstendion zu Östrogen im Fettgewebe), Makromastie, familiäre Belastung/genetische Disposition (Schwester erkrankt: 8faches Risiko, Mutter erkrankt: 4faches Risiko), Diabetes mellitus, Zigarettenrauch, vorangegangenes Mamma-Ca der Gegenseite (5faches Risiko)
- Fibrozystische präkanzeröse **Mastopathie** (Stadium: Prechtel III der Mastopathie) mind. 10%iges Entartungsrisiko
- Carcinoma in situ: ductal, lobulare, M.Paget der Mamille
  In ca. 30% d.F. entwickelt sich später ein invasives Karzinom!
- 3% aller Karzinome entstehen während einer Schwangerschaft
- Hormonale Antikonzeptiva: Wirkung ist letztlich noch unklar (widersprüchliche Studien)
- Allgemein: Je länger gestillt wurde, je mehr Geburten stattgefunden haben, je früher die erste Geburt war, desto **GERINGER** ist das Risiko!

Path:
- Diskutiert wird ein Östrogenübergewicht im Körper

- Lok: (außen, oben) 50%   15% (innen)
         15%
         (unten) 10%   5%
         5% multizentrisch in einer Mamma, ca. 1% primär in beiden Mammae

- Metastasierung: **Lymphogen:** Hauptsächlich **ipsilaterale Axilla** (insb. Tumoren in den äußeren Quadranten), parasternale LK = A.mammaria interna-LK (insb. Tumoren in den inneren Quadranten)
  Seltener: Supraklavikuläre LK, retrosternale LK, kontralaterale Mamma
  Hämatogen: Pleura, Lunge, Skelett (Rippen, Becken, Wirbelkörper (LWS > BWS), Femur), Leber, ZNS, Ovarien, Nebennieren.

Mamma

Etlg: # **TNM-Klassifikation**

T$_{is}$: Carcinoma in situ = nicht infiltrierendes intraduktales Ca od. lobuläres Carcinoma in situ oder M. Paget der Mamille ohne nachweisbarem Tumor

T$_1$: Tumor < 2cm (T$_{1a}$: <0,5 cm, T$_{1b}$: 0,5-1cm, T$_{1c}$: 1-2cm)
T$_2$: Tumor 2-5 cm
T$_3$: Tumor > 5cm
T$_4$: Tumor jeglicher Größe mit Infiltration in Brustwand (T$_{4a}$) oder Haut (T$_{4b}$), (T$_{4c}$ = T$_{4a}$ + T$_{4b}$), entzündliches (inflammatorisches) Kasrzinom (T$_{4d}$)

N$_1$: Bewegliche, ipsilaterale axilläre LK
N$_2$: Untereinander oder an anderen Strukturen fixierte, ipsilaterale axilläre LK
N$_3$: LK entlang der ipsilateralen A.mammaria interna

M$_1$: Nachgewiesene Fernmetastasen (auch kontralaterale Mamma und Lk ab supraklavikulärer Lokalisation)

Histologisch: **Duktal** (ca. 65%, Unterformen: tubulär, papillär, medullär, adenoid-zystisch, mukoid, Gallert, Comedo, inflammatorisch), **Lobulär** (ca. 15%) und Mischformen.
Nicht invasiv und **invasiv** wachsend.

Low risk-Mammakarzinom (T$_1$ od. max. T$_2$ = Tumor bis 2cm Durchmesser, LK-Befall negativ, Östrogenrezeptor positiv, niedriges histologisches und zytologisches Stadium, niedriger S-Phase-Anteil, niedriger Kathepsin-Spiegel)
High risk-Mammakarzinom (Infiltratives Karzinom = T4, LK-Befall positiv, Fernmetastasen, Hormonrezeptoren negativ)

Klinische Einteilung der axillären Lymphknoten:
- Level I: Untere axilläre Nodi (lat. des lat. Randes des M.pectoralis minor)
- Level II: Mittlere Axilla und interpektorale (Rotter)-Lk
- Level III: Apikale Axilla (med. des med. Randes des M.pectoralis minor) einschließlich sub- und infraklavikulär bezeichneter LK

Zusätzliche LK-Gebiete:
- Level IV: Supraklavikulär
- Level V: Kopf (jugulär) und Streuung in d. Blut über d. Duct.thoracicus --> dann Fernmetastasen)

Epid: * **Häufigstes Karzinom der Frau** in westlichen Ländern, jede 10-16.Frau in Deutschland betroffen!
22% der Malignome bei der Frau entfallen auf das Mamma-Karzinom.
* Inzidenz: Ca. 28.000-40.000 Neuerkrankungen/J. in der BRD = 50-60/100.000 pro Jahr
* Altersverteilung: **Zweigipfelig 45-50.LJ. und 60-65.LJ.**, vor dem 20.LJ. Rarität.
Geographische Faktoren: in Nordeuropa wesentlich höher als z.B. in Ostasien, die weiße Bevölkerung ist häufiger betroffen als die schwarze
* Männer machen ca. 1-2% d.F. aus (meist hochmaligne), entspricht w >>> m (= 100:2), Ausnahme: bei Knaben und Mädchen vor dem 15.LJ. gleich häufig.

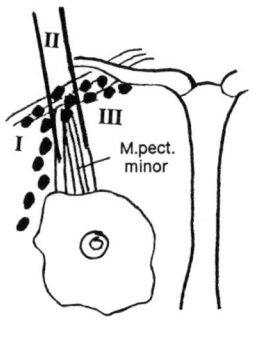

Mamma | Seite 131

Klin:
- **KEINE DIREKTEN FRÜHSYMPTOME!**, als erstes ist ein **tastbarer Knoten** zu finden
- Selten: zirkumskripter Schmerz, Parästhesien, Kribbeln, Sekretion aus der Mamille, offene Ulzeration, axilläre LK-Schwellungen
- **Spätzeichen:** Einziehungen der Haut (und Plateauphänomen) und Adhärenz (Unverschieblichkeit), Retraktion der Mamille, *peau d'orange* (Grobporigkeit, Apfelsinenhaut), Hautödeme, Größenveränderung der Brust, entzündlich infiltrierte Haut (inflammatorisches Karzinom), exulzerierender Tumor, Fixation des Tumors am Brustkorb (*Cancer en curasse* = Panzerkrebs), axilläre Lymphknotenschwellung, Lymphödem des Armes.
- Bei ossären Metastasen: Persistierende Wirbelsäulen-, Extremitäten- oder Gelenkbeschwerden, pathologische Fraktur

Diag:
1. Anamnese (fam. Disposition, Risikofaktoren, gynäkologische Anamnese, Veränderungen der Brustdrüse) und **klinische Untersuchung:** Konsistenz, Verhärtung, Größe, Form, Abgrenzbarkeit, Verschieblichkeit, Schmerzhaftigkeit beurteilen. Axilläre, infra- + supraklavikuläre **LK-Gebiete abtasten.**
   Wichtig: Die Palpation der Brust von der Patientin selbst ergibt einen positiven Befund meist erst bei einer Größe >2cm mit harter, nicht druckschmerzhafter, höckeriger Konsistenz --> stets die **ärztlichen Vorsorgeuntersuchungen** wahrnehmen! Erschwerend für die Frühdiagnose ist die allgemein knotige Brust (Mastopathiebrust).
2. Röntgen: **Mammographie** in 2 Ebenen (medio-lateral und kranio-kaudal): (Tumoren ab 5 mm erkennbar) Verdichtungsfigur mit **sternförmigen Ausläufern** (sog. "Krebsfüßchen"), **Mikroverkalkungen** (95% Trefferquote)
   Selten Galaktographie: bei Mamillensekretion indiziert --> pathologische Milchgangabbrüche weisen auf ein Mamma-Karzinom hin.
3. Ultraschall: Schallabschwächung bei einem soliden Tumor, Komprimierbarkeit eingeschränkt bei malignen Tumoren (< 30%)
   Thermographie: Hyperthermie im Tumorbereich
4. Feinnadelpunktion (evtl. ultraschallgesteuert)
   PE (Probeentnahme) evtl. als intraoperativer Schnellschnitt (bei suspekten Bezirken auch aus beiden Mammae gleichzeitig indiziert)
   Histologie des Operationspräparates mit Bestimmung des S-Phasen-Anteils der Zellen.
5. **Staging:** Rö-Thorax, Knochenszintigramm (bei verdächtigen Bezirken Röntgenkontrolle, konventionelle Rö-Tomographie), CT-Thorax, Craniales-CT, Sonographie des Abdomens
6. Tumormarker: CEA, CA 15-3, CA 19-9 (als Verlaufskontrollparameter) und Kontrolle auf erhöhtes Prolaktin.
   Postoperativ: Heute stets Bestimmung des **Rezeptorstatus** des Tumorgewebes.
7. Zusätzlich möglich (Bedeutung als Prognoseparameter wird noch diskutiert):
   Bestimmung des **HER-2/neu-Onkogens** (immunhistochemische Bestimmung) bei LK-positiven, rezeptornegativen Mammakarzinomen --> Überexpression des Onkogens zeigt eine mögl. höhere Rezidivrate, höhere Letalität und somit schlechtere Prognose an.
   Bestimmung des **Kathepsin-D-Spiegels** (lysosomale Protease gebildet unter Östrogenwirkung) --> erhöhter Spiegel zeigt höhere Metastasierungswahrscheinlichkeit an.

Ther:
- Konservativ: **Radiatio** als palliative Maßnahme (in kurativer Absicht ist die Radiatio bezüglich einer Verbesserung der Gesamtüberlebensrate umstritten)
  NW: Teleangiektasien, Induration der Haut, häufigeres Auftreten des Armlymphödems
  Applikation: großflächig auf die Thoraxwand und Axilla im tangentialen Strahlengang und/oder kleinvolumig gezielt auf Metastasen

- **Operativ:** Ind: Kurative Absicht und palliativ zur Tumormassenreduktion
  - Alle Verfahren konkurrieren derzeit miteinander und sind Gegenstand vieler Studien. Der derzeitige Trend geht eher zur *brusterhaltenden Operation*.
  - **Brusterhaltende Therapie: Quadrantenresektion** (nach VERONESI), bzw. Wide excision (Lumpektomie) = **Tumorentfernung mit 2 cm Sicherheitsabstand** + Entfernung der axillären LK (u. evtl. infraklavikulären LK) --> mind. 10 LK sollten dabei entfernt werden.
    Ind: T_1 oder bis max. 2,5-3 cm Tumordurchmesser
    Wenn LK positiv --> adjuvante Ther: CMF-Schema 6x (meist nach der sog. Sandwich - Methode: 3x CMF, dann Radiatio (50 Gy + 10 Gy direkt auf das Tumorkissen), dann nochmals 3 x CMF).
    Bei nodal-negativen Tumoren <3cm keine adjuvante Therapie.
  - **Eingeschränkt radikale Mastektomie** (Modifiziert nach PATEY): **Ablatio mammae + Entfernung der regionären und axillären Nodi Level I - II** (ca. 16-20 Lk), Level III wird nur entfernt, wenn I u.II makroskopisch befallen aussehen, bei Tumoren > 3cm indiziert.
  - **Ultraradikale Mastektomie** (nach ROTTER-HALSTED), die noch vor 20 Jahren als Standard angesehen wurde: Entfernung der Mamma, des M. pectoralis maj. et min., der axillären LK und der LK entlang der A.mammaria interna (wird heute nur noch in wenigen Fällen angewendet)
  - Postoperativ: Redondrainage ex am 2.post-op. Tag, Fäden ex. an der Brust am 8.Tag, in der Axilla am 10.Tag
- An die Operation kann sich unmittelbar die primäre Augmentation in Form einer Expandereinlage anschließen. Eine endgültige Prothese kann dann nach frühestens drei Monaten eingesetzt werden.
- **Polychemotherapie / Hormontherapie:** als **adjuvante** (zusätzliche) postoperative Maßnahme heute obligat bei folgenden Indikationen:

  1.) Bei *Lk positiven Mamma-Karzinomen* (Anm: ab einem LK - Befall von >12 Lk kann durch die Chemo- oder Hormontherapie nur die Rezidivfreiheit (etwa Verdopplung), nicht aber die Gesamtüberlebensrate verbessert werden).

	prämenopausal	postmenopausal
Rezeptoren +	Chemo	Hormon
Rezeptoren -	Chemo	Chemo (Hormon)*

  * Hormontherapie bei schlechtem AZ (wenn Chemotherapie kontraindiziert ist), bringt auf jeden Fall mehr als keine Therapie durchzuführen.

  2.) Bei *metastasiertem Mamma-Karzinom*
  Prämenopausale Frauen: Zoladex alle 4 Wochen s.c., bei Progredienz auch Polychemotherapie (CMF oder aggressiver mit Epirubicin).
  Postmenopausale Frauen: Tamoxiphen od. Aromatasehemmer od. MPA, bei Progredienz Polychemotherapie.

  <u>Medikamente:</u> **Polychemotherapie** (mit 4-6 Zyklen) als CMF-Schema: Ciclophosphamid (Alkylanz) + Methotrexat (Antimetabolit) + 5 - Fluorouracil (Antimetabolit) meist als adjuvante Therapie eingesetzt.
  Evtl. auch Epirubicin oder Adriamycin (Antibiotika), Aminopterin (Alkylanz), Vinblastin (Spindelzellgift)

  <u>Hormonale Therapie:</u> als **additive** Hormontherapie
  Tamoxiphen (Nolvadex^R, Tamofen^R) = Antiöstrogen (gilt für die Übersicht bei LK positiv)
  MPA (Methoxy Progesteron Acetat) = Gestagen (hat antiöstrogene Wirkung)
  evtl. + Pravidel (bei erhöhten Prolaktinspiegeln)

oder **ablative** Therapie (Entfernung eines Bestandteils des Hormonregelkreises, heute nur noch selten durchgeführt --> Ind: bei Versagen der adjuvant medikamentösen Therapie):
- Ovarektomie, bzw. Ovarienbestrahlung i. S. einer Kastrationsbestrahlung
- **Suprefact** (= LH-Rh - Analogon, Zoladex^R) anregende Funktion auf die Hypophyse --> Überstimulation --> verminderte Gonadotropinausschüttung = fktl. Ovarektomie
- **Aromatasehemmer:** (Die Umwandlung von Testosteron in Östradiol erfolgt durch Katalyse der Aromatase) Orimeten^R
- Androgene (fktl. Antiöstrogene)
- Kortisolsubstitution

Prog: Insgesamt versterben 50% der Frauen, die an einem Mamma-Karzinom erkranken, daran.
5 JÜR aller Mammakarzinome zusammen: 75%.
5 JÜR bei T_1 85%, T_2 75%, T_3 35%, T_4 10% (ein T_4 hat eine 10 JÜR von nur noch 1%).
Heilungschance abhängig vom LK-Status: Keine befallenen LK: 75%, 1 - 3 LK+ --> 40 -50%, >3 LK+ --> 20 -30%.

Kompl: * Knochenmetastasen mit Spontanfrakturgefahr (pathologische Fraktur)
Op: * Verletzung des N.intercostobrachialis (sensible Innervation des med. Oberarms) bei der axillären LK-Ausräumung (wird sehr häufig durchtrennt)
Verletzung des N.thoracodorsalis u. evtl. des N.thoracicus longus oder Anteile des Plexus brachialis, Thrombophlebitis der Vv. thoracoepigastricae
* **Tumorrezidiv noch nach Jahren** möglich (> 5-10 Jahren)
* **Lymphödem des Armes**, insb. nach ausgedehnter axillärer LK-Entfernung (Level III) und Bestrahlungstherapie oder postoperativer Alterierung des Armes
Ther: Lymphdrainage

Proph: 1. <u>Vorsorgeuntersuchung:</u> Ab 20.LJ. 1x / Jahr Tastuntersuchung durch den Arzt.
<u>Wichtigste Maßnahme:</u> **Jede Frau sollte 1x / Monat selbst die Brust abtasten!** (Zeitpunkt: möglichst kurz nach der Menstruation)
Im 40.LJ. einmalige Mammographie (als Vergleichsaufnahme für später), ab 50.LJ. Mammographie in zweijährigem Abstand, bei Risikopatienten (z.B. familiäre Risikoanamnese) 10 Jahre früher beginnen.

2. <u>Tumornachsorge:</u> Sorgfältige Nachkontrollen beim Mamma-Ca empfohlen, da erhöhtes Risiko eines Zweittumors! und Rezidive bis 10 Jahre nach Behandlung des Primärtumors möglich sind. Die häufigsten Rezidive treten in den ersten 3 Jahren auf, daher anfangs für 2 Jahre **vierteljährliche Anamnese, körperliche Untersuchung** sowie Labor-Kontrolle (mit Tumormarker). Rö-Thorax und Sonographie der Leber (halbjährlich), Mammographie der erhaltenen und kontralateralen Brust und evtl. Knochenszintigraphie jährlich durchführen (bei High-risk-Karzinomen häufiger). Dann ab 3.Jahr alle 4-6 Monate, ab dem 6. Jahr postop. in jährlichem Abstand Nachuntersuchungen.

3. <u>Lymphödemprophylaxe:</u> Keine Injektionen in den Arm, Überanstrengung und Verletzungen des betreffenden Armes vermeiden.

DD: - **Mastopathie, gutartige Tumoren** der Brust (s.dort)
- Abszesse, Zysten, TBC-Herde
- Mammasarkom: ca. 3% der Mammamalignome, sehr frühe hämatogene Metastasierung --> Ther: Radikaloperation (nach Rotter-Halsted)

ALLGEMEINES BAUPRINZIP D. GI-TRAKTES MIT TUMORKLASSIFIKATION

Die Wand des GI-Traktes besteht aus 4 Abschnitten: **Mucosa, Submucosa, Muscularis** und **Serosa**. Die Tunica mucosa zeigt mehrere Abschnitte (s.Abb., im Längsschnitt). Die Lamina propria mucosae (oft auch nur Lamina propria genannt) enthält dabei schon Blut- und Lymphgefäße (Wichtig: eine Metastasierung ist hier bereits möglich).

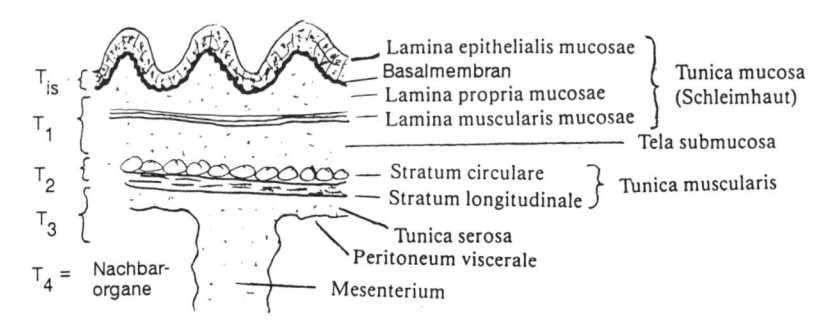

```
T_is  {     Lamina epithelialis mucosae  ⎫
            Basalmembran                  ⎬ Tunica mucosa
T_1   {     Lamina propria mucosae        ⎪ (Schleimhaut)
            Lamina muscularis mucosae    ⎭
                                          Tela submucosa
T_2   {     Stratum circulare        ⎫
            Stratum longitudinale    ⎬ Tunica muscularis
T_3   {
            Tunica serosa
T_4 = Nachbar-     Peritoneum viscerale
      organe       Mesenterium
```

Innervation: Erfolgt über **autonome** Nervengeflechte, bzw. Ganglienzellen:
Der Plexus submucosus (Meißner-Plexus), in der Submucosa gelegen, wirkt auf die Darmdrüsen sekretionsanregend.
Der Plexus myentericus (Auerbach-Plexus), zwischen den beiden Schichten der Tunica muscularis gelegen, steuert die peristaltischen Bewegungen im Darmtrakt.
Anregend wirkt dabei parasympathische Innervation, hemmend sympathische (als modulierende Effekte auf die autonome Funktion).

Allgemeine Tumorklassifikation der Primärtumoren im GI-Trakt:

Für die Diagnose eines **Carcinoma in situ** (T_{is}) ist die Basalmembran von Bedeutung. Sie trennt die Lamina epithelialis mucosae von der Lamina propria mucosae. Nur wenn sie nicht überschritten ist, kann man von einem Carcinoma in situ sprechen = T_{is} (dieses Karzinom kann noch nicht metastasieren!).
Ist die **Mukosa und/oder Submukosa** durch den Primärtumor befallen, handelt es sich um ein T_1-Stadium (Cave! (häufige Prüfungsfrage): das sog. Frühkarzinom des Magens ist bereits ein T_1-Tumor und kann metastasieren!).
Ist die **Tunica muscularis** (auch Muscularis propria genannt), die aus einer inneren Ringschicht und einer äußeren Längsschicht besteht, befallen, so liegt ein T_2-Stadium vor.
Befall der **Serosa und des Meso** (Verbindung des Darmes zur hinteren Bauchwand, enthält die versorgenden Gefäße und Lymphknoten) entspricht dem Stadium T_3. Der Ösophagus hat als einziges Organ des Rumpfdarmes keine Serosa, dafür hat er eine geringe Tunica adventitia mit den versorgenden Nerven und Gefäßen.
Von einem Stadium T_4 spricht man bei dem Befall von **Nachbarorganen** durch den Primärtumor.

ÖSOPHAGUS

Anatomie: Länge ca. 25 cm

Epithel: Plattenepithel, nicht säureresistent!
 Aufbau: Mucosa, Muscularis mucosae - Submucosa - Muscularis propria
 keine Serosa! --> rasche Ausbreitung in die Umgebung möglich

Abschnitte: 1. Proximales Drittel: Oberer Ösophagussphinkter (OÖS) bis Höhe der Bifurcatio tracheae
 2. Mittleres Drittel: von 4. - 7. BWK
 3. Distales Drittel: von 7. BWK - Unterer Ösophagussphinkter (UÖS)

Engstellen: 1. OÖS (ca. 15cm ab der Zahnreihe entfernt)
 2. In Höhe der Bifurkation, Aortenenge (25 cm)
 3. UÖS, Zwerchfellenge (37-41 cm)

Sphinkteren: Oben (OÖS): **M.cricopharyngeus** (quer- und glattgestreift)
 Fkt: Abschluß zum Rachen --> Insuffizienz --> Aspirationsgefahr
 Unten (UÖS) = **Kardia:** Ausschließlich glatte Muskulatur + Diaphragma
 Fkt: Trennt Ösophagus vom Magen --> Insuffizienz --> Reflux- und damit Entzündungs- bzw. Verätzungsgefahr (Ösophagitis, Sodbrennen)

Muskulatur: Quergestreift (im oberen Drittel), glatt (im unteren Abschnitt).
 Innen Ringmuskulatur (überkreuzendes Schraubensystem = **scherengitterartig** oder "Mädchenfänger"-Prinzip, am Ende des Ösophagus nahezu ringförmig als Verschlußsegment = Kardia), außen Längsmuskulatur (bei Zug der Längsmuskulatur entspannt sich das Scherengitter der Ringmuskulatur --> Kardia öffnet sich).

Muskellücken: --> sind potentielle Schwachstellen!
Killian-Dreieck: proximal des M.cricopharyngeus
 --> Zenker-Divertikel
Laimer-Dreieck: distal des M.cricopharyngeus

Gefäßversorgung: Arteriell: aus Aorta, Interkostalarterien, A.gastrica sinistra und A.diaphragmatica
Venös: in Pfortadersystem (unten), V.azygos/V.cava (oben)
 --> portocavale Anastomose

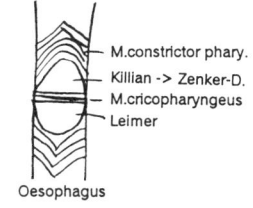

M.constrictor phary.
Killian -> Zenker-D.
M.cricopharyngeus
Leimer
Oesophagus

Innervation: Proximal (quergestreifte Muskulatur): N.laryngeus recurrens Rr. ösophagei
Distal: autonom, antagonistisch von N.vagus (fördert) und Sympathikus (hemmt Peristaltik)

Schluckakt: 1. M.constrictor pharyngis kontrahiert
 2. OÖS erschlafft (M.cricopharyngeus)
 3. Peristaltische Welle nach unten (primär)
 4. UÖS (=Cardia) öffnet sich reflektorisch --> Speisebrei gelangt in Magen
 5. Sekundäre peristaltische Welle nach unten als Selbstreinigungsfunktion
Selten auch tertiäre peristaltische Welle = ungeordnete Kontraktionen (--> pathologisch meist bei Systemerkrankungen z.B. Sklerodermie, Diabetes mellitus).

Leitsymptome bei Erkrankungen des Ösophagus

1.) Schluckbeschwerden (**Dysphagie**): V.a. maligne Erkrankung bei Zunahme der Beschwerden innerhalb kurzer Zeit (maximal bis auch keine Flüssigkeit mehr geschluckt werden kann)
2.) Schmerzen beim Schlucken (**Odynophagie**): mögl. Hinweis für Entzündungen
3.) **Sodbrennen:** Reflux von Magensäure, Regurgitation --> brennender Schmerz hinter dem Sternum

ÖSOPHAGUSDIVERTIKEL

Def: Divertikel = pathologische Ausstülpung eines Hohlorganes
--> Echte: bestehen aus der gesamten Wand
--> Falsche = Pseudodivertikel: nur Tunica mucosae und Submucosa stülpen sich durch eine Muskellücke aus

Etlg:

Zervikales Divertikel = **Zenker Divertikel** (häufigstes 70%)

Bifurkales/parabronchiales Divertikel (in Höhe der Bifurcatio tracheae, 20%)

Epiphrenales Divertikel (10%)

Path:
- **Pulsionsdivertikel:** Juxtasphinktäre Divertikel, die durch mangelnde Erschlaffung der Sphinkteren entstehen (Koordinationsstörung)
  --> chronische undulierende Druckerhöhung (= Pulsation) führt zur Ausstülpung der Mukosa und Submukosa (falsches Divertikel)
  - durch eine **anatomische Muskellücke** --> zervikales (falsches) D. (Zenker)
  - direkt durch die geschwächte Muskulatur (häufig mit Achalasie vergesellschaftet)
  --> epiphrenales (falsches) Divertikel
- **Traktionsdivertikel:** Entstehen durch **kongenitale** Persistenz ösophago-bronchial/ trachealer Gewebebrücken (aus gesamter Wand bestehend = echt)
  --> bifurkale (echte) Divertikel
  (frühere Hypothese: Narbenzug (=Traktion) bei Lymphknotenveränderungen)

Klin:
- **Dysphagie**, da Speisen zum Teil im Divertikel landen,
  später: Entleerung und Regurgitation aus Divertikel in Pharynx ("Erbrechen" unverdauter Nahrung), insb. nachts --> Aspirationsgefahr (rez. Pneumonien)
- Foetor ex ore, da sich Nahrungsbestandteile zersetzen
- Globusgefühl
- Schmerz bei Entzündungen des Divertikels

Diag:
1. Anamnese und klinischer Befund
2. Röntgen: **Barium-Schluck** (Gastrografin bei Verdacht auf mögl. Perforation oder Trachealfistel) --> Kontrastfüllung des Divertikels. Immer den ganzen Ösophagus darstellen, da oft Zweitbefund, z.B. Kardiainsuffizienz.
   Lok: Zenker-Divertikel meist linksseitig; epiphrenale Divertikel meist von der rechten Seite ausgehend, sich nach links entwickelnd.
3. Endoskopie: **Cave!** Perforationsgefahr, Übersehen des Divertikels

Ther:
- Konservativ: Traktionsdivertikel meist Zufallsbefund und ohne klinische Relevanz
  Achalasie --> Divertikel wird primär nicht operiert, Behandlung der Achalasie
- Op-Ind: Symptomatische Divertikel, Zenker-Divertikel, Fistelbildung
  Operativ: Zugang von li.lateral Hals (Zenker-D.) li.dorsale Thorakotomie oder Laparotomie (epihrenales D.), Abtragung des Divertikels, zweischichtige Naht (Schleimhaut und Muskel) und extramuköse Myotomie des Ösophagussphinkters (zur Druckentlastung = Rezidivprophylaxe)

Kompl:
* Blutungen, Fistelbildung, Karzinomentstehung
* Aspiration --> rezidivierende Pneumonien
* Perforation in das Mediastinum (Endoskopie!) --> Mediastinitis!

Op:
* Insuffizienz der Naht --> Mediastinitis
* Rekurrensparese
* Infektion des Wundgebietes (--> perioperative Antibiose)
* Rezidiv

Ösophagus | Seite 137

DD: Dysphagie jeglicher Genese (Neoplasie, Strikturen, Achalasie, Dysphagia lusoria --> Einengung des Ösophagus durch Gefäßanomalie: doppelter Aortenbogen oder atypischer Abgang der A.subclavia dextra).

ACHALASIE

Def: Neuromuskuläre Störung des gesamten Ösophagus mit Fehlen einer regulären, propulsiven Peristaltik und **Öffnungslähmung des UÖS.**

Ät: - Unbekannte neuromuskuläre und/oder vegetative Störung
- Chagas-Krankheit (Trypanosoma cruzi) --> symptomatische Achalasie mit nachweisbarem Ganglienzellverlust.
Auch das Varizellen-Zoster-Virus scheint pathogenetisch bedeutsam zu sein.

Path: Degeneration des autonomen Plexus myentericus (Auerbach)
--> Dysperistaltik, gestörte Erschlaffung des UÖS (aber keine wesentliche Tonuserhöhung)

Etlg: # Hypermotile Form --> geringe Dilatation des gesamten Ösophagus
Hypomotile Form --> deutliche Dilatation des gesamten Ösophagus
Amotile Form --> extreme Dilatation des gesamten Ösophagus

Klin: - Dysphagie (oft mehr Beschwerden bei flüssiger als bei fester Nahrung = **paradoxe Dysphagie**)
- Retrosternale Schmerzen, insb. postprandial
- Kein besonderer Gewichtsverlust
- Foetor ex ore
- Pulmonale Komplikationen durch Aspiration

Diag: 1. Anamnese und klinischer Befund
2. Röntgen: Ösophagusbreischluck --> Megaösophagus mit trichterförmiger Verengung im Bereich der Kardia ("Sektglasform oder Sanduhrform")
Unter Durchleuchtung: Dysperistaltik und fehlende Erschlaffung d. UÖS sichtbar
DD: Ösophaguskarzinom sehr schwierig! --> evtl. Aussparungen von KM durch liegengebliebene Speisereste, fehlende Magenblase
3. Endoskopie evtl. mit Biopsie zum Tumorausschluß: Inspektion der Stenose, Beurteilung der Schleimhaut
DD: funktionelle Störung (Achalasie) --> eher gute Passierbarkeit für Endoskop
organische Störung (Neoplasie) --> schlechte Passierbarkeit für Endoskop
4. Manometrie: Messung des Sphinktertonus (phys. Ruhetonus: 18-24 mmHg)
5. Endosonographie nach pneumatischer Dilatation zum Tumorausschluß

Ther: ▪ Allg. **keine kausale Therapie** möglich
▪ Konservativ: Versuch mit Ganglienblocker, Nitropräparate, Nifedipin (Adalat^R), Ind: v.a. bei der hypermotilen Form
▪ **Pneumatische Kardiadilatation** (Dehnungsbehandlung, s.Abb.) Heute: Erstbehandlung bei der Achalasie, Durchführung: 5-6x in 2-tägigen Abständen für 3-5 Min.
▪ Op-Ind: Versagen mehrerer Dilatationsbehandlungen, Rezidive, mangelnde Kooperation bzw. Wunsch des Patienten
Operativ: Extramuköse Kardiomyotomie (nach GOTTSTEIN-HELLER) = Spaltung der Muskulatur am Sphinkter ohne Eröffnung der Schleimhaut + Antireflux-Op (Fundoplicatio n. Nissen, da nach der Myotomie kein suffizienter Schluß mehr vorliegt).

Prog: Rezidivrate bei Dilatation 10%-20% !

Kompl: * **Erhöhtes Karzinomrisiko !** (in 5-15 % der Achalasien entsteht ein Karzinom)
* Perforationsgefahr bei der Dilatationsbehandlung

Proph: Lebenslange Nachkontrolle (wegen Karzinomgefahr)

DD: - **Stenosierende Strikturen** (z.B. Ösophagitis u. peptische Stenose, Narbenstenosen, Verätzungen, Ösophaguskarzinom), Kompression von außen
Ther: Bougierung oder Lasertherapie
- **Ösophaguskarzinom --> Ausschluß muß obligat erfolgen !**
- Diffuser idiopathischer **Ösophagusspasmus** (--> tertiäre Peristaltik mit hohen Drucksteigerungen)
  Klin: intermittierende Dysphagie, heftige retrosternale Schmerzen
  Rö: enger Ösophagus mit **tiefen spastischen Einschnürungen** ("Korkenzieherösophagus")
  Diag: Manometrie, Ther: Spasmolytika, Nitropräparate
- Z.n. Vagotomie
- Progressive systemische Sklerodermie (CREST-Syndrom)

ÖSOPHAGUSVERLETZUNGEN

Ät: - **Iatrogen:** von innen 80 % **instrumentell** (Endoskopie) --> Ösophagusperforation
- 8 % **inokulierte Fremdkörper** --> Ösophagusperforation
- 5 % Unfälle (Thoraxtrauma, zervikales Trauma, Schuß-, Stichverletzung)
- **Boerhaave-Syndrom** = spontane Ösophagusruptur

Path: • Verletzungen insb. in Höhe des OÖS
• Ösophagusperforation: --> Halsphlegmone, Hautemphysem, Mediastinitis, Pleuritis
--> Kompl: Sepsis
• Boerhaave-Syndrom: intraösophagealer Druckanstieg (bis 400 mmHg durch Erbrechen)

Klin: ▪ Mediastinalemphysem, Hautemphysem
▪ Dysphagie, Dyspnoe, Zyanose, Hämatemesis, Fieber
▪ Seropneumothorax --> Infektion bis hin zur Sepsis
▪ Boerhaave-Syndrom: Klassische Trias: reichliches Essen und Alkohol, explosionsartiges Erbrechen, starker Schmerzen im Thorax u. Abdomen, zusätzlich: Hämatemesis (30%), Dyspnoe, Zyanose, Haut- und Mediastinalemphysem

Diag: 1. Anamnese und klinische Untersuchung
2. Röntgen: Thorax p.a., **Gastrografin** !! - Schluck u. Rö in verschiedenen Ebenen (Cave: kein Barium)
3. Evtl. Endoskopie

Ther: ▪ Konservativ: Ind: Kleine Perforation im Halsabschnitt, bei inoperablem Ösophagus-Ca mit Arrosion des Ösophagus: Antibiotika (hochdosiert), parenterale Ernährung, Ösophagusabsaugung, Mediastinaldrainage.
▪ Operativ: Zugang: Thorakotomie, oder bei tiefer Verletzung Laparotomie
Naht des Defektes und Nahtsicherung mit umliegendem Gewebe (z.B. Pleura)

Prog: Bei Mediastinitis sehr ernst, Letalität bis 50% (je später die Perforation versorgt wird, um so schlechter ist die Prognose).

DD: - Spontanpneumothorax, Lungenembolie
- Myokardinfarkt, Aneurysma dissecans der Aorta
- Strangulierte Hiatushernie, Zwerchfellhernien, akute Pankreatitis
- Ulkusperforation, Ösophagusvarizenblutung
- Mallory-Weiss-Syndrom (Schleimhauteinrisse bei vorgeschädigter Mukosa)

Ösophagus | Seite 139

ÖSOPHAGUSVERÄTZUNG

Ät: Inokulierte Flüssigkeiten (Säure, Laugen) --> "Verätzung"

Path:
- Laugenverätzung --> **tiefgreifende Kolliquationsnekrose**
- Säureverätzung --> epitheliale **Koagulationsnekrose**

Etlg:
- \# Grad I: Ödem, Hyperämie der Schleimhaut --> Prog: gut
- \# Grad II: Zerstörung der Mucosa, Entzündung d. Submucosa, Ödem
- \# Grad III: Nekrosen, Gefäßthromben, Gewebeeinblutungen, Perforation

Klin:
- Retrosternale Schmerzen, Mundschmerzen, Dysphagie
- Septische Temperaturen, Schocksymptome
- Glottisödem --> akute Dyspnoe

Diag:
1. Anamnese und klinische Untersuchung, Inspektion der Mund- und Rachenregion. Cave: auf Glottisödem achten!
2. Röntgen: Thorax a.p., **Gastrografin!** - Schluck
3. **Endoskopie**

Ther:
- Konservativ: **KEIN ERBRECHEN AUSLÖSEN !** (wegen Aspirationsgefahr). Spülung mit Wasser und Absaugung, Prednisolon i.v. (500mg), Penicillin, Analgetika
- Operativ: Ind: Bei Perforation --> Versuch der Deckung
- Ausheilungsphase: Kontrolle auf Strikturen, ggf. Bougierungen

Prog: Akut sehr ernst, insb. bei Perforation.

Kompl:
- * Glottisödem --> Intubation, Nottracheotomie
- * Perforation
- * Spätkomplikation: **Strikturen, Vernarbungen** --> **erhöhtes Karzinomrisiko**

ÖSOPHAGUSKARZINOM

Anatomie: Lokalisation: Im **mittleren Drittel** am häufigsten (mittl. > unteres > oberes 1/3; die Tumoren des oberen Drittels haben dabei die schlechteste Prognose).

RF:
- **Achalasie** 5-10% Entartungshäufigkeit
- **Refluxösophagitis**, Endobrachyösophagus 5-15% (Barrett-Ösophagus; prim. = angeboren, sekundär bei chron.Refluxkrankheit od. zu kurzer Ösophagus mit Thoraxmagen), Sklerodermie-Ösophagus
- **Alkoholabusus** (insb. **hochprozentiger Alkohol**) --> vermehrt Ösophagitis, Leberzirrhose
- Verätzungsstrikturen (Latenz von vielen Jahren, "Korrosions-Ca") 2-15%
- Unterernährte Patienten (Vitamin A,B,C,E-Mangel, Eisen-Mangel, insb. bei Plummer-Vinson-Syndrom = sideropenische Dysphagie)
- Schlechte Mundhygiene, Raucher

Epid:
- * Inzidenz: v.a. in Japan, England erhöht (scharfes Essen, Teekonsum)
- * Prädilektionsalter: 50.-60.LJ., **m:w = 5:1**,

Etlg:
- \# **Plattenepithel-Ca.**: 80%
- \# Entdifferenz.-Ca.: 15%
- \# Adeno-Ca.: 4% (meist auf dem Boden eines Endobrachyösophagus)
- \# Melanom 1%
- \# **TNM:** T_1: Tumor infiltriert die Tunica mucosa und/oder Submucosa, T_2: Tunica muscularis propria, T_3: Tunica adventitia, T_4: Nachbarorgane befallen

Ösophagus

Metastasierung: Da der Ösophagus keine Serosa hat --> rasche Tumorausbreitung
Lymphogene Metastasen (= N_1) vor hämatogenen Metastasen!
Lymphogen (früh): Oben => periösophageal, cervical und supraclviculär
Unten => periösophageal, mediastinal und perigastrisch
Hämatogen (spät): Oben => V.azygos --> V.cava sup. --> Lungenmetastasen
Unten => V.gastrica sin. --> V.portae --> Leber

Klin: Problem: In der Regel **KEINE FRÜHSYMPTOME !**
- Schluckbeschwerden 87% (aber erst bei >50% Lumeneinengung)
  --> bei **Schluckbeschwerden >40.LJ. immer ein Ösophaguskarzinom ausschließen!**
- Gewichtsabnahme 71%
- Retrosternale Schmerzen 46%
- Regurgitation 30%, Heiserkeit 7%, Husten 3%
- Rückenschmerzen
- Tastbarer Tumor, bzw. Lymphknoten-Metastasen

Diag: 1. Anamnese und klinische Untersuchung
2. Röntgen: **Ösophagus-Breischluck:** Füllungsdefekt, Kantenabbruch, Stenose, prästenotische Dilatation (Trichter), Abweichung der Ösophagusachse, "Säge"-, "Spirale"-Form
3. **Endoskopie + PE**
4. Tumorstaging: intrathorakale Nodi? --> Rö-Thorax a.p., **CT-Thorax**
5. **Endosonographie**, Sono-Abdomen
6. Evtl. Bronchoskopie, Mediastinoskopie (keine Routine)
7. Tumormarker: zur Verlaufskontrolle ggf. SCA

Ther:
- Konservativ: **Palliative** Zielsetzung: Strahlentherapie, endoskopische Lasertherapie, Bougierungsbehandlung, Endotubus (ringverstärkter Tubus = Häring-Tubus) Magenfistel zur Ernährung bei nicht beseitigbarem Passagehindernis (= Witzel-Fistel: transkutane Magensonde oder PEG = perkutane endoskopische Gastrostomie)
- Operativ: Ind: Begrenzter Tumor, keine Fernmetastasen --> **kurative** Zielsetzung
  - Möglichkeit der präoperativen Tumorverkleinerung durch kombinierte Radio-Chemotherapie (darunter in 10-20% sogar komplette Remission für einige Zeit)
  - Präoperativ: 3 Tage zuvor Anlage eines ZVK und zusätzlich zur oralen Nahrung Infusionen, 1 Tag prä-op nur noch Tee + Infusion
  - **Tumorentfernung im Gesunden** (großes submuköses Längenwachstum --> mind. 6cm Sicherheitsabstand einhalten), Problem: hochsitzender Tumor --> Sicherheitsabstand nicht gut einhaltbar (Larynx müßte mitentfernt werden) --> extreme Verschlechterung d. Lebensqualität --> palliative Maßnahmen
- Transthorakale + abdominale Entfernung (Zwei-Höhleneingriff) d. Ösophagus. Nachteil: sehr belastende Op, Op-Letalität 10-25%!
- Stumpfe Dissektion des Ösophagus vom Bauch und Hals aus, Nachteil: die Lymphknoten können nicht so ausgiebig entfernt werden (heute daher zus. endoskopische LK-Entfernung mögl.)
- Nach Exstirpation ist die **Rekonstruktion notwendig!**
  Rekonstruktionsmöglichkeiten:
  1. **Magenhochzug** unter Opferung der oberen Magengefäße (A.gastroepiploica sinistra, A.gastrica sinistra)
  2. Koloninterponat (transversum od. ascendens), Gefäßdurchblutung bleibt
     Nachteil: Interponat macht sehr starken Foetor !
  3. Dünndarminterponat --> ultima ratio, hinderlich hier sind die Gefäßarkaden
  Rekonstruktionswege: a.) im Bett des Ösophagus
  b.) retrosternal im vorderen Mediastinum
  c.) subcutan (heute nicht mehr üblich)
- Postoperativ: Verzögerter Nahrungsaufbau nach ca. 10 Tagen beginnend mit Tee, dann flüssige Kost, dann passierte Kost.

Prog: 60% insg. operabel, aber nur 25% kurativ operabel --> dann ca. 20% 5-Jahresüberlebensrate. Wenn nicht operabel --> nur 9 Monate mittlere Überlebenszeit.
Insgesamt sehr schlechte Prognose => alle Ösophaguskarzinome insgesamt **4% 5JÜR.**

Ösophagus | Seite 141

Kompl:
* Nahtinsuffizienz (da Ösophagus keine Serosa hat) --> Mediastinitis
* Blutungen, Fisteln
* Pneumonie, ARDS (acute/adult respiratory distress syndrome)
* N.vagus - Läsion, Horner-Syndrom, Brachialgien

DD:
- Gutartige Ösophagustumoren, M. Hodgkin
- Dysphagie bei Narbenstenose, Sklerodermie

GUTARTIGE ÖSOPHAGUSTUMOREN

Etlg: # **Intramural:**
- Solide: Leiomyom (häufigstes, 50%),Lipom,Fibrom,Hämangiom (mesenchymal)
- Zystisch: angeboren oder erworben (Retentionszyste, epithelialer Ursprung)
Intraluminal:
- Gestielt: Polyp (epithelial)
- Wandständig: Papillome, Adenome (epithelial)

Klin:
- 50% der Patienten sind beschwerdefrei
- Dysphagie

Diag:
1. Anamnese und klinische Untersuchung
2. Röntgen: Breischluck, CT
3. Endoskopie: Bei intramuralem Prozeß (--> Endosonographie) --> Schleimhaut intakt
KEINE Biopsie durchführen! --> Schleimhautdefekt hinderlich für Op
Op-Ind: Auf jeden Fall gegeben (auch bei Beschwerdefreiheit)

Ther: Operativ: Ausschälung des Tumors ohne Mukosaeröffnung über einen transthorakalen Zugang

Kompl: Blutung, Stenose, V.cava-Kompression

REFLUXÖSOPHAGITIS

Syn: Refluxkrankheit

Def: Unphysiologisch langer Kontakt von gastrointestinalen Säften mit der Ösophagusschleimhaut, die hierdurch alteriert wird.

Ät:
- Primär: Inkompetenz der Kardia --> **pathologischer Reflux**
in 90% ist eine **Hiatushernie** ursächlich zu finden
- Sekundär: Bei organischen Erkrankungen (Pylorusstenose, Duodenalstenose, Gastrektomie, Kardiakarzinom, Sklerodermie, Muskeldystrophie)

Path: Pathologischer Reflux --> Übersäuerung der Speiseröhre --> Refluxösophagitis
Ausmaß und Schweregrad abhängig von: Kontaktzeit, Regurgitatzusammensetzung, protektive Schleimhautfaktoren, Selbstreinigungsfunktion, exogene Noxen.
Nur 15% der Pat. mit Reflux entwickeln eine Refluxösophagitis !!

Etlg: Nach Savary und Miller (1977)

Grad I	**Einzelne Erosionen**
Grad II	Longitudinal **konfluierende Erosionen**
Grad III	Gesamte **Zirkumferenz** einnehmende Erosionen
Grad IV	**Narbenstadium** = Ulzerationen, Endobrachyösophagus (sekundärer) = Barrett-Syndrom (Zylinderepithelmetaplasie), Vernarbung, Stenosen

Ösophagus

Klin:
- V.a. in Rückenlage oder Bücken ("Schuhbandphänomen") --> Rückstrom von Säure und Speiseresten --> brennende retrosternale Schmerzen durch Ösophagitis = "Sodbrennen"
- Dysphagie, Odynophagie (der Übergang von Sodbrennen in Dysphagie ist ein Hinweis auf die Entstehung eines Barrett-Ösophagus)
- Epigastrischer Schmerz

Diag:
1. Anamnese und klinische Untersuchung
2. Röntgen: **KM-Darstellung unter Durchleuchtung** (Beweis des Refluxes in Kopftieflage)
3. Endoskopie --> Klärung, ob Ösophagitis, PE zum Tumorausschluß
4. 24Std.-pH-Metrie (direkte, quantitative Methode), physiologisch ist 6% d.Zeit Reflux
5. 3-Punkt-Manometrie (Magenfundus, Ösophagus bei 35cm und 40cm) --> Abdomenkompression: wenn sich der Druck in den Ösophagus fortsetzt --> Kardia inkompetent

Ther:
- **Konservativ:** Allgemein: Häufig **kleine Mahlzeiten, kein Nikotin, kein Kaffee** und **Alkohol**, eiweißreiche Ernährung (scheint Sphinktertonus zu erhöhen), Verringerung des abdominellen Druckes durch Vermeidung von Obstipation, Gewichtsreduktion, zu enge Hosen und Lagerung nachts halb erhöht.
  Akut: Antazida, insb. in Kombination mit Alginsäure (Gaviscon^R)
  Medikamente: Die medikamentöse Therapie sollte bis zur vollständigen Ausheilung der Läsionen durchgeführt werden (max. ca. 12 Wochen).
  Grad I: **Prokinetika** (Erhöhung des Sphinktertonus): Cisaprid 3x10mg (Propulsin^R, Alimix^R), Metoclopramid (Paspertin^R), Bromoprid oder Domperidon
  Grad II: zusätzlich: H$_2$-Antagonisten (Cimetidin, Tagamet^R od. Ranitidin, Zantic^R)
  Grad III+IV: Prokinetika + **Omeprazol** 40mg (Antra^R)
  Rezidivprophylaxe: Omeprazol 20mg jeden 2. Tag
- **Operativ:** Ind: Ösophagitis Grad III+IV mit Versagen der konservativen Therapie
  - Verlagerung der Kardia nach intraabdominell und Fixation durch Naht
  - **Hiatusplastik** (Verkleinerung des Hiatus ösophagei)
  - Zusätzlich: Gastropexie, bzw. **Fundopexie** (Fixation des Magenfundus am Zwerchfell --> Verhindert die Gleithernie und stellt den His-Winkel wieder her)
  oder/und: Fundoplicatio (= Plicatur des Fundus um die Kardia),
  bzw. **Semifundoplicatio** n. NISSEN (= Anheften des Fundus an rechten Zwerchfellschenkel und linke Zwerchfellkuppe um die Kardia)
  oder: Silikonantirefluxprothese (n. Angelchik = eine zirkuläre Manschette um die Kardia)
  Die Hiatusplastik u. Fundoplicatio kann heute auch bei geeignetem Pat. laparoskopisch durchgeführt werden.

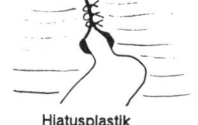

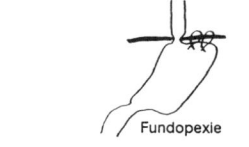

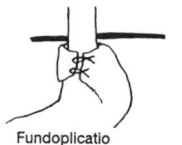

Hiatusplastik

Fundopexie

Fundoplicatio

Prog: In 85% d.F. erfolgreich, 2-5% Rezidiv.

Kompl:
* **Endobrachyösophagus** (= Ersatz des ösophagealen Plattenepithels durch Zylinderepithel = Zylinderepithelmetaplasie): 5-15% d.F. **maligne Entartung** (Adenokarzinom) möglich! --> Kontrolle durch Endoskopie und Endosonographie
* Peptische Strikturen --> bei Durchmesser < 9mm Bougierungsbehandlung mit größerwerdenden Bougies (Eichmaß: Charrière --> 1 Ch. = 1/3 mm)

Op:
* In 5-8% d.F. Magenballonsyndrom (gas-bloat-syndrome) = kein Erbrechen, kein Aufstoßen mehr möglich durch die Fundoplicatio oder Denervation --> Blähungen (Luft geht nicht mehr über den Ösophagus ab und muß sich den Weg durch den Darm suchen)
* Teleskopphänomen (5% d.F.): Herausgleiten der Kardia aus der Plikatur des Fundus

DD:
- Ösophaguskarzinom
- Ulcus ventriculi et duodeni, KHK, Lungenembolie, Aortenaneurysma

MAGEN

Anatomie:
Der Magen wird eingeteilt in den Eingang = **Cardia**, den **Fundus**, den **Corpus**, das **Antrum** und den **Pylorus** = Ausgang.
Fixation: 1. Am Zwerchfell im Bereich Kardia = Lig.gastrophrenicum
2. Leber: Lig.hepatogastrale
3. Milz: Lig.gastrolienale
4. Querkolon: Lig.gastrocolicum

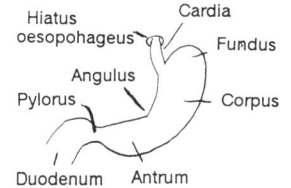

Arterien: A.gastrica dextra (aus A.hepatica propria - Tr.coeliacus) --> Versorgt kl. Kurvatur
A.gastrica sin. (Tr.coeliacus) --> kl. Kurvatur und Fundus
A.gastroepiploica dextra (aus A.gastroduodenalis-A.hepatica-Tr.coeliacus) --> gr. Kurvatur
A.gastroepiploica. sin. (aus A.lienalis - Tr.coeliacus) --> gr. Kurvatur
Aa.gastricae breves (A.lienalis - Tr.coeliacus) --> Magenfundus

Venen: Werden wie die Arterien bezeichnet. Sie fließen ab in die V.portae. Verbindung besteht außerdem über die Rami gastrici breves an der kleinen Kurvatur über die Milzvene zu Ösophagusvenen (**portocavale Anastomose** --> bei portaler Hypertonie können über diesen Weg Ösophagusvarizen entstehen)

Lymphbahnen: 4 Hauptgruppen (wichtig für Karzinomoperation): kleine Kurvatur oben u. unten, große Kurvatur oben und unten. Sie haben Verbindung zu: hepatischen, suprapankreatischen, lienalen, mesenterialen, mediastinalen, zöliakalen und paraaortalen Lk --> Abfluß zum Ductus thoracicus (Mündung des Dct. thoracicus im linken Venenwinkel, supraklavikulärer Lymphknoten hat daran unmittelbar Anschluß und kann bei Karzinomen befallen sein = **Virchow** Lk)

Innervation: Ganglion coeliacum (symp.) --> Dilatation, N.vagus (parasympathisch) --> Kontraktion, li. N.vagus - Truncus vagalis anterior. re. N.vagus - Tr.vagalis post., Rami antrales d. N.vagus (Nervi Latarjet).
Plexus myentericus (Auerbach): zwischen Ring- u. Längsmuskulatur, Plexus submucosus (Meißner) in der Submucosa.

Drüsen: **Belegzellen:** HCl und Intrinsic factor (zur intestinalen Resorption von Vit. B12), im Fundus und Corpus (exokriner Magenteil)
Hauptzellen: Pepsinogen u. Kathepsin, im Fundus und Corpus (exokriner Magenteil)
G - Zellen: Gastrin, im Antrum, Freisetzung bei Dehnung des Antrum, Vagusreiz, chem. Reize im Antrum (endokriner Magenteil, Zellen gehören zum APUD-Zellsyst. = Amine precursor uptake and decarboxylation)
Nebenzellen: Schleim, an der Kardia und Pylorus vermehrt vorhanden
Magenschleimhautbarriere: verhindert Rückdiffusion v. H^+-Ionen entlang des Konzentrationsgradienten.

Säuresekretion: BAO (basal acid output) = 2-5 mmol/h (60 - 80 ml/h)
MAO - maximal acid output = nach max. Stimulation mit Pentagrastin --> 20-25 mmol/h (100 - 200 ml/h), es werden alle 15min 4x der Mageninhalt abgesaugt und bestimmt;
Quotient BAO:MAO normal 0,1-0,2, patholgisch ab >0,2
PAO - peak acid output = errechneter Wert aus den beiden höchsten 15min Werten nach Stimulation mit Pentagastrin.

Fehlbildungen:
Hypertrophe Pylorusstenose (s. Kinderchirurgie); Magenvolvulus (Längs- o. Querachse); Divertikel; Magenpolypen (mögl. Präkanzerose) --> endoskopische Entfernung mit der Schlinge.

Magenverletzungen: Magenruptur, Mallory-Weiss-Syndrom, Verätzungen, Fremdkörper, Bezoar (faserhaltige Fremdkörper)

GASTRITIS

Syn: Magenschleimhautentzündung

Etlg: # Akute Gastritis: alimentärer, alkoholischer Exzeß, NSA, Kortikoide, Zytostatika, Lebensmittelvergiftung
Erosive Gastritis: bei Verbrennungen, Schock, Sepsis, Polytrauma, Streß (z.B. Patient auf der Intensivsataion)
Chronische Gastritis:

Typ A: Corpus, **autoimmun**, atrophisch, Achlorhydrie

Typ B: Antrum, **bakteriell**, Hypochlorhydrie

Typ C: Antrum, **chemisch** toxisch induziert durch **Gallenreflux**

Spezifische Gastritis (selten): M.Crohn, TBC, Lues, Aktinomykose, Histoplasmose
Phlegmonöse Gastritis: Bakterielle Besiedlung aller Wandschichten bei resistenzgeschwächten Patienten

Epid: * Häufigste Form: chronisch atrophische Gastritis vom **Typ B**
* Fast jeder 2. >50.L.J. hat eine chronische Gastritis (meist ohne Sympt.)

Ät: - Typ A: **Autoantikörper** gegen Belegzellen (90%d.F) und gegen intrinsic-faktor (50% --> dann perniziöse Anämie mögl.)
- Typ B: Infektion der Magenschleimhaut mit **Helicobacter pylori** (=Campylobacter pylori)

Path: · **Erosive Gastritis** entsteht durch Mikrozirkulationsstörung der Magenschleimhaut (z.B. im Schock) --> multiple, punktförmige und erosive Schleimhautdefekte --> diffuse Magenblutung bis zur Massenblutung mögl.
· Histo: **Chronische Gastritis** zeigt eine oberflächliche Leukozyteninfiltration (Lymphozyten und Plasmazellen). Je aktiver der Prozeß um so mehr neutrophile Granulozyten sind weiterhin vorhanden.
Eine **Atrophie** zeigt sich in einer Reduktion der Belegzellen und Hauptzellen im Corpus-Fundus-Bereich (Autoimmungeschehen).
· Intestinale Metaplasie: Nachweis nicht magenspezifischer Schleimhaut/Schleimhautelemente: es können sich Becherzellen finden, enterokolische Krypten oder auch eine komplette Dünndarmschleimhaut

Klin: ▪ Chronische Gastritis häufig symptomlos
▪ Unspezifische Oberbauchbeschwerden mit **epigastrischem Schmerz**, Übelkeit, Blähungen, Druckgefühl im Oberbauch, Inappetenz
▪ Fehlen des Intrinsic factor --> Vit B_{12}-Mangel-> megaloblastäre = perniziöse Anämie, funikuläre Myelose (Hinterstrangdegeneration --> Ataxie, Pyramidenbahnen --> spastische Parese, Pyramidenbahnzeichen)
▪ Erosive Gastritis: obere gastrointestinale Blutung, Kaffeesatzerbrechen, Meläna

Diag: 1. Anamnese und klinische Untersuchung
2. **Gastroskopie + Histologie u. Untersuchung auf Helicobacter pylori**
3. Vit B_{12}-Bestimmung im Serum, Auto-Ak gegen Parietalzellen (=PCA)

Magen | Seite 145

Ther:
- Symptomatische Typ B-Gastritis: **Wismut** 4 x 120 mg/Tag für 4Wo. (Jatrox^r), evtl. in Kombination mit einem Antibiotikum (Metronidazol 3x400mg/Tag, Clont^r) oder zwei Antibiotika für 2 Wo. **(Trippeltherapie** = Wismut + Amoxicillin (3x500mg/Tag) + Metronidazol) --> der Helicobacterbefall läßt sich damit aber nicht immer heilen (Eradikationsrate von ca. 80-90%).
- Autoimmun Typ A-Gastritis: bei Vit B_{12}-Mangel --> parenterale B_{12}-Gabe
- Erosive Gastritis: (Streß-) **Prophylaxe** mit H_2-Antagonisten und Antazida, endoskopische Blutstillung mittels Laser, Elektrokoagulation oder Unterspritzung (Adrenalin) Ultima ratio: distale Hemigastrektomie, subtotale Resektion oder Gastrektomie

Kompl:
* Autoimmungastritis/chron. atrophische Gastritis: erhöhte Inzidenz für das **Magenkarzinom** --> jährliche endoskopische Kontrollen!
* Koinzidenz der Autoimmungastritis mit anderen Autoimmunerkrankungen (M.Addison, Hashimoto-Thyreoiditis) gegeben
* Erosive Gastritis --> Streßulkus

ULCUS VENTRICULI

Syn: Magenulkus, Magengeschwür, Ulkuskrankheit des Magens, peptisches Ulkus

Def: ○ **Ulkus** = Umschriebener Defekt der Magenwand über die Mukosa hinausgehend.
○ **Erosion** = Defekt, der die Lam.muscularis mucosae nicht überschreitet.

Ät:
- **Streßulkus** (Intensivstation, Operationen, Polytrauma, Verbrennungen)
--> Magenschleimhautdurchblutung sinkt --> Zusammenbruch der Schleimhautbarriere
=> Ther: Streßulkusprophylaxe!
- **Medikamenteninduziert**: Prostaglandinhemmer (ASS, NSA: Phenylbutazon, Indometacin), Kortikoide, Zytostatika, Bestrahlung
- **Helicobacter (Campylobacter) pylori** (scheint Ulkuskrankheit zu begünstigen)
- Zollinger-Ellison-Syndrom (hormonaktiver G-Zell Tumor)
- Hyperparathyreoidismus (Ca^{++} stimuliert die G-Zellen)
- Genetisch prädisponierend: Blutgr. 0, Hyperpepsinogenämie

Etlg: Nach JOHNSON (1964) bezüglich der Lage des Ulkus

Typ I:	An der kleinen Kurvatur proximal d. Angulus, eher Normazidität (häufigstes Magenulkus, 60%)
Typ II:	Kombiniertes Ulkus (Merke: **2-Lokalisationen!** Duodenum und distal des Angulus) --> eher Hyperazidität
Typ III:	Präpylorisches Ulkus --> eher Hyperazidität

Ulkus ventriculi: **Je höher gelegen, desto weniger Säure !**

Path:
- **Mißverhältnis zwischen aggressiven und defensiven/protektiven Faktoren** (Schleimhautbarriere aus Schleim-Bikarbonat-Sekretion, Prostaglandine, regelrechte Mikrozirkulation, Epithelregeneration)
- **Ohne Säure kein Ulkus** (nie Ulkus bei perniziöser Anämie, bzw. bei chronisch atrophischer Gastritis, da keine Säureproduktion im Magen)

Magen

Säureproduktionsregulation:
1.) **Zephale, vagale Phase:** Speise sehen --> Stimulation der HCl-Produktion über den N.vagus
2.) **Gastrale Phase:** Magenwanddehnung --> direkte HCl-Stimulation, chemische Reizung (Proteinabbauprodukte, Alkohol, Nikotin) --> Gastrin-Freisetzung => indirekte Stimulation der HCl-Produktion
3.) **Intestinale Phase:** Enterohormonfreisetzung --> hemmt Gastrin-Freisetzung --> Säureproduktion erlischt
Außerdem: Gastrinproduktion ist abhängig vom Magen-pH. Je niedriger der Magen-pH, desto weniger Gastrinproduktion --> weniger HCl.

- Lok: Kleine Kurvatur ist bevorzugt, wegen der etwas schlechteren Durchblutung
- Typ I-Ulkus: Duodenogastraler Reflux von Gallensäuren durch Pylorusinsuffizienz --> Gastritis --> Ulkusbildung an der Grenze von entzündeter Schleimhaut und gesunder Schleimhaut
- Typ II-Ulkus: Stase-Ulkus bei Stenose und Entleerungsbehinderung --> Hypergastrinämie --> Hyperazidität
- Typ III-Ulkus: Hypersekretion von Magensäure

Epid: M > w, ca. 5% d.Bev. erkranken im Laufe des Lebens an einem Ulkus, Präd.-Alter: 50.-70.LJ.

Klin:
- Diffuser epigastrischer **Sofortschmerz** nach Nahrungsaufnahme oder postprandialer Schmerz (Spätschmerz 1-3 Std. nach Nahrungsaufnahme)
- Druck, Völlegefühl, Übelkeit, Inappetenz

Diag:
1. Anamnese und klinische Untersuchung
2. **Gastroskopie** --> Biopsie an mehreren Stellen obligat für Histologie!, denn

=> **hinter jedem Ulkus kann auch ein Karzinom stecken** <=

und Untersuchung auf Helicobacter pylori (z.B. mit CLO-Schnelltest, CLO = Campylobact.like organism)
3. **Röntgen:** MDP --> Ulkusnische, radiäre Schleimhautfalten (DD: Ca), Ulkusfinger (Ausziehung an der gegenüberliegenden Seite durch Spasmen), evtl. Pylorusstenose mit Magendilatation
4. Magensäureanalyse (keine Routine): BAO, PAO mit Pentagastrintest

Ther:
- **Konservativ:** Allgemeine Maßnahmen: **kein Nikotin und Alkohol** und Kaffee! Absetzen ulzerogener Medikamente (insb. Analgetika und Antiphlogistika), extrem heiße oder kalte Nahrung meiden, häufig kleine Mahlzeiten.
Medikamente: **Antazida** (Magaldrat Riopan^R), H_2-**Blocker** (Ranitidin Sostril^R, Cimetidin Tagamet^R), **Protonenpumpenhemmer** (Omeprazol Antra^R), Anticholinergika (Pirenzepin Gastrozepin^R), Schleimhautprotektiva (Sucralfat Ulcogant^R), Prostaglandinderivate (Misoprostol Cytotec^R), Wismut-Präparate (Wismut Telen^R) + Antibiose (Amoxicillin u. Metronidazol) gegen Campylobacter / Helicobacter-Infektion.
Abheilung muß kontrolliert werden, da Karzinom nicht auszuschließen ist --> 6 Wochen nach Diagnosestellung (Ulkus abgeheilt ?) --> weitere 6 Wochen später (Ulkus endgültig nicht mehr nachweisbar?)
Heilt ein Ulkus innerhalb von 3 Monaten nicht ab = Versagen der konservativen Therapie --> operative Therapie anstreben (Ulkus, das in 3 Monaten nicht heilbar ist, bessert sich auch in einem Jahr nicht!)

- **Operativ:** Ind: Absolut: Perforation, massive Blutung, Malignitätsverdacht
Relativ: Riesenulkus, kallöses Ulkus (alle Wandschichten betroffen), rezidivierendes Ulkus, persistierendes Ulkus (konservative Therapie erfolglos), multiple Ulcera

- **Resezierende Verfahren:**
  2/3 Resektion (Antrum und Teile des Corpus), dann Wiederherstellung der Magen/Darmpassage
  ◊ **Billroth I:** termino-terminale Gastroduodenostomie (mit End-zu-End oder End-zu-Seit-Anastomose)
  · Methode der Wahl: **B I mit Interposition eines ausgeschalteten Jejunumstückes** (funktionell günstigste Op durch physiologischen Speisetransport und Verhinderung des duodenogastralen Refluxes durch das Interponat: Vermeidung von blind-loop und afferent-loop Syndrom)
  ◊ **Billroth II:** Gastrojejunostomie = Verbindung des Magenrestes mit Jejunum (dieses kann retrokolisch oder antekolisch zum Magen hochgezogen werden) mit Ausschaltung des blind verschlossenen Duodenums
  Früher: B II + Braun'sche Fußpunktanastomose
  · Heute: **B II + Y-Anastomose nach Roux:** Anastomose des ausgeschalteten Duodenums 40cm distal der Gastrojejunostomie, ebenfalls mit guten Langzeitergebnissen
- **Nicht resezierende Verfahren** (heute keine Bedeutung mehr): Selektive proximale Vagotomie mit und ohne Pyloroplastik --> zwar geringe operative Belastung, aber Rezidiv in 30-40 % (da Säureausschaltung oft nicht der entscheidende Faktor ist)

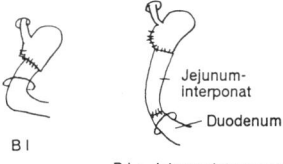

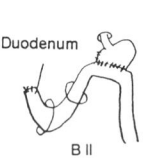

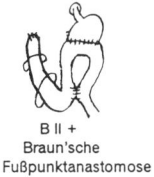

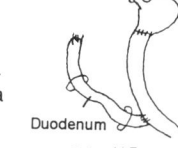

Prog: Bei optimaler konservativer und operativer Therapie gut.

Proph: Streßulkusprophylaxe: prophylaktische Applikation von Antazida und H2-Blockern bei intensivmedizinpflichtigen Patienten !

Kompl: ∗ **Blutung** (--> akut: s. obere gastrointestinale Blutung, chronisch: Anämie)
  ∗ **Stenosierung** (Sanduhrmagen, Magenektasie, Aspirationsgefahr), Endzustand eines chronisch rezidivierenden Ulcus ventriculi, Ther: 2/3-Resektion
  ∗ **Penetration** (in ein Nachbarorgan, z.B. Pankreas)
  ∗ **Perforation** Sympt: Bild eines Akuten Abdomens (siehe Perforation bei Ulcus duodeni) Ther: Laparotomie, Exzision des Ulkus, dann Verschluß durch Geschwürübernähung mit Einzelknopfnaht (Exzision, wegen Ausschluß eines Ca)
  ∗ **Maligne Entartung** in 1-3% d.F. !
  Selbst bei Behandlung und Ausheilung eines Ulkus kann unter der Narbe ein Ca wachsen! Magenstumpfkarzinom nach Magenresektion mit einer Latenz von ca. 15-20 Jahren möglich (diese Koinzidenz zwischen Resektion und späterem Karzinom wird heute teilweise angezweifelt)
  ∗ **Chronisches Ulkus** = Ulcus callosum mit narbigem Ulkuswall und Motilitätsstörung

Op: ∗ **Rezidivulkus:** Mangelhafte Säuredepression, belassener Antrumrest, Stase, extragastrale Ursachen
  ∗ **Früh- und Spätdumping-Syndrom**
  ∗ **Billroth I** ohne Interponat: ausgeprägter duodenogastraler Reflux, evtl. Induktion eines Karzinomes in Restmagen: Magenstumpfkarzinom
  ∗ **Billroth II:** blind-loop-Syndrom und afferent-loop-Syndrom
  Magenanastomosenulkus wegen fehlender duodenaler Neutralisation der verbliebenen Säure des Magenrestes. Ther: Umwandlung in B I oder Y-Roux mit Dünndarmschlinge <40 cm (aber: duodenogastraler Reflux darf nicht zu groß werden, wegen der Gefahr des Magenstumpf-Ca)
  ∗ **Nahtinsuffizienz** --> Peritonitis, akutes Abdomen

DD: - **Duodenalulkus:** Nüchternschmerz, Nachtschmerz, Nachlassen der Schmerzen nach Nahrungsaufnahme
- **Magenkarzinom:** verkleinert sich ein "Magenulkus" unter Therapie nicht in 4-6 Wo., so besteht dringend Karzinomverdacht --> Biopsie!, ebenso sind atypische Ulcera verdächtig (z.b. an der großen Kurvatur)
- Ulcus Dieulafoy (Exulceratio simplex): Ulkusbasis mit Fehlanlage einer submukösen Arterie
- Kissing ulcer: gegenüberliegende Ulcera an kleiner und großer Kurvatur
- NUD (nicht-ulzeröse Dyspepsie) = Reizmagensymptomatik
- Gastritis, gastrointestinale Infekte

MENETRIER-FALTENHYPERPLASIE

Syn: Morbus Ménétrier, Ménétrier-Syndrom, Polyadenomatosis polyposa, Gastropathia hypertrophicans gigantea

Path: • Foveoläre Hyperplasie mit vermehrter Schleimbildung (Mucoproteine) und Schleimhauthypertrophie (Riesenfalten) unbekannter Ursache
• Form der exsudativen hypertrophen Enteropathie --> Eiweißverlust in den GI-Trakt --> Hypoproteinämie und resultierende hypoproteinämische Ödeme
• Hypo- bis Anazidität
• 10% maligne Entartung !
• Lok: Magenkorpus

Epid: Präd.-Alter: 40.-60.LJ.

Klin: ▪ Oberbauchbeschwerden, Erbrechen
▪ Durchfälle (eiweißreich)
▪ Ödeme

Diag: 1. Anamnese und klinische Untersuchung
2. Gastroskopie + Biopsie
3. Röntgen: MDP zeigt gastrale Riesenfalten
4. Labor: Gesamteiweiß vermindert

Ther: ▪ Konservativ: Jährliche Kontrolle (Endoskopie)
▪ Operativ: Prophylaktische Gastrektomie bei Malignitätsverdacht

Kompl: * Erhöhte Tendenz zur Ausbildung einer Polyadenomatose
* Maligne Entartung!

DD: - Intramurales Magenkarzinom
- Polyadenomatose-Syndrome

MAGENKARZINOM

Ät: - Genetische Faktoren (Blutgruppe A bevorzugt, Nationalität: Japan u. Finnland Risiko erhöht)
- **Prädisponierende Faktoren:** Chronisch atrophische Gastritis (Typ A-Gastritis), insb. bei intestinaler Metaplasie, Perniziosa, Ulcus ventriculi, M.Ménétrier (10% maligne Entartung), Polyposis des Magens (sehr selten)
--> bei allen Risikoerkrankungen **jährlich Gastroskopie** zur Kontrolle !
- Karzinogene in der Nahrung: Nitrosamine (entstehen durch geräucherte u. gebratene Speisen unter Einwirkung der Magensäure)
- Duodeno-gastraler Reflux nach Magenresektion (--> Magenstumpfkarzinom mit einer Latenz von ca. 15-20 Jahren, diese Genese ist heute umstritten)

Magen | Seite 149

Etlg: # **Magenfrühkarzinom (early cancer):**
Erhaben (Typ I), oberflächlich (II) oder exkaviert (III) wachsend, bleibt aber auf die Mucosa und Submucosa (IV) beschränkt (ist aber bereits ein T_1-Tumor!)

Fortgeschrittenes Karzinom, Einteilung nach Borrmann (1926), der Tumor überschreitet die Submucosa in die Muscularis propria (= T_{2-4}):
Typ I: Polypöses Karzinom
Typ II: Exulzerierendes Karzinom
Typ III: Exulzerierendes Karzinom, infiltrierend wachsend
Typ IV: Diffus infiltrierendes Karzinom

Histologisch (nach der WHO):
Adenokarzinome (papilläres, tubuläres, muzinöses, Siegelringzell-Karzinom), adenosquamöses Karzinom, squamöses Karzinom
Undifferenziertes Karzinom (Grading: G3-4)

Etlg. nach Laurén (1965):
- Karzinom vom **intestinalen Typ:** Mit überwiegend Drüsen, meist **polypös** (klassisches Adenokarzinom) --> gute Prognose
- Karzinom vom **diffusen Typ:** Mit **infiltrativem Wachstum** in der Magenschleimhaut --> eher schlechte Prognose

TNM-Klassifikation

T_{is} =	Carcinoma in situ, auf die Lam. epithelialis mucosae beschränkt (überschreitet nicht die Basalmembran!)
T_1 =	Tumor infiltriert die Lam. propria mucosae oder max. bis zur Submucosa (entspricht dem Frühkarzinom! --> geht <u>nicht</u> bis in die Muscularis propria)
T_2 =	Tumor infiltriert die Muscularis propria
T_3 =	Tumor **penetriert die Serosa** (viszerales Peritoneum), infiltriert aber nicht benachbarte Strukturen
T_4 =	Tumor infiltriert **benachbarte Strukturen**

N_1 = Metastasen in perigastrischen (**regionären**) Lk < 3cm entfernt vom Primärtumor
N_2 = Metastasen in perigastrischen (regionären) Lk > 3cm entfernt vom Primärtumor, oder entlang der großen Gefäße (Aa.gastrica sin., hepatica communis, lienalis oder coeliaca)
M_1 = Fernmetastasen oder Befall **nicht regionärer** Lk (z.B. mesenteriale, paraaortale, hepatoduodenal, retropankreatisch Lk)

Cave (häufige Prüfungsfrage): **Unterscheide Carcinoma in situ vom Frühkarzinom!**
(T_{is} überschreitet nicht die Basalmembran und metastasiert **nicht!**, das Frühkarzinom = T_1 geht weiter, s.o. und kann bereits metastasieren).

Path: · **Häufigste Lok:** Antrum und präpylorisch (50-80% d.F.), kleine Kurvatur und Kardiabereich (10-25% d.F.).
In 90% d.F. solitäres Karzinom, in 10% multizentrisch auftretend

· **Metastasierung:**
Hämatogen: Vorwiegend bei Vorliegen eines fortgeschrittenen Karzinomes.
Stationen: über die V.coronaria ventriculi zur Pfortader --> Leber --> Lunge, Skelett, Gehirn (M_1)
Lymphogen: Schon in der Mucosa (unterhalb der Basalmembran) befinden sich Lymphwege --> sehr frühe lymphogene Metastasierung mögl. (schon beim Magenfrühkarzinom), die Lymphbahnen verlaufen mit den Arterien des Magens.

Magen

Lymphknotenstationen: perigastrisch (große und kleine Kurvatur = regionär, N_1), Omentum majus, Truncus coeliacus, Ligg. gastrocolica, gastrolienalis (--> Milz), hepatoduodenale.
Im weiteren: paraaortal, Ductus thoracicus (--> Virchow'sche Drüse: links supraklavikulär tastbarer Lymphknoten)
<u>Per continuitatem:</u> Serosa (T_3); Mesenterium, großes Netz, Kolon, Pankreas (= T_4)
<u>Per contiguitatem</u> (Berührung): Peritoneum (=Bauchfellkarzinose) --> Aszites!
(Exsudat, evtl. hämorrhagisch)
<u>Abtropfmetastasen:</u> Douglas, Ovar (= Krukenberg-Tumor mit Siegelringzellen, M_1)

Epid:
* 20% aller Karzinome des Menschen, in der BRD etwas rückläufig (Ursache: ausgewogene Ernährung?)
* > 50.LJ., m > w (= 2:1)

Klin:
- 50 % **asymptomatisch**, keine Leitsymptomatik
- Nahrungsabhängige Schmerzen im Oberbauch, Inappetenz, zunehmende **Abneigung gegen Fleisch** oder andere fette Speisen (späte Zeichen)
- Anämie (durch Mikroblutungen) --> evtl. Teerstuhl und Eisenmangelanämie, Abnahme der allg. körp. Leistungsfähigkeit, Gewichtsabnahme bis zur Tumorkachexie
- Dysphagie: wenn das Karzinom kardianah liegt
- Magenausgangsstenose (= maligne Magenausgangsstenose): wenn das Ca im Pylorus/präpylorisch: --> Völlegefühl, Übelkeit, Erbrechen, Essensvermeidung
- Evtl. Aszites bei peritonealen Metastasen

Diag:
1. Anamnese und klinische Untersuchung meist unergiebig
2. <u>Gastroskopie:</u> Lokalisation, **Mehrfach-Biopsie** (ca. 7x --> 95 % Trefferquote)
3. <u>Röntgen:</u> MDP in Doppelkontrastverfahren: Oberflächenveränderungen an Mucosa --> Füllungsdefekt (polypöse Form) od. Nischen (ulceröse Form), verändertes Schleimhautrelief (Faltenabbruch), Faltenkonvergenz (radiär zulaufende Falten), Ringwallulkus, lokale Wandstarre, gestörte Peristaltik, evtl. Magenausgangsstenose. Das Magenfrühkarzinom zeigt meist nur wenig Veränderungen --> endoskopische Diagnose!
4. <u>Sonographie:</u> Metastasen --> v.a. Leber (präoperatives Staging, Treffsicherheit 80-90 %)
5. Endosonographie: zur Darstellung der Infiltrationstiefe und Ausdehnung des Tumors in der Magenschleimhaut
6. <u>Staging:</u> Rö-Thorax zur Metastasensuche in Lunge u. Skelett (präoperatives Staging) und CT-Abdomen bei V.a. intraabdominellen Lymphknotenmetastasen
7. Tumor-Marker: nur zur <u>Verlaufskontrolle</u> geeignet, keine Screeningmethode!
CA 19-9, CA 50, CA 72-4, CEA

Ther:
- <u>Konservativ:</u> Palliativ (Wiederherstellung der Nahrungspassage): Tubus bei kardianahem Karzinom (Celestin, Häring-Tubus), **PEG-Sonde** (perkutane endoskopische Gastrostomie) od. Witzel-Fistel (gastrokutane Ernährungssonde), Stenosebeseitigung mittels Lasertherapie, Chemotherapie: 5-FU
- <u>Operativ:</u> Ind: Kurativ oder palliativ (alle Ca mit über den Tr.coeliacus hinausgehenden Lk-Metastasen sind nicht mehr kurabel)
  - Op-Vorbereitung: ZVK und Infusionstherapie 2 Tage vor dem Eingriff (zusätzlich zur oralen Kost), 1 Tag vor Op nur noch Tee
  - **Kurative Op:** Sicherheitsabstand (Entfernung im Gesunden) empirisch mind. oral 5-7 cm, aboral 3-5 cm; bei diffusem Ca eher mehr --> 10cm
  (weder Pylorus noch Cardia sind eine Barriere für das Tumor-Wachstum !).
  Heute ist die **Gastrektomie** der Regeleingriff + Mitentfernung von **großem und kleinem Netz** (perigastrische Nodi) + sorgfältige **Entfernung der Lk** am Truncus coeliacus + Entfernung der **Milz** (wegen Lk am Hilus)
  + evtl. Entfernung v. Pankreasschwanz, li. Leberlappen u. Querkolon.
  Auch subtotale 4/5 Resektion mögl. + Netz- + Milzentfernung (nur bei distalen Tumoren vom intestinalen Typ indiziert)
  Kardianahe Tumoren: ein Teil des Ösophagus muß mitentfernt werden --> Ösophago-jejunostomie
  --> dann muß die Magen-Darmpassage wiederhergestellt werden

- **Magenersatz:** Ohne Wiederherstellung der Duodenalpassage: **Y-Anastomose nach Roux** --> Verbindung des Magenrestes/Ösophagus mit Y-förmig ausgeschalteter Jejunalschlinge mit Duodenum (ca. 40cm), Anastomose ca. 10 cm unterhalb des Treitz'schen Bandes an das Jejunum (die nach unten gerichtete Peristaltik verhindert dabei einen Reflux)
- Magenersatz **mit Wiederherstellung der Duodenalpassage**: mit einem Jejunuminterponat --> Reihenfolge Ösophagus - Jejunum(ca.40cm lang) - Duodenum - Jejunum, zeigt funktionell die günstigsten Ergebnisse
- Palliativ-Op: **Gastroenterostomie** (= GE) bei Magenausgangsstenose (Verbindung von Jejunum Seit-zu-Seit an den Magenfundus, mit ante- oder retrokolisch hochgezogener Jejunumschlinge) + Braun-Fußpunktanastomose
- Postoperativ: Bis 5.Tag Infusionstherapie, danach Tee (6.Tag), langsamer Kostaufbau mit flüssiger Kost, passierter Kost ab 8.Tag, Schonkost ab 10.Tag Wunddrainage nach ca. 3 Tagen in den Verband ableiten, dann täglich etwas kürzen, Drainage ex nach ca. 1 Woche, Fäden/Klammern ex am 10.Tag
- Bei Ersatzmagen fehlt: Intrinsic factor, HCL, Pepsin (--> keine Exkretion von Pankreasfermenten), Vit B12 ==> **Substitution** v. Vit B12 (parenteral) und Pankreasfermenten (oral) erforderlich.

Duodenum

Roux-Y-Ösophagojejunostomie

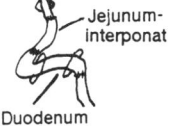

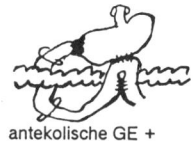

Jejunuminterponat

Duodenum

antekolische GE + Braun-Fußpunktanastomose

Prog: Wichtig ist die **FRÜHDIAGNOSE!**, darum bei längeren Magenbeschwerden (> 4 Wochen) unbedingt eine **Gastroskopie** durchführen!
Bei allen Risikoerkrankungen für ein Magen-Ca (s.o.) <u>jährliche Gastroskopiekontrollen !</u> (evtl. mit Biopsien) zur Früherkennung.
Resektabel (kurative Zielsetzung) sind nur 45% der Magen-Ca.
Magenfrühkarzinom mit Beschränkung auf die Mukosa 95% 5JÜR, fortgeschrittenes Magen-Karzinom: 25-40% 5JÜR bei Radikaloperation (Serosabeteiligung <4cm 40%, >6cm bei intestinalem Typ 15%, bei diffusem Typ schon bei >2cm nur 15%)
Op-Letalität 5-10%.

Kompl: * Magenausgangsstenose, Peritonealkarzinose mit Aszites, Blutung
Op: * Nahtbruch zwischen Ösophagus und Jejunum heute durch zirkuläre Klammergeräte selten
* **Rezidiv-Karzinom** --> Zur Prophylaxe **Tumornachsorge** mit sonographischen und endoskopischen Kontrollen in anfangs 1/4, dann 1/2 jährlichen Abständen.

DD: - Magenulkus, Refluxkrankheit, M.Ménétrier, Reizmagen-Syndrom (funktionelle Beschwerden als Ausschlußdiagnose)
- <u>Andere Magen-Tumoren</u> (alle sehr selten, eher an der großen Kurvatur gelegen): Non-Hodgkin Lymphome (MALT-Lymphome = Mucosa associated lymphoid tissue), Sarkome (GIST = gastrointestinale Stromatumoren), Leiomyome, Adenome (maligne Entartung in 20% d.F. --> Kontrolle notwendig), Polypen, Polypose (Peutz-Jeghers Syndrom), Myome, Neurofibrome, Neurinome

KRANKHEITEN DES OPERIERTEN MAGENS

Syn: Dumping-Syndrome: Früh- (Postalimentäres Frühsyndrom) und Spät- (Postalimentäres Spätsyndrom); Syndrom der zu- und abführenden Schlinge (afferent-loop-syndrome, efferent-loop-syndrome); Syndrom der blinden Schlinge = Blindsacksyndrom (blind-loop-syndrome)

Ät:
- Dumping-Syndrome und Schlingensyndrome: insb. nach **Billroth II**
- Blindsacksyndrom: bei ausgeschalteten Darmschlingen, Umgehungs-Enteroanastomosen im Dünndarmbereich

Path:
- **Frühdumping-Syndrom:** Rasche unverdünnte **hyperosmolare** Nahrungspassage im Jejunum --> osmotische Aktivität in Richtung Darmlumen (v.a. nach Verzehr von Süßigkeiten = nicht gespaltene Kohlenhydrate) --> Verlust von Plasma (bis zu 20% des Blutvolumens!), Kininfreisetzung (vasoakt. Subst. wie Serotonin, auch Katecholamine) u. Vagusreizung, mechanisch bedingt durch Dehnung d. Darmschlingen --> alles zusammen kann zum Volumenmangelschock führen
- **Spätdumping-Syndrom:** Hypoglykämie postprandial durch unkoordinierte überschießende Insulinfreisetzung, v.a. bei kohlenhydratreicher Nahrung --> Katecholaminfreisetzung
- **Afferent-loop-Syndrom:** Stase u. Abflußbehinderung der zuführenden BII-Duodenalschlinge oder zu weite Ausflußöffnung (Mageninhalt gelangt in die Schlinge) --> Keimbesiedlung, Gallen- und Pankreasfermentstau
- **Efferent-loop-Syndrom:** Magenentleerung wird behindert durch Abknickung oder Anastomosenenge / Invagination der abführenden Schlinge
- **Blind-loop-Syndrom:** Überwucherung der blinden Schlinge mit Darmbakterien --> Dekonjugation von Gallensäuren und Konsumtion v. Vit.B_{12} --> Maldigestion und Vit.B_{12}-Mangel
  Ther: Langzeittherapie mit Terazyklinen

Klin:
- Frühdumping-Syndrom: Bauchschmerzen, Diarrhoe, Schocksymptomatik (Hypovolämie, da Nahrung sofort in den Dünndarm gelangt)
  Latenz: 10-30 min nach Nahrungsaufnahme
- Spätdumping-Syndrom: Hypoglykämie --> Kaltschweißigkeit, Übelkeit, Schock
  Latenz: 1-3 Std. nach Nahrungsaufnahme
- Afferent-loop-Syndrom: Inappetenz, galliges Erbrechen, Völlegefühl, Diarrhoe
  Besserung der Beschwerden nach Erbrechen
- Efferent-loop-Syndrom: Völlegefühl, Erbrechen
- Blind-loop-Syndrom: Steatorrhoe/Diarrhoe, Gewichtsverlust, Vit.B_{12}-Mangel --> Hypokalzämie, perniziöse Anämie bis zur Funikulären Myelose

Diag:
1. Anamnese und klinische Untersuchung
2. Röntgen: Efferent-loop-Syndrom: Abknickung, prästenotische Ektasie des Magenrestes

Ther:
- Konservativ: Früh-Dumping-Syndrom: mehrere kleine Mahlzeiten, eiweiß- und fettreiche Speisen
  Blind-loop-Syndrom: Tetrazyklin, Cholestyramin (bindet Gallensäuren), Vit.B_{12}-Substitution (parenteral)
- Operativ: Ind: Ausgeprägte Dumping-, Afferent- und Efferent-loop-Syndrome
  - Umwandlungsoperation nach HENLEY-SOUPAULT: BII --> BI, die zuführende (ausgeschaltete) Schlinge wird wieder in die Kontinuität eingefügt (zwischen Magenrest und abführende Schlinge)
  - Blind-loop-Syndrom: Blindsackresektion und Umwandlung in eine physiologische End-zu-End-Anastomose

Kompl: Bei allen Magenresektionen kann es zum **Stumpfkarzinom** durch duodeno-gastralen Reflux kommen, Latenz ca. 15 Jahre postoperativ (insb. nach BII) --> jährliche gastroskopische Kontrolle durchführen.

DUODENUM

Anatomie:

Das Duodenum besteht aus Pars superior (= Bulbus duodeni, intraperitoneal), Flexura duodeni sup., Pars descendens (mit der Papilla duodeni maj. (Vateri) et min. = Duct.pancreaticus accessoria), Flexura inferior, Pars horizontalis, Pars ascendens. Es mündet am Treitz'schen Band (Flexura duodenojejunalis) in das Jejunum. Ab Pars descendens liegt der Zwölffingerdarm retroperitoneal bis zum Beginn des Jejunums. Gesamtlänge ca. 30cm.

Gefäße: A.pancreaticoduodenalis sup. (aus A.gastroduodenalis aus Tr.coeliacus) und inf. (aus A.mesenterica sup.) bilden eine Anastomose; A.gastroduodenalis und A.supraduodenalis (aus A.gastroduodenalis). Abfluß in die V.porta.

Vegetatives Nervensystem: Plexus coeliacus (sympathisch), N.vagus (parasympathisch)

Sekretion: Brunner'sche Drüsen: Alkalischer Schleim (hauptsächlich in d. Pars sup. u. desc.)

Funktion: Resorption von Fe, Ca, Mg, Sacchariden, wasserlöslichen Vitaminen und Neutralisierung des sauren Magenbreies durch die Gallensekrete, Pankreassaft und Duodenalsekret.

Fehlbildungen:

Duodenalatresie: s. Kap. Kinderchirugie

Divertikel: Häufigste Lok: parapapillär (Innenseite des duodenalen 'C')
    Sympt: meist klinisch stumm, fallen nur bei Komplikationen od. als Zufallsbefund auf
    Kompl: Entzündung, Blutung, Perforation, Stenose, Papillenstenose (--> Gallestau), Pankreatitis
    Diag: MDP, Endoskopie
    Ther: nur bei KO, Resektion d. Divertikels und Nahtverschluß der Bruchlücke
    (DD: Ulcera duodeni immer im Bulbus duodeni, Divertikel nie im Bulbus)

ULCUS DUODENI

Ät: - Begünstigend für Hyperazidität: psychogen, Streß, Nikotin, Alkohol, Kaffee, Immunsuppression, Zytostatika, M.Cushing
- Zollinger-Ellison-Syndrom, Hyperparathyreoidismus

Path: Übersäuerung im Bulbus duodeni durch Überproduktion von Säure im Magen oder fehlender Pufferung im Duodenum (Bikarbonat aus Pankreas u. Galle) oder zu rasche Entleerung von Mageninhalt ins Duodenum
-> Bulbitis (Duodenitis) --> Ulkus im Bulbus duodeni (meist Vorderwand)

Klin:
- **Nüchternschmerz**, Nachtschmerz (hyperazide interdigestive Sekretion des Magens = "regulation out of order"), Nachlassen der Schmerzen nach Nahrungsaufnahme und Spätschmerz, Lok: punktförmig, relativ genau lokalisierbar, meist im Epigastrium etwas lateral der Mittellinie
- Übelkeit, Erbrechen durch Duodenalschwellung
- Periodisches Auftreten der Beschwerden, Gipfel im Frühjahr und Herbst (empirisch)

Duodenum

Diag:
1. Anamnese und klinische Untersuchung
2. Gastroduodenoskopie + Biopsie
3. Röntgen: MDP --> Ulkusnische: Füllung des Defektes mit KM
4. Magensäureanalyse (keine Routine): BAO, MAO, PAO mit Pentagastrintest (s.o), ergibt bei Ulcus duodeni im Quotient BAO:MAO Werte von 0,2-0,4, beim Zollinger-Ellison-Syndrom bis zu 0,6.

Ther:
- Konservativ: Wie bei Magenulkus
- Operativ: Ind: Versagen der konservativen Therapie (2-3 Rezidive in 2-3 Jahren), Rezidivulkus nach Ulkuskomplikation, Perforation
  - Heute Methode der Wahl: **selektive proximale Vagotomie (SPV)**
  Skelettierung der kleinen Kurvatur zur Denervierung der belegzellenhaltigen Fundus- u. Korpusareale (evtl. + Pyloroplastik bei Magenausgangsstenose)
  --> Reduktion der Säureproduktion um 50%, geringe Funktionsstörung
  - Alle anderen Verfahren, wie selektive-gastrale Vagotomie, (trunculäre) Vagotomie, 2/3-Resektion des Magens mit B I oder B II, "combined operation" mit Vagotomie + Resektion mit B I haben heute keine Bedeutung mehr.
  - Kombiniertes Ulcus ventriculi et duodeni: **SPV mit Pyloroplastik** (nach HEINECKE-MIKULICZ: Myotomie des Pylorus in Längsrichtung, auseinanderziehen der Wunde und Naht in Querrichtung --> Erweiterung des Pylorus) + Exzision des Magenulkus oder Antrumresektion oder 2/3-Resektion des Magens und Gastroduodenostomie
  - Postoperativ: bis 5.post-op. Tag Infusionstherapie, dann Kostaufbau mit Tee, flüssiger Kost, passierter Kost und Schonkost. Fäden ex am 10.Tag

Prog: Keine maligne Entartung! (im Gegensatz zum Magenulkus)
SPV: 6-10% Rezidivrate, Op-Letalität 0,3%.

Kompl:
* **Perforation** --> Bild des Akuten Abdomens
  Akute Bauchschmerzen, u.U. ohne vorherige Anamnese--> Peritonitis mit Abwehrspannung, brettharter Bauch (v.a. Oberbauch, reflektorisch), "Totenstille", Kreislaufreaktion mit Schocksymptomatik und Sepsiszeichen mögl.
  Prog: wenn Perforation >24 Std. zurück --> Letalität 80%, bei <6 Std. ca. 5-10 %
  Diag: Rö-Abdomenübersicht im Stehen (freie Luft in der Bauchhöhle)
  (Cave: nach jeder Laparotomie ist freie Luft im Abdomen zu finden!)
  Endoskopie u. evtl. nochmals Abdomenübersicht, da Insufflation von Luft bei der Endoskopie jetzt freie Luft induziert, evtl. diagnostische Laparotomie bei unklarer Lage
  Ther: Laparotomie, Verschluß durch Ulkusübernähung mit Einzelknopfnähten
* **Blutung** (besonders gefährlich, weil dort die A.gastroduodenalis, arrodiert werden kann), Etlg: nach Forrest (s. gastrointestinale Blutungen) --> Ther: konservative Behandlung (incl. max. 4 Blutkonserven über 24h, Sekretin, Somatostatin, Eiswasserspülung), endoskopische Laserkoagulation oder Sklerosierung. Bei Versagen der konservativen Therapie --> Op: Ulkusumstechung mit Einzelknopfnaht entlang dem Gefäßverlauf.
* Narbige **Stenosierung** --> Magenausgangsstenose: Völlegefühl nach dem Essen, Erbrechen von saurem Mageninhalt, da Abflußstörung für den Mageninhalt, Gewichtsabnahme (Essen wird vermieden), bei Ulkuskrankheit meist lange Anamnese
  Wichtige DD: Magen-Ca ! --> Gastroskopie mit Biopsie (meist kurze Anamnese)
  Ther: Pyloroplastik nach Heinecke-Mikulicz (Längsinzision + Quervernähung)
* **Penetration** in Nachbarorgane: z.B. Pankreas --> Dauerschmerz, Pankreatitis
* **Rezidivulkus:** Selektive totale Vagotomie: Entfernung sämtlicher gastraler Vagusfasern + Pyloroplastik

DD:
- **Magenulkus:** diffuser Sofortschmerz nach Nahrungsaufnahme oder postprandialer Schmerz (Spätschmerz 1-3 Std. nach Nahrungsaufnahme)
- Duodenaldivertikel (nie im Bulbus - im Gegensatz zum Ulcus duodeni)
- Gallenkoliken, Pankreatitis

DUODENALTUMOREN

Path:
- **Benigne:** Brunnerinome (von den Brunner-Zellen ausgehend), Adenome, Myome, Lipome, Gastrinome (Zollinger-Ellison-Syndrom)
- **Maligne** (sehr selten): Karzinome (Risiko erhöht bei familiärer kolorektaler adenomatöser Polypose, TNM-Stadien wie bei Dünndarmtumoren - s.u.), Sarkome (mit Infiltration in das Pankreas mögl.)

Klin:
- Blutung, Stenose mit Übelkeit, Schmerz, Völlegefühl, evtl. galligem Erbrechen
- Cholestasezeichen bei Obstruktion der Papilla Vateri (Ikterus, Courvoisier-Zeichen)

Diag:
1. Anamnese und klinische Untersuchung
2. Röntgen: MDP, ggf. ERCP zur Abgrenzung von Papillenprozessen, CT
3. Endoskopie + Zangenbiopsie, Endosonographie

Ther:
- <u>Operativ:</u>
    - Endoskopische Schlingenabtragung benigner, gestielter Tumoren (Adenome) oder, wenn dies nicht möglich ist, chirurgische Segmentresektion des betroffenen Abschnittes
    - Maligne Tumoren: Laparotomie, bei lokalisiertem Prozeß (insb. an d. Flex.duodenojejunalis) duodenale Teilresektion, sonst prox. Duodenopankreatektomie n. Whipple (mit entsprechend hoher Op-Letalität, s. Kap. Pankreaskarzinom und schlechter Prognose 5JÜR <30%)
    - Bei Inoperabilität und Passagehindernis: Gastroenterostomie + Braun-Fußpunktanastomose (s. Kap. Magenkarzinom)

Kompl:
* Stenosierung der Papille --> Aufstau von Galle- und Pankreassekret
* Passagehindernis durch Verlegung des duodenalen Lumens

DD:
- Ulcus duodeni, Magenschleimhautheterotopien, Lipidinseln
- Papillenkarzinom (s. Kap. Tumoren Gallenblase und Gallenwege)
- Duodenalstenose: Pankreas anulare, Pankreaskopfkarzinom, Pankreatitis, Narbenstriktur

DÜNNDARM

Anatomie:

Duodenum (wird *funktionell* jedoch zu den Oberbauchorganen gezählt, teils intra- und retroperitoneal) + **Jejunum** (40% zu 60%) **Ileum**. Jejunum und Ileum liegen komplett intraperitoneal.
Länge: 5-8m. Fixiert an der hinteren Bauchwand durch das Mesenterium. Der Dünndarm endet mit der Valva ileocaecalis (**Bauhin-Klappe**) am Übergang des Ileums zum Colon ascendens im rechten Unterbauch.
Arterien: Aa.jejunales et ilei aus der A.mesenterica sup.
Venen: Vv.jejunales et ilei in die V.mesenterica sup. --> V.portae
Lymphabfluß: Mesenterium --> Cisterna chyli
Funktion: Im Jejunum **Resorption** von fettlöslichen Vitaminen, Elektrolyten, Fetten, Cholesterin u. Eiweiß, Sekretion von Enzymen (Amylase, Proteinase)
Terminales Ileum: Vit.-B_{12} (mit Intrinsic-Faktor), Gallensalze
Zusätzlich hat der Dünndarm noch **immunologische Funktion** (IgA-Synthese, Noduli lymphatici aggregati = Peyersche Plaques, Appendix)
Histologie: Darmzotten mit Mikrovilli, dazwischen Lieberkühnsche Krypten mit Becherzellen und Panethschen Körnerzellen (sezernieren Lysozym u. Peptidase), Ringfalten (Kerckringsche Falten aus Mucosa u. Submucosa zur weiteren Oberflächenvergrößerung).

Anomalien und Mißbildungen:

Ductus omphaloentericus (Syn: Duct.vitellinus, Dottergang): Liegt zw. Nabel und Ileum. **Unvollständige Rückbildung** des Dotterganges --> verschiedene Fehlbildungen (s. Abb.)
Als: (1) Persistierende (angeborene), vollständige Dünndarm-Nabel-Fistel = Ductus omphaloentericus persisitens
(2) Inkomplette **Nabelfistel** = persistierender distaler Teil
(3) Inkomplette Dünndarmfistel = persistierender proximaler Teil = **Meckel-Divertikel** (s.u.)
(4) Dottergangzyste = persistierender intermediärer Anteil
(5) Intraabdomineller Bindegewebestrang = unvollständige narbige Atresie (Lig.terminale)

Dünndarmdivertikel: Sind selten, meist an der Mesenterialseite im oberen Jejunum gelegen.
Kompl: Divertikulitis, Perforation, Blutung, Ileus, Fisteln- und Blindsackbildung, Malabsorptionssyndrom

Pneumatosis cystoides intestinalis: Gasblasen in Mucosa und Subserosa als Folge bakt. Besiedlung der Lymphwege. Meist Zufallsbefund ohne Therapienotwendigkeit.

Lageanomalien: Duodenum inversum, Malrotation, Duodenum mobile, arterio-mesenteriale Duodenalstenose
Dünndarmatresie, Dünndarmstenose, Dünndarmduplikaturen (s. Kap. Kinderchirurgie)
M.Crohn, Ileus (siehe Kap. Abdomen), Mesenterialinfarkt (siehe Kap. Gefäßchirurgie)

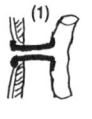

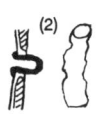

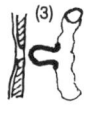

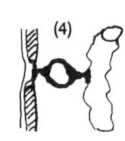

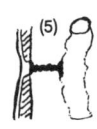

DÜNNDARMVERLETZUNGEN

Ät:
- Stumpfe traumatische Darmwandschädigung (Quetschungsverletzung)
- Perforierende Verletzung
- Iatrogen: Perforation bei Endoskopien, MDP, Biopsien
- Verschluckter Fremdkörper, Bezoare, Gallensteine (das Hinderniß stellt die Flexura duodenojejunalis und Bauhinsche Klappe = Valva ileocaecalis am Übergang von Jleum zum Kolon dar)

Klin:
- Lokaler Schmerz, gestörte Peristaltik, bei Quetschverletzungen evtl. zuerst freies Intervall
- Bei Perforation --> **Akutes Abdomen** (brettharter Bauch, paralytischer Ileus, reflektorisches Erbrechen)

Diag:
1. Anamnese und klinische Untersuchung
2. Röntgen: Abdomen-Übersicht --> freie Luft bei Perforation + Erguß
   evtl. MDP mit Gastrografin! (kein Barium!)
3. Sonographie

Ther:
- Konservativ: Bei verschlucktem Fremdkörpern i.d.R. abwartende Haltung (meist spontaner Abgang, Kontrolle mit Abdomen-Übersicht, evtl. MDP mit Gastrografin!)
- Operativ:
  - Laparotomie, Übernähung des Defektes; Bei freier Perforation Spülung mit Taurolin^R
  - Evtl. Spüldrainage des Peritoneums (s.Kap. Peritonitis) u. Relaparotomien
  - Magensonde, Breitbandantibiose peri- und postoperativ
  - Bei Mesenterialabriß: Blutstillung, ggf. Resektion des betroffenen Darmabschnittes
  - Parenterale Ernährung für einige Tage

Kompl:
* Leckentstehung/Perforation --> Peritonitis
* Mesenterialein-/-abriß --> abdominelle Blutung, hämorrhagischer Schock, Minderperfusion des betroffenen Darmabschnittes mit Nekrose
* Fremdkörper: Penetration, Perforation, Ileus, Peritonitis, Blutung

Op:
* Spätkomplikationen: Verwachsungsbauch

MECKEL-DIVERTIKEL

Syn: Divertikulum ilei

Anatomie: Der Dottergang (Ductus omphaloentericus, Duct.vitellinus) bildet sich normalerweise in der 6.-7. Fetalwoche vollständig zurück. Reste findet man bei 1-3% der Menschen.

Path:
- **Persistierender** proximaler Teil (am Dünndarm) des Ductus omphaloentericus (Dottergang)
- Neigt zu Magenschleimhautheterotopie mit Entwicklung von Ulzera, Blutungen, Entzündungen
- Lok: Meist ca. 0,8-1m proximal der Iliozökalklappe, im Durchschnitt 6-10cm lang (bis zu 0,3m mögl.)

Klin: Meist **Symptomatik einer akuten Appendizitis** = Meckelitis --> bei unklarem intraoperativem Befund einer Appendektomie immer Suche nach einem Meckel-Divertikel

Diag: Anamnese und klinische Untersuchung wie bei akutem Abdomen/Appendizitis

Ther:
- Operativ: Wird bei der Laparotomie ein Meckel-Divertikel gefunden, wird dieses reseziert. Bei einer Appendizitis sollte das Ileum immer auf das Vorhandensein eines Meckel-Divertikels überprüft werden (dazu wird das Ileum auf einer Länge von ca. 1m überprüft)

Kompl: * Magenschleimhautheterotopie, Ulkus, Blutung, Entzündung, Perforation
* Bei bindegewebigen Septen Gefahr der Strangulation --> Ileus
* Invagination --> Ileus

DD: - Persistierender Dottergang im Erwachsenenalter = Dünndarm-Nabel-Fistel (Verbindung nach außen)
Sympt: evtl. sichtbare kleine Öffnung paraumbilikal (es kann auch nur eine diskrete entzündliche Effloreszenz ohne Lumen sichtbar sein), Absonderung von Darminhalt
Diag: Fisteldarstellung mit Röntgen-Kontrastdarstellung
Ther: Laparotomie, Exzision des Dottergangs in toto und Fistelverschluß
- Neugeborene: Ductus omphaloentericus persistens mit meist deutlicher Fistelöffnung nach außen und Schleim-/Darmabsonderungen; Ther: Fistelresektion
- Dottergangzysten
- Intraabdominelle rudimentäre Bindegewebsstränge (unvollständige Atresie) = Lig.terminale

DÜNNDARMTUMOREN

Etlg: # Gutartig: Fibrome, Fibromyome, Myome, Lipome, Polypen, Neurinome, Hämangiome, Adenome, Adenomyome, Endometriome, Hamartome
Peutz-Jeghers-Syndrom = familiäre intestinale Polyposis (insb. im Ileum, es handelt sich um Hamartome mit relativ geringem Entartungsrisiko) + Pigmentflecken perioral und an der Mundschleimhaut + in 5-10% d.f. Ovarialkarzinome, klinische Manifestation meist zw. 20.-30.LJ.
Cronkhite-Canada-Syndrom: Intestinale Polypose (insb. Jejunum, geringes Entartungsrisiko), Alopezie, Hautpigmentierung, Hypoproteinämie, Fingernagelatrophie
Morbus Recklinghausen (intestinale neurofibromatöse Tumoren)
Gardner Syndrom: intestinale Polypose (insb. Kolon, Rektum), Weichteiltumoren (Dermoidzysten, Atherome, Fibrome, Leiomyome), Osteome (Schädel)
Bösartig: Karzinome (v.a. im Jejunum, im Ileum bei M.Crohn), Sarkome (Ileum), Kaposi Sarkom, Lymphome
Metastasen: Sekundäre Absiedelungen von Melanome
Karzinoid (semimaligne, s.Kap. Apud)

Path: • 75% der Dünndarmtumoren sind benigne
• Maligne Tumoren des Dünndarmes sind selten wegen kurzer Passagezeit, ausgeglichenem chemischem Milieu (--> wenig Schleimhautreizung), daher relativ gesehen hoher Anteil der Sarkome (1/4 d. mal. Dünndarmtumoren sind Sarkome, im übrigen Intestinaltrakt ist die Häufigkeit nur 1/100 - 1/20)
• Dünndarm ist für die Resorption unverzichtbar: **Einziges Organ des GI-Traktes, das nicht vollständig entfernt werden kann!** Resektionen >50% bedingen eine parenterale Substitution. Resektionen <30% werden ohne Probleme toleriert.
• Lok: Karzinome mehr im Jejunum, Sarkome im Ileum
• TNM-Klassifikation (gilt nur für Dünndarmkarzinome):
T_1 = Tumor infiltriert Lam. propria oder Submucosa, T_2 = Tumor infiltriert Muscularis propria, T_3 = Tumor infiltriert Subserosa oder nicht-peritonealisiertes perimuskuläres Gewebe (Mesenterium) ≤2cm, T_4 = Tumor infiltriert andere Organe od. Mesenterium >2cm
N_1 = Metastasen in regionären Lk (mesenteriale + ileokolische Lk)

Epid: * Dünndarmtumoren sind **sehr selten** (nur ca. 1% aller GI-Tumoren, 4% d. Darmtumoren)
* Altersgipfel bei Karzinomen 60.-70.LJ., Sarkome 30.-50.LJ.

Dünndarm | Seite 159

Klin:
- Alle Patienten haben eine lange Anamnese, da typische Symptome wie Ileus oder Blutung erst sehr spät auftreten
- Chronische Obstipation, krampfartige Schmerzen
- Morbus Recklinghausen: Stenosierungs- und Blutungsneigung der intestinalen Neurofibrome, auch Invagination, Ileus mögl.
  An der Haut: Café-au-lait-Flecken, multiple Neurofibrome
- Endometriome: Menstruationssynchrone gastrointestinale Blutung
- Bei Komplikationen (Invagination, Ileus) Zeichen des Akuten Abdomens

Diag:
1. Anamnese und klinische Untersuchung
2. Röntgen: MDP, CT-Abdomen
3. Sonographie, Endoskopie: kleine Tumoren sind schwer nachweisbar
   --> Indikation zur explorativen Laparotomie
4. Labor: Tumormarker CEA zur Verlaufskontrolle, Haemoccult-Test

Ther:
- Operativ:
  - Kurativ: Resektion des betroffenen Abschnitts (nur soviel notwendig ist unter Berücksichtigung notwendiger Sicherheitsabstände) und Entero-Enterostomie möglichst als End-zu-End-Anastomose (zur Vermeidung von Blindsäcken, s.u.)
  - Palliativ: Seit-zu-Seit-Entero-Enterostomien doppelläufiges oder endständiges Ileostoma (evtl. mit Kock-Reservoir = mehrere Dünndarmschlingen werden vor dem Ileostoma zu einem Sack vernäht)

Prog: Insg. eher schlecht, auch bei kurativer Resektion nur 25% 5-Jahres-Rezidivfreiheit.

Kompl:
* Invagination --> inkompletter - kompletter Ileus
* Blutung

Op:
* **Kurzdarmsyndrom:** Nach ausgedehnter Dünndarmresektion
  Sympt: Malassimilation, chologene Diarrhoen, Flüssigkeits- und Elektrolytverluste
  Ther: Konservativ: Cholestyramin (zur Gallensäurebindung), evtl. parenterale Ernährung
  Operativ: Ind: resistenter Malassimilation (1/2 Jahr sollte unter konservativer Therapie abgewartet werden) Interposition eines umgedrehten Dünndarmsegments (die gegenläufige Peristaltik im umgedrehten Segment verlängert die Kontakt- = Resorptionszeit)
  Transplantationen von Dünndarm sind noch in der Erprobungsphase.

* **Blindsacksyndrom:** Nach Umgehungsenteroanastomosen, ausgeschalteten Darmschlingen, Seit-zu-Seit- od. Seit-zu-End-Anastomosen, Darmstümpfe, innere Fisteln, Divertikel --> im Blindsack Bakterienbesiedlung --> Dekonjugation v. Gallensäuren
  Sympt: Steatorrhoe, Diarrhoe, Vit B_{12}-Mangel (perniziöse Anämie, funikuläre Myelose), Hypokalzämie, Meteorismus
  Ther: Konservativ: Tetrazykline + Cholestyramin, parenterale Vit B_{12}-Substitution
  Operativ: Resektion des Blindsacks und End-zu-End-Anastomose

DD:
- Alle DD des unklaren Bauchschmerzes und der Blutung
- Mesenterialtumoren (selten, ausgehend von dem Mesenterium mit Verwandtschaft zu retroperitonealen Tumoren)
- Entzündliche Darmerkrankungen (insb. M.Crohn)

KOLON UND REKTUM

Anatomie:
Colon asc. u. desc. liegen sek. retroperitoneal, Colon transv. u. Sigma intraperitoneal
Caecum: retroperitoneal (ein Caecum mobile kann intraperitoneal liegen)
Rektum: retroperitoneal bis zur retrop. Umschlagsfalte (Douglas) dann extraperitoneal

Arterien: A.mes. sup: A.pancreaticoduodenalis inf.,
A.colica dextra, A.ileocolica, A.appendicularis,
A.colica media und Aa.ilei u. jejunales
A.mes. inf: **A.colica sin.** (anastomosiert über RIOLAN-**Arkade**
mit A.colica media), Aa.sigmoideae, **A.rectalis sup.** (anastomosiert mit A.rectalis inf.)
A.iliaca int: A.pudenda int. --> **A.rectalis media u. inf.**

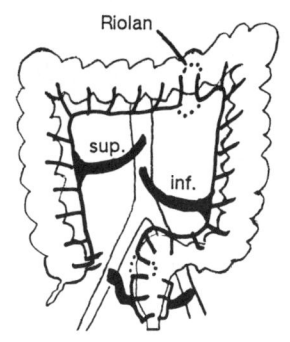

Lymphknoten: Nodi lymphatici colici mit Abfluß in Lymphknotengruppen am Tr.coeliacus + A.mesenterica. sup. und an der A.mesenterica inf. --> Abfluß in den Tr.intestinalis --> Cisterna chyli --> Ductus thoracicus
Rektum: Abfluß auch in parailiakale Lk, Anus: auch in inguinale Lk

Innervation: N.vagus bis zum **Cannon-Böhm-Punkt** (etwa nach 2/3 des Kolon transversum), ab dort aus Plexus sacralis (Nn.pelvici).

APPENDIZITIS

Syn: Volksmund *"Blinddarmentzündung"*, Entzündung des Wurmfortsatzes

Anatomie: In Verlängerung der Taenien des Dickdarmes am Ende des Caecum liegt dorsomedial der ca. 2-20 cm lange, blind endende Appendix vermiformis. Die Tunica mucosa des Appendix enthält sehr viele Lymphfollikel (deshalb auch "Darmtonsille" genannt).

Ät: - **Obstruktion** des Lumens des Wurmfortsatzes durch **Kotsteine, Abknickung** oder Narbenstränge und daraus folgende Entleerungsstörung
- **Intestinale Infekte** (lokale Resistenzminderung, Hyperplasie des lymphatischen Gewebes)
- Seltener Fremdkörper (z.B. Kirschkerne), Würmer (Askariden, Oxyuren), hämatogene Infekte

Path: Es können mehrere Stadien durchlaufen werden

Nicht destruktive Stadien:
- **Katarrhalisches**, reversibles Stadium mit Rötung, Schwellung und Schmerz des Appendix, aber noch ohne Eiter (Appendizitis simplex)
- Seropurulentes Stadium (Übergang in die Appendizitis destructiva)

Destruktive Stadien:
- **Ulzero-phlegmonöse** Appendizitis
- Empyematöse Appendizitis
- **Gangränöse** Appendizitis (nekrotisierend)

- **Perityphlitis** = Appendizitis mit/ohne freie Perforation mit Abkapselung und Begrenzung des entzündlichen Geschehens durch Peritonealverklebungen mit Einschmelzung = perityphlitischer Abszeß
- Appendizitis mit **freier Perforation** und folgender diffuser Peritonitis
- Lok: Appendixlage ist variabel: physiologisch: am Ende des Zäkums
  Varietäten: retrozäkal, parazäkal, am Ileum fixiert, mit Zäkum-Hoch- / -Tiefstand (kleines Becken), Situs inversus

Etlg: # Akute Appendizitis
Chronische Appendizitis

Epid: * 50% = häufigstes 'Akutes Abdomen'
* Häufigkeitsgipfel im Kindes und Jugendalter

Klin:
- Obstruktionszeichen: periumbilikale und epigastrische Schmerzen, später sich verlagernde rechtsseitige Unterbauchschmerzen (**Schmerzwanderung** in wenigen Stunden)
- Inappetenz, Übelkeit, Erbrechen, Stuhlverhalten
- Fieber (subfebril bis ca. 39° C), Tachykardie, trockene belegte Zunge
- Reflektorische, lokalisierte **Abwehrspannung** (im rechten Unterbauch)
--> eine Ausweitung der Abwehrspannung signalisiert eine beginnende Peritonitis !
- Bei Perforation: **Akutes Abdomen** mit Schmerzausbreitung in der gesamten Bauchhöhle
- **Cave!** Atypische Schmerzlokalisationen bei Schwangeren! (Kranialverlagerung des Zäkum, bis 5 cm über die Bauchnabelhorizontale)
- Wenig Schmerzen, diskrete Lokalbefunde, kaum Temperaturerhöhung, kaum Leukozytose bei alten Patienten!
- Untypische intermittierende Beschwerden im rechten Unterbauch bei chronischer (rezidivierender) Appendizitis

Diag: 1. Anamnese (Übelkeit, Erbrechen, Fieber) und klinische Untersuchung:
Klopfschmerz bei schon kleinsten Erschütterungen, Druckschmerz im rechten Unterbauch

Sherren Dreieck: Spina iliaca rechts, Symphyse und Nabel-Dreieck mit den wichtigsten Punkten (s.Abb.): McBurney, Lanz, Kümmell (2 cm v. Nabel), Morris (4cm v. Spina)

--> **McBurney-Punkt:** 5 cm von der Spina iliaca anterior superior weg auf der Linie zum Nabel (etwa Lage des Caecums)
--> **Lanz-Punkt:** zwischen äußeren und mittlerem Drittel auf der Linie zwischen beiden Spinae iliacae (etwa Lage des Appendix)
--> **Loslaßschmerz oder Blumberg-Zeichen:** beim Loslassen der auf der Gegenseite eingedrückten Bauchdecke Schmerzempfindung im Bereich der Appendix
--> **Rovsing-Zeichen:** Dickdarm vom Sigma aus in Richtung Zäkum ausstreichen --> Füllung dort u. damit Schmerz
--> **Douglas-Schmerz:** insb. bei Lage im kleinen Becken, peritoneale Reizung möglich durch die rektale Palpation
--> **Psoasschmerz:** Schmerzen bei Beugung des rechten Beines in der Hüfte gegen Wiederstand (Reizung der Psoasfaszie), insbesonders bei retrozäkaler Lage
--> **Sitkowski-Symptom:** Schmerzen bei Lagerung in Linksseitenage
--> **Ten-Horn-Zeichen:** Schmerz bei Zug am Samenstrang

2. Axillo-rektale Temperaturdifferenz > 1°C, normal: 0.5° C
3. Labor: **Leukozytose** um 15.000 (Cave: Leukozytensturz bei Peritonitis), bei der Altersappendizitis meist fehlend
Selten auch Leukozyten u. Erythrozyten im Harnsediment
4. Sonographie z.Zt. im Teststadium mit guten Ergebnissen

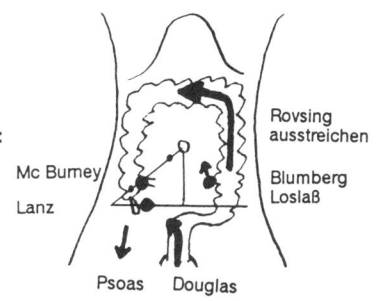

Kolon und Rektum

5. **Röntgen:** bei chronischer Appendizitis MDP --> fehlende Kontrastmittelfüllung der Appendix

Diagnostische Schwierigkeiten oft bei <u>Kleinkindern, Greisen u. Graviden</u> (Schwangere: Appendixverlagerung in Oberbauch --> häufigste DD: Pyelonephritis, bei Verdacht --> OP, da Narkoserisiko für Mutter und Kind geringer als die Appendizitis-Risiken ohne OP !)

Ther:
- <u>Konservativ:</u> Bei Perityphlitis kann zuerst konservativ verfahren werden: Nahrungskarenz, Bettruhe, Antibiose, Kontrolle!!, es sollte aber eine Op im freien Intervall erfolgen
- <u>Operativ:</u> Ind: Der Verdacht einer Appendizitis rechtfertigt eine Laparotomie Appendektomie möglichst im Frühstadium (48 Std.) oder im freien Intervall (6-8 Wochen nach einer akuten Peritonitis/Perityphlitis)
  - **Wechselschnitt** (Hautschnitt und Schnitt entsprechend der Fasern der M.obliquus ext. u. int.). Bei unklarer Lage oder unklarer Diagnose Pararektal- oder Mittelschnitt (bessere Übersicht und Erweiterbarkeit)
  - Mobilisation des Appendix
  - **Skelettierung** des Appendix durch Ligaturen des Mesenteriolums
  - Ligatur an der Basis am Zäkum und Absetzen der Appendix
  - Verschluß des Zäkum durch Versenkung des Stumpfes unter **Tabaksbeutelnaht** und darüber **Z-Naht**
  - Aufsuchen eines Meckel-Divertikels (ca. bis 1 m proximal des Zäkum) und ggf. Mitentfernung
  - Schichtweiser Wundverschluß, steriler Wundverband
- Laparoskopischen Appendektomie ebenfalls mögl., Nutzen ist umstritten
- Bei Vorliegen eines M. Crohn Op-Indikation äußerst zurückhaltend (Fistelbildung!)
- Bei perityphlitischem Abszeß Drainage
- Bei peritonealer Eiterung / Perforation: Antibiotikaprophylaxe und Bauchhöhlenspülung intraoperativ mit Taurolin^R
- <u>Postoperativ:</u> 1.post-op Tag Infusionstherapie (3l/Tag mit Glc 5% und Ringer-Laktat im Wechsel), dann Kostaufbau mit 1 Tag Tee, dann Zwieback, Haferschleim (Stuhlgang sollte bis dahin erfolgt sein, sonst Klysma etc.) --> passierte Kost ab 4.Tag, Schonkost ab 6.Tag, Hautfäden ex am 10.Tag.

Prog: Appendizitis mit Perforation und Peritonitis hat eine Letalität von 6-10 %, sonst unter 1 %.

Kompl:
* Perityphlitischer **Abszeß**
* **Perforation und Peritonitis**, insb. bei Kleinkindern und Pat. > 60 J.
* Douglas-Abszeß, Leber-Abszesse
* Darmparalyse, Ileus

Op:
* Frühileus nach 5-10 Tagen oder Spätileus (durch Verwachsungen = Briden nach Jahren)
* Infektion
* Fisteln (insb. bei M. Crohn)

DD:
- 'Blinddarmreizung': Obstruktion beseitigt sich von selbst
- "*Pseudoappendizitis*" durch Lymphadenitis mesenterialis bei Infektion mit **Yersinia pseudotuberculosis** (Fieber bis 40° C, BSG stark erhöht, Erregernachweis in Blut od. Stuhl)
- Nierenkolik, Ulkusperforation, Gallenkolik, M. Crohn, Mesenterial-Infarkt
- Wurmerkrankungen
- **Meckel-Divertikel**, Caecum mobile-Syndrom
- **Divertikulitis** (alte Patienten, meist linksseitig, sog. "Linksappendizitis")
- Tumor bei älteren Patienten (Zäkum-Ca), Karzinoide
- Pneumonie bei Kindern
- Mukozele (selten): chronische Obstruktion, die progredient verläuft, sich aber nicht entzündet (= nicht akut gewordene Appendizitis)
- <u>Gynäkologisch:</u> Ovarialzysten, Torsionsovar, Adnexitis, Menarche, Extrauteringravidität
- Schwangere: Pyelitis, Cholezystitis, Uterusschmerz
- Bei peritonitischen Zeichen: alle Möglichkeiten des **Akuten Abdomens**

DIVERTIKULOSE / DIVERTIKULITIS

Def: Divertikel = pathologische Ausstülpungen eines Hohlorganes.
Bei den Divertikeln von Kolon, Sigma und Rektum handelt es sich meist um Pseudodivertikel = nur Schleimhaut (Mukosa und Submukosa). Sie stülpen sich durch eine Muskellücke (nicht gesamte Darmwand). Echte Divertikel (Ausstülpung der gesamten Darmwand) finden sich selten im Bereich des Caecums.

Anatomie: Prädilektionsorte sind die Muskellücken, an denen Gefäße eintreten (Pseudodivertikel).
Lok: Im gesamten MDT möglich, nach aboral zunehmend, im **Sigma am häufigsten** (60%). Im Rektum finden sich fast nie Divertikel.

Ät: - Zivilisationskrankheit durch ballaststoffarme Kost, Überernährung, Adipositas
- Chronische Obstipation (vermehrte Spastik)
- Zunehmende Bindegewebsschwäche im Alter

Path: • Zu geringe Ballaststoffbelastung --> myostatische Muskelkontraktur (Spastik) --> segmentale Innendruckerhöhung --> durch die Muskellücken für den Gefäßdurchtritt erfolgt die Divertikelausstülpung
• Die **Divertikulose allein macht noch keine Beschwerden** --> Retention von Speiseresten im Divertikel --> **Entzündung** = Divertikulitis mit Beschwerden

Etlg: # Inkomplette Divertikel = Divertikel liegen noch im Wandniveau
Komplette Divertikel = Divertikel sind nach außen gestülpt
Klinische Einteilung der Divertikulitis

Stadium I: Unkomplizierte akute oder chronische Divertikulitis -> konservative Therapie

---

Stadium IIa: Chronische therapierefraktäre Divertikulitis --> Elektiv-Op (s.u.)
Stadium IIb: Divertikulitis mit Komplikationen
Wandphlegmone --> Elektiv-Op. (einzeitig)
Stenose --> Elektiv-Op (einzeitig, evtl. zweizeitig)
Fistel --> funkt. Darmausschaltung + Elektiv-Op (evtl. dreizeitig)
Gedeckte Perforation --> funkt. Darmausschaltung + Elektiv-Op

---

Stadium III: Perforation mit Peritonitis --> Notfall-Op (zweizeitig)

Epid: 6.-8. Lebensjahrzehnt häufig (bei 70jährigen haben 70% Kolondivertikel),
Divertikulitis = "Appendizitis der Greise"

Klin:
- Divertikulose fast immer symptomlos! (Zufallsbefund)
- Sigmadivertikulitis: **"Links-Appendizitis"** des alten Menschen (= Appendizitis-ähnliche Symptomatik im linken Unterbauch)
- Caecumdivertikel: Appendizitissymptome auch bei appendektomiertem Pat.
- Allg: Schmerzen, Fieber, Übelkeit
- Alle Komplikationen (s.u.) der Divertikulitis führen letztlich zum => **Akuten Abdomen** <=

Diag: 1. Anamnese und klinische Untersuchung, Labor (evtl. BSG u. Leukozyten erhöht)
2. Röntgen: Abdomen-Übersicht (bei Perforation in 50% freie Luft unter dem Zwerchfell zu sehen)
Kolon-KE in Doppelkontrasttechnik (KM + Luftinsufflation) Cave: nicht durchführen bei V.a. Perforation (--> dann wasserlöslicher KM-Einlauf, z.B. Peritrast)
3. Endoskopie + Biopsie zur Abklärung einer Stenose
4. Bei Blutung evtl. Angiographie

Ther: ▪ Konservativ: Antibiotika (z.B. Tarivid^R), parenterale Ernährung bis Fiebersenkung
▪ Operativ: Ind: Komplikationen wie Perforation mit Peritonitis und Ileus --> Notfall-Op.
Rezidivierende Schübe, Wandphlegmone, Stenose, gedeckte Perforation
--> funktionelle Darmausschaltung mit Ernährungstherapie für 6-8 Wochen,
dann Elektiv-Eingriff. (Blutungen stehen meist von selbst und bedürfen nur selten der Operation)
- OP nach HARTMANN (zweizeitige Op bei Notfall-Indikation): Resektion des betroffenen Darmabschnittes, Kolostomie (=Anus praeternaturalis) des proximalen Endes, Blindverschluß des Rektums oder Kolostomie des Rektums (falls der Rest lang genug ist, um ihn noch nach außen zu führen). 2.Op nach 1/4 Jahr: Entfernung der Kolostomie und Reanastomosierung des Restkolons
- Ganz selten ist ein dreizeitiger Eingriff (Notfall-Indikation) notwendig:
1. Entlastungskolostomie, 2.Op: Resektion des betroffenen Abschnitts und weiterhin Kolostomie und 3.Op Reanastomosierung
- Elektiveingriff (bei rez. Divertikulitis im freien Intervall): Resektion und Reanastomosierung (i.d.R. in einer Sitzung)

Prog: Elektiveingriffe haben eine Letalität von 1-2%, Notoperationen (Perforation mit Peritonitis) 20%, bei kotiger Peritonitis bis 50%.

Kompl: * Die Divertikulose allein hat keinen Krankheitswert --> erst die Entzündung (Divertikulitis) macht Beschwerden
* **Wandphlegmone** (1. Komplikationsstadium der Divertikulitis)
* **Freie Perforation** 40% --> schwere (kotige) **Peritonitis**
oder gedeckt nach retroperitoneal und nachfolgend Abszeß 40%
* **Stenose** 14% (durch Narbenplatte bei chronischen Entzündungen) --> DD: zum Karzinom oft schwierig
* Blutung 8% (meist geringe Intensität, hohe spontane Blutstillungsrate, im Sigma selten, im übrigen Kolon häufiger)
* Fisteln: Blasenfisteln 3% (Sympt: Pneumaturie, Abgang von Stuhl, Harnwegsinfekt), Scheide, Dünndarm (selten)
* Die Divertikulose zeigt eine Syntropie mit Hiatushernien und Gallensteinen (= Saint-Trias)

Proph: 1. Schlackenreiche Kost
2. Stuhlregulierung --> regelmäßiger Stuhlgang
3. Gewichtsreduktion

DD: - Reizkolon (= irritables Kolon)
- Karzinom (DD schwierig insb. bei Stenosen --> zerstörtes Schleimhautrelief)

POLYPEN DES KOLONS

Syn: Kolonpolypen, Kolonadenom, Dickdarmpolypen, Polyposis coli (vererbt)

Def: Ein Polyp ist eine Vorwölbung in das Darmlumen.

Ät: - **Adenome des Kolons**
- **Polyposis coli** = familiäre Adenomatosis coli (autosomal dominant vererbt)
Sonderformen: Gardner-Syndrom: Adenomatosis coli + Bindegewebstumoren
Turcot-Syndrom: Adenomatose mit Glio-/Medulloblastomen
Zanca-Syndrom: Adenomatose + kartilaginöse Exostosen
Cronkhite-Canada-Syndrom: Exsudative Adenomatose + Alopezie, Nagelveränderungen, bräunliche Hautpigmentierung
- Juvenile Polypen (familiär)
- Peutz-Jeghers-Syndrom: Polypen in Dünn- u. Dickdarm, Melaninflecken der Lippen und bei Frauen Prädisp. zum Ovarial-Ca (5-10% d.F.)
- Entzündliche Polypen / Regeneratpolypen (Colitis ulcerosa, M. Crohn)

Kolon und Rektum | Seite 165

Etlg: # Neoplastische Polypen: **Adenome** (80% aller Polypen)   tubulär

- **Tubuläres Adenom** (häufigstes, gestielt)
- **Tubulovillöses Adenom** (Mischform)   tubulo villös
- **Villöses Adenom**, breitbasig aufsitzend, zottenförmig, höchste Entartungstendenz!   villös

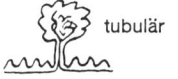

Lam.musc.mucosae

Selten: Lipome, Fibrome, Leiomyome, Neurinome, Hämangiome
Hamartome = atypische Ausdifferenzierung von Keimmaterial (z.B. übermäßige Ausdifferenzierung der Mukosa), z.B. juvenile Polypen
Peutz-Jeghers-Polyp: Normales Epithel über baumartig verzweigter Muscularis mucosae
Entzündliche Polypen
Unklassifizierbare Polypen: hyperplastische, metaplastische

Path:
- Lok: 50% der Kolonpolypen sitzen im Rektum, bis zum Kolon descendens sind es 90% (wird ein Adenom gefunden, sollte immer das gesamte Kolon auf evtl. weitere Adenome überprüft werden)
- Karzinomatöse Entartungstendenz ist abhängig vom **histologischen Typ:** villöses Adenom (15-30%) > Mischformen > tubuläres Adenom (5-10%)
  und von der **Größe des Adenoms:**
  bis 1cm: 0-5%   größer 2cm: 25-50%
  bis 2cm: 10%   größer 6cm: 75%
  Familiäre Adenomatosis coli = 100%iges Karzinomrisiko (obligate Präkanzerose)
- Die Karzinome entwickeln sich in den Adenomen zuerst durch zunehmende Atypie der Lam.epithelialis mucosae (= Carcinoma in situ), die Zellen durchbrechen dann die Lam.muscularis mucosae und infiltrieren dann entlang des Polypenstiels bis in die Submucosa (--> invasives Karzinom), schließlich zerfällt der Polyp.

Epid:
* \> 60. LJ. zeigen ca. 20% d. Pat. Kolonpolypen
* Familiäre Adenomatosis coli: Ab Pubertät Polypenbildung mit Blutungen und Schleimabgang, das Risiko ein Ca zu entwickeln beträgt ab 40. LJ. praktisch 100%!
--> zwischen 20. und 30. LJ sollten die Pat. operiert werden (Kolektomie)

Klin:
- 2/3 d. Pat. haben keine Beschwerden --> meist Zufallsbefund
- **Schleimabsonderung** (v.a. villöse Adenome --> kann selten bis zum Eiweiß- und Kaliumverlustsyndrom mit Dehydratation führen)
- Schmerzen durch Obstruktion (Tenesmen)
- Evtl. Blutungen
- Können bei tiefem Sitz peranal prolabieren (--> DD: Hämorrhoiden)

Diag:
1. Anamnese (familiäre Disposition) und klinische Untersuchung: rektale digitale Untersuchung (1/3 der pathologischen Fälle sind so bereits nachweisbar!)
   --> bei path. Befund immer gesamtes Kolon untersuchen!
2. Sigmo-Rektoskopie mit starrem Rektoskop (Einsicht bis 30cm)
   Koloskopie (Einsicht 120-160cm, damit sicher bis zum Caecum beurteilbar)
3. Röntgen: Kolon-KE in Doppelkontrast (Kontrastmittel und Luftinsufflation) --> gleich gute Aussagefähigkeit wie Koloskopie
4. Endoluminaler Ultraschall zur Bestimmung der Infiltrationstiefe bei Adenomen (insb. bei breitbasigen) zur Abgrenzung eines Karzinomes
5. --> **Immer Abtragung** (bis 3cm endoskopisch, größer --> Op) und Histologie!

Ther: ■ <u>Operativ:</u> Ind: Jeder nachgewiesene Polyp sollte vollständig! abgetragen und histologisch untersucht werden.
- Präoperativ: Nahrungskarenz und orthograde Darmspülung
- **Transanale endoskopische Abtragung** mittels Diathermieschlinge bei gestielten Polypen (bis zu einer Größe von 3cm mögl.) --> Histologie!
Auch **transanale endoskopische Op** heute mögl. mit spez. Hochfrequenzmesser u. Nahtinstrumenten bei breitbasigen Adenomen (Sicherheitsabstand um das Adenom 5mm im Niveau der Submukosa, bei Karzinomverdacht 15mm mit gesamter Wand)
- Zeigt sich in der Histologie, daß der Polypenstiel von Tumor infiltriert ist (--> invasives Ca), muß sich eine Op anschließen (Resektion des betroffenen Abschnittes)

- Wenn endoskopische Abtragung nicht möglich ist: **Kolotomie** (= Eröffnung des Kolons, transabdomineller Zugang) und Abtragung oder Segmentresektion und End-zu-End-Anastomose in einer Sitzung.
Im Rektum auch durch Rectotomia posterior (parasakraler Zugang) mögl.

- Adenomatosis coli: Proktokolektomie + Jleoanostomie mit dem belassenen Sphinkterapparat des Anus und der Analhaut. Das Ileum wird dabei als Reservoir am Ende taschenförmig gedoppelt (= ileumpouchanale Anastomose (IAP) od. J-Pouch)

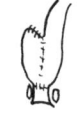

Prog: Bei konsequenter Entfernung und Kontrollen sehr gut. Die endoskopischen Abtragungen haben eine Letalität von nahezu 0%.

J-Pouch

Kompl: * **Karzinomatöse Entartung** zum Kolonkarzinom
* Blutung akut oder chronisch (--> Blutungsanämie)
* Obstruktion
<u>Op:</u> * Blutung
* Perforation --> gedeckt oder direkt
* Sehr selten: Gasexplosion (--> führt zur Darmzerreißung) Proph: Vorbereitung: Gut abführen, Koloskopie mit Stickstoff-Insufflation durchführen.

Proph: Nachsorge ! --> jährliche endoskopische oder radiologische Kontrollen bei entfernten Polypen ohne pathologischen Befund (Rezidiv und Entartungsmöglichkeit), bei Polypen mit Atypien anfänglich in 6 monatigen Abständen.

<u>DD:</u> - Kolonkarzinom
- Intestinale Endometriose (tumorös, hyperplastisch, Klin: mensessynchroner Blutabgang)
- Im Analkanal Hämorrhoiden

KOLON-KARZINOM

Syn: Dickdarmkarzinom

Ät: - **Adenome des Kolons** (Entartungswahrscheinlichkeit hängt ab von der Größe (>2-4cm) und von dem Typ: villös > tubulovillös > tubulär. Die Zeitdauer von beginnendem Adenom zum Karzinom wird auf 10-35 J. geschätzt) mit Mutationen des ras-Gens
Familiäre Adenomatosis coli --> Karzinomrisiko nach 30 J. 100% !
- Schlackenarme (zu wenig Ballaststoffe), zu fetthaltige Kost
- Hereditär / familiär nichtpolypöses kolorektales Krebs-Syndrom (erbliche Belastung)
- <u>Weitere Risikofaktoren:</u> Entzündliche Darmerkrankungen (M. Crohn, Colitis ulcerosa), Ruhr, Lymphogranuloma inguinale, Adipositas
Familienanamnese mit kolorektalem Tumor (3x höheres Risiko)

Path: • Zirkuläres Wachstum (linkes Kolon, Sigma, Rektum) --> Stenose --> Obstipation und paradoxe Diarrhoe (=Verstopfungsdurchfall)
• Wachstumsgeschwindigkeit eher langsam (Tumorverdopplungszeit 4 Mo. - 3 J.)

Kolon und Rektum | Seite 167

- <u>Lok</u>: **60% der kolorektalen Tumoren liegen im Rektum**, 15-20% Sigma, 10% Caecum und Colon ascendens, der Rest ist verteilt auf das übrige Kolon. Ca. 2-7% sind multipel! --> stets Suche nach weiterem Tumor.
- <u>Metastasierung</u>: Meist nur in einer Richtung = "unipolare Metastasenstraße" (Lymphstromgebiet entlang der A.mesenterica sup. (Col. asc. u. trans.) oder inf. (Col. desc.) Ausnahme: Tumoren im mittleren Bereich des Colon transversum (Riolan-Arkade, Cannon-Böhm-Punkt) können zu beiden Seiten metastasieren. Die Wachstumsgeschwindigkeit der Metastasen ist dabei 5-6 mal höher als die des Primärtumors.

<u>Etlg:</u>
\# **Adenokarzinom** (70%)
\# Verschleimendes Karzinom (20%) = Siegelringkarzinom (intrazellulär verschleimend), Gallertkarzinom (extrazellulär verschleimend)
\# Undifferenziertes Karzinom (10%)
\# Adenokanthom, Plattenepithelkarzinome (selten)

\# **TNM**: T_{is}: Carcinoma in situ (nur Mukosa, keine Metastasierung), T_1: Mukosa+Submukosa, T_2: Musc.propria, T_3: Serosa+perikolisches Fettgewebe, T_4: über das viszerale Peritoneum hinaus, anliegende Nachbarorgane;
N_1: 1-3 LK perikolisch (regional), N_2: >4 perikolisch, N_3: LK entlang des Gefäßstammes
M_1: Fernmetastasen (meist in der Leber, selten Lunge und Skelett)
\# Ebenfalls gebräuchlich die <u>Duke</u>-Einteilung wie für das Rektum-Karzinom (s.u.), ergänzt um Duke D = Fernmetastasen (= M_1).

<u>Epid:</u> Inzidenz: steigend (durch Verlagerung, d.h. andere GI-Tumoren wie Magen-Ca sind rückläufig, Gesamtinzidenz von GI-Tumoren bleibt gleich)
Kolon-Ca: zu "gute Ernährung" (zu wenig Ballaststoffe), immer ältere Menschen
Zweithäufigstes Karzinom des Menschen!, Präd.-Alter: **50-80.LJ.**, Durchschnitt: 65. LJ.
In der BRD sterben jährlich z.Zt. ca. 24.000 Pat. an Darmkrebs. Das Risiko der Erkrankung ohne Risikofaktoren (= familiäre Belastung) beträgt **4-6% für jeden Bundesbürger**.

<u>Klin:</u>
- Bei über der Hälfte der Pat. bleibt der Tumor lange Zeit klinisch stumm
- **Jede <u>Änderung der Stuhlgewohnheiten</u> nach dem 40.LJ. ist Ca-verdächtig !**
(Diarrhoe oder Obstipation)
- Blut- und Schleimabgänge dem Stuhl aufgelagert (distales Kolon, Sigma)
--> **jede <u>Blutung</u> muß abgeklärt werden !**
- Bauchschmerzen (nicht intensiv), Gewichtsabnahme (selten), evtl. Tumor im Abdomen tastbar
- Hypochrome Anämie durch okkulte Blutung (proximales Kolon)
--> Leistungsabnahme, Müdigkeit

<u>Diag:</u>
1. **Anamnese und klinische Untersuchung**: Rektal-digitale Untersuchung (bis maximal 8cm möglich, 30% der kolorektalen Tumoren befinden sich in diesem Bereich), **Guajak-Test nach Blut im Stuhl** (z.B. Haemoccult^R-Test, je zwei an drei Tagen) als Screeningverfahren
2. **Sigmoidoskopie**: Bis 30-60cm mit flexiblem Endoskop mögl.
3. <u>Koloskopie</u> bis zum Caecum + Biopsie und Möglichkeit der endoskopischen Abtragung von Adenomen
4. <u>Röntgen</u>: Kolon-KE in Doppelkontrast-Röntgen, Thorax zum Staging (Lungenmetastasen?) *
5. <u>Sonographie-Abdomen:</u> Zum Staging (Lebermetastasen?)
6. **Endosonographie** (Tumorausdehnung in d. Darmwand --> T-Klassifikation präop. mögl.)
7. CT-Abdomen: Zum Staging
8. **Tumor-Marker**: Nur zur <u>Verlaufskontrolle</u> geeignet, keine Screeningmethode! --> CEA, CA 19-9, CA 50, CA 125, Thymdinkinase, Phosphohexose-Isomerase
Immunszintigraphie mit markiertem CEA --> Suche nach Metastasen
Nachweis von Knochenmarkmikrometastasen durch Nachweis von Zytokreatinprotein CK18 im Knochenmarkpunktat (durch monoklonalen Antikörper)

Ther:
- **Operativ:** Ind: 90% der Karzinome können operiert werden
  --> <u>Radikal-OP:</u> **Tumor + Lymphabflußgebiet** (entlang der Arterien zur Aorta) muß saniert werden
  - <u>OP-Vorgehen allgemein:</u> Unterbindung der Arterien und Venen, am Tumor selbst nicht schneiden, um Zellverschleppung zu verhindern (**no touch** isolation technique), Resektion des Tumors durch Mobilisierung, Präparation und Durchtrennung des Mesokolons an der Mesenterialwurzel und prox. u. distales Absetzen des Kolons, Anastomose der Restkolonenden.
  - Rechtsseitige Hemikolektomie: A.ileocolica-versorgtes Kolon + Mesokolon (= Mesenterialwurzel des Kolons). Anastomose des terminalen Ileum mit Colon transversum (= Ileo-Transversostomie), somit Wegfall der Ileozäkalklappe --> Durchfallneigung
  - Transversum-Ca: komplette Kolektomie wegen des möglichen Lymphabstroms in beide Richtungen! (RIOLAN Anastomose = Überlappung der Gefäßgebiete --> Gesamtes Gefäßstromgebiet muß entfernt werden!)
  --> terminale Ileum-Rektum-Anastomose (= Ileo-Rektosotmie)
  - Tumoren im Sigma: Sigmaresektion, besser Sigma + Colon descendens entfernen --> Colon transversum-Rektum-Anastomose (= Transverso-Rektostomie)
  - Solitäre Metastasen der Leber und Lunge können reseziert werden
  - Postoperativ: Infusionstherapie für 5-6 Tage post-op, dann nach 1.Stuhlgang Tee, dann flüssige Kost, dann passierte Kost, ab ca. 8.-10.Tag Schonkost. Drainage ab 3.-4.Tag in den Verband ableiten, dann tgl. kürzen. Fäden ex am 10.Tag.
- <u>Chomotherapie:</u> Als adjuvante Maßnahme bei Kolonkarzinomen mit lokoregionären Metastasen mit 12-monatiger 5-Fluorouracil-Therapie + Levamisol verringert die Rezidivrate um ca. 40%.
- <u>Palliativ:</u> Op bei Ileus --> Entlastungsoperation durch lokale Tumorexstirpation, evtl. Anlage einer Kolostomie (Anus praeternaturalis), evtl. Bestrahlung

Prog: Die **gesamte 5JÜR liegt bei 40%,** T_{1-2} Tumoren (= Duke A) haben eine 5JÜR von ca. 90%, T_{3-4} (= Duke B) 60-70%, mit LK-Metastasen (= Duke C) 30-40%, mit Fernmetastasen (= entspricht Duke D) 5-20% 5JÜR (bei solitären, entfernbaren Lebermetastasen 25% 5JÜR).

Kompl:
* Ileus, Invagination --> Akutes Abdomen
* Perforation, Fisteln/Einbruch zu Nachbarorganen
* Kompression: Ureter, Miktions-, Potenzstörungen
<u>Op:</u>
* Nahtinsuffizienz der Anastomose, Peritonitis, Ileus
* **Hohe Tumor-Rezidivrate** ca. 20-40%, insb. in den ersten beiden Jahren postoperativ (Lokalrezidiv, Anastomosenrezidiv)

Proph: 1. Inanspruchnahme der gesetzlichen, **jährlichen Vorsorgemaßnahmen** (für Erwachsene ab 45. LJ.): **Anamnese, digitale rektale Untersuchung, Haemoccult^R-Test** (insb. b. V.a. okkulter Blutungen). Nur 10% d. Männer u. 25% d. Frauen nehmen Vorsorgeuntersuchung in Anspruch.
Bei adenomatösen Polypen in der Vorgeschichte eines Pat. Koloskopien (alle 5 Jahre)
2. <u>Postoperativ:</u> Koloskopie, Sonographie, Labor: Tumormarker in den ersten 2 Jahren in 3 monatigem Abstand, danach halbjährlich. Evtl. Second-look-Op bei besonders großen Tumoren/Fernmetastasen zur Nachschau.

DD:
- Häufigste Fehldiagnosen: **Hämorrhoiden**, Appendizitis, Divertikulitis
- Adenome, M. Crohn, Colitis ulcerosa
- Pneumatosis coli (Pneumatosis cystoides intestinalis = Gaseinschlüsse in der Darmwand unbekannter Genese), Ther: Bei Beschwerden hyperbare O_2-Ther. + Antibiose
- TBC des Darmes, intestinale Lymphome

REKTUM-KARZINOM

Ät: Siehe Kolon-Karzinom

Path: · Lymphabfluß:
1.) Nach seitlich zur Beckenwand (Ast der A.iliaca interna) in das Spatium pelvis subperitoneale
2.) Entlang der A.iliaca interna (A.rectalis media)
3.) Nach zentral entlang der A.mesenterica inferior (A.rectalis sup.) in das Cavum pelvis peritoneale (intraperitoneal)
4.) Zur Leiste (v.a. unteres Drittel) und Fossa ischiorectalis
· Metastasierungswege entsprechend der Tumorlokalistaion:
Hochsitzende (8-16cm ab ano): 1 Weg in Richtung A.mesenterica inf.
--> **nur hier kontinenzerhaltende Operation mögl.**
Mittlere Lokalisation (4-8cm): 2 Wege A.mesenterica inf. + iliacal
Tiefsitzende (0-4cm): 3 Wege A.mesenterica inf. + iliacal + inguinal
· Venöser Abfluß: Hochsitzende Karzinome --> über den Plex.rectalis sup. in die Pfortader
Tiefsitzende Karzinome --> über den Plex.rectalis inf. in die V.cava inf.

Etlg: # Tumor-Klassifikation nach DUKES (1932)

A: Infiltration von Mukosa, Submukosa und Lam. muscularis propria (= T_1 und T_2)

B: Infiltration von perirektalem Fettgewebe (= ab T_3)

C: Lymphknotenmetastasen (= ab N_1)

   # TNM: siehe Kolon-Karzinom

Epid: 60% der kolorektalen Tumoren liegen im Rektum, davon ist die Hälfte digital tastbar!

Klin:
- **Blutabgang** (hellrote Blutauflagerungen), Schleimabgang
- Häufiger Stuhlgang, evtl. Tenesmen --> Änderung der Stuhlgewohnheit!
- Evtl. Schmerzen am Kreuzbein
- Evtl. Ileussymptomatik (Spätzeichen)

Diag:
1. Anamnese und klinische Untersuchung: **rektal-digitale Untersuchung** (1/2 aller Rektum-Karzinome liegen im tastbaren Bereich)
2. **Rektosigmoidoskopie**
3. Röntgen: Kolon-KE
4. **Endosonographie** zur Bestimmung der Wandinfiltrationstiefe
5. Sonstige Untersuchungen wie bei Kolon-Ca

Ther: ■ Operativ: Ind: Kontinenzerhaltende Op bei hochsitzenden Tumoren / nicht kontinenzerhaltend, wenn der Abstand des Tumors zur **Anokutanlinie < 8cm** beträgt (intraoperative Schnellschnitte!)
Allgemein: Tumore, die rektal-digital tastbar sind, können i.d.R. **nicht** kontinenzerhaltend operiert werden (--> Rektumexstirpation).

 - Kontinenzerhaltende anteriore Rektumresektion = abdominaler Zugang: Resektion des Tumors mit ca. 3 cm Sicherheitsabstand nach aboral unter Erhaltung des Schließmuskels (ca. 5cm bis zur Anokutanlinie müssen erhalten bleiben).
 - Bei sicherem Nichtbefall von Lk und T_1-Stadium <3cm ("low risk"-Karzinom) ist eine lokale Ausschneidung mögl. (heute transanal endoskopisch od. auch posteriorer Zugang = peranal oder para- od. transsakraler Zugang mögl.), Sicherheitsabstand 15mm.

Kolon und Rektum

- **Rektumamputation:** Abdomino-perineale Rektumexstirpation nach MILLES = Inkontinenzresektion (Darmkontinuität nicht mehr gegeben) --> Anus praeternaturalis notwendig (= Kolostomie des Sigmas, einläufig), der aborale Schenkel (After) wird verschlossen.
- Nachbestrahlung bei starker Ausbreitung evtl. zu erwägen, evtl. auch präoperativ zur Tumorverkleinerung und Erreichung der Operabilität (= down-staging). Eine kombinierte Radio-Chemotherapie bringt dabei als adjuvante Maßnahme nach neuen Studien noch mehr als die alleinige Strahlentherapie.
- **Palliativ:** Bei Vorliegen von Fernmetastasen Kryochirurgie: Verkleinerung des Tumors durch Vereisung, wenn eine Stenosierung vorliegt, evtl. auch mit Laser, Radiatio von innen mittels after-loading-Technik. Bei nicht beseitigbarer Stenose --> Anlage eines Anus praeternaturalis.

Prog: Dukes A: 80-90% 5JÜR, B: 70%, C: 30-40%, Op-Letalität: ca. 2-4%:

Kompl: * Ileus, Perforation, Einbruch in Blase, Uterus, Plexus sacralis
--> Ther: Zweizeitige Operation: 1. Anlage eines Anus praeternaturalis, 2. Entfernung des Tumors u. evtl. Wiederherstellung der Kontinuität und Verschluß des Anus praeternaturalis. Op-Letalität: ca. 15%.

Op: * Rezidiv! --> Nachsorge wichtig

Proph: Nachsorge wie bei Kolon-Ca.

DD:
- Jeder 6. Patient mit Kolon- oder Rektum-Ca hat auch Hämorrhoiden !!
  --> **nicht mit der Diagnose Hämorrhoiden zufrieden geben!**
- Analfistel, Analabszesse, Analfissuren, M. Crohn, Colitis ulcerosa

ANUS

Anatomie:
Das **Kontinenzorgan** (n. STELZNER) besteht aus:
- **M.sphincter ani ext.** (willkürlich, N.pudendus) mit Pars subcutanea, superficialis u. Pars profunda, welche den wichtigsten Teil darstellt u. die von dem M.puborectalis umschlossen wird. Der M.sphincter ani ext. umfaßt mit diesen drei Anteilen den M.sphincter ani internus.
- **M.sphincter ani internus** (unwillkürlich), der mit seinem Dauertonus den **3 cm** langen Analkanal elastisch abschließen kann.
- **M.puborectalis** (unwillkürlich), der von den Schambeinästen kommend den anorektalen Übergang umfasst ('Puborektalschlinge') und nach ventral zieht --> Abwinkelung des Anus gegen das Rektum von 90-100° (= anorektaler Winkel, Angulation) --> Schlußverstärkung
- **M.levator ani** bildet einen muskulären anorektalen Ring zwischen Analkanal und Ampulla recti
- Sphinktertonus: In Ruhe 80 mmHg
- Reflexe: Defäkationsreflex u. Relaxationsreflex (parasymp.), Kontinenzreflex = Verschluß durch Anspannung des Sphinkteren (symp.) bis max. 220 mmHg.

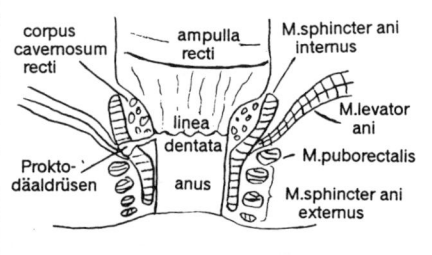

- Corpus cavernosum recti
  Plexus haemorrhoidalis: **arteriell-venöses Geflecht**, gespeist von drei Haemorrhoidalgefäßen bei **3, 7, 11 Uhr in Steinschnittlage** (= Rückenlage wie auf dem Gyn-Stuhl, die Lokalisation wird angegeben wie bei einer Uhr: oben = Richtung Os pubis 12 Uhr, unten = Richtung Os sacrum 6 Uhr, rechts = 3 Uhr, usw.). Dieser trägt zum Verschluß der Analöffnung bei.
  Die Haemorrhoidalgefäße sind Äste der A.rectalis superior aus der A.mesenterica inferior, Abfluß über den Plexus rectalis in den Pfortaderkreislauf und in die V.iliaca int. (--> glztg. porto-cavale Anastomose).

Canalis analis: (von aboral nach oral geordnet)
Anoderm = Zona anocutanea: von außen bis zur Linea dentata (pectinea) findet sich Epidermis (= trockenes, *sehr sensibles*, unverhorntes Plattenepithel).
Die **Linea dentata** (hier Beginn der Zona haemorrhoidalis) ist die Übergangszone zur Darmschleimhaut.
Es schließt sich der **Canalis analis** mit den Schleimhautlängsfalten (Columnae anales) an.
Die anschließende Plica transversalis (KOHLRAUSCH-Falte, ca. 6,5cm tief gelegen) ist die Grenze zur beginnenden Ampulla recti.

ANALABSZESSE UND ANALFISTELN

Def: Meist Erkrankung der **PROKTODÄALDRÜSEN** (liegen in Höhe der Linea dentata zwischen den Sphinkteren und sondern Schleim ab).

Ät: - **Abflußstörung und Infekt der Proktodäaldrüsen**
- Intraabdominelle Organeiterungen mit Fortleitung (Appendizitis, Divertikulitis)
- Ulzerationen der Rektumschleimhaut (M.Crohn, Colitis ulcerosa)

Path: ▪ Abflußstörung der Proktodäaldrüsen, z.B. bei Stuhlverstopfung. Es kommt dann zu einer Vergrößerung der Drüsen, Eiteransammlung, Durchbruch und schließlich zu einer Entleerung des Eiters
  --> **Abszeß** = akute Form der Eiteransammlung
  --> **Fistel** = chronische Form des Proktodäaldrüseninfekts
▪ GOODSALL-Regel: Fisteln deren äußere Öffnung oberhalb des Analhorizontes liegen (in Steinschnittlage) verlaufen meist geradlinig, Fisteln unterhalb des Analhorizontes verlaufen bogenförmig und münden meist bei 6 Uhr im Analkanal (s. Abb.).
▪ Lok: die Proktodäaldrüsen befinden sich insb. an der hinteren Kommissur --> Fisteln meist bei 6 Uhr (dorsal) gelegen (80%)

Etlg: · Komplette Fistel: Innere Fistel, die mit äußerer Fistel in Verbindung steht = Verbindung zw. Analkanal u. Außenhaut
· Inkomplette innere Fistel: Vom Darm ausgehend, blind endend
· Inkomplette äußere Fistel: Von der Haut ausgehend, blind endend

Heutige Modifikation (Etlg. nach PARKS, 1976):

Analfisteln
Subkutane Fisteln
Submuköse Fisteln
Intersphinktere Fisteln
Transsphinktere Fisteln
 (tiefliegend oder hochliegend)

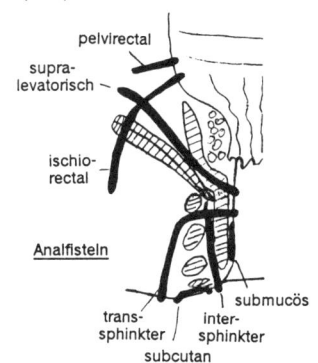

Analfisteln: pelvirectal, supralevatorisch, ischiorectal

Analfisteln: transsphinkter, intersphinkter, submucös, subcutan

Analerkrankungen

Suprasphinktere, supralevatorische Fisteln
  (über Puborektalschlinge hinaus)
Extrasphinktere Fisteln:
  - Pelvirektale Fisteln
  - Ischiorektale Fisteln
Rektoorganische Fisteln (Blase, Vagina, Harnröhre, Prostata)

Analabszesse
Subkutaner Abszeß = perianal
Submuköser Abszeß
Periproktitischer Abszeß
intermuskulärer Abszeß
ischiorektaler Abszeß
pelvirektaler/iliorektaler Abszeß

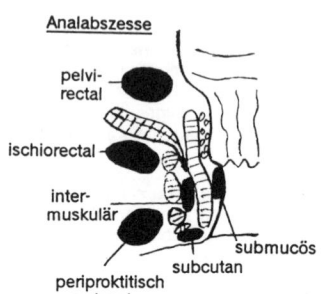

Epid: * Intersphinktere und transsphinktere Fisteln machen zusammen etwa 95 % aller Fisteln aus.
* M > w, Altersgipfel 30-40.LJ.

Klin:
- **Schmerzen**, insb. Defäkationsschmerz, **Sitzbeschwerden**
- Allgemeinreaktionen: Fieber, Leukozytose, Müdigkeit
- **Nässende**, eitrige bis kotige **Sekretion** aus den Fistelöffnungen

Diag:
1. Anamnese und klinische Untersuchung, insb. digitale-rektale Austastung
2. **Proktoskopie und Rektoskopie** (ca. 20-25 cm einsehbar) **zum Ausschluß von Begleiterkrankungen** (Polypen, Malignomen, Divertikulitiden)
3. Endosonographie
4. **Sondierung** evtl. mit Farbstoffinjektion (Methylenblau) auch intraoperativ
5. Röntgen: Fisteldarstellung mit KM, Kolon-KE: zum Ausschluß von Begleiterkrankungen

Ther:
- Operativ: **Fisteln:** Beseitigung der Fistelquelle durch Ausrottung der Proktodäaldrüsen, Drainage des Fistelsystemes
  - Inter- und transsphinktere Fisteln: OP nach PARKS = Exzision der inneren Fistelöffnung mit dem unterhalb der Fistel liegenden Sphinkter, Exzision der äußeren Fistelöffnung, **sekundäre Wundheilung** --> also offen lassen!
  - Supra- und extrasphinktere Fisteln --> Drainage durch Einlegen eines Fadens
  - Subkutane/submuköse Fisteln werden ovalär ausgeschnitten und primär verschlossen, bewährt hat sich die Einbringung von Sulmycin^R Implant Streifen
- **Abszesse:** Alleinige Inzision und Eiterentleerung reicht nicht aus, es sollte eine T-förmige oder **ovaläre Inzision** erfolgen, die nach Möglichkeit so hoch wie tief sein sollte. **Offene Wundbehandlung** und Einlage von Tamponadestreifen
- Allgemein: **Bis zu 4/5 des Sphinkterapparates können gespalten werden**, ohne daß die Gefahr der Inkontinenz besteht. Für die Kontinenz ist vor allem die **Unversehrtheit der Puborektalisschlinge** wichtig.
- Nachbehandlung bei Sekundärheilung: 2xtgl. Sitzbäder (z.B. mit Kamille) mit anschließender H_2O_2-Spülung + Nachspülung mit NaCl- od. Ringerlaktatlösung und VW mit Rivanol^R bzw. Wundreinigung und -granulationsförderung (wenn Wunde relativ sauber) mit Varidase^R-Gel, Stuhlregulation (weicher Stuhl)
- CAVE! Bei M. Crohn-Fisteln keine Exzision sondern nur Fistelspaltung und Ausschabung.

Prog: Die sekundäre Wundheilung kann Monate !! dauern, dann aber gut.

Kompl:
* **Fistelrezidiv**, insb. bei nicht ausreichender operativer Radikalität
* Fournier-Gangrän (nekrotisierende Fasciitis, Skrotalgangrän), Letalität: 30%, Ther: Frühzeitiges radikal-chirurgisches Débridement, Breitbandantibiose
* Sphinkterinsuffizienz

DD:
- **M. Crohn**, insb. bei atypischem Ursprung und multiplen Fisteln (sog. 'Fuchsbau')
- Tumoren, Divertikulitis
- Traumatische Verletzungen (sehr selten), Pfählungsverletzungen, Fremdkörper

- Venerische Infekte (= Übergriff von Geschlechtskrankheiten), Parasitosen, Tuberkulose, Aktinomykose
- Autoimmunschwäche (AIDS), Diab. mellitus, Bestrahlungsfolgen

KRYPTITIS

Ät: Koteinpressung in die Krypten (Ausführungsgänge der Proktodäaldrüsen) am Übergang von Rektum zu Analkanal, meist dorsal gelegen.

Klin: Stechender Defäkationsschmerz

Diag:
1. Anamnese und klinische Untersuchung
2. Rektal-digitale Untersuchung: tastbar verdickte Krypten an d. Linea dentata
2. Proktoskopie: gerötete Schleimhaut, ev. eitriger Kryptengrund

Ther:
- Konservativ: Antiphlogistische Suppositorien
- Operativ: Kryptenspaltung mittels Hakensonde

Kompl: Kryptenabszeß, Analfisteln

PROKTITIS

Ät: Entzündungen im Anorektalbereich durch tropische und insb. venerische Infekte (Geschlechtskrankheiten).

DD:
- # Gonorrhoe --> eitrige Proktitis
- # Lues I --> Ulzera; II --> Condylomata lata; III --> ulzerierende Gummata
- # Ulcus molle --> weiche Ulzera
- # Lymphogranuloma inguinale --> Strikturen, Fisteln
- # AIDS --> fistelnde, nässende und nicht heilende Infekte

PILONIDALSINUS

Syn: Sinus pilonidalis, **Steißbeinfistel**, Steißbeinsinus, Steißbeinzyste, "Jeep disease", Pilonidalfistel, Pilonidalzyste

Anatomie: Epithelialisierter Hohlraum zwischen Steißbeinspitze und Analrand (im Bereich der Rima ani, auch "**Haarnestgrübchen**" genannt). Dieser kann abgekapselt sein = Pilonidalzyste oder eine Verbindung nach außen haben = Pilonidalfistel.

Ät:
- **Eindringen von Epidermis und Haaren**, begünstigt durch schlechte Analhygiene und starke Behaarung
- **Persistierender embryonaler Neuroporus** zwischen Steißbeinspitze und Analrand

Etlg:
- # Blande Verlaufsform
- # Chronisch fistelnder Verlauf
- # Akut abszedierender Verlauf

Epid: Junge (Altersgipfel um 20.LJ.), adipöse, **stark behaarte Männer** bevorzugt

Klin:
- Schmerz, Rötung und Infiltration bei Infektion, sonst insg. wenig Beschwerden
- Evtl. Nässen oder blutige Sekretion aus den Fistelöffnungen

Diag: Anamnese und klinische Untersuchung --> winzige Fistelöffnungen im Bereich der Rima ani

Ther:
- Konservativ: Im akut entzündlichen Stadium Wundsalben (z.B. Furacin^R-Sol) und Kamille-Sitzbäder, dann im Intervall operative Sanierung.
- Operativ: Ind: Alle Fisteln im Bereich des Sinus pilonidalis sollten operativ saniert werden.
  - Wichtig ist die **radikale Exzision** (Anfärben der Fisteln mit Methylenblau intraoperativ zur Kontrolle der Vollständigkeit der Exzision des Fistelsystems) des Pilonidalsinus und **sekundäre Heilung** der Wunde (= offene Wundversorgung).
  Evtl. Fixation der Hautränder an die Faszie über dem Os sacrum mit Einzelknopfnähten --> Heilung mit haarfreier Narbenplatte oder bei großem Defekt auch mittels Schwenklappendeckung.
  - Bei kleinen Steißbeinfisteln kann auch primär genäht werden, die Einlage von antibiotikahaltigem Kollagen (Sulmycin^R Implant) hat sich dabei gut bewährt. Fäden ex am 10-12.Tag, bis dahin keine Sitzbäder.
  - Nachbehandlung: Für mind. 1 Jahr sollte eine Enthaarung im Narbenbereich durchgeführt werden zur Rezidivprophylaxe (z.b. mit Pilca-Med Enthaarungscreme).

Prog: Ohne radikale Therapie hohe Rezidivrate!, Rezidivprophylaxe durch Enthaarungscremes.

DD:
- Analfistel
- Steißbeinteratom, Sakraldermoid, Meningozelen

PYODERMA FISTULANS SINIFICA

Def: Multiple, abszedierende, fistelbildende Hautkrypten im Bereich der Analregion, des Perineums, des Skrotums, der Labien oder des OS.

Ät:
- Verwerfungsanomalie der Haut --> Retentionstaschen
- Begünstigend: Adipositas, mangelnde Hygiene, starke Behaarung, Stoffwechselerkrankungen, Akne

Path: Hautmißbildung, Fistelbildung aus Mikroabszessen mit Einbruch in das Subkutangewebe. Es besteht keine Verbindung zum Anus, sehr wohl aber eine Verbindung untereinander bei streng subkutanem Sitz.

Klin: Schmerzhafte subkutane Abszeß- und Fistelbildung

Diag: Anamnese und klinische Untersuchung --> viele Fistelöffnungen zu sehen

Ther:
- Konservativ: Verfahren mit Vit. A (Roacutan 9), UV, Röntgen-Bestrahlung bringen langfristig keinen Erfolg
- Operativ: **Radikale Exzision !**
  - Einzelne Fistelgänge werden umschnitten (mehrere Sitzungen)
  - Flächenhafte Exzision: immer dann indiziert, wenn Fisteln schon untereinander kommunizieren. Die entstandene Wunde sollte drei Wochen schrumpfen (granulieren), dann Deckung mit Spalthaut

Kompl: Rezidive !, auch bei Exzision im Randbereich mögl.

DD:
- Akne conglobata
- Dermoidfisteln

ANALFISSUR

Syn: Analulkus, "Darmriß, Afterriß"

Def: Schmerzhafter, längsverlaufender Einriß der Analhaut (Anoderms), meist bei 6 Uhr in SSL (Steinschnittlage) gelegen.

Ät: - **Chronischer Spasmus** des M.sphincter ani int. --> chronische Fissur
 => Fibrose des Muskels u. Einrisse der darüberliegenden Haut
- Einrisse durch Skybala (harte Kotballen), chronische Obstipation, sexuelle Praktiken
- Läsionen bei Infektionen, z.B. begünstigt durch Hämorrhoidalleiden, Kryptitiden
--> Elastizitätsverlust des Anoderms
- M. Crohn

Path: Einriß der Analhaut bis zur Linea dentata
=> **schmerzreflektorischer Sphinkterspasmus**
u. Fibrosierung des Schließmuskels
--> führt zu weiteren Fissuren (Circulus vitiosus)

Klin: ▪ Defäkationsschmerz und Nachschmerz durch Sphinkterkrampf
▪ Blutung
▪ Chronische Obstipation (schmerzbedingt)

Analfissur

Diag: Anamnese und klinische Untersuchung: Die rektale Untersuchung ist oft nur in LA möglich.

Ther: ▪ Konservativ: Anästhesierende antiphlogistische Salben u. Supp. (z.B. Faktu^R Salbe, evtl. mit Analdehner), Sitzbäder (Kamillosan)
Unterspritzung mit Lokalanästhetika
Stuhlregulierung (weicher Stuhl) durch milde Laxantien
▪ Operativ:
- Laterale **Sphinkterotomie**: bei 3 Uhr wird in Steinschnittlage das distale Drittel (ca. 1 cm) des M.sphincter ani int. durchtrennt, primärer (Methode nach PARKS) oder sek. Wundverschluß (Methode nach EISENHAMMER) --> Sphinktertonus wird herabgesetzt
- Chronische Fissuren: Exzision von Fissur und Narben + Sphinkterotomie
--> **Histologische Untersuchung des Exzisates** zum Tumorausschluß!

Kompl: * Ulzeration
* Chronischer Verlauf --> Narben = fibröser "Wachtposten", "Vorpostenfalte" = Pectenosis

DD: - **Analkarzinom**
- **Analfistel**, Analabszeß, Hämorrhoiden, venerische Infekte

HÄMORRHOIDEN

Def: Hämorrhoiden sind sog. innere! Hämorrhoiden = Hyperplasien des **Corpus cavernosum recti** (arterio-venöses Gefäßpolster).

Anatomie: Meist in Höhe des anorektalen Übergangs an der **Linea dentata bei 3, 7, 11 Uhr** in Steinschnittlage (SSL), an der Stelle des Eintritts der Äste der A.rectalis sup. gelegen.

Ät: - Chron. Obstipation, sitzende Tätigkeit
- Erhöhter Analsphinktertonus
- Konstitutionsbedingte und altersbedingte Bindegewebeschwäche
- Bei portaler Hypertension --> portokavaler Umgehungskreislauf --> venöse Überlastung

Analerkrankungen

Epid: 70% aller Erwachsenen über 30 J. haben proktoskopisch nachweisbare Hämorrhoiden.

Etlg: Symptome u. Stadieneinteilung:

Grad	Befund	Symptom
I	Knoten oberhalb der Linea dentata, sind von außen nicht sichtbar, reversibel	Oft anorektale Blutungen, evtl. Pruritus ani, keine Schmerzen
II	Beim Pressen prolabieren die Knoten nach außen, reponieren aber von selbst, beginnende fibrotische Umwandlung	Selten Blutung, oft Brennen u. Nässen
III	Prolaps nach Bauchpresse oder Defäkation, erhöhter Sphinktertonus, keine spontane Reposition, Fibrose!	Keine Blutung, schleimige Sekretion, Pruritus, Schmerzen, evtl. Ulzeration der Schleimhaut
IV	Wie III aber zus. manuell irreponibel! = fixierter Mukosaprolaps	Stark schmerzhaft, Ulzerationen

Klin:
- Anorektale **hellrote! Blutungen** (am Toilettenpapier) oder als streifige Stuhlauflagerungen
- **Pruritus**, Brennen, **Nässen**, schleimige Sekretion, Fremdkörpergefühl
- Weiche bis derbknotige, leicht bläuliche Vorwölbungen in der anorektalen Gefäßregion

Diag:
1. Anamnese (frisches Blut?, Zusammenhang mit Pressakt?) und klinische Untersuchung: Palpation und Anuskopie --> erhöhter Sphinktertonus, tastbare/sichtbare fibröse Knoten
2. **Proktoskopie** und Rektoskopie (Tumorausschluß!)
3. Röntgen: Kolon-KE zum Tumorausschluß

Ther:
- <u>Konservativ:</u> - Gewichtsreduktion, Vermeidung blähender Speisen
  - **Stuhlregulierung** (ballaststoffreiche Ernährung, evtl. milde Laxantien), Analhygiene (Sitzbäder mit Kamillosan)
  - Salben und Suppositorien (z.B. Faktu^R-Salbe, Tampositorien^R-Suppositorien), auch kortikoidhaltige oder lokalanästhetische Salben --> keine Dauertherapie! Auch 5-ASA-Suppositorien wirksam.
  - **Sklerosierung** (5%iges Phenol-Mandelöl), Kryotherapie, Infrarotkoagulation oder Kauterisierung im Stadium I und II indiziert --> narbige Gewebeschrumpfung
  - **Gummibandligatur** (Gummiring an der Basis führt zur Nekrose der Hämorrhoide)
- <u>Operativ:</u> Ind: Ab Stad. II/III gegeben.
  - Submuköse **Hämorrhoidektomie** nach MILIGAN, MORGAN u. PARKS: Präparation der drei Hauptknoten (möglichst unter Erhaltung des Anoderms), Exzision des Hämorrhoidalknotens, Ligatur der drei zuführenden Arterien, Schleimhautnaht mit resorbierbarem Faden, Tamponade des Wundgebietes
  - Evtl. zusätzliche Sphinkterotomie --> Senkung des Analsphinktertonus
  - <u>Postop:</u> am 1. postop.-Tag Entfernung der Tamponade, dann 2 x tgl. (und nach jedem Stuhlgang) Sitzbäder mit Kamille, Stuhlerweichung mit Agiolax^R

Kompl:
* Leichte bis massive Blutungen v.a. im Stadium I, chronische Blutung --> Anämie
* Inkarzeration eines prolabierten Knotens --> Ther: Hämorrhoidektomie
* Infektion u. Nekrosen
* Postoperative Analstenosen, Verwachsungen bei großer Anodermresektion

DD:
- <u>Maligne Erkrankungen:</u> Kolon Ca, **Analkarzinom**
  --> Hinter jeder Hämorrhoidalblutung kann ein Tumor stecken!
- **Perianale Thrombose**
- **Marisken**, Ulcus recti

- **Hypertrophe Analpapille** ("Analpolypen", "Katzenzähnchen"): vergrößerte embryonale Proktodäalmembran --> Prolaps wird durch Hämorrhoiden begünstigt, Ther: Abtragung
- Entzündliche Darmerkrankungen, Analabszeß, Analfissuren - u. Fisteln
- M. Bowen, M. Paget
- Kolonpolypen, Condylomata acuminata / lata
- Analprolaps = mit Vorfall der gesamten Hämorrhoidalzone --> radiäre Falten Rektumprolaps --> zirkuläre (kreisförmige) Falten

PERIANALE THROMBOSE

Syn: Analvenenthrombose, wird fälschlich auch als "äußere Hämorrhoide" bezeichnet

Ät:
- Forcierter Preßakt bei Defäkation, postpartal
- Meist mehrkammerige Thrombose im perianalen Gefäßgeflecht durch Ruptur subkutaner Venen

Klin:
- Plötzlicher einschießender perianaler Schmerz nach Defäkation
- Tastbarer, schmerzhafter, bläulicher Knoten am äußeren Analrand

Diag: Anamnese und Inspektionsbefund: Livide Knotenbildung am Analrand meist mit einem perifokalen Ödem. Schmerzbedingt ist eine rektal-digitale Untersuchung oft kaum möglich.

Ther:
- Konservativ: Bei älteren perianalen Thrombosen (> 1 WO.)
  - Abschwellende, analgetische Salben (z.B. Voltaren^R), feuchte Umschläge
  - **Stuhlregulation** (Quell- und Gleitmittel, ausreichende Flüssigkeitszufuhr, milde Laxantien, z.B. Agiolax^R Granulat)
- Operativ: Ind: Frische perianale Thrombosen
  - **Stichinzision** in Lokalanästhesie (z.B. Vereisung mit Ethylchlorid-Spray) --> spontane Entleerung oder Ausräumung des Hämatomes mit dem scharfen Löffel

Kompl: Es können bleibende Analmarisken entstehen.

MARISKEN

Ät:
- Oft nach perianalen Thrombosen entstehend
- Bei Frauen nach Schwangerschaft gehäuft

Klin:
- Perianale, 0.5 - 2 cm lange **hypertrophe Hautfalten durch Überdehnung**
- Pruritus ani

Diag: Anamnese und typischer Inspektionsbefund

Ther: Operativ: Abtragung in Lokalanästhesie bei Beschwerden

Kompl: Erschwerte Reinigung des Anus => erhöhte Ekzemrate => Pruritus

Analerkrankungen

ANAL- UND REKTUMPROLAPS

Etlg: # **Analprolaps:** Bei Hämorrhoiden o. Analsphinkterschwäche
Typ I = falscher (hypertrophe Schleimhaut, Hämorrhoiden)
Typ II = inkomplett
Typ III = komplett (kongenital-Kinder, erworben-Erwachsene)
Rektumprolaps: Bei Schwäche des Beckenbodens (Sphinkterapparat), v.a. bei alten Frauen u. Multipara => Vorfall aller Wandschichten des Rektums evtl. bis zum Sigmoid
Säuglinge: infolge fehlender Angulation des Rektums

Klin: ▪ **Analprolaps:** Pruritus, Inkontinenz, **radiäre Fältelung** der Schleimhaut
▪ **Rektumprolaps:** Inkontinenz, Nässen, Blut- u. Schleimabgang, **zirkuläre Anordnung** d. Schleimhaut

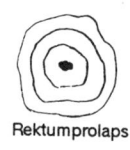

Diag: 1. Anamnese und klinische Untersuchung: Preßversuch
2. Prokto-/Rektoskopie: gerötete Schleimhaut, Ulzerationen
3. Defäkographie

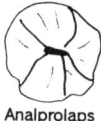

Analprolaps

Ther: ▪ Konservativ: Allgemein: Stuhlregulation
Analprolaps: Versuch der Sklerotherapie
Rektumprolaps: im akuten Stadium manuelle Reposition
Säugling: redressierende Verbände
▪ Operativ:
Rektumprolaps
- **Analprolaps:** OP der Hämorrhoiden (s.o.)
- **Rektumprolaps:** Op-Prinzip --> Verbesserung der Angulation und Straffung des Beckenbodens
· Op n. SUDECK oder RIPSTEIN: Rektopexie von abdominal mit Fixierung des Rektosigmoids u. Halteapparates am Kreuzbein + Raffung des Beckenbodens
· Op n. ALTEMEIER: Resektion des Invaginates mit oder ohne Beckenbodennaht von perineal her
· Op n. THIERSCH: Bei Pat. in schlechtem AZ Einlage eines sublevatorischen Drahtringes von abdominal --> nur teilweise Beseitigung der Inkontinenz

Kompl: * Ulcus recti simplex --> bevorzugt am Vorderrand gelegenes tiefes Ulkus mit schlechter Heilungstendenz
* Ohne Therapie: Inkontinenz

STUHLINKONTINENZ

Syn: Incontinentia alvi, Defäkationsstörungen

Ät: - **Mechanisch:** Analprolaps, Rektumprolaps, Hämorrhoidenprolaps, Anal-/Rektumkarzinom, Fehlbildungen des Anorektalapparats, fehlende Angulation (Abknickung am anorektalen Übergang), rektale Fisteln, intraanale Condylome, Pfählungsverletzung, allgemeine Erschlaffung des gesamten Kontinenzorgans: Altersinkontinenz
- **Neurogen:** Querschnittslähmung, Bandscheibenvorfall, Conus-Cauda-Syndrom, Spina bifida (Dysraphien), Plexus pudendus Schaden, hirnorganische Syndrome
- **Sensorisch:** Fehlendes Anoderm (Rezeptionsgebiet des Anus), Proktitis
- **Entzündlich:** M.Crohn, Colitis ulcerosa
- **Iatrogen:** Operationen am Kontinenzorgan

Etlg: Nach Anamnese und Klinik
- \# Schweregrad I: **Streßinkontinenz**, Verschmutzung der Wäsche
- \# Schweregrad II: Kontrollverlust für **Winde** und flüssigen Stuhl
- \# Schweregrad III: Kontrollverlust für **breiigen Stuhl**
- \# Schweregrad IV: **Komplette Inkontinenz**, d.h. für jede Stuhlform

Diag:
1. Anamnese und klinische Untersuchung: manuelle Prüfung des Sphinktertonus
2. Prokto-/Rektoskopie
3. Sphinktermanometrie (anorektale Manometrie), Elektromyographie
4. Endosonographie
5. Defäkographie

Ther:
- Konservativ: Aktives Muskeltraining, Sphinkterelektrostimulation, Biofeedback-Training
- **Operativ:**
  - Prolaps: entsprechende kausale Therapie (s.o.)
  - Mechanisch/muskuläre Ursache:
    - Rekonstruktion der Sphinktermuskulatur durch Naht, wenn nicht mehr als 1/3 der Zirkumferenz zerstört ist.
    - **Sphinkterplastik:** Bildung von Muskel-/Sehnenschlingen um den Sphinkter
      - An einem willkürlich innervierten Muskel werden Zügel aus der Fascia lata oder Kunststoff verankert, die den distalen Mastdarm umgreifen
      - Extremitätenmuskel wie z. B. der M.garcilis oder sartorius werden um den Analkanal geführt u. verschließen bei Kontraktion den Anus.
      - Verpflanzung von Darmmuskulatur als Sphinkterersatz
    - Sublevatorische Drahtschlinge oder Raffung des erschlafften M.puborectalis
  - Sensorische Ursache: Verschiebelappenplastik aus der perinealen sensiblen Haut
- Palliative Maßnahme: Anlage eines Anus praeternaturalis (Kolostomie)

ANOREKTALE SCHMERZSYNDROME

Etlg:
- \# Proktalgia fugax: Krampfartiger Schmerz im Mastdarmbereich ohne organische Grundlage, häufig nächtlich, Schmerzen können Sekunden bis mehrere Min. anhalten
- \# Kokzygodynie (Proktalgie): Schmerzen in der Steißbeinregion durch Verkrampfung der Levatormuskulatur, häufig nach langem Sitzen
- \# Analneurosen: Krankhafte Fixierung auf anale Mißempfindungen

Ther:
- Konservativ:
  - Proktalgia fugax: Behandlung mit heißen Sitzbädern u. Spasmolytika, Diazepam, Beseitigung analer organischer Erkrankungen
  - Kokzygodynie: KG, natürliche Sitzhaltung, rektal digitale Massagen (6x/Tag) Infiltrationsanästhesie der Steißbeinumgebung
  - Analneurose: psychosomatische Therapie
- Operativ: Kokzygodynie: ultima ratio: Steißbeinexstirpation mit zweifelhafter Prognose

Prog: Die gesamten anorektalen Schmerzzustände haben meist eine zweifelhafte Prog.

Kompl: Chronifizierung des Zustandes und Fixierung des Pat.

DD: Schmerzen bei gesichertem morphologischem Korrelat --> Ausschluß organischer Erkrankungen

PRURITUS ANI

Def: Juckreiz bei Anal-/Perianalekzem/Dermatitis

Ät:
- **Hämorrhoidalleiden, anorektale Fisteln**
- **Ekzeme, Mykosen**, Dermatosen (z.B: Psoriasis), Rhagaden, Kontaktdermatitis, Oxyuriasis
- Diabetes mellitus, M. Crohn, chron. Diarrhoe, Alkohol, Nikotin, Ikterus, Medikamente

Diag: Ausschluß von org. Erkrankungen, insb. des Analkarzinoms!

Ther: Konservativ: **Behandlung der Grundkrankheit**, Stuhlregulierung, kalte Umschläge, Waschen ohne Seife, antipruriginöse, kortisonhaltige Salben (z.B. Scheriproct^R Salbe)

Kompl:
* Durch Kratzen: Excoriationen --> Ulzerationen (Wichtige DD: **Analkarzinom**)
* Lichenifikation der Haut (Vergröberung der Hautlinien)

DD: An ein Analkarzinom denken!

ANALKARZINOM

Etlg:
- # Analrandkarzinom
- # Analkanalkarzinom: am Übergangsepithel (Linea dentata)
- # Histologisch: Plattenepithelkarzinome (verhornend und nicht verhornend), Basaloidzellkarzinome, Spinaliom, Kloakogenes Karzinom (Übergangsepithel), selten Adenokarzinom, Melanom.

Ät: Diskutiert werden Herpes-Viren

Epid:
* Männer bevorzugt (insb. Analrandkarzinom), > 50.LJ.
* Seltener Tumor (nur ca. 2-5% aller kolorektalen Tumoren)

Klin:
- Schmier- und Kontaktblutung, Ulzerationen
- Pruritus, anale Mißempfindungen z.B. Fremdkörpergefühl, evtl. Inkontinenz
- Gewichtsverlust

Diag:
1. Anamnese und klinische Untersuchung, digitale rektale Palpation! Leistenregion palpieren (inguinale Lymphknoten?)
2. **Prokto-/Rektoskopie** mit Probeexzision
3. Röntgen: Abdomen und **Kolon-KE** (Zweittumor?), CT Abdomen/Becken

Ther: Operativ
- Analrand: Exzision des Tumors + Nachbestrahlung
- Analkanal: Abdominoperineale Rektumamputation nach vorhergehender tumorverkleinernder kombinierter Radio-Chemotherapie (hiermit sind auch komplette Remissionen zu beobachten), Anlage eines Anus praeternaturalis

Prog: 5 JÜR ca. 50-85%, abhängig vom Grad der Metastasierung.

Kompl: Frühe lymphogene Metastasierung: perirektal, inguinal, iliacal, evtl. auch mesenterial --> Nachbestrahlung der Metastasen

DD:
- Perianale Thrombose, Analabszess, **Analfissuren**
- Basaliom, Morbus Paget, Morbus Bowen (alle semimaligne)
- Gutartige Tumoren: Condyloma acuminata ("Feigwarzen", Papilloma-Virus) Condyloma lata (Lues Stad. II), Dermoidzysten, hypertrophe Analpapillen

Tampositorien® H

Analkanal-Tampon-Zäpfchen

Wirken
- adstringierend
- entzündungshemmend
- lokal hämostyptisch

Zur Behandlung des Analkanals bei äußeren und inneren Hämorrhoiden, Analfissuren, zur Vor- und Nachbehandlung von Eingriffen im Analbereich.

Tampositorien H. Zäpfchen mit Tampon. Zum Einführen in den After.

Zusammensetzung:
1 Zäpfchen mit Tampon enthält: arzneilich wirksame Bestandteile – Hamamelisrindenwasser 125,00 mg, Hamameliswasser aus Blättern 125,00 mg. Sonstige Bestandteile: Methyl-4-hydroxybenzoat 3,35 g und Propyl-4-hydroxybenzoat 1,80 mg als Konservierungsmittel, Hartfett, Hartparaffin, Weißes Vaselin, Gebleichtes Wachs, Lanolin, Ascorbylpalmitat, Polysorbat 8l, Tocopherol, Butylhydroxyanisol, Propylgallat, Glycerol 85%, Citronensäure-Monohydrat, Natrium-Ascorbat, Verbandmull aus Baumwolle.

Anwendungsgebiete:
Zur Behandlung des Analkanals bei äußeren und inneren Hämorrhoiden, Analfissuren, zur Vor- und Nachbehandlung von Eingriffen im Analbereich.

Gegenanzeigen:
Keine bekannt.

Nebenwirkungen:
Keine bekannt.

Wechselwirkungen mit anderen Mitteln:
Keine bekannt.

Dosierungsanleitung und Art der Anwendung:
Soweit nicht anders verordnet, 2mal täglich, morgens und abends (bzw. nach der Stuhlentleerung) ein Zäpfchen einführen.

Darreichungsformen und Packungsgrößen:
OP à: 5 Zäpfchen mit Tampon 8,06 DM
10 Zäpfchen mit Tampon 14,55 DM
AP à: 50 Zäpfchen mit Tampon 61,09 DM

Produpharm Lappe GmbH
Senefelderstr. 44
51469 Bergisch Gladbach

PRODUPHARM LAPPE

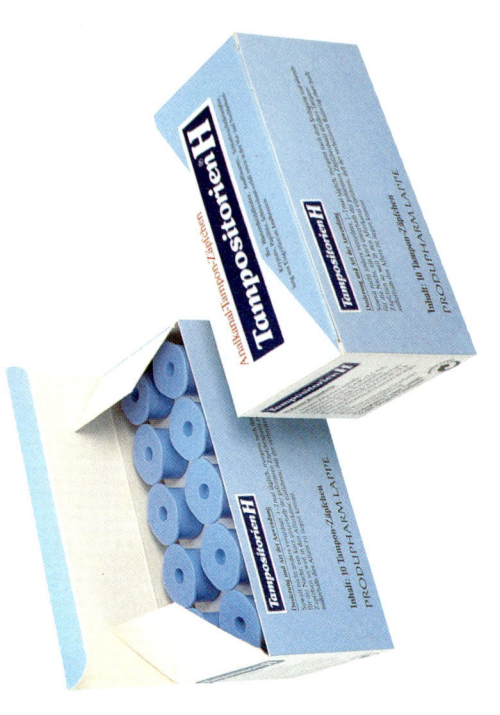

Abdomen | Seite 181

AKUTES ABDOMEN

Def: Akute Manifestation von Erkrankungen im Bauchraum, die einer sofortigen Diagnostik und Therapie bedürfen. Leitsymptome sind Schmerz, Abwehrspannung, Übelkeit, eingeschränkter Allgemeinzustand bis hin zum Schock.

Ät: ○ **Intraperitoneale Erkrankungen**
- **Entzündungen** mit und ohne Perforation (Appendizitis, Divertikulitis, Pankreatitis, Gastritis, Magenulkus, Duodenalulkus, M. Crohn, Colitis ulcerosa)
- **Perforation** --> Peritonitis = Entzündung der Bauchhöhle
- **Obstruktion** eines Hohlorganes (von außen oder durch das Organ selbst) --> Stase, Entzündung bis zum Ileus
- **Ileus** = Störung der Darmpassage (mechanisch: Briden, Volvulus, Invagination, Tumorstenosen oder paralytisch)
- **Abdominelle Verletzungen**
- **Vaskuläre Erkrankungen:** Mesenterialinfarkt, Darmischämie, schwere Blutungen in den Bauchraum oder in den Gastrointestinaltrakt

○ **Extraperitoneale Erkrankungen**
- Thorax: **Herzinfarkt** (insb. Hinterwand), Pneumonie (insb. basal), basale **Pleuritis**, Pneumothorax, Lungenembolie, **Ösophagitis,** Ösophagustumoren
- Retroperitoneum: **Nierenkolik,** Niereninfarkt
- Skelett: Frakturen (insb. Wirbelkörper), Nervenwurzelreizsyndrom (Wirbelsäule)
- Bauchwand: Hämatome (z.B. bei Antikoagulantien-Therapie)

- Hämatologische Erkrankungen: Hämolytische Krisen, Porphyrie, Leukosen, Hämophilie
- Systemische Erkrankungen: Diabetes mellitus, Hyperlipidämie, Morbus Addison, Hyperparathyreoidismus, Urämie
- Kollagenosen: Panarteriitis nodosa, Lupus erythematodes diss., Dermatomyositis
- Neurologische Erkrankungen: Tabes dorsalis (Lues), Epilepsie, Psychosen, Neuralgien
- Infektionen: Herpes zoster, Malaria, Leptospirosen, Meningitis, Mononukleose, Trichinose, M. Bornholm (Coxsackie-Virus Infektion)
- Intoxikationen: **Blei,** Thallium, Arsen, alkoholische Hepatitis

Path:
- **Häufigkeit: Appendizitis** (55%, je jünger der Pat. desto wahrscheinlicher), Cholezystitis (15%), Ileus (10%), Magen-, Duodenalulkusperforation (7%), Akute Pankreatitis (5%), Mesenterialinfarkt, Dünndarmaffektion (4%), sonstige, auch gynäkolog. Erkrankungen(4%)
- **Formen abdominaler Schmerz:**
  1.) Somatischer Schmerz: Peritoneum parietale affiziert: starker, scharfer, stechender, brennender Schmerz, genau lokalisierbar!, kontinuierlich zunehmend, häufig mit Projektion in andere Körperregionen
  2.) Viszeraler Schmerz: Von parenchymatösen Organen ausgehend: dumpf, weniger stark, kaum lokalisierbar. Von Hohlorganen ausgehend: heftig, wellenförmig, rhythmisch, krampfartig, bei Obstruktion --> Kolik
  3.) Schmerzprojektion (Head-Zonen): Darm- und Hautafferenzen vereinigen sich im Rückenmark und werden dort konvergierend verschaltet, so daß sich für das Gehirn ein viszeraler Schmerz auf das entsprechende Hautareal projizieren kann. Beispiele: subphrenischer Prozeß --> Schulter (Kehr-Zeichen: Milzruptur bei Kindern in die linke Schulter ausstrahlend); Appendix --> Nabel; Uretersteine --> Leiste, Genitale.
- Viszero-viszerale Reflexe (Starke Reizung des Peritoneums) führen zum reflektorischen Stillstand der Peristaltik --> Darmparalyse --> Ileus
  Auskultatorisch: Totenstille des Abdomens

Anatomie: Zur topische Zuordnung v. Symptomen zu möglichen Erkrankungen s. folgende Übersicht

GENERELLE PERITONITIS

Ileus (mechanisch/Briden, zirkulatorisch, paralytisch)
Perforation (Magen, Duodenum, Appendix, Gallenblase, Tumoren)
Mesenterialarterieninfarkt, Mesenterialvenenthrombose
Tumormetastasen, Peritonealkarzinose, Pankreasnekrose
Kollagenosen: Panarteriitis nodosa, Lupus erythematodes

RECHTER OBERBAUCH

Cholezystitis, Cholelithiasis
Choledocholithiasis
Papillenstenose, Courvoisier-Zeichen
Stauungsleber, Pfortaderthrombose
Ulkus duodeni
Nephrolithiasis, Niereninfarkt
Akute Pyelitis / Pyelonephritis
Atyp. Appendizitis, Divertikulitis
Pankreaskopftumor, Kolontumor
Subphrenischer Abszeß
Basale Pleuritis, Pneumonie

LINKER OBERBAUCH

Milzinfarkt
Magenulkus
Pankreatitis, Pankreasnekrose
Kardial: Infarkt, Angina pectoris
Aortenaneurysma
Nephrolithiasis, Niereninfarkt
Akute Pyelitis / Pyelonephritis
Subphrenischer Abszeß
Basale Pleuritis, Pneumonie

EPIGASTRIUM

Hiatushernie, Ösophagitis
Ösophagusulkus, Ösophagustumor
Magenulkus, Magentumor
Kardial: Infarkt, Angina pectoris

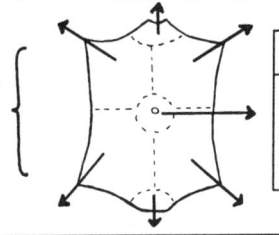

PSEUDOPERITONITIS

Angina abdominales (Angiopathie)
Diabetisches Koma (Ketoazidose)
Hyperlipidämie, Hyperkalzämie
Addison-Krise
Urämie, Porphyrie
Hämolytische Krise, Leukosen
Tabes dorsalis (Lues)
Abdominelle Migräne
Herpes zoster
Intoxikationen (z.B. Blei, Thallium)
Psychosen

NABEL-REGION

Pankreatitis, Pankreasnekrose
Appendizitis
Nabelhernie
Aortenaneurysma
Meckel-Divertikel

SUPRAPUBISCH

Zystitis, neurologische Blasenstörungen
Prostataerkrankungen
Akuter Harnverhalt
Gynäkologische Erkrankungen, Gravidität
Appendizitis
Sigmatumor, Rektumkarzinom, Divertikulitis

RECHTER UNTERBAUCH

Appendizitis, perityphilitischer Abszeß
Ileitis (M.Crohn), Kolontumor, Divertikulitis
Torsion des großen Netzes
Adnexitis, Ovarialzysten
Torsionsovar, Extrauteringravidität
Uretersteine
Leistenhernien, Hodentorsion

LINKER UNTERBAUCH

Divertikulitis, Kolontumor
Torsion des großen Netzes
Colitis-Komplikationen
Adnexitis, Ovarialzysten
Torsionsovar, Extrauteringravidität
Uretersteine
Leistenhernien, Hodentorsion

Abdomen | Seite 183

Epid: Alter und Geschlecht beachten, **Kind eher Appendizitis** (im Alter auch Appendizitis mögl., oft aber kein Fieber und sehr wenig Symptome), **Alter eher Divertikulitis** und Tumoren, bei **jungen Frauen an eine Gravidität oder gynäkologische Erkrankungen** denken.

Klin:
- Akute **Bauchschmerzen**, umschrieben od. diffus (innerhalb von Stunden entstanden), Abwehrspannung des Abdomens
- **Übelkeit und Erbrechen** (durch eingeschränkte Motilität werden die Sekrete nicht propulsiv sondern retropulsiv geleitet, bedingt durch zentrale Steuerungsmechanismen mit dem Schmerz als Trigger)
- **Meteorismus** (geblähte Darmschlingen führen zum aufgetriebenen Bauch)
- Störung des Allgemeinbefindens: Fieber, Exsikkose, Angst, oberflächliche Atmung (Schonatmung bei Peritonitis), Kaltschweißigkeit, Tachykardie bis hin zum Schock
- Patienten m. Peritonitis meiden Bewegung, da Erschütterungen Schmerzen durch Reizung des Peritoneums machen, **Schonhaltung**: angezogene Beine (entspannte Bauchdecke)
- evtl. Foetor ex ore --> V.a. endokrine, metabolische Erkrankungen

Diag: Ziel muß die **Entscheidung sein, ob eine OP akut notwendig ist !!**
1. **Anamnese** Voroperationen? --> Briden, bestehende Erkrankung von Seiten des Herzens? --> an Mesenterialinfarkt denken, Alkoholismus? --> Pankreatitis, Cholelithiasis bekannt?, Amenorrhoe? --> Extrauteringravidität, Schmerzcharakter? (s.o.), Medikamente?, letztes Stuhl- und Wasserlassen? Systemische Erkrankungen? (Diabetes, Neoplasien, Leukosen, hämatologische) Reisen? --> gastrointestinale Infektionen
   Klinische Untersuchung: Inspektion: Narben (--> Vor-Laparotomien!!) Vorwölbungen, z.B. der Flanken bei Pankreatitis, retroperitonealen Prozessen (= Grey-Turner-Zeichen)
   Blaufärbung um Nabel (= Cullen-Phänomen), z.B. bei abdomineller Blutung, Extrauteringravidität, manchmal auch Pankreatitis
   Bläschen --> Herpes zoster
   Bruchforteninspektion (v.a. Nabel, Leiste)
   Facies abdominalis (halonierte Augen), Blässe, Ikterus?
   Palpation: Abwehrspannung meist bei Entzündung des Peritoneums (Viszerosensible Leitungen werden mit somatosensiblen verschaltet --> reflektorische Kontraktion der Bauchmuskulatur), Klopfschmerz, Loslaßschmerz
   Resistenzen? (z.B. pulsierend --> Bauchaortenaneurysma)
   Perkussion: tympanitisch (--> Luft), gedämpft (--> Flüssigkeit, z.B. Aszites)
   Auskultation: metallisch klingende, hochgestellte, plätschernde Darmgeräusche --> V.a. mechanischen Ileus (Hyperperistaltik an umschriebener Stelle gegen ein Hindernis) 'Totenstille' --> Darmparalyse bei Peritonitis / paralytischem Ileus
   Gefäßgeräusche? --> Aortenaneurysma, Nierenarterienstenose
   Rektale Untersuchung: Douglasschmerz, Douglasvorwölbung (Eiter- oder Flüssigkeitsansammlung), Blutung, Tumor?
2. RR, Puls, Temperatur: rektal, axillar (Differenz normal 0.5°C, größer --> V.a. Appendizitis)
3. **Labor:** Nachstehende Werte zur Ausschlußdiagnostik bestimmen (evtl. mehrfach bestimmen, da Enzymverschiebungen zu Beginn fehlen können)
   - Allgemein: kleines BB, Leukozyten, Blutzucker, Gerinnung, Elektrolyte, Blutgase
   - Leber: GOT, GPT, GGT, AP, Bilirubin
   - Pankreas: Lipase, Amylase
   - Niere: harnpflichtige Substanzen (Kreatinin, Harnstoff), U-Status
   - V.a. Myokardinfarkt: CK, CK$_{MB}$, LDH,
4. **Sonographie** des Abdomens (freie Flüssigkeit, Gallenblase, Niere, Pankreas, Kokardenform von Darmschlingen (=2 Kreise) --> Invagination)
5. **Röntgen:** 1. **Abdomenübersicht** im Stehen oder Linksseitenlage: Flüssigkeitsspiegel --> Ileus; Verkalkungen --> Steine; freie Luft unter den Zwerchfellen, in den Gallengängen --> Perforation eines Hohlorgans
   2. **Thorax** Pneumonie, Herzkontur, Pleuritis/Atelektasen
6. EKG (Infarktausschluß)
7. Endoskopie (Magen-/Duodenalulkus, Gastritis, Papilleninspektion)

Abdomen

8. Evtl. CT, i.v. Urographie, Magen-Darm-KE (mit wasserlöslichem Kontrastmittel! Gastrografin^R), bei Invagination Kolon-KE (diagnostisch und therapeutisch), präoperative Angiographie (--> bei V.a. Mesenterialinfarkt)
9. Diagnostische Peritoneallavage (Perforation, Blutung?)
10. Laparoskopie
11. Ultima ratio: bei nicht sicheren Befunden --> **explorative Laparotomie**

Ther:
- **Konservativ:** In der Prähospitalphase: 1 Amp. Buscopan i.v., keine Morphine wegen Gefahr von Sphinkterspasmen und wegen der Verschleierung der Symptomatik!
  Bei Erbrechen: Paspertin 2 ml i.v., evtl. Magensonde als Aspirationsschutz
  Bei Bewußtseinsstörungen: Seitenlagerung, evtl. Intubation
  Schock: Volumensubstitution (Ringer-Laktat, Volumen-Expander)
- **Operativ:** Absolute-Ind: Bei akuter Appendizitis, Ileus, Magen- oder Duodenal-Perforation, Mesenterialgefäßverschluß (siehe einzelne Kapitel)

Prog: Jedes Akute Abdomen ist ein Notfall und muß unbedingt diagnostisch abgeklärt werden! 90% der Fälle mit einem Akuten Abdomen müssen einer operative Therapie zugeführt werden.

DD: Bauchschmerzen, **Übelkeit und Erbrechen** gehören zu den Hauptsymptomen des Akuten Abdomens, können aber auch viele andere Ursachen haben:

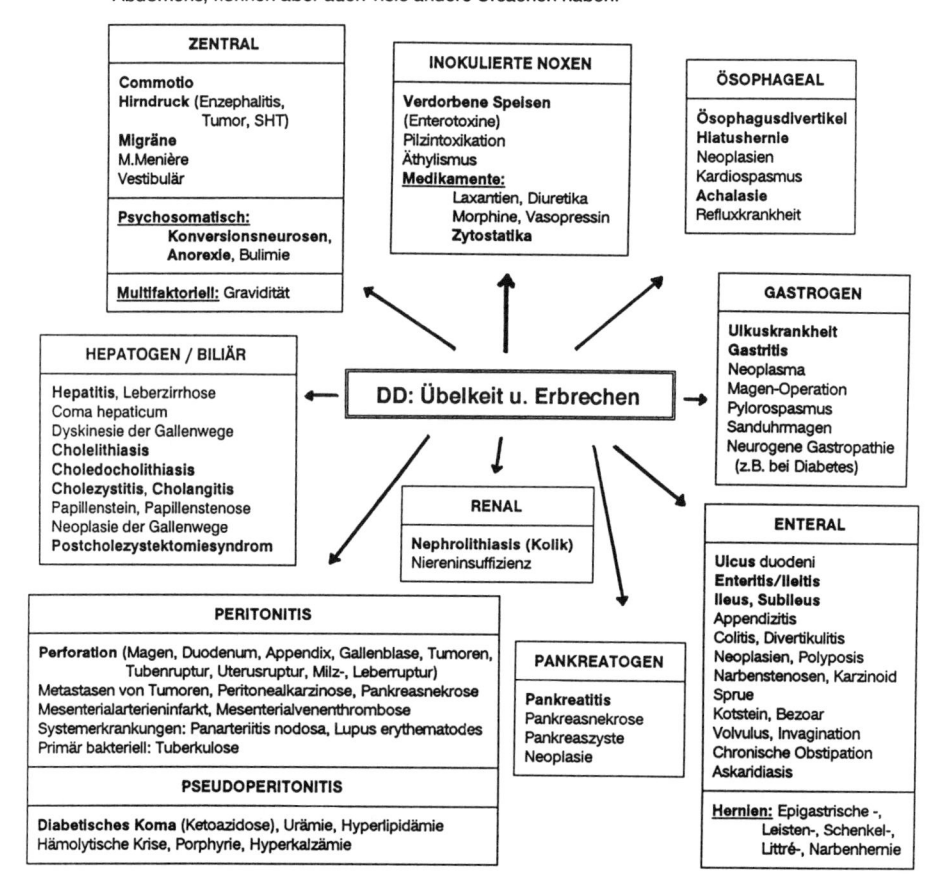

ZENTRAL
Commotio
Hirndruck (Enzephalitis, Tumor, SHT)
Migräne
M.Menière
Vestibulär

Psychosomatisch:
Konversionsneurosen,
Anorexie, Bulimie

Multifaktoriell: Gravidität

INOKULIERTE NOXEN
Verdorbene Speisen
(Enterotoxine)
Pilzintoxikation
Äthylismus
Medikamente:
Laxantien, Diuretika
Morphine, Vasopressin
Zytostatika

ÖSOPHAGEAL
Ösophagusdivertikel
Hiatushernie
Neoplasien
Kardiospasmus
Achalasie
Refluxkrankheit

HEPATOGEN / BILIÄR
Hepatitis, Leberzirrhose
Coma hepaticum
Dyskinesie der Gallenwege
Cholelithiasis
Choledocholithiasis
Cholezystitis, Cholangitis
Papillenstein, Papillenstenose
Neoplasie der Gallenwege
Postcholezystektomiesyndrom

DD: Übelkeit u. Erbrechen

RENAL
Nephrolithiasis (Kolik)
Niereninsuffizienz

GASTROGEN
Ulkuskrankheit
Gastritis
Neoplasma
Magen-Operation
Pylorospasmus
Sanduhrmagen
Neurogene Gastropathie
(z.B. bei Diabetes)

ENTERAL
Ulcus duodeni
Enteritis/Ileitis
Ileus, Subileus
Appendizitis
Colitis, Divertikulitis
Neoplasien, Polyposis
Narbenstenosen, Karzinoid
Sprue
Kotstein, Bezoar
Volvulus, Invagination
Chronische Obstipation
Askaridiasis

Hernien: Epigastrische -, Leisten-, Schenkel-, Littré-, Narbenhernie

PERITONITIS
Perforation (Magen, Duodenum, Appendix, Gallenblase, Tumoren, Tubenruptur, Uterusruptur, Milz-, Leberruptur)
Metastasen von Tumoren, Peritonealkarzinose, Pankreasnekrose
Mesenterialarterieninfarkt, Mesenterialvenenthrombose
Systemerkrankungen: Panarteriitis nodosa, Lupus erythematodes
Primär bakteriell: Tuberkulose

PANKREATOGEN
Pankreatitis
Pankreasnekrose
Pankreaszyste
Neoplasie

PSEUDOPERITONITIS
Diabetisches Koma (Ketoazidose), Urämie, Hyperlipidämie
Hämolytische Krise, Porphyrie, Hyperkalzämie

Abdomen | Seite 185

BAUCHTRAUMA

Ät: - **Stumpfes Bauchtrauma** (z.B. Auffahrunfall, Lenkradanprall, Stoß, Explosion, Einklemmung)
- **Perforierendes Bauchtrauma** (z.b. Messerstich-, Schuß-, Pfählungsverletzungen),
Iatrogen: Laparoskopie, Laparotomie, Punktionen

Path: • **Einriß/Perforation/Zerreißung eines Bauchorganes**: Milz, Leber, Mesenterium, Niere, Zwerchfell, Magen, Duodenum (meist die retroperitoneale Wand), Dünndarm, Dickdarm, Blase, Pankreas, Gallenblase
• Gefäßverletzung oder Ein-/Abriß des Mesenteriums --> **intraabdominelle Blutung**
• Bei Perforation von Darmschlingen, Gallenblasen-/Gallenwegeruptur --> **Peritonitis**

Klin: ▪ Symptomatik sehr unterschiedlich von wenig bis stärkste Schmerzen
▪ Prellmarken, Einstichstellen
▪ Bild des **Akuten Abdomens**, Schockzeichen

Diag: 1. Anamnese (Unfallhergang, Ausmaß der Unfallgewalt) und klinische Untersuchung:
Inspektion des Bauches: Prellmarken / perforierende Bauchwunde (keine Sondierungen!), Hämatome, Flankendämpfung, Abwehrspannung, Darmgeräusche
Bei primär unauffälligem Befund kurzfristige Kontrollen + Sonographie durchführen.
2. Röntgen: **Abdomen-Übersicht** im Stehen oder Linksseitenlage (Fremdkörper, Organverlagerungen, **freie Luft** im Abdomen),
Thorax (Begleitverletzungen, wie Pneumothorax, Zwerchfellruptur, Bronchus-, Ösophagusverletzungen)
Bei polytraumatisierten Patienten zusätzlich Kopf + Achsenskelett + Extremitäten (entsprechend der Klinik des Patienten)
3. Sonographie-Abdomen: **Freie Flüssigkeit** (= Blutung), **Organverletzungen**/-rupturen (Milz, Leber, Pankreas)
4. Labor: Notfall-Labor für Op-Vorbereitung (BB, Gerinnung, Elektrolyte, Leber-, Niere-, Pankreaswerte, Blutgruppe, Kreuzblut), Blutkonserven anfordern, Urinstatus (Blut?)
5. Peritoneallavage (bei stumpfem Bauchtrauma indiziert, heute seltener)
Durchführung: Punktion 2 QF unterhalb des Nabels, Vorschieben des Katheters in das kleine Becken, ca. 1l Ringerlösung einbringen und wieder ablassen --> Beurteilung auf Blut-, Galle- oder Stuhlbeimengungen, evtl. Bakteriologie, Lipase-, Amylase-, Hkt-Bestimmung.
Keine Lavage bei Ileus oder Verwachsungsbäuchen, wegen der Perforationsgefahr!, bei Verwachsungsbauch auch falsch negative Ergebnisse durch Abkammerung mögl.
6. Perforierende Bauchverletzung oder unsicherer Befund --> **immer diagnostische Laparotomie**

Ther: ▪ Akut: Stabilisierung der Vitalfunktionen, sterile Abdeckung evtl. prolabierter Darmschlingen, Fremdkörper präklinisch <u>nicht</u> entfernen, Transport in die Klinik.
▪ Operativ: Ind: Jedes perforierende Bauchtrauma sollte laparotomiert werden!
Stumpfes Bauchtrauma: V.a. intraabdominelle Blutung, Organverletzung
- Perforierendes Bauchtrauma: Inspektion der Wunde, Laparotomie (nicht im Gebiet der primären Wunde), Inspektion der Bauchorgane und der Eintrittsstelle der Perforation, Tetanusprophylaxe!
- Übernähungen von Darmperforationen, lokale Blutstillung, Spülung mit Taurolin-Lösung, Drainage
- Darmzerreissung: Resektion des betreffenden Darmabschnittes
- Milz-, Leber-, Pankreasverletzungen --> siehe jeweiliges Kapitel

Prog: Abhängig vom Schockzustand des Pat. und Ausmaß der verletzten Organe.

Kompl: * Intraabdominelle Blutung / **Massenblutung** --> **Schock**
* Ileus (auch noch nach Tagen, z.B. durch gedecktes Mesenterialhämatom und folgender Darmnekrotisierung)
* Posttraumatische Cholezystitis --> Sepsisherd

Abdomen

* **Begleitverletzu** **ei Polytrauma:** Rippenserienfrakturen, Pneumothorax, Zwerchfell-kon*ι*sion/-ruptur, Wirbelfrakturen, Beckenfrakturen, retroperitoneale Hämatome, Sch*ä*delfrakturen, Hirnblutungen

DD:
- Zusätzliche Begleitverletzungen (Polytrauma) mit Schmerzausstrahlung
- Bauchdeckenprellung, Bauchdeckenhämatom
- Wirbelfrakturen, Thoraxverletzungen (basale Rippenfrakturen), Beckenfrakturen
- Retroperitoneales Hämatom
- Zwerchfellkontusion/-ruptur
- Verletzung der Urogenitalorgane

GASTROINTESTINALE BLUTUNG

Path:
- **Lok:** Zu den oberen gastrointestinalen Blutungen zählen alle Blutungen mit einer Ursache proximal des Treitz'schen Bandes (= Ösophagus bis zum Ende des Duodenums). Sie machen 90% der GI-Blutungen aus.
Die unteren gastrointestinalen Blutungen sind aboral des Treitz'schen Bandes lokalisiert (ab Jejunum bis Anus). Sie machen 10% der GI-Blutungen aus.
- **Häufigkeit:**
  1.) Oberer GI-Blutung **90 %** --> | 50 % Ulzerationen, 30 % Erosionen
  | 10 % Varizen, 5 % Mallory-Weiss-Syndrom
  | 5 % Karzinome
  2.) Dünndarmblutungen 1 %
  3.) Untere GI-Blutung **9 %** (davon 80 % Hämorrhoidalblutung, der Rest sind meist Divertikelblutungen und Blutungen durch Angiodysplasien)
- **Beachte!** in 30% d.F. Mehrfachblutungen!
Die Hälfte aller Patienten haben Hämorrhoiden als Zweitbefund!
- **Altersverteilung:** Insb. zu beachten bei der unteren GI-Blutung
Kindesalter: Invagination, Ileus, Meckel-Divertikel
Junges Erwachsenenalter: Hämorrhoiden, Colitis ulcerosa/M. Crohn
Ab 60.LJ.: **Angiodysplasien** (Hämangiome, arteriovenöse Mißbildungen, Teleangiektasien), **Hämorrhoiden, Divertikulose,** Karzinome, Polypen

Etlg: Endoskopische Beurteilung der oberen GI-Blutung, Modifiziert nach FORREST

Typ I	Zeichen der **akuten Blutung** Ia arterielle spritzende Blutung Ib aktive Sickerblutung
Typ II	Zeichen einer vor kurzem **stattgehabten Blutung** IIa Gefäßstumpf sichtbar (hohes akutes Rezidivrisiko) IIb Koagel IIc Hämatinauflagerung
Typ III	Sichtbare Läsion ohne o.g. Kriterien = keine Blutung

Klin:
- Obere GI-Blutung:
Hellrote Blutung = **Hämatemesis** (Bluterbrechen), Hämoptoe = Bluthusten
Kaffeesatzerbrechen = Blutung mit Hämatinbildung (Kontakt des Blutes mit Magensäure)

- Untere GI-Blutung:
  Hellrote Blutung = **Hämatochezie**
  Meläna = **Teerstuhl**, Schwarzfärbung des Stuhls durch Hämatinbildung (meist bei oberer GI-Blutung, auch bei unterer GI-Blutung, wenn die Darmpassage verlängert ist)
  Okkulte Blutung = die Blutung wird nicht sichtbar, meist chronische hypochrome Anämie, Ursache häufig Neoplasien
- Bei schweren Blutungen Zeichen des Schocks

Diag: 1. **Anamnese** (Alkohol, Leberzirrhose, Pankreaserkrankung, Ulkuskrankheit, Gastritis, Gewichtsabnahme, Dysphagie, Antikoagulantien?) und klinische Untersuchung: Inspektion, Palpation und Auskultation des Abdomens
digitale rektale Untersuchung (Teerstuhl oder Blutauflagerungen?)
2. Obere GI-Blutung --> **endoskopische Abklärung!** (Ösophagogastroduodenoskopie = ÖGD), evtl. mit therapeutischer Blutstillung
3. Untere GI-Blutung --> **Proktoskopie, Rektoskopie und Koloskopie**, bei starker Blutung auch zusätzlich ÖGD
Ultima ratio: explorative Laparotomie
4. Labor: Blutbild, Gerinnungsstatus, Leberenzyme und **Kreuzblutabnahme** für die Blutbank bei größerer Blutung!
5. Röntgen: Angiographie bei unklarem Befund oder anhaltender Blutung (eine Blutung wird in der Angio sichtbar, wenn mehr als 1-2ml/min verlorengeht)
Bei V.a. Hämobilie (Gallenwegsblutung) --> ERCP

Ther:
- Konservativ: Akut: bei schwerer Blutung (oberer GI) --> venöser Zugang, evtl. Intubation, Blut anfordern (Blutbank), Magensonde und Magenspülung (mit kaltem Wasser) und Endoskopie (Blutungen Forrest Ib können spontan sistieren)
- Versuch endoskopischer Stillung von Varizen- oder Ulkusblutung mittels Laser od. Elektrokoagulation, 98%iger-Alkohol- od. Adrenalinunterspritzung oder submuköser Fibrinklebung.

- Varizenblutungen: **Kompression mit Sonden** (für max. 48 Std., s. Abb.):
Ösophagusvarizen: SENGSTAKEN-BLAKEMORE-Sonde (1) mit Doppelballon
Magenfundusvarizen: Kompression mit LINTON-NACHLAS-Sonde (2)
Im Blutungsfreien Intervall --> Varizensklerosierung oder Elektiv-Shunt

- Medikamentös: Vasopressin, Terlipressin (Vasopressin mit Glycyl), Somatostatin (als vasokonstringierendes Mittel im GI-Trakt)

- Operativ: Ind: Sofort: persistierender Schock (2 Liter Blutverlust in 4 Std.), spritzende, endoskopisch unstillbare Blutung
Früh-Op: Blutverlust von 3 Liter/24 Std. (=> 4-6 Konserven), Rezidivblutungen nach ausgeschöpfter konservativer Therapie
- Durchgeführt werden Operationen mit lokaler Umstechung, Übernähung des Defektes, aber auch resezierende Verfahren (siehe jeweiliges Kapitel)

Prog: 80-90% der Blutungen können konservativ beherrscht werden.
Letalität: entscheidend ist die Intensität der Blutung (bei 6 Konserven Blut enormer Anstieg der Letalität auf 10-50%). Durchschnittliche Letalität insgesamt bei 5%, bei Ösophagusvarizenblutung bis 30%. Die Prognose für eine Notoperation im Stadium des Schocks ist sehr ernst.

Kompl: * **Blutverlust** >1000ml bedingt die Gefahr der **Schockentwicklung** mit Blutdruckabfall und Tachykardie (Schockindex > 1)
* Aspirationspneumonie
* Schock --> Nierenversagen, Verbrauchskoagulopathie
* **Rezidivblutung** (insb. bei noch sichtbarem Gefäßstumpf)

DD: - Intraperitoneale Blutung: Milz-, Leberruptur, rupturiertes Aortenaneurysma, Mesenterialblutung, Tubarruptur/-abort, Endometriose, gynäkologische Zysten

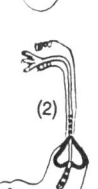

Abdomen

- Zur topischen Zuordnung von **Ätiologie** und intestinaler Blutungsmanifestation folgende Übersicht. Die extraintestinalen und systemischen Ursachen sind dabei Ausschlußdiagnosen

OBERE GASTROINTESTINALE BLUTUNG

Ulzera: **Bulbus duodeni, Magen,** unterer Ösophagus, Jejunum
Erosionen: **Gastritis,** Bulbus duodeni-Erosionen, Refluxösophagitis
Varizen: **Ösophagus,** Magenfundus
Traumata, Fremdkörper
Mallory-Weiss-Syndrom (Kardiaschleimhauteinriß),
Magenkarzinom, Papillenkarzinom, Leber- u. Pankreastumor
Angiodysplasie - M.Osler, aortoduodenale Fistel
Iatrogen: Endoskopie, Operation, Anastomosenulkus

EXTRA-INTESTINALE URSACHEN

Lungenembolie, Bronchialkarzinom
Bronchiektasen, Pneumonie, TBC
Lungenhämosiderosen
Goodpasture-Syndrom
HNO: Nasenbluten (z.B. M.Osler)

Gynäkologische Blutungen

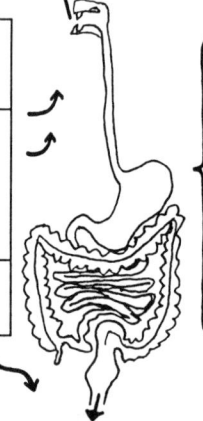

SYSTEMERKRANKUNGEN

Hämorrhagische Diathese
Thrombozytopenie
Vaskuläre Purpura
Hämophilie
Leukosen, Urämie
Leberzirrhose
Sepsis, DIC

Iatrogen: Zytostatika, Antikoagulation

UNTERE GASTROINTESTINALE BLUTUNG UND DÜNNDARMBLUTUNG

Hämorrhoiden, Angiodysplasien
Divertikulose, Polyposis, Adenome
Ileus, Hernie, Invagination, Meckel-Divertikel
Mesenterialgefäßverschluß, aortointestinale Fistel, ischämische Kolitis
Colitis ulcerosa / M.Crohn
Kolon-, Sigma-, Rektum-, Anal-**Tumoren,** Karzinoid-Syndrom
Analfissuren, Proktitis, Ulcus recti, Rektumprolaps
Intestinale Endometriose
Infektiös: Enteritis, Salmonellen, Ruhr, Cholera, TBC
Iatrogen: postoperative Nachblutungen

PERITONITIS

Def: Infektion in der Bauchhöhle, sog. Bauchfellentzündung

Anatomie: **Parietales Peritoneum** an der Bauchwand
Viszerales Peritoneum überzieht den Darm
Gesamtfläche: ca. 1,5-2,25 m2
- Ausgeprägtes arterielles, venöses und lymphatisches Kapillarnetz (insb. am Centrum tendineum --> Ausbreitung peritonealer Infektionen in den Pleuraraum mögl.).
- Sensible Versorgung des parietalen Peritoneums über spinale Nerven, des viszeralen Peritoneums über das vegetative Nervensystem.

Physiologie: Große Resorptionsfläche und -fähigkeit. Ca. 20ml Exsudat in der Bauchhöhle sind physiologisch.

Ät:
- **Akute Peritonitis** (5-30% Letalität)
  - **Perforation**, v.a. Appendizitis, Ulkusleiden, Tumoren, Fremdkörper, Galle, Pankreas
  - Hämatogen, sog. primäre Peritonitis (Pneumonie, Angina tonsillaris), v.a. bei Kindern
  - Permigrationsperitonitis = Durchwanderung von Bakterien (lymphogen) bei Ileus, Appendizitis, Mesenterialgefäßinfarkt, Keimaszension bei Gonorrhoe
  - Penetration, z.B. bei Volvulus, Ileus-Strangulation, Invagination
  - Intestinale Ischämie
- **Chronische Peritonitis** (5% Letalität)
  - M. Crohn, Colitis ulcerosa, TBC
  - Inkompletter mechanischer Ileus
  - Polyserositis (rheumatische Erkrankungen)
  - Peritonealkarzinose
  - Peritonealdialyse
  - Gehirnventrikeldrainage
  - Röntgenstrahlen
- **Iatrogene/postoperative Peritonitis** (30-60% Letalität)
  - Nahtbruch (Anastomoseninsuffizienz)
  - Intraoperative Infektion
  - Ischämie
- **Keimspektrum:** Insb. die physiologische Keimflora des Dickdarmes (E.coli, Enterokokken, Streptokokken, Staphylokokken, Proteus, Pseudomonas, Bakteroides, Klostridien, Pilze)

Etlg:
\# Lokale (circumscript) und diffuse Peritonitis
\# Seröse, fibrinöse, hämorrhagische, eitrige (purulente), jauchige (putride) und kotige (sterkorale) Peritonitis
\# Bakterielle Peritonitis (95%), chemisch toxisch (z.B. Galle, Urin, Röntgenkontrastmittel (Barium) bei Perforation), strahlungsbedingt
\# Stadieneinteilung nach FEIFEL (1983)

Stadium I:	Diffuse eitrige Peritonitis ohne Beteiligung weiterer Organsysteme
Stadium II:	Eitrige Peritonitis mit sekundärer Beteiligung eines weiteren Organs
Stadium III:	Peritonitis mit sekundärer Beteiligung von zwei od. mehreren Organsystemen (z.B. Nierenversagen, respiratorische Insuffizienz)

Epid: Häufigkeit: 70 % Appendizitis, 15 % postoperativ, 2,5 % traumatisch bedingt, der Rest auf Jejunum, Ileum, Dickdarm, Galle und Pankreas verteilt.

Seite 190 | **Abdomen**

Path:
- Keimbesiedlung --> Entzündung mit Ödem und Fibrinausschwitzung
  --> Flüssigkeitsverlust --> Hypovolämie --> Schockspirale
- Dünndarm weniger gefährdet, da kaum Bakterien
- Bei Kindern sehr schnell diffuse Peritonitis, da das Netz als Peritonitisbremse erst mäßig ausgebildet ist

Klin:
- Symptome des **Akuten Abdomens: Abwehrspannung der Bauchdecken**, heftige **bewegungsabhängige** Schmerzen, Brechreiz, Meteorismus, Schonhaltung, Kräfteverfall
- Ängstlich, verfallener Gesichtsausdruck (Facies abdominalis)
- Schockzeichen: Pulsanstieg, Blutdruckabfall, Oligurie
- Ggf. Fieber

Diag:
1. Anamnese und klinische Untersuchung des 'Akuten Abdomens' (s.o.)
2. Labor: - v.a. wichtig postoperativ, da Bauch schlecht palpabel
   - erhöhtes Kreatinin --> Zeichen eines beginnenden Nierenversagens
   - erhöhtes Serum-Laktat --> Hinweis auf beginnenden Schock bei Peritonitis
3. Röntgen: Abdomenübersichtsaufnahme --> **freie Luft?, Darmspiegel?**
4. Sonographie: Nachweis von **freier Flüssigkeit**

Ther:
- **Erstes und wichtigstes Ziel: Beseitigung des Peritonisherdes (Op des Grundleidens)**
- Vermeidung weiterer Infektionsquellen
- Ausspülen der Bauchhöhle z.B. mit Taurolin^R-Lösung
- Einlegen von Drainagen:
  1.) offene Bauchbehandlung
  2.) kontinuierliche Lavage (Silikonwellendrainagen)
  3.) Etappenlavage: bis zu 8 mal, bis Lufu, Kreislauf, Labor o.B. Der Bauch wird intermittierend gedeckt durch einen Gleitschienenverband (Infektionsprophylaxe)
- **Systemische Antibiotika**-Behandlung (Breitband: Cefotxim + Metronidazol, bzw. nach intraoperativem Abstrich gezielt)
- Magensonde, evtl. Dünndarmsonde (Dennis-Sonde) zur Ileusprophylaxe
- **Intensivmedizinische Überwachung** und Behandlung (Flüssigkeitsbilanz, parenterale Ernährung, Ulkusprophylaxe)
- Konservativ therapiert werden: Peritonitis bei Pneumokokken- (Cephalosporine), Gonokokken-Infektion (Penizillin) und TBC-Infektion (mind. 3fach-Antituberkulostatika) mit systemischer Antibiose

Prog: Gesamtletalität 5-30 %, Letalität hängt allgemein ab von dem Ausmaß d. Nekrosen u. d. Dauer des Geschehens (pro 1 Std. Ileus ca. 1% Letalität), postoperative Peritonitis 50-60 % Letalität.

Kompl:
* Septischer Schock, renale und pulmonale Dekompensation
* **Intraabdominelle Abszesse:** subphrenisch, subhepatisch, Schlingenabszeß (Dünndarm), retrokolisch, parakolisch, perityphlitisch, perisigmoidal, Douglas-Abszeß
* Spätkomplikationen: mechanischer Ileus durch **Adhäsionen**, intraabdominelle Verwachsungen

DD:
- Jedes Akute Abdomen
- Pseudoperitonitis (Porphyrie, Diabetes mellitus, Urämie, Meningitis)

ILEUS

Def: Störung der Darmpassage durch Darmverschluß oder Darmlähmung

Etlg:
- # **Mechanisch** durch Obstruktion von außen (Okklusion, z.B. Tumor, Stenosen) oder von innen (Obturation, z.B. Kotballen, Fremdkörper) oder durch Strangulation (mit Beteiligung der Mesenterialgefäße, z.B. bei Hernien, Volvulus)
- # **Paralytisch:** toxisch (bei Peritonitis), reflektorisch (z.B. postoperativ für 24-72 Std. normal) oder metabolisch (z.B. bei Hypokaliämie)

Spastisch: Bleiintoxikation, Porphyrie, Askariden
Passagestörung: komplett / inkomplett
Verlauf: akuter / subakuter (Subileus) / chronischer / chronisch rezidivierender Ileus
Lok: hoher / tiefer Ileus

MECHANISCHER ILEUS

Ät: - **Obstruktion:** Adhäsionen und Verwachsungen (= Briden), Tumoren, Divertikulitis, Darmatresien (v.a. Dünndarm bei Säuglingen < 6 Monaten), Stenosen, Darmduplikaturen, Koprostase (Neugeborenenileus, Mekoniumileus bei Mukoviszidose), Bezoar (= Gastrolith aus im Magen verfilzten Haaren oder Fasern)
- **Strangulation** (v.a. Dünndarm, mit Störung der Blutzirkulation) durch Hernien (Inkarzeration), Volvulus (Rotationsanomalien), Invagination
- Gallensteinileus (spontane cholecysto-intestinale Fistel, der Stein obturiert im Dünndarm oder an der Bauhin-Klappe)

Path: Stase --> Dehnung der Darmwand (= Distension) --> Minderung der Durchblutung
--> lokale Hypoxie --> **lokale Funktionseinschränkung**
--> 1.) Flüssigkeitsabgabe ins Darmlumen --> **Hypovolämie, Schock,** Emesis
2.) Ödem der Darmwand --> Verdickung der Darmwand --> **Hypovolämie**
3.) Durch Stase --> Bakterienpenetration in die Darmwand --> **Toxikämie**
4.) Lokale neurovaskuläre Reaktionen --> Postaggressionssyndrom

Etlg: # Dünndarm: 50% Briden als Ursache (4 Wochen - 10 Jahre post OP möglich), durch die Strangulationsmöglichkeit schnellerer Verlauf
Dickdarm: 60% Malignome als Ursache

Klin:
- Akuter Beginn oder langsam progrediente Symptomatik ("Subileus" oder inkompletter Ileus)
- Heftige kolikartige **Schmerzen** (peristaltiksynchron)
- **Übelkeit, Aufstoßen u. Erbrechen**
- **Meteorismus, Stuhl- und Windverhalt** (Flatus)
- Fieber, Tachykardie, Leukozytose, Hämokonzentration
- Hoher Dünndarm-Ileus: **Frühes Erbrechen**, Stuhl noch möglich, wenig Meteorismus ("leerer Bauch")
- Tiefer Ileus: (z.B. Rektum-Ca) Frühzeitig Stuhl- und Windverhalt, **ausgeprägter Meteorismus**, sehr spätes Erbrechen mit Miserere (Koterbrechen)

Diag: 1. Anamnese (abdominelle Voroperationen) und klinische Untersuchung
Palpation und Perkussion
Auskultation: Stenoseperistaltik --> **hochgestellt, pfeifend, klingende Geräusche**, da Inhalt durch die Stenose gedrückt wird; später beim Übergang in einen paralytischen Ileus verstummt die Peristaltik ("Totenstille")
Rektale Untersuchung: Schmerzen bei Palpation des Douglas-Raumes, Blutspur am tastenden Finger bei der Invagination
2. Röntgen: **Abdomen-Übersicht** (im Stehen oder in Links-Seiten-Lage) --> **Spiegel?**
Verteilung der Gas-/Flüssigkeitsspiegel macht Lokalisation möglich:
Zentral lokalisiert --> Dünndarmileus
"Kolon-Rahmen" = außen verteilt --> Dickdarmileus
Luftgefüllter Choledochus *(Aerobilie)* --> Gallenstein-Ileus (Stein im Duodenum durch Fistel zwischen Gallenblase und Dünndarm)
KE mit Gastrografin: zur Lokalisation eines tiefen Dickdarm-Ileus
Gastrografinpassage: zur Lokalisation eines Dünndarm-Ileus (dauert lange)
Angiographie (bei V.a. Mesenterial-Infarkt-Ileus)
3. Labor: Metabolische Alkalose u. Hypokaliämie bei Erbrechen, Elektrolyt- und Volumenverlust beurteilen (Hämokonzentration), Gerinnung!
4. **Sonographie**

Ther:
- Konservativ: Sofort Magen-/Duodenalsonde und Volumenersatz über ZVK, ggf. Darmeinlauf zur Darmanregung, Dauerkatheter --> Harnbilanzierung
- Operativ: Ind: Notfallindikation nur bei Mesenterialinfarkt, sonst abwarten bis Kreislaufsituation des Patienten stabil.
  - **Darmdekompression** (Lösung von Briden, Adhäsionen, Entfernung von Fremdkörpern), Wiederherstellung der Passage
  - Mesenterialinfarkt-Ileus: Entfernen des nekrotischen Abschnitts und End-zu-End-Anastomose
  - Gallensteinileus: Steinentfernung mittels Enterotomie, Darmabsaugung, die Fistel wird in einem 2. Eingriff geschlossen
  - Verhinderung eines Rezidivadhäsions-Ileus (s.u.)
  - Postoperativ: Bis 5.Tag postop. Infusionstherapie über ZVK, wenn der Patient dann den ersten Stuhlgang hatte langsamer Kostaufbau zuerst mit Tee, dann flüssige Kost, dann passierte Kost, dann ab ca. 10.Tag Schonkost. Fäden ex am 10.Tag.

Prog: Durch die pathogenetischen Vorgänge (s.o.) große Schockgefahr --> hohe Letalität (ca. 15-25%), pro Stunde Verzögerung steigt die Letalität um 1%. Jeder mechanische Ileus geht, wenn er lange genug besteht, in einen **paralytischen Ileus** über!

Kompl:
* Übergang in den paralytischen Ileus
* Schock

Proph: 1. Mesenterialduplikaturen des Dünndarms-Meso (nach CHILDS-PHILLIPS): Dünndarmschlingen werden am Meso miteinander fixiert
2. Dünndarmduplikatur nach NOBLE: Dünndarmschlingen werden direkt serös-serös vernäht, geringstes Rezidivrisiko, aber: Dünndarmfistelgefahr, auch als Therapie bei chronisch rezidivierendem Ileus
3. Postoperativ: lange Dünndarmsonde für 1 Woche --> rechtwinkeliges Abknicken des Darmes durch die Sonde nicht möglich

DD:
- Akutes Abdomen
- Strangulation --> Mesenterialinfarkt

PARALYTISCHER ILEUS

Ät:
- Peritonitis (z.B. bei Appendizitis, Pankreatitis)
- Toxisches Megakolon (M. Crohn, Colitis ulcerosa, M. Hirschsprung)
- Akuter Mesenterialinfarkt
- Reflektorisch (postoperativ nach Baucheingriffen, Koliken, Blutungen, Bauchtrauma, Wirbelkörperfrakturen, als Komplikation eines mechanischen Ileus)
- Neurogen (Tabes dorsalis, Syringomyelie, Herpes zoster)
- Hormonell (Schwangerschaft)
- Metabolisch (Hypokaliämie, Ketoazidose, Urämie, Alkaloidvergiftung)
- Medikamentös (Opiate, Antidepressiva)

Path:
· **Hemmung der Peristaltik** durch α- und ß-Rezeptoraktivierung --> Funktionslosigkeit des Darmes durch Distension
· Myogene Transportstörung

Klin:
- Übelkeit, Singultus und Erbrechen (Überlauferbrechen)
- Fehlen von Darmgeräuschen
- Meteorismus
- Harte Bauchdecke (peritonitische Reizung) oder weiche Bauchdecke

Diag: 1. Anamnese und klinische Untersuchung (s.o.)
Auskultation: **Totenstille** des Abdomen!
2. Röntgen, Labor, Sonographie: s.o.

Ther: ▪ Konservativ: Sympatholyse mit α- und ß-Blockern, Psychopharmaka mit α-blockierender Wirkung (z.B. Chlorpromazin, Dihydergotamin, Triperidol) oder mittels Periduralkatheter, Peristaltika (erst, wenn Darmgeräusche gut hörbar), z.B. Ceruletid (Takus^R), Cholinesterasehemmer z.B. Pyridostigmin (Mestinon^R), Pantothensäure (Bepanthen^R)

Rektaler Einlauf, Magen-/Dünndarmsonde, Darmrohr --> Ableitung von Darminhalt
Flüssigkeits-/Elektrolytsubstitution und -Bilanz / intensivmedizinische Überwachung
Nahrungskarenz

▪ Operativ: Ind: Absolute Op-Ind. ist der paralytische Ileus, der aus einem mechanischen Ileus entstanden ist --> Therapie der Ursache
▪ Ultima ratio: Anlegen mehrerer Darmfisteln

M. CROHN

Syn: **Enteritis regionalis** Crohn, **Ileitis terminalis**, narbenbildende Enteritis, sklerosierende chronische Enteritis

Ät: - Unbekannt, gehäuft familiär auftretend, erbliche Disposition, wahrscheinlich **multifaktorielle Genese** mit Kombination aus allen Punkten
- Toxische Nahrungsbestandteile, Ernährungsfaktoren (hoher Zuckerkonsum)
- Immunologischer Defekt, lokaler Enzymdefekt der Darmschleimhaut
- Bakterien, Viren
- **Psychosomatische** Genese (Konfliktsituationen, Dysstreß)

Path: • **Transmurale Entzündung** (inkl. Serosa + Mesenterium = disproportioniert)
--> Fistelung, (Vagina, Vesica, Darm, kutan, anal), Abszesse
• Aphtoide Läsionen im ganzen MDT möglich
• Fibrosierung u. lederartige Verdickung der Darmwand --> segmentale Strikturen mit intestinaler Obstruktion
• Entzündung von Mesenterium und Nodi --> verdichtet, vernarbt --> Schrumpfung des Darmes --> ausgeprägte segmentale Stenosen

• **Histo:** Disproportionierte Infiltration (von Mukosa zur Serosa zunehmend) von Lymphozyten und Plasmazellen mit **epitheloidzelligen Granulomen ohne Verkäsung und mit mehrkernigen Riesenzellen** (Langhans-Typ) = Bild einer chronischen Entzündung, Befall der gesamten Darmwand (transmural) + Meso + LK
• **Lok:** **Segmentale Entzündung** (diskontinuierlich), die den ganzen MDT von Mundhöhle bis Analkanal befallen kann. Klinisch relevant: **terminales Ileum** (30%), **Ileokolitis** (40%), Kolon u. Analkanal (25%), andere (z.B. gastroduodenale Manifestationen) ca. 5% d.F.

> **Merke:** M. Crohn = disproportionierte und diskontinuierliche Entzündung

Etlg: # Akutes Stadium: ödematös-phlegmonöse Entzündung
Subakutes Stadium: von der Submukosa ausgehende Geschwürbildung
Narbenstadium: Stenosierung
Stadium der Fistelbildung

Epid: Inzidenz: 2 - 4/100.000; Prävalenz: 20 - 50/100.000, w = m, Frequenzanstieg zw. 20.-29. (jüngeres Erwachsenenalter) und um das 60. LJ., Nord-Süd Gefälle, familiäre Häufung.

Klin: ▪ Intestinal: krampfartige intermittierende **Schmerzen** im rechten Unterbauch (75%) und **Diarrhoen** (flüssiger Stuhl, 70%) als Leitsymptom (--> DD: Appendizitis)
▪ **Fisteln** (30-50% aller Crohn-Patienten), Abszessbildung (20%) und Fissuren (5%)
Merke: bei Fisteln stets an einen M. Crohn denken und ihn ausschließen.
▪ Kot im Urin oder Vagina (innere Fisteln)

- Depressionen
- Blutungen u. Schleimbeimengungen selten (--> bei Colitis häufig)
- Extraintestinal:
  - Gewichtsabnahme 50% (Malabsorption bis zur Kachexie), Müdigkeit, Abgeschlagenheit, Appetitlosigkeit durch Schmerzen bei der Nahrungsaufnahme
  - Fieber 35%
  - Anämie 30%
  - Gelenke: Arthritis 15%, ankylosierende Spondylitis (meist HLA B27 pos.)
  - Augensymptome 10% (Iridozyklitis, Uveitis, Episkleritis)
  - Leber: Pericholangitis, sklerosierende Cholangitis und daraus folgende biliäre Zirrhose, Granulome im Leberparenchym
  - Haut: Erythema nodosum 7%, Pyoderma gangraenosum, Acrodermatitis enteropathica (Zinkmangel)
  - Langzeit-Kompl: Amyloidose der Leber, Niere u. Milz, Cholelithiasis, Oxalatsteine
- Kinder: Wachstumsstörungen

Diag:
1. Anamnese (psychosomatische Auslösefaktoren) und klinische Untersuchung: evtl. tastbarer Konglomerattumor (entzündlich verbackene Dünn- u. Dickdarmschlingen)
2. Röntgen: --> KE/MDP nach SELLINK: über Magensonde/Bilbao-Sonde mehrere Liter verdünntes Barium/besser wasserlösliches Kontrastmittel geben --> gute Faltenbeurteilung möglich; Kolon-KE in Doppelkontrastdarstellung.
Multiple **segmentäre Stenosen**, prästenotische Dilatation, Fissuren, Fisteln, **Wandverdickungen, Pflastersteinrelief**, "skip lesions" (= **diskontinuierlicher** Befall = segmentaler Befall mit Wandstarre und dazwischengeschalteten normalen Darmstücken), bogige Ausbuchtungen gegenüber den Mesenterialansätzen
3. Endoskopie + Mehrfachbiopsien: Rektoskopie und Koloskopie zeigt längsgestellte scharf begrenzte Ulcera, aphtoide Läsionen, Fissuren, Strikturen
PE's nicht nur aus dem betroffenen Areal, sondern auch aus der Umgebung entnehmen !, tiefe Biopsien entnehmen (wg. transmuralem Befall, aber Cave: Perforation)
4. Histologie: epitheloidzellige Granulome mit mehrkernigen Riesenzellen beweisend (DD: TBC, Sarkoidose)
Erst die Histologie kann die Diagnose beweisen !
5. Sonographie: Kokardenphänomen im Bild (durch die verdickte Darmwand), Abszesse
6. Labor: BSG, CRP erhöht, Leukozyten vermehrt, leichte Anämie, Albumin vermindert, Cu- und Zinkmangel je nach Akuität der Krankheit, Gerinnungsstörungen
7. Bakteriologische Stuhluntersuchung zum Ausschluß infektiöser Darmerkrankungen

Ther:
- Konservativ: Leicht resorbierbare, ballastarme Diät, parenterale Zufuhr von Eisen und Vitaminen. Bei schwerem Schub ggf. parenterale Ernährung.
Medikamente: V.a. im akuten Stadium
1.) **Corticoide** systemisch (insb. bei Dünndarmbefall) 40-60 mg/Tag bis zur Remission, dann in 4-5 Wo. auf 10 mg in 10er Schritten reduzieren.
Dosen von 5-10 mg in Kombination mit 1g/Tag Salazosulfapyridin über mehrere Monate zur Stabilisierung.
2.) **Salazosulfapyridin** 3 x 1 g/Tag (Azulfidine^R) als Tabl. / Supp. / Klysma. Besteht aus Sulfapyridin als Träger und 5-ASA, v.a. bei Kolonlokalisation oder 5 Aminosalicysäure (Mesalazin, Salofalk^R) ohne Sulfonamidanteil, da dieser für die NW verantwortlich (MetHB-Bildung, Fieber, Erbrechen, Exantheme, Kopfschmerzen, hämolytische Anämie, Agranulozytose, Thrombozytopenie) ist. Außerdem bessere Wirksamkeit im Dünndarm.
3.) Immunsuppression mit Azathioprin (Imurek^R) bei therapierefraktärem Crohn in Verbindung mit Kortikoiden --> NW beachten!
4.) **Metronidazol** 3 x 0,5 g/Tag (Clont^R): ist beim akuten Crohn, v.a. bei Fistelbildung und Abszessen gut einsetzbar (max. 2 Monate) --> NW! (Polyneuropathie, Kopfschmerzen, Übelkeit, Hauterscheinungen)
Bei Remission: keine Therapie. **Eine Dauertherapie kann Rezidive NICHT verhindern !**
- Psychosomatische Betreuung, Psychotherapie, Selbsthilfegruppen

- **Gravidität:** Während akuter Schübe sollte Antikonzeption durchgeführt werden. Bei Verschlechterungen während einer bestehenden Gravidität können Salzosulfopyridine und auch Steroide genommen werden, in der Frühschwangerschaft sollte aber nach Möglichkeit auf Steroide verzichtet werden, da sie zu unerwünschten Wirkungen am Foetus führen können.
- **Operativ:** Ind: Fast 90% müssen nach 10 Jahren Krankheitsdauer einmal operiert werden.
  <u>Akut:</u> **Komplikationen** (Ileus, Perforation, Peritonitis, toxisches Megakolon, therapieresistente Blutungen, Ureterkompression mit Aufstauung)
  <u>Relative Op-Indikationen:</u> **Therapieresistenz** (völliges Versagen der konservativen Therapie), therapierefraktäre Fisteln und Abszesse
  --> OP hinausschieben versuchen, da hohe Rezidiv- und Komplikationsrate
  - OP-Vorbereitung bei Elektiv-Op: totale parenterale Ernährung (für 14 Tage) bringt Entzündung zur Ruhe (= funktionelle Darmausschaltung)
  - **Sparsame Darmteilresektionen ("minimal surgery"),** da **keine Heilung** möglich !
    Häufigster Eingriff: Ileozäkalresektion oder Hemikolektomie (nicht mehr als 5 cm Sicherheitsabstand zum Gesunden) mit End-zu-End Ileokolostomie
    Keine prophylaktische Appendektomie bei Befall des Appendix oder Zäkums (wegen Fistelgefahr)
  - Mitentfernung mesenterialer LK zur Diagnosesicherung
  - Ggf. Anlage eines passageren Anus praeternaturalis bis zur Ausheilung von Fisteln etc.

Prog: Rezidive nach OP in 30%! --> nicht erkannte Abschnitte u.a. erkranken erneut
Allgemeine Rezidivrate mind. 50% in 10 J.

Kompl: * Innere (z.B. zur Blase, Ureter, Vagina, entero-enteral) oder äußere **Fisteln** (alle meist relativ schmerzlos), nicht abheilend und rezidivierend, Analfissuren, Ureterstrikturen
* **Abszesse**, insb. perianal (20-25%)
* **Stenosen** (Subileus, Ileus)
* Septische Prozesse (z.B. auch toxisches Megakolon, insb. bei "hot Crohn" = perakuter Verlauf)
* Konglomerattumor: miteinander verklebte entzündete Darmschlingen --> Subileus
* Perforation (freie P. seltener, da langsamer Verlauf; häufiger: gedeckte P. --> Abszesse)
* Amyloidose verschiedener Organe (da chronische Entzündung)
* Nierensteine (Oxalatsteine)
* Gallensteine, sklerosierende Cholangitis, Leberverfettung
* Blutungen (selten, eher Komplikation der Colitis)
* Karzinomatöse Entartung selten, beschrieben sind Dünndarmkarzinome und Fistel-Ca der Analregion
* <u>Kinder:</u> Anhaltendes Fieber, Gewichtsverlust, Wachstumsstörungen
Op: * **Fisteln**
* Anastomoseninsuffizienz

DD: - <u>Nicht-infektiöse Darmerkrankungen:</u> **Appendizitis**, ischämische Colitis, Divertikulitis, Strahlenenteritis, Nahrungsmittelallergien
Brennmann-Syndrom (bei Kinder): Bauchschmerz und mesenteriale Lymphknotenreaktion bei Entzündungen der oberen Luftwegen
- <u>Infektiöse Darmerkrankungen:</u> **Yersinien** (Lymphadenitis mesenterica), **Salmonellosen** (Typhus abdominalis), Shigellen, Aktinomykose (bevorzugter Sitz in der Ileozäkalregion!), Campylobacter, enteroinvasive E.coli, **TBC** (verkäsende Granulome, Amöben (Afrika), Lamblien (Südamerika), Chlamydieninfektion (DD bei Proktitis, z.B. Homosexuelle, Analverkehr), abdominelle Lues, virale Magen-Darm-Infektionen
- Kolonkarzinom, Karzinoid, maligne Lymphome, Sarkome
- Kolon irritabile = Reizdarmsyndrom (Ausschlußdiagnose)
- Wichtigste DD ist die **Colitis ulcerosa** (in 10% d.F. ist eine Differenzierung zwischen den beiden chronisch entzündlichen Darmerkrankungen <u>nicht</u> möglich), siehe Übersicht:

	COLITIS ULCEROSA	M. CROHN
Lok:	Rektum immer, Kolon oft, selten Ileum oder proximaler (sog. backwash ileitis)	Gesamter MDT möglich, bevorzugt terminales Ileum
Ausbreitung:	Kontinuierlich, von distal nach proximal	Diskontinuierlich: gesunde und befallene Abschnitte nebeneinander
Histologie:	Nur Schleimhaut betroffen = Mukosa + Submukosa, Kryptenabszesse	Transmurale Entzündung (disproportioniert von Mukosa zur Serosa zunehmend), epitheloidzellige Granulome mit mehrkernigen Riesenzellen, Befall mesenterialer Lymphknoten, Spätstadium: Fibrose
Klinik:	Blutig-schleimige frequente Durchfälle, Tenesmen Extraintestinale Symptome selten	Abdominalschmerzen, Fisteln Häufig extraintestinale Symptome
Röntgen:	Pseudopolypen Haustrenschwund (Fahrradschlauch)	Fissuren, Pflastersteinrelief, Stenosen Fisteln, Wandverdickungen
Endoskopie:	diffuse Ulzerationen, Kontaktblutungen, diffuse Rötung	Aphtenartige Läsionen, scharfe Ulzerationen, Stenosen, Fisteln
Op:	Kontinenzerhaltende Proktokolektomie mit J-Pouch	Äußerst zurückhaltend (minimal surgery), da keine Heilung möglich und hohe Komplikationsrate
Kompl:	Blutungen Toxisches Megakolon Karzinomatöse Entartung	Innere und äußere Fisteln, Fissuren, Abszesse, Stenosen, Konglomerattumor

COLITIS ULCEROSA

Ät:
- Familiäre Häufung --> genetische Disposition, wahrscheinlich multifaktorielles Geschehen
- Immunologisch-infektiös (Hypothese)
- Psychosomatische Faktoren (Konfliktsituationen, Dysstreß, pathologische Bindung an Bezugspersonen)

Path:
- Lok: Rektum immer befallen, **kontinuierlicher Befall** vom Rektum an aufsteigend bis zum gesamten Kolon möglich (von distal nach proximal), weiterer aufsteigender Befall selten (sog. "backwash-ileitis"). In der Hälfte der Fälle ist das gesamte Kolon befallen.
- Histo: Nur Befall der Schleimhaut = Mukosa und Submukosa (proportionierte Entzündung) **Kryptenabszesse** (Anhäufung von Leukozyten in den Krypten), 'Pseudopolypen' (normale Schleimhautinseln) zwischen den Ulcera Epitheldysplasien als Vorstufen zum Karzinom (maligne Transformation)

Abdomen | Seite 197

> **Merke:** Colitis ulcerosa = proportionierte und kontinuierliche Entzündung

Etlg: # Verlauf allgemein: akut, subakut, rezidivierend, chronisch kontinuierlich, chronisch akut intermittierend
Hämorrhagische Proktosigmoiditis (nur Sigma und Rektum befallen, gute Prog.)
Chronisch kontinuierlicher Verlauf (ca. 10%)
Chronisch rezidivierender Verlauf (häufigste Verlaufsform, ca. 80%)
Colitis gravis (schwere akute Verlaufsform)
Toxisches Megakolon (5%): schwerste, lebensbedrohliche Form (Letalität ca. 30%!)

Epid: * W > m (1,5:1), weiße Bevölkerung > > schwarze (4:1)
* Frequenzhäufung 20. - 40. LJ. und jenseits des 60. LJ.
* Inzidenz: 6 - 12/100.000, Prävalenz: 80 - 150/100.000 Einwohner

Klin: ▪ **Blutig - schleimige frequente Diarrhoen** als Leitsymptom
Stuhlfrequenz und Krankheitsintensität korrelieren eng (bis zu 30 Stühle pro Tag möglich)
▪ Peranale Blutabgänge ohne Stuhl
▪ **Abdominalschmerzen, Tenesmen** (Schmerzen vor oder unmittelbar nach dem Stuhlgang)
▪ Gewichtsabnahme (Malabsorption) bis zur Kachexie
▪ Depressionen
▪ Extraintestinale Symptome: **selten** (DD: Crohn häufig) --> Fieber, Anämie, Arthritis, Augensymptome, Erythema nodosum
▪ Sehr selten Fisteln (DD: Crohn häufig Fisteln)
▪ Toxisches Megakolon: starker Durchfall, dann Sistieren des Stuhlabgangs, toxische Erscheinungen, septische Temperaturen, Schüttelfrost, Tachykardie, Meteorismus, nachlassende Peristaltik, Lebensgefahr!
▪ Kinder: Wachstumsstörungen

Diag: 1. Anamnese und klinische Untersuchung
2. Röntgen: Kolon-KE: Pseudopolypen, fehlende Haustrierung ("*aufgeblasener Fahrradschlauch*")
Kein Kolon-KE bei toxischem Megakolon wegen Gefahr der Perforation (auch nicht mit Gastrografin)!
3. Rektoskopie/Koloskopie mit Schleimhautbiopsien: Diffuse Rötung, flächenhafte Ulzerationen und Vulnerabilität (**Kontaktblutungen** bei geringster Berührung), samtartige granulär veränderte SH --> keine Lichtreflexe, **Pseudopolypen** (Inseln gesunder, bzw. regenerierter SH inmitten der defekten SH)
Vorsicht bei Biopsien: Perforationsgefahr!
4. Labor: Anämie, Leukozytose mit Linksverschiebung, Abfall von Prothrombin, Albumin und Elektrolyten (insb. bei tox. Megakolon), evtl. Thrombozytose mit Thrombosegefahr
5. Bakteriologische Stuhluntersuchung zum Ausschluß infektiöser Darmerkrankungen

Ther: ▪ **Konservativ:** Primär konservativ = symptomatisch und unspezifisch
leicht resorbierbare ballaststoffarme Diät (ohne Milch und Milchzucker, da häufig mit Laktoseintoleranz kombiniert)
Medikamente: Azulfidine (1,5-4g/Tag) oder 5-ASA (s.o.)
Immunologisch: Steroide systemisch (lokal als Klysma insb. bei Proktitis), evtl. Azathioprin
Schwerer Schub: komplette parenterale Ernährung, Antibiotika, 5-Aminoslicylsäure, Steroide systemisch, Flüssigkeits-, Elektrolyt- u. Humanalbumingabe
Rezidivprophylaxe: Salazopyridin 1-2g, zeitlich unbegrenzt = im Gegensatz zum Crohn als **Dauertherapie!**, wenn die Colitis über das Sigma hinausgeht, da ohne Prophylaxe eine Rezidivhäufigkeit von >80% besteht.

- **Operativ:** Ind: Notfall-Op-Indikation: **Komplikationen** (Blutungen massiv oder fortgesetzt, akute Verschlechterung des Allgemeinzustand, Sepsis, toxisches Megakolon, Perforation oder Verdacht auf Perforation)
  Elektiv-Op: **Therapieresistenz**, schwere rezidivierende Schübe (Colitis gravis), extraintestinale Manifestationen, langandauernde (>10Jahre) fortschreitende Erkrankung, bei **Verdacht auf maligne Entartung** (Dysplasie)
  Kinder: OP bei Wachstumsretardierung
  - Methode der Wahl (bis 60.LJ): **Kontinenzerhaltende Proktokolektomie mit J-Pouch** --> Kolon und Rektum, auch die Rektumschleimhaut im Analbereich, werden entfernt (Analsphinkter bleibt erhalten). Dünndarmreservoir (Ileum-Pouch aus 2 aneinandergenähten Dünndarmschlingen) wird an den verbleibenden Anus anastomosiert (ileumpouchanale Anastomose), Anastomose an der Linea dentata (--> die meisten Patienten bleiben zumindest tagsüber kontinent).
  Bei schlechtem Allgemeinzustand mehrzeitiges operatives Vorgehen, >60 Jahre --> kein Pouch, wegen schlechter Adaptation.

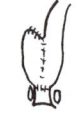

  J-Pouch

  - Ist der Befall nicht so ausgeprägt, z.B. nur linkes Kolon oder kein Befall des Rektums --> partielle Kolektomie möglich oder subtotale Kolonresektion mit Ileorektostomie (12cm Kolon bleiben --> Nachteil: Rezidiv / Ca´ möglich --> dauernde Kontrolle notwendig)
  - Notfall-OP bei tox. Megakolon: Kolektomie mit Hartmann-Stumpf (ein Rest des Rektums bleibt blind verschlossen erhalten und wird später entfernt), Nachteil: **Anus praeter**naturalis notwendig, aber 100% Heilung, da kein Kolon mehr vorhanden. Turnbull-Op: mehrzeitige Op, akut wird das Megakolon durch mehrfache Fisteln entlastet, im Intervall dann Proktokolektomie
  - Kock´sches Reservoir aus Dünndarmschlingen (bei totaler Proktokolektomie), Entleerung durch Einführen eines Darmrohres, sehr komplikationsreich.

Prog: Op-Letalität bei Notfall-Op 10-30%!, deshalb bei der Colitis ulcerosa frühzeitig operieren (im Gegensatz zum M. Crohn).

Kompl:
* **Blutung** (3%)
* Kolondilatation, **toxisches Megakolon** (2-10%) --> Perforation, Peritonitis, Sepsis
* **Karzinom-Risikoerkrankung**, je länger der Krankheitsverlauf, desto höher das Risiko (10% nach 10 Jahren), je ausgedehnter der Befall, desto höher das Risiko (40% bei Befall des gesamten Kolons und 25 J. Krankheitsdauer).
* Colitis-assoziierte **primär sklerosierende Cholangitis** unklarer Genese (Anstieg der Alk. Phosphatase, Diag: ERCP), diese Pat. haben zugleich ein zusätzlich erhöhtes Karzinomrisiko. Ther: bei schwerem Verlauf Lebertransplantation.
* Thromboseneigung
* Amyloidose (Spätkomplikation des chronischen Entzündungsprozesses)

Op:
* Anastomoseninsuffizienz, Nachblutung, Verletzung v. Ureter, Harnblase
* Stenosen, Ileus, Sepsis, Mastdarm- u. Blasenstörungen
* Pouchitis (Entzündung im Reservoir)

Proph: Ab 5.-10. Krankheitsjahr bei Befall des Kolons sollte eine **jährliche Koloskopie** zum Karzinomausschluß durchgeführt werden! (bei nur Proktosigmoiditis nach 15 Krankheitsjahren).

DD:
- Wichtigste DD: **M. Crohn** (s.o.)
- Alle akuten **Darminfektionen** müssen ausgeschlossen werden: Yersiniosen, Shigellosen, Salmonellosen, Campylobacter, enteroinvasive E.coli, Amöbiasis od. Schistosomiasis (Tropenanamnese?)
- Divertikulitis, **Kolonkarzinom**, Adenome
- **Antibiotika** assoziierte Kolitis (Ampicillin, Lincosamide, Tetracyclin), pseudomembranöse Kolitis nach Clindamycin-Gabe (Clostridium difficile-assoziiert)
- Ischämische Kolitis (insb. bei älteren Patienten), Strahlenkolitis
- Diversionskolitis (bei ausgeschalteten Darmsegmenten, Anus praeternaturalis hämorrhagische Kolitis durch Mangel an Fettsäuren. Ther: Rückverlagerung d. Anus praeternaturalis)
- Zystische Fibrose
- **Kolon irritabile** = Reizdarmsyndrom (Ausschlußdiagnose, kein Blut im Stuhl!)

LEBER

Anatomie:

Die Leber liegt intraperitoneal mit der Pars libera, in der re. Zwerchfellkuppe ist sie fixiert an der bauchfellfreien Area nuda = Pars affixa; Lage: 2/3 re. Zwerchfellkuppel, 1/3 unter dem li. Zwerchfell. Gewicht: 1500g, größtes parenchymatöses Organ Lobus dexter u. sinister getrennt durch den Sulcus sinister. Dorsal Lobus caudatus (Segment I). Eingeteilt wird die Leber in 8 Segmente nach COUINAUD (s.Abb.).
Sulcus medialis: vom Gallenblasenbett zur V.cava (trennt das arterielle und portale Gefäßsystem).

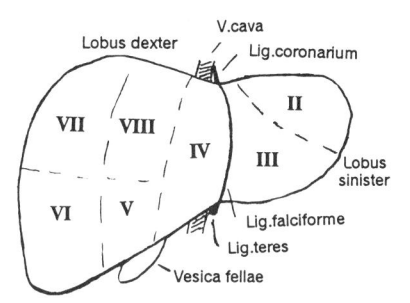

Impressionen und damit Nachbarschaftsbeziehungen: nach dorsal und kaudal Lobus dexter: Impressio renalis, suprarenalis, duodenalis und colica.
Nach medial Lobus sinister: Impressio gastrica, oesophagea. Ventral und lateral Impressionen durch die Rippen.
Bänder: Lig.coronarium hepatis: verbindet Leber mit dem Zwerchfell u. der hinteren Bauchwand.
Sulcus sinister trennt re. + li. Leberlappen und ist Ansatz für das Lig.falciforme hepatis (Mesohepaticum ventrale) und Lig.teres hepatis (obliterierter Strang der embryonal zur Leber ziehenden V.umbilicalis).
Lig.venosum: obliterierter Rest des Duct.venosus (ARANTII, embryonale Verbindung der V.umbilicalis (Nabelvenenblut) zur V.cava inf. unter Umgehung der Leber).

Histologisch: A.hepatica propria-Ast + Pfortader-Ast + Gallengang = GLISSON-Trias

Arterie: A.hepatica propria (= Vasa privata der Leber aus der A.hepatica com. aus Tr.coeliacus = ein Ast des Tripus HALLERI) verzweigt sich in Ramus sin. u. dexter (dexter + A.cystica), dann in Aa.interlobulares.
V.portae: Eintritt in die Leber hinter dem Pankreaskopf: Zusammenfluß des Blutes aus Vv.mesentericae sup., inf. u. lienalis.
Abfluß: im Leberläppchen über die V.centralis -> Sammelvenen -> größere Lebervenen -> 2-3 Vv.hepaticae -> V.cava inferior.
Portocavale Anastomosen: V.coronaria ventriculi, Vv.oesophageae, Vv.parumbilicales (im Lig.teres hepatis --> Caput medusae), Plexus rectalis.

Regenerationsfähigkeit: Bis zu 90% der Leber können reseziert werden. Sind die restlichen 10% gut durchblutet, erfolgt eine Wiederherstellung der ursprünglichen Form nach ca. einem halben Jahr!

LEBERVERLETZUNGEN

Ät: - **Stumpfes** Lebertrauma: Lenkradanprall, Sicherheitsgurtkompression, Auffahrunfall
    --> Ausriß der Leber aus dem Halteapparat, Parenchymprellung, Parenchymzerreissung
- **Perforierendes** Lebertrauma: Stich-, Schußwunden, perforierende Rippenfrakturen, iatrogen (Leberblindpunktion)

Leber

Epid:
* 20% der stumpfen Bauchtraumen haben eine Leberbeteiligung
* **Bei einem stumpfen Bauchtrauma mit Leberbeteiligung immer auch alle anderen intraabdominellen Organe mitkontrollieren, da oft ein Zweitbefund vorhanden ist!**

Klin:
- Ca. 1/3 verlaufen inapparent, spontanes Sistieren der Blutung
- Druckschmerz im rechten Oberbauch (Ausstrahlung in die re. Schulter)
- Volumenmangelschock!

Diag:
1. Anamnese (Trauma) und klinische Untersuchung: Prellmarken, Douglas-Vorwölbung, Zunahme des Bauchumfangs, Flankendämpfung und Resistenz im re. Oberbauch
2. **Sonographie** (Flüssigkeit im Abdomen, Leberbefund)
3. Röntgen: Abdomenübersicht --> Zwerchfellhochstand re., Zwerchfellruptur?, evtl. CT mit KM
4. Peritoneallavage
5. Labor: Blutbildabfall

Ther:
- <u>Operativ:</u> Ind: Verdacht auf Leberparenchymruptur
  - Laparotomie
  - Lokale Blutstillung durch Gefäßumstechung, evtl. Teilresektion, Tamponade notwendig
  - Bei schwerer Blutung: zeitweise Unterbindung der Blutzufuhr durch Anklemmen des Lig.hepatoduodenale (mit V.portae, A.hepatica u. Duct.choledochus) mögl. (ohne Schaden bis 1 Std.). Bei Verletzung einer großen V.hepatica evtl. zeitweises Abklemmen der V.cava ober- und unterhalb der Leber (mit eingelegtem Cava-Shunt)
  - Verschluß des Parenchyms durch Fibrinkleber, lockere Kapselnaht, evtl. zus. Netzplombe
  - Intraoperativer Ausschluß einer Gallenwegverletzung durch Cholangiographie,
  - Einlegen einer Drainage

Kompl:
* Subkapsuläres Hämatom --> Ruptur verzögert möglich
* Einriß der V.cava, rechtsseitige Zwerchfellruptur
* Hämobilie, Bilhämie (= bilio-vaskulärer Shunt, bei zentraler Leberkontusion/-ruptur) --> Kompl: Abszesse, Lebernekrosen, Ikterus, gallige Peritonitis
  Ther: Leberteilresektion
* Austritt von Blut oder Galle ins Abdomen --> gallige Peritonitis
  Ther: Gallenwegrevision durch Naht u. T-Drain-Versorgung

LEBERABSZESSE

Ät:
- Primär = **Keimaszension** über die Gallenwege (Steincholangitis), parasitär (Entamoeba histolytica, Echinococcus), infizierte Leberverletzung
- Sekundär = infizierte Zysten, posttraumatische, postoperative od. hämatogene **Absiedlungen** (Tbc, Osteomyelitis, Tonsillitis, Furunkulose, Nabelvenensepsis)

Klin:
- Septische Temperaturen
- Druckschmerz im rechten Oberbauch
- Ikterus, Anämie

Diag:
1. Anamnese (Gallensteine, Tropenaufenthalt, Trauma?) und klinische Untersuchung: Hepatomegalie
2. Röntgen-Abdomenübersicht: Zwerchfellhochstand, Pleuraerguß
   CT, evtl. mit CT-gesteuerter Feinnadelbiopsie/Punktion
3. Labor: Leukozytose, Anämie
4. **Sonographie** u. ggf. Feinnadelpunktion (Bakteriologie und Antibiogramm)

Ther:
- <u>Konservativ:</u> Antibiose mit Cephalosporin + Metronidazol (Clont^R), Punktion (CT- oder Sonographiegesteuert) + Drainage
- <u>Operativ:</u> Ind: Multiple Abszesse, Versagen der kons. Therapie
  - Chirurgische Ausräumung oder Segmentresektion, postoperative Drainage

Leber | Seite 201

Kompl: * Amöbenabszeß --> hämatogene Aussaat, Abszeßperforation in Abdomen oder Lunge
* Septische Ausbreitung

DD: Zysten, Tumoren

LEBERZYSTEN

Etlg: # **Echte Zysten:** innere Epithelauskleidung, meist angeboren
Pseudozysten: kein Epithelauskleidung, erworben
Formen: solitär - multipel

Ät: - Angeborene Leberzysten: Mißbildung bei Gallengangsentwicklung (Retentionszysten, Gallenkanal findet keinen Anschluß), meist multipel (zu 50% dann auch andere Organe betroffen) od. solitär vorkommend
- Erworbene Leberzysten: Echte nur bei Tumoren: Zystadenom, Zystadenokarzinom der Gallengänge (= Proliferationszysten)
sonstige erworbene Zysten sind fast immer Pseudozysten
- Pseudozysten: Entzündlich (TBC), traumatisch (Blutungen), degenerativ (Zirrhose, Vernarbungen) oder tumorös (Tumornekrose)
Parasitär: Echinococcus granulosus (früher cysticus genannt), Echinococcus multilocularis (früher alveolaris genannt, seltener)

Path: · Echinococcus granulosus (cysticus): Hunde sind Hauptwirt, Schafe Zwischenwirt
Histo: chitinhaltige Membran (= Cuticula), proliferative oder germinative Membran --> von hier Abgabe von Protoscolices (Vorstufe der Hundebandwürmer)
große flüssigkeitsgefüllte Zysten mit Septen
· Echinococcus multilocularis (alveolaris): Wirte sind Fuchs - Maus - Katze - Mensch
kleine, feinblasige Zysten, Gewebeinfiltrationen

Epid: Echinococcus Vorkommen: E.granulosus: Mittelmeerländer; E.multilocularis: Alaska, Tirol, Schwäbische Alb, Schweizer Jura. Enger Kontakt zwischen Mensch und Tier fördert allgemein die Infektion

Klin: ■ Kleine Zysten sind **meist klinisch stumm** und bedeutungslos (Zufallsbefund)
■ Echinokokuszysten: lange Zeit stumm, dann unklare Oberbauchschmerzen, Druckgefühl, Schwellung in Bereich der Leber, deutliche Symptomatik erst bei Komplikationen:
* Ikterus bei Kompression der Gallengänge
* Akutes Abdomen durch Ruptur in Bauchhöhle (diffuse Aussaat im Peritonealraum)
* Ruptur in Nachbarorgane (z.B. Magen) oder Pleura
* Allergische Reaktionen gegen Echinococcus nach Ruptur, die von Urtikaria bis zum allergischen Schock reichen kann
* Eitrige Infektion, Abszeßbildung

Diag: 1. Anamnese und klinische Untersuchung
2. **Sonographie**
3. CT: (nativ und mit KM) sehr wichtig, für die Planung einer evtl. OP
Echinococcus granulosus --> große flüssigkeitsgefüllte Zysten
E. multilocularis --> feinblasige Zysten, häufig infiltr. Struktur
4. Labor: Evtl. Eosinophilie bei Echinokokuszysten
Immunologie: Hämagglutinationstest, ELISA-Nachweis von Echinococcus-Ak
Keine Punktion von Echinokokkuszysten, da Gefahr der allergischen Reaktion und abdominellen Verschleppung!
5. Röntgen: Abdomenübersicht --> evtl. Verkalkung der Zystenmembran sichtbar

Ther:
- Konservativ: Punktion (nicht bei V.a. Echinococus-Zyste), aber: Rezidive
  Palliativ bei nicht resezierbaren Echinococcus-Zysten Mebendazol (Vermox^R)
- Operativ: Ind: Komplikationen, Größe >10-12cm
  - Zysten-Entdachung: Abtragen des Daches der Zyste zum Peritoneum hin und Offenlassen des Zystenbodens (Peritoneum resorbiert den Rest an Flüssigkeit, der noch produziert wird), der Rand wird eingesäumt
  - Echinokokkuszysten: präoperative Kortisongabe (Prophylaxe allergischer Reaktionen)
    Perizystektomie: Zyste und umgebendes Gewebe wird entfernt, bei peripherer Lokalisation (nicht bei intrahepatischer Lokalisation wegen zu großer Wundfläche) oder
    Desinfektion + Omentumplastik: Eröffnung der Zyste, Absaugen des Inhaltes, Spülung mit jod- oder silberhaltiger Desinfektionslösung. Cuticula bleibt erhalten, zur Vernarbung wird Netz in die Höhle eingebracht. (Indikation bei Lokalisation in Leber)
    Alternativ: Marsupialisation mit Drainage nach außen
    Nachbehandlung mit Mebendazol für 3 Monate

Prog: Gut bei vollständiger Entfernung.

Kompl:
* Ruptur bei minimalen Traumen --> evtl. **Akutes Abdomen** (Echinokokkuszysten --> abdominelle Aussaat)
* Einblutung, Infektion, Abszeßbildung
* Maligne Entartung --> immer Histologie bei OP
  Op: * Echinokokkuszysten: allergische Reaktionen bei Entfernung/Eröffnung der Zyste
       --> präoperativ hochdosiert Kortison geben!
* Rezidivgefahr bei Echinokokkuszysten bei Kontamination des Abdomens

DD: Lebertumoren, Abszesse

LEBERTUMOREN

Ätlg: # Primäre oder sekundäre (= Metastasen) Lebertumoren
Benigne: Hämangiome, Leberzelladenom, Gallengangsadenom, Fibrome, Cholangiome, Lymphangiome, Lipome, Myxome, FNH = fokal-noduläre Hyperplasie
Maligne: Hepatozelluläres Karzinom = Hepatom, cholangiozelluläres Karzinom, Mischformen, maligne Hämangiome, embryonales Hepatoblastom, Sarkome, Cholangiosarkome

Ät:
- Hepatozelluläres Karzinom: Komplikation der **Leberzirrhose**, chronische HBV-, HCV-Infektion (bei perinataler Infektion Gefahr am größten), **Aflatoxine** (Pilztoxin), Thorotrast^R (früheres Rö-Kontrastmittel)
- Lebermetastasen: v.a. Kolon- und hohes/mittleres Rektum-, Magen-, Pankreas-, Mamma-Ca

Epid:
* 90% aller malignen Lebertumoren in Europa sind Lebermetastasen, Leber ist nach den Lk das häufigste "Metastasenorgan"
* Weltweit: Lebertumoren häufigstes Karzinom bei Männern ! (insb. Afrika u. Asien)
* Europa: Inzidenz: 2/100.000 Einwohner; m>w

Path:
- Hämangiome: Meist angeboren, lange bestehend, können von selbst verschwinden, pathologische Bedeutung nur bei großen Hämangiomen, da Rupturgefahr allg. gering.
- Adenome: **Können maligne entarten!** --> Exstirpation, Zusammenhang mit **Ovulationshemmern**, Rezidivneigung (von Hepatozyten ausgehend)
- Fokal-Noduläre Hyperplasie (FNH): Regeneratknoten mit Septen (reaktive Folge von unbekannten Stoffwechselveränderungen), Zusammenhang mit Ovulationshemmern wird vermutet, kann sich unter Östrogeneinnahme vergrößern, **keine** maligne Entartung. HISTO: zentrale Vernarbung mit sternförmigen Septen
  Exstirpations-Indikation nur bei großen FNH, wegen möglicher Rupturgefahr.
  DD: Adenom --> Feinnadelpunktion zur Diagnosefindung

Leber | Seite 203

- Karzinome: Verhältnis hepatozelluläres zu cholangiozelluläres Karzinom = 5:1
  Solitär, multizentrisch oder diffus infiltrierend wachsend, frühe Metastasierung
  TNM-Stadien der hepatozellulären und Cholangio-Karzinome:

T_1:	Tumor ≤2cm, ohne Gefäßinvasion
T_2:	Tumor >2cm, ohne Gefäßinvasion oder
	Tumor ≤2cm, mit Gefäßinvasion oder
	mehrere Tumoren in einem Leberlappen, kein Einzelner >2cm, ohne Gefäßinvasion
T_3:	Tumor >2cm, mit Gefäßinvasion oder
	mehrere Tumoren in einem Leberlappen, kein Einzelner >2cm, mit Gefäßinvasion od.
	mehrere Tumoren in einem Leberlappen, ein Einzelner >2cm, ohne oder mit Gefäßin.
T_4:	**Multiple Tumoren in mehr als einem Leberlappen** oder
	Tumor(en) mit Befall eines größeren Astes der V.portae od. Vv.hepaticae

N_1:	Regionäre Lk-Metastasen (Lk am Leberhilus, entlang am Lig.hepatoduodenale)

M_1:	Fernmetastasen oder nicht lokoregionäre Lk

Klin:
- Hämangiome: i.d.R. keinerlei Beschwerden
  Adenome: Häufig keine Beschwerden, meist zufällige sonographische Entdeckung
- Maligne Lebertumoren: Lange Zeit **keine** Klinik (Zufallsbefund), später:
  - Druckschmerzen im rechten Oberbauch (Kapseldehnungsschmerz), Völlegefühl
  - Evtl. tastbare Resistenz (Hepatomegalie)
  - Gewichtsverlust, durch verminderten Stoffwechsel, evtl. dyspeptische Beschwerden
  - Ikterus bei Kompression der Gallenwege
  - Fieber bei Tumorzerfall, evtl. paraneoplastische Polyglobulie
  - Tumorblutung --> evtl. Hämobilie --> GI-Blutung
  - Dekompensation einer vorbestehenden Leberzirrhose
  - Evtl. Aszites und Ödeme bei Leberfunktionsverminderung

Diag:
1. Anamnese und klinische Untersuchung
2. **Sonographie** --> Überblick
3. Labor: Tumormarker: **Alpha-Fetoprotein** (AFP) rel. spezifisch, wichtig zur Verlaufskontrolle bei Leberzirrhose -> Übergang zum Leber-Ca (Anstieg auf >100) und zur Tumor-Nachsorge (Rezidivparameter) positiv in 80% der Tumoren in Afrika, bei uns nur in 30% d.F.
   CEA (Carcinoembryonales-Antigen) weniger spezifisch (kann bei Magen-, Kolon-, Bronchial-, Schilddrüsen- und Leber-Ca erhöht sein)
   GGT, AP und Transaminasen evtl. erhöht, evtl. Anämie od. Polyglobulie
4. Röntgen: CT --> Lokalisationsdiagnostik
   Angiographie --> Darstellung der Gefäßanatomie
   ERC --> Darstellung der Gallenwege
5. Szintigraphie --> Differenzierung von Hämangiomen, FNH, Metastasen
6. Feinnadelbiopsie bei Adenom u. FNH, Karzinom; nicht bei Zysten! (s.o.)

Ther:
- Konservativ: Multiple Lebermetastasen (inoperabel): **Lokale arterielle Chemotherapie** (über A.hepatica) mittels subcutan implantiertem Port-System für 14 Tage (Vorteil: kaum Nebenwirkungen, da Hauptwirkung im Leber und nur geringer systemischer Effekt)
  Ind: Metastasen nur in der Leber, nicht mehr als 70% befallen, keine Leberzirrhose hauptsächlich für Kolorektale- und Mamma-Metastasen
  Durchführung: Cholezystektomie (als toxische Cholezystitisprophylaxe), Sondierung der A.gastroduodenalis kurz vor der A.hepatica und einlegen eines Katheters, Ligatur von A.gastrica dextra u. A.gastroduodenalis (tox. Gastritisprophylaxe)
- Absetzen der Pille od. Östrogenpräparate bei FNH u. Adenom. Wenn bei Adenom keine Rückbildung --> OP

Leber

- **Operativ:** Ind: Benigne Lebertumoren: Adenome, blutende od. gr. Hämangiome (>5cm)
  Maligne: Op einzige Heilungsmöglichkeit, aber: **nur 20% sind kurativ operabel** bei Diagnosestellung (wegen der späten Klinik)! Tumor muß auf einen Leberlappen beschränkt sein (T_1-T_3) --> Wichtig: Frühdiagnose
  - Quere und/oder mediane Oberbauchlaparotomie oder Rippenbogenrandschnitt oder transthorakaler + laparotomischer Zugang
  - <u>Hemihepatektomie:</u> orientiert sich an Cava-Gallenblasenlinie (links oder rechts von der rechten Linie des Segments IV, s.o.)
  - Erweiterte Hemihepatektomie rechts: orientiert sich am Lig.falciforme (mit Segment IV)
  - Leberlappenresektion links: linker Leberlappen bis zum Lig.falciforme
  - <u>Periphere Resektionen:</u> indiziert bei oberflächlichen, peripher liegenden Metastasen (Resektion im Gesunden als Keilexzision)
- **Lebermetastasen** --> chirurgischer Behandlung zugänglich, wenn:
  - Metastase insgesamt entfernbar (Solitärmetastase)
  - Metastasen nur in Leber (keine andere Organsysteme betroffen) und Primärtumor ebenfalls operabel
  Op: Periphere Resektion ohne Orientierung an den anatomischen Gegebenheiten --> Entfernung des Tumors mit Sicherheitsabstand
- <u>Ultima ratio beim Leberzellkarzinom:</u> **Lebertransplantation** bei Fehlen von Metastasen
- <u>Palliative Operationen:</u> bei Verdrängung, z.B. Magenausgangsstenose, Duodenalkompression --> Anlage einer **Gastroenterostomie** mit Braun-Fußpunktanastomose

Prog: Adenome und FNH häufig harmlos, aber: Gefahr der malignen Entartung bei den Adenomen!
Maligne Tumoren: **Prognose sehr ernst**, postoperativ 12 Monate mittlere Überlebenszeit, ohne OP kürzer. OP-Risiko ca. 10% Letalität.
<u>Lebermetastasen:</u> solitär 25% 5JÜR, multipel (--> Chemotherapie) nur 12 Monate mittlere Überlebensrate.

Kompl: * Hämangiome: Ruptur
* Leberkarzinome: frühe Metastasierung (Lunge, Gehirn, Knochen)
Op: * Blutung, Galleleck, Nahtinsuffizienz
* Subphrenischer Abszeß
* Leberversagen

Proph: Tumornachsorge bei malignen Tumoren: postoperative AFP-Kontrolle (Anstieg >50 => Rezidivverdacht) + Sonographie in 3monatigem Abstand

DD: Abszesse, Zysten

PORTALE HYPERTONIE

Syn: Portale Hypertension, Pfortaderhochdruck

Anatomie: Normaler portaler Druck: < 10 mmHg, ca. 3/4 des hepatischen Blutes stammen aus der Pfortader (zusammen mit A.hepatica ca. 1,5 l/min = 25% des HZV),
Portale Hypertension bei Druck > **10-12 mmHg**.

Ät: - **Prähepatischer Block** (extrahepatischer präsinusoidaler Block): Pfortader- (Pylethrombose) od. Milzvenenthrombose (erhöhte Thromboseneigung od. als Folge septischer Prozesse z.B. Umbilikalvenensepsis bei Kleinkindern), angeborene Mißbildungen der V.porta, vermehrter Blutzufluß zur Leber (AV-Fisteln, Splenomegalie), Kompression von außen, z.B. bei Neoplasien.

Leber | Seite 205

- **Intrahepatischer Block (90% d.F.):**
  Hepatozellulär (intrahepatischer postsinusoidaler Block): **Leberzirrhose**, davon 80% **Alkoholgenese**, 15% posthepatitisch, Cholangitis (biliäre Zirrhose), chronisch aktive Hepatitis (intrahepatischer sinusoidaler Block), periportale Fibrose, Fettleber, M.Wilson, chronische Arsenvergiftungen, Vinylchloridintoxikation, Schistosomiasis (weltweit am häufigsten!, intrahepatischer präsinusoidaler Block), Sarkoidose, kongenitale Zysten.
- **Posthepatischer Block** (extrahepatischer postsinusoidaler Block): Obstruktionen der Lebervenen, V.cava oder V.hepatica-Thrombose (**Budd-Chiari-Syndrom**) mit Rückstau in die Leber, Herzinsuffizienz ("Cirrhose cardiaque"), "Panzerherz".
- Bluterkrankungen (Gerinnungsstörungen)

Path:
- **Portale Hypertension** --> **Kollateralkreislaufbildung** (Umgehungskreislauf)
  1.) Magenvene (V.gastrica sinistra) - V.coronaria ventriculi
     --> **Oesophagusvarizen** (--> V.azygos --> V.cava superior)
     --> Blutungen v.a. an der Cardia (Massiv, im Schwall, 'Schüssel voll')
  2.) Nabelvene wird rekanalisiert --> sichtbares **Caput medusae**
  3.) V.mesenterica inferior --> **Plexus rectalis**, Beckenvenen --> Cava inferior (sichtbare rektale Gefäßausbuchtungen, sind aber keine Hämorrhoiden!, diese werden definitionsgemäß von Arterien gebildet)
  4.) Retroperitoneal: über Magen --> Milz --> Nierenvene (insb. linksseitig) --> Cava inferior
- Portale Hypertension --> **Splenomegalie** und beschleunigter Blutzellabbau
  --> v.a. Thrombozytopenie mit hoher Letalität bei Blutung, Leukopenie und gering ausgeprägte Anämie, Hämosiderinablagerungen
- Aszites-Bildung: Durch verminderte Eiweißproduktion der Leber (Hypalbuminämie --> geringer onkotischer Druck des Blutes), **erhöhten hydrostatischen Druck** durch portale Hypertension, Lymphaustritt aus der Leber (insb. bei posthepatischem Block) und sek. Hyperaldosteronismus (insuffiziente Leber baut kein Aldosteron und ADH mehr ab -> Na^+ und H_2O-Retention) --> Aszites
- Allgemeine **Blutungsneigung** durch verminderte Gerinnungsparameter (verminderte Syntheseleistung der Leber)
- Allgemeine Veränderungen der Hämodynamik: Der portale Anteil des Blutdurchflusses durch die Leber ist reduziert --> der arterielle Anteil kann kompensatorisch auf das Doppelte der Norm ansteigen (bis 1l/min).

Klin:
- Splenomegalie, Oberbauchschmerzen
- Leichter Ikterus, Palmarerythem, Spider naevi, Caput medusae
- Aszites (Nabelhernien), Ödeme
- Enzephalopathie (Einteilung nach TRAY, BURNS und SAUNDERS, 1966)

Stadium 1:	Leichte Konfusion, langsames Denken, Schlafstörungen, Stimmungsschwankungen, leichter Tremor, normales EEG
Stadium 2:	Inadäquates Verhalten, stärkere Schläfrigkeit, Flapping tremor, allgemeine Verlangsamung im EEG
Stadium 3:	Patient schläft meist, ist noch erweckbar, massive Konfusion, Flapping tremor noch vorhanden, abnormales EEG
Stadium 4:	Koma, Foetor hepaticus, Tremor nicht mehr vorhanden, EEG immer abnormal

- Flapping tremor: bei ausgestreckten Armen, dorsalflektierten Händen mit gespreizten Fingern => grobschlägiger flatternder Tremor der Hände u. Finger (ca. 1/sec), verursacht durch einen jeweils plötzlich einsetzenden Tonusverlust --> charakteristisch, aber nicht spezifisch (DD: Urämie, Herzinsuffizienz).
- Ösophagusvarizenblutung: insb. nach Druckerhöhung, z.B. Bauchpresse oder Gefäßarrosion --> Hämatemesis (Bluterbrechen), Melaena (Teerstuhl).

Leber

Etlg: # CHILD-Klassifikation zur Beurteilung der Leberfunktion (1964)

Gruppe A:	Bilirubin <2mg/dl, Albumin >3,5g/dl, kein Aszites, keine neurologischen Symptome, guter Ernährungszustand
Gruppe B:	Bilirubin 2-3mg/dl, Albumin 3-3,5g/dl, einfach zu eliminierender Aszites, geringe neurologische Symptome, guter Ernährungszustand
Gruppe C:	Bilirubin >3mg/dl, Albumin <3g/dl, therapierefraktärer Aszites, schwere neurologische Symptome, evtl. Coma hepaticum, schlechter Ernährungszustand

Klassifikation nach PUGH (angelehnt an die Child-Klassifikation)

	1Punkt	2Punkte	3Punkte
Albumin (g/dl)	>3,5	3-3,5	<3
Bilirubin (mg/dl)	<2	2-3	>3
Quick (%)	>70	40-70	<40
Enzephalopathie,s.u.	0	1-2	3-4
Aszites	0	+	+++

Addition der Punkte: Pugh A: 5-6 Punkte, Pugh B: 7-9 Punkte, Pugh C: 10-15 Punkte
Ausdehnung des Pfortaderverschlusses modifiziert nach AUVERT
Typ I: V.porta offen, intrahepatische Äste verschlossen (5% d.F.)
Typ II: Stamm der V.porta verschlossen (65% d.F.)
Typ III: Verschluß des Konfluenz v. V.mes.sup. und V.lienalis (1% d.F.)
Typ IV: Verschlüsse u. Stenosen im gesamten Zuflußgebiet der V.portae (20% d.F.)

Diag:
1. Anamnese und klinische Untersuchung: Splenomegalie, Ikterus, Aszites, Ödeme, Spider naevi, Caput medusae, Palmarerythem
2. Sonographie: Leber, V.portae, Milz
3. Labor: Gamma-GT, Transaminasen, Bilirubin erhöht
   Ges.-Eiweiß (Albumin) erniedrigt, Quick erniedrigt
4. <u>Endoskopie:</u> Oesophagus- od. Magenfundusvarizen
   In 30-50% d.F. trotz bekannter Oesophagusvarizen Blutung aus anderer Quelle ! (Ulcus, Erosionen, Gastritis, Adenom, Karzinom, Mallory-Weiss-Syndrom)
5. <u>Röntgen:</u> direkte oder indirekt Splenoportographie mit DSA
6. Direkte portale Druckmessung
7. **Leberbiopsie**

Ther: ▪ <u>Konservativ:</u> Blutung: Volumenersatz über ZVK, Blutersatz, Dauerkatheter (Bilanzierung)

1.) Akut: **Sonden** --> mechanisches Abdrücken der Venen: **Sengstaken-Blakmore-Sonde** (1) = Doppelballon-Katheter für Speiseröhren- und Kardiavarizen oder Linton-Sonde (2) = Einfachballon-Katheter für Magenfundusvarizen. Nie länger als 24 Std. (max. 48) anlegen, da Nekrosegefahr der Schleimhaut!
Transhepatische perkutane Embolisation der V.coronaria ventriculi möglich.
<u>Med:</u> Drucksenkung im Pfortadersystem mittels **Vasopressin** oder Terlipressin (ADH-Analogon) u. Nitrate.

2.) Dann: **Endoskopische Veröden** der Varizen para- oder intravasal (in 80% Blutstillung) mit Äthoxysklerol oder Histoacryl (bei Kardiavarizen)
Eine Sklerosierungstherapie als prophylaktische Maßnahme ist noch umstritten.

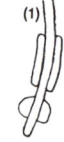

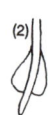

Aszites: NaCl- (max. 3g) und H_2O-Restriktion (max. 1,5 l/Tag), Diuretika (Aldosteronantagonist Spironolacton, evtl. + Xipamid od. Furosemid), Punktion (= Parazentese) nur im Notfall (z.B. Ateminsuffizienz) mit gleichzeitiger Albuminsubstitution (6-10g pro l abgelassenen Aszites)

- Operativ: Ziel ist die **Senkung des portalen Hochdruckes** (jedoch nur palliative Maßnahme, außer bei Transplantation, da keine Änderung des Grundleidens)
  Ind: Relativ zurückhaltend. Keine prophylaktische OP, da keine Prognoseverbesserung!, nie im Stadium der Blutung!, Op abhängig von der Allgemeinsituation (möglichst nur Child A,B)
  - Dissektionsverfahren: Unterbindung der venösen Gefäßversorgung von Ösophagus und proximalem Magen (nur temporäre Besserung wegen Kollateralbildung)
  - **Porto-Cavale Anastomose** (V.portae --> V.cava superior) totaler Shunt
    Nachteil: Leber wird ausgeschaltet --> Entgiftungsfunktion eingeschränkt.
    Evtl. zusätzlich Anlage einer arteriellen Verbindung zur V.portae in die Leber
  - **Spleno-Renaler Shunt** (distaler, nach WARREN) selektiver Shunt: Absetzen der V.lienalis von der V.portae und Verbindung mit V.renalis (--> V.cava)
    --> nur Entlastung der Oesophagusvarizen, die Leber wird nicht ausgeschaltet!
    --> portaler Hochdruck bleibt, Thrombosegefahr (Milzvene ist relativ klein)
  - Proximaler Spleno-Renaler Shunt (nach LINTON, z.B. bei Vorliegen von Verwachsungen nach Gallen-OP): Milzentfernung und Anastomose der V.lienalis auf die V.renalis, V.portae bleibt normal erhalten
  - Mesenteriko-kavaler Shunt: V.mesenterica sup. auf V.cava
  - Isolierte Milzvenenthrombose: Splenektomie
  - Konservativ therapieresistenter Aszites: Peritoneo-venöser Shunt (nach LE VEEN- oder als DENVER-Shunt mit zusätzlicher Pumpe) --> Ableitung des Aszites über einen Katheter in die V.jugularis interna
  - Evtl. Lebertransplantation

Prog: Ösophagusvarizenblutung: Letalität: 30-40% wegen Leberversagen, Aspiration, Lungenversagen, Schock durch massive Blutung.
Rezidivblutungsgefahr nach Sklerosierungstherapie: 30-40% durch neue Varizen oder Rekanalisation (insb. in den ersten 3 Monaten nach erfolgreicher Sklerosierung).
Gesamtprognose der portalen Hypertension: nach 5 Jahren leben noch ca. 50% (nach Shunt-Op gleiche Überlebensrate).
Budd Chiari-Syndrom und maligne Tumoren --> sehr ungünstige Prognose
Op-Letalität (portokavale Shunts): Child A 5 %; B 12%; C 40%.

Kompl: * Massive **Blutung aus Ösophagusvarizen** mit bis zu 50% Letalität (meist am ösophageokardialen Übergang, z.B. bei mechanischer Beanspruchung der Cardia durch Essen; starke Blutung wegen fehlender Gefäßkontraktion (da Venen) und meist verminderte Gerinnungsparameter.
* Rezidivblutungen nach Sklerosierungstherapie
* Leberkoma durch NH_3-Intoxikation, Proph: nicht resorbierbares Antibiotikum (Neomycin) + Reinigung des Darmes (Laktulose), evtl. Spülung

Op: * Shunt-Op's mit Ausschaltung der Leber (sind nur Palliativmaßnahmen) --> hepatische **Enzephalopathie** in 30-50% wegen der resultierenden schlechten Entgiftungsleistung (Prophylaxe durch Diät), Leberausfallskoma
* Sklerosierungstherapie der Ösophagusvarizen: Ösophagusstenose, Ausbildung von Varizen am Magenfundus
Ballontamponade: Drucknekrose der Schleimhaut

DD: Aszites: Portale Hypertonie, Malignome, Peritonealkarzinose, entzündlich (bakteriell, TBC, Lupus erythematodes), pankreatogen, chylös, posttraumatisch, kardiale Insuffizienz

LEBERTRANSPLANTATION

Ind: - **Benigne Indikationen:** Chronische Hepatitis, posthepatitische Leberzirrhose, primär biliäre Zirrhose, primär sklerosierende Cholangitis, akutes fulminantes Leberversagen, alkoholische Hepatitis (bei gesicherter Abstinenz für mind. 6 Monate), Trauma, Budd-Chiari-Syndrom, Gallengangsatresie (Kleinkinder), M.Wilson
- **Maligne Indikation:** Leberzellkarzinom
- **Indikationszeitpunkt:** Bilirubin > 7 mg%, verminderte Syntheseleistung der Leber (Quick < 50%), Zirrhosefolgen wie Enzephalopathie, nicht beherrschbarer Aszites, rezidivierende Ösophagusvarizenblutungen, Nierenfunktionsstörungen.
- Transplantation sollte durchgeführt werden **bevor** Bilirubin dauerhaft >7mg% bevor Albumin < 1,8 g/dl, vor Auftreten irreversibler Enzephalopathie, unkorrigierbarer Gerinnungsstörungen, ossärer Destruktionen und exzessiver Katabolie.

Epid:
* Altersgipfel: 1/2-3.LJ. und 45.-65.LJ.
* Weltweit wurden bisher ca. 10.000 Lebertransplantationen durchgeführt. Die erste erfolgte im Jahr 1963 von STARZL.
* In Deutschland führen zur Zeit 12 Kliniken Lebertransplantationen durch. 1992 wurden in der BRD 502 Lebern transplantiert.
* Kosten für eine Transplantation z.Zt. ca. 120.000,--, die gleiche Summe noch einmal für die Nachbehandlung.

KI:
\# Bestehender Alkoholismus
\# Malignome und Metastasen außerhalb der Leber
\# Fortgeschrittene kardiopulmonale/renale Erkrankungen
\# Rechts-links Shunts
\# Sepsis außerhalb der Leber

OP:
- 1. Sachgerechte Entnahme des Spenderorganes (meist als Multiorganentnahme): Leber mit anhängender V.cava, möglichst langer A.hepatica, V.portae und Duct.choledochus
- 2. Perfusion des Spenderorgans mit spezieller kalter Perfusionslösung ermöglicht heute eine Zeitspanne von der Explantation bis zur Implantation von 10 - max. 12 Std. (für Transport, Vorbereitung usw.).
- 3. Explantation der kranken Leber des Empfängers mit entsprechendem V.cava-Segment (in der Größe, wie bei der Spenderleber vorhanden)
- 4. Implantation der Spenderleber
    - **Orthotope Transplantation** heute Methode der Wahl: Implantation der Leber mit V.cava-Segment an die Stelle der körpereigenen Leber. Anastomosen: V.cava inferior kranial und kaudal, A.hepatica, V.portae (End-zu-End), Ductus choledochus (End-zu-Seit)
    - **Heterotope Transplantation** --> Leber intraabdominell od. subhepatisch verpflanzt
- **Leberteiltransplantation** (*split-liver*, als Lebendspende): Ind: Gallengangsatresie Entnahme des Lobus sinisters bei einem Elternteil und Implantation in das Kleinkind (die Restleber bei Vater/Mutter wächst wieder zur Ursprungsgröße nach und die transplantierte Leber im Kleinkind wächst normal mit)

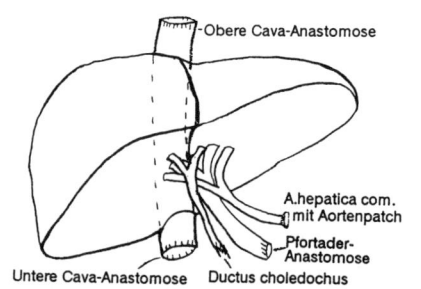

Ther: ▪ **Wichtig!** Nachbehandlung:
Immunsuppression mit Ciclosporin A (Pilzprodukt, Sandimmun^R) + Methylprednisolon, evtl. + Azathioprin (Immurek^R) + FK 506 (Pilzprodukt)
in Erprobung Antilymphozytenkonzentrat (für 3-7 die)
in Erprobung chimärer anti-CD_4-monoklonaler Ak
in Erprobung Immunmodulator BT 563 (Anti-Interleukin2-Rezeptor-Ak)
▪ Bei chronischer Hepatitis: Hyperimmunglobulin für 3-12 Monate, ggf. lebenslang
▪ Antibiotikaprophylaxe und Antivirale-Prophylaxe (Acyclovir) in der postoperativen Phase, evtl. + Pilzinfektionsprophylaxe.

Prog: Benigne Indikation: 1 JÜR bei 80%, 5 JÜR ca. 50%,
Maligne Indikation: 1 JÜR bei 50%, 5 JÜR 10%.
Die perioperative Letalität (bis 3 Monate post Op.) beträgt 10%.

Kompl: * Technische Probleme sind bei der Operation erheblich: im Durchschnitt 10 Bluttransfusionen notwendig, trotz obligatem Cellsaver-Einsatz. Biopumpe für die Zeit der Operation notwendig (da die V.cave ausgeschaltet ist) --> bringt das Blut aus dem unteren Teil des Körpers und aus dem portalen Kreislauf zum Herzen.
* Anastomoseninsuffizienz (Gefäße oder Gallengang)
* Gerinnungsstörungen, Pfortaderthrombose
* **Postoperatives Transplantatversagen** häufig! --> Retransplantation in ca. 20% d.F. notwendig
* **Abstoßungsreaktionen:**
hyperakut und akut (4.-14.Tag)
chronisch (vanishing bile duct syndrome) --> Retransplantation notwendig
* **Infektionen, als Folge der Immunsuppression** --> Sepsis (dann ca.50% letal)
* Tumorrezidiv (bei maligner Indikation)

GALLENBLASE UND GALLENWEGE

Anatomie:

Intrahepatisches Gallengangssystem mit 2 Hauptgallengängen (5-10mm) mündet am Leberhilus --> Duct.hepaticus communis --> nach 3-4cm Abgang des Duct.cysticus zur Gallenblase (Vesica fellae), danach Duct.choledochus (7cm), verläuft im dist. Anteil retroduodenal durch das Pankreasgewebe und mündet in 70% d.F. zusammen mit Duct.pancreaticus (common channel) in die Papilla duodeni major (VATERI) der Pars descendens duodeni. M.sphinkter Oddi an der Papille verhindert Reflux aus dem Duodenum.
Varietäten: 20% gemeinsame Papille mit getrenntem Gang; 10% getrennter Gang und getrennte Papillen.

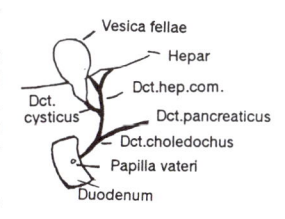

Topographische Lage: Gallenblase liegt an der Unterfläche des re. Leberlappens.
Benachbart zu: Lobus quadratus hepatis, Pfortader, Duodenum, re. Kolonflexur.
Einmündung des Duct.cysticus in Duct.choledochus: Lateral (Normalbefund) oder medial mit Überkreuzung oder mit Unterkreuzung des Duct.hepaticus oder langstreckige Verklebung.
Lig.hepatoduodenale enthält Pfortader (dorsal), A.hepatica (Mitte), Duct.choledochus (ventral re.).

Gallenblase und Gallenwege

Gefäßversorgung: **A.cystica** reicht nur mäßig bis zum Fundus (Ursprung meist aus A.hepatica propria, R.dexter. Kann auch direkt aus A.hep. propria o. A.hep. communis o. R. sinister entspringen). Die arterielle Versorgung ist am Fundus am schlechtesten (-> hier ist daher die Perforationsgefahr bei krankhaften Prozessen am größten).

Physiologie: Produktion tgl. **0,5-1,5 l Galle**. Lebergalle aus 97% Wasser, 1% Gallensäure, 0,7% Kalziumsalzen und je 0,1% Bilirubin, Phospholipide, Cholesterin, pH: ca. 8.
Gallenblasengalle: Eindickung auf 10-20% der Lebergalle durch Wasserentzug, pH: 7,0-7,4.
Entleerung durch Kontraktion d. Gallenblasenmuskulatur durch Nahrungsreize ausgelöst (Eigelb, Sahne, Fett, Röstprodukte, Kaffee, Alkohol).
Gallensäure: fördert intestinale Fettverdauung durch Emulsion u. Lipidmizellenbildung
Bilirubin: Abbauprodukt des Hämoglobins ohne Funktion

Formvarianten: Phrygische Mütze (Septen, Abknickung), Stippchengallenblase (Einlagerung von Cholesterin in die Wand). Bei Beschwerden (Entleerungsstörungen) --> Cholezystektomie.

Mißbildungen

Gallenblasenagenesie, Gallenblasensepten, Gallenblasendivertikel oder -duplikatur meist ohne klinische Bedeutung.
Gallengangsatresie Klin: progressiver Ikterus nach Geburt. Ther: biliodigestive Anastomose, evtl. Lebertransplantation
Gallengangszysten: (Manif. 1.-10.LJ.) rezidiv. Ikterus, Schmerz unter re. Rippenbogen.
Caroli-Syndrom: Multiple Stenosen + zystische Erweiterung der intrahepatischen Gallenwege mit rezidivierender Cholangitis + Ausbildung von Gallengangskonkrementen, mögliche Ausbildung einer sekundären biliären Zirrhose (mit schlechter Prognose)
Ther: Lasertherapie der Stenosen, Lithotripsie bei Gallengangssteinen, evtl. Lebertransplantation.
Cholangioadenomatose: Obligate Präkanzerose.

GALLENSTEINE

Syn: Gallensteinleiden, **Cholezystolithiasis** (Gallenblase), **Choledocholithiasis** (Stein im Duct.choledochus, meist präpapillär liegend, durch Wanderung von Steinen aus der Gallenblase oder durch neugeblidete Steine nach Cholezystektomie)

Ät: - Disposition des Lösungsungleichgewichtes: Gravidität, Ovulationshemmer, Dünndarm-Shunt-Operationen, Kurzdarm-Syndrom, Ileostomie, Diabetes mellitus, Hypercholesterinämie, M. Crohn, Adipositas, hämolytischer Ikterus, Clofibrat-Medikation, fettreiche Ernährung, chronische Obstipation, mangelnde Bewegung
- Die 5 F: "**fat - female - fertile - forty - fair**"
- Alter >40.LJ., familiäre Disposition
- Selten (Kindesalter): hämolytische Anämien, angeboren Gallenwegeanomalien

Path: • **Lösungsungleichgewicht der Lebergalle**, von Entzündungen und Motilitätsstörungen (Stase) der Gallenwege begleitet --> Steinbildung
• Theorie der Gallensteinbildung: Fehlendes Gleichgewicht zwischen Gallensäuren und Lezithin (Stabilisatoren) und der Menge der gelösten Substanzen wie Kalziumkarbonat, Bilirubin und Cholesterin führt zur **Lithogenität**.
Bilirubin- und Kalziumsteine: Überangebot der jeweiligen Substanz
Cholesterinsteine: **Cholesterin erhöht, Gallensäuren vermindert**
• Lok: Hauptsitz: Vesica, Choledocholithiasis: präpapillär.
• Steine sind Ursache nahezu aller Gallenleiden, da Disposition für Entzündungen durch die Stase gegeben ist!

Gallenblase und Gallenwege | Seite 211

- **Ikterus bei Cholestase** (= Stau in abführenden Gallenwegen) --> Gelbfärbung der Haut u. Skleren (ab Bilirubin >1,4mg/dl), lehmfarbener acholischer Stuhl, bierbrauner Urin (Bilirubinausscheidung durch die Nieren), Hautjuckreiz durch Gallensäureeinlagerung, Steatorrhoe (mangelnde Gallensäureexkretion --> Fettverdauungsstörung, Mangel an fettlöslichen Vitaminen, z.B. Vit. K-Mangel-Gerinnungsstörung --> Ther: Konakion i.v.).

Etlg: Steintypen: Cholesterin-Pigment-Kalkstein (ca. 80% d.f.), großer reiner Cholesterin-Stein (15% d.F., schweben in der Gallenblase) und kleiner Bilirubin-Stein (= Pigmentstein, selten, sedimentierend)

Epid:
* W >> m (3:1), familiäre Disposition
  > 40 Jahre: w = 32%, m = 16 % Steinträger (insg. ca 10 Mio. geschätzt für die ges. BRD)
* Unaufhaltsame Progredienz, die mit dem Alter parallel läuft
* Komplikationen (klinisch symptomatische Steine) treten meist nach dem 6. Dezennium auf, Häufigkeitsgipfel: Mann 65-70.LJ., Frau 50-60.LJ.

Klin:
- Nur 25% aller Steinträger werden symptomatisch = steinkrank
  --> **Nur die symptomatischen Steinträger müssen therapiert werden!**
- **Kolik** (ausgelöst durch fettes Essen oder nachts durch vagal induzierte Gallenblasenkontraktionen) anfallsartig sich steigernder Schmerz im rechten Oberbauch, evtl. mit Ausstrahlung in den Rücken oder rechte Schulter, evtl. Hyperalgesie in der Head-Zone: 6.-9. BWK
- Druckschmerz im Abdomen (rechter Oberbauch)
- Allgemeinsymptome: Völlegefühl, Blähungen, Nausea, Vomitus, Schweißausbrüche, dyspeptische Beschwerden, gelegentlich Schocksymptomatik
- Bei Cholestase initial Kolik (Übertritt des Steins von der Blase in Duct.cysticus --> Duct.choledochus), dann flüchtiger Ikterus (Stein im Duct.choledochus), evtl. Fieber durch bakterielle Infektion.
Bleibende Cholestase (biliäre Symptome): **Ikterus**, Pruritus, heller Stuhl, dunkler Urin.
Passagerer Ikterus bei Ventilstein im Choledochus

Diag: 1. Anamnese und klinische Untersuchung
Murphy-Zeichen: Eindrücken der Bauchdecke + Einatmen des Patienten --> Schmerz (=> schmerzbedingtes Stoppen der Inspiration)
2. **Sonographie** (Methode der Wahl, 95% Treffsicherheit bei Cholezystolithiasis) Schallschatten durch Steine, Lumen- und Wandveränderungen (Wanddicke wichtig zur Beurteilung von Entzündung)
Choledochussteine: dilatierter Choledochus (> 6mm)
Gastroskopie als DD: Ausschluß anderer Ursachen für die abdominellen Beschwerden
3. Röntgen: **Abdomenleeraufnahme** pos. nur bei verkalkte Steinen, nicht verkalkte Steine (ca. 75%) sind nicht schattengebend, Kalkmilchgallenblase, Porzellangallenblase (verkalkte Gallenblasenwand), Aerobilie + Dünndarmspiegel (bei Gallensteinileus)
Orale oder i.v.-Galle (**Cholezysto-Cholangiographie**) --> negatives Cholezystogramm, Steinnachweis (indirekter Steinnachweis durch Kontrastmittelaussparung), Kontraktilität prüfen nach Reizmahlzeit. Wichtig: Bei Bilirubin >2 mg/dl keine Ausscheidung von KM in das Gallengangssystem und somit kein Infusionscholangiogramm mehr möglich.
ERCP (endoskopische retrograde Cholangiopankreatikographie) oder **PTC** (perkutane transhepatische Cholangiographie): Bes. für Steine im Gallengang, Kompl: Cholangitis oder Pankreatitis mögl., in ca. 1% d.F.
I.v.-Galle od. ERCP insb. wichtig vor *endoskopischen Eingriffen* zum Ausschluß eines Steines im Gallengang (--> dann laparoskopische Cholezystektomie nicht möglich).
CT (selten): Lage- u. Formvarianten, Dichtemessung
4. Labor: Cholestaseparameter --> AP, GGT, evtl. GOT, GPT erhöht, direktes Bilirubin erhöht. Daneben BSG, BB kontrollieren als Entzündungsparameter.
5. Sequenzszintigraphie: Beurteilung d. Exkretion u. Abfluß mit 99Tc. (Ind: bei hohen Bilirubinwerten (>3mg/dl), da Röntgenkontrastmitteluntersuchungen dann nicht möglich)

Gallenblase und Gallenwege

Ther: Steinkranke (symptomatische Steinträger, ca. 25% aller Steinträger) sollten therapiert werden, da die Mehrzahl der Patienten während ihres Lebens biliäre Symptome oder Komplikationen zeigen. Asymptomatishe Steinträger werden nicht prophylaktisch therapiert.
- Kolik: Bettruhe, feuchte Wärme, Nahrungskarenz, Analgetika, Spasmolytika (20mg Buscopan^R i.v.). **Keine Morphine** wegen Sphinkterspasmus!
  Endgültige Therapie --> Intervallcholezystektomie
- **Konservativ:**
  - Medikamentös: Steinauflösung durch Zufuhr von Gallensäuren oral.
    Chenodeoxycholsäure oder **Ursodeoxycholsäure** (oder beides) für mind. 6 Monate (in 85% OP vermeidbar, Häufigkeit der Koliken sinkt um 50%) aber: nur für reine Cholesterinsteine geeignet (10% d.F.), Wiederauftreten der Steine nach Absetzen der Therapie (50% d.F. in 5 Jahren)
    KI: Steindurchmesser >1 cm, Gallenblasenwand >5 mm, kalkhaltige Konkremente, Pigmentsteine, akute od. chronische Cholezystis, Leberzirrhose, akute od. chronische Darmentzündung, Ulkus, Gravidität !, unkooperativer Patient (mangelnde Compliance).
    NW: Transaminasenerhöhung, Diarrhoen, Gallensteinkalzifikation
  - Cholelithotripsie (Steinzertrümmerung = **ESWL** = extrakorporale Stoßwellenlithotripsie):
    Ind (nur 10-20% der Patienten können so behandelt werden): Kleinere, kalkfreie Steine in der Gallenblase (insb. Solitärstein bis max. 3 cm, oder max. 3 Steine bis zu diesem Gesamtvolumen), Kontraktionsfähigkeit der Gallenblase muß zum Ausschwemmen der Trümmer erhalten sein
    Nach Lithotripsie Lysebehandlung (s.o.) zur Beseitigung der Restkonkremente;
    Prog: 50-85% sind nach 1 Jahr steinfrei, Rezidivrate nach 2 Jahren ca. 15%;
    KI: Steine zu groß, zu grob, nicht kalkfrei, Gallenwand funktionslos, akut od. chronisch entzündet, Gerinnung nicht intakt, Gravidität
    Kompl: Biliäre Beschwerden, Koliken (20-30%), fragmentbedingter Choledochusverschluß und biliäre Pankreatitis, Cholezystitis
    Rezidive: 10-15% pro Jahr
  - MTBE-Lyse: Punktion der Gallenblase (von außen) oder via ERCP mit Anlage einer liegenden nasovesikulären Sonde --> Einbringen v. **MTBE** (Methyl-tert-Butylether), Spülung für 1-3 Tage --> löst Cholesterinsteine auf
    Ind: insb. alte Patienten, die wegen anderer Erkrankungen schlecht operabel sind
    Kompl: Fistelbildung, gallige Peritonitis, Pankreatitis
    Rezidivrate: 10-15% pro Jahr
  - Choledocholithiasis --> Papillotomie und Extraktion der Steine (über **ERCP** und Dormia-Fangkörbchen, Ballon, oder evtl. mechanische Lithotripsie = Zerkleinerung oder laserinduzierter Lithotripsie unter Sicht mit Mutter-Baby-Endoskop)
    Kompl: Dünndarm- od. Duct.choledochus-Perforation, Pankreatitis, Cholangitis
- **Operativ:** Ind: Steinkranke (symptomatischer Steinträger, nur ca. 25% aller Steinträger), OP möglichst im Intervall. Stumme Steinträger sollten operiert werden, wenn multiple Steine (Wanderungsgefahr), großer Solitärstein (Wandnekrose), scharfkantige Kalksteine (Cholezystitis) vorliegen.
  - Methode der Wahl: **Laparoskopische Cholezystektomie** (sog. "Lapgalle"), ca. **70%** d. Pat. werden heute mit dieser endoskopischen Methode operiert (= minimal invasive Chirurgie, Tendenz steigend). Patientenselektion wichtig, KI beachten!
    KI: Akute Cholezystitis, Empyem, abdominelle Voroperationen (Oberbauch), Schrumpfgallenblase, Erfordernis der Choledochusrevision (Stein im Gallengang), V.a. Karzinom, Leberzirrhose + port. Hypertonie, Gravidität, hämorrhagische Diathese
    Vorteil: **Minimaler Wundschmerz, Entlassung am 3.-4. postop Tag!**, günstiges kosmetisches Ergebnis, kaum Komplikationen der "großen Bauchwunde" (Platzbauch, Verwachsungen)

Gallenblase und Gallenwege | Seite 213

OP: 4 Inzisionen (+ Trokare) für Optik, Instrument, Haltezange, Gasinsufflation.
Präparation v. A.cystica und Duct.cysticus, Abklemmen mit Metallclips --> durchtrennen.
Abpräparation der Gallenblase vom Leberbett mittels Elektrokoagulation (Hakenelektrode) Entfernen der Gallenblase (geht sie durch die Inzision in der Bauchdecke nicht durch, wird sie partiell herausgezogen, die Galle abgesaugt, Steine einzeln herausentfernt und dann leer entnommen), Verschluß der Inzisionen mit Naht.

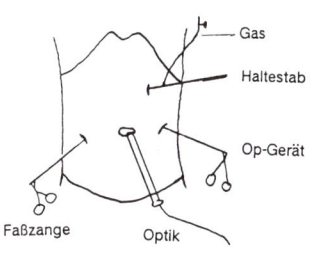

(Skizze mit Beschriftungen: Gas, Haltestab, Op-Gerät, Faßzange, Optik)

Postoperativ: 1.Tag postop. Sonographiekontrolle, dann voller Kostaufbau innerhalb von 2 Tagen (Tee, Zwieback, Haferschleim, Schonkost)
Kompl: Nicht beherrschbare Blutung (insb. aus A.cystica, Leberbett), Überaschungsbefund (z.B. Anomalien, unübersichtliche anatomische Verhältnisse, Karzinom) --> Umsteigen auf konventionelle Cholezystektomie notwendig.

- Neu in Erprobung: Laparoskopische Cholezystotomie = endoskopische Eröffnung der Gallenblase und Steinentfernung, anschließend Gallenblasenwandverschluß mit Clip und Fibrinkleber (Gallenblase wird also nicht wie bisher entnommen, sondern verbleibt in situ) oder temporäre Fistel (Cholezystostomie) und 4-wöchige Ursodeoxycholsäuregabe.

- Cholezystektomie mittels Laparotomie (konventionell, mit kleinem Schnitt sog. Mini-Lap): Pararektalschnitt (od. Rippenbogenrandschnitt rechts oder selten Mittelschnitt), Darstellung des Gallenblasenhilus, Ligatur den A.cystica und des Duct.cysticus (+ intraoperative Darstellung der ableitenden Gallenwege mit Kontrastmittel, um Steine im Gallengangsystem nachzuweisen und dann ggf. zu entfernen --> Choledochusrevision) u. retrograde Abpräparation der Gallenblase aus dem Leberbett und Entfernung (auch anterogrades Vorgehen vom Fundus zum Hilus möglich).
Postoperativ: Infusionstherapie mit 3l Glc 5% und Ringer im Wechsel am 1.postop Tag, dann Kostaufbau (2.Tag Tee, 3. Tag flüssig, 4 Tag passierte Kost, ab 6.Tag Schonkost)
Medikation: Cholspasmin^R zur Anregung des Gallenflusses
Drainage am 3 Tag in den Verband ableiten, dann tgl. kürzen, Drainage ex am 6.Tag, Nahtmaterial ex am 10.Tag
- Finden sich intraoperativ Steine im Bereich des Choledochus --> **Choledochusrevision:** Faßzange od. Fogarty-Katheter zur Steinentfernung, Papillensondierung mit Hegar-Sonde und Einlegen einer T-Drainage in den Duct.choledochus, sowie einer Zieldrainage im Wundgebiet des Choledochus.
Dann postoperativ: Ab ca. 4 Tag zeitweises Abklemmen des T-Drain, Anregung des Gallenflusses mit Cholspasmin^R, nach 8 Tagen Rö-Kontrastdarstellung über den T-Drain --> Abfluß frei, dann T-Drainage entfernen (die Gallenfistel durch die Drainage schließt sich meist nach 2 Tagen komplikationslos, dann kann auch die Zieldrainage entfernt werden). Der Kostaufbau erfolgt insg. verzögerter.

Prog: Cholezystektomie: Op-Letalität elektiv 0,3-0,5%, akut 2,5%, bei Risikopatienten (>60. LJ. mit Zweiterkrankungen) ca. 6%, Lapgalle 0,1%
Durchschnittliche Liegedauer: Konservative Op. 11 Tage, laparoskopische Op. 5 Tage.

Kompl: * **Cholezystitis** zu 90% durch Steine in Verbindung mit bakterieller Infektion (E.coli, Enterokokken) bedingt, Rest: nach Traumen, Volumenmangelschock (--> Nekrosen, Hypoxie)
* Choledocholithiasis bei Steinabgang aus der Gallenblase --> Cholestase, biliäre Symptome und mögl. folgende **Cholangitis**
* Gallenblasenhydrops (Gallenblasenstauung durch **Duct.cysticus-Verschluß**)
  + Superinfektion --> Gallenblasenempyem (Peritonitis mit sept. Schock, Schüttelfrost, extremer Leukozytose)
    chronisch --> narbige Veränderungen, Kalkeinlagerung (Porzellangallenblase)
  Ther: Cholezystektomie

Gallenblase und Gallenwege

* Gallenblasenperforation (selten, am ehesten am Fundus, da hier die Gefäßversorgung am schlechtesten ist) --> gallige Peritonitis mit sehr ernster Prognose (Letalität: 30-40%) oder gedeckte Perforation mit subhepatischem Abszeß.
  Meist Ausbildung einer cholzystoduodenalen Fistel --> siehe Gallensteinileus.
  Ursachen: Chronische Cholezystitis, Steindekubitus, Schocknekrose
* Biliäre Pankreatitis durch Rückstau von Pankreassekret im Duct.pancreaticus bei Stein im Duct.choledochus (common chanel-Theorie)
* Gallensteinileus: Ein großer Stein gelangt über eine Fistel ins Duodenum oder Intestinum (selten in die rechte Kolonflexur oder Magen), Steinabgang i.d.R. symptomlos; Steckenbleiben des Steins meist an der Bauhin-Klappe (Ileozäkalklappe) --> mechanischer Dünndarmileus.
  Diag: Rö-Abdomen: Luft in den Gallengängen (**Aerobilie** !) + Dünndarmspiegel + evtl. sichtbarer Steinschatten im rechten Unterbauch
  Ther: Akut Ileusbeseitigung, Gallensanierung später
* Mirizzi-Syndrom: Gallenblasenhalsstein führt im benachbarten Duct.hepatocholedochus zur Kompression oder narbigen Stenosen (sehr selten) --> Cholestase u. chronische Cholangitis
* **Maligne Entartung** (kaum ein Gallenblasen-Ca ohne Steine), Häufigkeit ca. 1%, Entartungsrisiko bei Gallenblasensteinen 0,01-0,05% pro Jahr.

Op: * Ligatur am Duct.choledochus statt am Duct.cysticus bei unübersichtlichen anatomischen Verhältnissen --> Gallenstauung aus der Leber!, daher intraoperativ Rö. des Duct.choledochus
* Ligatur der A.hepatica bei atypischem Verlauf --> Nekrosegefahr der Leber
* Choledochusläsion, Gallenfistel, Cysticusstumpfinsuffizienz, Nachblutung
* Gallengangsstriktur: Durch Operationen an Gallenblase oder Magen oder bei primär sklerosierender Cholangitis, Steindekubitus
  Sympt: Intermittierender Ikterus
  Ther: Plastische Erweiterung oder biliodigestive Anastomose
* Verletzung v. Gefäßen, Darm beim Einbringen der Trokare für die endoskop. Chirurgie
* Papillotomie bei ERCP: Papillenrestenose, Cholangitis, Pankreatitis, Blutung, Perforation
  Ther: Revision mit operativer transduodenaler Papillotomie
* "Postcholezystektomiesyndrom" --> Ursache: Belassene Steine, Stenosen, chron. Cholangitis, Papillenrestenose, chron. rezidivierende Pankreatitis. Zu langer Zystikusstumpf mit Steinneubildung --> ERCP zur Abklärung durchführen.
  Oder die präop. Beschwerden waren anderer Genese (funktionell, Dyspepsie etc.).

DD: - Ikterus (post-/extrahepatischer/cholestatischer):
Steinbedingt --> flüchtig, meist kleine Gallenblase oder
tumorbedingt, Strikturen, Papillenspastik --> konstant, meist große Gallenblase (Courvosier-Zeichen = prall gefüllte, schmerzlose Gallenblase)
Prähepatischer Ikterus: Überangebot an Gallenfarbstoffen, z.B. bei Hämolyse
Hepatischer Ikterus (= Parenchymikterus): Leberstoffwechselstörung, z.B. bei **Hepatitis**, Alkoholfettleber, **primär biliäre Zirrhose**, vererbte **Exkretionsstörungen** (z.B. M. Meulengracht, Crigler-Najjar-Syndrom, Dubin-Johnson-Syndrom, Rotor-Syndrom),
primär sklerosierende Cholangitis (seltene Erkrankung unbekannter Genese, zu 50% kombiniert mit chronisch entzündlichen Darmerkrankungen oder M. Ormond, gehäuft HLA B8 pos., Histo: fibrosierende Wandveränderung der Gallengänge)
Nach Auslandsreisen (Malaria, Parasitosen wie Echinococcus, Askariden)
Infiltration durch Systemerkrankungen, Amyloidose, Granulome, Adenome, primäres Leberzellkarzinom
Drogeninduziert, Medikamente (Chlorpromazin, Kontrazeptiva, INH, Antiarrhythmika, Haldol, Aponal, Antiepileptika)
Gravidität: Idiopathischer Schwangerschaftsikterus (meist im letzten Trimenon, familiäre Disposition, benigne, ca. 1:5000), Ikterus bei Hyperemesis (Histo: Verfettung der Leber mit azinozentralen Läppchennekrosen), EPH-Gestose, HELLP-Syndrom, akute Schwangerschaftsfettleber (rasch progredient, schlechte Prognose)

- **Kolik: Akutes Abdomen**, z.b. Ulkusperforation, Nierenkolik, Myokardinfarkt, Pankreatitis, Appendizitis, usw., siehe Übersicht:

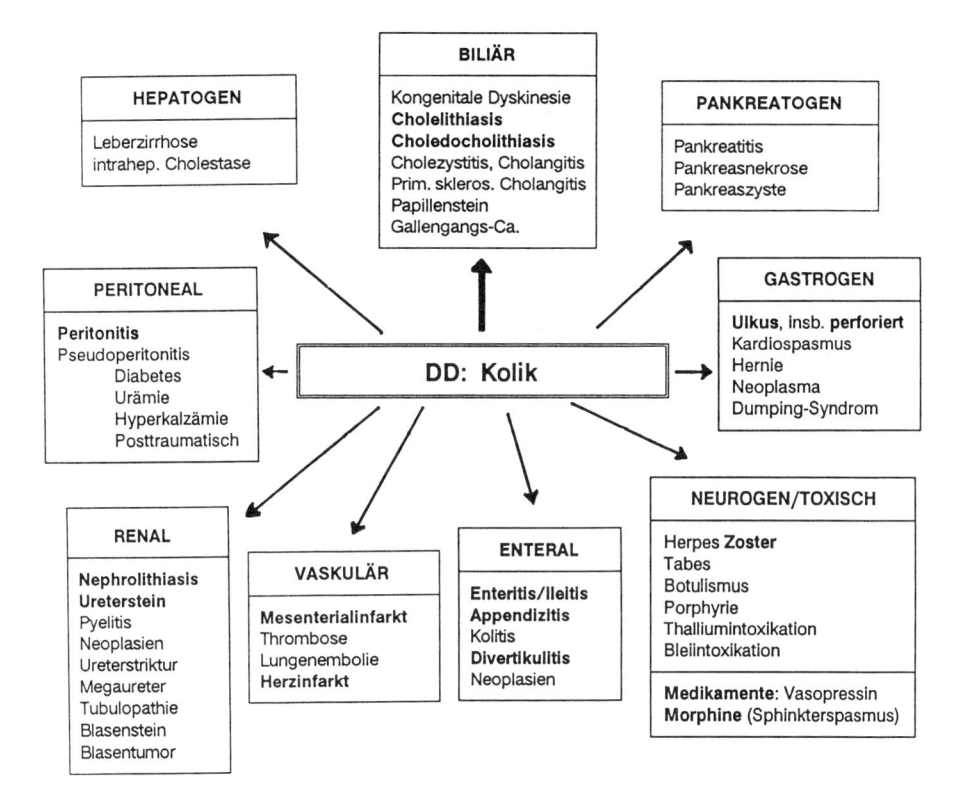

	BILIÄR	
HEPATOGEN	Kongenitale Dyskinesie	**PANKREATOGEN**
Leberzirrhose	**Cholelithiasis**	Pankreatitis
intrahep. Cholestase	**Choledocholithiasis**	Pankreasnekrose
	Cholezystitis, Cholangitis	Pankreaszyste
	Prim. skleros. Cholangitis	
	Papillenstein	
	Gallengangs-Ca.	

PERITONEAL		**GASTROGEN**
Peritonitis		**Ulkus**, insb. **perforiert**
Pseudoperitonitis		Kardiospasmus
Diabetes	← **DD: Kolik** →	Hernie
Urämie		Neoplasma
Hyperkalzämie		Dumping-Syndrom
Posttraumatisch		

RENAL	**VASKULÄR**	**ENTERAL**	**NEUROGEN/TOXISCH**
Nephrolithiasis	Mesenterialinfarkt	Enteritis/Ileitis	Herpes **Zoster**
Ureterstein	Thrombose	**Appendizitis**	Tabes
Pyelitis	Lungenembolie	Kolitis	Botulismus
Neoplasien	Herzinfarkt	**Divertikulitis**	Porphyrie
Ureterstriktur		Neoplasien	Thalliumintoxikation
Megaureter			Bleiintoxikation
Tubulopathie			
Blasenstein			**Medikamente:** Vasopressin
Blasentumor			**Morphine** (Sphinkterspasmus)

CHOLEZYSTITIS/CHOLANGITIS

Syn: Gallenblasenentzündung, Entzündung der Gallenwege

Ät:
- Cholezysto-/-docho**litihiasis** in 90% als Ursache (häufig Cysticusverschlußstein)
- Stenosen
- Primär sklerosierende Cholangitis (Autoimmunerkrankung)
- Infektiös: Salmonellen, Lamblien
- Vaskulär: Schockfolge, postoperative Minderdurchblutung

Path: Aszendierende Infektion bei **Abflußhindernis** (meist Steinleiden)
Keime: **E.coli, Enterokokken** (Streptococcus faecalis), Klebsiellen, Enterobakter, Clostridien

Gallenblase und Gallenwege

Etlg: # **Blande** Cholezystitis/Cholangitis
Phlegmonöse oder **gangränöse** Cholezystits
Gallenblasen**empyem**

Klin:
- Dauerschmerz (im Gegensatz zur Kolik beim Steinleiden!) im rechten Oberbauch, Abwehrspannung
- Leukozytose, **Fieber**, evtl. Ikterus
- Charcot-Trias: Schmerzen im rechten Oberbauch, Ikterus, intermittierendes Fieber
- Primär sklerosierende Cholangitis: intermittierender Ikterus, Fieber, mit dem Krankheitsverlauf zunehmend

Diag:
1. Anamnese und klinische Untersuchung
2. Sonographie: Konkremente, **Wandverdickung** (> 4mm), Konturenunschärfe, Vergrößerung des Organs
3. Labor: Mäßige Leukozytose bei blander Form, bis ausgeprägte Leukozytose beim Empyem

Ther:
- Konservativ: Blande Cholezystitis: Antibiotikagabe, Bettruhe, Eisbeutel, Antiphlogistika und Spasmolytika --> Op im symptomfreien Intervall durchführen (nach 4-8 Wochen)
- Operativ: Ind: Blande Cholezystitis innerhalb der ersten 3 Tage --> Früh-OP, in vielen Statistiken ist die Letalität hier geringer
  Bei gangränöser Cholezystitis oder Gallenblasenempyem --> sofort Op, wegen Perforations- und Peritonitisgefahr
  - Konventionelle Cholezystektomie und Drainage
  - Biliodigestive Anastomose, ggf. Lebertransplantation bei primär sklerosierender Cholangitis

Prog: Letalität bei gangränöser Form oder Empyem 15%!
Primär sklerosierender Cholangitis hat eine schlechte Prognose wegen der nicht aufhaltbaren Progredienz (--> frühzeitige Vorstellung des Pat. in einem Transplantationszentrum).

Kompl:
* Phlegmonöse od. gangränöse Cholezystitis --> absolute OP-Ind. wegen Perforationsgefahr
* Gallenblasenempyem: Peritonitis mit sept. Schock, Schüttelfrost, extreme Leukozytose. --> OP + Drainage. Letalität: 15%!
* **Gallenblasenperforation**: Nach rezidiv. Cholezystitis, Steindekubitus, Schocknekrose: Peritonitis, septischer Verlauf.
  1. Perforationsschmerz
  2. symptomfreies Intervall (8-12 Std.)
  3. Peritonitis --> Ther: Cholezystektomie, Drainage, Spülung
* Chronisch rezidivierende Cholezystitis --> Schrumpfgallenblase, **Porzellangallenblase**, Spätfolge: Gallenblasenkarzinom!
* Primär sklerosierende Cholangitis: Übergang in biliäre Zirrhose, zunehmende Gallengangstrikturen --> biliodigestive Anastomose
  Ultima ratio: Lebertransplantation

TUMOREN

Etlg: # **Gutartig:** Adenome, Papillome, mesenchymale Neubildungen, Lipome
Bösartig: Cholangiozelluläres Karzinom, Rhabdomyosarkom (Kindesalter).
Gallenblasenkarzinom (meist am Fundus), Gallengangkarzinom, Karzinom an der Ampulla Vateri (Papillenkarzinom)

Gallenblase und Gallenwege | Seite 217

 # Klatskin Tumor: Karzinom der zentralen Gallengänge (Hepaticusgabeltumor)
Klassifikation nach der Lokalisation (nach IVASAKI und KREMER):
I: Duct.hepaticus com. befallen und Hepatikusgabel mit einbezogen
II: Infiltration des rechten od. linken Duct.hepaticus
III: Befall beider Duct.hepatici
Histo: hochdifferenziert, langsames Wachstum, späte Metastasierung, aber insg. chirurgisches Problem wegen der ungünstigen Lokalisation am Leberhilus.

 # TNM-Klassifikation (gilt nur für Karzinome --> histolog. Diagnosesicherung notwendig)

<u>Gallenblase:</u> T_1 Gallenblasenwand (T_{1a} Schleimhaut, T_{1b} Muskulatur), T_2 Infiltration von perimuskulärem Bindegewebe, T_3 Tumor infiltriert über die Serosa hinaus oder in 1 Nachbarorgan (in Leber max. 2cm), T_4 Leberinfiltration >2cm oder in zwei oder mehrere Nachbarorgane (Magen, Duodenum, Colon, Pankreas, Omentum, extrahep. Gallengänge).
N_1 regionäre Lk (am Duct.cysticus, Choledochus oder Leberhilus = Lig.hepatoduodenale),
N_2 Lk um Pankreaskopf, periduodenal, periportal, zöliakal und/oder oben mesenterial.

<u>Extrahepatische Gallengänge:</u> T_1 Gallengangwand (T_{1a} Schleimhaut, T_{1b} Muskulatur), T_2 Infiltration von perimuskulärem Bindegewebe, T_3 Tumor infiltriert Nachbarstrukturen (Leber, Pankreas, Duodenum, Gallenblase, Kolon, Magen)
N_1 regionäre Lk (am Duct.cysticus, Choledochus oder Leberhilus = Lig.hepatoduodenale)
N_2 Lk um Pankreaskopf, periduodenal, periportal, zöliakal und/oder oben mesenterial

<u>Ampulla Vateri:</u> T_1 Tumor begrenzt auf die Ampulla Vateri T_2 Infiltration in Duodenalwand, T_3 Tumor infiltriert <2cm in Pankreas, T_4 Tumor infiltriert >2cm in Pankreas oder in andere Nachbarorgane
N_1 regionäre Lk (pankreatoduodenale, pylorisch, prox. mesenterial, am Duct.choledochus)
Milz-Lk und Lk am Pankreasschwanz gelten als Fernmetastasen M_1

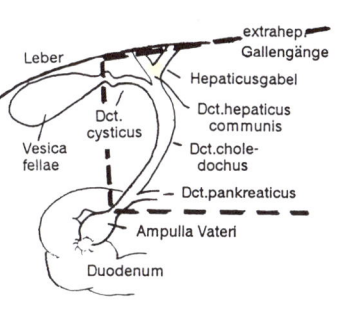

Ät: - Cholelithiasis in 70% d.F. nachweisbar
 - Chronische Entzündung (nekrotisierende Entzündungen mit Wandverkalkungen durch Einlagerung von Kalziumphosphat --> Porzellangallenblase)

Path: Lok: Gallenblasen-Ca: Fundus
 Gallengangkarzinom: Papille, Duct.choledochus, Hepatikusgabel

Epid: * Frauen überwiegen
 * Häufigkeit: (Malignome der extrahepatischen Gallenwege) ca. 0,1 - 0,8%
 * V.a. 60.-70. LJ.

Klin: ■ **Courvoisier-Zeichen**: Schmerzloser Ikterus + tastbar vergrößerte Gallenblase
 ■ Cholestase: Stuhlentfärbung, Dunkelfärbung des Urins, Pruritus, Ikterus
 ■ Bei Gallenblasentumoren auch Koliken mögl., häufig auch nur Zufallsbefund in der Sonographie

Diag: 1. Anamnese und klinische Untersuchung
 2. **Sonographie** meist wegweisend
 3. <u>Röntgen:</u> **ERCP** oder **PTC** präoperativ: Bestimmung der Entfernung des Verschlusses vom Leberhilus --> Operabilität ?
 PTC bes. geeignet bei zentralen Gallengangkarzinomen (Klatskin)
 Angiographie und **CT** zur Klärung der Tumorausdehnung
 4. Labor entspricht der extrahepatischen Cholestase (AP, GGT, direktes Bilirubin erhöht)

Gallenblase und Gallenwege

Ther:
- Konservativ: Bei Inoperabilität Anlage einer transhepatischen Gallendrainage (**PTCD**) mit Abfluß nach außen oder **via ERCP mit Abfluß nach innen**, evtl. Einlage einer Endoprothese in den Gallengang (Stent) zum offenhalten der Gallenwege (die konservativ palliativen Maßnahmen zeigen die gleichen Überlebenszeiten, wie operativ palliative Verfahren). Außerdem symptomatische Therapie gegen Ikterus.
- Operativ: Ind: Leider meist nur palliative Op möglich.
  - Gallenblasen-Ca: Cholezystektomie, evtl. Gallengangteilentfernung
  - Gallengangkarzinom: Resektion und biliodigestive Anastomose: **Hepatikojejunostomie mit** einer nach **Roux-Y**-ausgeschalteten Jejunumschlinge Klatskin-Tumoren: Hepatikusgabelresektion, Leberteilresektion und biliodigestive Anastomose oder perkutane transhepatische Drainage, ultima ratio: Lebertransplantation
  - Palliativ bei nicht resektablem Gallengangkarzinom: **Gallendrainage nach innen** als biliodigestive Anastomose: Hepatikojejunostomie, Cholangiojejunostomie (kleine intrahep. Gallengänge) oder Hepatojejunostomie (Leberresektionsfläche) oder mit transtumoral eingeführtem Katheter: **Pigtail-Katheter** (Überbrückt die tumorös verlegte Strecke und mündet im Duodenum) oder nach außen (perkutaner transhepatischer Katheter = PTCD oder via ERCP nach innen)
  - Papillen-Ca: **Whipple-OP** oder palliative Resektion im höheren Alter, Drainage via ERCP
  - Gutartige Tumoren bei Symptomatik: Exzision

Prog: Insgesamt **sehr ernst**. Überlebenszeit nach radikaler OP nur 2-3 Jahre. Op-Letalität 15%, mit Leberteilresektion 30%. Die günstigste Prognose haben noch die papillären Tumoren, da sie leichter resektabel sind. Am ungünstigsten sind die Klatskin-Tumoren.

Kompl:
* Ikterus durch Cholestase
* Leberinfiltration

Op: * Verletzung A.hepatica, Pfortader, Gallenfistel, Nahtbruch, chron. Cholangitis

DD:
- Cholezystolithiasis, rezidivierende Cholezystitis
- Postoperative Narbenstrikturen
- Pankreaskopfkarzinom

PANKREAS

Anatomie:
Entwicklung: aus verschmelzender ventraler u. dorsaler Anlage. Das Pankreas liegt komplett retroperitoneal.
Anatomische Beziehung zu: A.mesenterica superior (kaudal), Truncus coeliacus (kranial), Pfortader, A.hepatica com. (--> bei Tumor relativ frühe Inoperabilität, da bei Entfernung die Darmversorgung gefährdet wäre)
Der Pankreaskopf liegt hinter dem Duodenum (das Duodenum liegt dabei wie ein "C" um das Pankreas)
Pankreasschwanz reicht bis an die Milz heran --> Milzhilus, Milzgefäße
Ductus choledochus: Endstrecke verläuft durch den Pankreaskopf --> Pankreaserkrankungen können zu einem Ikterus führen

Arterien: Kopf: Aa.pancreaticoduodenalis sup. u. inf. (aus A.gastroduodenalis - A.mes. sup)
Mittleres Pankreas: A.colica dextra (aus A. mes.sup)
Körper u. Schwanz: A.lienalis (aus Trunc.coeliacus) u. A.colica sin. (aus A.mes.inf)
Venen: Die V.pancreaticoduodenalis mündet über die V.mesenterica sup. in die V.portae

Ausführungsgänge: Ductus pancreaticus (major) = WIRSUNGIANUS endet an der Papilla vateri mit einem Schließmuskel (Sphinkter ODDI) im Duodenum zusammen mit dem Gallengang, zusätzlich evtl. D.p. minor (accesorius) = SANTORINI
Der Druck im Pankreasgangsystem ist dabei höher als im Gallengangsystem --> verhindert Reflux von Gallensäuren, der zu Autodigestion führen könnte.

Lymphknoten: Peripankreatisch um Kopf und Korpus, Abfluß zu Lk an Leberpforte und am Duct. choledochus, Truncus coeliacus, Mesenterialwurzel, Pankreasschwanz --> Hilus der Milz.

Zugang: Intraabdomineller Zugang erfolgt über die **eröffnete Bursa omentalis**:
1. Durchtrennung des **Lig.gastrocolicum** = Durchtrennung des großes Netzes (Omentum majus) zwischen Magen und Querkolon (= Zugang von vorne) oder
2. Durchtrennung Entlang des **Lig.hepatogastricum + hepatoduodenale** = Durchtrennung des kleinen Netzes (Omentum minus) (= Zugang von oben) oder
3. Durchtrennung des **Mesocolon transversum** (= Zugang von unten).
Die Dorsalseite d. Kopfes ist erreichbar nach Mobilisation des Duodenums.

Physiologie:
Exokrin: ca. 1-2.000 ml/Tag aus H_2O, Bikarbonat (Neutralisiert den sauren Magensaft), Lipase, Amylase und Proteasen (Trypsin, Chymotrypsin, Elastase, Phospholipase A, Carboxypeptidase, die erst im Duodenum aktiviert werden -- > Verhinderung der Autodigestion).
Erscheinen die Enzyme im Blut --> Hinweis auf eine nicht koordinierte Abgabe der aktiven Enzyme durch pathologische Veränderung im Pankreas, v.a. Amylase, Lipase.
Stimuliert wird das Pankreas durch den N.vagus und das duodenale Sekretin (stimuliert die Bikarbonatabgabe) und Pankreozymin-Cholezystokinin (stimuliert die Enzymabgabe).
Endokrin: A-Zellen --> Glukagon, B-Zellen --> Insulin, D-Zellen --> Somatostatin, PP-Zellen --> pankreatisches Polypeptid (Antagonist des Gastrins).

KONGENITALE VERÄNDERUNGEN

<u>Pankreas anulare:</u> Pankreas umschließt den Pars descendens des Duodenums und führt dort zur Stenose. Manifestation im Neugeborenen oder Erwachsenenalter durch die Stenose (hoher Darmverschluß) oder durch rez. Pankreatitiden. Diagnose durch MD-Passage, GÖD, ERCP.
Ther: Duodeno-Duodenostomie oder Duodeno-Jejunostomie, keine Durchtrennung des Pankreasringes wegen Fistelbildung

<u>Pankreas divisum:</u> Verschmelzung der beiden pankreatischen Ganganteile (Ductus Wirsungianus u. Santorini) ausgeblieben --> Rückstau und Pankreatitis möglich (Dct.Santorini kann keine großen Sekretmengen bei kleiner Minorpapille drainieren)

<u>Pankreaszysten:</u> Isoliert oder in Kombination mit Leber- u. Nierenzysten oder Kleinhirnzysten auftretend.

Ektopisches <u>Pankreas</u> (Pankreas aberrans): Tritt bei 2% auf (in 90% im Magen, Duodenum, Jejunum od. Meckel-Divertikel) --> gelegentlich Ursache für epigastrische Beschwerden oder Blutungen

<u>Mukoviszidose (zystische Fibrose):</u> Aut. rez. erblich (häufigstes Erbleiden 1:2000), Fibrose d. Pankreas --> Maldigestion, Steatorrhoe, Sterkoralileus, Mekoniumileus (Neugeb.), rez. Bronchitiden, Bronchiektasen u. Lungenfibrose (zäher Schleim), Rektumprolaps, NaCl im Schweiß ++ (> 50 mval/l), Wachstumsverzögerung, Tod zw. 20-30. LJ.

PANKREASVERLETZUNGEN

Ät: Stumpfes oder perforierendes Oberbauchtrauma (Auffahrunfall/Lenkradanprall, Motorradunfall) --> Zerreissung des Pankreas im Korpusbereich meist über der Wirbelsäule, meist zusätzlich kombiniert mit anderen abdominellen Organverletzungen

Path: • <u>Lok:</u> Wichtig ist, ob mit od. ohne Gangzerreissung und ob mit od. ohne Kapselzerreissung
• **Gangzerreissung** --> Pankreatitis, Nekrosen, Pseudozystenbildung
• Perforierendes Trauma --> **Kapselzerreissung** --> Sekretaustritt (Pankreasfistel) --> Peritonitis

Klin: Entspricht den Symptomen einer akuten Pankreatitis (s.u.) oder Peritonitis, häufig aber erst nach einem **symptomfreien Intervall.**

Diag: 1. Anamnese (Unfallhergang) und klinische Untersuchung
2. <u>Sonographie:</u> Engmaschige Bauch- und Douglas-Kontrolle
3. Evtl. **Peritoneallavage** (Amylase, Lipase-Bestimmung)
4. Röntgen: Abdomen-Übersicht, Thorax (Begleitverletzungen), CT-Abdomen
   ERCP zum Ausschluß einer Gangverletzung
5. Bei perforierender Verletzung --> sofortige **explorative Laparotomie**

Ther: ▪ <u>Konservativ:</u> Stumpfe Traumen --> engmaschige Kontrolle, Intensivüberwachung, Schmerzmittel (Dolantin^R 50mg i.v.), ggf. Antibiose
▪ <u>Operativ:</u> Ind: Perforierende Verletzung
- Laparotomie
- Wenn mögl. Parenchymnaht, sonst Resektion des verletzten Abschnittes (bei Schwanzverletzung = Linksresektion) oder Resektion und Blindverschluß des Kopfes und Pankreatikojejunostomie mit Y-Roux an den unverletzten Schwanz.
Ausgiebige Drainage der Pankreasloge.

Kompl: * Peritonitis, retroperitoneale Nekrosen, paralytischer Ileus
* Posttraumatisch akut nekrotisierende Pankreatitis
* Pankreaspseudozysten

AKUTE PANKREATITIS

Ät:
- **Alkoholabusus** (v.a. jüngere Männer, 20-40 LJ., durchschnittlich nach 8-10 jährigem Abusus) Pankreatitishäufigkeit bei Alkoholikern liegt zwischen 0.9 u. 9.5% !
- **Biliäre Pankreatitis** (Steinleiden, Stenose der Papilla Vateri, v.a. ältere Frauen, 40-60 LJ.)
- Tumoröse Veränderungen der Papilla vateri oder juxta-, bzw. parapapillär oder durch Duodenaldivertikel (Aufstau durch Papillenmotorikbeeinflussung) --> biliäre Pankreatitis
- Alimentäre Exzesse
- Trauma (s.o.), **postoperativ** (z.B. großes Magen-Ca, das vom Pankreas abpräpariert werden muß), iatrogen endoskopisch (durch ERCP) ausgelöst
- Stoffwechselerkrankungen (Hyperparathyreoidismus --> ?, evtl. Steine --> Abflußstörungen), Fettstoffwechselstörungen, Hämochromatose, Hyperkalzämie, Urämie, Gravidität
- Medikamente: Azathioprin, Chlorthiazid, Furosemid, Sulfonamide, Tetrazykline, Östrogene, Valprionsäure, L- Asparaginase, Glucocorticoide
- Infektiös (z.B. Mumps, infektiöse Mononukleose, Virushepatitis, Coxsackie-Viren, Mykoplasmenpneumonie, Salmonelleninfektion, Brucellosen, Staphylokokken-, Streptokokkeninfektionen) --> v.a. bei Erwachsenen
- Systemerkrankungen: LED, Sjögren Syndrom, M. Behcet, Panarteriitis nodosa, ischämisch bei Arteriosklerose, maligne Hypertonie, Hypothermie
- Idiopathisch (ca. 10-20% ohne erkennbare Ursache --> immunologisch?)

Path:
- Alkohol: Toxische Zellzerstörung --> Aktivierung der Enzymvorstufen schon in der Zelle --> Parenchymzerstörung (Autodigestion, Autolyse)
- Biliär: Rückstau des Pankreassekretes im Ductus pancreaticus durch Stein oder Tumor im Dct.choledochus --> Aktivierung des Pankreassekretes noch im Pankreas
- **Autodigestion durch intrapankreatische Aktivierung der proteolytischen Enzyme:**
  Trypsin, Chymotrypsin --> Ödem, Nekrose u. Blutung
  Lipase in Verbindung mit Gallensäuren --> Fettgewebsnekrosen
  Elastase --> greift die Gefäßwände an und führt zu Blutungen
  Phospholipase A --> bildet Lysolezithin aus Lezithin --> zytotoxische Wirkung
  Kallikrein setzt Bradykinin frei --> Vasodilatation mit Schock (evtl. Nierenversagen)
- Nicht immer besteht eine Korrelation zwischen dem klinischem Befund und den nachweisbaren morphologischen Veränderungen.
- Bei leichtem Verlauf völlige Restitution möglich

Etlg: Nach SCHÖNBORN und KÜMMERLE (Mainzer Klassifikation)

Grad I:	**Ödematöse Pankreatitis**, gutes Ansprechen auf konservative Therapie, Prognose gut, Letalität: ca. 0-5%
Grad II:	Komplizierte Pankreatitis mit **limitierten Nekrosen**, geringes Ansprechen auf konservative Therapie, beginnende Schocksymptomatik, Subileus, Leukozytose, Abfall des Serumkalziums
Grad III:	Subtotale bis totale Pankreasnekrose, diffus **hämorrhagisch nekrotisierend**, Schock, progred. Verschlechterung trotz Intensivmedizin, Letalität: 50-90%

Epid:
* Inzidenz: ca. 10/100.000/Jahr
* Männer: meist Alkohol als Ursache (40% d.F.), Frauen: meist Gallenwegserkrankungen Ursache (50% d.F.)

Klin:
- Gehört zum Formenkreis des 'Akuten Abdomen' (intraabdominelle Ursache)
- Schmerzcharakter: allmählich entwickelnd, innerhalb weniger Stunden sein Maximum erreichend, für Stunden bis Tage anhaltend, selten auch schmerzlos (5-10% d.F.)
  Lokalisation: im Oberbauch mit Ausstrahlung in den Rücken --> **gürtelförmiger Schmerz**
- Übelkeit, Erbrechen, Appetitlosigkeit, evtl. Fieber

- Elastische Bauchdeckenspannung (Gummibauch), verminderte Darmgeräusche
- Meteorismus bei Subileus, evtl. Aszites
- Allgemeinreaktionen: Kreislaufreaktion durch Flüssigkeitsverlust, wenn Entzündung über Pankreas hinausgeht --> Flüssigkeitsansammlung in Nekrosestraßen (Retroperitoneum, Magen, Dick-, Dünndarm) --> Schock, Nierenversagen, Lungeninsuffizienz (ARDS), Koma (Ursache unbekannt, z.B. Toxine?, keine direkte Schockfolge)
- Ikterus: bei Affektionen der Gallenwege

Diag: 1. Anamnese (Gallensteine, Alkoholabusus) und klinische Untersuchung: Druckschmerz im Abdomen, initial kein brettharter Bauch, sondern '**Gummibauch**' (50% d.F.), aufgeblähter Bauch (reflektorische Paralyse, v.a. im Epigastrium), Schwellung des Retroperitoneums --> Flankenschwellung, evtl. druckdolenter Tumor (Hämorrhagie, Pseudozysten)
Cullen Zeichen: braunrote od. bräunliche Verfärbung im Nabelbereich (= ödematöse Durchtränkung der Bauchwand bei schwerster Form der Pankreatitis)
Grey Turner Zeichen: wie Cullen, in den Flanken (Prognostisch ungünstige Zeichen)
Boas-Punkt: Druckpunkt im li. Kostovertebralwinkel (Höhe TH12)
Auskultatorisch: verminderte oder fehlende Darmgeräusche
2. Labor: **Amylase** u. **Lipase** erhöht (im Serum und etwas später auch im Urin (Amylase), aber: keine Korrelation zum Ausmaß, sogar normale Werte möglich!)
CRP (C-reaktives Protein): steigt an mit Ausmaß der Nekrosen, **Kalzium**: Ablagerungen in Nekrosen --> je niedriger das Kalzium, desto größer die Nekrosen
ebenfalls Prognosefaktor Erhöhung von alpha-1-Antitrypsin und Erniedrigung von alpha2-Makroglobulin
Leukozyten erhöht mit path. Linksverschiebung
Bei Cholestase: AP, GGT, Bilirubin (direktes) erhöht
Blutzucker: korreliert mit Schwere der Pankreasnekrose (wenn Diabetes auftritt --> massive Nekrose, da 10% der Langhans-Inseln ausreichen, um BZ zu regulieren)
Prognosefaktoren: **Ranson Kriterien:** Hyperglykämie (>200 mg/dl), Leukozytose >16000, GOT >100 U/L, Hypokalzämie (<2 mmol/L) und Verlaufsindizes wie Absinken des Hämatokrits um >10%, Base-Excess >4 mval, und pO2 <60 mmHg sind prognostisch ungünstige Parameter. Mehr als drei dieser Befunde sowie blutiger Aszites und Met Hb >5% i.S. weisen auf eine nekrotisierende Pankreatitis hin.
3. Sonographie: Größe (diffuse Vergrößerung), Infiltration, Umgebungsreaktion (unscharf begrenzte Pankreasloge, Peritoneal- bzw. Pleuraerguß), Gallengänge, Stein vor Papille (im Choledochus --> biliäre Pankreatitis), Pseudozysten, Nekrose (Änderung des Reflexionsmusters im Sono)
Sonographie sehr gut zur Verlaufsbeobachtung geeignet.
4. Röntgen: Abdomenübersicht in Linksseitenlage: Pankreasverkalkungen, Gallensteinschatten, Zeichen eines paralyt. Ileus mit Spiegeln einzelner Darmschlingen
Rö-Thorax: Plattenatelektasen, Pleuraerguß li., komplizierende basale Pneumonie
CT: Schwellung, Vergrößerung, Retroperitoneum, Verkalkung als Zeichen wiederholter Pankreatitisschübe
CT mit KM-Bolus (= Angio-CT): welche Organe sind durchblutet --> Nekrosen?
Morphologische Stadieneinteilung (**Ultraschall** od. **CT**) nach KLOSE (Mainzer Klassifikation)

Stadium A: Organvergrößerung, peripankreatische Exsudationen (Bursa od. pararenal)
Stadium B: **Lokalisierte Organnekrose**, Aszites, Nekrosestraßen, Abszesse, Blutung
Stadium C: Wie Stadium B, aber **subtotale bis totale Pankreasnekrose**

5. ERCP: Wenn Stein vorhanden (Cholestase im Labor, Sonographie) --> Papillotomie. Der Einsatz der ERCP ist bei anderen Formen der Pankreatitis umstritten (wg. möglicher iatrogener Pankreatitis).

Ther:
- **Konservativ:** Akut ödematös --> konservative Behandlung, **Intensivüberwachung**
  Absolute Nahrungskarenz (Ausschaltung der Pankreasstimulation) --> parenterale Ernährung, **Magensonde** und H2-Blocker (z.B 6 Amp. Zantic^R/Tag), damit Magensäure nicht Pankreas reizt
  Volumensubstitution (ca. 4l/Tag, RR, ZVD, Urinbilanz, temperaturabhängig), **Elektrolytsubstitution** (K, Ca, Na, Cl)
  Analgesie: bei mäßigen Schmerzen Fortral 20mg i.v., 30 mg s.c. od. i.m. alle 3-4 h
  Bei schweren Schmerzen: Procain 2g/Tag, b. Bed. zusätzlich Dolantin 50 mg i.v., 50-100 mg s.c., oder i.m. alle 3- 4h (keine Opiate, da Druckerhöhung im Gangsystem durch Sphinkterspasmus)
  Medikamente: Calcitonin, Somatostatin, Carboanhydrasehemmer, Glukagon zur hormonellen Sekretionshemmung, Aprotinin --> Proteasenhemmung (Trasylol^R), aber: alle diese Med. haben keine Wirkung auf Verlauf und Letalität!
  Antibiotische Infektionsprophylaxe: nicht generell, nur bei Temperaturanstieg
  Insulin: nur indiziert, wenn Hyperglykämie >250 mg/dl persistiert
  Pankreasfermente zur Ruhigstellung der Drüse später beim Nahrungsaufbau
- Biliäre Pankreatitis bei Steinleiden: ERCP und endoskopische Papillotomie (EPT) mit Steinentfernung
- Pankreaspseudozysten: 50% bilden sich innerhalb von 6 Mon. zurück. Bei einer Größe von >10 cm kann kaum mit einer Rückbildung gerechnet werden. --> Wiederholte ultraschallgesteuerte Punktionsdrainage od. operative Drainage (Zystojejunostomie, s.u.)
- Pankreasabszesse --> sonographiegesteuert Punktion und Erregerbestimmung --> gezielte Antibiose
- **Operativ:** Ind: Nekrotisierende Pankreatitis mit Andauung von Nachbarorganen (Gummibauch --> Peritonitis), Abszedierung der Nekrosen, ausgedehnte Nekrosen mit Verschlechterung des Allgemeinzustandes, Sepsis, Aszites-Bildung durch Entleerung von Pankreassekret ins Abdomen bei nekrotischem Gangsystem, wenn sich trotz Intensivtherapie der Zustand des Pat. innerhalb der ersten 2-3 Tage verschlechtert. Malignitätsverdacht.
  - Zugangsweg: Eröffnung der Bursa omentalis (s.o.)
  - Nekrosektomie + wiederholte Spülung (Saugspüldrainagen mit 12l/Tag) des Pankreaslagers über Drainagen mittels Reißverschluß (temporärer Bauchdeckenverschluß --> mehrfache unkomplizierte Laparotomien möglich)
  - Akute Pankreasresektionen sind mit einer hohen Letalität verbunden, ebenso wie reine Nekrosektomie (30-50%! Letalität)
  - Wiederherstellungsphase: Parenterale Ernährungstherapie über 1 Woche, dann Tee, Zwieback, bei weiterer Beschwerdefreiheit: Schleim, Reduktion der Infusionsmenge, 8.-9. Tag: Kartoffelbrei, Milch, Nudeln, Magerquark, Infusionen absetzen, 10.-14. Tag: zusätzlich Fleisch,
  4-8 Wo lang Vermeidung von schwer verdaulichen Speisen (hoher Fettgehalt, Gebratenes, Kohlgemüse, scharfe Gewürze)
- Orale Fermentsubstitution: Zur schnelleren Schmerzfreiheit in der Akutphase und beim Nahrungsaufbau. Nach 8 Wochen nur noch dann indiziert, wenn Maldigestion auftritt (Chymotrypsin im Stuhl erniedrigt, Steatorrhoe, Pancreolauryl-Test pathologisch, s.u.)
- **Alkoholkarenz** bei ödematöser Pankreatitis für mind. 6 Mon. bei nekrotisierender Form lebenslang!

Prog: Ödematöse Form: Meist restitutio ad integrum (Letalität max. 5%), Nekrosektomie mit programmierter Bursa Lavage (Letalität 10%).
Gesamtletalität ca. 15-20%. Bei hämorrhagisch-nekrotisierender Form (Grad III) ca. 50%!

Kompl: * **Pseudozysten** auch bei Ausheilung (bis zu 10cm groß), entstehen nach Narben (infektiös, traumatisch) oder bei **akuter/chronischer Pankreatitis**
Kompl: Einblutung, **Kompression** von Milzvenen, Choledochus, Verdrängung von Magen, Duodenum, Kolon, **Ruptur** --> Fistelbildung mit Nachbarorganen, Perforation, Infektion, Blockade des Lymphabflusses --> Aszites, Pleuraerguß
Diag: Sono, CT, MDP: Aufweitung des duodenalen-C
Proc: Verlaufsbeobachtung über mindestens 6 Wochen

OP-Ind: 1.) Persistierende Zyste > 5-8cm nach 6 Wochen (50% machen bei dieser Größe Komplikationen
2.) Komplikationen (s.o.)
OP: Pankreasfistel nach außen im akuten Notfall
= Marsupialisation (z.B. über Ultraschall gesteuerte Punktion oder Einnähen der Zystenwand in die Bauchdecke). Besser: Innere Drainage mit Fistel zum Dünndarm = **Zystojejunostomie** (s.Abb.)
DD: Echte Zysten: Mukoviszidose, Echinococcus, polyzystisches Pankreas (angeboren)
* **Pankreasnekrose**, retroperitoneale Fettgewebsnekrosen
* Magen-Darm-Blutungen bei Arrosion von Gefäßen, Milzvenenthrombose
* Schockgeschehen mit Nierenversagen, ARDS, Verbrauchskoagulopathie, Multiorganversagen, Subileus
* Abszeßbildung, Sepsis
* Übergang in eine **chronische Pankreatitis**

Marseille-Klassifikation (1984): Beurteilt den Pankreaszustand nach einem Schub
Akute Pankreatitis: Nach Ablauf eines Schubes ist das Pankreas anatomisch und funktionell wieder voll intakt.
Chronische Pankreatitis: Anatomische und funktionelle Ausfälle feststellbar. I.e. fokale Nekrose, segmentale Fibrose, diffuse Fibrose, mit oder ohne Kalk.
Obstruktive chronische Pankreatitis.

Op: * Infektion, Peritonitis, Schock

Proph: 1. **Alkoholkarenz !**
2. Behandlung des Grundleidens

DD: - Alle DD des **Akuten Abdomens** möglich
- Penetrierendes, perforiertes Ulkus, Appendizitis, Ileus, Volvulus
- Akute Cholezystitis, Gallenkolik, Nierenkolik, Stau bei Pankreaskarzinom
- Mesenterialinfarkt, Milzinfarkt, Aneurysma dissecans der Aorta abdominalis, Lungenembolie
- Herzinfarkt, insb. Hinterwandinfarkt (akute Pankreatitis kann EKG-Veränderungen machen (negatives T)) --> Labor: Ck und Ck_{MB} mitbestimmen!
- Labor: nicht pankreatikogene Amylaseerhöhung: Hepatitis, Z.n. Abdominal-OP, Extrauteringravidität, Niereninsuffizienz, Makroamylasämien

CHRONISCHE PANKREATITIS

Ät: - **Chronischer Alkoholabusus** (80%), z.B. 20 g/d --> Risiko erhöht auf 2-3 Fache
- Biliär (mit zunehmendem Funktionsausfall), z.B. Postcholezystektomiesyndrom, Abflußstörungen bei patholog. Veränderungen der Papille
- Hyperparathyreoidismus, Hyperlipoproteinämie, Mukoviszidose (zystische Fibrose)
- Hereditäre Einflüsse, autoimmunologisch
- Pankreas divisum, da Drainagekapazität der Minorpapille überfordert
- Idiopathisch (ca. 10% ohne erkennbare Ursache)

Path: • Präzipation von eiweißhaltigem Material in Azini u. Endkanälchen --> Kalziumeinbau
--> Konkremente, die Sekretfluß behindern. Stase, Autodigestion, Zerstörung --> Fibrose
In die fibrotischen Veränderungen können auch Nachbarschaftsstrukturen miteinbezogen werden: Stenose des Gallenganges, regionale portale Hypertension, Duodenalstenosen
• Morphologisch charakterisiert durch Sklerose u. Verlust des exokrinen Parenchyms. Dilatation der Gänge (bedingt durch Steine oder Zugkräfte, ist noch nicht geklärt)
• Cambridge Klassifikation: Histologisch alle Arten von Entzündungszellen, Ödem u. fokale Nekrose. Zysten u. Pseudozysten, mit u. ohne Kontakt zum Gangsystem

Formen der chronische Pankreatitis nach der **Marseille-Klassifikation:**
Chronische Pankreatitis mit fokaler Nekrose
Chronische Pankreatitis mit segmentaler oder diffuser Fibrose
Chronische Pankreatitis mit oder ohne Konkremente, Kalzifizierend
Obstruktive chronische Pankreatitis: Dilatation des Gangsystems proximal der Stenose Einengung bedingt durch Tumor, Narbe; --> diffuse Atrophie, Fibrose. (Besserung der Veränderungen, wenn Ursache der Obstruktion beseitigt)
· Verlaufsformen: chronisch rezidivierend (mit jeweils akuten Schüben) oder chronisch progredient

Epid: Häufigkeit: 0.1-0.4% d.Bev.

Klin:
- **Rezidivierende Schmerzattacken** (Frühsymptom), abhängig oder unabhängig von Nahrungsaufnahme. Gewichtsverlust bei Schmerzabhängigkeit von der Nahrungsaufnahme (= Vermeidungsverhalten).
  Lok: Epigastrium (75%), re. Regio hypochondria (45%), li. (30%) u. evtl. Ausstrahlung bis in die Schulter.
- Exokrine Pankreasinsuffizienz (Spätsymptom) führt zur **Nahrungsintoleranz für Fette** --> **Steatorrhoe** --> Gewichtsverlust --> evtl. Meteorismus
- vernarbender "Tumor" --> Einengung der Nachbarstrukturen, insb. Ductus choledochus --> rezidivierender Ikterus (30% d.F.)
- Stenosierung des Bulbus duodeni (Einengung durch die Prozesse im Pankreaskopfbereich) --> klinisch Symptome einer Magenausgangsstenose
- Klinische Stadien:
  I: Relative Insuffizienz bei einzelnen entzündlichen Schüben
  II: Sekretorische Insuffizienz + lat. Diabetes mellitus
  III: Völlige digestive Insuffizienz + manifester Diabetes mellitus

Diag:
1. Anamnese (Alkoholkonsum lang u. regelmäßig, Steinleiden?) und klinische Untersuchung
2. **Sonographie** mit relativ hoher Treffsicherheit (80%), Seitenäste d. Dct.pankreaticus verplumpt, Hauptgang befallen, Pseudozysten, Konkremente
3. Röntgen: Abdomenleeraufnahme --> Verkalkungen im Pankreasbereich
   Thorax: evtl. linksseitiger Pleuraerguß
   CT: Verkalkungen, Vergrößerung, Aufhellungszonen, Gangunregelmäßigkeiten
   ERCP: Ductus choledochus, Ductus pancreaticus: Abwechslung von erweiterten und verengten Abschnitten, 'perlschnurartig', evtl. distale Dilatation des Ductus pancreaticus. Im Rahmen der ERCP kann außerdem auch bioptisch Material gewonnen werden, z.B: zur DD eines Papillenkarzinom. Bei Verlaufskontrollen kann auf die ERCP verzichtet werden!
4. Labor: Pankreatitischer Schub --> Erhöhung von Lipase und Amylase
5. Teste: Heute kaum noch klinische Bedeutung
   - Pankreolauryltest (bei intakten Pankreasfermenten tritt das fluoreszierende Spaltprodukt im Sammelurin auf)
   - Sekretin-Pankreozymin-Provokationstest (Sekretin i.v., Gewinnung des Duodenalsaftes u. Bestimmung der Bikarbonatkonzentration, dann Pancreomycin i.v. führt zur Sekretion von Amylase, Lipase, Trypsin), pathologisch erniedrigte Werte beweisen die Funktionseinschränkung
   - Chymotrypsinbestimmung im Stuhl (semiquantitativ)
   - BZ-Bestimmung (Diab. mellitus-Entwicklung aber erst selten und spät)
6. Endoskopie: ÖGD zeigt Impressionen des Magens, Kompressionen des Duodenums, peptische Ulzera --> Ausschluß anderer Ursachen für die Oberbauchbeschwerden
7. Ggf. sonographie- oder CT-gesteuerte Biopsie zum Tumorausschluß

Ther:
- Konservativ: Pankreasenzymsubstitution (z.B. Pankreon[R]) zum Ausgleich der Insuffizienz --> Eingriff in den Regelkreis --> weniger Enzyme werden im Pankreas produziert --> schmerzstillende Wirkung
- Operativ: Ind: Gallensteine, Kompression von Choledochus, Duodenum oder Kolon, Pseudozysten (s.o.), Malignitätsverdacht, therapieresistente Schmerzen, Pfortader- oder Milzvenenthrombose
  - Gallensteinleiden --> evtl. Papillotomie od. Cholezystektomie + Choledochusrevision

- Methode der Wahl: **nicht resezierendes Drainage-Verfahren**
  1.) **Biliodigestive Anastomose**, z.B. bei Verschlußikterus
     (--> Choledochojejunostomie mit ausgeschalteter Y-Schlinge nach Roux)
  2.) **Pankreato-Jejunostomie** mit ausgeschalteter Y-Schlinge nach Roux (wenn Ductus pancreaticus dilatiert, sog. 'big duct desease', bei 'small duct desease' partielle Duodenopankreatektomie --> vorher durch ERCP abklären!)
  3.) Gastroenterostomie, bei Kompression des Bulbus duodeni
  4.) Zystojejunostomie bei großen Pseudozysten
- Evtl. selten Pankreasteilresektion (Pankreaslinksresektion, evtl. + Milzexstirpation --> Kopf bleibt erhalten)
  oder Whipple-Op (partielle Duodenopankreatektomie --> Schwanz bleibt erhalten), **notwendig bei Malignitätsverdacht** oder wenn Stenosen durch Drainage-Verfahren nicht beseitigt werden können.
- **Diät**: reichlich KH, hoher Eiweißgehalt, Fett nur so viel wie ohne Steatorrhoe verträglich. Bei Maldigestion zusätzlich Gabe mittelkettiger TG, die ohne Lipase vollständig resorbiert werden können. Evtl. Vitamin u. Ca-Substitution. **Alkoholkarenz!**
- Fermentsubstitution: Nur bei Maldigestion z.B. Kreon^R 3 x 1-2 Kps. (nach Whipple-Op oder BII keine Kpsl., sondern nur Granulat), bei schwerer Malabsorption Verbesserung der Fermentwirkung durch H_2-Blocker (Cimetidin, Tagamet^R) 15 Min vor jeder Mahlzeit.
- Bei Meteorismus: Lefax^{R2}
- Bei Diab. mellitus: fast immer insulinbedürftig, schwer steuerbar, da auch Glukagon fehlt.

Prog: Letalität nach 5 Jahren ca. 20%, nach 25 Jahren: fast 100%!
Frühzeitiger Alkoholentzug verbessert die Prognose und kann den Prozeß zum Stoppen bringen (aber ab gewissem Stadium Verselbständigung und Eigendynamik)

Kompl: * **Maldigestion** durch Pankreasinsuffizienz u. Diabetes mellitus (bei >90% Parenchymverlust) mit Steatorrhoe, Abmagerung, Eiweißmangelödeme
* **Pseudozysten**, Kompression oder **Thrombose der V.lienalis** mit regionärem Pfortaderhochdruck, intestinale oder MDT-**Arrosionsblutung**
* Duodenalstenose (Magenausgangsstenose) durch Kompression des duodenalen-C
* Nekrose und Abszeß --> Sepsis mit Fieber
* Assoziiert: peptisches Duodenalulkus, Leber-u. Gallenwegserkrankungen, metastatische Fettgewebsnekrosen in der Subkutis, Gelenksentzündungen, herdförmige Osteolysen, Hautpigmentierungen

Proph: 1. Lebenslange absolute **Alkoholkarenz!**, Fett, Kaffee, Tee meiden.
2. Vermeiden pankreastoxischer Medikamente

DD: - Pankreaskarzinom
- Angina abdominalis (mesenteriale Arteriosklerose, Ortner-Syndrom)
- Chronische Cholezystitis, Cholangitis
- Chronische entzündliche Prozesse

PANKREASKARZINOM

Ät: - Unbekannt
- Potentielle Risikofaktoren: Nikotinabusus, Alkoholabusus, Karzinogene in der Nahrung, schwere Dysplasie des Gangepithels, chronische Pankreatitis, Gallenwegserkrankungen (Cholelithiasis mit rez. Choledochusstenosen), Genuß größerer Kaffeemengen

Path: • Histo: In der Reihenfolge der Häufigkeit --> Adeno Ca (meist duktales Ca mit Ausgang von den kleinen Pankreasgängen, selten azinäres Ca mit Ausgang vom Azinusepithel) > Plattenepithel Ca > kleinzellige > szirrhöse > anaplastische Formen

- Lok: Kopf (70% d.f.) > Corpus > Schwanz, u. selten auch Karzinome der Papille
- Metastasierung: Sehr frühe lymphogene und hämatogene Metastasierung.

Etlg: Stadien des (exokrinen) Pankreaskarzinoms n. HEMRECK (TNM in Klammern)

I:	Tumor **lokal auf das Pankreas beschränkt** (= T1a <2cm T1b >2cm)
II:	**Invasion in angrenzendes Gewebe** (Duodenum, peripankreatisches Gewebe = T2; Magen, Milz, Kolon, Pfortader u. Mesenterialgefäße = T3)
III:	Befall der **regionären Lymphknoten** (= N1)
IV:	Generalisiertes Karzinom = **Fernmetastasen** (Leber, Peritonealkarzinose, usw. = M1)

Epid: * Liegt an dritter Stelle nach dem Kolon u. Magen-Ca unter den Karzinomen des MDT, in den USA eines der häufigsten Karzinome.
* Häufigkeitsgipfel liegt zw. 60. u. 70.LJ., m > w = 3:2

Klin:
- Schmerzen im Oberbauch, initial postprandial, dann Dauerschmerz (mit gürtelförmiger Ausstrahlung in den Rücken)
- Inappetenz, starker Gewichtsverlust, Schwäche und dyspeptische Beschwerden, Druckgefühl im Oberbauch, Erbrechen, Diarrhoe (Steatorrhoe)
- In 1/3 Verschlußikterus (durch Okklusion der ableitenden Gallenwege) mit in 50 % **Courvoisier-Zeichen** (Ikterus mit prallelastisch schmerzlos palpabler Gallenblase), evtl. acholischer Stuhl, generalisierter Pruritus
- Thrombosen, Thrombophlebitiden, Thrombophlebitis migrans (Stauung im venösen Abfluß, Gerinnungsstörungen durch Enzymübertritt)
  Merke: Bei unerklärlichen, rezidivierenden Thrombosen an Karzinome von Pankreas und GI-Trakt denken!
- Evtl. Diabetes mellitus oder pathologische Glukosetoleranz
- Bei den extrem seltenen metastasierenden Pankreastumoren, die Pankreasfermente (Amylase, Lipase) sezernieren, können Fettgewebsnekrosen, Arthritiden und Eosinophilie vorkommen

Diag:
1. Anamnese und klinische Untersuchung: Leber kann durch Metastasen oder Cholestase vergrößert sein, vergrößerte Milz spricht für Milzvenenthrombose, tastbare Gallenblase + Ikterus = **Courvoisier-Zeichen**
2. Labor: Anämie, Cholestase (Bilirubin, AP, GGT)
3. Sonographie: 80-90%ige diagnostische Genauigkeit mit ultraschallgesteuerter (oder CT-gesteuerter) Feinnadelpunktion
   Endosonographie! (Beurteilung des Pankreas über die Magenhinterwand)
4. ERCP (=endoskopische retrograde Cholangiopankreatikographie, über ein Endoskop wird die Papille drainiert und mit Kontrastmittel gefüllt): in 92% verläßliche Darstellung der Karzinome (Obstruktion, Stenosen oder Abbruch des Ductus pancreaticus, kavernöse Veränderungen)
   evtl. mit endoskopischer Biopsie verdächtiger Gangveränderungen
   alternativ: PTC (perkutane Cholangiographie)
5. Röntgen: CT-Abdomen (90% Treffsicherheit), bei Unsicherheit: selektive Angiographie (pathologische Gefäße, A./V.mesenterica superior/V.portae-Infiltration?)
   Magen-Darm-Passage oder hypotone Duodenographie (Erweiterung des duodenalen "C", Magenausgangs- od. Duodenalstenose --> Spätzeichen, die Inoperabilität anzeigen)
6. Tumormarker: CA 19-9, CEA, CA 50 zur Verlaufskontrolle (auch Pankreatitis macht erhöhte Werte --> nicht zur Frühdiagnostik geeignet!)
7. Staging: Fernmetastasen, v.a. Leber (Sono, CT)
8. Ultima ratio: **Explorative Laparotomie** (z.B. Tumoren < 1cm sind mit allen Methoden nur schwer nachzuweisen, hätten bei frühzeitiger Op aber eine gute Prognose --> intraoperative Schnellschnitte)

Ther: ▪ Konservativ: Palliative Maßnahmen: endoskopische transpapilläre Endoprotheseneinlage in die Gallenwege oder perkutane transhepatische Cholangiographie mit perkutaner Drainage (PTCD) bei Pankreaskopfkarzinom, welches die Gallenwege okkludiert
▪ Operativ: Ind: Kurativ (lokaler Tumor, Stad. I,(II,III) und Papillenkarzinome), palliative Maßnahmen bei Befall von mehreren Lymphknotenstationen, Fernmetastasen und Stenosen v. Magen od. Duodenum)
 - **Operation nach Whipple** (USA, 1943) Radikaloperation: **Duodenopankreatektomie** (Rechtsresektion des Pankreas --> Schwanz bleibt erhalten und Entfernung des gesamten Duodenums und der Gallenblase) + Magenteilresektion (zur Verhinderung eines Ulcus peticum jejunum) + Entfernung der regionären LK. Restmagen, Rest des Pankreas und Duct. choledochus und Jejunum werden als Y-Roux (od. BII) readaptiert (= Gastro-choledocho-pankreatiko-jejunostomie).
 - Diskutiert wird auch Op nach Whipple mit Pankreastotalresektion + Mitentfernung der Milz (wegen der dortigen Lymphknotenstation), die Ergebnisse scheinen aber nicht besser zu sein
 - Palliative-Op (nicht kurabler Tumor): biliodigestive Anastomose bei Ikterus (Choledocho-Jejunostomie: Dünndarmschlinge wird an den dilatierten Choledochus genäht) Beseitigung einer Magenausgangsstenose (bei Duodenalkompression) --> Gastroenterostomie. Oft müssen beide Op's gleichzeitig durchgeführt werden.
▪ Nach Totalresektion des Pankreas müssen Pankreasfermente (per os) u. Insulin (s.c.) substituiert werden.

Prog: Nur 15% d.Pat sind für eine Resektion überhaupt geeignet. Op-Letalität: 5-10%.
5JÜR nach Radikal-OP: miserabel, 4%!
Mittlere Überlebenszeit ohne Resektion (palliative Maßnahmen): 6-9 Monate, 5JÜR = fast 0%.
Die schlechteste Prognose haben das azinäre Adeno-Ca und das undifferenzierte Karzinom.
Lebenserwartung eines Papillenkarzinoms und eines $T_{1a}N_0M_0$ wesentlich besser (aber immer noch schlecht: 5JÜR ca. 30%).

Kompl: * Todesursache: Metastasierung mit Kachexie, seltener Blutung
Op: * Nahtinsuffizienz
 * Restpankreatitis, Restpankreasfisteln
 * DIC (= Verbrauchskoagulopathie)

DD: - Chronische Pankreatitis, Zysten des Pankreas
 - Benigne Pankreastumoren (Lipome, Kapselfibrome, extrem selten), meist zystische Adenome (seltener solide), fließende Übergänge zwischen präneoplastischem Zystadenom u. Zystadenokarzinom mögl.

PANKREASTRANSPLANTATION

Ind: Insulinpflichtiger **Diabetes mellitus** (Typ I) mit sekundären Komplikationen, insb. bei terminaler **Niereninsuffizienz** (--> Pankreas- + Nierentransplantation indiziert) und extrem instabiler Diabetes (sog. "brittle Diabetes")

Path: • En-bloc-Entnahme beim Spender von Leber, Pankreas, Duodenum und Milz
 • Transport des Organs in kalter University of Wisconsin-Lösung, HTK-Lösung oder Silika-Gel-filtriertem Plasma (Zeit bis **max. 8 Std.**)
 • Lok: Meist heterotope Implantation im re. Unterbauch mit Anschluß an die art. Iliakalgefäße und V.iliaca, Pankreasgang an Y-Roux-Schlinge

Epid: * Erste Transplantation 1967, weltweit seither ca. 3.500 Pankreastransplantationen durchgeführt. In der BRD 1992: 31 Pankreastransplantationen.
 * Isolierte Inselzelltransplantationen bisher ohne Erfolg

Ther:
- Operativ:
  - Transplantation als **Pankreassegmenttransplantation**
  - Transplantation als **Pankreasduodenaltransplantation**
  - **Pankreasduodenaltransplantation in Kombination mit Nierentransplantation:** kontralaterale (zur transplantierten Niere) Implantation des Pankreas in der Fossa iliaca mit Anschluß an die Iliakalgefäße
  Pankreasgang an Y-Roux-Schlinge, oder Ableitung in die **Blase** oder blinder Verschluß
- Perioperative Antibiotikaprophylaxe
- Postoperativ: Funktionskontrolle des Glukose-Stoffwechsels, Amylase, Sonographie, Inselzellantikörper
- **Immunsuppression:**
  Initial: Ciclosporin A + Azathioprin + Prednisolon + Antithymozyten-Globulin
  Später: Ciclosporin A + Azathioprin + Prednisolon
  Akute Abstoßungsreaktionen: monoklonale Antikörper OKT III

Prog: 75-85% 1-Jahres-Transplantatfunktionsrate bei Kombination mit Nierentransplantation! OP-Letalität 5-10%. Der Diabetes bessert sich in fast 100% d. F. auf Normalwerte.

Kompl:
* Postischämische Transplantationspankreatitis
* Abstoßungsreaktion
* CMV-Infektion
* Postoperative Hypoglykämien

Proph: Konsequente Immunsuppression postoperativ (gute Einstellbarkeit bei kombinierter Pankreas- und Nierentransplantation)

MILZ

Anatomie:

Lage: **Intraperitoneal** unter dem li. Rippenbogen (9.-11.Rippe, Regio hypochondriaca) subphrenisch. Ca. 12x8x3cm groß, 150-200g schwer.
Kontakt zu Zwerchfell, Magen, Pankreasschwanz, Querkolon (Flexura coli sinistra), Niere und Nebenniere.
Bänder: Lig.gastrolienale (zum Magen), Lig.phrenicolienale (zum Zwerchfell)
Gefäßversorgung: A.lienalis (aus Tr.coeliacus=Tripus Halleri) und Anastomosen zu Aa.gastricae brev. u. A.gastroepiploica sin. -> dextra (-> A.hep.com -> Tr.coeliacus); V.lienalis (in V.porta)
Histologie: Retikuläres Netzwerk aus Milztrabekel + Milzpulpa (= Parenchym, aus roter, blutreicher Pulpa und weißer, lymphozytenreicher Pulpa)

Physiologie: Sequestration überalterter/defekter Erythrozyten, Granulozyten, Thrombozyten ("Blutmauserung"). Speicherung von Thrombozyten (ca. 30% d. Gesamtzahl) und Makrophagen u. Lymphozyten. Entfernung von Kernresten aus den Retikulozyten.
Infektabwehr durch das **RES** (= retikuloendotheliales System, ca. 30% in der Milz enthalten), Lymphozytenproduktion. Fetal: Erythropoese.

Fehlbildungen

Hypoplasien, Aplasie der Milz
Akzessorische Milzen = **Nebenmilzen** (in ca. 10-30% d.F. vorhanden)
  Lok: Milzhilus, entlang der A.lienalis, peripankreatisch, Omentum maj., Mesenterium, Ovar
  DD: Peritoneale Splenose (Verstreutes, angewachsenens Milzgewebe im Bauchraum nach Milzruptur)

Milzzysten: Angeboren, echte Zysten mit Epithel ausgekleidet
DD: Posttraumatische (Pseudozysten), parasitäre Zyste, Dermoidzysten
Ther: Prophylaktische Entfernung unter Schonung des Organs

Wandermilz = Splenoptosis, Lien mobilis durch erschlaffte Bauchdecke, Enteroptose, Pluripara
Kompl: Torsion am Hilus --> evtl. Splenektomie notwendig, falls Retorquierung erfolglos

MILZVERLETZUNG/RUPTUR

Ät:
- **Stumpfes Bauchtrauma**, linksseitiges Thoraxtrauma mit unterer Rippenserienfraktur
- Penetrierendes Bauchtrauma (Schuß-, Messerstichverletzung)
- **Spontane Ruptur** bei Bagatelltrauma bei vorbestehender Veränderung der Milz (**Splenomegalie** bei Malignomen, hämatologischen Erkrankungen, Mononukleose, usw. DD der Splenomegalie s.u.)
- Iatrogen: **Oberbauchoperationen** (Zug an Nachbarorganen, Operationshaken)

Path:
- Direkte Verletzung (spitze oder starke Gewalt und Milzzerreissung) od. Abscherung des Milzhilus
- Unterschieden werden: periphere Ruptur, hilusnahe Ruptur, partielle Hilusverletzung und Hilusabriß
- Einzeitige Verletzung: Kapsel-/Kapsel- + Parenchymverletzung
  Zweizeitige Verletzung: Zuerst Parenchymverletzung und zentrales od. subkapsuläres Hämatom, **symptomfreies Intervall** (Stunden bis Wochen), später Kapselruptur

Klin:
- Einzeitige Milzruptur: hämorrhagischer Schock (Blutdruckabfall, Pulsanstieg)
- Schmerzen im li. Oberbauch, evtl. Schmerzausstrahlung in die li. Schulter (Kehr-Zeichen), Schmerzen am sog. Milzpunkt (Saegesser-Zeichen: zw. li. M.steroncleidomastoideus und M.scalenus)
- Schmerzbedingte Schonatmung, lokale Bauchdeckenspannung
- Zweizeitige Milzruptur: plötzlich einsetzende Schocksymptomatik Tage nach dem Trauma

Diag:
1. Anamnese (Kenntnis des Unfallherganges, Thoraxtrauma li., Rippenfrakturen unten li.) und klinische Untersuchung: Palpabler Tumor im li. Oberbauch?, Flankendämpfung linksseitig, Douglas-Vorwölbung, Prellmarke (Hämatom über dem li. Rippenbogen)
2. Röntgen-Abdomenübersicht: Unscharfer Milzschatten, Zwerchfellhochstand, evtl. Verlagerung der Magenblase n. rechts u. des Kolon nach kaudal
   Thorax: Rippenserienfrakturen?, ggf. CT, Angiographie.
3. **Sonographie** --> subkapsuläres Hämatom, Abgrenzbarkeit der Milz, freie Flüssigkeit im Abdomen
4. Labor: Blutbild: Hb-Abfall, Leuko- u. Thrombozytose
5. Peritoneallavage (bei unklarem Sonographiebefund) --> Blutnachweis
6. Diagnostische Laparotomie

Ther:
- Operativ: Ind: V.a. Milzruptur oder Milzgefäßverletzung.
  Subkapsuläre Hämatome können unter engmaschiger Sonographiekontrolle konservativ behandelt werden.
  - Periphere Rupturen: Immer **Versuch die Milz zu erhalten** (insb. bei Kindern) mit Milznaht/Übernähung, Infrarot-Kontakt-Koagulation, Fibirinklebung/Kollagenvlies, Ligatur einer Segmentarterie, Pol-/Segmentresektion mit Laser (partielle Splenektomie)
  - Hilusverletzungen: Splenektomie (s.u.)
  - Evtl. **autologe, heterotope Reimplantation** von Milzgewebe in das große Netz bei Splenektomie

Prog: Traumatische Milzrupturen 5-15% Letalität, je nach weiteren Organverletzungen.

Kompl:
* Poly-/Bauchtrauma: **Mitverletzungen anderer innerer Organe** (Pankreas, Darm, Zwerchfell, Leber, Lunge, Gefäßverletzungen) ausschließen!
  Rippenserienfrakturen

Op:
- Ausbildung von posttraumatischen Pseudozysten
- Nahtinsuffizienz --> evtl. Reoperation und Splenektomie
- Splenektomie (s.u.)
- Splenosis = Versprengung von Milzgewebe in den Bauchraum durch das Trauma (eher positiv zu werten, bei 2/3 d. splenektomierten Pat. szintigraphisch nachweisbar)

DD: Echte Milzzysten, Parasitäre Zysten, Milzabszeß (bei Sepsis), Dermoidzysten

SPLENEKTOMIE

Syn: Milzentfernung

Ind:
- Radikal tumorchirurgische Op (Entfernung der Metastasenstation): Magenkarzinom, Pankreaskarzinom, in die Milz eingewachsene Karzinome der li. Kolonflexur
- Milzkapselverletzungen, die nicht genäht werden können, Milzhilusverletzungen
- Hypersplenie-Syndrom: bei Splenomegalie = Milzvergrößerung (z.B. durch Milzvenenthrombose, Lebererkrankungen, Felty-Syndrom, Osteomyelosklerose, Echinokokkose); Path: vermehrte Sequestration aller Zellen (Panzytopenie) und vermehrtes Blut-pooling in der Milz
- Hämolytische Anämien: Heriditäre Sphärozytose, Thalassämie (bei Versagen der konservativen Therapie); Klin: Ikterus, Milztumor, Turmschädel, Cholelithiasis, Infantilismus Path: aut.dom, Störung des Immunsystems
- Morbus Werlhof (= idiopathische thrombozytopenische Purpura, Verlaufsformen: akut meist Kinder/Jugendliche, chronisch Erwachsene)
Klin: Hämorrhagien der Haut (Petechien), Schleimhäute (Epistaxis, Menorrhagien), GI-Trakt
Ind: Versagen der konservativen Kortikoidtherapie (mind. 6 Monate, ca. 1/3 d.F.)
- Primäre Milzneoplasmen: Hämangiom, Lymphangiom, Splenom, Hämangiosarkom, Lymphangiosarkom
- Sekundäres Milzneoplasma: M. Hodgkin = Lymphogranulomatose (Ind: zur pathologischen Stadieneinteilung = Staging-Laparotomie (Splenektomie, oder Teilresektion + Punktionen von Leber u. Lymphknoten), wenn eine alleinige Strahlentherapie wahrscheinlich in Frage kommt = Stadium I u. II ohne Risikofaktoren)
- Traumatische od. entzündliche Milzvenenthrombose mit Ösophagusvarizen
- Prox. splenorenale Shunt-Op (LINTON-Shunt) bei portaler Hypertonie

Path: Milzentfernung: **Proliferation des übrigen RES**, bei vorhandenen Nebenmilzen Hypertrophie, Verminderung des portalen Blutflusses um 25%, Knochenmarkaktivierung (gelbes --> rotes Knochenmark)

Diag:
1. Anamnese und klinische Untersuchung: Perkussion und Palpation --> die nicht vergrößerte Milz ist (außer bei sehr mageren Personen) nicht zu tasten:
Tastbare Milz => Splenomegalie (aber nicht alle vergrößerten Milzen sind zu tasten)
2. Labor: Blutbild, Gerinnungsstatus
3. **Sonographie:** Splenomegalie? --> Größenbestimmung sehr gut durchführbar
4. Milzszintigraphie: Bei autoimmunhämolytischer Anämie, M. Werlhof, Hypersplenie-Syndrom mit markierten Erythrozyten (^{99m}Tc-markierte Erythrozyten --> Milz Hauptabbauort der Erythrozyten, Nebenmilzen?)
5. M. Werlhof: Diagnostische Induktion einer funktionellen Asplenie durch wärmealterierte Erythrozyten (diese verstopfen die Milz) --> steigt die Thrombozytenzahl an, ist e. Splenektomie erfolgversprechend, steigt die Zahl nicht an, ist die Splenektomie nicht indiziert.

Ther:
- Operativ:
  - Laparotomie mit Rippenbogenrandschnitt li. (bei unklarem Bauchtrauma mediane Laparotomie), Mobilisation der Milz und Luxation aus dem Milzbett durch Lösen vom Zwerchfell (Lig.phrenicolienale), Unterbindung der A. und V.lienalis am Milzhilus und der Gefäße im Lig.gastrolienale

Milz

- Hämolytische Anämie: Auch Mitentfernung v. Nebenmilzen (präoperative Milzszintigraphie wichtig)
- Morbus Werlhof: Nach der Splenektomie die symptomatische Kortikoidtherapie noch einige Zeit weiterführen
- Postoperativ: Am 1.postop. Tag noch Infusionstherapie, danach Vollkost oder bei Problemen langsamer Kostaufbau in üblicher Weise (Tee, flüssige Kost, passierte Kost, Schonkost). Wunddrainage am 2.-3.Tag in den Verband ableiten, Fäden ex am 10.Tag
- Postoperativ: So früh als möglich Pneumokokkenvakzination (s.u.)
- Bei chron. Myelose evtl. Radiatio der Milz

Prog: Elektive Splenektomie 1-3% Letalität, Notfalleingriffe (Traumen, Sepsis) bis 15% Gutachterliche Berwertung des Milzverlustes: MdE auf Dauer 10% (im ersten Jahr 30%).

Kompl: **Op:** * **Blutverlust** durch Blutung aus dem Milzbett, Pankreasschwanzverletzung, Verletzung von Magen oder Kolon
* Milzbettinfektion, subphrenischer Abszeß, Lungenatelektase li. basal, basaler Pleuraerguß
* Magenperforation der großen Kurvatur, Magenatonie

Post-Op: * Allgemeine **Adynamie**, schlechtere Regulation auf Hypotonie, Verdauungsstörungen, Alkoholintoleranz, Nervosität, Schwitzen, Schlafstörungen
* **Infektanfälligkeit** und erhöhte Sepsisgefährdung (insb. Pneumokokken (50% d.F., gefolgt von Meningokokken und Haemophilus influenzae) im Kindesalter bis zur Pneumokokkensepsis --> Pneumokokkenvakzination);
OPSI-Syndrom (overwhelming post splenectomy infection) = schwerste Abwehrschwäche mit foudroyant verlaufender Sepsis (meist Pneumokokken, E.coli od. Haemophilus influenzae), Letalität 50-70%
Proph: --> möglichst nicht vor dem 6. LJ. splenektomieren!
Größte Sepsisgefahr in den ersten 3 Jahren nach Splenektomie.
* **Passagere Throbozytose** --> Throboseneigung! und vermehrt ischämische Herzerkrankungen. Ther: bei >400.000 Thrombozyten/μl --> Azetylsalizylsäure (z.B. Godamed^R 2-3x tgl. 1 Tabl.)
* Leukozytose, Eosinophilie, Mastzellvermehrung
* Passager vermehrt Erythroblasten (+ Howell-Jolly-Körperchen = Chromatinreste in den Ery's)
* Vermehrte Fe-Speicherung in der Leber und Cu-Speicherung im Gewebe, Erhöhung von Siderozyten u. evtl. Target-Zellen im Blut

Proph: 1. Möglichst keine Splenektomie vor dem 6.LJ. (Proph. des OPSI-Sndroms), sonst bei Kindern unter 7 J. **Penizillin - Prophylaxe** für 2 Jahre (1,2 Mega-Depot/4 Wo.) u. Durchführung der **Pneumokokkenvakzination** (Pneumovax^R, bei elektiver Splenektomie Vakzination 4 Wo. präop., sonst so früh als möglich postop. und Auffrischung alle 5 Jahre!)
2. **Thromboseprophylaxe postoperativ!**

DD: - **Splenomegalie:** Pfortaderhochdruck, Leberzirrhose, toxischer Leberzellschaden, Banti-Syndrom (Hepato- + Splenomegalie), Milzvenenthrombose, Milzzyste, Milzabszeß hämolytische Anämien, hereditäre Sphärozytose, Polycythaemia rubra vera, myeloproliferative Erkrankungen, Osteomyelosklerose, Leukosen, maligne Lymphome, M. Hodgkin, Splenom (benigne), Hypersplenisyndrom,
rheumatoide Arthritis (Still-Krankheit im Kindesalter, Felty-Syndrom im Erwachsenenalter), Reiter-Krankheit, systemischer Lupus erythematodes,
Speicherkrankheiten (Lipoidosen, Glykogenosen, M. Wilson, Amyyloidose),
Infektionserkrankungen (Mononukleose, Röteln, Toxoplasmose, Thypus, Brucellose, Leptospirosen, Virushepatitis, Viruspneumonie, Rickettsiosen, Tuberkulose, Schistosomiasis, Kala-Azar, Malaria, Echinokokkose)
- DD eines Tumors im li. Oberbauch: Splenomegalie, Magentumor, Kolontumor, Pankreastumor (Schwanz), Nierentumor, Nebennierentumor, vergrößerter li. Leberlappen/Tumor

ZWERCHFELL

Anatomie:

Das **Diaphragma** ist eine Muskelsehnenplatte. Es besteht aus einem quergestreiften muskulären Anteil, innerviert v. N.phrenicus (C4) und der zentralen Sehnenplatte (Centrum tendineum).
Ansatz: Sternum, Rippenbogen, LWK 1-3.
Durchtrittsstellen: Foramen V.cavae, Hiatus oesophageus (Ösophagus + Truncus vagalis), Hiatus aorticus (Aorta + Duct.thoracicus)
Bindegewebig verschlossene Lücken: ventral am sternokostalen Übergang --> Larrey-Spalte und dorsal --> Bochdalek-Dreieck (= Trigonum lumbocostale)
--> **Herniationen** und **Entzündungsübergriffe** aus dem Bauchraum möglich.

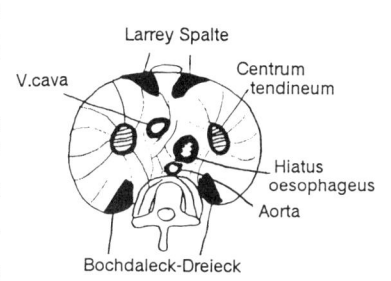

Arterien: A.pericardiacophrenica + musculophrenica + phrenicae sup. aus Aorta von kranial, von kaudal (Bauchseite des Zwerchfells) Aa.phrenicae inf. aus dem Tr.coeliacus (od. Aorta abd.)

Physiologie: Atemmuskel, bei Ausfall --> Zwerchfellhochstand durch abdominellen Überdruck

ZWERCHFELLRUPTUR

Ät: Traumatisch: Bauchtrauma (stumpfes) od. Thoraxtrauma --> Kompression oder direkt perforierend durch Stich- od. Schußverletzung

Path:
- Scherkräfte an der unteren Thoraxapertur
- **Prolaps von Eingeweiden in den Thoraxraum** (keine Hernie, da ohne peritonealen Bruchsack, da das parietale Peritoneum ebenfalls rupturiert)
- Lok: Meist **links** (90-95% d.F., auf der rechten Seite schützt die Leber das Zwerchfell vor großer Gewalteinwirkung, am **Centrum tendineum** mit Mitzerreißung des parietalen Peritoneums.

Klin:
- **Häufig verkannte Unfallfolge** bei polytraumatisierten Patienten !, kann klinisch unauffällig bleiben und erst viel später zufällig erkannt werden
- Eingeweideprolaps --> Ventilationsstörungen, Arrhythmie
- **Cave!** Gefahr der **Inkarzeration** von prolabierten intraabdominalen Organen --> Darmparese, Ileus, Blutung
- **Begleitverletzungen** (Darmzerreißung, Leberruptur, Milzruptur, Blutung)

Diag:
1. Anamnese und klinische Untersuchung, Perkussion: Dämpfung, Auskultation: Darmgeräusche über dem Thorax
2. Röntgen: Unscharfe Zwerchfellkontur (meist links), Darmschlingen im Thorax, Mediastinalverlagerung, basale Verschattung, Hämatothorax. Evtl. MDP od. CT durchführen. Ein unauffälliger Rö-Befund ist kein Beweis für ein intaktes Zwerchfell!

3. Sonographie: unterbrochene Zwerchfellinie
   Ausschluß anderer intraabdominaler oder thorakaler Begleitverletzungen (s. Kap. Bauchtrauma)
4. **Bei Verdacht auf Zwerchfellverletzung keine blinden Pleurapunktionen** od. **Bülau-Drainagen**-Anlage wegen der Gefahr einer mögl. Darmverletzung!!

Ther:
- Operativ: Ind: Bei kardiorespiratorischer Insuffizienz Sofortoperation, sonst Op im Anschluß der Versorgung anderer lebensbedrohlicher Verletzungen.
  - Laparotomie (seltener über eine Thorakotomie), Darstellung des Defektes, Zurückverlagerung der vorgefallenen Eingeweide und Naht der Zwerchfellruptur
  - Anlage einer Bülau-Drainage (muß die Bülau-Drainage schon präoperativ angelegt werden --> **hohe Drainage**, z.b. 2 ICR wegen der Gefahr der Verletzung prolabierter intraabdominaler Organe)

Prog: Bei nicht rechtzeitiger Versorgung Inkarzerationsgefahr mit hoher Letalität.

Kompl:
* **Inkarzeration** von Darmanteilen in die entstandene Zwerchfellücke
* Intraperikardiale Zwerchfellruptur --> Prolaps von Darmanteilen in den Herzbeutel (selten)

Op: * Bei "blinder" Anlage einer Bülau-Drainage (insb. bei zu tiefer Eintrittsstelle) --> Verletzung prolabierter intraabdominaler Organe (z.b. Magen- oder Darmperforation)

DD:
- Relaxatio diaphragmatica: Erschlaffung einer Zwerchfellhälfte mit Hochstand. Meist linksseitig.
  Ät: N.phrenicus-Parese, degenerative Gefügedilatation, kongenitale Muskelschwäche.
  Op-Ind: bei Symptomatik (Atembeschwerden, Arrhythmien, rez. Pneumonien)
  Ther: Zwerchfellraffung unter Schonung des N.phrenicus, bei ausgedünntem Zwerchfell evtl. Muskelplastik aus dem M.latissimus dorsi.
- Zwerchfellhernien (s.u.), andere mediastinale Raumforderungen

ZWERCHFELLHERNIEN

Ät:
- **Nicht traumatische Hernien:**
  A.) Kongenitale Hernien: Zwerchfelldefekte u. Aplasien durch kongenitale Hemmung in der Ausbildung der Pleuraperitonealfalte, Löcher im Centrum tendineum = Foramen phrenicum congenitale persistens
  B.) Erworbene Hernien:
  - **Hernien am Hiatus oesophageus (= Hiatushernien):** am häufigsten, (zwei Formen: axiale Gleithernie, paraösophageale Hernie)
  - Hernia diaphragmatica sternocostalis: = Morgagni-Hernie durch die Larrey-Spalte: links oder rechts oder beidseitig
  - Hernia diaphragmatica lumbocostalis: Bochdalek-Hernie, meist links (rechts liegt die Leber davor)
  - Zwerchfellhernie durch das Foramen V.cavae od. Hiatus aorticus
  - Entzündliche Zwerchfellhernie
- **Traumatische Hernien (Prolaps):** Zwerchfellruptur, ohne peritonealen Bruchsack, meist links (90-95%), da die Leber auf der rechten Seite Stöße abfängt und einen Eingeweidevorfall verhindert. Locus minoris resistentiae: Centrum tendineum

Klin:
- Kann je nach Größe zunächst asymptomatisch sein
- Schmerzhaftes Druckgefühl hinter dem Sternum
- Passagestörung durch Torsion oder Abknickung der prolabierten Eingeweide (Erbrechen, Stuhl- u. Windverhalt, Ileus, Blutung)
- kardiopulmonale Erscheinungen durch intrathorakale Raumforderung (Tachykardie, Rhythmusstörungen, Dyspnoe u. Tachypnoe)

Diag: Cave! keine Pleurapunktionen bei V.a. Zwerchfellhernie
1. Darmgeräusche über dem Thorax (insb. bei Zwerchfellruptur)
2. Rö Thorax in 2 Ebenen + Durchleuchtung: Mediastinalverdrängung, Herzverlagerung, Luft- u. flüssigkeitsgefüllte Magen- od. Darmanteile in der Pleurahöhle
Kontrastdarstellung der Nachbarorgane (Ösophagus, Magen, Kolon, Nieren)

Ther: Operativ:
- Absolute Indikation bei Einklemmung, Ileus, Akutem Abdomen, Perforation und Beeinträchtigung der Atmung
- Relative Indikation bei allen Hernien, die keine oder nur geringfügige Komplikationen machen. Vor Gravidität sollte zur Op gedrängt werden, da die Hernien durch die "Raumforderung" erfahrungsgemäß Probleme machen.
- Transabdominelles Vorgehen:
  - Bei Neugeborenen und Säuglingen
  - Bei sternokostalen u. lumbokostalen Hernien
  - Bei traumatischen Hernien
- Transthorakales Vorgehen:
  - Bei traumatischen Hernien, ohne Anhalt für abdominelle Verletzungen
- Plastischer Zwerchfellersatz:
  - Übergroße Defekte werden von einem Rippenbogen-Randschnitt mit mobilisiertem M.transversus abdominis gedeckt

Prog: Bei früher Op-Indikation geringe Letalität, keine sichere Rezidivverhütung

DD:
- Raumforderung mediastinal, Lungen- u. Pleuratumoren, Pleuraempyem, Lungenabszesse, Perikarderkrankungen, primäre Zwerchfelltumoren (Lipome, Fibrome, Sarkome)
- Relaxatio diaphragmatica (Erschlaffung des Zwerchfells, z.B. N.phrenicus-Lähmung) meist linksseitig --> Ther: Zwerchfellraffung, evtl. Muskelplastik aus M.latissimus dorsi

HIATUSHERNIEN

Ät:
- Bindegewebsschwäche --> Bänder, die die Kardia halten sind zu schlaff
- Intraabdominelle Druckerhöhung (insb. Adipositas)
- Spasmus des ges. Ösophagus zieht Magen hoch (selten)

Etlg:

Axiale Gleithernie (85%) = Hernie liegt in Achse des Ösophagus, die Kardia gleitet in den Thorax

Paraösophageale Hernie: Hernie liegt neben d. Ösophagus und besteht aus Magen, Kardia an normaler Stelle, erweiterter Hiatus oesophageus.
Extremform: Thoraxmagen = upside-down-stomach

Mischhernien aus Gleit- u. paraösophagealer Hernie zusammengesetzt

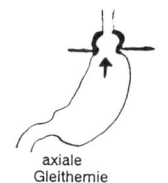

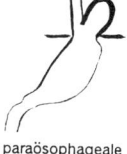

axiale Gleithernie

paraösophageale Hernie

Mischhernie

upside-down stomach

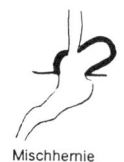

Zwerchfell

Path:
- Axiale Gleithernie: **Schließfunktion d. UÖS** ist bei Lage im Thorax nicht mehr gewährleistet (durch die verminderte Längsspannung des Ösophagus erschlafft die scherengitterartig angeordnete Muskulatur zunehmend --> Sphinkterdurchmesser wird größer) -> Reflux mögl. --> Refluxösophagitis, Sodbrennen
- Paraösophageale Hernien: Meist links vom Ösophagus gelegen --> kein Reflux, da Kardia nicht verlagert ist (Schließfunktion normal)

Epid:
* Hiatushernie: Häufigkeit bei über 60jährigen ca. 30-50%!
* Erkrankungsalter > 50.LJ.

Klin:
- Allgemein: die meisten Patienten haben keine Beschwerden (60%)
- Oberbauchschmerzen, retrosternaler Schmerz, Dysphagie, Völlegefühl, Übelkeit
- Blutungen im Bereich der Hernie mögl. -> chronische Anämie
- Gleithernie: **Refluxzeichen** (s. Refluxösophagitis)
- Paraösophageale Hernie: **Roemheld-Syndrom** = gastrokardialer Symptomenkomplex: Hernie --> Verdrängung des Mediastinums und des Herzens v.a. nach Mahlzeiten (--> kardiale Symptome, z.B. Tachykardie, Extrasystolen, Angina pectoris) **Dysphagie** bedingt durch Stenosierung des Ösophagus durch den interponierten Magen

Diag:
1. Anamnese und klinische Untersuchung
2. Röntgen: Thorax --> epiphrenische Luftsichel (= Magen im Thorax) **Ösophagusbreischluck:** Schatzki-Ring = Stenose am Ösophagus durch das Diaphragma (axiale Gleithernie), Durchleuchtung mit Provokation in Kopftieflage
3. **Endoskopie** (GÖD) + Provokation (= Druck auf den Bauch von außen)

Ther:
- Konservativ: Axiale Hernie -> Therapie der Refluxkrankheit
- Operativ: Ind: Allgemein bei Inkarzeration, Blutung, Kardiainsuffizienz, bei paraösophagealer Hernie: immer **absolute OP-Ind.** wegen Einklemmungs- und Inkarzerationsgefahr
  - Axiale Gleithernie: transabdomineller Zugang, Reposition des Bruchinhaltes, Fundoplicatio oder Semifundoplicatio n. Nissen oder Hiatoplastik mit Fundopexie
  - Paraösophageale Hernie: Verschluß der Zwerchfellücke + ventrale Gastropexie des Fundus (Fundopexie), evtl. + Fundoplicatio oder Semifundoplicatio n. NISSEN
  - Postoperativ: Nahrungskarenz für 2-3 Tage (Infusionstherapie), dann langsamer Kostaufbau

Fundoplicatio

Fundopexie

Hiatusplastik

Prog: Rezidive nach Op ca. 10-20%.

Kompl:
* Mediastinalverdrängung durch Bruchsack -> **kardiale Komplikationen**
* Axiale Gleithernie: **Refluxkrankheit**
* Paraösophageale Hernien: **Einklemmung, Inkarzeration**, Strangulation, Magenvolvulus im Bruchsack
* Ulkus im Bereich des Schnürrings (riding ulcer)
* Syntropie von Hiatushernie und Gallensteinen 30-40%!

Op:
* Postoperativ **vermehrt Blähungen** (Luft geht nicht mehr über den Ösophagus ab und muß den Weg durch den Darm suchen)

DD:
- KHK, Herzinfarkt
- Traumatische und innere Hernien des Zwerchfells
- Epiphrenales Ösophagusdivertikel

TUMOREN DES ZWERCHFELLS

Ät: - Primäre Tumoren (selten): Lipome, Fibrome, Angiome, Sarkome
- Sekundäre Tumoren: Infiltration von Tumoren aus Nachbarorganen (Magen, Ösophagus, Leber, Kolon, Lunge, Pleura)

Klin:
- Meist Zufallsbefund, primäre Zwerchfelltumoren sind meist symptomlos und werden meist als Tumoren der Nachbarorgane fehlgedeutet
- Tumorinfiltration des Zwerchfells --> paradoxe Zwerchfellbewegung mögl., Dyspnoe

Diag:
1. Anamnese und klinische Untersuchung
2. Röntgen: Abdomen und Thorax, CT, ggf. NMR (coronare Schichten)
3. Sonographie: abdominale Raumforderung, Zwerchfellinie
4. Häufig erst intraoperative Abgrenzung zw. primärem u. sek. Zwerchfelltumor mögl.

Ther: Operativ: Radikale Exzision im Gesunden und Zwerchfellnaht, evtl. Deckung mit Omentum od. Kunststoffnetz bei großem Defekt.

DD:
- Zwerchfellhochstand: Lungenerkrankungen (Pneumonie, Lungentumoren, Atelektase, Infarkt, Pleuritis, Pleuratumoren), N.phrenicus-Parese
Abdominale Ursache: Lebervergrößerung (Zirrhose, Tumor, Metastasen, Abszeß), subphrenischer Abszeß (Gas- und Spiegelbildung unter dem Zwerchfell), Chilaiditi-Syndrom (Interposition des Kolons zw. Leber u. Zwerchfell), Magen-/Kolonüberblähung, Splenomegalie, Aszites, Meteorismus, Zöliakie, Schwangerschaft
- Zwerchfelltiefstand: Spannungspneumothorax, Asthma bronchiale, obstruktives Emphysem, Bronchialventilstenose (z.B. bei Bronchialkarzinom, Fremdkörperaspiration), Enteroptose (= Darmsenkung, z.B. nach Abmagerung, Entbindung)
- Tumoren der Nachbarorgane (infiltrierend oder nicht infiltrierend in das Zwerchfell)

RETROPERITONEUM

Anatomie:
Vom Zwerchfell bis zur Linea terminalis des kleinen Beckens reichend. Verbindung zu intraabdominellen Organen durch das Meso, sowie mit den sekundär retroperitonealen Organen Pankreas, Duodenum, Colon ascendens und descendens und Teilen der Leber.
Ganz retroperitoneal liegen: Niere, Nebenniere, Harnleiter, Blase, Rektum, weibliche Geschlechtsorgane, Aorta abdominalis, V.cava inf., Lymphbahnen / -knoten, sympathischer Plexus und Ganglien.

RETROPERITONEALE BLUTUNGEN

Ät: - Wirbeltrümmerfraktur, Beckenringfraktur
- Nierenverletzung
- Zerreißung der großen Gefäße, Aneurysmaruptur
- Tumorblutungen
- Antikoagulantienblutung

Path: · Gefäßzerreissungen durch Beschleunigungs-/Dezelerationstrauma od. Frakturfragmente
· Primäre Blutung aus den Frakturen
· Kleinere Blutungen im Bereich des Retroperitoneums **tamponieren sich selbst** und bedürfen daher keiner operativen Therapie

Klin:
- Kleinere Blutungen sind symptomarm
- Früher Volumenmangelschock bei Massenblutung (arteriell)
- **Retroperitonealer Schmerz** (mit Ausstrahlung in Schulter, Sacrum, Leiste, Hoden)
- Evtl. paralytischer Ileus

Diag: 1. Anamnese und klinische Untersuchung: Flankenschmerz, Flankendämpfung, Flankenhämatom, Skrotalhämatom
2. Sonographie: verwaschene Nierenkontur, retroperitoneale Flüssigkeit
3. Röntgen: Abdomen - **unscharfer Psoasschatten**,
   IVP (intravenöse Pyelographie) zur Darstellung der ableitenden Harnwege (Ureter dient als diagnostische Leitstruktur),
   DSA zur Diag. des Gefäßstatus, evtl. CT.
4. Labor: BB, Urinstatus und Harnsediment

Ther:
- Konservativ: Bei retroperitonealem Hämatom **abwartende Haltung** und Beobachtung, Volumenersatz, Gerinnungskontrolle (Cave: DIC), evtl. Substitution v. Gerinnungsfaktoren, bei Ileus frühe Stimulation des Darmes (z.B. Prostigmin^R)
- Operativ: Ind: Nierenverletzung (s.Kap. Niere), Harnleiter-, Blasenruptur, persistierende Blutungen
  - Laparotomie, Umstechungen der blutenden Gefäße, evtl. Tamponade
  - Bei unstillbarer Blutungen im Bereich des Beckens ist evtl. die Ligatur der A.iliaca int. notwendig

Kompl:
* Ruptur des parietalen Peritoneums --> intraperitoneale Blutung
* Massenblutung --> **Volumenmangelschock, DIC**
* Mitverletzung retroperitoneal und intraperitoneal liegender Organe

DD:
- Harnleiterverletzung und Extravasation von Harn in das Retroperitoneum
- Retroperitoneale Tumoren

RETROPERITONEALE FIBROSE

Syn: M. Ormond (idiopathische retroperitoneale Fibrose), Gerota-Fasziitis

Ät:
- Primäre Form (M. Ormond, idiopathisch/autoimmunologisch)
- Sekundäre Form (Ormond-Syndrom) durch Strahlenfibrose, chron. Entzündungen, Narbenbildung nach operativen Eingriffen und Traumata (Blasentrauma, Beckenhämatome)
- Medikamentös: Serotonin-Antagonisten, Antibiotika, Antiphlogistika, Kortikoide
- Lokale Injektion sklerosierender Flüssigkeiten

Path: · Bindegewebiger Um-/Anbau im retroperitonealen Raum, Neigung zur Hyalinisierung
· Führt zur Ummauerung der Gefäße, Nerven, Ureteren u. evtl. des Nierenhilus
  --> Stauungsniere, venöse Abflußstörungen
· Lok: Meist symmetrisch der Mittellinie beginnend, **von kaudal nach kranial** ausbreitend

Epid: M > w (2:1), mittleres Lebensalter

Klin:
- Im Frühstadium uncharakteristische Symptome, wie Rücken-, Kreuzbein- oder Flankenschmerzen
- Spätstadium: Zeichen der **Nierenfunktionseinschränkung**, Oligo-/Anurie, stauungsbedingte Schmerzen

- Beinödeme bei Abflußbehinderung durch Ummauerung der großen Gefäße (venöse Abflußbehinderung + Lymphstauung)

Diag:
1. Anamnese und klinische Untersuchung
2. Röntgen: **IVP** --> bilaterale supravesikale Stenose der Ureteren, evtl. Kavographie (Rö-Kontrastdarstellung der V.cava inf.)
3. Sonographie: Nierenstauung?

Ther:
- Konservativ: Absetzen mögl. verursachender Medikamente
- Operativ: Ind: Harnabflußbehinderung durch Ureterummauerung
  Transperitonealer Zugang, beidseitige **Ureterolyse** und Verlagerung des Harnleiters nach intraperitoneal.

Kompl: * **Niereninsuffizienz**, Nierenstauung
Op: * **Verletzung des Ureters, postoperative Stenose**

DD:
- Evtl. Kombination mit Mediastinalfibrose (obere Einflußstauung)
- Evtl. Kombination mit primär sklerosierender Cholangitis
- Retroperitoneale Tumoren
- Renale Abflußbehinderung: Angeborene Fehlbildungen, Ureterstenosen, Urolithiasis, Tumoren, neurogene Ursachen (Querschnitt, diabetische Neuropathie), Entzündungen der ableitenden Harnwege, iatrogen durch Bestrahlung

RETROPERITONEALE TUMOREN

Etlg:
Benigne Tumoren: Lipome, Fibrome, Leiomyome, Angiome, Lymphome
Maligne Tumoren: Lipo-, Fibrosarkom, Leiomyo- u. Rhabdomyosarkom, Lymphosarkom
Sekundäre Tumoren/Metastasen: Lymphome, eingebrochenes Kolonkarzinom, Infiltration gynäkologischer Tumoren
Kindesalter: Neuroblastom

Epid: Häufigkeitsgipfel: 50.-60.LJ.

Klin:
- **Palpabler Tumor**, Flankenschmerz, mäßige Rückenschmerzen
- Bauchschmerz, Appetitlosigkeit, Gewichtsverlust, Obstipation
- Spätzeichen: Neurologische Ausfälle, Nierenversagen, Ileus

Diag:
1. Anamnese (bei unklaren Abdominalbeschwerden daran denken!), klinische Untersuchung
2. Röntgen: Abdomen-Übersicht --> Tumorschatten im Mittel-/Unterbauch,
   IVP --> **Verlagerung oder Ummauerung des Ureters**, Nierenstauung
   CT: Gibt genaue Übersicht.
3. Sonographie: Nierenstauung?, Lage zu Nachbarorganen und zur V.cava, Aorta
4. Labor: Nierenretentionswerte, Tumormarker (AFP, HCG, CEA, CA 19-9)

Ther:
- Konservativ: Bei sekundären Tumoren Radiatio und evtl. Chemotherapie
- Operativ: Ind: Bei soliden Tumoren im Retroperitoneum stets gegeben
  - Transabdominaler Zugang und komplette Exstirpation (auch bei benignen Tumoren, wegen der Gefahr des Rezidives und der malignen Entartung)

Prog: Sarkome: 5 JÜR 40%, Rezidivneigung bei nicht vollständiger Entfernung, benigne Tumoren können noch nach Jahren maligne entarten.

Kompl: * Nierenversagen durch Kompression der ableitenden Harnwege
* Kompression von Gefäßen und Nerven
* Maligne Entartung benigner Tumoren
Op: * Rezidiv bei nicht vollständiger Entfernung

DD: - Retroperitoneale Zysten: posttraumatisch, n. Entzündungen (Pankreatitis, paranephritisch)
- Retroperitoneale Blutungen, retroperitoneale Fibrose
- Retroperitoneale Entzündungen durch Pyelonephritis, M.Crohn, tuberkulöser Senkungsabszeß, perforierter retrozäkaler Appendix

NIERE

Anatomie:
Nieren: Liegen **vollständig retroperitoneal** und sind je ca. 160g schwer und ca. 12x6x4cm groß.
Lok: In Höhe BWK 12 bis LWK 3. Die 12 Rippe läuft vom kranialen Pol zum mittleren Drittel über die Niere. Die rechte Niere steht tiefer als die linke (wg. der Leber). Umgeben wird die Niere in der Reihenfolge von innen nach außen von der Capsula fibrosa, Capsula adiposa und der Fascia renalis (GEROTA-Faszie).
Aufbau: 1.) Nierenrinde mit Glomeruli und gewundenen Harnkanälchen
2.) Nierenmark mit den geraden Nierenkanälchen
3.) Pyelon, Pelvis renalis = Sammelbecken für den Harn
Nachbarschaftsbeziehungen: Rechte Niere --> Zwerchfell, Leber, Nebenniere, Pars descendens duodeni, Colon und Mesocolon transversum
Linke Niere --> Nebenniere, Pankreasschwanz, Colon und Mesocolon transversum, Milz, Magen
Nierenhilus: A.renalis (aus der Aorta abdominalis in der Höhe des Abgangs der A.mesenterica sup.), V.renalis (in die V.cava inf., in die li. V.renalis mündet zusätzlich noch die V.testicularis), Pelvis renalis mit dem abgehenden Ureter.

Ureter: Ca. 35cm lang, vollständig retroperitoneal, überkreuzt die Vasa iliaca und wird überkreuzt von den Vasa testicularis, mündet in die Ostium ureteris der Blase.
Engstellen: Am Abgang vom Nierenbecken, an den Kreuzungsstellen der Gefäße und an der Einmündung in die Harnblase.

Fehlbildungen

Hypo-/Aplasie/Zwergniere: Bilateral oder unilateral, bei nur einer Niere --> führt meist zur Hypertrophie der Gegenseite
Hufeisenniere: **Häufigste Fusionsanomalie** --> symmetrische Verwachsung der unteren Pole der beiden Nieren, mit Malrotation (Nierenbecken zeigen nach vorne)
Gekreuzte Dystopie: Asymmetrische Verschmelzung der beiden Nieren auf einer Seite
Zystennieren: Entstehen durch fehlenden Anschluß der Nierenkanälchen an das harnableitende System = blind endende Tubuli, aut. rez. oder aut.dom., Kompl: Niereninsuffizienz, arterielle Hypertonie durch polyzystische Nierendegeneration (meist jenseits des 40.LJ.)
Solitärzyste/Nierenzyste: 50% der 50.jährigen haben eine Nierenzyste **ohne Krankheitswert**. Wichtige DD ist die Tumorzyste durch ein zystisch zerfallendes Nierenzellkarzinom.

Lageanomalien:
- **Malrotation:** Nierenbecken stehen noch nach vorne, per se ohne Krankheitswert
- **Becken-/Kreuzbeinniere:** Lage der Niere im Bereich des Beckens (während der Entwicklung bis zur 9.Fetalwoche wandert die Niere aus dem Becken nach oben = Aszension und Rotation nach hinten) meist mit Gefäßversorgung aus den Vasa iliaca
- **Thorakalniere:** Lage im Thorax

Wandernieren: Absinken der Nieren = Nephroptose bei fehlendem intraabdominellen Gegendruck (re. häufiger als links, meist bei Frauen)
Doppelniere: Zwei Nierenbecken mit Ureter duplex oder fissus, die verschmolzen sind oder getrennt bleiben = überzählige Niere
Ureter duplex: Doppelter Ureter mit getrennter Mündung in die Blase
Ureter fissus: Doppelter Ureter mit gemeinsamer Mündung in die Blase

NIERENVERLETZUNG

Ät: - Stumpfes Bauchtrauma in der Lendenregion (Schlag, Quetschung, Dezeleration)
- Perforierendes Bauchtrauma, Durchspießung von Rippen- oder Querfortsatzfragmenten

Etlg: # Stumpfes Nierentrauma nach MENDEZ (1977)
Grad I: Kontusion der Niere
Grad II: Ruptur der Niere und/oder des Nierenbeckenkelchsysteme
Grad III: Zertrümmerung der Niere (Berstverletzung)
Grad IV: Abriß der Gefäße
Nierendezelerationstrauma (z.B. Sturz aus großer Höhe)
--> Thrombose der A. od. V.renalis durch Intimaeinriß oder Stielabriß
Perforierendes Nierentrauma (Schuß-, Stichverletzungen, Knochendurchspießungen)

Epid: Beim polytraumatisierten Patienten kommen urologische Mitbeteiligungen in 10-30% d.F. vor, 2/3 davon fallen auf die Nieren.

Klin: • **Flankenschmerz**
• Palpables perirenales Hämatom/**tastbarer Tumor in der Flanke**, Prellmarke
• **Hämaturie** (in 80% d.F.), Oligo-Anurie
• Bei starker Blutung --> Schocksymptomatik
• Evtl. zw. Unfallereignis und Klinik auch **symptomfreies Intervall** von mehreren Tagen bis 3 Wochen mögl.

Diag: 1. Anamnese und klinische Untersuchung: Flankenklopfschmerzhaftigkeit, Prellmarken
2. **Sonographie:** Retro- od. intraperitoneale freie Flüssigkeit, Nierenparenchymdefekt
3. **Röntgen:** Abdomenübersicht --> Rippenfrakturen, LWS-Querfortsätze-Fraktur, Flüssigkeitsspiegel, freie Luft, Verschattung der Nierengegend, unscharfe Psoas-Grenze, Verdrängung v. Zwerchfell, Leber, Kolon.
CT-Abdomen zum Ausschluß von Begleitverletzungen.
IVP (intravenöse Pyelographie, auch Ausscheidungsurographie genannt): bei Rupturen Austritt des Kontrastmittels aus dem Nierenparenchym, bei Gefäßabriß keine Darstellung der betroffenen Niere (= stumme Niere)
Nierenarterienangiographie/Nierenszintigraphie bei funktionsloser Niere im IVP
4. Labor: Urinstatus, Urinsediment, Nierenretentionswerte, BB, Elektrolyte
5. **Bilanzierung** der Ein- und Ausfuhrmenge

Ther: • Akut: Schocktherapie mit Infusionsbehandlung
• Konservativ: Nierenkontusionen (Grad I) werden beobachtet
• Operativ: Ind: Notfallindikation bei Totalzertrümmerung und Grad IV und Kombination mit anderen intraabdominellen Verletzungen.
Stumpfes Nierentrauma Grad II-IV, perforierendes Trauma.
Immer versuchen ein IVP präoperativ durchzuführen.
- Stets zuerst **Versuch der Organerhaltung**: Transperitonealer Zugang, Sicherung des Nierenstiels. Glattflächige Risse werden genäht, ggf. Netzadaptation
Zertrümmerung eines Nierenpols --> Resektion des betreffenden Poles
- Nierengefäßverletzung --> Versuch der Gefäßerhaltung/Reanastomosierung

- Vollständig zertrümmerte Niere --> Nephrektomie nach vorheriger Überprüfung der Funktionsfähigkeit der kontralateralen Niere

Prog: Nephrektomierate ca. 15% (Frühoperation bis 30%), Spätkomplikationen (s.u.) in 5-20%.

Kompl:
* **Retroperitoneales Hämatom** durch Einblutung, bei gleichzeitiger Eröffnung des Peritoneums auch intraabdominelle Blutung --> Schockgefahr
* Nierenschleudertrauma: Intimaeinriß der A.renalis --> **Verlegung der Strombahn** und Infarzierung der Niere
* **Harnleiter-/Nierenbeckenverletzung** --> Urin-Extravasation in das Retroperitoneum, Urinfistel
* Perinephritischer Abszeß
* Spätkomplikationen: Gefäßstenosen, Hydronephrose, Zystenbildung, arterielle Hypertonie, Schrumpfniere

Op:
* Ligatur einer Polarterie führt in 10-20% d.F. zur **arteriellen Hypertonie**
* Gewebsnekrose bei unzureichender Gefäßversorgung

Proph: Posttraumatische Kontrollen sollten in 6monatigem Abstand für mind. 5 Jahre durchgeführt werden.

DD:
- Retroperitoneale Blutungen/Hämatome
- Andere intraabdominelle Begleitverletzungen
- Intraperitoneale Harnblasenverletzung --> dringliche Op-Indikation wegen der Gefahr einer urinösen Peritonitis
- Harnleiter, Harnröhren- und Harnblasenverletzung --> rasche Sicherung der Abflußverhältnisse und dann Versuch der End-zu-End-Anastomose

NIERENTUMOREN

Syn: **Nierenzellkarzinom:** Hypernephrom, hypernephroides Nierenkarzinom, GRAWITZ-Tumor

Ät: Nierenzellkarzinom: Nikotin, Kadmiumexposition, genetische Disposition (Hippel-Lindau-Syndrom), fettreiche Kost und hormonelle Einflüsse werden diskutiert.

Etlg:
\# **Nierenzellkarzinom** (Adenokarzinom)
\# Papilläres (epitheliales) Karzinom (vom Übergangsepithel des Ureters ausgehend), Nierenbeckentumor
\# **Nephroblastom** der Kinder = WILMS-Tumor (s. Kap. Kinderchirurgie)
\# Metastasen: v.a. von Bronchial- u. Kolonkarzinomen ausgehend
\# Benigne (selten): Adenome, Hamartome, Fibrome, Myom, Lipom, Angiomyolipom

Path: · **TNM des Nierenzellkarzinoms**

T_1	Tumor ≤ 2,5 cm, begrenzt auf die Niere
T_2	Tumor > 2,5 cm, begrenzt auf die Niere
T_{3a}	Tumor infiltriert Nebenniere od. perirenales Gewebe, aber nicht jenseits der Gerota-Faszie
T_{3b}	Tumor mit makroskopischer Ausbreitung in V.renalis oder V.cava
T_{3c}	Tumor mit makroskopischer Ausbreitung in V.cava oberhalb d. Zwerchfells
T_4	Tumor infiltriert über die Gerota-Faszie hinaus
N_1	Metastase in solitärem LK ≤ 2,0 cm
N_2	Metastase(n) in LK > 2,0 cm aber ≤ 5,0 cm
N_3	Metastasen in LK > 5,0 cm

- Metastasierung: Nierenzellkarzinom --> **per continuitatem** in das Nierenbecken, **V.renalis**, V.cava inf. und in die perirenale Fettkapsel (auch Leber, Kolon, Pankreas, Milz mögl.)
  --> **Lymphogen** in die hilären, abdominal paraaortalen und parakavalen Lymphknoten
  --> **Hämatogen** in die Lunge! und Skelett (Fernmetastasen = M_1)
- Lok: Nierenzellkarzinom meist im Nierenpol, 2% der Nierenzellkarzinome sind bilateral

Epid: * Nierenzellkarzinom: 45-75.LJ., m>w = 2:1, macht 80% aller Nierentumoren beim Erwachsenen aus. Inzidenz: 20:100.000
* Wilms-Tumor: Kinder zw. 3.-15.LJ., macht 20-30% aller Tumoren im Kindesalter aus!

Klin:
- Über die Hälfte der Nierenzellkarzinome sind **Zufallsbefunde** / klinisch asymptomatisch
- **Schmerzlose Hämaturie** als Leitsymptom (bei Einbruch des Tumors in das Nierenbeckensystem = kein Frühsymptom mehr)
- Evtl. Druckschmerzhaftigkeit der Nierengegend, tastbare Resistenz
- Bei Befall der li. V.renalis --> Varikozele mögl. (auch im Liegen sichtbar)
- Gewichtsabnahme, subfebrile Temperaturen, Bluthochdruck

Diag:
1. Anamnese und klinische Untersuchung: Palpation der Nierengegend
2. Sonographie: Gute Abgrenzung zwischen solidem Tumor und Zysten mögl.
3. Labor: Erythrozyturie, Anämie od. Polyglobulie, Renin-Spiegel (erhöht), Hyperkalzämie
4. Röntgen: Abdomenleeraufnahme und IVP (intravenöse Pyelographie)
   CT und Angiographie / DSA zum Ausschluß von Metastasen, Gefäßabbrüchen
5. Staging: Rö-Thorax, Skelett-Szintigraphie zur Fernmetastasensuche

Ther:
- Operativ: Ind: Nierenzellkarzinom T1-3 ohne Fernmetastasierung (M0)
  - Transabdomineller Zugang
  - **Radikale Tumornephrektomie** (Niere + Fettkapsel + Nebenniere) und regionäre Lymphadenektomie (paraaortal/parakaval)
  - Tumorthromben in der V.cava werden versucht zu extrahieren, evtl. Kavamanschettenresektion
  - **Organerhaltende Tumorresektion** (als Segmentresektion) bei sehr kleinen und peripher gelegenen Tumoren (T1, T2) und gesunder Gegenniere heute elektiv indiziert (mit gleich guter Prognose wie die radikale Tumornephrektomie), teils aber auch imperativ (zwingend) gegeben bei Vorliegen von bilateralen Tumoren (einseitige Nephrektomie), befallene Einzelniere oder Niereninsuffizienz (erspart die chronische Hämodialyse).
- Palliativ: Bei T4-Tumor Embolisation des Tumors mit einem Gewebekleber (z.B. Histoacryl) über die A.renalis (Ind. auch bei rezidivierender Blutung in das Hohlraumsystem).

Prog: Ohne Metastasen 5JÜR 50%, bei Infiltration in die V.cava 20% 5JÜR, bei M1 mittlere Überlebenszeit 1 Jahr.

Kompl: * Einbruch des Tumors in die V.cava und Kavathrombose
* **Stauffer-Syndrom:** Nierentumor + Leberfunktionsstörung
Op: * Postinfarkt-Syndrom nach Embolisation (durch Nierennekrose --> Schmerz, Fieber, Übelkeit, Erbrechen, Bluthochdruck)

DD:
- **Nierenzysten**, Hydronephrose, xanthogranulomatöse Pyelonephritis
- **Angiomyolipom**, Onkozytom
- Hämaturie: Nierentumoren, Nephrolithiasis, Niereninfarkt, Nierenembolie, Nierenentzündung, Nierentrauma, Nierentuberkulose, hämorrhagische Diathese, Antikoagulanzientherapie

NIERENTRANSPLANTATION

Ind:
- **Terminale Niereninsuffizienz** bei chronischem Nierenversagen (Dialysepatienten, polyzystische Nierendegeneration), insb. Kinder
- Patienten mit Niereninsuffizienz und Dialyseproblemen: Shunt-Komplikationen, Anämie, Hypertonie, Polyneuropathie oder Demenz, Hyperparathyreoidismus (sekundärer)

Seite 244 | **Niere**

K.Ind: # Akute Nierenerkrankung (z.B. floride immunologische Erkrankungen, z.B. Goodpasture-Syndrom, Vaskulitiden)
Fortgeschrittene Zweiterkrankung, wie nicht kurable Malignome, Systemerkrankungen (z.b. Oxalose)
Chronische Infekte (KI ergibt sich wegen der postoperativen immunsuppressiven Therapie)
Akute gastrointestinale Erkrankung, wie Ulzera (wegen der postoperativen immunsuppressiven Therapie) --> Op nach Behandlung möglich.

Epid: * Zentrale für Transplantationen: Eurotransplant in Leiden/Niederlande, bzw. für Deutschland in Neu Isenburg (Adressen und Rufnummern s.Kap. Transplantationen)
* In 1992: 2092 Nieren in der BRD transplantiert (Tendenz fallend). Warteliste: ca. **7.500 Patienten!** Durchschnittliche Wartezeit z.Zt. rechnerisch ca. 3 Jahre.
* Insg. z.Zt. 34 Transplantationszentren in der gesamten BRD.
* 1. Transplantation: 1954, weltweit mehr als 200.000 Nierentransplantationen bisher durchgeführt.

Diag: 1. Indikation zur Explantation beim Spender (s.Kap. Transplantation) und Implantation beim Empfänger (keine Kontraindikationen) muß sicher gegeben sein.
2. Labor: HLA-Typisierung (Kompatibilität von Spender und Empfänger?), Cross-match (Ausschluß zytotoxischer Antikörper)

Ther: ▪ **Explantation:**
- Sterile Entnahme der Spendernieren unter möglichst guten Kreislaufbedingungen als Blockpräparat mit Aorta, V.cava und Ureteren
- Konservierung in kalter Collins-Lösung, Transport gekühlt bis 40 Stunden mögl.
▪ **Implantation:**
- **Heterotope Implantation** --> extraperitoneal in die Fossa iliaca
A.renalis wird auf A.iliaca, V.renalis auf V.iliaca, Ureter mit Antireflux-Op (submuköse Tunnelung) am Blasendach anastomosiert
- Evtl. kombinierte Transplantation von Niere + Leber, Pankreas oder Herz.
▪ Nachbehandlung: perioperative Antibiotikaprophylaxe.
Immunsuppression mit Cyclosporin A (Pilzderivat, 6mg/kgKG/Tag) als Basistherapie, zusätzlich Azathioprin und Kortikosteroide bei Abstoßungsreaktionen.
Antilymphozyten-Globulin (ATG = Immunglobuline gegen menschliche T-Lymphozyten) bei akuter Abstoßungsreaktion, Versuche auch mit monoklonalen Antikörpern, OKT III.
▪ Nachkontrollen: Cyclosporinspiegel im Blut, Nierenfunktion (Retentionswerte), Urinvolumina (Bilanzierung) und Urinstatus, Körpergewicht, Ultraschall, evtl. Transplantatbiopsie.

Prog: Op-Risiko nimmt mit dem Alter zu (ab 45.LJ.)
1 Jahres Transplantat-Überlebensrate heute sehr gut: >**90%!**, nach 5J. noch ca. 60%
Zweit- und Mehrfachtransplantationen (nach Abstoßungsreaktionen) haben eine schlechtere Transplantat-Überlebensrate.

Kompl: * **Hyperakute Abstoßungsreaktion** (Rejektion): innerhalb v. 48 Std. mit Endothelläsionen und toxischem Krankheitsbild bei humoraler Abstoßungsreaktion (zytotoxische Antikörper), Ther: Plasmapherese zur Elimination der zytotoxischen Antikörper
* **Akzelerierte Abstoßungsreaktion** (Rejektion): zwischen 2. und 5. post-op. Tag mit zellulärer Abstoßungsreaktion
* **Akute Abstoßungsreaktion** (Rejektion): innerhalb der ersten 3 Monaten durch zelluläre Abstoßungsreaktion
* Immunsuppression: allgemein --> **Infektanfälligkeit, Knochenmarkdepression, Magen-Darm-Ulzera, Nephro-/Hepatotoxizität, Zunahme der Inzidenz maligner Tumoren**.
--> Cyclosporin A: Hypertonie, Hirsutismus, Gingivahyperplasie, Tremor
--> Kortikoide: Osteoporose, Diabetes mellitus, aseptische Knochennekrosen, prox. Muskelatrophie, psychotische Veränderungen
--> Antilymphozyten-Globulin: anaphylaktische Reaktion

HERNIEN

Def: Vorfall von **Eingeweideanteilen** (= *Bruchinhalt*) in eine **Vorbuchtung des parietalen Peritoneums** (= *Bruchsack*) durch eine **Bauchwandlücke** (= *Bruchpforte*).
DD zu Prolaps: Vorfall von Eingeweiden durch eine Lücke des Peritoneums, also nicht von Peritoneum bedeckt.

Ät:
- Bindegewebsschwäche, inkompletter fetaler Bauchwandschluß
- Erhöhter intraabdomineller Druck durch Pressen (chron. Obstipation), Husten (COLD), bei Dysurie (Prostataadenom)
- Aszites (Lebererkrankungen, portale Hypertension), intraabdinelle Tumoren
- Adipositas

Etlg:
\# Äußere Hernien (durch Bauchwand):
  - Indirekte Leistenhernie   60 %
  - Direkte Leistenhernie   15 %
  - Nabelhernie (umbilikal u. paraumbilikal)   9 %
  - Schenkelhernie   3 %
  - Epigastrische Hernie   3 %
  - Becken- u. Lumbalhernien   5 %
\# Innere Hernien: v.a. Zwerchfellhernien   5 %
\# Gleithernie: Vorgefallenes Organ ist Teil des Bruchsackes (Zaekum, bzw. Sigma, Harnblase = Organe sind nur teilweise mit Peritoneum überzogen, peritonealer Bruchsack fehlt daher teilweise)
\# Littré-Hernie (Darmwandhernie): Herniation eines Darmwandanteiles in die Bruchpforte ohne Passagestörung (s.Abb.)
\# Eventerationshernie: Hernia permagna = großer Teil der Bauchorgane im Bruchsack, die sich hier organisiert haben und schwierig zu reponieren sind
\# Symptomatische Hernie: Hernie bei pathologischer Druckerhöhung im Abdomen (z.B. Tumor, Aszites)
\# Narbenhernie: Hernie als Folge einer Dehiszenz der Faszien einer Laparotomienarbe

Epid:
* Eines der häufigsten chirurgischen Krankheitsbilder
* Inzidenz: 2 - 4%, 3/4 davon entfallen auf die **Leistenbrüche**

Klin: Oft nur geringe Beschwerden
- Schmerzen beim Anspannen der Bauchmuskulatur (z.B. Heben schwerer Lasten, Pressen beim Stuhlgang)
- Verminderte körperliche Leistungsfähigkeit
- Peritoneale Reizung
- Bruchgeschwulst ist das eigentliche Hauptsymptom
- Stuhlunregelmäßigkeiten, evtl. Blutabgang

Diag:
1. Inspektion, immer beidseits durchführen, da in 20 - 30 % d.F. doppelseitige Befunde zu erheben sind
2. Palpation der Bruchpforten unter Bauchpresse am stehenden Patienten **Hustenanprall gegen den tastenden Finger**
3. Auskultation des Bruchinhaltes (Darmgeräusche ?)
4. Diaphanoskopie (Durchleuchtung mit einer sehr hellen Lampe) bzw. **Sonographie**
5. Röntgen: Abdomen Übersicht, evtl. MDP, Kolon-KE
6. Bei jeder Hernie des Erwachsenen ist die **rektal-digitale Untersuchung** zum Ausschluß eines Rektumkarzinomes obligat (in manchen Kliniken wird routinemäßig auch eine Rektoskopie durchgeführt).

Ther: ▪ Konservativ:
- **Manuelle Reposition (= Taxis):** Ind: Bei kurzer Anamnese einer Einklemmung (<6h). Technik: Pat. liegt auf harter Unterlage, Beine anziehen lassen, evtl. Analgesie: Ausmassieren des Darminhaltes mit beiden Händen u. behutsame Reposition --> Cave! Reposition en bloc als Komplikation (s.u.)
- **Bruchband:** Nur in seltenen Ausnahmen (strikte Ablehnung der OP, unvertretbar hohes Op-Risiko), da keine sichere Prophylaxe der Inkarzeration und die Bauchmuskulatur durch die Entlastung weiter atrophiert!

▪ Operativ:
» **Herniotomie und Hernioplastik**
Darstellung der Bruchhüllen, des Bruchsackes und der Bruchpforte
Versorgung des Bruchinhaltes (evtl. Darmresektion)
Beseitigung des Bruchsackes (alleinige Reposition des Bruchsackes bei Gleithernien)
Verschluß der Bruchlücke, evtl. mit Verstärkung des Abschlusses und schichtweisem Wundverschluß
Postop: Leichte körperliche Arbeiten nach 3-4 Wo., schwerere Tätigkeiten erst nach 3-6 Monaten
» **Relative Kontraindikationen:** Übergroße Narben- u. Bauchwandhernien, Hernia permagna, alte Brüche mit großer Bruchpforte

Prog: Operationsletalität liegt unter 1 %, bei Inkarzeration steigt sie auf 10 %.
Rezidivrate: Hernienrezidiv in 5% d.F.

Kompl: * **Inkarzeration:** Schwellung, Rötung, Spontan- u. Druckschmerz; anfangs Ileussymptome, später toxische Folgen der Darmgangrän und Peritonitis
Sonderform: **Elastische Einklemmung:** mit der Bauchpresse erweitert sich zunächst der Bruchring --> Peristaltik treibt Darmschlinge in den Bruchsack, mit nachlassender Bauchpresse schnürt der Bruchring die Darmschlingen ab.
Darmwandbruch (= Richter-Littré-Hernie): Einklemmung eines Teiles der Darmwand bei erhaltener Darmpassage --> lokale Darmwandnekrose/Darmgangrän
Netzeinklemmung: Inkarzeration des Omentum majus in einen Bruchring
Ther: Manuelle Reposition (= Taxis) bei kurzer Anamnese und danach Elektiv-OP zur Revision. Bei längerer Anamnese (>6h) oder bei mißlungener Taxis --> sofort OP (Revision des Bruches, bei inkarzeriertem nekrotischen Darmabschnitt Resektion)
* **Koteinklemmung:** Die zuführende Darmschlinge wird zunehmend mit Kot gefüllt --> Abklemmung der abführenden Schlinge am Bruchhals durch den Druck der Kotmassen
* **Reposition en bloc:** Bruchsack wird ohne Beseitigung der Einklemmung **mit der Bruchpforte verlagert** (Bruchgeschwulst selbst ist von außen nicht mehr zu sehen, der Bruchhals mit Einklemmung bleibt aber bestehen !)
* Bruchentzündung
* Bei Leistenhernien-OP: Hodenschwellung, Hodennekrose oder Hodenatrophie bei intraoperativer Verletzung des Leistenkanales

DD: In der Leistenregion: Lymphome, ektope Hoden, Hydrozelen, Varixknoten, Abszesse, Zysten u. Tumoren, Adduktorensehnentendopathie

---

LEISTENHERNIE

Syn: Inguinalhernie

Epid: * Häufigste Hernienform (75%), 2/3 indirekt, 1/3 direkt
* Zu 90 % bei Männern
* In 15 - 25 % beidseits

Hernien | Seite 247

Anatomie:
Verlauf des Leistenkanales: von dorsal lateral kranial nach ventral kaudal medial. 4 - 5 cm lang.
Innerer Leistenring: 1.5 cm oberhalb der Mitte des Leistenbandes,
äußerer Leistenring: oberhalb des Tuberculum pubicum
Wände des Leistenkanales:
Ventral: Aponeurose des M.obliquus externus
Dorsal: Fascia transversalis, Peritoneum parietale
Kranial: Unterrand des M.obliquus internus
u. des M.transversus abdominis
Kaudal: Lig.inguinale (= POUPARTI-Band)

Inhalt: Beim Mann:
- Ductus deferens u. Vasa testicularis
- Fascia spermatica interna (= Ausstülpung der Fascia transversalis)
- M.cremaster (kaudale Internusfasern)
- Fascia spermatica externa (= Ausstülpung der Externusaponeurose)
- A.ductus deferentis, A.musculi cremasteris, Plexus pampiniformis
- R. genitalis des N.genitofemoralis
- Plexus testicularis (sympathisch)

Bei der Frau: Lig.rotundum (Lig.teres uteri), Imlach-Fettpfropf

Etlg:

Direkte (mediale) Leistenhernie: Die Durchtrittsstelle liegt medial der Vasa epigastrica (Fossa inguinalis medialis). Der Bruchsack durchsetzt **die Bauchdecken auf direktem Weg** u. verläuft im Leistenkanal zum äußeren Leistenring (keine Beziehung zum Inneren des Samenstrangs). Immer **erworben**.

Indirekte (laterale) Leistenhernie: Verläuft aus dem **inneren Leistenring** (Anulus inguinalis profundus, liegt lateral der Vasa epigastrica) durch den Leistenkanal zum äußeren Leistenring (Anulus inguinalis superficialis). Der Bruchsack ist von Kremasterfasern umgeben und kann bis zum Skrotum reichen. Entsteht durch ausbleibende Obliteration (Verklebung) des Processus vaginalis peritonei nach dem Descensus testis (= kongenital, **angeboren**) oder durch Erweiterung des inneren Leistenringes u. Vorstülpung von Peritoneum in den Leistenkanal (= **erworben**).

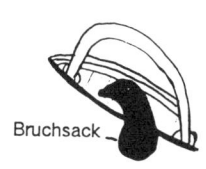

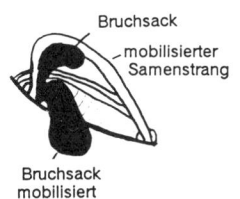

Klin:
- **Schmerzen in der Leiste**
- Ausmaß der Beschwerden korreliert nicht mit der Größe der Hernie
- Hernia incipiens: Vorwölbung des Bruchsackes in den Leistenkanal. Klinisch Beschwerden in der Leiste, meist noch keine Vorwölbung. Abwarten
- Hernia completa: Austritt des Bruchsackes am äußeren Leistenring
- Hernia scrotalis: Vordringen des Bruchsackes bis ins Skrotum

Diag:
1. Inspektion: Vorwölbung in der Leiste
2. Palpation: Einstülpen des Skrotums bis vor den äußeren Leistenring am stehenden Patienten --> **Hustenanprall** (bei Frauen kann die Diagnose bei nicht bestehender Bruchgeschwulst schwierig sein).

Ther:
- **Operativ:** Ind: Ist mit der Diagnosestellung gegeben
  1. Eingriff ist in Regionalanästhesie od. Vollnarkose mögl.
  2. Leistenschnitt, Durchtrennung der Externusaponeurose, Freilegung und Mobilisation des Samenstranges, Aufsuchen des Bruchsacks, Eröffnen und Reposition des Bruchinhaltes, Abtragen u. Nahtverschluß des Bruchsackes
  3. Verschluß der Bruchpforte: Prinzip: Verstärkung der Hinterwand (zum Abdomen hin), Wundverschluß, nach der Op Zug am Testis zur Reposition des mobilisierten Samenstranges (sog. "EKG"= Eier-Kontroll-Griff)

  Verstärkungsmethoden:
  - **Nach Bassini:** Naht des M.obliquus internus und des M.transversus abdominis unter dem Samenstrang durch an die Innenfläche des Leistenbandes und als erster od. letzter Stich am Tuberculum pubicum. Dabei muß beachtet werden, daß die Samenstranggebilde an ihrer Austrittsstelle nicht zu stark eingeengt werden. Der Samenstrang wird mit der Externusaponeurose gedeckt oder nach subkutan (vor die Externusaponeurose) verlagert (Methode nach Kirschner).
  - **Nach Shouldice:** Spaltung u. Doppelung der Fascia transversalis mit fortlaufender Naht + Naht des M.obliquus int. und des M.transversus an das Leistenband (wie Bassini)
  - **Nach Lotheisen / Mc Vay:** Naht des M.obliquus int. u. der Transversusfaszie an das Cooper-Band (Lig.pubicum superius)
  - **Nach Halsted-Ferguson:** Naht des M.obliquus int. **über** dem Samenstrang an das Leistenband (Samenstrang liegt jetzt unter dem M.obliquus int.)

  <u>Bei Frauen:</u> Hier kann der Leistenkanal fest um das Lig.rotundum verschlossen werden oder das Lig.rotundum kann durchtrennt werden
  <u>Bei Kindern:</u> Keine Verlagerung des Samenstranges, da Gefahr der Hodenatrophie. Bruchsackabtragung, evtl. Methode nach Halsted-Ferguson und Vernähung der Externusaponeurose
  <u>Bei Männern im hohen Alter:</u> Ultima ratio nach mehreren Rezidiven -> endgültige Sanierung durch Funikulo- und Orchiektomie

  - **Postoperativ:** Die Einlage eines kleinen Katheters intraoperativ in die Leistenregion, über den 3xtgl. ein **Lokalanästhetikum** appliziert wird, erleichtert den Patienten die Mobilisation (Entfernung am 3.Tag). Fäden ex am 10.Tag. Arbeitsunfähigkeit für ca. 3 Wochen. Keine schweren Lasten für 10 Wochen.
  - Bei Rezidivhernien wird derzeit mit der Implantation eines beidseitigen präperitonealen Netzes (Op nach STOPPA), das die Bauchwand verstärkt (Mersilene-Netz liegt zwischen Muskelfaszien und Peritoneum), experimentiert.
  - Laparoskopischer Hernienverschluß (Hernioplastik): Verschluß der Hernie durch Naht oder Clips von innen + Implantation eines PTFE-Netzes über der Bruchpforte (Methode und Nutzen ist noch sehr umstritten, da diese Op einen intraperitonealen! Eingriff darstellt)

Prog: Letalität: 0 -1%. Rezidive in 2 - 10 %, bei Op nach **Shouldice** am geringsten.

Kompl: * **Inkarzeration**, Koteinklemmung, Bruchentzündung
  Op: * **Durchtrennung des Ductus deferens** --> Ther: Adaptation über Catgut-Schiene
  * Verletzung oder **Einengung** der Vasa spermatica (meist zu stark verengter innerer Leistenring) --> Hodenschwellung durch Abflußbehindernug, im Extremfall mit Hodennekrose od -atrophie --> frühzeitige Revision
  * Verletzung inguinaler Nerven --> Sensibilitätsstörungen, inguinale Schmerzen
  * Verletzung/Einengung der V.femoralis mit Thrombose oder Embolie od. d. A.femoralis
  * **Darm- u. Blasenläsionen** (insb. bei Gleitbrüchen) mit Peritonitis, Wundinfektion

DD:
- **Adduktorensehnen-Zerrung** (Druckschmerz am Ansatz der Adduktorensehnen am Os pubis)
- **Leistenlymphome** (neoplastisch, entzündlich --> Suche nach Fokus, z.B. Fußmykose)
- Schenkelhernie
- Hernia scrotalis --> Hydrocele funiculi spermatici et testis, Varikozele, Lipome
- Senkungsabszeß, Aneurysma

SCHENKELHERNIE

Syn: Femoralhernie, Hernia femoralis sive cruralis

Epid: Überwiegend bei **Frauen** (w > m = 3:1), > 50.LJ.

Anatomie: Die Bruchpforte liegt zwischen Leistenband u. Beckenknochen in der **Lacuna vasorum**. Unterhalb des Leistenbandes trennt der Arcus ileopectineus die Lacuna musculorum (lateral, Durchtritt des M.iliopsoas) von der Lacuna vasorum (medial).
Die typischen Schenkelhernien treten medial der Gefäße durch das Septum femorale, das zwischen dem **Lig.inguinale** (kranial), dem **Lig.lacunare** und dem **Pecten ossis pubis** (= Schambeinkamm, medial) liegt.

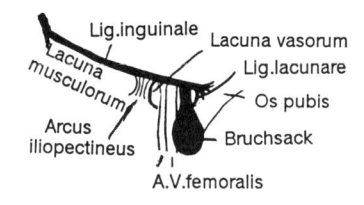

Klin:
- Oft klinisch latent bis zur Einklemmung
- Tastbare Geschwulst unterhalb des Leistenbandes medial der A.femoralis
- Dysurie u. Hämaturie (wenn Gleitbruch mit Blasenbeteiligung)

Diag: 1. Schwellung unterhalb des Lig.inguinale, mäßige Druckschmerzhaftigkeit
2. Sonographie

Ther:
- <u>Operativ</u>: Ind: Baldmöglichste Op wegen der Inkarzerationsgefahr
  - <u>Zugang von femoral (= crural)</u>: Bruch wird unterhalb des Leistenbandes freigelegt, der Bruchsack eröffnet, der Bruchinhalt reponiert, der Bruchsack abgetragen und nach intraperitoneal verlagert. Anschließend Verschluß der Bruchpforte durch Naht des Leistenbandes an das Lig.pubicum (Cooper-Band) am Pecten ossis pubis. Hierbei kann der Darm inspiziert werden, deshalb bei V.a. Inkarzeration diesen Zugang wählen.
  - <u>Zugang von inguinal</u>: Nach Eröffnung des Leistenkanales wird der Bruch nach oben gezogen, abgetragen und mit dem Lig.pubicum (Cooper) übernäht.
  - Laparoskopischer Hernienverschluß: Verschluß der Hernie durch Naht oder Clips von innen + Implantation eines PTFE-Netzes über der Bruchpforte (wie bei Leistenhernie, s.o.)

Prog: Letalität unter 1 %, Rezidive 2 - 10 %.

Kompl:
* **Inkarzeration** gefürchtet (v.a. Darmwandbruch) mit Projektion der Schmerzen in die Leiste, Abdomen oder Oberschenkelinnenseite.
Ileussymptomatik! Bei älteren Frauen mit Ileus immer an Schenkelhernie denken!
* Infektion, Blutung, Verletzung der Femoralgefäße u. Nerven

DD:
- Leistenhernie
- Varixknoten oder Ektasie der V.saphena magna, Aneurysma
- Lipome u. andere Weichteilgeschwülste, Lymphknotenschwellung, Senkungsabszesse

NABELHERNIE

Def: Vorwölbung von Baucheingeweiden durch die Faszienlücke des Nabels

Ät:
- <u>Angeboren</u>: Persistenz der physiologischen Nabelhernie (20 %)
  kongenitale Hemmungsmißbildung = Omphalozele (Nabelschnurbruch)
- <u>Erworben</u>:
  Beim Erwachsenen: v.a. Frauen (40.-50.LJ.), Prädisposition: * Gravidität * Adipositas * erhebliche Gewichtsabnahme * körperliche Belastung * rez. Aszites (Leberzirrhose!, portale Hypertension --> Alkoholanamnese?)

Beim Neugeborenen: Neuentwicklung einer Nabelhernie vor Ausbildung einer festen Nabelnarbe: * Frühgeburt * pulmonale Infekte * Passagestörungen des Darmes

Anatomie: Bruchpforte bildet der **Anulus umbilicalis** (= zirkuläre Faserzüge der Bauchwandaponeurose)

Klin: Winziger bis kopfgroßer Bruchsack (kann das große Netz, Dünn- oder Dickdarm enthalten). Bei Verwachsungen der Darmschlingen oder Mehrkammerigkeit --> Irreponibel

Ther: ▪ Operativ: Ind: Im 1. Lj nur bei relativ großen Bruchsäcken oder Größenzunahme
  Erwachsene: bei Einklemmung Notfall-Op!
  - Ablösung des Bruchsackes vom Hautnabel --> Versorgung des Bruchinhaltes --> Verschluß der Bruchpforte durch Naht
  - **Bei größeren Hernien:** Longitudinale oder transversale Fasziendoppelung nach Dick-Mayo => größere Bauchwandfestigkeit. Anschließende Fixierung des Hautnabels an der Faszie
  - **Bei großen Omphalozelen:** kein Primärverschluß, da ein erhöhter Bauchinnendruck nach Reposition des Darminhalts die Atmung beeinträchtigen könnte. = > sukzessiver Verschluß
  - **Bei adipösen Patienten:** Omphalektomie, wenn gleichzeitig eine Fettreduktion angestrebt wird.

Prog: Letalität 1 %, bei Inkarzeration bis zu 20 %!, Rezidive in 3 %.

Kompl: * **Inkarzeration** von eingeklemmten Darmabschnitten
  * Wundinfektion, Wundhämatome

DD: - Paraumbilikalhernie: Faszienlücke außerhalb des Nabelringes
  - Neugeborene: Gastroschisis = Lücke der Bauchwand neben dem Nabel mit Prolaps von Darmteilen

EPIGASTRISCHE HERNIE

Def: Durch Lücken in der Faszie der Linea alba zwischen Xiphoid und Nabel können präperitoneale Fettbürzel prolabieren. Wird hierbei das Peritoneum trichterförmig nachgezogen, dann entstehen echte Hernien. Nicht selten kommen diese multipel vor.

Klin: Z.T. erhebliche, aber uncharakteristische Oberbauchbeschwerden evtl. bewegungsabhängiger Schmerz

Diag: Bei fettreichen Bauchdecken kann der Nachweis schwierig sein. Vor Op Ausschluß von Erkrankungen der Gallenblase, des Pankreas u. des Magens.

Ther: ▪ Operativ:
  - Verschluß der Faszienlücke nach Reposition des Bruchsackes, der nicht eröffnet werden muß
  - Fasziendoppelung nach MAYO

Prog: Rezidive können vorkommen

DD: Ulkus duodeni od. ventriculi, Cholelithiasis, Pankreatitis

REKTUSDIASTASE

Def: Auseinanderweichen der Mm.recti abdominis --> Verbreiterung der Linea alba, die sich bei Anspannung der Bauchdecken vorwölbt. Da kein Bruchring vorhanden (-> per Def. keine Hernie) ist, besteht kaum Einklemmungsgefahr.

Anatomie: Die Linea alba ist die Durchflechtung der Aponeurosen von rechter und linker Seite. Sie zieht ab dem Xiphoid bis zur Symphyse.

Klin: Anspannung der Bauchmuskulatur -> mehr oder weniger großer sicht- und tastbarer Wulst über der Linea alba.

Ther:
- Konservativ: Kräftigung der Bauchmuskulatur
- Operativ: Nur sehr selten indiziert (Rezidiv: 50 %, Letalität bei alten Pat. bis 10%)
  - Adaptation der Mm. recti in der Medianlinie und Fasziendoppelung zur Verhinderung eines Rezidivs

SPIEGHEL-HERNIE

Syn: Hernia linea semilunaris

Def: Austritt durch eine Lücke in der Fascia Spighelii.

Anatomie: Die Hernie durchbricht die Aponeurose des M.transversus abdominis u. des M.obliquus int. vor d. Außenrand der Rektusscheide im unteren Mittelbauch u. breitet sich unter der Externusaponeurose als interstitielle Hernie aus.

Epid: Sehr selten, aber Inkarzerationen häufig!

Klin: Ziehende Schmerzen auf der betroffenen Unterbauchseite

Diag:
1. Kann schwierig sein (kleine Hernie, Adipositas), an die Diagnose denken!
2. Evtl. Sonographie und CT

Ther: Operativ: Abtragung des Bruchsacks und Rekonstruktion der Bauchwand

DD:
- Intraabdominelle Schmerzursachen, Bauchwandhämatome
- Tumoren der Bauchdecken

NARBENHERNIEN

Def: Entstehen als Folge einer Laparotomie durch Dehiszenz der Faszien und entwickeln sich meist innerhalb des ersten postoperativen Jahres in 1-10% d.F.

Ät: **Laparotomie**
Begünstigend: Postoperative Blutung od. Infektion, Adipositas, Hypoproteinämie, Faktor XIII-Mangel, Anämie, Nervenverletzungen, ungünstige Schnittführung (mediane Laparotomie), abdominelle Drucksteigerung v.a. post OP (Husten, Obstipation/Pressen).

Ther:
- Operativ: Mind. 1/2 Jahr nach Bauch-Op zuwarten (stabile Wundränder)
  - Große Hernien benötigen intensive Vorbehandlung: Gewichtsreduktion, Atemgymnastik, wiederholte Anlage eines Pneumoperitoneums)
  - Kleine Hernien sollten wegen der großen Gefahr der Einklemmung operiert werden
  · Bruchpfortenverschluß durch Fasziendoppelung nach Mayo.
  · Steht die Faszie unter zu großer Spannung, so muß eine Überbrückung mit Kutis, Fascia lata oder Kunststoffnetz durchgeführt werden.

Prog: Letalität 2%, Rezidive 10%.

Kompl: Infektion, Fistelbildung, Rezidiv

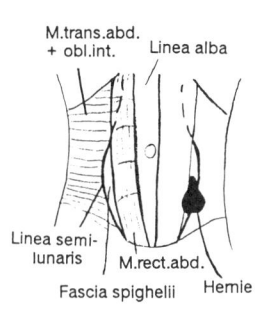

LUMBALHERNIE

Def: Austrittspforten sind das obere u. untere Lumbaldreieck zwischen 12. Rippe, dem Lateralrand des M.latissimus dorsi und der Crista iliaca.

Epid: Sehr selten (erworben oder angeboren mögl.)

Klin: Bewegungsabhängige, lumbale Schmerzen

Diag: Palpation

Ther: Operativ: Ind: Nachgewiesene Lumbalhernien sollten operiert werden
Verschluß mit der Fascia lumbalis sive glutealis

Kompl: Inkarzerationsneigung

DD:
- Senkungsabszesse, Tumoren (Lipome, Fibrome)
- Andere Schmerzzustände (Myogelosen bei Lumbago, Bandscheibenvorfall)

HERNIA OBTURATORIA

Def: Austrittspforte ist zusammen mit den Vasa obturatoria und N.obturatorius das **Foramen obturatum** unter dem horizontalen Ast des Schambeines. Der Bruch liegt dabei unterhalb des M.pectineus und erscheint evtl. an der Innenseite des Oberschenkels.

Epid: Vorwiegend **ältere Frauen** (Erschlaffung d. Beckenbodens), häufig verkannt

Klin:
- Schmerzen oder Parästhesien an der **Innenseite des Oberschenkels** durch Irritation des N.obturatorius mit Verstärkung der Schmerzen durch Streckung, Adduktion u. Innenrotation der Hüfte (Howship-Romberg Zeichen) oder beim Husten/Pressen
- Ileussymptomatik bei Inkarzeration

Diag:
1. Schwierige Diagnose: Oft nur kleiner Bruch, da straffe Faszie
2. Ileus unklarer Genese

Ther: Operativ: Laparotomie: Die Bruchpforte ist von ventral unter dem Schambein zu suchen. Direkter Nahtverschluß oder Verschluß mit lyophilisierter Dura.

Prog: Bei Inkarzeration 10 - 15 % Letalität !, selten Rezidive

HERNIA ISCHIADICA

Def: Bruchpforte durch das **Foramen ischiadicum maj.** oberhalb oder unterhalb des M.piriformis (Hernia suprapiriformis, Hernia infrapiriformis) oder vor dem Lig.sacrotuberale (Hernia spinotuberosa). Der Bruchsack kann neben Darm u. Omentum majus auch Ovar u. relativ häufig einen Ureter enthalten.

Klin:
- Selten tastbare Bruchgeschwulst unterhalb des M.gluteus maximus
- Ischialgie
- Ileus
- Evtl. Zeichen der Harnstauung

Ther: Operativ:
- Transperitonealer Zugang ist übersichtlicher u. weniger gefährlich als der gluteale Zugang (Gefährdung des N.ischiadicus!)
- Bruchpfortenverschluß mit Faszienplastik oder ggf. mit Kunststoffnetz

HERNIA PERINEALIS

Syn: Beckenbodenhernien, Beckenbodenbrüche

Ät:
- Bei Z. n. abdomino-perinealer Rektumexstirpation
- Erschlaffung der Beckenbodenmuskulatur

Etlg:
Hernia perinealis anterior: Bruchpforte vor M.transversus perinei profundus
Hernia labialis, Hernia pudentalis, Hernia praevesicalis
Hernia perinealis posterior: Bruchpforte hinter dem M.transversus perinei profundus: Hernia retrovesicalis, Hernia ischiorectalis: durch den M.levator ani in die Fossa ischiorectalis

Epid: Frauen häufiger betroffen

Klin: Evtl. tastbare Bruchgeschwulst, selten Beschwerden

Ther: Operativ: Reposition des Bruchinhalts (meist Dünndarm) und Verschluß der Bruchpforte über transperitonealem oder perinealem Zugang

Kompl: Selten Inkarzeration

DD: Lipom, Abszesse, Entzündung der Bartholini-Drüsen, Zysten

INNERE HERNIEN

Def: Bruchsack wird von Peritonealduplikaturen und -taschen gebildet, die durch embryonale Rotation oder Fixation entstanden sind.

Anatomie: Prädilektionsorte:
- Bursa omentalis (Foramen WINSLOWI = Foramen epiploicum)
- An d. Flexura duodenojejunalis (TREITZ-Hernie) in d. Recessus duodenalis inf.
- Am Zäkum (iliozäkal)
- Am Mesokolon (insb. postoperative verbliebene Mesenterialschlitze)
- Am Sigma
- Am Zwerchfell (siehe Kapitel Zwerchfellhernien)

Klin: Ileussymptomatik -> Diagnose: sicher nur durch Laparotomie zu stellen

Ther: Operativ: Indikation:
- Alle symptomatischen Hernien (Ileus)
- Zufallsbefund bei Laparotomie
- Rückverlagerung der Eingeweide
- Verschluß der Bruchpforte oder Erweiterung der Bruchpforte, so daß keine Einklemmung mehr möglich ist

Kompl: Darm - u. Gefäßverletzungen intraoperativ

APUD-ZELLSYSTEM

Anatomie: APUD = amine-precursor-uptake and decarboxylation cells.

Zellen gemeinsamer neuroektodermaler Herkunft, die Peptidhormone durch die Aufnahme und Dekarboxylierung von biogenen Aminen bilden können. Früher auch als Helle-Zellen-System bezeichnet. Heute insg. ca. 40 verschiedene Zellen bekannt.

1.) **G-Zellen** des Magens --> Gastrin (fördert HCl-Produktion des Magens)
2.) **Inselzellen** des Pankreas: A-Zellen --> Glukagon, B-Zellen --> Insulin, D-Zellen --> Somatostatin, PP-Zellen --> pankreatisches Polypeptid (Antagonist des Gastrins)
3.) Parafollikuläre **C-Zellen** der Schilddrüse --> Kalzitonin
Nebenschilddrüse --> Parathormon
4.) **Enterochromaffine Zellen** des Gastrointestinaltraktes --> Serotonin, Kallikrein, VIP = Vasoaktives intestinales Polypeptid
5.) Zellen der **Adenohypophyse** --> ACTH, STH, TSH, MSH, Gonadotropine (FSH, LH, Prolaktin)
6.) **Neurohypophyse** --> ADH (= Adiuretin, Vasopressin), Oxytocin
7.) **Zirbeldrüse** --> Melatonin, Serotonin
8.) **Nebennierenmark**, Sympathikus: Adrenalin, Noradrenalin
8.) **Niere** --> Renin, Erythropoetin
9.) **Plazenta** --> HCG

Tumoren, die dieser Zellinie abstammen, können Hormone bilden. Sie können *entop* (gehen von Zellen aus, die dort physiologisch sind, z.B. Insulinom im Pankreas) oder *ektop* auftreten, so z.B. Gastrinom im Pankreas (statt im Magen).

APUDOME

Def: Tumoren, die sich aus dem APUD-Zellsystem herleiten und Peptidhormone sezernieren.

Etlg:
- # Pankreas: **Insulinom** (am häufigsten), **Glukagonom** (sehr selten)
- # **Gastrinom** (Zollinger-Ellison-Syndrom)
- # **VIPom** und **PPom** (Verner-Morrison-Syndrom)
- # C-Zellen der Nebenschilddrüse: Kalzitoninom, **C-Zell-Karzinom**
- # **Karzinoid** des Verdauungstraktes und des Bronchialsystems (u. kleinzelliges Bronchialkarzinom)
- # Nebennierenmark, sympathischer Grenzstrang: **Phäochromozytom**
- # Hypophyse: Kortikotropinom
- # ADH (Schwartz-Bartter-Syndrom)
- # Kombinationen --> siehe **MEN**

KARZINOID

Ät: Tumor, ausgehend von den enterochromaffinen Zellen des APUD-Systems im Gastrointestinaltrakt oder Bronchialtrakt

Endokrinologie | Seite 255

Path:
- **APUD-Zellsystem** --> Hormonproduktion möglich: Serotonin, Calcitonin, Parathormon, Kallikrein, Prostaglandine, ACTH, ADH, FSH, HCG, MSH, Histamin, Insulin, usw. Embryonal stammen die APUD-Zellen aus der Neuralleiste und wachsen in den Darm aus, Trachea und Lunge sind Ausknospungen des Darmes --> APUD-Zellen sind auch in der Lunge zu finden.
- Lok: **Appendix** (40%), Jejunum und unterer Dünndarm: Terminales **Ileum** (30%), Rektum und Kolon (20%), Extraintestinal (10%) --> v.a. **Bronchialsystem**, selten in Teratomen, Ovarien und Hoden
30% der Karzinoide treten multifokal auf.
- Metastasierung: Gastrointestinales Karzinoid --> Leber! (Primärtumor >2cm --> 80% Metastasierungsrate)
- **Karzinoid-Syndrom:** Hyperserotonismus, **Flush-Syndrom** --> tritt erst nach Metastasierung auf: Bei Lebermetastasen kann Serotonin nicht mehr durch die Monoaminooxidase der Leber abgebaut werden --> manifeste Flush-Symptomatik (s.u.)
- Grading: Gastrointestinaltrakt: Maligne, wie ein Karzinom (Metastasierung), Ausnahme: solitäres Karzinoid der Appendix: Benigne (oft Zufallsbefund)
Lunge:
  ○ Kulchitzky-Zell-Karzinom Typ 1: Typisches Bronchial-Karzinoid --> eher gutartig, lange begrenzt
  ○ Kulchitzky-Zell-Karzinom Typ 2: Atypisches Bronchial-Karzinoid --> frühe Lymphknoten- und Fernmetastasierung
  ○ Kulchitzky-Zell-Karzinom Typ 3: **Kleinzelliges Bronchial-Karzinom** mit paraneoplastischer Hormonbildung (ca. 10% aller Kleinzeller)

Epid:
* Solitäres Karzinoid --> häufig Zufallsbefund bei der Appendektomie von jungen Menschen (in 0,3% der Appendektomien), sonst Alter: 40-70.LJ.
* Karzinoid der Lunge (ca. 1% der Lungentumoren, kleinzelliges Bronchialkarzinom ca. 25%)

Klin:
- **Diarrhoe, Flush-Syndrom** (Serotonin und Kallikreinwirkung) mit Hitzewallungen, Migräne-, Asthmaanfällen, Tachykardie, Tachypnoe, Bauchkoliken - "Appendizitis", Heißhungeranfälle (Spontanhypoglykämien)
- Später rechtsseitige Kardiopathie (Trikuspidalklappenfibrose = Hedinger-Syndrom, Pulmonalstenose), pulmonale Hypertonie, retroperitoneale Fibrose, Teleangiektasien
- Lunge: Rezidivierende Atelektasen mit Pneumonie, leicht blutender Tumor --> Hämoptysen, selten: Flush-Symptomatik (wegen der intakten Leberfunktion)
- Lambert-Eaton-Syndrom (myasthenisches Krankheitsbild, stammbetont durch paraneoplastische Antikörper gegen ACh-Rezeptoren)

Diag:
1. Anamnese und klinische Untersuchung
2. Labor: **Serotoninspiegel** im Blut (RIA), **5-Hydroxyindolessigsäure** (Abbauprodukt des Serotonins) im 24h-Urin (unter Karenz serotoninreicher Nahrung: insb. Nüsse, Bananen, Ananas) Tumormarker: NSE, HCG
3. Staging: Sonographie-Abdomen, Bronchoskopie mit Biopsie Röntgen: Thorax, Abdomen, evtl. MDP (=Magen-Darm-Passage mit KM), CT-Abdomen / Becken und Thorax
4. Neue Methode: Somatostatin-Rezeptor-Szintigraphie zur Lokalisationsdiagnostik

Ther:
- Konservativ: Palliativ bei Inoperabilität: Serotoninantagonisten (Methysergid), Somatostatin (Octreotide, Sandostatin^R), Phenothiazine zur Beherrschung der endokrinen Symptomatik.
- Operativ:
  - Entfernung des Primärtumors im Gesunden (Appendektomie, Darmresektionen) + regionäre Lymphonodektomie (Metastasenstraße sanieren)
  - Solitäre Lebermetastasen können ebenfalls operativ entfernt werden, evtl. Chemoembolisation verbliebener Metastasen
  - Palliativ: Bei multizentrischer Tumoren u. ausgedehnter Metastasierung --> tumorverkleinernde Operation zur Abschwächung der Hormonwirkungen

Prog: Karzinoide haben insgesamt eine 5JÜR von 70-80%. Das gutartige Karzinoid der Appendix nahezu 100%.

Kompl: * Fibrosierungen im Herz und Retroperitoneum
* Rezidivierende Atelektasen und Pneumonien der Lunge

DD: Flush: Mastozytose (Histamin und Serotoninwirkung aus Mastzellen)

ZOLLINGER-ELLISON-SYNDROM

Syn: Gastrinom

Path:
- Gastrin-produzierender Tumor (= ein APUDom)
- Im Pankreas finden sich physiologisch nur beim Kind Gastrinzellen, beim Erwachsenen ist dies eine ektope Lokalisation (pathologisch)
- Lok: Pankreas in 70-80% d.F., Duodenum, oberes Jejunum, Magen (im Antrum = entop), 50% der Gastrinome sind multipel und metastasieren früh
- Malignität: 2/3 der Gastrinome sind maligne!, außerhalb des Pankreas gelegen --> sogar 90% maligne.

Epid: M > w = 2:1

Klin:
- **Vermehrte Säureproduktion --> Ulkus**, insb. multipel auftretend und an **untypischen Stellen** lokalisiert, z.B im Duodenum (nicht Bulbusbereich), im oberen Jejunum, große Kurvatur im Magen oder rasches Rezidiv nach einer Ulkusoperation.
- **Diarrhoen** bei der Hälfte aller Patienten (durch Schädigung des Dünndarmes durch die gastrale HCl-Überproduktion und damit Unwirksamkeit der Pankreas- und Gallenfermente (pH zu niedrig) --> Entzündung des Dünndarmes) mit Steatorrhoe (Lipaseinaktivierung), Hypokaliämie und Dehydratation
- Ulkuskomplikationen --> Perforation, Strikturen, Ulkusblutung, Ösophagitis

Diag:
1. Anamnese und klinische Untersuchung
2. Magensekretionsbestimmung: Basalsekretion stark erhöht (normal: 2-5 mmol Säure/Std. - > pathologisch erhöht auf >15 mmol/Std., beim Magenoperierten >5 mmol/Std.) MAO und BAO zeigen bei Pentagastrinstimulation keinen wesentlichen Anstieg (durch die ständig bestehende Stimulation ist die Sekretion von Magensäure nicht weiter anregbar)
3. Gastrinanalyse im Serum: Basal erhöht (Hypergastrinämie) und nach Provokation mit Sekretin (normalerweise die Sekretion hemmendes Enzym) --> Anstieg von Gastrin um 100% ist beweisend
evtl. selektive Blutentnahme im Pfortadersystem (zur Metastasensuche)
4. Endoskopie: Lokalisation der Ulzera? - bei **multiplen peptischen Läsionen** und atypischer Lokalisation stets an ein Zollinger-Ellison-Syndrom denken!
Biopsie: Glanduläre Hyperplasie der Magenschleimhaut (durch die Dauerstimulation)
Bei den atypisch lokalisierten Ulzera immer auch an ein Karzinom denken!
--> Biopsien obligat!
5. Lokalisationsdiagnostik: Sonographie, CT-Abdomen, Angiographie (nicht immer aussagekräftig, da wenig vaskularisiert), ERCP (wenig aussagekräftig, da meist sehr kleine Tumoren)

Ther:
- Konservativ: Heute Protonenpumpenhemmer (Omeprazol, Antra^R) + evtl. H_2-Blocker, beides in Höchstdosierung
Chemotherapie (selten) mit 5-Fluoruracil
- Operativ: Ind: Lokalisierbarer Tumor
  - Tumorentfernung, Problem: <u>Häufig multiple Gastrinome</u>, extrapankeatische Lokalisationen, häufig Metastasen, kleiner Tumor (< 2cm --> schwer zu lokalisieren)
  - Evtl. Gastrektomie od. Vagotomie

Prog: Bei Solitärtumoren (operabel) ist die Prognose gut, maligne Gastrinome haben nur 40% 5JÜR.

DD: - MEN I (s.u.) in ca. 20% d.F.
- G-Zell Hyperplasie der entopen G-Zellen im Magenantrum (--> hier fällt der Sekretin-Stimulationstest aber negativ aus)
- Ulkuskrankheit anderer Genese: Hyperparathyreoidismus (erhöhtes Kalzium stimuliert die Säureproduktion), Pylorusstenose, belassener Antrumrest nach BII-Operation

INSULINOM

Syn: Inselzelladenom, B-Zelladenom, Beta-Zell-Tumor

Path: · Nur in 50 % wird Insulin produziert, sonst andere gastrointestinale Hormone (z.B. Somatostatin, pankreatisches Polypeptid)
· Lok: In **90 % solitär** im Pankreas, am häufigsten im Pankreas-Korpus
　Sonstige: übriger Gastrointestinaltrakt
· In 10 % maligne
· Metastasierung: Leber und lokoregionäre Lymphknoten

Epid: ∗ Prädisp.-Alter: 30-50.LJ.
∗ Häufigster endokriner Pankreastumor (ausgehend von den B-Zellen)
In 90 % benigne (Adenom)

Klin: ▪ Whipple-Trias: - **Spontanhypoglykämie** (v.a. am Morgen (evtl. mit Bewußtseinstrübung) oder nach Nahrungskarenz, Glucose <40mg/dl)
- Typische Klinik der Hypoglykämie (vegetative Symptomatik: Schwitzen, Tachykardie, Blässe, Zittern, Heißhunger)
- Prompte Besserung nach Glukose i.v.-Gabe
▪ Im Intervall evtl. **ZNS- und neurovegetative Störungen** (Krampfanfälle, Kopfschmerzen, Seh- und Sprachstörungen, Doppelbilder, Depression und Verwirrtheitszustände)

Diag: 1. Anamnese und klinische Untersuchung
2. **Fastentest** (stationär, 36 Std.): kontinuierliches Ansteigen des Insulin/Glukose-Quotienten --> kontinuierliche Insulinproduktion, nicht bedarfsorientierte (bei Normalpatient fällt Insulin mit der Zeit des Fastens ab) Quotient normal: 0,2-0,5; Insulinom >0,5
Insulinsuppressionstest: Keine Senkung des C-Peptidspiegels (abgespaltener Teil des Proinsulins) nach Gabe von 0.15 IE Altinsulin/kgKG beim Insulinompatienten (= keine Suppression der körpereigenen Insulinproduktion)
Evtl. selektive Insulinbestimmung im Pfortaderkreislauf
3. Lokalisationsdiagnostik:
Sonographie: In 70% lokalisierbar, jedoch Pankreasschwanz meist nicht gut darstellbar
CT-Abdomen mit KM-Bolus, da Insulinome gut durchblutet sind --> 80% Trefferquote
Selektive Angiographie/DSA (höchste Aussagekraft) --> 80-90% Trefferquote
Insg. schwierig, da Tumordurchmesser meist nur 1-2cm, die Kombination von Sonographie und Angiographie bringt 90%ige Treffsicherheit

Ther: ▪ Konservativ: Präoperativ oder bei Inoperabilität oder wenn das Insulinom intraoperativ nicht gefunden werden kann (ca. 5% d.F.): Diazoxid (hemmt die Insulinsekretion, Proglicem^R),
Ind: auch bei maligner Entartung
Somatostatin (bei Kinder, Neugeborenen)
Chemotherapie: Streptozotozin evtl. in Komb. mit Fluorouracil
▪ Operativ: Ind: Immer bei lokalisierbarem Tumor, evtl. Probelaparotomie mit intraoperativer Sonographie bei unklarer Lage
- Enukleation des Adenoms bei Solitärtumor
- Linksresektion bis subtotale Pankreasresektion (Pankreaskopf bleibt erhalten) bei multiplen Adenomen
- Bei malignem Tumor: Als Ultima ratio palliative Duodenopankreatektomie und evtl. Entfernung solitärer Lebermetastasen (zur Tumor-/Hormonreduktion)

Prog: Bei Tumorentfernung gut, auch palliative Resektionen zeigen gute Ergebnisse, unbehandelt führen die rezidivierenden Hypoglykämien zu ZNS-Schäden.

Kompl:
* Cave: Jede Hypoglykämie kann irreversible neurologische Schäden verursachen
* Maligne Entartung

Op:
* Subtotale Resektion des Pankreas kann Substitution mit Pankreasfermenten (Pankreon^R, oral) u. evtl. Insulin erforderlich machen

DD:
- Funktionelle Hypoglykämien, Spätdumping-Syndrom nach Magen-OP, Tumor-Hypoglykämien (Paraneoplasie), Hypophysenvorderlappen- u. Nebennierenrindeninsuffizienz
- Hypoglycämia factitia = durch zu große exogene Insulinzufuhr bedingt (--> erniedrigter C-Peptid-Spiegel)
- MEN I (in 10% d.F.), sonstige paraneoplastische Symptomatik
- Bei unklaren neurologischen Symptomen immer auch an Hypoglykämien denken!

VERNER-MORRISON-SYNDROM

Syn: VIPom, PPom (pankreatisches Polypeptid), WDHH-Syndrom (Watery Diarrhea Hypokalemia Hypochlorhydria) od. WDHA-Syndrom (A= Achlorhydria)

Path:
* VIP aktiviert die intestinale u. pankreatische Adenylatzyklase --> Sekretion von Dünndarm- u. Pankreassekret (ähnliche Wirkung, wie das Choleratoxin, das zu profusen wässrigen Durchfällen führt, deswegen manchmal auch als "Pseudocholera" oder "pankreatische Cholera" bezeichnet)
* Lok: Meist im Pankreas, ca. 15% der Adenome oder Karzinome (selten) befinden sich extrapankreatisch (Verdauungstrakt, Lunge, Grenzstrang)

Klin:
* WDHH-Syndrom: **W**ässrige **D**urchfälle, **H**ypokaliämie, **H**ypochlorhydrie bis Achlorhydrie (= Fehlen von Magensekretion), die Durchfälle sistieren auch beim Fasten nicht!
* Gewichtsverlust durch die starken Durchfälle --> Cave: Elektrolytverlust, Exsikkose und Nephropathie bis hin zum Volumenmangelschock
* Hypotonie, Tachykardie, Adynamie, Muskelschwäche, Magen-Darm-Atonie durch die Hypokaliämie

Diag:
1. Anamnese und klinische Untersuchung
2. Labor: VIP, PP, GIP im Blut (RIA)
3. Magensekretionsanalyse zeigt eine Hypochlorhydrie
4. Staging: Sonographie-Abdomen, Röntgen-Abdomen, CT-Abdomen/Becken, evtl. selektive Angiographie des Pankreas (Tr. coeliacus u. A.mesenterica sup. --> Aa.pancreaticoduodenales sup. u. inf. zeigen intrapankreatische Gefäßmalformationen)

Ther:
* Konservativ: Bei Inoperabilität --> Somatostatin (Sandostatin^R), kaliumhaltige Infusionen, evtl. auch Prednison
* Operativ: Entfernung des Adenoms durch Tumorexstirpation (falls genau lokalisierbar), sonst Versuch der 2/3 - subtotalen Pankreasresektion

Prog: Unbehandelt schlechte Prognose, behandelt gute Prognose (bei Stop der Durchfallserkrankung).

Kompl: Hypokaliämie und Exsikkose durch die starken Durchfälle bis hin zum **Schock**

DD:
- Pseudo-Verner-Morrison-Syndrom: Durchfälle und Hypokaliämie bei chronischem Laxantienabusus ("Münchhausen"-Syndrom)
- MEN I (s.u.), Karzinoid-Syndrom
- Andere Durchfallserkrankungen: Cholera, Salmonellosen etc.

GLUKAGONOM

Path: Glukagon synthetisierender Pankreastumor der endokrinen A-Zellen
Epid: Sehr seltener Tumor
Klin:
- Leichter Diabetes mellitus (zu hoher Glukosespiegel im Blut)
- Hautekzeme, nekrotisierend und wandernd

Diag:
1. Anamnese und klinische Untersuchung
2. Labor: Glukagonnachweis (RIA)
3. Lokalisationsdiagnostik: Sonographie und CT-Abdomen/Becken

Ther:
- Konservativ: Bei Inoperabilität Chemotherapie mit Streptozotozin
- Operativ: Tumorexstirpation

MEN

Syn: MEN = multiple endokrine Neoplasien, MEN-Syndrom, MEA (= multiple endokrine Adenomatose)
Def: Kombination mehrerer endokriner Tumoren des APUD-Zellsystems
Ät: Ein Teil der MEN ist vererbt --> Familienangehörige regelmäßig auf C-Zell-Karzinom und Phäochromozytom kontrollieren (Kalzitonin i.S. und Katecholamine i.U. bestimmen)

Etlg:
- # **MEN I** (WERMER-Syndrom): Hypophyse (Adenom im Vorderlappen) + Pankreasinselzellen (Insulinom, Gastrinom, Glukagonom, VIPom od. Karzinoid) + Nebenschilddrüse (Hyperparathyreoidismus)
- # **MEN II a**: Schilddrüse (C-Zellkarzinom) + Nebenschilddrüse (Hyperparathyreoidismus) + Nebennierenmark (Phäochromozytom)
    MEN II b (SIPPLE-Syndrom): Schilddrüse (C-Zellkarzinom) + Nebennierenmark (Phäochromozytom) + Neurome (Lippe, Zunge, Augenlieder oder Enddarmbereich), evtl. mit marfanoidem Habitus
- # **MEN III** (GORLIN-Syndrom): Multiple mukokutane Neurome / intestinale Ganglienneurome (z.B. Neurofibromatose von RECKLINGHAUSEN, Hippel-Lindau-Syndrom) + Schilddrüse (C-Zellkarzinom) + Nebennierenmark (Phäochromozytom) oder duodenale Karzinoide

Klin: MEN I und II: Zeigen die Symptome der Einzelerkrankungen (siehe dort)
MEN III: Schwulstige Lippen, kutane tastbare Tumoren (Neurofibrome), sonstige Symptome wie bei den anderen Einzelerkrankungen.

Diag:
1. Anamnese und klinische Untersuchung.
Bei allen Tumoren/Adenomen der vom APUD-Zellsystem abstammenden Organe sollte stets auch an das Vorliegen eines **MEN** gedacht werden und dieses ausgeschlossen werden.
2. Tumormarker: Es kann häufig ein erhöhter **NSE**-Titer (Neuron-spezifische Enolase) festgestellt werden --> geeignet zur Verlaufskontrolle.
Die Tumormarker der Einzelerkrankungen können ebenfalls rekrutiert werden, z.B. Kalzitonin für die C-Zellen.

Ther: Operativ: Die operative Therapie besteht aus der Entfernung der einzelnen Tumoren (wie bei den Einzelerkrankungen). Allgemein gilt dabei, daß die Behandlung des Phäochromozytoms an erster Stelle steht.

SCHILDDRÜSE

Anatomie:
Die Schilddrüse (Glandula thyreoidea) liegt unmittelbar der Trachea an. Sie besteht aus zwei Lappen, die über den Isthmus verbunden sind. Der Isthmus kann sich oralwärts in einen Lobus pyramidalis fortsetzen (ca. 50% d.F., als Rest des Dct.thyreoglossus). Umgeben wird die Schilddrüse inklusive der Epithelkörperchen (=Nebenschilddrüse, Glandula parathyreoidea) von einer bindegewebigen Kapsel. An ihrer Dorsalfläche zieht der **N.laryngeus recurrens** (aus dem N.vagus) zum Larynx.

Arterien: **A.thyreoidea sup.** (1.Ast der A.carotis ext.), **A.thyreoidea inf.** (aus Tr.thyreocervicalis), evtl. unpaarige A.thyreoidea ima (direkt aus der Aorta)

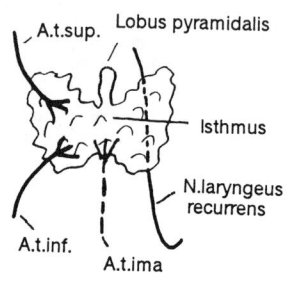

Venen: V.thyreoidea sup. (in V.jugularis int.), V.thyreoidea med. (in V.jugularis int.), V.thyreoidea inf. (in V.brachiocephalica)

Lymphabfluß: In paratracheale, zervikale und auch mediastinale LK-Gruppen

Physiologie: Produktion, Speicherung und Sekretion v. T_3 (Trijodthyronin) u. T_4 (Tetrajodthyronin = Thyroxin) durch Jodierung von Tyrosin. Biologisch aktiv ist das T_3; T_4 wird im Körper in T_3 überführt. Der Transport erfolgt überwiegend durch Bindung an TBG (=thyroxinbindendes Globulin). Störungen des TBG kann eine Hypo- o. Hyperthyreose vortäuschen (z.B. TBG zu hoch: Hepatitis, hormonale Antikonzeptiva, Steroide, ASS; TBG zu niedrig: Eiweißverlustsyndrom) --> Labor: freies (nicht mehr an TBG gebundenes) T_3, T_4 bestimmen.

Hormonwirkung: Gesteigerter Gesamtstoffwechsel, Übererregbarkeit, im Kindesalter wichtig für Wachstum und Entwicklung, im Erwachsenenalter katabol (hemmend auf Glykogen- und Proteinsynthese).

Regelkreis: TSH (thyreoideastimulierendes Hormon) aus dem Hypophysenvorderlappen stimuliert die Schilddrüse. TSH selbst wird reguliert durch TRH (releasing Hormon) aus dem Hypothalamus und TRH durch den Hormonspiegel im Blut. Daneben besitzt die Schilddrüse eine Basisautonomie, die einen Grundspiegel an Schilddrüsenhormonen stets produziert.

Parafollikuläre Zellen: **C-Zellen**, gehören zum APUD-Zellsystem und sezernieren Kalzitonin (-> senkt Serum-Kalzium-Spiegel)

STRUMA

Syn: Umgangssprachlich: Kropf

Def: Struma = Vergrößerung der Schilddrüse über die normale Größe hinaus, sie kann euthyreot, hypothyreot oder hyperthyreot sein.

Ät:
- Exogener, alimentärer **Jodmangel**, strumigene Ernährung (z.B. Kohl, enthät thiamazolähnliche Stoffe)
- Angeborener Defekt von Jodverwertung und Hormonsynthese ("kropfgefährdete Familien")
- Vermehrter Schilddrüsenhormonbedarf (Gravidität, Pubertät, Jodverlust)
- **Autonomien** und **Adenome**
- M. Basedow (TSH-Rezeptor-Autoantikörper) mit Hyperthyreose

Schilddrüse | Seite 261

- Entzündung der Schilddrüse mit Schwellung = Thyreoiditis
- Schilddrüsenmalignome = Struma maligna

Path:
- **Endemische Struma:** Meist euthyreote, "blande" Struma = hormonneutrale Schilddrüsenveränderung (durch die Vergrößerung der Schilddrüse versucht der Körper den Jodmangel auszugleichen --> intakter Regelkreis), der Jodmangel aktiviert dabei intrathyreoidale Wachstumsfaktoren
- Struma diffusa = homogene parenchymatöse Vergrößerung
  Struma nodosa: meist multinodulär (Struma multinodosa), selten solitär knotig (Struma uninodosa)
  Zusätzlich möglich: Kolloidzysten, Blutungszysten, Verkalkungen, regressive Veränderungen, Epithelhyperplasien/-metaplasien
- Autonome Schilddrüsenerkrankungen = **autonomes Adenom** --> hypothalamisch-hypophysärer Regelkreis ist ausgeschaltet
  -> Hyperthyreose mögl. (toxisches Adenom)
- Retrosternale Strumen: Als Struma endothoracica falsa (vom Hals ausgehend, häufig) oder als Struma endothoracica vera (echtes dystopes Schilddrüsengewebe)

Etlg:
\# Endemische Struma (80-90% d.F.)
\# Hyperthyreose (10-20%), z.B. Adenom, M. Basedow
\# Bösartige Tumoren (Struma maligna) (2-5%)
\# Thyreoiditis (selten)
\# Einteilung nach der Klinik: Struma-Grad

0:	Schilddrüse **nicht sichtbar, nicht tastbar**, szintigraphisch Vergrößerung nachweisbar (weniger als 4fach vergrößert)
I:	Schilddrüse **tastbar** vergrößert, aber normal nicht sichtbar (sichtbar bei rekliniertem Kopf), mehr als 4fach vergrößert
II:	**Sichtbar vergrößerte** Schilddrüse
III:	Sehr große Schilddrüse, mit **regionalen mechanischen Komplikationen: Verdrängung** od. **Einengung** der Trachea (Stridor), der Halsgefäße (obere Einflußstauung) od. des Oesophagus (Schluckbeschwerden), retrosternale Anteile --> absolute OP-Indikation

In bayerischen Einteilungen gibt es noch den Struma-Grad IV: von hinten sichtbare Struma

Epid: Endemische Struma: Nord-Süd-Gefälle in der BRD (in Bayern bis zu 30% d.Bev.), 50% der Jodmangelstrumen entwickeln sich bereits bis zum 20. LJ., w > m.

Klin:
- Eine Struma Grad 0-II macht meist keine Beschwerden
- Stridor u. Dyspnoe durch Verdrängung od. Einengung der Trachea, evtl. Heiserkeit bei Affektion des N.laryngeus recurrens
- Schluckbeschwerden durch Verdrängung od. Einengung des Oesophagus
- Obere Einflußstauung: sichtbare V.jugularis ext., kutane Venen des Halses und des Thorax

Diag:
1. Anamnese und klinische Untersuchung: Palpation
2. Labor: **Freies T3 oder T4** (-> TBG-Veränderungen sind ohne Einfluß), TSH basal, evtl. TRH-Test (Überprüft die Intaktheit des Regelkreis, wird selten durchgeführt)
3. **Sonographie** (Lage, Form, Größenbestimmung, Echostruktur (solide - zystisch), Beziehung zu den Nachbarschaftsorganen) Norm: W: 18ml, m: 25ml Volumen.
4. **Szintigraphie** mit ^{99m}Technetium-Pertechnetat (früher auch J^{123}): Nachweis unterschiedlicher Nuklidanreicherungen, ektopem Schilddrüsengewebe (evtl. auch speichernder Metastasen bei differenziertem Karzinom); KI: Gravidität

   Diag: ◊ **Warmer Knoten** (= vermehrte Speicherung, bei euthyreoter Stoffwechsellage)
   ◊ **Heißer Knoten** (= starke Speicherung) --> meist Autonomie, aber auch Malignität mögl. (insb. paranodulär)

Schilddrüse

--> Kompensierte Autonomie: Auch Rest des Gewebes speichert Te^{99m}
--> Dekompensierte Autonomie: Nur Knoten stellt sich dar, die restliche Schilddrüse ist supprimiert (-> übersteuerte Aufnahme notwendig, um im übrigen Schilddrüsengewebe kalte Knoten auszuschließen)

◊ **Kalter Knoten** --> ein **Schilddrüsenmalignom muß immer ausgeschlossen werden!** --> Sono: Zyste oder solides Gewebe?, solide --> Tumorverdacht verstärkt --> Zytologie erforderlich!

5. Zytologie durch Feinnadelaspiration (je nach Krankenhaus auch direkte Op)
6. Röntgen: **Tracheazielaufnahme** und Ösophagusbreischluck (Verdrängung, Einengung?), Thorax (intrathorakale Struma?)
7. Präoperativ: **HNO-Untersuchung** insb. bei vorbestehender Heiserkeit (Recurrensparese?, wichtig aus forensischen Gründen), **Aufklärung** über die Möglichkeit der Recurrensparese beim operativen Eingriff!

Ther: ▪ Konservativ: Medikamentös: T4-Substitution (L-Thyroxin, Euthyrox^R) bis zur Struma Grad II (nicht bei knotigen Veränderungen oder fokalen Autonomien)

Radio-Jod-Behandlung: Radioaktives Jod^{131} wird in Thyreoidea eingelagert und zerstört dort Tumorgewebe. Ind: Disseminierte Autonomien (insb. bei hohem Uptake, da gute Einlagerung), bei Op-Angst der Patienten, palliativ u. bei älteren, nicht operablen Patienten. (Anm: das Strahlenrisiko ist insg. als gering zu beurteilen)

▪ Operativ: Ind: Druck u. Verdrängung v. Nachbarorganen (Stadium III), Strumen mit Autonomie, kalte Knoten / Malignitätsverdacht
  KI: Jugendliche Struma vor 25.LJ. (erst Therapie mit Thyroxin/Jodsubstitution)

- Präoperativ muß eine **euthyreote Stoffwechsellage** eingestellt werden (bei Hyperthyreose Vorbehandlung mit Carbimalzol od. Thiamazol)
- **Struma:** Subtotale **Schilddrüsenresektion**, Rest wird belassen: Kleiner Kocher'scher Kragenschnitt (tiefer kollarer Querschnitt durch Haut und Platysma), Halsvenen werden ligiert und durchtrennt, Längsinzision und Auseinanderdrängen der geraden Halsmuskulatur, darstellen der oberen und unteren Polgefäße so lateral wie möglich und (Cave: n.recurrens) Unterbindung der Gefäße, Resektion der Struma von oben nach unten (Kapsel bleibt stehen), Wiederverschluß der Schilddrüsenkapsel, schichtweiser Wundverschluß.
- Retrosternale Strumen können meist über den normalen Zugang mitentfernt werden, nur bei tiefer intrathorakaler Lage kann eine mediane obere Sternotomie notwendig werden (extrem selten).
- Adenome können bei jugendlichen Patienten durch Enukleation entfernt werden
- Nachbehandlung! Ab 2. postoperativen Tag mit L-Thyroxin (=T_4) 50-100μg/Tag --> sonst Rezidive in bis zu 20-30% (Medikation muß auch während einer Gravidität durchgeführt werden)

Prog: Op-Letalität: 0.2%; Rezidiv, bei suffizienter medikamentöser postop. Prophylaxe in 2-5% d.F.

Kompl: * Tracheomalazie (Säbelscheidentrachea) durch längerfristige Kompression
  Op: * **Läsion des N.laryngeus recurrens** (Inzidenz: ca. 1%, bei Rezidiv-OP kann das Risiko bis auf 15% ansteigen!) --> Stimmbandparese --> Heiserkeit (Rückbildung bei 1/3 der Patienten möglich), bei beidseitiger Läsion wird die Atmung stark behindert und kann im Extremfall eine Tracheotomie notwendig machen
  * **Hypoparathyreoidismus** --> hypokalzämische Tetanie durch Entfernung, Läsion oder Unterbindung aller Epithelkörperchen (Inzidenz: Ca. 0.4%, vermehrt bei Rezidiv-OP und kompletter Schilddrüsenentfernung bei maligner Indikation)
  * Blutung, kollares Hämatom, Verletzung der Trachea, Tracheomalazie, Trachealkollaps

Proph: 1. Zur Strumaprophylaxe ausreichende Aufnahme von Jodid (Tagesbedarf: 200 μg), z.B. durch jodiertes Speisesalz, Fisch, Milchprodukte. Während der Schwangerschaft sollte der erhöhte Bedarf durch Jodid-Tabletten substituiert werden.

2. Konsequente T4-Einnahme postoperativ zur **Rezidivprophylaxe** (Euthyrox^R), heute auch in Kombination mit Jod (Jodthyrox^R), Kontrolle des T4 und TSH-Spiegels 6 Wochen nach postoperativem Therapiebeginn. Medikamenteneinnahme je nach Befund lebenslang.

DD:
- Schilddrüsenmalignome (kalter Knoten)
- Kolloidzysten: Hashimoto-Thyreoiditis, Thyreoiditis De Quervain, Riedel-Struma

HYPERTHYREOSE

Ät:
- **Thyreoidale Autonomie** (Ursache liegt innerhalb der Schilddrüse) oder diffuse Autonomie
- **Hyperthyreosis factitia** = exogene Zufuhr von Schilddrüsenhormonen
- **Subakute Thyreoiditis** De Quervain (passagere Hyperthyreose)
- **M. Basedow** (Ursache liegt außerhalb der Schilddrüse) = immunogene Hyperthyreose (genet. Disposition + auslösendes Agens?)
- Iatrogene Nebenwirkungen bis zur thyreotoxische Krise, z.B. nach Gabe jodhaltiger KM

Path: M. Basedow: Auto-AK gegen TSH-Rezeptoren mit stimulierender (intrinsischer) Wirkung --> T3, T4 werden vermehrt gebildet (bei leichteren Stadien (latent) nur T3-Hyperthyreose), ohne oder mit diffuser Struma, oder mit Knotenstruma

Klin:
- **M. Basedow:** Klassisch ist die **Merseburger Trias:** Tachykardie, Struma (70-90%) und Exophthalmus (40-60%)
  - Exophthalmus = endokrine Orbito-/Ophthalmopathie in 40-60% d.F. zu beobachten (Symptom: Vorstehende Augen = Protrusio Bulbi). Path: Lymphozytäre Infiltration und Einlagerung von Glukosaminoglykanen in das periorbitale Gewebe --> Ursache: unbekannt.
    Zeichen: 1.) Stellwag-Zeichen: Seltener Lidschlag
    2.) Dalrymple-Zeichen: Retraktion des Oberlides, evtl. + Lagophthalmus (fehlender Lidschluß beim Schlafen --> Ther: Augensalben, evtl. Uhrglasverband zur Nacht, evtl. Kortikoide oral)
    3.) Graefe-Zeichen: Zurückbleiben des Oberlides bei Blicksenkung
    4.) Moebius-Zeichen: Konvergenzschwäche bei Nahsicht
  - Prätibiales Myxödem bei 40 % (eigenständiges Krankheitsbild bei der immunogenen Hyperthyreose)
- Allgemeiner Hypermetabolismus: **Psychomotorische Unruhe, Tachykardie,** Temperaturempfindlichkeit (insb. **Wärmeintoleranz)**, warme u. feuchte Haut, Schweißausbrüche (erhöhte Katecholaminempfindlichkeit), **feinschlägiger Tremor, Gewichtsabnahme** trotz guten Appetits (DD: Tumorleiden), Diarrhoen (gesteigerte Stuhlfrequenz), evtl. Myopathie (Adynamie), verstärkter Haarausfall

Diag:
1. Anamnese und klinische Untersuchung
2. Labor: **TSH basal erniedrigt,** TRH-Test fällt negativ aus (TSH bleibt auch bei TRH-Stimulation supprimiert)
   M. Basedow: TSH-Rezeptor-AK (TRAK) = Thyreoid Stimulating Immunglobulins (TSI), früher auch LATS (long-acting thyreoidea stimulator) genannt.
   TSI >10 %: Immunogene Hyperthyreose = M. Basedow
   TSI <10 %: Nicht immunogene Hyperthyreose --> thyreoidale Autonomie?
3. Diagnose der thyreogenen Autonomie (s.Struma)
4. Präoperative Diagnostik (s.Struma)

Ther:
- Konservativ:
  Hyperthyreose: Thyreostatika: Perchlorat (Irenat^R): Hemmen Aufnahme von Jodid; Schwefelhaltige Thyreostatika (Carbimazol Carbimazol^R, Thiamazol Favistan^R): hemmen die Synthese von mono- und dijod-Thyronin, nicht aber die Inkretion der bereits fertigen Hormone.

Radio-Jod-Therapie mit J^{131}: Ind: Rezidiv nach Strumaresektion, alte Patienten, progrediente endokrine Orbitopathie
- **Operativ:** Ind: Große Struma, bei progressivem u. therapieresistenten Exophthalmus, multinodulär (Karzinom nicht ausschließbar), Versagen der konservativen Behandlung
  - **Thyreostatische Vorbehandlung vor Op** unbedingt erforderlich: Propycil über 6 Wo. + evtl. Betablocker; (das Plummern mit Lugolscher Lösung/Jodid ist heute nicht mehr erforderlich)
  - Subtotale Strumaresektion (s.o.)
  - Nachbehandlung: Ausschleichen der präoperativen Medikation
- **Thyreotoxische Krise:** Thyreostatika (Thiamazol Favistan^R), Jodid (sofern die Krise nicht durch Jodkontamination verursacht --> dann Plasmapherese), Corticoide, ß-Blocker, physikalische Fiebersenkung (keine Antipyretika, wegen Freisetzung von T4 aus der Plasmaeiweißbindung), Sedativa, intensivmedizinische Therapie (Flüssigkeit- und Elektrolytsubstitution).

Kompl: * Osteopathie durch neg. Ca^{++}-Bilanz, evtl. Entwicklung einer Fettleber
* Thyreotoxische Krise ("Coma basedowicum"), Einteilung nach HERRMANN (1978)

Stadium 1:	Tachykardie (>150/min), **Herzrhythmusstörungen** verstärkter **Tremor**, Adynamie, profuse Diarrhoen **Hyperthermie** (Fieber bis 41°), Dehydratation Unruhe, Agitiertheit, Hyperkinesen
Stadium 2:	Zusätzlich zum Stadium 1 kommen **Bewußtseinsstörungen**, Somnolenz, Stupor, zeitliche und örtliche Desorientiertheit, psychotische Störungen
Stadium 3:	Zusätzlich zu den Symptomen des Stadium 1: **Koma**
a	Patient <50 Jahre
b	Patient >50 Jahre (mit besonders schlechter Prognose)

Ebenfalls eine schlechte Prognose haben Pat. mit einer Jodkontamination.

Op: * Postoperative thyreotoxische Krise in ca. 1% d.F.
* Rekurrensparese in 0,5-2% d.F. (teilweise auch reversibel)
* Hypoparathyreoidismus heute sehr selten

Prog: Trotz Operation bleibt bei ca. 2-5% d.F. eine Hyperthyreose.
Op-Letalität <1%, die thyreotoxische Krise hat unbehandelt eine Letalität von 20-50 %!

Proph: 1. Postoperative Funktionskontrolle mit T3, T4, Wdh. nach 6 Mo.
2. Wenn nach 8 Wo keine Hinweise auf Resthyperthyreose --> L-Thyroxin 50µg zur Hormonsubstitution und Rezidivprophylaxe

---

THYREOIDITIS

Def: Thyreoiditis = Entzündung einer normal großen Schilddrüse

Ät: - **Autoimmunthyreoiditis** (Hashimoto-Thyreoiditis = chronisch lymphozytäre Thyreoiditis, häufigste Form, familiäre Disposition)
- Bakteriell durch hämatogene oder lymphogene Streuung (z.B. Tonsilitis, Pharyngitis), selten direkte lokale Infektion (z.B. nach Trauma, Op)
- Virale, traumatische oder strahlenbedingte Thyreoiditis
- Spezifisch entzündliche Thyreoiditis (M.Boeck, TBC, Lues) meist mit Befall weiterer Organe

Schilddrüse | Seite 265

Etlg: # Akut (relativ selten): Meist bakteriell bedingt (Staph. aureus, Pneumokokken) oder viral (Coxsackie, Influenza), traumatisch, strahlenbedingt
Subakut: **De Quervain,** Ät: Unbekannt, Virusinfektion + HLA-B35 gehäuft
Chronisch: **Hashimoto-Thyreoiditis** (Autoimmunerkrankung)

Path: · De Quervain: Histo: Granulomatöse Entzündung mit Epitheloid- und Riesenzellen
· Hashimoto-Thyreoiditis: Histo: Lymphozytäre Thyreoiditis

Epid: Hashimoto-Thyreoiditis v.a. Frauen im 40-50.LJ.

Klin: ▪ Akut: Fieber, lokaler Schmerz, regionäre LK geschwollen, Heiserkeit evtl. mit Dyspnoe (pharyngealer Infekt), BSG-Erhöhung, Leukozytose, i.d.R. euthyreot
▪ De Quervain: schmerzhafte Schwellung (häufig einseitig), passagere Hyperthyreose, **BSG extrem erhöht,** schweres Krankheitsgefühl
▪ Hashimoto-Thyreoiditis: anfangs oft unbemerkt, erst durch Hypothyreose und Struma u. Verdrängungssymptome wird sie symptomatisch

Diag: 1. Anamnese (vorangegangener Virusinfekt, Infekt der oberen Luftwege) und klinische Untersuchung
2. Sonographie (Einschmelzungen, Abszesse ?)
3. Labor: Thyreoglobulin-AK **(TAK):** In 70 % d.F. pos. bei Hashimoto
Mikrosomale-AK **(MAK):** In 95 % d.F. pos.
Die Schilddrüsenhormone können akut erhöht oder erniedrigt sein, chronisch sind sie erniedrigt.
4. Szintigraphie: De Quervain: Stark verminderte Radionuklidanreicherung
5. **Feinnadelbiopsie** + Zytologie (Histo: s.o.)

Ther: ▪ Konservativ: Allg.: Eiskrawatte, Bettruhe, Antiphlogistika, Ruhigstellung der Schilddrüse durch T4-Gabe
Bakt.: Antibiotika, bei Abszeß Punktion und Drainage (Kultur, Zytologie)
De Quervain: Kortikosteroide, Antiphlogistika (ASS); KEINE Thyreostatika, da nur passagere Hyperthyreose, Operation kontraindiziert!
Hashimoto-Thyreoiditis: Schilddrüsenhormon-Substitution dauerhaft (100-200µg L-Thyroxin)
▪ Operativ: Ind: Mechanische Behinderung (Struma Grad III), V.a. Malignität bei Hashimoto-Thyreoiditis
- Thyreoidektomie und postoperative Hormonsubstitution

Prog: De Quervain in >60% Spontanheilung, Hashimoto-Thyreoiditis ebenfalls Spontanheilungen mögl., aber selten.

Kompl: * Bei akuter starker Einengung der Trachea kann eine Tracheotomie erforderlich werden
* Verdrängungssymptome (Struma Grad III): Resektion zur mechanischen Entlastung
* Hashimoto-Thyreoiditis --> Sonderform: **Riedel Struma** = Thyreoiditis fibrosa, eisenharte Struma, bedingt durch invasiv-sklerosierende Umwandlung der Entzündung (bindegewebige Durchsetzung des Schiddrüsenparenchyms)

SCHILDDRÜSENMALIGNOME

Etlg: # Differenzierte Karzinome (60-70% d.F.)
Papilläres Schilddrüsen-Ca (40%): Pat. <40 Jahre, v.a. lymphogene Metastasen
Folliküläres Schilddrüsen-Ca (30%): v.a. hämatogene Metastasierung (Lunge, Knochen)
--> vergrößerte LK häufig erstes Symptom, gute Therapierbarkeit mit J[131]
Undifferenzierte Karzinome = anaplastisch (15-25%): nehmen an Jodumsatz teil (daher keine Radiojodbehandlung möglich) --> schlechte Prognose
C-Zell-Karzinom = medulläres Karzinom (5-10%, weiteres s.u.)
Sehr selten: Sarkome, Hämangiosarkome oder Metastasen anderer Tumoren

Schilddrüse

Epid: Altersgipfel um 50.LJ. bei den differenzierten Karzinomen (beim papillären auch um 25.LJ.), bei den entdifferenzierten Karzinomen um 60.LJ.

Path:
- **Jeder kalte Knoten in der Szintigraphie ist malignitätsverdächtig ! und muß abgeklärt werden.**
- Lok. u. Metastasierung: Einteilung nach Smedal, 1967; in Klammern entsprechende TNM.

Stadium I:	Karzinom auf die Schilddrüse beschränkt (= T_{1-3}, N_0, M_0)
Stadium II: A: B:	Karzinom auf die Schilddrüse beschränkt mit (= T_{1-3}) Unilateralen LK-Metastasen (= N_{1a}) Bilateralen oder mediastinale LK-Metastasen (= N_{1b})
Stadium III:	Infiltration von Nachbarorganen (= T_4)
Stadium IV:	Fernmetastasen (M_1)

- TNM-Klassifikation: Primärtumor: T_1 Tumor <1cm, T_2 Tumor >1cm bis max. 4cm, T_3 Tumor >4cm aber noch begrenzt auf die Schilddrüse, T_4 Tumor jeder Größe jenseits der Schilddrüse.
  Regionäre LK: N_0 keine LK-Metastasen, N_{1a} ipsilaterale Hals-LK, N_{1b} bilaterale, in der Mittellinie gelegene oder kontralaterale od. obere mediastinale LK befallen

Klin:
- Strumaknoten von harter Konsistenz tastbar, **nicht schmerzhaft**
- Evtl. schnelles Wachstum bei den anaplastischen Karzinomen oder langsameres Wachstum bei den differenzierten Karzinomen über Wochen oder Monate
- Vergrößerung zervikaler Lymphknoten (können klinisch noch vor dem Primärtumor sichtbar werden!)
- Lokale Spätsymptome/Komplikationen: derbe, fixierte (schlechte Verschieblichkeit) Struma, LK-Schwellung, Rekurrensparese, Horner-Syndrom, Stridor, Schluckbeschwerden, obere Einflußstauung

Diag:
1. Anamnese (Radiatio vor 10 - 20 Jahren?, MEN in der Familie) und klinische Untersuchung
2. **Schilddrüsenszintigraphie:** Ein **Kalter Knoten** ist in 1-5% d.F. ein Karzinom (bei uns in den Endemiegebieten für eine Struma, in Gebieten mit niedriger Strumarate, z.B. bei Trinkwasserjodierung ist die Karzinomwahrscheinlichkeit eines kalten Knotens viel höher, bis zu 30%)
   DD: ausgebrannte Adenome, verkalkte Bezirke, große Kolloid- od. Blutungszysten, Thyreoiditis --> Biopsie!
3. **Sonographie:** Echostruktur (solide - zystisch?), Beziehung zu den Nachbarorganen?
4. **Feinnadelbiopsie** --> Zytologie (in 60-90% d.F. valide Diagnose mögl.)
5. Röntgen: CT-Hals, Lunge, Ganzkörperszintigraphie des Skeletts (Metastasen?)
6. Labor: **Thyreoglobulin** als Tumormarker für follikuläres und papilläres Ca. (Tumormarker ist nur für die Verlaufskontrolle in der Nachsorge geeignet)
   Radioaktiv markierte Thyreoglobulin-Ak können zur Metastasensuche eingesetzt werden.
7. 10-14 Tage nach OP J^{131} Ganzkörperscan zur Metastasensuche

Ther:
- Konservativ: Palliative Polychemotherapie
  Radiojodtherapie postoperativ bei follikulärem und papillärem differenzierten Schilddrüsenkarzinom (s.u.)
- Operativ: Ind: Jedes nachgewiesene Karzinom und jeder suspekte Bezirk (--> histologische Untersuchung des Op-Präparates)
  Palliativ: zur Tumormassenreduktion bei anaplastischen Tumoren
  - **Totale Thyreoidektomie** + evtl. Resektion der Hals-LK: Neck-dissektion (= totale Lymphonodektomie im Halsbereich bei gesichertem Karzinom)
  (bei paillärem Karzinom <1cm und N_0 reicht eine subtotale Thyreoidektomie aus)

- 10-14 Tage nach OP J^{131} Ganzkörperscan zur Metastasensuche, danach Radiojodtherapie. Die postoperative TSH-Steigerung (aufgrund des Fehlens der Schilddrüsenhormone) ist dabei für die folgende **Radiojodtherapie** vorteilhaft: hochdosierte J^{131} in mehreren Fraktionen, bis kein J-speicherndes Gewebe mehr szintigraphisch nachgewiesen werden kann.
- Externe Radiatio, v.a. bei C-Zell-Karzinom u. bei anaplastischem Karzinom (nehmen nicht am J-Umsatz teil und sind daher für die J^{131} Therapie nicht zugänglich)
- Hochdosierte T4-Substitution nach Abschluß der Radiojodtherapie, um TSH Produktion so niedrig wie möglich zu halten (verminderter Reiz auf evtl. noch vorhandene Metastasen --> Rezidivprophylaxe)

Prog: Anaplastische Karzinome: 6 Monate mittlere Überlebenszeit, 5JÜR bei 1-5% (meist bei Diagnose bereits inoperabel, da Übergriff auf Nachbarstrukturen --> evtl. palliative OP zur Beseitigung der Symptome, Todesursachen v.a. Einbruch in Trachea).
Bei differenzierten Karzinomen: Prognose gut, beste Prognose hat das papilläre Karzinom (Stad. T_1-T_3) mit einer 10JÜR von 80-100%, insb. bei Pat. <40.LJ., sogar bei Metastasen.

Kompl: * Verdrängung und Infiltration von Nachbarorganen
* Hypothyreose (bei Zerstörung von viel Schilddrüsengewebe)

Op: * **Recurrensparese** und **Hypoparathyreoidismus** häufiger als bei normalen Struma-Op, da die Kapsel der Schilddrüse mitentfernt wird! ca. 2-4%
* **Beidseitige Recurrensparese** (--> Stimmbänder stehen in Paramedianstellung)
--> postoperativer, inspiratorischer Stridor --> **Notfall!**, da akute Erstickungsgefahr (Ther: Kortikoide, Antiphlogistika, Evtl. Intubation, Tracheotomie)
* Blutung, kollares Hämatom, Tracheomalazie, Infektion

Proph: 1. Nachsorge: Alle 6 Monate Szintigraphie-Kontrolle mit Thallium[201] (Vorteil: T4-Medikation muß nicht abgesetzt werden), bei V.a. auf Rezidiv oder Metastase mit J^{131}-Ganzkörperscan
2. Bestimmung der Tumormarker als Verlaufs- und Kontrollparameter

DD: - Riedelstruma (harte fibrosierte Struma)
- Schwellung der Halslymphknoten (Entzündungen, HIV-Lymphadenopathie, Pharynx-/Larynxkarzinom-Metastasen, maligne Lymphome)

C-ZELL-KARZINOM

Syn: Medulläres Karzinom

Ät: - Sporadisch (meist unizentrisch)
- **Familiäres** Auftreten = hereditär (meist multizentrisch in beiden Schilddrüsenlappen) oder in Kombination mit **MEN II** a oder b (II a: C-Zell-Karzinom + Phäochromozytom + Hyperparathyreoidismus, Path: MEN 2A-Gen auf dem Chromosom 10, autosomal dominant vererbt; II b : SIPPLE-Syndrom): C-Zell-Karzinom + Phäochromozytom + Neurinome, charakteristischer Habitus) --> Familienangehörige kontrollieren

Path: • Tumor, ausgehend von den **parafollikulären kalzitoninbildenden Zellen** der Schilddrüse
• Produktion von Kalzitonin, keine Teilnahme am Jodstoffwechsel
• Relativ frühe Metastasierung in die lokoregionären Hals-LK
(zum Diagnosezeitpunkt haben schon 50% d.Pat. **LK-Metastasen**)
weitere (hämatogene) Metastasierung: Leber, Knochen, Lunge, Nebenniere

Epid: * Macht ca. 5-10% der Schilddrüsenmalignome aus
* Altersgipfel zw. 40. u. 50. LJ.

Klin: ▪ Schilddrüsenvergrößerung, solitärer Knoten
▪ Indolente Halslymphknotenschwellung
▪ Diarrhoen (bei Sekretion vasoaktiver Substanzen des APUD-Zellsystems)

Schilddrüse

Diag:
1. Anamnese und klinische Untersuchung
2. Sonographie: Solider echoarmer Knoten
3. Szintigraphie: Mit 99^{m}Tc-Pertechneat kalter Knoten
   Spezialuntersuchung: 99^{m}Tc-Pertechneat-markierte Dimercapto-Bernsteinsäure (DMSA) ergibt Traceranreicherung im Tumorgebiet und Metastasen
4. Labor: **Kalzitonin** erhöht
   Familienuntersuchung: Kalzium- und Pentagastrintest ergeben pathologisch erhöhte Werte bei belasteten Familienangehörigen bei noch okkulten Tumoren --> Op-Ind.
   Indirekter Nachweis des MEN 2A-Gen --> Genträger haben eine 75%ige Wahrscheinlichkeit in ihrem Leben ein C-Zellkarzinom zu entwickeln.
   Tumormarker: (zur Verlaufskontrolle) Kalzitonin, Katakalzin, CEA und evtl. auch ACTH, Serotonin, Somatostatin, NSE und Prostaglandine (da Abstammung des Tumors vom APUD-Zellsystem)
5. Punktionszytologie (gelingt häufig nicht)
6. Staging: CT von Hals und Mediastinum, Rö-Thorax, Oberbauchsonographie und Skelettszintigraphie
7. Histologie: Immunhistochemischer Nachweis von Kalzitonin

Ther:
- Operativ: Steht an erster Stelle der Behandlungsmöglichkeiten
  - **Totale Thyreoidektomie** (mit Kapsel)
  - + einseitige **Hals-LK-Entfernung** bei sporadischer (unilateraler) Form, bzw. beidseitige LK-Entfernung bei der familiären Form (prä- und paratracheale, laryngeale und LK im oberen vorderen Mediastinum sollten entfernt werden)
- Postoperative Kalzitoninkontrolle zur Frage der Metastasierung durchführen
  - Bei Metastasen: Möglichst Nachoperation und ausgedehnte Lymphknotendissektion
  - Externe Radiatio von LK-Metastasen bei älteren Patienten
  - Chemotherapie nur bei gesicherten nicht operablen Metastasen

Prog: 5JÜR zwischen 50 und 80% je nach Tumorausbreitung und Lymphknotenmetastasierung zum Zeitpunkt der Diagnose.

Kompl: Op: S.o.

Proph: 1. Bei jedem entdecktem C-Zell-Karzinom sollte eine **Familienuntersuchung** (Gennachweis, Kalzitoninbestimmung) durchgeführt werden!, um ggf. eine kurative Therapie bei okkulten Tumoren oder C-Zell-Hyperplasie vornehmen zu können.
2. Kalzitoninbestimmung als Nachuntersuchung

NEBENSCHILDDRÜSE

Anatomie:

Die Epithelkörperchen (Zahl variabel 4-8 Stück) liegen dorsal der Schilddrüse an. Größe ca. 8mm, Gewicht 20-50mg. Sie liegen innerhalb der Schilddrüsenkapsel! Sie werden von den kranial und kaudal eintretenden Gefäßen der Schilddrüse mit Blut versorgt.

Kalziumregelkreis:

Parathormon: Erhöht Serum-Kalzium durch Mobilisation von Kalzium aus Knochen (in Anwesenheit von Vit.D), Resorption aus MDT und verminderter renaler Ausscheidung. Gleichzeitig wird renal vermehrt Phosphat ausgeschieden (bei intakter Niere) --> ein niedriger Phosphatspiegel stimuliert die Niere zur Bildung von Calcitrol (= aktives Vit.D).

Vitamin D: Wirkt mit Parathormon am Knochen und ist essentiell für die Parathormonwirkung. Es steigert außerdem die Ca^{++}-Mobilisation aus dem GI-Trakt.
Die Aktivierung des Vit.D ist abhängig von der Funktionsfähigkeit der Niere, dort erfolgt die Umwandlung in ein aktives Vit.D (1.25 Dihydroxycholecalciferol) = Calcitrol.
Calcitonin: Gegenspieler des Parathormons aus den C-Zellen der Schilddrüse. Es baut Ca^{++} in den Knochen ein und senkt den Blut-Ca^{++} Spiegel.

HYPERPARATHYREOIDISMUS

Syn: HPT, Nebenschilddrüsenüberfunktion

Ät:

Primärer HPT:	Erkrankung der Nebenschilddrüse --> Epithelkörperchenadenom (meist solitär), unabhängig vom Kalziumregelkreis
Sekundärer HPT:	Reaktion auf eine Hypokalzämie, Ursache: Chronische Niereninsuffizienz (-> Vit.D wird nicht mehr entsprechend umgebildet) oder intestinale Malabsorption --> Hyperplasie aller Epithelkörperchen
Tertiärer HPT:	Sekundäre Form wird autonom (autonome Hyperplasie), unabhängig vom Kalziumregelkreis

- Pseudo-Hyperparathyreoidismus = paraneoplastisches Syndrom: Hyperkalzämie durch parathormonähnliche Peptide (PTHrP) z.B. bei Malignomen der Lunge, Pankreas, Mamma

Path: · Epithelkörperchenadenom (75%) solitär / multipel (ca. 4%)
Hyperplasie aller vier Epithelkörperchen (15%)
MEN I, IIa (multiple endokrine Neoplasie, s.o.) 2-8%
Nebenschilddrüsenkarzinom (1%, davon 90% hormonaktiv)
· Lok: Untere Epithelkörperchen häufiger von Adenom befallen, selten im vorderen Mediastinum lokalisiert

Epid: W etwas > m (bedingt durch Stillperiode ?)

Klin:
- Die klinischen Symptome entstehen als Komplikationen einer Hyperkalzämie
- Die nächsten drei Symptome lassen sich zusammenfassen als:
    Trias des HPT --> **"Stein-, Bein- und Magenpein"**
- **Nierensteine** stehen im Vordergrund der Symptome (in 70% Erstsymptom, allgemein bei Patienten mit Ca-Ox-Stein --> 5% Hyperparathyreoidismus als Ursache!)
- **GI-Symptome** (Ulzera am Magen und Duodenum, Ursache evtl. erhöhtes Gastrin durch die Hyperkalzämie?)
- Knochen --> diffuse **Osteoporose**, Osteolysen (Aufhellung), Knochenschmerzen
- Pankreatitis (Ursache ?)
- Weitere Hyperkalzämie-Symptome:
    * Polyurie, Polydipsie (osmotische Wirkung des Ca^{++})
    * Rhythmusstörungen am Herzen (neuromuskuläre Übertragung gestört)
    * Obstipation --> paralytischer Ileus
    * Neurologisch/psychische Störungen (-> Adynamie, Myopathie, Apathie, amnestische Störungen, depressive Verstimmung)
    * Unspezifische Beschwerden durch Ca^{++}-Ablagerungen, z.B. Gelenke -> Pseudogicht, Haut --> Pruritus, Gefäßen --> Durchblutungsstörungen

Nebenschilddrüse

Diag:
1. Anamnese und klinische Untersuchung
2. Labor: Primärer Hyperparathyreoidismus: Serum-Ca^{++} erhöht, im Urin Hyperkalzurie, Parathormon (RIA) erhöht, Serum-Phosphat normal bis Hypophosphatämie.
   Sek. Hyperparathyreoidismus: Normo-, Hyper- oder Hypokalzämie mögl., Parathormon erhöht, Phosphatkonzentration bei renaler Genese stark erhöht! (Phosphatstau vor der insuffizienten Niere), bei intestinaler Genese normal.
3. Röntgen: Generalisierte **Skelett-Demineralisation**, Hand-Röntgen --> Akro-Osteolysen (pathognomonisch)
4. Lokalisationsdiagnostik: **CT**, evtl. NMR - Hals, **Sonographie**, Thallium-Technetium-Sequenz-Szintigraphie
   --> die letztlich zuverlässigste Lokalisationsdiagnose erfolgt intraoperativ!
5. Histologischer Nachweis der Osteoporose: Beckenkammbiopsie (heute selten) --> vermehrter Abbau = Osteoklasie und Ersatz mit Bindegewebe
6. Die Kombination eines HPT im Rahmen von MEN sollte ausgeschlossen werden: Serumhormonwerte/-enzymwerte der Schilddrüse, Hypophyse, Nebenniere (Katecholamine), Pankreas

Ther:
- Konservativ: Sekundärer HPT: Versuch der Therapie der Ursache (Niereninsuffizienz, intestinale Malabsorption)
  Renal: kalziumhaltige Phosphatbinder (Kalziumkarbonat 2-6g/Tag), Substitution von Vit.D oral (der Phosphatspiegel muß aber dann zuvor in den Normbereich gesenkt sein, da es sonst zum Ausfall von Ca-Phosphat in den Geweben kommt!)
  Intestinal: Vit.D parenteral
- Operativ: Ind: Adenome bei Komplikationen = Symptomen immer, da es keine wirksame medikamentöse Therapie gibt.
  Asymptomatische Adenome werden auch operiert, da 50% der Patienten innerhalb von 5 Jahren Symptome entwickeln.
  Ein sekundärer HPT wird operiert, wenn er konservativ nicht zu beherrschen ist.
  - **Es müssen immer alle vier Epithelkörperchen freigelegt werden!**, da es viele anatomische Variationen der Lokalisation gibt.
  DD: Adenom --> ein Epithelkörperchen vergrößert, die anderen Epithelkörperchen müssen atrophiert sein
  Sek. Hyperplasie --> Vergrößerung aller Epithelkörperchen
  - Ein solitäres Adenom wird exstirpiert
  - Hyperplasie: Alle Epithelkörperchen werden entfernt und 1/2 Epithelkörperchen davon wird in den Unterarm verpflanzt, um einen Hypoparathyreoidismus (-> Hypokalzämie) zu vermeiden und um einen besseren Zugang bei einem möglichen Rezidiv zu haben.
  - Die entfernten Epithelkörperchen sollen immer kryokonserviert werden um bei einer mögl. Unterfunktion retransplantiert werden zu können.
  - Nebenschilddrüsenkarzinom: Radikale Entfernung, solange noch keine Metastasierung aufgetreten ist (1/3 d.F. hat schon lymphogene Metastasen --> palliative Resektionen und intermittierende Therapie mit medikamentöser Kalziumsenkung)

Prog: Bei Adenomen nach OP gut, alle Störungen bilden sich i.d.R. zurück. Bei sek. HPT Prognose fraglich ohne Behandlung der eigentlichen Ursache.

Kompl: * Komplikationen der Hyperkalzämie (s.o.)
Op: * Schädigung des unmittelbar an den Epithelkörperchen dorsal verlaufenden N.laryngeus recurrens
* Blutung, Infektion
* Hypokalzämie --> Tetanie (bessert sich meist nach einiger Zeit)
* Nebenschilddrüsenkarzinom neigt häufig zu Lokalrezidiven

Proph:
1. Bei chron. Niereninsuffizienz mit Dialysepflicht: Zur Vermeidung der Hypokalzämie --> Dialysat mit hohem Kalziumgehalt
2. postop.: Kontrolle des Ca^{++} und Phosphatspiegels, evtl. Substitution von Ca^{++} bei postop. passagerem Ca^{++}-Mangel (durch die Rekalzifizierung des Knochens)

DD: - **Hyperkalzämie-Syndrom:** nicht spezifisch für Hyperparathyreoidismus, kann bei jeder Erhöhung des Ca^{++} vorkommen: Knochenabbau durch **osteoklastische Metastasen** (z.B. Mamma-Ca), Knochentumoren, paraneoplastisches Syndrom, selten Vit.D-Intoxikation, Sarkoidose
- Karzinom der Epithelkörperchen (sehr selten) --> radikale Entfernung
- MEN muß ausgeschlossen werden (Pankreas, Schilddrüse, Nebennierenmark)

NEBENNIERE

Anatomie:
Glandulae suprarenales liegen auf den Extremitas sup. der beiden Nieren.
Rechte Nebenniere dreieckig, linke Nebenniere halbmondförmig.
Nebennierenrinde (Cortex, mesodermaler Ursprung) mit 3 Zonen (von außen nach innen):
1.) Zona glomerulosa --> Produktion von Aldosteron (Mineralkortikoid)
2.) Zona fasciculata --> Cortison, Cortisol (Glukokortikoid)
3.) Zona reticularis --> Sexualsteroide: Androgene, Progesteron, Östrogene
Nebennierenmark (Medulla, ektodermaler Ursprung, chromaffine Zellen): Adrenalin (80%), Noradrenalin (20%)
Gefäßversorgung: A.suprarenalis sup. (aus A.phrenica inf.), A.suprarenalis med. (aus Aorta abd.), A.suprarenalis inf. (aus A.renalis); V.suprarenalis (links in d. V.renalis, rechts in d. V.cava inf.)
Nervale Versorgung: Aus dem Plex.coeliacus

Physiologie:
RAA-System (Renin-Angiotensin-Aldosteron): Regelkreis aus Niere (Rezeptor und Erfolgsorgan) und Nebenniere (prod. Aldosteron) zur Regulation des Na, K, H_2O-Haushaltes.
Der Kortisolspiegel zeigt einen zirkadianen Rhythmus mit einem Max. in den frühen Morgenstunden und einem Min. in den Abendstunden.

Funktionsstörungen

Nebennierenrindenüberfunktion: Primär = adrenale Genese, sekundär = übergeordnete Zentren defekt (z.B. Hypophyse)

Nebennierenrindenunterfunktion: **M. Addison**, z.B. nach bdstg. Adrenalektomie, Karzinommetastasen, primär z.B. autoimmunologisch (50% d.F.), Arteriitis, Ausfall bei Entzündungen/Sepsis (Tuberkulose, Waterhouse-Friderichsen-Syndrom)
oder sekundär als Sheehan-Sydrom (zentrale Insuffizienz durch geburtsbedingte Hypophyseninsuffizienz der Mutter), Panhypopituitarismus (Hypophyseninsuffizienz, "weißer Addison", da keine Braunfärbung der Haut)
Klin: Ausfall v. Gluko-, Mineralkortikoiden und Androgenen, Dunkelpigmentierung der Haut (bei primärer Form Bronzehaut durch Stimulation der Hypophyse und vermehrter ACTH-, MSH-Ausschüttung), Hypotonie, Hypovolämie, allg. Körperschwäche, Hypothermie, Bauchschmerzen (bis hin zum Bild des Akuten Abdomens!)
Diag: ACTH im Plasma, Kortisol im Plasma und Urin
Ther: Substitution von Gluko- und Mineralkortikoiden, z.B. Fludrocortison 0,1mg/Tag
Addison-Krise: Rehydrierung, Azidoseausgleich, Kortikoide

Nebennierenmarkunterfunktion: Klinisch meist völlig stumm, da der Ausfall von den sympathischen Paraganglien ausgeglichen wird.

Nebennierenunterfunktion: Kompletter Ausfall der Nebennieren

PHÄOCHROMOZYTOM

Syn: Nebennierenmarküberfunktion, NNM-Überfunktion

Ät:
- Endokrin aktiver Tumor des NNM oder der sympathischen Ganglien
- MEN II a oder b oder III-Syndrom (s.Kap. APUD), **familiärer Häufung** und auch bei anderen Tumoren des APUD-Zellsystemes (z.B. Zollinger-Ellison-Syndrom, Insulinom, Glukagonom, Verner-Morrison-Syndrom, Hypophysenadenome, Somatostatinom)
- In Kombination mit anderen Organerkrankungen: bei Neurofibromatosis generalisata Recklinghausen, Hippel-Lindau-Syndrom, Sturge-Weber-Krankheit auftretend.

Path:
- Gesteigerte, nicht regulierte Adrenalin- und Noradrenalinausschüttung durch Tumor der chromaffinen Zellen. Prädispositionsalter: 40. - 50. LJ.
  - Adrenal: Adrenalin wird produziert --> Tachykardie, erhöhter Basalumsatz
    + Noradrenalin wird produziert --> Hypertonus
  - Extraadrenal: Nur Noradrenalin
- In 5% bis 10% maligne
- Lok: 80-85% in **Nebennierenmark** = adrenal (nicht nur einseitig!)
  * 5% bilateral (wenn bilateral, dann an MEN-Syndrom denken!)
  * 5% multipel
  10-15% im **sympathischen Nervensystem** = extraadrenal im thorakalen/lumbalen sympathischen Grenzstrang (Paragangliom), im APUD-Zellsystem (v.a. bei Erwachsenen; bei Kinder z.B. malignes Neuroblastom)

Klin:
- Konstante oder paroxysmale Symptomatik (Anfälle von ca. 20 Minuten Dauer) mögl.
- Art. **Hypertonus** in 90% d.F. (Kompl: --> Kardiomyopathie, Arteriosklerose, Apoplex), macht ca. 0,1% der art. Hypertonien aus
- Kopfschmerzen, Tachykardien, Palpitationen, Herzrhythmusstörungen, Schweißausbrüche, innere Unruhe, Sehstörungen, Übelkeit, Erbrechen, Dyspnoe
- Evtl. Abdominal- oder Flankenschmerzen
- Kohlenhydrat-Stoffwechselstörung --> Hypermetabolismus, Hyperglykämie, Glukosurie (= sekundärer Diabetes mellitus)
- Fettabbau (katabole Stoffwechsellage) --> Gewichtsabnahme
- 'H'-Trias: Hypertonie + Hyperglykämie + Hypermetabolismus (bezgl. Fett)

Diag:
1. Anamnese und klinische Untersuchung
   Cave: Allein durch Druck auf den Bauch kann man einen 'Anfall' auslösen
2. Hormonbestimmung: Noradrenalin + Adrenalin
   Metanephrin und Vanillinmandelsäure im 24 Std.-Urin
   (Provokationstest mit Kältesuppression, Glukagon oder Regitin heute obsolet, da Schockgefahr)
3. Lokalisationsdiagnostik: **CT** od. Kernspin-Tomographie (Thorax bis Becken) und Sonographie --> Raumforderung im Nebennierenbereich, beide Seiten genau beachten! Evtl. Angiographie zur Darstellung der Gefäßversorgung der Nebennieren und selektive Blutentnahme aus d. V.cava / seitengetrennt aus den beiden Vv.suprarenales
4. Szintigraphie: **MIBG-Szintigraphie** (Jod^{131}-Methyl-Benzyl-Guanethidin) --> Spezifität fast 100% für Adrenalin u. Noradrenalin, auch als SPECT mögl. (=Single-photon-emission-CT)
5. Tumormarker: Kalzitonin zum Ausschluß eines MEN II (C-Zell-Beteiligung)

Ther: ▪ Operativ: Ind: Bei Diagnose stets gegeben
- Operative Entfernung (Cave! bei Manipulation am Tumor --> Gefahr von Kreislaufkrisen!)
- Vorbehandlung: Alpha- (Phenoxybenzamin, DibenzyranR, einschleichend) und beta-Blocker (Propranolol, Dociton^R) über 10 Tage
Zugang: Von dorsal (lumbaler Flankenschnitt), wenn sicher ist, daß nur 1 Nebenniere betroffen ist, sonst transabdominell (Oberbauchquerschnitt), um zu beiden Nebennieren u. den Lymphbahnen Zugang zu haben und die symp. Paraganlien erreichen zu können. Transabdominell --> Rechte Nebenniere: Kocher-Mobilisation d. Duodenums nach med. --> Linke Nebenniere: Mobilisation v. Milz, Pankreasschwanz u. li. Kolonflexur nach med.
Unterbindung der Nebennierenvenen --> Kreislaufgefahr wird eingedämmt (hypertone Krise), gleichzeitig kann aber Kreislaufdepression eintreten, dann Unterbindung der Nebennierenarterien, unilaterale Adrenalektomie
- Bzw. Entfernung des symp. Paraganglioms über transabdominellen Zugang
- Bei MEN: Beidseitige subtotale Adrenalektomie, dann weitere Behandlung der anderen Tumoren
▪ Bessert sich der art. Hypertonus nach Op nicht, muß nach weiteren Adenomen gesucht werden u. ggf. nachoperiert werden
▪ Bei Nachweis von Malignität/metastasierendem Phäochromozytom Polychemotherapie

Prog: Normalisierung der art. Hypertonie nach Op in 90% d.F., Op-Letalität ca. 5%.

Kompl: * Hypertone Krisen, Ther: α-Blocker (Phentolamin, Regitin^R)
* Weitere Tumoren des APUD-Zellsystems (insb. C-Zell-Tumor) --> stets ausschließen

DD: - Hyperthyreose, essentielle arterielle Hypertonie
- Kopfschmerzen anderer Genese, Tabes dorsalis (Lues), Karzinoid, MEN

CUSHING-SYNDROM

Syn: Hyperkortisolismus, M. Cushing

Ät: - ACTH-bedingt: vermehrte Produktion bei **Hypophysen-Adenom** 75% (= zentraler Cushing) oder paraneoplastisch (kleinzelliges Bronchial-Karzinom, Schilddrüsen-, Leber-, Mamma-, Inselzell-Karzinom --> ektope Produktion)
- ACTH-unabhängig (primäre Form): **Nebennieren-Adenom**, -Karzinom, -Hyperplasie (selten)
- *Cushingoid* = **medikamentös** bedingt (exogene Zufuhr) = **iatrogenes** Cushing-Syndrom bei längerem Überschreiten der sog. Cushing-Schwellen-Dosis durch Steroide

Path: • Primäre Form: Überproduktion von Glukokortikoiden in der NNR
• Störung des hypophysären/hypothalamischen Regelkreises (= **M. Cushing**) = sekundärer Hyperkortisolismus mit Hyperplasie der Zona fasciculata

Epid: 30.-40.LJ., **w** > m (= 4:1)

Klin: ▪ Anamnese sehr lange (4 Jahre Dauer im Durchschnitt), initial uncharakteristische Beschwerden
▪ **Gewichtszunahme**, vermehrtes Blut- u. Wasservolumen (Plethora), **Stammfettsucht** (Vollmondgesicht, Stiernacken, Striae rubrae distensae) in 95%
▪ Hypertonie, Hyperglykämie (Diabetes mellitus), Hypercholesterinämie, Akne, Hypertrichose, Infektanfälligkeit, Hypokaliämie, Adynamie, psychische Störungen
▪ Osteoporose in 60% d.F. (Fischwirbel im Rö)
▪ Sexuelle Dysfunktion in 75% d.F. (Libido-, Potenzverlust, Gynäkomastie)
▪ Frauen: Zeichen eines AGS, wie Hirsutismus, Zyklusstörungen, Amenorrhoe u. Virilisierung (ACTH stimuliert auch die Zona reticularis)
▪ Kinder: Wachstumsverzögerung

Diag:
1. Anamnese und klinische Untersuchung
2. Labor: **Kortisolspiegel-Bestimmung** (Plasma oder Urin) im Tagesprofil zeigt einen fehlenden abendlichen Abfall
   ACTH im Blut (erhöht oder nicht ?) + Dexamethason-Hemmtest bei erhöhtem ACTH (autonome Produktion oder nicht ?)
   oft Leukozytose, Polyzythämie
3. Lokalisationsdiagnostik: CT oder NMR um NNR und Hypophyse (auch Rö-Sella) darzustellen, evtl. auch DSA der Nebennieren
4. Nierenvenenkatheterisierung --> DD: Hyperplasie oder solitäres NNR-Adenom (Seitenlokalisation durch getrennte Kortisolspiegelbestimmung aus den Vv.suprarenales)
5. Tumormarker für paraneoplastischen Cushing: Lipotropin (LPH)

Ther:
- Konservativ: Hypophysen-Tumor: evtl. Bromocriptin
- Palliativ: Bei inoperablen NNR-Karzinomen und paraneoplastischem Cushing-Syndrom Radiatio, auch Chemotherapie in Einzelfällen mit Erfolg
  Medikamentöse Blockade der Kortisolsynthese (Ketoconazol, Nizoral^R)
- Operativ:
  - Nebennieren-Tumor --> einseitige Adrenalektomie
  - Hypophysen-Tumor --> neurochirurgische Entfernung des Adenoms im Hypophysenvorderlappen, evtl. auch Radiatio der Hypophyse (s. Kap. Neurochirurgie)
  - Zentraler Cushing ohne Hypophysenadenomnachweis --> bds. Adrenalektomie
  - NNR-Hyperplasie: OP indiziert, da Folgen schwerwiegender! (im Gegensatz zum Aldosteronismus)
- Nach beidseitiger Adrenalektomie müssen lebenslang Steroide substituiert werden

Proph: Vermeidung eines **medikamenteninduzierten Cushings** durch Beachtung der sog. **Cushing-Schwellen-Dosis** bei der Applikation von Steroiden:
Cortisol (Hydrocortison) 30mg/Tag, Cortison 40mg/Tag, Prednison u. Prednisolon (Decortin^R) 7,5 mg/Tag, Triamcinolon (Volon^R) u. α6-Methylprednisolon (Urbason^R) 6mg/Tag, Dexamethason (Fortecortin^R) 1,5 mg/Tag, Betamethason (Betnesol^R) 1 mg/Tag.

Kompl: In 10% d.F. nach Adrenalektomie entsteht ein **Nelson-Syndrom** (ACTH + MSH-produzierender, hyperplasiogener Tumor der Adenohypophyse) durch CRH (= corticotropin releasing hormone)-Überstimulation des Hypothalamus? --> Röntgen: Sellavergrößerung, Gesichtsfeldausfälle, Hyperpigmentierung

HYPERALDOSTERONISMUS

Syn: Conn-Syndrom

Physiologie: RAA-System (Renin-Angiotensin-Aldosteron-Kaskade): **Regelkreis** mit Messung in den juxtaglomerulären Zellen der Niere --> Blutdruckabfall (Natriummangel, Hypovolämie, verminderte Nierenperfusion) bewirkt Ausschüttung von **Renin** --> Angiotensinogen (aus der Leber) --> **Angiotensin I** --> (ACE = Angiotensin converting enzyme) --> Angiotensin II --> Nebennierenrinde produziert **Aldosteron** --> Aldosteron wirkt auf die Niere mit Na- und H$_2$O-Retention und K-Sekretion --> Blutdruckanstieg (Regelkreis geschlossen).

Etlg:
\# Primärer Hyperaldosteronismus: Primäre NNR-Erkrankung = **Conn-Syndrom**
\# Sekundärer Hyperaldosteronismus: Übergeordnete Stimulation
   - Organisch: Reninproduzierender Nierentumor, maligne Hypertonie, Nierenarterienstenose
   - Funktionell: Hypovolämie, Hyponatriämie, Bartter-Syndrom (angeborene renale Tubulusstörung), verminderter Aldosteronabbau (Leberzirrhose), hepatisches Ödem

Nebenniere | Seite 275

Hormonaktive Tumoren (aldosteronproduzierendes Karzinom der NNR, sehr selten) oder als paraneoplastisches Syndrom

Path: • Conn-Syndrom: In 80% **NNR-Adenom**, in 14,5% differenzierte Hyperplasie, in 0,5% NNR-Karzinom im Bereich der Zona glomerulosa
• Lok: Meist einseitig (li. > re.)

Epid: Conn-Syndrom: Vorkommen v.a. 30.-50.LJ., w > m (2:1)

Klin:
- **Hypertonie** in 85% d.F. zu finden, macht ca. 0,1% der art. Hypertonien aus
- **Hypokaliämie** --> Muskelschwächen, Parästhesien, EKG-Veränderungen und Rhythmusstörungen, Obstipation, Kopfschmerzen, Müdigkeit
- Hypervolämie durch die H_2O-Retention
- Polyurie und Polydipsie mögl. durch hypokaliämisch bedingte Tubulopathie
- Hypernatriämie kann fehlen durch Anpassung der Niere

Diag:
1. Anamnese und klinische Untersuchung
2. Labor: Aldosteron-Nachweis im Blut, vermehrte Aldosteron-Ausscheidung im 24-Std.-Urin
   Renin: Primärer Aldosteronismus = normal/erniedrigt (= low-Renin-Aldosteronismus)
   Sekundär Aldosteronismus = erhöht
   Elektrolyte: **Natrium erhöht, Kalium erniedrigt**
   Desoxykortikosteron-Suppressionstest
3. Lokalisationsdiagnostik: Einseitig, zweiseitig ?
   CT und Szintigraphie bringen nicht immer gute Beurteilbarkeit, da häufig sehr kleine Adenome --> Methode der Wahl: **NMR**.
   Selektive Nierenvenen-Untersuchung (V.cava-Katheter) gibt beste Auskunft, ob die Aldosteronproduktion einseitig oder beidseitig erhöht ist.

Ther:
- Konservativ: **Aldosteron-Antagonisten** (Spironolacton, Aldactone^R) auch präoperativ zur Vorbereitung des Pat., Antihypertensiva bei beidseitiger Hyperplasie
- Operativ: Ind: Adenom, Hyperplasie, Karzinom
  - Adenom-Entfernung durch einseitige Adrenalektomie
  - NNR-Hyperplasie: Bdstg. subtotale NNR-Resektion und postoperative Nebenniernhormonsubstitution
  - Karzinom der NNR --> Adrenalektomie + Chemotherapie

Prog: Die Hypertonie läßt sich in 70% d.F. durch die Op beseitigen, der Rest muß weiter mit Antihypertensiva therapiert werden.

DD: Hypertonie: Essentielle Hypertonie (90% d.F.), renale Form der Hypertonie (Nierenarterinestenose, maligne Nephroangiosklerose), Phäochromozytom, Cushing-Syndrom

ADRENOGENITALES SYNDROM

Syn: AGS

Ät: - Endokrin aktives Neoplasma in der NNR (Adenom, Karzinom)
- Nebennierenrindenhyperplasie
- Angeborene Enzymdefekte (21-Hydroxylasedefekt, 11ß-Hydroxylasedefekt)

Klin:
- Säuglingsalter: Pseudohermaphroditismus bei Mädchen (intersexuelle Störung), verfrühte isosexuelle Entwicklung beim Jungen, im Kindesalter starkes Wachstum.
- Mädchen: Virilisierung mit maskulinem Habitus, Hirsutismus, Klittorishypertrophie, tiefe Stimme, wenig ausgebildete Mammae, Amenorrhoe, Minderwuchs durch vorzeitigen Epiphysenfugenschluß (um 10.LJ.)
- Jungen: vorzeitige Ausbildung männl. Geschlechtsmerkmale, Pubertas praecox (häufig klinisch unbemerkt) bei gleichzeitigem Hypogonadismus, Minderwuchs (wie bei Mädchen)

Diag: 1. Anamnese und klinische Untersuchung
2. Labor: Nachweis von **17-Ketosteroiden** (Androgenmetabolite) im 24-Std.-Urin
Dexamethason-Hemmtest
3. Röntgen: frühzeitiger Epiphysenfugeschluß

Ther: - Konservativ: Bei angeborenen Enzymdefekten Dauermedikation mit Kortisol oder Fludrocortison (mit zus. mineralkortikoider Wirkung bei zus. Salzverlustsyndrom) bei Frauen evtl. zus. Antiandrogene zur Therapie der Virilisierung
- Operativ: Ind: Tumornachweis, dann unilaterale Adrenalektomie

DD: - Ovarialtumoren (androgenbildend)
- Polyzystische Ovarien (Stein-Leventhal-Syndrom)
- Pubertas praecox: Pinealom

HORMON-INAKTIVE NEBENNIEREN-TUMOREN

Syn: Inzidentome

Etlg: # Kindesalter: NNM --> Neuroblastome, Sympathoblastome
NNR-Tumoren benigne und maligne mögl.

Epid: Altergipfel: 30.-50.LJ., extrem seltene Tumoren (insb. der NNR)

Klin: - Oft Zufallsbefund in der Sonographie
- Retroperitoneale Raumforderung --> Verdrängung benachbarter Organe

Diag: 1. Anamnese und klinische Untersuchung
2. Röntgen: CT, NMR

Ther: - Konservativ: Bis 3cm: --> Beobachtung, Kontrolle alle 6 Monate
- Operativ: Ind: Ab 5cm --> Karzinom-verdächtig (in 20-30%) --> Op
- Radikale Entfernung der Nebenniere
- Bei V.a. Metastasen zusätzlich Radiatio und Chemotherapie

ALLGEMEINE TRAUMATOLOGIE

Def: Zur allgemeinen Traumatologie zählen Prellung = Kontusion, Zerrung oder Dehnung = Distorsion, Verrenkung = Luxation, Bänderriß = Ligamentruptur und Frakturen als direkte oder indirekte Folge äußerer Gewalteinwirkung auf den Körper.

Diag: 1. Anamnese und klinische Untersuchung (Inspekt., Palpat. u. Funktionsprüfung)
2. Bewußtlose Patienten: Immer Rö: Schädel, Thorax, Wirbelsäule und Becken!

FRAKTURENLEHRE

Ät: - Stoß, Schlag, Geschoß, Aufprall
- Tumor, Überbelastung

Formen von Frakturen:
- Inkomplette Frakturen (d.h. ohne komplette Kontinuitätsdurchtrennung):
    Fissuren, Infraktionen subperiostal, Grünholz-Bruch (Kinder),
    Bowing-Fraktur (fixierte Biegung/plastische Verformung)
- Komplette Frakturen: vollständige Durchtrennung des Knochens
- Nicht dislozierte und dislozierte Frakturen
- Geschlossene Frakturen: Ohne offenen Weichteildefekt (Etlg. d. Weichteilschadens s.u.)
- **Offene Frakturen:**

Grad I:	Durchspießung eines spitzen Knochenfragments durch die Haut **von innen** (--> punktförmige Verletzung)
Grad II:	Ausgedehnte Weichteilverletzung und Gewebekontusion über dem Frakturgebiet
Grad III:	Ausgedehnte Weichteilzerstörung (tiefere Strukturen, wie Muskel, Gefäß, Nerven) mit **freiliegender** Fraktur
Grad IV:	**Subtotale Amputation** (Extremität hängt nur noch an einer Weichteilbrücke)

Ätiologische Frakureinteilung:
- Traumatische Frakturen
- Ermüdungsfrakturen (schleichende Fraktur durch Überbelastung = Streßfraktur, Marschfraktur)
- Pathologische Frakturen (bei: Knochentumoren, -metastasen (osteolytisch), hochgradiger Osteoporose)

Allgemeine Traumatologie

Bruchformen:
Querfraktur

Schrägfraktur
Bruchwinkel > 30°

Biegungsfraktur
mit Biegungskeil

Spiralfraktur,
Torsionsfraktur mit
od. ohne Drehkeil

Stückfraktur
(Zweietagenfraktur)

Abrißfraktur

Kompressionsfraktur

Mehrfragmentfraktur (4-6 Fragm.)

Trümmerfraktur (> 6 Fragmente)

Defektfraktur

Einteilung der Frakturen nach der Lokalisation:
- Schaftfraktur

- Gelenkfraktur (mit Beteiligung der Gelenkfläche)

- Etagenfraktur (mehrere Frakturen eines Knochens)

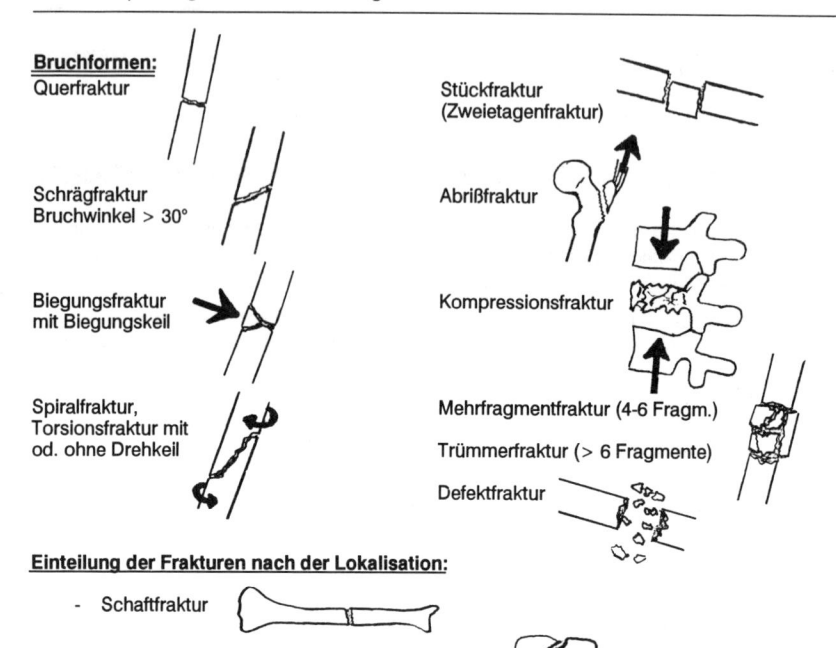

Mehrfachverletzungen:
- Serienfraktur: mehrerer Frakturen an einer Extremität oder Rippen (mehrere Knochen, z.B. O-Arm + U-Arm)
- Polyfraktur: Frakturen mehrerer Extremitäten
- Polytrauma: Gleichzeitige Verletzung mehrerer Körperregionen oder Organsysteme, wobei wenigstens eine Verletzung oder die Kombination mehrerer lebensbedrohlich ist.

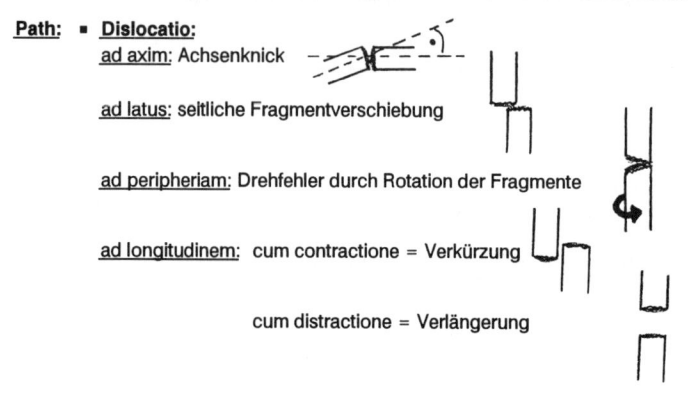

Path: ▪ **Dislocatio:**
   ad axim: Achsenknick

   ad latus: seitliche Fragmentverschiebung

   ad peripheriam: Drehfehler durch Rotation der Fragmente

   ad longitudinem: cum contractione = Verkürzung

   cum distractione = Verlängerung

Klin: SICHERE FRAKTURZEICHEN

- Abnorme Beweglichkeit

- Groteske Fehlstellung

- Krepitation (Knochenknirschen bei Bewegung, meist schmerzhaft)
  Prüfung obsolet !

- Sichtbare freie Knochenenden (offene Fraktur)

- Röntgenologischer Nachweis

UNSICHERE FRAKTURZEICHEN
- Schmerz, Kompressionsschmerz, Schwellung, Hämatom
- Functio laesa (gestörte Funktionsfähigkeit der betroffenen Extremität durch Schonhaltung)

Diag: 1. Anamnese und körperliche Untersuchung
2. Röntgen immer in mind. 2 Ebenen (Seitenvergleich mit der nicht verletzten Seite im Zweifelsfall, insb. im Kindesalter mit offenen Epiphysenfugen)

Ther: Prinzip: **Anatomische Reposition + Adaptation + Fixation + Ruhigstellung**
+ funktionelle Übungsbehandlungen zur Wiederherstellung der Funktion.
Keine Rotationsfehlstellungen belassen, Achsabknickungen sind bei Kindern bis 30° und Seitverschiebungen bis Schaftbreite tolerierbar.

* **Funktionell** (ohne Fixation, z.b. subkapitale Humerusfraktur od. eingestauchte Schenkelhalsfraktur)

* **Konservativ** (Ruhigstellung in Gips, Schienung, Schlinge, Extension, stützende Verbände)
  - Gips: Gipsfixation der Fraktur in Funktionsstellung der benachbarten Gelenke.
    Bei frischem Trauma immer gespaltener Gips! oder Gipsschiene --> wegen mögl. Schwellungen. Polsterung vorstehender Knochenteile. Hochlagerung.
    Bei Beschwerden im Gips --> **immer sofortige Kontrolle!** Regelmäßige DMS-Kontrolle (Durchblutung, Motorik, Sensibilität).
    Cave! Druck-, Kompressionsschäden, Stauung, Ödembildung
  - Extension: Einbringen eines Kirschner-Drahtes in den distalen Anteil der Fraktur (z.B. Calcaneus od. Tibiakopf)--> Zug am distalen Fragment und Lagerung der Extremität auf einer Lagerungsschiene (Braun'sche Schiene) oder mit Gips = Extensionsgips
    Kompl: Kapselbandapparatlockerung, Bohrdrahtosteomyelitis,
    Schienendruckschäden (N.peronaeus), Immobilisation --> Thrombembolien, Dekubitalgeschwüre

* **Operatives Osteosyntheseprinzip:**
  Reposition + Adaptation (und Kompression des Frakturspaltes) + **Fixation**.
  Innerhalb von 6 Std. nach dem Trauma noch sofort möglich, sonst erst nach Abschwellung des Bereiches um die Fraktur (nach ca. 4-14 Tagen).
  Erreichbare Stabilität: lagerungsstabil < übungsstabil < belastungsstabil, angestrebt wird möglichst mindestens eine Übungsstabilität.
  Heute gefordert: Sog. "biologische Osteosynthese" = minimale zusätzliche Traumatisierung durch die Operation u. d. Osteosynthesematerial (kleinstmöglicher Eingriff).

  Fixationsmöglichkeiten: Intra- (Marknägel) oder **extramedulläre Kraftträger** (Platten, Fixateure externe, Spickdrähte)
  - Spickdraht: = **Bohrdraht** (wird direkt in den Knochen eingebohrt zur Fixation der Fragmente). Durchführung der Spickung:
    - Darstellung der Fraktur, Reposition, Spickung als

○ Offene Spickung
○ Perkutane Spickung (geschlossenes Verfahren)
--> Adaptationsstabilität: bis Übungsstabilität
Ind: insb. Epiphysenfugenverletzungen, abgekippte Radiusfrakturen, Mittelhandfrakturen

- **Schrauben:** Als Kortikalis- oder Spongiosaschraube (je nach Lokalisation und Knochenbeschaffenheit):
  - Schrauben zur Plattenfixation
  - Zugschraube (solitär): zur Fixation und **Kompression** zweier Fragmente aneinander
  - Stellschraube: zur **temporären Fixation** zweier Knochen in einer Stellung (z.B. Tibia-Fibula bei Sprengung der Syndesmose)

- **Platten:**
  - **Spann-Gleitlochplatten** = **DC-Platten** (= dynamic compression) mit exzentrischer Bohrung --> die Schrauben gleiten auf einer schiefen Ebene, dadurch wird eine dynamische Kompression auf den Frakturspalt erzeugt
  - **LC-Platten** = limited contact-Platten, liegen nicht mehr komplett auf dem Knochen auf (nur zu ca. 50%) --> Bessere Heilung, weniger Mikrozirkulationsstörungen am Periost. Werden jetzt als LC-DC-Platten verwendet.
  - Gerade Rundlochplatten (werden kaum noch benutzt)
  - Platte mit Plattenspanner (bei Rundlochplatten)
  - Rohrplatten (sind im Profil gebogen) in 1/2, 1/3 und 1/4Rohr
  - T-Platten und L-Platten einfach und doppelt abgewinkelt
  - Löffel-, Kreuz- und Kleeblattplatten
  - Winkelplatten z.B. 130° (Schenkelhalsfrakt.), Kondylenplatte 95°

- **Zuggurtung:** An Spickdrähten und/oder Schrauben unter Spannung angebrachte Drahtschlinge = Zerklage (zur Kompensation von Zugkräften durch Muskelsehnenansätze an dem Fragment)

- **Nägel:** Marknägel = intramedulläre Kraftträger, ohne und mit Verriegelung gegen Torsionsbewegungen. Formen: Ender-Nagelung (Femur), Bündelnagel (O-Arm), Rush-pin-Nagel, Gamma-Nagel (OS-Hals), Verriegelungsnagel (OS, US)
  Vorteil: intramedullärer Kraftträger --> meist **belastungsstabile** Osteosynthese
  KI: Nicht bei offenen Frakturen (wegen Infektionsgefahr)

- **Fixateur externe:** Insb. bei **offenen Frakturen** m. Weichteildefekten, septischer Patient
  Formen: Unilateraler Klammerfixateur, dynamischer Monofixateur (Orthofix[R], Unifix[R]), V-förmiger Fixateur;
  Zeltförmiger/triangulärer und Rahmenfixateur (starr, bilateral)
  Vorteil: **Keine zusätzliche Traumatisierung an der Frakturstelle** durch Fixierung fernab der Frakturstelle, jederzeit Möglichkeit der Frakturkorrektur
  Nachteil: Einschränkung der Muskelbeweglichkeit an den Schrauben (insb. bei den bilateralen Fixateuren), Kompl: Bohrlochosteitis
  Fixateur interne: Prinzip wie beim Fix.ext., Fixateur liegt aber **im** Gewebe,
  Ind: Wirbelsäulenfrakturen

- **Verbundosteosynthese:** Kombination aus metallischen Implantaten und Knochenzement und meist zusätzlich noch Spongiosplastik (insb. bei patholog. Frakturen)

* **Endoprothesen** = alloplastischer Gelenkersatz, als **Hemiendoprothesen** = HEP (nur Kopf) **Totalendoprothesen** = TEP (Kopf + Pfanne eines Gelenkes)

* **Knochentransplantation** autolog (aus dem Beckenkamm) oder homolog möglich
  --> Spongiosaplastik im Bereich der Fraktur ("Auffütterung")
  Ind: Defektfrakturen, hypovitale Fragmente, Fusionsoperationen (WS)

* **Bei jeder Immobilisation** (Gips, Schienen etc.) grundsätzlich Thromboseprophylaxe (heute meist mit fertigen niederkolekularen Heparinspritzen, 1x tgl. s.c. durch Pat. selbst)

Allgemeine Traumatologie | Seite 281

Prog: **Frakturheilung:** *Primär* angiogene: Heilung durch Osteonüberbrückung ohne sichtbaren
Kallus (Kontaktheilung) = **organtypische Regeneration**
Sekundäre Frakturheilung: Frakturhämatom --> Organisation --> Fibroblasteneinsprossung
--> **Kallusbildung** --> Knochenremodeling

Heilungszeiten: Finger, Rippen --> 3 Wochen   Unterarm, Tibia --> 8-10 Wochen
Mittelhand, Radius --> 4-6 Wo.   Femur und Schenkelhals --> 10-12 Wo.
Humerus --> 6-8 Wochen   Wirbelkörper --> 12-14 Wochen

Metallentfernung: Entfernung bei allen jungen Patienten oder sehr große od. störenden Implantaten indiziert. Bei alten Patienten kann das Implantat meist belassen werden.
Zeitpunkt: Je nach Frakturart nach ca. 1/2 - 2 Jahren
Spickdrähte nach Konsolidierung der Fraktur
Stellschrauben nach 6 Wo.

Kompl: - Weichteilschaden:
Einteilung n. TSCHERNE u. OESTERN (1982) **bei geschlossenen Frakturen:**

G 0 Unbedeutende Weichteilverletzung
G 1 Oberflächliche Schürfung oder Kontusion durch Fragmentdruck von innen
G 2 Tiefe kontaminierte Schürfung, Muskelkontusion, drohendes Kompartmentsyndrom
G 3 Ausgedehnte Hautkontusion, Zerstörung der Muskulatur, subkutanes Décollement, Hauptgefäßverletzung oder dekompens. Kompartmentsyndrom

Weichteilschaden bei offenen Frakturen: s.o. bei offenen Frakturen, Etlg. in O 1 - 4

- Verletzung von Nerven, Gefäßen oder inneren Organen
- **Wundinfektion** (geschlossene Frakturen 1-3%, offene 5-10%), **Osteomyelitis**
- Fettembolie (traumatisch oder intraoperativ bedingt durch Fettaustritt aus den Röhrenknochen und/oder Fettstoffwechselveränderung durch das Trauma),
- Crush-Syndrom (bei großen Weichteilverletzungen)
- Frakturkrankheit: Durch Ruhigstellung und Gefäß-/Band-/Muskelschäden bedingte Schwellungsneigung, Gelenkversteifung, Schmerzen, Muskelatrophien und Kontrakturen --> Ther. u. Proph: Krankengymnastik!
- Immobilisation: Thrombose und Thromboembolie, Lungenembolie, Drucknekrosen, Dekubitus, Harnweginfekte, Pneumonien, Entzugsdelir, Verwirrtheitszustände
- **Kompartment-Syndrom** (s.u.)
- **Sudeck-Erkrankung** (s.u.)
- Refraktur (Fraktur im vorherigen Bruchbereich) bei nicht vollständiger Konsolidierung
- **Überschießende Kallusbildung**
- **Verzögerte Bruchheilung** (bis 6 Monate Bruch noch nicht verheilt):
Ther: Magnetfeld- oder Ultraschallstoßwellen-Behandlung (piezoelektrischer Effekt) zur Stimulation der Kallusbildung/Knochenheilung
Pseudarthrosenbildung (= Falschgelenk, Fractura non sanata, >6 Monate Bruch noch nicht verheilt): Atrophe Form bei Fragmentavitalität
Hypertrophe Form bei mangelnder Ruhigstellung (rel. gute Heilungstendenz)
Defekt-Infekt Form bei ausgedehnten Defekten oder Infektionen
- **Sekundäre posttraumatische Arthrose** (insb. bei Frakturen mit Gelenkbeteiligung (z.B. Stufe im Gelenk) oder starker Fehlstellung)
- **Metallimplantatbruch** durch Ermüdung, Frühbelastung und/oder Fehlbelastung (z.B. Nichtbeachtung biomechanischer Prinzipien)

KOMPARTMENTSYNDROM

Syn: Muskellogensyndrom, VOLKMANN- (ischämische) Muskelkontraktur am Arm (Erstbeschreiber, 1881), Tibialis-Logen-Syndrom am Bein

Ät:
- **Frakturhämatom**, posttraumatisches Muskelödem
- Zu enger (nicht gespaltener) **Gips**, zirkuläre Verbände
- Logenraumforderung durch innere Blutung und Ödem bei Gefäßverletzungen oder arteriellem Verschluß (Tourniquet-Syndrom = Stauschlauch-Syndrom), zirkuläre Verbrennungen III.Grades mit Verbrennungsödem
- Nach Umstellungsosteotomien, zu starke Extension von Frakturen, Marknagelungen
- Nach arterieller Strombahnunterbrechung einer Extremität und Revaskularisierung (z.B. A.subclavia, A.poplitea)
- Funktionelles Kompartmentsyndrom (Marschsyndrom, durch Überbeanspruchung, zu enges Schuhwerk)

Anatomie: ○ 4 Kompartimente am Unterschenkel, oft sind mehrere gleichzeitig betroffen:
- Tibialis-anterior-Loge
- Tibialis-posterior-Loge = tiefes hinteres Logensyndrom
- Laterale Loge (Mm.peronaei)
- Oberflächliche-dorsale-Loge (M.triceps surae)

○ Obere Extremität:
- Ellenbeuge (Unterarmbeuger) = Volkmann-Muskelkontraktur
- Handbinnenmuskeln (M.interossei)

Etlg:

Drohendes Kompartmentsyndrom: dezente neurologische Symptome, intakte periphere Durchblutung, tiefer dumpfer Spannungsschmerz

Manifestes Kompartmentsyndrom: Schmerz, Schwellung, **neurologisches Defizit, periphere Minderperfusion**

Path:
- Hämatom, Ischämieödem --> Raumforderung --> Druckerhöhung
  --> **Muskellogenkompression**, verminderter arterieller und venöser Blutfluß (Durchblutungsstörung) --> **erhöhte Kapillarpermeabilität**
  --> Verstärkung des ÖDEMS (**Circulus vitiosus**), neuromuskuläre Funktionsstörung
  --> ischämische Muskelnekrose --> narbige Muskelkontraktur
- Lok: Insb. am Unterschenkel (Tibialis anterior-Loge) und am Unterarm

Klin:
- Fuß: **Sensibilitätsstörungen** an der ersten und zweiten Zehe beginnend, Zehen- und Fußheberschwäche (N.peronaeus/N.tibialis-Läsion --> Fallfuß, Steppergang), prätibiale Schmerzen, **Weichteilschwellung**, Spannungsgefühl
- Arm: Schmerz, Schwellung, Spannungsgefühl, Sensibilitätsstörungen, Muskelschwäche
- Art. Puls meist noch vorhanden (fehlend --> extremes manifestes Kompartmentsyndrom)

Diag:
1. Anamnese (Verletzungsmuster) und klinische Symptomatik entscheidend
2. Subfasziale Druckmessung: bei unklaren Fällen direkt mit Mikrotip-Drucksensor (früher über Flüssigkeitsdruckmessung); Normalwert: <10mmHg, eingeschränkte Perfusion bei 20-40mmHg, Nekrosen bei >40mmHg (Unterschied zw. diast. RR und Kompartmentdruck soll nicht weniger als 30mmHg sein, sonst Mikrozirkulationsstörung)
3. Phlebographie: wird oft durchgeführt um die DD Phlebothrombose auszuschließen. Beim Kompartmentsyndrom findet sich in der Phlebographie ein verengtes tiefes Venensystem.

Ther: ■ Operativ: **Wichtig ist frühzeitiges Eingreifen!**
Entlastung der betroffenen Muskelloge durch Faszienspaltung (= **Fasziotomie**) innerhalb der ersten 6 Std. u. offene Wundbehandlung. Zugang zu den Kompartimenten des Unterschenkels s.Abb., es sollten alle 4 Logen eröffnet werden.
Überprüfung der 4 "K": Kontraktilität, Konsistenz, Kolorit, Kapillardurchblutung.

■ Konservativ: Bei drohendem Kompartmentsyndrom kühlen, hochlagern der Extremität, Antiphlogistika.

Prog: Nervenlähmungen sind nach dem 1.Tag irreversibel! --> **frühzeitige Therapie!** (möglichst innerhalb von 4 Std.), auch die Infektionsrate steigt mit zunehmender Zeit stark an (bis zu 50% nach dem 1.Tag).

Proph: - Atraumatische Operationstechnik
- Bei Osteosynthesen am Arm und Unterschenkel keine Fasziennähte
- Bei starken Schwellungen ggf. keine Hautnähte, bzw. Hautentlastungsschnitte
- Gipse spalten! und regelmäßige Gipskontrollen!
Pat. mit Beschwerden unter dem Gips immer ernst nehmen und kontrollieren!

Kompl: * Cave! **Rebound-Kompartmentsyndrom:** 6-12h postop. erneute Muskelschwellung durch die operative Verbesserung der Durchblutung und somit der Kapillarpermeabilität
* **Weichteilnekrosen** --> Ther: Exzision des nekrotischen Gewebes
* **Muskelkontrakturen** (z.B. Krallen-Zehen-Stellung) --> Ther: Sehnenverlängerungen, Sehnenverlagerungen
* Rhabdomyolyse --> Crush-Niere (Myoglobinverstopfung)
=> intensivmedizin-pflichtige Erkrankung!
* Nervenläsion als Druckschaden (N.tibialis, N.peronaeus)

DD: - **Phlebothrombose** --> Diag: Phlebographie, Thrombophlebitis
- Phlegmasia coerulea dolens
- Marsch-"Gangrän" (Muskelüberbelastung)

SUDECK-DYSTROPHIE

Syn: Sudeck-Erkrankung, Sudeck-Syndrom, maximale Ausprägung der Frakturkrankheit

Ät: - Posttraumatische Störung --> Hypothese: **neurovaskuläre Fehlregulation** mit inadäquater sympathischer vasomotorischer Reflexantwort --> lokale Durchblutungs- und Stoffwechselstörung aller Weichteilschichten und des Knochens der betroffenen Extremität
- Brüske oder wiederholte Repositionsmanöver, einschnürende Verbände, langdauernder Frakturschmerz
- Lokale Entzündungen, Langzeitmedikation mit Tuberkulostatika, Barbituraten
- In 20 % d.F. keine Ursache zu finden --> idiopathisch

Etlg:

Stadium I:	**Entzündungsstadium**
Stadium II:	Stadium der **Dystrophie** --> beginnende Funktionseinschränkung
Stadium III:	Stadium der **Atrophie** --> bleibende starke Funktionseinschränkung bis zur völligen Unbrauchbarkeit

Seite 284 | Allgemeine Traumatologie

Epid:
* Vor allem Hand und Unterarm betroffen, insb. distale Radiusfrakturen
* Dauer: Stadium I: bis 2 Mo., II: 2 Mo.-1J. (bis Stad.II ist eine Rückbildung möglich), III: keine Rückbildung mehr möglich

Klin:
- Stadium I: Ruheschmerzen (nächtlich) und Bewegungs-/Belastungsschmerz eingeschränkte Gelenkbeweglichkeit,
teigig geschwollene, ödematöse, überwärmte und livide verfärbte Haut (rotes Stadium) vermehrte Schweißsekretion, vermehrtes Haar- und Nagelwachstum
- Stadium II: beginnende Versteifung der Gelenke und Kontrakturen Weichteilschrumpfung, beginnende Muskelatrophie, blaße, kühle, glänzende Haut (blaues Stadium)
- Stadium III: Muskelkraft stark reduziert, weitgehende Gebrauchsunfähigkeit der Extremität durch Gelenkeinsteifung, Weichteilschrumpfung und Muskelatrophie, blasse, dünne, atrophische, zyanotische, gespannte Haut (weißes Stadium)
- Typisch ist die Abhängigkeit vom Wetter (= 'Wetterfühligkeit')

Diag:
1. Anamnese und klinische Symptomatik und Untersuchung
2. Röntgen: knöcherne Atrophie --> **Demineralisation**
   Stadium I: Diskrete kleinfleckige Demineralisation gelenknah
   Stadium II: Rarefizierung der Kortikalis und Erweiterung des Markraumes
   Stadium III: Ausgeprägte Entkalkung, bleistiftartige Konturzeichnung (sog. Glasknochen)
3. Knochenszintigraphie in Drei-Phasen-Technik (insb. in der Radionukleidangiographie-Phase gute Beurteilbarkeit), bes. geeignet zur Beurteilung des Stadium I.

Ther:
- **Frühzeitige Therapie !**
- Stad. I: Kurzfristige Ruhigstellung in Funktionsstellung (--> Schmerzausschaltung)
- Ab Stad. II: Vorsichtige **aktive** Bewegungsübungen der benachbarten Gelenke mit Eis
- Med: Versucht werden **Nicht-Steroidale-Antiphlogistika, Calcitonin,** Sedativa (Diazepam), Lokalanästhetika, Analgetika, Kortikoide, Neuroleptika, rheologische Medikamente (Sympatholytika, Trental^R), ß-Blocker

Prog: Stad. I u. II mit Therapie oder auch spontan rückbildungsfähig.
Stad. III irreversibel.

Kompl:
* Ausweitung der Dystrophie --> gesamte Extremität kann gefährdet werden
* Chronizität

Proph: 1. Insb. bei Radiusfrakturen **schonende Reposition !**
2. Keinen abschnürenden Verband/Gips
3. **Hochlagerung** der Extremität !

EPIPHYSENFUGENVERLETZUNG

Syn: Epiphysenfugenlösung und -fraktur

Anatomie: Die Wachstumsfuge ist lokalisiert zwischen Epiphyse und Metaphyse. In ihr findet das Längenwachstum durch proliferierenden Knorpel und schließlich die Verknöcherung statt. Sie ist eine Schwachstelle gegen Scherkräfte.
Die Apophyse ist die Ansatzstelle für die Muskelsehnen.

Metaphyse
Verknöcherung
Lok. d. Epiphysenlösung
knorpelige Umwandlung
Wachstumszone
Epiphysenkern
Apophyse

Ät: Direkte oder indirekte Gewalteinwirkung

Allgemeine Traumatologie | Seite 285

Etlg: Verlauf der die Epiphysenfugenlösung begleitenden Fraktur in Bezug auf die Epi- und Metaphyse (AITKEN, 1935; SALTER und HARRIS, 1963)

Aitken 0	= Salter I:	Epiphysiolyse ohne Begleitfraktur
Aitken I	= Salter II:	partielle Epiphysiolyse mit Begleitfraktur gegen die Metaphyse = Aussprengung eines metaphysären Fragments
Aitken II	= Salter III:	partielle Epiphysiolyse mit Begleitfraktur gegen die Epiphyse = Epiphysenfugenfraktur
Aitken III	= Salter IV:	Fraktur durch Epi- und Metaphyse
Aitken IV	= Salter V:	axiale Stauchung der Epiphysenfuge = Crush-Verletzung

Aitken 0   Aitken I   Aitken II   Aitken III   Aitken IV

Apophysenverletzungen: Meist als Ausrißfraktur (z.B. Epikondylenausriß, Abriß der Tuberositas tibiae, Trochanter major, minor)

Path:
- Epiphysenfugenlösung durch Schermechanismus (Aitken 0)
  --> keine Zerstörung der Wachstumszone (Strat. germinativum), Prog: gut
- Aitken I durch Schermechanismus und zusätzliche Biegung/Torsion, Prog: gut
- Aitken II u. III durch Scher- und Stauchungsmechanismen
  --> abgesprengtes Fragment: Wachstumszone mitbetroffen + Gelenkbeteiligung
  --> operative Revision unumgänglich
- Aitken IV durch Stauchungsmechanismus
  --> Quetschung der Wachstumszone mit irreversibler Zerstörung
  --> Prog: Wachstumsstörungen, Fehlstellungen
- Apophysenausriß durch Zugtrauma --> meist knöcherner Bandausriß
  die Apophyse ist nicht am Längenwachstum beteiligt --> Prog: gut

Klin:
- Oft wenig klinische Symptome --> Gefahr einer falschen Diagnosestellung!
- Evtl. Ruhe- und Bewegungsschmerz, Schwellung, Hämatom

Diag:
1. Anamnese und klinische Untersuchung
2. Röntgen: Beurteilung schwierig, wegen der noch unvollständigen Ossifikation
   Epiphysenstauchung (Aitken IV) sind kaum zu erkennen
   --> bei unklarem Befund immer die gesunde Seite zum Vergleich röntgen!
3. Szintigraphie ggf. nach 2 Wochen bei V.a. Crush-Verletzung

Ther:
- Konservativ: Aitken 0 und I ohne wesentliche Dislokation: Gipsruhigstellung
- Operativ: Ind: Aitken 0 und I bei starker Dislokation, Aitken II und III-Frakturen und Apophysenausriß
  - Reposition und Spickdrahtosteosynthese und Ruhigstellung im Gips
  - Spickdrahtosteosynthese, selten Zugschraube (Apophysenausriß) und Gipsruhigstellung
- Aitken IV keine kausale Therapie möglich, Ruhigstellung und Entlastung für 6 Wochen
  --> insg. schlechte Prognose

Kompl: * **Wachstumsstörung** (insb. Aitken II, III) --> Fehlwachstum durch halbseitig intakte Epiphysenfuge und halbseitig defekte Wachstumsfuge, Früh-Arthrosen durch die Fehlstellungen
* **Wachstumshemmung** (insb. Aitken IV), auch überschießendes Wachstum mögl.
* <u>Epiphysiolyse:</u> Bei starke Dislokation (Gefährdet insb. Femurkopf und Radiusköpfchen) --> Zerstörung der Gefäßversorgung --> Knochennekrose (z.B. Epiphysiolysis capitis femoris Gefährdung des Hüftkopfes, bei Kindern 10-15.LJ., Ther: Fixierung des Kopfes mit Kirschner-Drähten)

GELENKVERLETZUNGEN

Etlg: # Gelenkprellung = Gelenkkontusion
Zerrung und Drehung = Distorsion
Verrenkung = Luxation
Bandriß = Ligamentruptur, Kapselzerreissungen
Gelenkknorpelverletzungen
Gelenkerguß
Gelenkfraktur = intraartikuläre Fraktur

Path: ■ <u>Gelenkprellung:</u> Durch stumpfe Gewalteinwirkung --> evtl. blutiger Gelenkerguß = Hämarthros bei Einriß der inneren Gelenkhaut (Synovia) oder Verletzung von Gelenkstrukturen
■ <u>Gelenkdistorsion:</u> Indirekte Gewalt --> evtl. Teileinrisse des Bandapparates
■ <u>Luxation:</u> Direkte oder indirekte Gewalt --> Diskontinuität der Gelenkpartner
Häufigkeit: 45% **Schultergelenk**, 20% Ellenbogen, 10% Hand, Hüfte, Sprunggelenk u. ACG-Gelenk je 5%
■ <u>Ligamentruptur:</u> Direkte oder indirekte Gewalt
--> führt zur Instabilität des Gelenkes --> vermehrte Aufklappbarkeit
■ <u>Gelenkfraktur</u> = Fraktur läuft durch die Gelenkfläche, Knorpelabscherverletzung (Flake fracture) --> Stufenbildung --> Cave! ohne Korrektur posttraumatische Arthrosegefahr
■ <u>Gelenkknorpelverletzung:</u> Anralltrauma
Gelenkknorpelverschleiß: durch Degeneration (Alter), chronische Überlastung oder Fehlbelastung bei unphysiologischer Fehlstellung, Stufenbildung in der Gelenkfläche bei Gelenkfrakturen (--> sekundäre, posttraumatische Arthrose)
■ <u>Gelenkerguß:</u> Reaktion auf einen Reiz im Gelenkbinnenraum
--> diagnostische und therapeutische Punktion durchführen

Diag: 1. Anamnese und klinische Untersuchung
2. Röntgen: Gelenk in mindestens 2 Ebenen (und benachbarte Gelenke mit abbilden) bei Verdacht auf Bandruptur --> evtl. gehaltene Aufnahmen durchführen
3. Gelenkpunktion: blutig (--> Trauma), serös (--> Entzündung), abakteriell (z.B. rheumatisch), eitrig (--> Infektion), Fettaugen (--> Fraktur d. Gelenkfläche)
4. Arthroskopie: Knorpelschaden?, Meniskusschaden?, Bandrupturen?

GELENKINFEKTIONEN

Syn: Gelenkempyem (Infektion des Gelenkbinnenraums), eitrige Synovitis, Arthritis purulenta

Ät: - **Trauma** mit Eröffnung des Gelenkes
- **Iatrogen! (Punktionen, Injektionen, Operationen)** meist Staphylokokken
- Übergriff von periartikulären Infektionen, z.B. bei Osteomyelitis (s.u.), Panaritium, Phlegmonen, Weichteilabszessen
- Hämatogene Streuung sept. Herde (sehr selten, Gonokokken, Tuberkulose, Sepsis)

Path: • Entzündungsreaktion d. Synovialis durch bakt. Besiedlung d. Gelenkbinnenraumes --> vermehrte Synovialflüssigkeitsproduktion --> Gelenkerguß --> Ausweitung auf paraartikuläres Gewebe (Sehnen, Bänder, Kapselapparat, Bursae, Weichteilgewebe) mögl. = Panarthritis
• Akute und chronische (wenig virulente Keime, gute Abwehrlage) Verlaufsform mögl.

Klin: ▪ **Gelenkschwellung, Erguß, Überwärmung**, Rötung, starke Schmerzen
▪ Fieber und schwere Allgemeinbeeinträchtigung mögl.
▪ Bei chronischer Form: rezidivierende Ergüsse, kaum Allgemeinsymptome

Diag: 1. Anamnese und klinische Untersuchung: palpabler Erguß (tanzende Patella), große Schmerzhaftigkeit, Überwärmung und Rötung der Gelenkumgebung
2. Labor: BSG- und CRP-Erhöhung, Leukozytose
3. Röntgen: Akut evtl. erweiterter Gelenkspalt sichtbar, bei der chronischen Form evtl. Unregelmäßigkeiten der Gelenkfläche, subchondrale Sklerosierungen, Verschmälerung des Gelenkspaltes (schwierige Abgrenzung zur Arthrose)
4. Gelenkpunktion: **Trübes, putrides Sekret** --> bakteriologische Untersuchung
5. Arthrosonographie (insb. bei schwer zugänglichem Gelenk: Hüftgelenk)

Ther: ▪ Konservativ: Diagnostische und zugleich therapeutische Gelenkpunktion --> Spülung des Gelenkbinnenraumes, evtl. Saug-Spüldrainage, Ruhigstellung des Gelenkes, systemische Antibiose
▪ Operativ: Ind: Früher Versagen der konservativen Therapie, heute wird primär bereits eine Arthroskopie empfohlen.
 - Heute Methode der Wahl: Diagnostisch u. therapeutische **Arthroskopie mit Jet-Lavage** (Druckspülung mit großlumigem Ausgang)
 - Evtl. Synovektomie (auch operatives Mittel bei der konservativ nicht besserbaren chronischen Polyarthritis)
 - Ultima ratio bei nicht ausheilbaren Infektionen: Resektion der Gelenkflächen und Arthrodese (= Gelenkversteifung in Funktionsstellung)

Prog: Bei frühzeitiger Therapie, insb. der arthroskopischen Spülung meist Restitutio ad integrum.

Kompl: ∗ Übergriff der Gelenkentzündung auf das umgebende Gewebe = **Panarthritis** mit schlechter Prognose bezgl. der Gelenkfunktionserhaltung
∗ Zerstörung des Gelenkes mit Funktionsverlust, Ankylose (Gelenkversteifung)

DD: - Gelenkerkrankungen im Rahmen **rheumatischer Erkrankungen** (chronische Polyarthritis, Arthritis psoriatica, Vaskulitiden, Kollagenosen) --> steriles Punktat!
- Arthrose und insb. **aktivierte Arthrose** (entzdl. Reizerguß bei vorbestehender Arthrose, Chondropathia patellae oder freiem Gelenkkörper)
- **Arthritis urica** (Hyperurikämie = Gicht) --> steriles Punktat mit Harnsäurekristallen
- **Para-/ postinfektiöse Arthritis** als reaktive Arthritis bei Infektionen mit Yersinien, Borrelien (Lyme-Krankheit), Gonokokken, Streptokokken (rheumatisches Fieber), Hepatitis B-Virus, Röteln, Mumps, Mononukleose, Coxsackie-Viren, Adeno-Viren, Filarien --> im Gegensatz zur eitrigen Arthritis kein Nachweis der Erreger im Gelenkpunktat mögl.
- **Arthritis tuberculosa** (hämatogen gestreuter TBC-Herd, befällt große Gelenke) Diag: steriles Punktat! Ther: Antituberkulostatika, Ruhigstellung des Gelenkes, operative Entfernung von befallenen Gelenkanteilen
- Arthritis gonorrhoica (hämatogen gestreute Gonokokken) Ther: Antibiose
- Selten neoplastisch bedingter Gelenkerguß (z.B. Synovialom, Synovialsarkom, Leukosen, maligne Lymphome, paraneoplastisch, Metastasen)

BURSITIS

Syn: Schleimbeutelentzündung, entzündliche Form der Bursopathie

Def: Entzündliche Reaktion der ausgestülpten Reserveräumen/Verschiebeschichten der Gelenke

Ät: - **Traumatisch** bedingt oder mechanische Überbeanspruchung des Gelenkes (z.B. chronische Reizung der Bursa praepatellaris beim knienden Platttenleger)
- Entzündlich: Gelenkinfektion
  Hämatogene Streuung, z.b. Gonorrhoe, Tuberkulose
  Systemisch: bei Arthritiden, z.b. chronische Polyarthritis
- Metabolisch: Hyperurikämie, Hyperparathyreoidismus

Path: Reiz --> seröser Erguß in den Bursae --> chronisch: Wandverdickung, Reiskornphänomen durch Fibrinniederschlag, knorpelartige Leisten

Etlg: # Bursitis olecrani
Bursitis praepatellaris und infrapatellaris
Bursitis trochanterica und iliopectinea
Bursitis subdeltoidea und subacromialis
Bursitis subachillea

Klin: ▪ Schwellung, Rötung, Überwärmung, evtl. tastbare Fluktuation
▪ Reflektorische, schmerzbedingte Bewegungseinschränkung des Gelenkes

Diag: 1. Anamnese und klinische Untersuchung: Lokale Überwärmung, Druckschmerz
2. Röntgen: Ausschluß knöcherner Verletzungen

Ther: ▪ Konservativ: Ruhigstellung (Gipsschiene, Druckverband), kühlende Umschläge (Rivanol) für 7-10 Tagen. Vermeidung der chronischen Reizung. Evtl. Punktion und Kortikoidinstillation
▪ Operativ: Ind: Chronisch rezidivierende Bursitiden
  - Exstirpation der Bursa
  - Postoperativ: Ruhigstellung des Gelenkes (Gipsschiene)

Kompl: Op: Gelenkinfektion

DD: - Gelenkempyem, Gelenkerguß, z.B. aktivierte Arthrose
- Insertionstendopathien, Tendovaginitis, Xanthome der Bursa bei Hyperlipoproteinämien
- Neoplasma (sehr selten)

MUSKEL-/SEHNENVERLETZUNGEN

Etlg: # Muskelzerrung (Muskelfaserschädigung nur histologisch erkennbar)
Muskelriß (Muskelfaserriß, Muskelbündelriß)
Muskelquetschung
Faszienriß
Sehnenverletzung, offen oder geschlossen

Path: ▪ Muskelzerrung und -riß: durch direktes (Fußtritt) oder indirektes Trauma (Überbelastung)
  --> plötzlicher Schmerz, Funktionsverlust
  Ther: Konservativ --> Schonung
    operativ: Muskelnaht bei ausgedehnten Muskelrupturen
▪ Muskelquetschung: durch direktes Trauma (z.B. Überrollung)
  --> Hämatom, Ödem, Cave! **Kompartmentsyndrom**
  Ther: Débridement, Faszienspaltung und Drainage der Muskelloge,
    Antibiose wegen Infektionsgefahr, Diurese wegen Crush-Nieren-Gefahr
▪ Faszienriß: Fraktur- oder Muskelquetschungsbegleitverletzung
  --> Muskelhernie kann entstehen
  Ther: bei ausgedehnten Defekten Naht oder plastische Deckung
▪ Sehnenverletzungen: offen --> meist an der Hand (Schnitt-/Stichwunden)
  geschlossen --> indirektes Bagatelltrauma bei degenerativ veränderter Sehne
  (z.B. Achillessehnenruptur, Quadrizepssehnenruptur)

DD: Entzündliche Fascio- oder Tendopathien

OSTEOMYELITIS

Syn: Knochenmarkentzündung

Ät:
- Endogene Osteomyelitis (primäre): Hämatogene **septische Streuung** bakt. Herde (Staphylokokken, Pseudomonas, Proteus und andere Hospitalkeime), z.B. bei Furunkeln, Phlegmonen, Abszessen, Tonsillitiden, Otitis, Panaritien, Pyodermien bei Säuglingen durch Nabelschnurinfektion, Impetigo, Pneumonie
Meist mehrere Herde sichtbar, vom Markraum ausgehend.
- Exogene Osteomyelitis: **Posttraumatische** Osteomyelitis (offene Frakturen, direkte Penetration, per continuitatem), **iatrogen** (post operationem bei osteosynthetischen Versorgungen, Endoprothesen/Gelenkersatz)

Path:
- Verlauf: Akute Entzündung und/oder chronische Form (> 6 Wochen) mögl.
- Risikofaktoren für eine Osteomyelitis: Direkte Verletzung (offene Fraktur oder operativer Eingriff), avitale Fragmente, schlechte Durchblutung, ausgedehnte Weichteilkontusionen, Fremdkörper, schlechte Abwehrlage (Neoplasma, Zytostase, Immunsuppression), Systemerkrankungen (Diabetes mellitus, Arteriosklerose, Neoplasma)
- Knochennekrosen im Bereich der Kortikalis durch die Entzündung und Verlegung der Aa.nutritiae können zur Absprengung von Knochenteilen führen = Sequester
--> dieser wird vom Organismus mit neugebildetem Knochen umgeben = 'Totenlade'
- Lok: Endogene Osteomyelitis: überwiegend Diaphyse der langen Röhrenknochen, bei Säuglingen Prädilektion der Epiphyse mit häufiger Gelenkbeteiligung, bei Kindern Prädilektion der Metaphyse.

Epid: Endogene Osteomyelitis häufig bei Kinder und Jugendlichen (1.-16.LJ.), im Erwachsenenalter sehr selten

Klin:
- Akute Osteomyelitis: hohes Fieber, Schüttelfrost, Leukozytose und Linksverschiebung
- Lokale Druckschmerzhaftigkeit, begleitende teigige Weichteilschwellung
- Lokale Fistelung und rel. wenige Allgemeinbeschwerden bei chronischer Osteomyelitis

Diag:
1. Anamnese und klinische Untersuchung
2. Labor: BSG und CRP erhöht, Leukozytose und Linksverschiebung
Blutkulturen im Fieberschub abnehmen (aerob und anaerob)
3. Röntgen: Im akuten Stadium unauffällig oder Aufhellung im Bereich der Spongiosa, später Destruktionen, auch der Kortikalis und periostale Reaktion (Verdickung, periostale Auflagerungen), Sequesterbildung (--> evtl. konventionelle Tomographie, CT)
Bei Fisteln Fisteldarstellung
4. Sonographie, MRT, Skelettszintigraphie in Drei-Phasen-Technik (= Radionukleidangiographie sofort, Frühaufnahme und Spätaufnahmen), **Leukozytenszintigraphie**
5. Intraoperativer Abstrich zur Keim- und Resistenzbestimmung

Ther:
- Konservativ: Endogene Osteomyelitis: Ruhigstellung der Extremität, Bettruhe, hochdosierte Breitbandantibiose + Sanierung des septischen Streuherdes
- Operativ: Ind: Abszeß, Sequester
  - Inzision der Abszeßhöhle, Ausräumung, Einlage einer Drainage und Spülung
  - Sequesterektomie, Markraumdrainage, Einlage von Antibiotikaketten (refobacinhaltige Knochenzementkugeln an einer Kette aufgehängt, PMMA-, Septopal-, Palacos-Ketten)
  - Defektausfüllung mit Spongiosaplastik (Spongiosa aus dem Beckenkamm) in einer späteren zweiten Sitzung
  - Osteomyelitis bei offenen Frakturen: Débridement der Weichteilwunde, Stabilisierung der Fraktur (frakturferner Fixateur), Drainage, ggf. Saug-Spüldrainagen, Antibiotikaketten, systemische Antibiose. Nach Ausheilung Knochenkontinuitätswiederherstellung mit Spongiosaplastik und/oder Knochenspanverpflanzung.

- Chronische Osteomyelitis: Ausschneidung der Fistel u. d. ges. nekrotischen Gewebes u. evtl. vorhandener Sequester, je nach Bef. Saug-Spüldrainagen, Antibiotikaketten, systemische Antibiose. Spongiosaplastik in späterer zweiter Sitzung.
- Osteomyelitis bei vorhandenem Osteosynthesematerial: festsitzendes Osteosynthesematerial wird versucht zu belassen, bei Instabilität der Fraktur Entfernung des Osteosynthesematerials und Fixation mittels anderem Osteosyntheseverfahren (meist mit Fixateur externe)

Kompl:
* Markphlegmone, Sequesterbildung, osteolytische Destruktionen, Spontanfrakturen, Weichteilabszeß
* Übergang der akuten Form in eine chronische Osteomyelitis (definitionsgemäß >6 Wo.) mit chronischer Eiterung, Persistenz und Fistelung, evtl. Ausbildung einer Amyloidose
* Bei Säuglingen und Kleinkinder Gefahr des Übergriffs der metaphysären Entzündung auf die Epiphyse und auf benachbarte Gelenke --> Gelenkempyem, Gelenkdestruktion, Fehlwachstum
* Bei Frakturen --> Defektheilungen und Infektpseudarthrosenbildung mögl.

DD: Die Differentialdiagnose ist insb. schwierig bei V.a. chronischer endogener Osteomyelitis
- **Knochenzysten** (z.B. juvenile Knochenzysten = Osteodystrophia fibrosa localisata)
- **Knochentumoren** (Osteoidosteom, eosinophiles Granulom, osteogene Sarkome, Ewing-Sarkom, Metastasen, usw. s. Kap. Knochentumoren)
- **Aseptische Knochennekrosen** (z.B. M. Perthes des Hüftkopfes, M. Osgood-Schlatter der Tibiakopfapophyse)
- Streßfrakturen
- **Brodie-Abszeß**: Bei wenig virulenten Keimen und guter Abwehrlage des Organismus Abkapselung des septischen Herdes. Kinder bevorzugt. Ther: operative Sanierung.
- **Osteomyelitis sicca** (Garré): sklerosierender, entzündlicher Prozeß meist im Kieferbereich od. den langen Röhrenknochen durch wenig virulente Keime bedingt. Vermehrte reaktive Knochenneubildung (aufgetriebener, radiologisch sehr dichter Knochen).
- Chronisch rekurrente multifokale Osteomyelitis/Plasmazellenosteomyelitis: Kinder und Jugendliche ohne Erregernachweis
- Osteomyelitis tuberculosa (insb. Wirbelkörper, Femur), Spina ventosa (Syn: Winddorn = Auftreibung der Finger oder Zehendiaphyse) Ther: Tuberkulostatika, bei drohender path. Fraktur Ausräumung des Prozesses und Spongiosaplastik
- Osteomyelitis luetica/syphilitica (bei Neugeborenenlues, insb. an der Medialseite der Tibia) Ther: Behandlung der Lues mit Penizillin
- M. Paget (Osteodystrophia deformans, Ostitis deformans) Pat. >50.LJ., Knochenverformung (insb. Kopf mit Facies leontina, Tibia als Säbelscheidentibia) durch Knochenapposition bei insg. gesteigertem Abbau, Spontanfrakturen, Schwerhörigkeit, rheumatoide Schmerzen, Herzinsuffizienz
Rö: aufgelockerte Verbreiterung der Kortikalis, evtl. sklerotischer Umbau des gesamten Knochens. Ther: keine kausale Behandlung mögl.
- Osteodystrophia fibrosa cystica generalisata bei Hyperparathyreoidismus mit Ausbildung multipler Knochenzysten in den langen Röhrenknochen
- Fibröse Dysplasie (Jaffé-Lichtenstein-Syndrom) Ersatz des Knochenmarks durch Bindegewebe zw. 5.-15.LJ. in Schüben mit Kompaktatrophie und Pseudozysten

AMPUTATIONEN VON GLIEDMAßEN

Def: Amputation = vollständige Absetzung eines endständigen Körperteiles ohne Möglichkeit der Kontinuitätswiederherstellung.

Anatomie: Spezielle Amputationslinien am Fuß (Chopart und Lisfranc, siehe Kap. Fußwurzelfrakturen)

Allgemeine Traumatologie | Seite 291

Ät: - **Arterielle Durchblutungsstörungen:** Stadium IV der **chronischen AVK** (häufigste Indikation, ca. 85% d.F.), akuter Gefäßverschluß
- Gangränöse Extremität (AVK, Diabetes mellitus, Ergotismus)
- Gefäßverletzung
- Tumoren: Knochentumoren, Weichteiltumoren (Sarkome)
- Traumatisch: partielle, subtotale (Grad IV einer offenen Wunde) od. totale Amputation = Abtrennungswunde einer Gliedmaße --> ggf. Versuch der Replantation (s.u.)
- Angeborene Fehlbildungen

Etlg: # Oberschenkelamputation, Unterschenkelamputation, Fußamputation, Zehenamputation
Exartikulation im Kniegelenk, Exartikulation eines Beines im Hüftgelenk, Hemipelvektomie
Oberarmamputation, Unterarmamputation, Handamputation, Fingeramputation
Exartikulation eines Armes im Schultergelenk, interthorakoskapuläre Amputation
(Penisamputation, Mammaamputation = Ablatio mammae)

Klin: Je nach Grunderkrankung

Diag: 1. Anamnese und klinische Untersuchung, Gefäß-Dopplersuntersuchung
2. Röntgen: DSA zur Klärung des Gefäßstatus
3. Labor: Je nach Schwere des Eingriffes ausreichend Konserven anfordern

Ther: ▪ Operativ:
- <u>Allgemein:</u> Knochenränder glätten, Gefäße gründlich versorgen (nicht zu weit proximal absetzen --> sonst Nekrosen), genügend Weichteilgewebe zur Knochendeckung, spannungsfreier Hautverschluß, mehrfache großzügige Drainagen.
- **Zehenamputation:** Exartikulation im Grundgelenk + Entknorpelung des Metatarsalköpfchens (Knorpel sezerniert sonst Flüssigkeit!)
- **Fußwurzelamputation:** Amputationen in der LISFRANC- oder CHOPART-Linie (s. Kap. Fuß)
- **Fußamputation:** Nach PIROGOW-SPITZY Amputationen in der CHOPART-Linie, Entfernung des Talus, anschließend Arthrodese zwischen Calcaneus, Tibia und Fibula
Nach SYME Exartikulation im oberen Sprunggelenk und Resektion der beiden Malleolen
- **Unterschenkel-/Oberschenkelamputation** (s.Abb.):
Herstellen eines ausreichend großen und gut durchbluteten myokutanen Lappens, der über dem Knochenstumpf vernäht wird (dabei sollte ausreichend Muskulatur auf dem Knochenstumpfende liegen, um dieses abzupolstern --> Wichtig für den späteren Sitz einer Prothese). Knochenstumpfende anschrägen --> zum Entschärfen der Absetzungskante
- **Kniegelenkexartikulation:** Einfacher als die Oberschenkelamputation, seltener Komplikationen, volle Endbelastbarkeit
- **Hüftgelenkexartikulation/Hemipelvektomie:** Ind. insb. bei malignen Tumoren
- Finger-, Teilhand- und Teilhand-Daumen-Amputation
- Handgelenkexartikulation
- Unterarm-/Oberarmamputation
- Schultergelenkexartikulation, interthorakoskapuläre Amputation

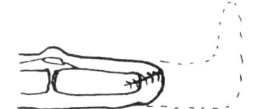

▪ Postoperativ: Ausreichende Ruhigstellung, konische Wickelung des Stumpfes --> gutes Weichteilpolster
▪ Konsequente Therapie der Grunderkrankung: z.B. Blutzuckereinstellung, Nikotinverbot
▪ Prothetische Versorgung nicht zu früh anpassen, um eine Dehiszenz des Wundgebietes zu vermeiden, aber auch nicht zu spät, um den Pat. gut mobilisieren zu können.

Kompl: * **Wundheilungsstörungen** (bei AVK häufig durch die Grunderkrankung bedingt), Stumpfödem,
* Hautinfektionen (Mykosen), Hyperkeratosen, Ekzeme
* **Phantomschmerz** (Neurombildung, Minderperfusion)
* Durchblutungsstörung des Stumpfes --> evtl. höhere Amputation notwendig
* Nicht genügend abgerundete Kanten des Knochenstumpfendes --> Druckläsionen

REPLANTATIONEN VON GLIEDMAßEN

Def: Wiederanbringen einer traumatisch amputierten Extremität/Anteile.

Ät: Traumatische Amputation (Prognose nimmt von oben nach unten ab)
- Glatte Amputation (Schnittverletzung)
- Zerfetzende Amputation (häufigste Form, z.B. Kreissägenverletzung)
- Ausriß-Amputation (Motorradfahrer, Walzen etc.)

Path:
- Direkte Replantation ohne Gefäßnaht möglich bei: Nasenspitze, Ohrläppchen, Lippen, Zungenspitze, Fingerkuppen
- <u>Lok:</u> Am häufigsten obere Extremität (Finger, Hand) betroffen, dies sind glztg. auch die wichtigste Replantationsteile

Klin:
- Schmerzen, Blutverlust bis hin zum Volumenmangelschock
- Evtl. spritzende arterielle Blutung

Diag:
1. Anamnese (Unfallmechanismus, Verunreinigung) und klinische Untersuchung
2. <u>Röntgen:</u> Ausschluß weiterer knöcherner Verletzungen im Bereich proximal der Amputation. Ebenfalls Amputat röntgen zum Ausschluß von Amputattraumatisierung)
3. Labor: Ausreichend Konserven anfordern und kreuzen

Ther:
- <u>Akut:</u> Sicherung der Vitalfunktionen, Ausschluß von schwerwiegenden Begleitverletzungen, Kontaktaufnahme mit einer geeigneten Klinik zur Replantation
- <u>Amputationsstumpf am Patienten:</u> Steriler Kompressionsverband, Ø Reinigung, Ø Unterbindungen, Ø Gefäßklemmen
  <u>Amputat:</u> Aufbewahren der Gliedmaße bei trockener Kälte (4° C), z.B: in doppelwandigem Replantationsbeutel, Ø Reinigung, Ø Einlegen in Lösungsmittel
- <u>Operativ:</u> <u>Ind:</u> Absolut: **Daumen, mehrere Langfinger** (bei Mehrfachamputation und Zerstörung von Fingern ggf. heterotope Replantation, so daß zumindest Ersatz-"Daumen und Mittelfinger" erhalten bleibt)
  Mittelhand und Hand bei Kleinkindern
  Relativ: isolierter Langfinger, einzelne Endglieder
  <u>KI:</u> Ausgeprägte Destruktion des Amputates, Amputation distal der Nagelwurzel, vitale bedrohliche Begleitverletzungen, unsachgemäße Behandlung des Amputates (z.B. tiefgefroren...)

- <u>Reihenfolge der Versorgung:</u>
  Stabilisierung des Skelettsystemes --> Osteosynthese
  Sehnennaht
  Venen-, Arterien- und Nervennaht
  Weichteil- und Hautversorgung (evtl. Hautplastik, Kunsthaut od. offene Wundversorgung)

- <u>Postoperativ:</u>
  Ruhigstellung im Gips, Heparinisierung, rheologische Maßnahmen (Infusion mit HAES)

Prog: Stark abhängig von sorgfältiger Op-Technik, korrekter präoperativer Behandlung.

Kompl:
* Thrombosen im Replantat (arteriell/venös) --> Revision, Vollheparinisierung
* Bildung von AV-Fisteln
* Nachblutungen
* Nekrose des Replantates
* Infektion
* Verwachsungen der Sehnen --> Ther: Tendolyse
* Ausbleiben der Reinnervation --> evtl. Nerventransplantation
* Pseudarthrosenbildung, Ankylosen, instabile Gelenke --> Revision, evtl. Arthrodese

SCHULTERGÜRTEL

Anatomie:
Knöcherne Bestandteile: Clavicula u. Scapula
Ligamentäre Bestandteile: Lig.sternoclaviculare, Lig.costoclaviculare und Lig.interclaviculare des Sternoklavikulargelenkes; Lig.acromioclaviculare u. Lig.coracoclaviculare (aus Lig.trapezoideum und Lig.conoideum) des Akromioklavikulargelenkes (= ACG).

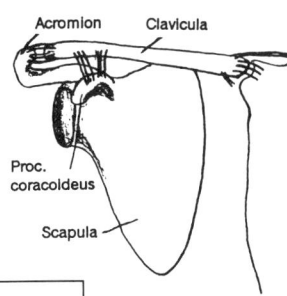

STERNOKLAVIKULARGELENKLUXATION

Ät: Direkte oder indirekte (seitliche) Gewalteinwirkung auf die Klavikula

Etlg:
- \# Luxatio praesternalis (häufigste Form): nach vorne oben
- \# Luxatio suprasternalis: nach oben
- \# Luxatio retrosternalis: nach hinten unten
- \# Einteilung nach ALLMANN (1967) bezgl. der Klinik und Röntgen

Grad I	Kontusion oder Distorsion des Gelenkes ohne wesentliche Dislokation
Grad II	Subluxation des Gelenkes durch Teilzerreißung der sternoklavikulären Bänder
Grad III	Komplette Zerreißung aller Bandstrukturen, deutliche Stufenbildung, radiologisch leere Gelenkspfanne

Klin:
- Bewegungsschmerz, Druckschmerz über dem Sternoklavikulargelenk
- Luxatio praesternalis: tastbarer Vorsprung am Sternalrand
- Luxatio retrosternalis: tastbare Eindellung am Sternalrand

Diag:
1. Anamnese und klinische Untersuchung
2. Röntgen: normale p.a. Thoraxübersicht und Seitenbild bringen oft keinen sicheren Nachweis. --> Tomographie durchführen
   Rö. nach ROCKWOOD: bei liegenden Patienten, Aufnahme in 40° Winkel auf das Sternum (s.Abb.):
   --> Lux. praesternalis projeziert sich nach oben,
   --> Lux. retrosternalis projeziert sich n. unten.

Ther:
- Konservativ: 1.) Reponieren in Lokalanästhesie
  2.) **Rucksackverband** für 4-5 Wochen (dieser übt Zug nach hinten aus), frühfunktionelle Behandlung
- Operativ: Ind: Versagen der konservativen Therapie, funktionelle Beeinträchtigung, retrosternale Luxation
  - Op nach BUNELL: Fixation von Sternum und Klavikula heute modifiziert mit **PDS-Banding** (Kordel, die sich nach ca. 3-5 Monaten selbst auflöst) (früher durchgeführt mit Draht und Faszienstreifen) entsprechend des Verlaufes des Lig.sternoclaviculare
  - Resektion und Arthrodese als Ultima ratio bei sehr alten Patienten

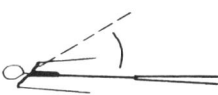

Kompl: * Verletzung von Trachea, Ösophagus, Duct.throracicus, große Gefäße, Contusio cordis, Myokardverletzung insb. bei der Luxatio retrosternalis
* Reluxation --> Operation notwendig

KLAVIKULAFRAKTUREN

Syn: Schlüsselbeinbruch

Ät: - Meist indirekte Gewalteinwirkung: Sturz auf den Arm
--> eher Klavikulaschaftfraktur
- Direkte Gewalteinwirkung: Stoß, Schlag, Schuß --> eher laterale Frakturen

Etlg: # Mediale Fraktur
Fraktur in **Schaftmitte** (am häufigsten, ca. 80%)
Laterale Fraktur (lateral des Lig.coracoclaviculare)

Epid: Eine der häufigsten Frakturen im Kindes- und Erwachsenenalter

Klin: ▪ Weichteilschwellung, Schmerz, Funktio laesa des Schultergürtels
▪ Krepitation
▪ Bei med. Fraktur: mediales Fragment steht nach oben ab durch Zug des M.sternocleidomastoideus (laterales Fragment ist fixiert durch das Lig.coracoclaviculare)

Diag: 1. Anamnese und klinischer Befund, DMS prüfen!
2. Rö: Klavikula a.p. und tangential (wie Rö. nach Rockwood, s.o.)

Ther: ▪ Konservativ:
Med. Fraktur und Fraktur in Schaftmitte: redressierender Rucksackverband für ca. 3-4 Wo.
Lat. Frakturen: Desault-Verband für ca. 3-4 Wochen
Evtl. geschlossene Reposition bei starker Dislokation in Bruchspaltanästhesie
▪ Operativ: Ind: Sehr selten gegeben (nur ca. 1-2 % der Klavikulafrakturen)
1. Begleitverletzung des Plexus brachialis oder A.,V.subclavia
2. Nicht konservativ reponierbare starke Stufenbildung
3. Offene Fraktur
4. Pseudarthrosenbildung nach konservativer Therapie

- Med. Fraktur und Fraktur in Schaftmitte
--> kleine DC-Platte

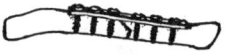

- Laterale Fraktur: Spickdrähte und Zuggurtung

Kompl: * Pseudarthrosenbildung
* Plexus- und Gefäßirritationen durch zu starke Kallusbildung od. hypertrophe Pseudarthrose

AKROMIOKLAVIKULARGELENK LUXATION

Syn: Schultereckgelenkluxation, ACG-Luxation

Ät: Sturz auf die Schulter bei abduziertem Arm, starke Hebelwirkung am Schultergürtel

Anatomie: Lig. coracoclaviculare übernimmt 80% der Kraft im Schultereckgelenk, das Lig.acromioclaviculare nur 20% --> bei Ruptur des Lig.coracoclaviculare (= Tossy III) größere Instabilität.

Einteilung:

Tossy I:	Überdehnung oder Zerrung der Ligg. acromioclaviculare u. coracoclaviculare
Tossy II:	Ruptur des Lig.acromioclaviculare und Überdehnung des Lig.coracoclaviculare --> **Subluxation** im Schultergelenk
Tossy III:	Ruptur der Ligg. acromioclaviculare und coracoclaviculare --> **Luxation** im Schultereckgelenk

Tossy I　　　　**Tossy II**　　　　**Tossy III** mit Klaviertastenphänomen

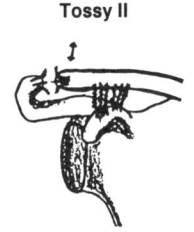

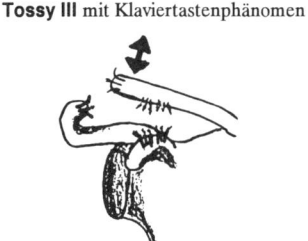

Luxationsmöglichkeiten:　- Lux. supraacromialis (häufigste) --> nach oben
　　　　　　　　　　　　　- Lux. infraacromialis (selten) --> nach unten
　　　　　　　　　　　　　- Lux. retrospinata (selten) --> nach hinten

Klin: ▪ Schmerz im Schultereckgelenk bei Bewegung
▪ "Klaviertastenphänomen" (Tossy III): federnder Widerstand der nach oben abstehenden Klavikula mit sichtbarer Stufenbildung (gering auch bei Tossy II)

Diag: 1. Anamnese (Traumamechanismus) und klinischer Befund, Prellmarke über dem ACG
2. Röntgen: Schultergürtel a.p. zum Ausschluß einer Fraktur, dann Aufnahme mit Belastung (sog. Panoramaufnahme): Gewichtszug (5-15 Kg) an den Armen --> Subluxation und Luxation wird im Seitenvergleich sichtbar

Ther: ▪ Konservativ: Bei Tossy I und Tossy II z.B. mit Desault-/Gilchrist- oder Tapeverband
▪ Operativ: Bei Tossy III: Op nach BUNELL --> heute modifiziert mit **PDS-Banding** (= Zuggurtung mit resorbierbarer Polydioxanon-Kordel) zwischen Akromion und Klavikula u. Korakoid und Klavikula (früher mit Drahtzerklage) und **Naht der Bänder**.
Postoperativ: Gilchrist-Verband für eine Woche, danach krankengymnastische funktionelle Mobilisation bis 90° für 6 Wochen (Ø Gips).
(Früher auch: Bandnaht mit temporärer Arthrodese zw. Akromion und Klavikula für ca. 6 Wochen mittels Spickdraht oder Hakenplatte. Postoperativ : Gilchrist-Verband)

Kompl: Persistierende Schmerzen, Bewegungseinschränkung oder Instabilität im Schultereckgelenk

SKAPULAFRAKTUREN

Ät: - Starkes direktes Trauma
- Indirektes Trauma: Sturz auf den Arm
- Luxationen des Schultergelenkes, insb. nach unten --> Pfannenrandausbruch

Etlg: # Stück- oder Trümmerfraktur der Skapula (Skapula-Körperfrakturen)
Abrißfraktur des Akromions
Abrißfraktur des Proc.coracoideus
Frakturen durch die Pfanne = Gelenkfrakturen

Stauchungsfraktur der Pfanne
　# Pfannenrandausbrüche (kommen bei Schultergelenkluxationen vor)
　# Skapulahalsfrakturen mit dislozierter (nach vorne unten abgekippter) Pfanne
　--> >45° abgekippt = OP-Ind.

Klin:
- Schmerzen bei Bewegung im Schultergelenk, lokaler Druckschmerz
- Evtl. Absinken der Schulter --> sichtbare Veränderung der Schulterkontur

Diag:
1. Anamnese und klinischer Befund
2. Rö: Schultergelenk in 2 Ebenen, evtl. Schrägaufnahmen

Ther:
- In der Regel konservativ: Ruhigstellung für 14 Tage im Desaultverband oder Gilchrist-Bandage, danach Mobilisation
- Operativ: bei dislozierter Pfanne, starke Akromiondislokation, Pfannenrandausbruch

Kompl:
* Verletzung des N.axillaris, Plexus brachialis
* Thoraxverletzung

SCHULTERGELENKLUXATION

Epid: Häufigste Luxationen des Menschen! (macht 50% aller Luxationen aus)

Anatomie:
* Auf Grund des großen Oberarmkopfes und der dazu relativ zu kleinen Pfanne (Größenverhältnis 3:1) kommt es in diesem Gelenk leicht zu **Luxationen**, da die Fixierung des Oberarmkopfes nur durch eine Muskelsehnenhaube (= Rotatorenmanschette: M.supraspinatus, M.infraspinatus, M.teres minor und M.subscapularis) erfolgt. Es fehlt eine knöcherne Führung, ein stabilisierender Bandapparat ist nur schwach ausgebildet. Nur geringe Pfannenvergrößerung durch das knorpelige Labrum glenoidale (Limbus). Es ist deswegen das beweglichste aber auch gleichzeitig anfälligste Gelenk des Körpers.
* Bewegungsmaße des Schultergelenkes:
Ante-/Retroflexion: 180-0-40°, Ab-/Adduktion: 160-0-45° bei gleichzeitiger Außenrotation: 190-0-45° die Abduktion erfolgt dabei bis 70° nur aus dem Schultergelenk, ab 70° wird die Abduktion durch Rotation des gesamten Schultergürtels bewirkt, Rotation: 90-0-90°. Die Bewegung des Armes über die Horizontale hinaus (= ab 90°) wird auch Elevation genannt.

Ät:
- Traumatische Luxation: meist indirekt bei hebelnden Bewegungen des Humerus
- Habituelle Luxation (ohne Gewalteinwirkung, gewohnheitsmäßige Lux.): angeborene Dysplasie der Gelenkpfanne, Muskel-Kapsel-Band-Schwäche, Torsionsfehler des Humerus
- Reluxation --> nach primär traumatischer Luxation mit Abriß
des Labrum glenoidale inferius ohne stabilisierende Therapie

Etlg:
　# **Luxatio anterior/subcoracoidea**
　　　--> nach vorne, Kopf steht ventral
　　　unter dem Proc.coracoideus (80%)

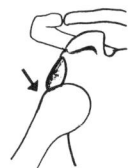

　# **Luxatio inferior/axillaris**
　　　--> nach unten (15%)

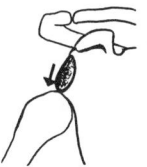

Traumatologie - Schultergürtel | Seite 297

\# **Luxatio posterior/infraspinata**
--> nach hinten (5%)

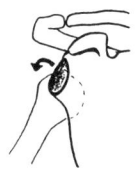

\# Luxatio superior --> nach oben, bei Abbruch des Akromions
\# Luxatio errecta --> Kopf steht kaudal der Pfanne mit fixiertem eleviertem Arm
\# Luxatio intrathoracica (bei extremem Trauma mit Fraktur mehrerer Rippen)
--> in den Thoraxraum

Klin:
- Federnde Fixation im Schultergelenk, Spontan- und Bewegungsschmerz
- Leere Gelenkpfanne, tastbarer Oberarmkopf außerhalb der Pfanne
- Abgeflachte Kontur des M.deltoideus, hervorstehendes Akromion

Diag:
1. Anamnese (Unfallmechanismus) und klinischer Befund (DMS dokumentieren!)
2. Röntgen: Immer in mind. zwei Ebenen:
   a) **Schultergürtel a.p.**
   b) **Transscapuläre Aufnahme** (Kopf projiziert sich normalerweise genau auf die Pfanne --> ideal zur Beurteilung einer Luxation)
   c) 45° verdreht (glenoidal-tangential): Gelenkspalt genau einsehbar
   d) Axial-axillär: Rö. bei abduziertem Arm --> nur bei intaktem Schultergelenk durchführen!
   e) Transthorakal (Luxationsbeurteilung nur eingeschränkt möglich, wird heute nur noch durchgeführt wenn die transscapuläre Aufnahme nicht mögl. ist)

Ther:
- **Konservativ:** Wichtig! **VOR REPOSITION IMMER RÖNTGENKONTROLLE!** um Frakturen oder Fissuren auszuschließen und DMS kontrollieren und dokumentieren!
Die sofortige Reposition sollte unter Sedierung und Analgesie, evtl. auch unter Narkose durchgeführt werden (relaxierte Muskulatur erleichtert das Reponieren wesentlich).
  Methoden:
  ○ Reposition nach ARLT: Dauerzug am Arm über eine Stuhllehne als Hypomochlion
  ○ Reposition nach HIPPOKRATES: Zug am Arm, gegenstemmen mit der Ferse oder besser mit der Faust als Hypomochlion (= Umlenkpunkt) in der Axilla des Pat.
  ○ Reposition nach KOCHER: obsolet! (nur Lux. anterior) reponieren durch Außenrotation --> Traumatisierungsgefahr
  ○ Selbsteinrichtung nach ISELIN: (insb. bei habitueller Luxatio anterior) durch Zug und Rotation an einem fixierten Gegenstand
- Nach der Reposition für 2-3 Wochen Ruhigstellung mit **Gilchrist-Bandage** (s. Abb.)
Merke: **Je älter der Patient um so kürzer** die Ruhigstellung (wegen der Gefahr der Einsteifung im Schultergelenk)
- Bei seltener Luxation: Krankengymnastik zur Stärkung der Muskulatur, meiden von extremen Bewegungen.
- **Operativ:** Ind: Offene Reposition bei Gefäß-Nerven-Verletzungen, bei nicht Gelingen der konservativen Repositionsversuche und bei veralteten Luxationen
  - Habituelle Luxationen: Op nach EDEN-HYBINETTE (s.u.)
  - oder Sehnen- und Faszienplastiken und Gelenkkapselstraffung (verschiedene Methoden mögl., je nach zugrundeliegenden luxationsfördernden Faktoren)

Kompl:
* **Hill-Sachs-Läsion:** Dorso-kraniale keilförmige Knochen-Knorpel-Impression am Humeruskopf, bei der Luxatio anterior
  Ther: Subkapitale Derotationsosteotomie nach WEBER: 25-30° Außenrotation des Schaftes (zum Kopf) verhindert das Einrasten der Kerbe am Pfannenrand
* Reverse Hill-Sachs-Läsion: Ventro-kraniale keilförmige Knochen-Knorpel-Impression am Humeruskopf, bei der Luxatio posterior

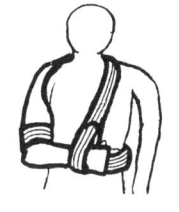

* **Bankart-Läsion:** Abriß des Labrium glenoidale inferior (Limbus)
  --> führt zur rezidivierenden habituellen Schultergelenkluxation
  Ther: Op nach EDEN-HYBINETTE: Anlagerung eines Knochenspanes am vorderen unteren Pfannenrand und Raffung des M.subscapularis
  Neu: arthroskopische Op. mit Refixation (arthroskopische Naht) des Labrum glenoidale inferior am Pfannenrand (Gilchrist-Verband für 2 Wochen)
* **S.L.A.P.-Läsion** (superiorer Labrum Schaden von anterior bis posterior)
  Ther: Arthroskopische Op. mit Refixation des Labrum superior
* Abrißfraktur des Sehnenansatzes am Tuberculum major (Neer VI s.u.) bei der Lux. anterior
* Abrißfraktur des Sehnenansatzes am Tuberculum minor (Neer VI s.u.) bei der Lux. post.
* Komplette Oberarmkopfluxationsfraktur --> kann zu Kopfnekrose führen (Neer VI s.u.)
* Plexus- und Gefäßverletzung, insb. bei Lux. inferior und errecta
* Verletzung des N.axillaris (--> Parese des M.deltoideus)
* Einsteifung oder Bewegungseinschränkung der Schulter bei zu langer Ruhigstellung!

ROTATORENMANSCHETTENRUPTUR

Def: Zerreißung der Supraspinatussehne oder Abrißfraktur der Spitze des Tuberculum majus (Ansatz der Rotatorenmanschette).

Ät: - Degenerativ (> 50. LJ) bei Bagatelltraumen
- Traumatisch: Sturz auf die Schulter, Luxation (selten)

Klin:
- "Pseudoparese" des Armes: Abduktion nicht möglich, bzw. kraftloses Herabfallen des Armes bei 90° Abduktion (drop arm syndrome), evtl. Schultersteife
- Druckschmerz über dem Tuberculum majus
- Falls Abduktion möglich (Teilruptur): Abduktionsschmerz

Diag: 1. Anamnese und klinischer Befund
2. Rö: a) Schulter in zwei Ebenen zum Ausschluß einer knöchernen Abrißfraktur, evtl. Hochstand des Humeruskopfes sichtbar (da die rupturierte Rotatorenmanschette den Kopf nicht mehr in der Pfanne hält und der M.deltoideus den Oberarm nach oben zieht, verringert sich der Abstand zum Akromion --> pathologisch ist ein Abstand <6mm)
b) *Arthrographie des Schultergelenkes*: bei Rotatorenmanschettenruptur Übertritt des Kontrastmittels in die Bursa subacromialis als sicheres Zeichen. Sehnenruptur durch Kontrastmittelanreicherung im Rupturspalt möglicherweise sichtbar.
3. Sonographie (erfahrener Untersucher): Verschmälerung der Rotatorenmanschette
4. NMR (insb. T2-gewichtet) und Arthroskopie auch mögl.

Ther:
- Operativ: Bei Sehnenruptur --> Op nach MC.LAUGHLIN: Befestigung der Sehne mittels Durchflechtungsnaht und transossäre Fixierung an einem Knochenkerbe am Tub.majus durch zwei Bohrkanäle (s.Abb.).
- Ausrißfraktur des Tuberculum majus: Osteosynthese mittels Zugschraube/Zuggurtung
- Postoperativ: 4-6 Wochen Ruhigstellung in Thoraxabduktionsschiene/Schulterkissen in Abduktionsstellung
- Konservativ: bei Teileinrissen oder alten Patienten möglich mit frühfunktioneller Behandlung (Krafttraining und Koordinationsschulung), Antiphlogistika, Infiltrationen mit Lokalanästhetika, Kryotherapie, Elektrotherapie

DD: - Periarthropathia humeroscapularis
- Einengung des Recessus subacromialis infolge Quellungszustände oder Verkalkung der Supraspinatussehne (Impingement-syndrome), häufiges Krankheitsbild
Ther: Arthroskopische Op mit subakromialer Dekompression durch Abschleifen des Akromions von unten und Durchtrennung des Lig.acromioclaviculare

OBERE EXTREMITÄT

HUMERUSKOPFFRAKTUR

Syn: Oberarmkopffraktur, subkapitale Humerusfraktur (unpräzise Bezeichnung)
Def: Typische Fraktur des alten Menschen. Meist liegt eine subkapitale Humerusfraktur in Höhe des Collum chirurgicum vor.

Anatomie: Früher wurde zwischen anatomischem und chirurgischem Hals unterschieden. Heute wird der Oberarmkopf nach Neer in 4 Segmente eingeteilt (s.Abb.). Wichtig ist die Kenntnis der **Blutversorgung:** sie erfolgt über die Sehnenansätze am Tub. majus u. minus und über die A.arcuata (die bei den Frakturen häufig zerrissen ist). Die Richtung der möglichen Segmentdislokationen sind mit Pfeil eingezeichnet.

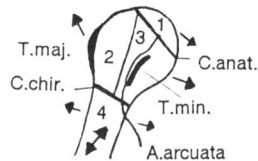

Ät: - Meist indirektes Trauma: Sturz auf die ausgestreckte Hand oder Ellenbogen
- Tumormetastasen, primäre Knochentumoren oder maligne Lymphome im Kopfbereich --> pathologische Frakturen

Etlg: ▪ Nach NEER (1970): Teilt die Frakturen in 6 Klassen und differenziert innerhalb der Gruppen nach der Anzahl der betroffenen Segmente:
- ○ Gruppe I: **Minimale Verschiebung** (Kopf <45° abgekippt bzw. Fragmente <1cm verschoben)
- ○ Gruppe II: Disloziertes Fragment 1 (>1cm disloziert) = Fraktur am **Collum anatomicum** --> Kopfkalotte wegen fehlender Durchblutung stark gefährdet!
   --> bei jungen Menschen und unverzüglicher Op --> Prognose gut
- ○ Gruppe III: Fraktur am **Collum chirurgicum** mit Dislokation >45° abgekippt bzw. Fragmente >1cm verschoben
   a) Aufgestaucht und >45° abgekippt --> konservative Therapie, junge Pat.-Op
   b) dislozierter Kopf --> instabil --> Reposition und Spickdrahtfixierung
   c) Trümmerzone im Oberarmhalsbereich (Zone 4) --> Bündelnagelung
- ○ Gruppe IV: **Tuberculum majus** - Abrißfraktur (= 2 Segmente), zusätzlich können noch weitere Frakturen vorliegen (--> 3-4 Segmente)
- ○ Gruppe V: **Tuberculum minus** - Abrißfraktur (und 2-4 Segmente)
- ○ Gruppe VI: **Luxationsfrakturen**
   Lux.anterior: Tub.majus Abriß
   Lux.posterior: Tub.minus Abriß
   (und 2-4 Segmente)

▪ Epiphysenfugenbeteiligung (bei Kinder und Jugendlichen): kommen nur als Aitken I vor (Epiphysenfugenlösung mit metaphysärem Keil)

Klin: - Schmerzhafte Bewegungseinschränkung
- Druckschmerz über dem Oberarmkopf
- Evtl. Bluterguß in der Axilla, lateraler Thoraxwand und medialem Oberarm

Diag: 1. Anamnese und klinischer Befund (DMS prüfen und dokumentieren)
2. Röntgen: in 2 Ebenen a.p. und transscapuläre Aufnahme
   NMR bei Tumorverdacht im Kopfbereich

Ther: ▪ Konservativ (80%): Bei eingestauchter, wenig dislozierter Fraktur im Collum chirurgicum = **subkapitale Humerusfraktur! Keine Reposition!**
--> Gilchrist- oder Desault-Verband für 8 Tage, bzw. bis zur Schmerzfreiheit und regelmäßige Röntgenkontrolle, danach funktionell mit Pendelbewegungen und zunehmend aktiven Bewegungsübungen
▪ Chirurgisch (20%): Geschlossene Reposition und Fixation mit Spickdrähten (Entfernung nach 3 Wochen) --> Ruhigstellung für 1 Woche im Desault-Verband
  - Offene Reposition: Ind: irreponible Frakturdislokation, Luxationsfraktur, Abrißfrakturen des Tuberculum majus mit subakromialer Interposition, offene Frakturen, Paresen des N.radialis
    Methoden: Spickdraht, Zugschraube, Zuggurtung, T-Platte, Kleeblattplatte
    subkapitaler Trümmerbruch: aufsteigende Bündelnagelung
  - Bei irreversibler Zerstörung des Kopfes (Knochennekrose, Tumormetastasen) --> Oberarmkopfprothese nach Neer (Metall), Mathys (Kunststoff) mit Fixationsschraube am Schaft (zur Rotationssicherung)
▪ Epiphysenfugenbeteiligung: in der Regel konservativ, bei Interposition der Bizepssehne Op: offene Reposition und Spickdrahtosteosynthese

Prog: Eingestauchte Fraktur --> konservative Therapie mit guter Prognose.
Mehrsegmentfrakturen, Trümmerfrakturen und Luxationsfrakturen --> Prognose hängt von der Güte der Operation ab und **verschlechtert sich mit der Anzahl der Segmente** (4 Segment-Frakturen haben eine zweifelhafte Prognose, wegen möglicher Einschränkung der Blutversorgung des Kopfes --> Kopfnekrose).
Epiphysenfugenfrakturen/-lösungen --> Wachstumsstörungen möglich.

Kompl: * Begleitverletzung des Plexus brachialis, N.axillaris oder A.axillaris
* Kopfnekrose bei fehlender Blutversorgung (s.o.)
* Schmerzhafte Schultersteife
* Kindesalter: Wachstumsstörung bei Schädigung der Wachstumsfuge (selten)

OBERARMSCHAFTFRAKTUR

Ät: Direktes oder indirektes Trauma

Etlg: # Proximales Drittel
Mittleres Drittel: hier Gefährdung des kreuzenden N.radialis
Distales Drittel

Klin: - Druckschmerz und Bewegungsschmerz
- Evtl. neurologische Ausfallzeichen einer N.radialis Läsion (Fallhand u. sensibles Dermatom)

Diag: 1. Anamnese und klinischer Befund
2. Röntgen: in 2 Ebenen mit den angrenzenden Gelenken

Ther: ▪ Funktionell: Nach SPECHT, lediglich manuelle Schienung der Fraktur (durch KG) bei funktioneller Beübung des Armes (Patienten-Compliance wichtig)
▪ Konservativ: Desault-Verband oder breite Baycast-Manschette oder Hanging-cast = Gewichtextension --> konservativ insg. gute Heilungstendenz der Oberarmschaftbrüche (insb. auch bei den Kindern)

- **Operativ:** Ind: 1.) II. u. III.gradig offene Frakturen
  2.) N.radialis oder Gefäßbeteiligung
  3.) Beidseitige Oberarmschaftfraktur oder Rippenserienfraktur
  4.) Pseudarthrosenbildung
  5.) Muskelinterponat im Frakturspalt
  6.) Relativ: Fraktur im distalen 1/3
  - Marknagelung mit Oberarmnagel nach SEIDEL (mit prox. und dist. Verriegelung)
  - Bündelnagelung aufsteigend (od. absteigend) nach HACKETHAL: über ein Loch über der Fossa olecrani Einbringen von 3-6 Nägeln (Ø 3 mm) oder modifiziert mit Rush-pins (Ø 3,2 mm) in die Markhöhle (insb. bei Torsions-, Biegungs-, Etagen- oder Trümmerfrakturen) unter Bildwandlerkontrolle --> Frakturstabilisierung durch elastische Verklemmung in der Markhöhle
  - Plattenosteosynthese mit dorsaler Verplattung mind. 6-Loch breite DC-Platte (bei N.radialis-, Gefäßbeteiligung und offenen Fraktur)
  - Fixateur externe unilateral

Prog: Im allgemeinen sehr gute Bruchheilungstendenz der Oberarmschaftbrüche. Starke Fixationskallusbildung schon nach kurzer Zeit, der sich dann teilweise wieder zurückbildet = Knochenremodeling.

Kompl: * **N.radialis**-Verletzung --> Fallhand (der M.triceps brachii ist meist nicht betroffen, da der innervierende Ast sich schon zuvor im Bereich der Axilla abgezweigt hat)
* Verletzung der A.axillaris oder A.brachialis
* Pseudarthrose

DISTALE OBERARMFRAKTUR

Anatomie: Die Gelenkfläche am Humerus für die Ulna wird gebildet durch die Trochlea (Teil des Condylus humeri ulnaris (medial), für den Radius durch das Capitulum humeri (Teil des Condylus humeri radialis (lateral)). Die Epikondylen dienen als Muskelsehnenansätze und liegen außerhalb der Gelenkfläche.

Ät: - Indirektes Trauma: Sturz auf den gestreckten Arm --> **Extensionsfraktur**
- Direktes Trauma: Sturz oder Schlag auf den Ellenbogen --> Flexionsfraktur (selten)

Etlg: nach MÜLLER
Gruppe A: Extraartikulär
--> **Supra- oder perkondyläre Fraktur** ohne Gelenkbeteiligung
--> **Abrißfrakturen der Epikondylen**
Gruppe B: Intraartikulär unikondylär
--> **Condylus** humeri radialis (lateralis) oder ulnaris (medialis) Fraktur
Gruppe C: Intraartikulär bikondylär
--> **"Y"-förmiger Gelenkbruch**, Gelenktrümmerfraktur

Trochlea- oder Capitulum humeri-Absprengung (bei Überstreckungstrauma, sehr selten): Fraktur nach Hahn-Steinthal, Fraktur n. Kocher-Lorenz, Fraktur n. Krösl (s.Abb.)
--> = tangentiale Abscherfrakturen

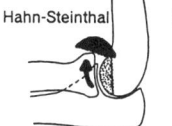

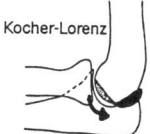

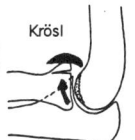

Traumatologie - Obere Extremität

Kind:
- Suprakondyläre Extensionsfraktur (häufigste) oder Flexionsfraktur (Häufigkeitsgipfel zw. 5. u. 10. LJ.)
- Abrißfraktur des Epicondylus humeri ulnaris (--> N.ulnaris Läsion mögl.) mit und ohne Dislokation nach unten oder in den Gelenkspalt oder in Verbindung bei einer Ellenbogengelenkluxation
- Abrißfraktur des Knochenkerns des Capitulum humeri (Kocher'sche Fraktur) = Aitken III (Fraktur meta-epiphysär)

Klin:
- Schmerzhafte Bewegungseinschränkung des Ellenbogengelenkes
- Rasche Schwellung
- Starkes Blutungshämatom bei Verletzung der A.radialis möglich
- Nervenbeteiligung von N.ulnaris, N.medianus (insb. bei Dislocatio ad peripheriam) N.radialis möglich

Diag:
1. Anamnese und klinischer Befund
2. Röntgen: A.p. und 2 zusätzliche Ebenen (je 45° versetzt) um mögliche Trochlea- oder Capitulum humeri-Absprengungen nicht zu übersehen
    Im Kindesalter bei Unklarheit seitenvergleichende Aufnahme
    Röntgenzeichen: * **positives Fettkörperzeichen** = sichtbare Vorwölbung der ventralen oder dorsalen Gelenkkapsel bei suprakondylären Frakturen als indirektes Zeichen für eine Fraktur (suprakondyläre Humerus- od. Radiusköpfchenfraktur)
    * **suprakondyläre Nase:** bei Rotationsfehlern Überstehen des prox. Fragments
    Schweregrad suprakondylärer Frakturen nach BAUMANN (bezgl. radiologischer Kriterien):
    I.° Fissur, minimale Verschiebung --> konservative Therapie
    II.° Verschiebungen mit gegenseitigem Kontakt der Bruchstücke --> Reposition und perkutane Spickdrahtosteosynthese
    III.° Fragmente ohne Kontakt --> Reposition und perk. Spickdrahtosteosynthese, falls dies nicht gelingt offene Reposition und Spickdrahtosteosynthese
3. Bei Frakturen mit Gelenkbeteiligung Arthroskopie zur Beurteilung der Gelenkstufe

Ther:
- Konservativ:
    Nur bei nicht dislozierten Frakturen indiziert --> Oberarmgips für 4-6 Wo.
    Kind: Suprakondyläre Frakturen --> Extension und Flexion im Ellenbogengelenk, dann Fixation des Repositionsergebnisses in max. Flexionsstellung im Ellenbogengelenk an einer Halsschlinge aufgehängt (= Verfahren nach BLOUNT-CHARNLEY)
- Operativ:
    - Unikondyläre Frakturen --> Schraubenosteosynthese
    - Bikondyläre Frakturen ("Y"-Fraktur) --> Plattenosteosynthese der Kondylen + Zugschraube zur Trochlea --> OA-Gips für 4 Wochen (falls Fraktur nicht übungsstabil, sonst kürzer), Metallernfernung nach ca. 2 Jahren
    - Trochlea- oder Capitulum humeri-Absprengungen: Reposition und Fixation der Fragmente mittels Spickdraht von der Gelenkfläche aus (der überstehende Spickdraht wird genau auf dem Gelenkniveau abgeknipst) --> OA-Gips für 4 Wochen und Spickdrahtentfernung
    - *Kind:* Bei Epiphysenfugenbeteiligung Reposition und Fixation der Fragmente mit Spickdrähten von den Epikondylen aus evtl. + Vicryl-Zuggurtung --> OA-Gips für 4 Wochen und Metallentfernung

Kompl:
* Starke Verkalkungstendenz und Kallusbildung in diesem Gelenk --> Bewegungseinschränkung, Irritation von Nerven
* Begleitverletzungen:
    A.radialis bei supra- oder perkondylären Frakturen, insb. des Kindes
    N.ulnaris bei Frakturen im Bereich des Condylus oder Epicondylus humeri ulnaris
    N.medianus bei supra- oder perkondylären Frakturen
    N.radialis bei supra- oder perkondylären Frakturen
* Kind: Fehlwachstum bei Epiphysenfugenbeteiligung
* Volkmann-Muskelkontraktur (ischämische Kontraktur)
* Cubitus valgus (X-Stellung) bei Capitulum humeri Abrißfraktur;
    Panner'sche Erkrankung = asept. Knochennekrose des Capitulum humeri

BIZEPSSEHNENRUPTUR

Anatomie: Proximal: M.biceps - Caput longum (lange Bizepssehne) zieht am Oberarm durch den Sulcus intertubercularis humeri durch das Schultergelenk mit Ursprung am Tuberculum supraglenoidale scapulae,
- Caput breve (kurze Bizepssehne) Ursprung am Proc.coracoideus scapulae.
Distal: Ansatz beider Bizepsköpfe an der Tuberositas radii und Fascia antebrachii.

Ät: - Lange (proximale) Bizepssehne: degenerative Veränderungen --> Ruptur bei Bagatelltraumen
- Distale Bizepssehne: traumatisch

Etlg: # Ruptur der langen (proximalen) Bizepssehne
Ruptur der distalen Bizepssehne

Klin:
- Ruptur der langen (proximale) Bizepssehne: sichtbarer Muskelbauch/-wulst kurz oberhalb der Ellenbeuge (= distaler Oberarm) zu sehen
- Ruptur der distalen Bizepssehne: sichtbarer Muskelbauch am proximalen Oberarm
- Verminderte Kraft bei Flexion im Ellenbogengelenk

Diag:
1. Anamnese und klinischer Befund
2. Sonographie: Gute Darstellbarkeit des Muskelbauches
2. Röntgen: --> Ausschluß knöcherner Verletzungen

Ther:
- Konservativ: Lange Bizepssehnenruptur
- Operativ: Ind: Lange Bizepssehnenruptur: bei Beschwerden, Minderung der groben Kraft
  Distale Ruptur: immer.
  - "Schlüsselloch"-Op nach FROIMSON: Bizepssehne wird in einem Bohrloch im Sulcus intertubercularis fixiert oder
  - Versetzung der langen Bizepssehne auf den Proc. coracoideus oder
  - Adaptation der langen Bizepssehne an die kurze Bizepssehne
  - Distale Ruptur: transossäre Fixation der dist. Bizepssehne an der Tuberositas radii
  - Postoperativ: Schonung für 5-8 Wochen, volle Belastbarkeit nach ca. 3 Monaten

ELLENBOGENLUXATION

Def: Das Ellenbogengelenk kann im humero-ulnar- (häufigste) oder im radio-ulnar-humeral-Gelenk luxieren.

Anatomie: Das Ellenbogengelenk setzt sich aus zwei Gelenkkomplexen zusammen:
1. Humero-ulnar-Gelenk = Scharniergelenk
--> Flexion und Extension (150-0-5°)
Stabilisation durch med. u. lat.
Seitenband und Muskelsehnenmantel
2. Radio-ulnar- u. humero-radial-Gelenk = Kugelgelenk
für Flexion u. Extension und Pro- und Supination (--> Rotation 90-0-90°)
Stabilisation des radio-ulnar-Gelenk durch das Lig.anulare radii um d. Radiusköpfchen herum

Ät: - Indirektes Trauma: Sturz auf gestreckten oder leicht gebeugten Arm
- Kleinkind: Zug und Pronation am Arm des Kindes --> Subluxation des Radiusköpfchens

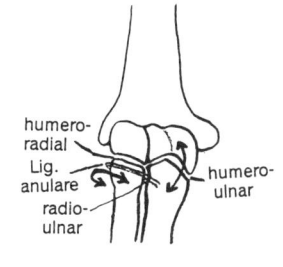

Etlg: ◊ Humero-ulnare Luxation: # Dorsale = hintere Luxation (häufigste Form)
Dorso-laterale (radiale) = seitliche Luxation --> nach radial
Ulnare (dorso-mediale) Luxation --> nach ulnar
Ventrale = vordere Luxation
Divergierende Luxation --> Ruptur der Membrana interossea
◊ Radio-ulnare Luxation: Isolierte Luxation des Radiusköpfchens --> meist mit proximaler Ulnaschaftfraktur kombiniert (Monteggia-Fraktur)
◊ Subluxation des Radiusköpfchens (bei Kindern) = Pronatio dolorosa, CHASSAIGNAC-Lähmung --> teilweises Herausluxieren des Radiusköpfchens aus dem Lig.anulare radii --> Einklemmung des Bandes zwischen Radius und Capitulum humeri, Pseudoparese

Epid: * Zweithäufigste Luxation des Menschen
* Subluxation des Radiusköpfchens meist 2.-6.LJ.

Klin: - Tastbares Hervorstehen des Olekranons, federnde Fixation im Gelenk
- Schmerzhafte Bewegungseinschränkung oder -blockade (Streck- oder/und Beuge-/Rotationshemmung)
- Monteggia-Fraktur: tastbares Radiusköpfchen in der Ellenbeuge, Achsenknickung der Ulna

Diag: 1. Anamnese und klinischer Befund
2. Röntgen: Ellenbogengelenk in mindestens 2 Ebenen zum Ausschluß knöcherner Verletzungen, posteriorer fat pat als Hinweis auf eine Läsion
3. Nach geschlossener Reposition --> Stabilität prüfen: instabil --> operative Bandrekonstruktion

Ther: ▪ Konservativ: Geschlossene Reposition durch Zug am U-Arm bei fixiertem O-Arm --> Rö-Kontrolle der Stellung und knöcherner Begleitverletzungen --> Ruhigstellung im O-Armgips für 3 Wochen
Kind: Subluxation d. Radiusköpfchens: Reposition durch Zug am U-Arm, Rotation und gleichzeitigem Druck auf das Radiusköpfchen
▪ Operativ: Ind: Bei instabilem Gelenk, Repositionshindernis --> Bandrekonstruktion

Kompl: * Luxation + Fraktur (z.B. Epicondylus ulnaris oder radialis Abrißfraktur, insb. bei Kinder u. Jugendlichen; Proc.coronoideus Abrißfraktur; Monteggia-Fraktur; Olekranonfraktur; Radiusköpfchenfraktur) --> immer in mind. 2 Ebenen röntgen zum Frakturausschluß!
* Verletzung des N.radialis
* Evtl. bleibende Bewegungseinschränkung
* Periartikuläre Verkalkung und Verknöcherung

OLEKRANONFRAKTUR

Syn: Ellenhakenbruch

Ät: - Direktes Trauma: Schlag oder Sturz auf das gebeugte Ellenbogengelenk
- Indirektes Trauma: Schermechanismen (selten)

Path: Olekranon bricht von der Ulna ab und wird durch den Zug des M.triceps brachii nach kranial disloziert (--> 99% dieser Frakturen sind disloziert)

Klin: ▪ Tastbarer Spalt durch Zug des M.triceps brachii
▪ Fehlende Kraft bei Streckung des Armes (Prüfung gegen Widerstand)
▪ Schmerzhafte Bewegungseinschränkung

Diag: 1. Anamnese und klinischer Befund
2. Röntgen: Ellenbogengelenk in 2 Ebenen

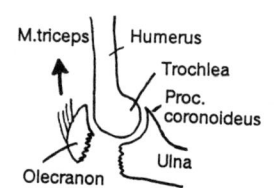

Ther: ▪ Operation (fast) obligat: Abrißfraktur --> **Zuggurtungsosteosynthese**
Trümmerfraktur --> kleine Platte, evtl. in Kombination mit Zuggurtung
Zugang von radial aus, um den N.ulnaris zu schonen
▪ Konservativ: nur bei nicht dislozierter Fraktur (Kindesalter)

Kompl: Pseudarthrosen, Arthrose im Ellenbogengelenk

PROC.CORONOIDEUSFRAKTUR

Ät: Meist als Begleitverletzung bei Ellenbogengelenkluxation

Klin: Instabilität des Gelenkes, evtl. mit Blockierung bei Interposition des Fragments in den Gelenkspalt

Diag: 1. Anamnese und klinischer Befund
2. Röntgen: Ellenbogengelenk in 2 Ebenen

Ther: ▪ Konservativ: Ind: bei nicht dislozierter Fraktur
▪ Operativ: Reposition und Zugschraubenosteosynthese oder Kirschnerdraht bei Interposition oder großem Fragment.
Wichtig: **Gelenkfläche muß wiederhergestellt werden!**

Kompl: * Ohne Proc.coronoideus --> Instabilität des Ellenbogengelenkes
* Arthrose

RADIUSKÖPFCHENFRAKTUR

Ät: Sturz auf die ausgestreckte Hand

Etlg: # Meißelfraktur = Spaltbruch
Stauchungsfraktur
Trümmerfraktur
Kind: Epiphysäre Fraktur (Aitken I) = Radiushalsfraktur

Klin: - Druckschmerzen unterhalb des Epicondylus lateralis, Schwellung, Hämatom
- Schmerz bei Rotation des Unterarms
- Evtl. Instabilität im Ellenbogengelenk

Diag: 1. Anamnese und klinischer Befund
2. Röntgen: Ellenbogengelenk in 2 Ebenen, Fettkörperzeichen evtl. sichtbar (s.o.)

Ther: ▪ Konservativ: Nicht dislozierte und gut reponible Frakturen (keine Fraktur in der Gelenkfläche) --> OA-Gipsschiene für 14 Tage
▪ Operativ:
Meißelfraktur --> kleine Zugschraube von lateral
Trümmerfraktur --> Resektion des Radiusköpfchens
▪ *Kind:* > 40-50° gekippt oder um mehr als 1/2 disloziert
--> offene Reposition und Spickdrahtosteosynthese
oder transartikuläre temporäre Arthrodese

Kompl: * Bewegungseinschränkung (Pro- und Supination)
* Instabilität im Ellenbogengelenk bei Köpfchenresektion
* Arthrose
* Kind: Wachstumsstörungen

UNTERARMFRAKTUREN

Ät: - Direkte oder indirekte Gewalteinwirkung
- *Kind:* Unterarmprellung Cave! Grünholzfraktur

Etlg: # Nach der Lokalisation: Fraktur im proximalen, mittleren und distalen Drittel
Fraktur von **Radius** oder **Ulna** (= Parierfraktur) isoliert oder beide = (komplette) **Unterarmschaftfraktur**
Luxationsfrakturen:
  1. MONTEGGIA - Fraktur (s.Abb.)
     (prox. Ulnafraktur + Radiusköpfchenluxation)
  2. GALEAZZI - Fraktur
     (dist. Radiusfraktur + Ulnaluxation, s.u.)
Offene Frakturen gerne an der Ulna, da an der Streckseite kaum ein Weichteilmantel vorhanden ist (bei Parier-/Abwehrbewegungen)
Kind: Häufig Grünholzfrakturen (inkomplette Fraktur)

MONTEGGIA
Humerus
Lig. anulare radii
Luxation
Radius | Ulna
Membrana interossea

Klin: • Ist nur ein Knochen frakturiert, können klinische Zeichen völlig fehlen
• Schmerzhafte Bewegungs-/Rotationseinschränkung
• Druckschmerz, Schwellung, Hämatom

Diag: 1. Anamnese und klinische Untersuchung
2. Röntgen: Unterarm in 2 Ebenen + Kontrolle von Hand- u. Ellenbogengelenk zum Ausschluß weiterer Frakturen/Luxationen

Ther: • Konservativ:
  Erwachsene: Nicht dislozierte Frakturen: Gips für 4 Wochen --> Arm beüben.
  Kind: Grünholzfrakturen --> OA-Gips
  Leichte Achsenfehlstellungen werden durch das Wachstum ausgeglichen, nicht allerdings Rotationsfehlstellungen.
• Operativ: Ind: Bei dislozierten, nicht reponierbaren Frakturen
  - Radius-Fraktur: DC-Platte (dorso-radial angebracht, damit die Rotation noch möglich bleibt)
  - Ulna-Fraktur: DC-Platte (dorso-ulnar angebracht)
  - Trümmer-/Defektfraktur: evtl. Fixateur externe
  - Komplette Unterarmfraktur: Plattenosteosynthese an Ulna und Radius
  - Monteggia-Fraktur: Ulna: DC-Platte + Naht des Lig.anulare radii
    --> Gips in Supinationsstellung
  - *Kind:* Op bei erheblicher Achsenfehlstellung oder nicht möglicher Reposition --> Fixation durch Kirschner-Drähte
• Cave! Rö-Kontrolle nach Reposition: das Spatium interosseum muß frei bleiben --> sonst mögl. Hemmung der Rotationsbewegung

Kompl: * Einschränkung der Rotation bei Alteration (Schrumpfung, Kallus) der Membrana interossea
* Pseudarthrose
* Kompartment-Syndrom, ischämische Muskelnekrosen

Traumatologie - Obere Extremität | Seite 307

DISTALE RADIUSFRAKTUR

Etlg: # **Colles** - Fraktur = Radius-Fraktur loco typico
(= Extensionsfraktur)
Smith-Gayrand - Fraktur = Flexionsfraktur
Distale Radiustrümmerfraktur
Galeazzi-Fraktur = Luxationsfraktur

Ät: - Sturz auf die dorsalflektierte (= extendierte) Hand -->
Extensionsfraktur (COLLES) mit Dislokation des distalen
Fragments nach radial und dorsal

- Sturz auf die flektierte Hand --> Flexionsfraktur (SMITH) mit
Dislokation des distalen Fragments nach radial und volar

- Luxationsfraktur (GALEAZZI-Fraktur) --> Fraktur des distalen
Radiusschaftes + Luxation des distalen Ulnaköpfchens
--> völlige Instabilität des distalen Unterarmes

Epid: * Colles-Fraktur = häufigste Fraktur des Menschen
(insg. 25% aller Frakturen)
* Altersgipfel: 6.-10.LJ. und 60.-70.LJ.

Klin: ▪ Weichteilschwellung, Druckschmerz
▪ Eingeschränkte Beweglichkeit im Handgelenk
▪ Fehlstellungen:
- Colles: Bajonett-Stellung infolge der radialen Abknickung
Fourchette-Stellung = Gabel-Stellung infolge der
dorsalen Abknickung
- Smith: Vermehrte Abknickung nach volar

Diag: 1. Anamnese (Unfallhergang ?) und klinische Untersuchung
2. Röntgen: Unterarm (mit Ellenbogen) in 2 Ebenen + Handgelenk mit Handwurzelknochen
--> Stellung des distalen Radius beurteilen: Abkippung nach dorsal --> Colles-Fraktur,
nach volar --> Smith-Fraktur
--> Mögl. Zusatzverletzungen: Os naviculare-Fraktur oder Luxationen der Handwurzelknochen ausschließen, Abriß des Proc.styloideus ulnae
--> Luxation von Radius oder Ulna?

Anatomie: Bei der Reposition muß die Anatomie
beachtet werden.
Die **BÖHLER-Winkel** des dist. Radius sollten
nach Reposition in beiden Ebenen wieder in
physiologischer Stellung stehen.

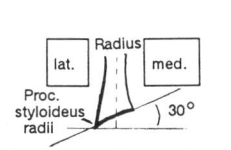

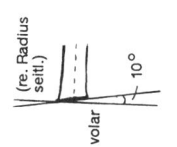

(re. Arm von palmar gesehen)

Ther: ▪ Konservativ:
- Colles: Reposition in Bruchspaltanästhesie durch Zug axial und volar und Druck auf das
distale Fragment --> dorsale Unterarmgipsschiene für 4 Wochen
Wichtig: **Regelmäßige Rö-Kontrolle zur Erkennung erneuter Dislokation!**
Kind: Meist Aitken I-Fraktur oder Epiphysenfugenlösung (Aitken 0) --> konservativ
▪ Operativ: Ind: 2./3.offene Frakturen, konservativ nicht zu stabilisierende Reposition,
Smith-, Galeazzi- und Trümmerfrakturen müssen operiert versorgt werden
- Colles: Reposition + Spickdrahtosteosynthese vom Proc.styloideus radii aus
- Smith: volare Abstütz - T-Platte
- Galeazzi: DC-Platte + Radio-ulnar-Gelenk-Bandnaht --> Gips in Pronationsstellung

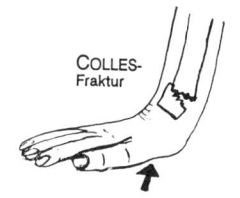

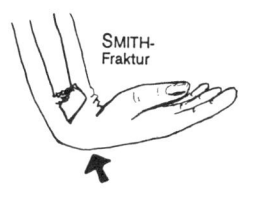

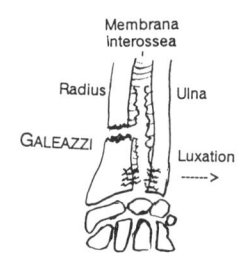

- Komplexe Trümmerfrakturen: Fixateur externe prox. und dist. der Fragmente (sehr weit distal gelegen: dann gelenküberbrückend vom Radius auf Os metacarpale II) für 6-8 Wo., mit früh beginnender Krankengymnastik
- *Kind:* Spickdrahtosteosynthese bei kons. nicht stabilisierbarer Reposition

Kompl:
* Bewegungseinschränkung
* Infektion von großen Hämatomen oder bei offenen Frakturen
* Sudeck-Erkrankung: insb. nach brüsker Reposition, häufige Nachrepositionen
* Sekundäre Dislokation (bis 2 Wochen nach der Reposition möglich)
* Posttraumatisches Karpaltunnelsyndrom, Daumenstrecksehnenruptur
* Posttraumatische Arthrose --> Ther: konservativ, nur bei Pat. mit schwerer körpl. Arbeit ist eine Arthrodese zu empfehlen

HAND UND HANDWURZEL

Anatomie:

Die Handwurzel (= **Carpus**) besteht aus 8 Knochen, die die Beweglichkeit im Handgelenk sicherstellen (Bezeichnung der Handwurzelknochen s.Abb., Os scaphoideum = klinisch oft Os naviculare genannt).

Bewegungsmaß der Handwurzel: Extension/Flexion 70-0-80°, Radialab-/Ulnarabduktion: 25-0-30°.

Der **Karpaltunnel** (Canalis carpi) ist ein Kanal, der sich durch das über die Handwurzelknochen gespannte Lig.carpi transversum (= Retinaculum flexorum) bildet. In ihm verlaufen die langen Beugesehnen und der N.medianus.

Gelenke der Phalangen: (Bewegungsmaße siehe Anhang) 1.) MCP = metacarpo-phalangeal-Gelenk
2.) PIP = proximales interphalangeal-Gelenk
3.) DIP = distales interphalangeal-Gelenk

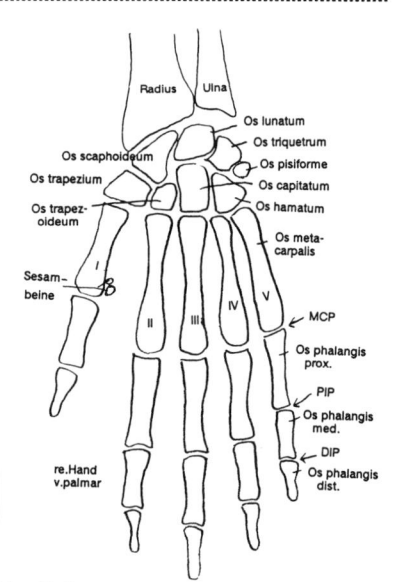

OS LUNATUM-LUXATION

Syn: Perilunäre Luxation, Mondbeinluxation

Def: Verrenkungen der Handwurzel gegenüber dem Mondbein

Ät: Indirektes Trauma: Sturz auf die Hand. Seltene Verletzung, mit schwerer funktioneller Beeinträchtigung, wenn sie übersehen wird.

Etlg:
Perilunäre Luxation nach dorsal
Perilunäre Luxation nach volar
Transstylo-perilunäre Luxation (mit Abriß des Proc.styloideus radii)
Transnaviculo-transcapitato-perilunäre Luxation
Perilunäre Luxation + Os naviculare (= scaphoideum) - Fraktur = De Quervain-Fraktur
Os lunatum-Fraktur + Kahnbeinluxation

Klin: - Schmerzhafte Bewegungseinschränkung im Handgelenk
- Parästhesien N.medianus (Dig. I-III) mögl.
- Evtl. Bajonettstellung der Hand (nach dorsal abgekippt)

Diag: 1. Anamnese (Unfallhergang) und klinischer Befund
2. Röntgen: Handgelenk in zwei Ebenen --> Vorspringen des Os lunatum nach dorsal oder volar, Ausschluß knöcherner Verletzungen

Ther: ▪ Konservativ: Reposition in Leitungsanästhesie (vertikaler Dauerzug d. Hand gegen d. Oberarm für 15 Min., dann Druck v. palmar bei volarer Luxation --> Gipsschiene für 6 Wochen)
▪ Operativ: Bei N.medianus Beteiligung, oder nicht Gelingen der Reposition --> offene Reposition und temporäre Spickdrahtfixation

Kompl: * Schädigung des N.medianus, posttraumatisches Karpaltunnelsyndrom
* Os lunatum - Nekrose

OS NAVICULARE-FRAKTUR

Syn: Kahnbeinfraktur, **Fraktur des Os scaphoideum** (Os naviculare ist eigentlich nicht korrekt, das Kahnbein wird in der Klinik aber meist so bezeichnet)

Ät: Indirektes Trauma: Sturz auf die ausgestreckte (extendierte) Hand

Etlg: # Nach BÖHLER:
- Horizontaler Schrägbruch (schräg zur Navicularelängsachse, orthogonal zur Radiuslängsachse)
- Querbruch (quer zur Navicularelängsachse)
- Vertikaler Schrägbruch (schräg zur Navicularelängsachse, parallel zur Radiuslängsachse, sind selten)
Proximales Drittel(20-30% d.F.), mittleres Drittel (60-80%), distales Drittel
DE QUERVAIN-Fraktur: mit Luxation des Os lunatum

Epid: Häufigste Fraktur der Handwurzel (ca. 50-80%)

Klin: ▪ Druckschmerz in der Tabatière und Tabatièrenkontur verstrichen
▪ Bewegungsschmerz im Handgelenk

Diag: 1. Anamnese und klinische Untersuchung
2. Röntgen: Handgelenk in 2 Ebenen, Navikulare-Serie (4 Ebenen) u. evtl. Tomographie des Kahnbeins. Oft ist der Nachweis schwierig --> Kontrolle nach 2 Wochen (evtl. mit Szintigraphie).

Ther: ▪ Konservativ: Böhler-Gips: UA-Gips mit Daumen- u. Zeigefingergrundgelenk für 6-8 Wochen bei nicht dislozierten Frakturen
▪ Operativ: Zugang von der Tabatière aus
Dislozierte Frakturen: Reposition und Schraubenosteosynthese (ggf. + Spongiosaplastik, insb. bei verzögerter Bruchheilung oder Op der Pseudarthrose)
Pseudarthrose: MATTI-RUSSE-I-Plastik (Einfalzen eines kortikospongiösen Spanes, hier muß postoperativ aber 3 Monate ruhiggestellt werden)
De Quervain-Fraktur: Reposition des Os lunatum und Zugschraubenosteosynthese (Spezialschraube nach HERBERT) des Os scaphoideum
Postoperativ: Gips für 4-6 Wo.

Prog: Die Os naviculare-Frakturen heilen nur sehr langsam und neigen gerne zur Pseudarthrosenbildung. Häufig sind Zweitoperationen notwendig.

Kompl: * **Pseudarthrose!** --> Op: Zugschraube oder Spanverblockung n. MATTI-RUSSE (s.o.)
* Kahnbeinnekrose (bzw. Nekrose eines Fragmentes)
* Instabilität des carpalen Gelenkes

MITTELHANDFRAKTUREN

Ät:
- Direkte Gewalteinwirkung
- Indirekte Gewalteinwirkung: Sturz auf die Hand, Faustschlag

Etlg:
Frakturtyp: Stauchungsfraktur, Biegungsfraktur, Gelenkfraktur
Lok: Basis-, Schaft- und Köpfchenfraktur mit oder ohne Gelenkbeteiligung
Os metacarpale I - Basisfrakturen (am Daumensattelgelenk = am Os MCP I mit oder ohne Beteiligung der Gelenkfläche des Os MCP I zum Os trapezium):
Winterstein-Fraktur: Extraartikuläre (= ohne Gelenkbeteiligung), basisnahe Schrägfraktur
Bennett-Fraktur: Intraartikuläre (= mit Gelenkbeteiligung), basisnahe Schrägfraktur mit **Subluxation im Daumensattelgelenk** (Dislokation nach lateral und kranial durch Muskelzug)
Rolando-Fraktur: Intraartikuläre, basisnahe "Y"- oder "T"-Fraktur (= 3 Fragmente) mit Subluxation im Daumensattelgelenk (Dislokation s.o.)

Klin:
- Druckschmerzhaft, Bewegungsschmerz, Schwellung
- Tast- oder sichtbare Deformität

Diag:
1. Anamnese und klinische Untersuchung
2. Röntgen: Hand in zwei Ebenen

Ther:
- Konservativ:
  - Extraartikuläre basisnahe Frakturen: Unterarm-Daumengipsschiene für 4 Wo.
  - Nicht dislozierte Schaftfrakturen: volare UA-Gipsschiene für 4 Wo.
- Operativ:
  - Dislozierte Schaftfrakturen mit Miniplatte oder perkutaner Kirschnerdrahtosteosynthese
  - Subkapitale Frakturen bei starker Abkippung und intraartikuläre Köpfchenfrakturen: Mini-T-Platte
  - Bennett- und Rolandi-Fraktur: Kleine Zugschraube oder Kirschnerdraht

Kompl:
* **Rotationsfehler** (Test: bei Beugung der Finger müssen diese in Richtung auf das Os naviculare stehen), Achsenknick, Verkürzung
* Gelenkkontrakturen
* Pseudarthrose

SEITENBANDRUPTUR-HAND

Def: Wichtigste: Ruptur des ulnaren Seitenbandes in Höhe des Daumengrundgelenkes, daneben noch Ruptur der radialen Seitenbänder am Zeigefinger

Ät: Indirektes Trauma: **Abscherung des Daumens** nach radial (z.B. Skistock-Verletzung = Ski-Daumen)

Etlg:
Ulnares Seitenband am Daumengrundgelenk
Seitenbänder der Langfinger am Grundgelenk

Klin:
- Druckschmerz, Weichteilschwellung, Hämatom
- Gelenkinstabilität

Diag:
1. Anamnese und klinische Untersuchung: Ø Schlüsselgriff zw. Daumen und Zeigefinger
2. Röntgen: Hand in 2 Ebenen, Gelenkabschnitt in 2 Ebenen, evtl. gehaltene Aufnahmen --> vermehrte Aufklappbarkeit

Ther:
- Konservativ: Langfinger-Sehnenbandruptur --> Gipsverband für 4 Wo. in Funktionsstellung
- Operativ: Ind: Knöcherne Bandausrisse, Seitenbandausriß am Dig. I und II
  --> Durchflechtungsnaht der Sehne und transossäre Fixation

Kompl: Ohne Therapie: Wackeldaumen mit Instabilität

PHALANGENFRAKTUR

Ät: Direktes Trauma: Schlag, Stoß, Quetschung

Etlg:
- \# Basis-, Schaft- und Köpfchenfraktur mit und ohne Gelenkbeteiligung
- \# Nagelkranzfraktur (insb. bei Quetschung)

Klin:
- Schwellung, Druckschmerz
- Bewegungseinschränkung

Diag:
1. Anamnese und klinische Untersuchung
2. Röntgen: Finger in 2 Ebenen

Ther:
- Konservativ: Dorsale 2-Finger-Gipsschiene in Beugestellung für 2-3 Wochen
  Nagelkranzfraktur: evtl. Trepanation des Nagels zur Hämatomentlastung (Nagel nicht entfernen, da dieser als Schiene dient)
- Operativ: Bei instabilen Frakturen Reposition und Fixation mit Miniaturplatte oder Spickdrahtosteosynthese

Kompl: Rotationsfehlstellung

PHALANGENLUXATION

Syn: Fingerluxation

Ät: Direktes Trauma: Schlag oder Stoß auf den gestreckten Finger

Klin:
- Federnde Fixation, Bajonett-Stellung
- Knopflochdeformität (bei Strecksehenruptur)

Diag:
1. Anamnese und klinische Untersuchung
2. Röntgen: betreffendes Gelenk in zwei Ebenen

Ther:
- Konservativ: Reposition des Fingers in OBERST-Leitungsanästhesie --> Ruhigstellen für 2-3 Wochen in Funktionsstellung
- Operativ: Bei Interposition von Beugesehne oder Kapselanteilen insb. am Fingergrundgelenk --> Revision

HAND-SEHNENVERLETZUNGEN

Ät:
- Trauma: durch Überstreckung der Finger --> Beugesehnenriß
  Bagatelltrauma --> Strecksehnenabriß am Fingerendgelenk
  Luxationstraumen, Begleitverletzung bei Frakturen
- Scharfes Trauma mit direkter Durchtrennung (z.B. Messerverletzung, Glasscherben)
- Degenerativ: Rheuma, Ischämie bei Durchblutungsstörungen

Traumatologie - Hand und Handwurzel

Anatomie:
MCP = metacarpo-phalangeal-Gelenk
PIP = proximales interphalangeal-Gelenk
DIP = distales interphalangeal-Gelenk
Die Strecksehnen haben eine gegenseitige kreuzende Verbindung (Connexus intertendineus).
Die Beugesehnen kreuzen untereinander und werden durch Ringbänder am Knochen fixiert.

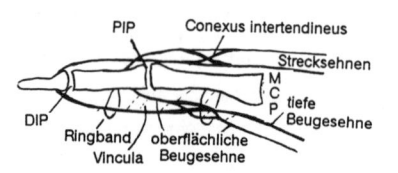

Etlg:
- # **Beugesehnenverletzung** --> schwierig zu behandeln, wegen den Sehnengleitkanälen, Ringbänder, bindegewebigen Bändern mit Blutversorgung (Vincula tendinum), schlecht verschiebliche Haut (--> Hilfsschnitte notwendig)
- # **Strecksehnenverletzung** (oft mit knöchernem Ausriß)

Klin:
- Durchtrennung der oberflächl. Beugesehnen: fehlende Beugung im Fingermittelgelenk (PIP)
- Durchtrennung der tiefen Beugesehnen: fehlende Beugung im Fingerendgelenk (DIP)
- Strecksehnenausfälle machen nicht immer eine deutliche Klinik wegen der Kreuzung im Connexus intertendineus (Kompensationsmöglichkeit)
- Strecksehnendurchtrennung am Endglied: fehlende Endgliedstreckung
- Strecksehnendurchtrennung am Mittelgelenk: Knopflochdeformität (s.Abb.) wegen fehlendem Zug am PIP und Zug am DIP --> Überstreckung im DIP und Beugung im PIP (s.Abb.)
- Strecksehnendurchtrennung am Grundgelenk: Streckung aufgehoben

Diag:
1. Anamnese und **Wichtig!** klinische Untersuchung mit Funktionsprüfungen (DMS dokumentieren!)
2. **Röntgen:** Hand, Finger in zwei Ebenen zum Ausschluß knöcherner Verletzungen, knöcherner Sehnenausrisse
3. Bei jedem scharfen Trauma (Schnittverletzung) darstellen des Wundgrundes --> Sehnenverletzung, Nervenverletzung ?

Ther:
- <u>Konservativ:</u> Bei knöchernem Strecksehnenausriß --> Stack-Schiene für 6 Wo.
- <u>Operativ:</u> **Sehnennähte** erfordern eine sehr **gute Operationstechnik!**
  - KIRCHMEYER-KESSLER-Naht: End zu End-Adaptation der Sehnenstümpfe
  - Transossäre Auszieh-Naht: Durchflechtungsnaht an der Sehne und Fixation durch einen transossären Bohrkanal, der Faden wird dabei weiter durch die Haut gezogen und dort fixiert.
  - Pulvertaft-Naht: Durchflechtung einer Sehne durch eine Sehne (z.B. bei Sehnentransplantation)
  - Z-Sehnenverlängerung (bei größeren Sehnendefekten)
  - LENGEMANN-Naht: das distale und proximalen Ende der Sehne wird durch die Haut fixiert mit einer Drahtnaht mit kleinen Widerhaken (--> verhindert Belastung der Sehne)
- Sehnentransplantation: autologe Transplantation von Sehnen (z.B. Sehne des M.palmaris long., M.plantaris) bei alten Rupturen
- Sehnentransposition: Verlagerung einer unwichtigen Sehne an eine wichtigere Stelle (z.B. Dig.IV-Sehne als Ersatz für fehlende Daumensehne)
- <u>Postoperativ:</u> Bei Beugesehnen-Op --> **Frühmobilisation** (ab 1.postop.-Tag) um die Gleitfähigkeit von Sehne im Sehnenlager zu sichern --> dynamische Schiene nach KLEINERT mit Fixierung der Finger in Beugestellung an Gummizügeln (Streckung aktiv mögl., Beugung passiv durch die Zügel) für 3-6 Wochen. Belastung beginnend ab 6. Wo.
  Strecksehnen-Op --> evtl. temporäre Arthrodese mittlerer Flexion = Zug auf die Sehne) für ca. 6 Wochen und Ruhigstellung in Stack'scher Schiene oder Gipsverband

Kompl:
* Verwachsungen zwischen Sehne und Sehnengleitlager --> Bewegungseinschränkung, Beugekontraktur --> Ther: Tendolyse nach ca. 6 Mo.
* Sehnennekrose bei Beschädigung der sehr feinen Blutversorgung
* Ruptur im Anastomosenbereich

BECKEN

Anatomie:

Os ilium = Darmbein = kranialer Pfeiler
Os ischii = Sitzbein = dorsaler Pfeiler
Os pubis = Schambein = ventraler Pfeiler

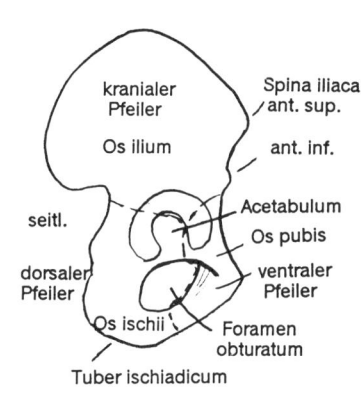

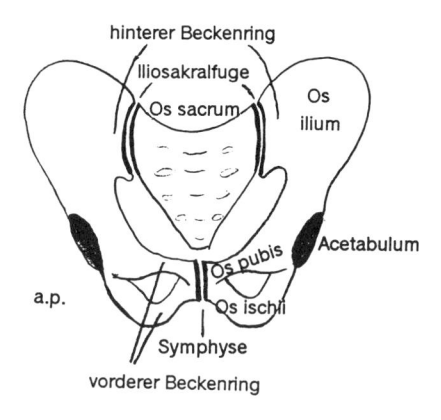

Symphyse: Discus interpubicus + Ligg.pubica
Iliosakralfuge: Lig.sacroiliacum ventrale et dorsale
Vorderer Beckenring: os pubis + os ischii
Hinterer Beckenring: os ilium

BECKENVERLETZUNGEN

Ät: Sehr heftiges Trauma, Gewalteinwirkung

Klin:
- Isolierte einseitige vordere Beckenringfraktur häufig asymptomatisch
- Stauchungs-, Kompressions-, Bewegungsschmerz
- Eingeschränkte Hüft- und Hüftgelenkbeweglichkeit
- Asymmetrische Beckenkontur, Beckenschiefstand, Beinverkürzung
- Hämatom: perineal, inguinal
- **Cave!** Miktionsstörungen --> kein Blasenkatheterismus bei V.a. Verletzung der ableitenden Harnwege

Etlg:
- \# Beckenrandfrakturen: Beckenschaufelfraktur, Steißbeinfraktur, Sitzbeinfraktur
  Abrißfrakturen an den Sehnenmuskelansätzen: Tuber ischiadicum, Spina iliaca anterior superior, Spina iliaca anterior inferior
- \# Beckenringverletzungen:
  - Einseitige Beckenfraktur am vorderen Beckenring (Schambein + Sitzbein) oder hinteren Beckenring (Os ileum)

- Beidseitige vordere Beckenringfraktur = Schmetterlingsfraktur
- Komplette Beckenringfraktur (Malgaigne Fraktur) = vorderer und hinterer Beckenring auf einer Seite frakturiert
- Symphysenruptur, Iliosakralgelenkruptur
- Sakrumfraktur

Beckenfrakturen, Einteilung nach MÜLLER (1978), Kriterium: Stabilität im Becken

Typ I	**Stabile Beckenringverletzung:** Einseitige vordere Beckenringfraktur oder nicht dislozierte Schmetterlingsfraktur oder Symphysenlockerung
Typ II	**Instabile inkomplette Beckenringverletzung:** Doppelseitige dislozierte Beckenringfraktur mit oder ohne Symphysensprengung oder Symphysensprengung + einseitige vordere Beckenringfraktur
Typ III	**Instabile komplette Beckenringverletzung:** Malgaigne-Fraktur oder hintere Beckenringfraktur + Symphysensprengung oder vordere Beckenringfraktur + Iliosakralgelenkruptur oder Symphysen- + Iliosakralsprengung

Diag:
1. Anamnese und klinische Untersuchung
2. Röntgen: Beckenübersicht a.p., Obturator-Aufnahme und Ala-Aufnahme (s.u.)
3. Evtl. CT zum Ausschluß einer Iliosakralgelenksprengung
4. Bei V.a. Verletzung der ableitenden Harnwege --> **Ausscheidungsurographie** od. retrograde Urethrographie durchführen! Kein transurethralen Katheterismus (Gefahr zus. Verletzung), wenn Katheter erforderlich --> suprapubischer Katheter

Ther:
- Konservativ: Einseitige vordere Beckenringfraktur --> 14 Tg. Bettruhe
  Schmetterlingsfraktur --> 4-6 Wo. Bettruhe
  Symphysenruptur: frühfunktionelle Behandlung
  Bei Diastase --> Rauchfuß-Beckenschwebe (Hüfte schwebt in der Luft an überkreuzenden Aufhängern --> Druck auf die Fragmente)
  Bei Diastase + vertikale Verschiebung (insb. bei Typ III) Rauchfuß-Beckenschwebe + Extension für ca. 6-8 Wochen
- Operativ: Ind: Offene Frakturen, urologische Komplikationen, starke Blutung
  - Abrißfrakturen --> dislozieren durch den Muskelzug --> Zugschraube zur Fragmentfixation
  - Malgaigne-Fraktur: bei nicht ausreichender Reposition = Diastase der Fragmente --> Plattenosteosynthese
  - Symphysenruptur: bei konservativ nicht reponierbarer Diastase oder Begleitverletzungen --> Drahtzerklage, Plattenosteosynthese, evtl. auch Fixateur externe

Kompl:
* Da meist heftiges Trauma --> häufig Zusatzverletzungen: Polytrauma, SHT und insb. intrapelvine Verletzungen: **Blasen-** (meist extraperitoneal), **Harnröhrenverletzung** (Urethra meist im Bereich der 1-2 cm langen Pars membranacea rupturiert), Darmperforationen
* Schwere intra- und retroperitoneale **Blutungen** --> **hämorrhagischer Schock**
* Pseudarthrosenbildung selten

AZETABULUMFRAKTUR

Syn: Hüftpfannenfraktur

Ät:
- Schweres direktes Trauma
- Indirektes Trauma: Knieanprall (= Dashboard-Verletzung, Anprall am Armaturenbrett bei Auffahrunfall)
- In Verbindung mit einer Hüftgelenkluxation = Luxationsfrakturen

Etlg: # Nach JUDET u. LETOURNEL (1964)

Typ 1: Dorsaler Pfannenrand frakturiert
Typ 2: Dorsaler Pfeiler frakturiert
Typ 3: Pfannenbodenquerfraktur (Fraktur beider Pfeiler)
Typ 4: Ventraler Pfeiler frakturiert

Fraktur des Pfannendaches/kranialer Pfeiler
Luxationsfrakturen

Klin:
- Stauchungs-, Zug-, Druckschmerz
- Bewegungseinschränkung
- Hämatom
- Bei Luxationsfrakturen: fixierte Rotationsfehlstellung, Beinverkürzung; Mögl. Begleitverletzung: N.ischiadicus-N.peronaeus-Läsion durch Überdehnung

Diag: 1. Anamnese und klinische Untersuchung
2. Röntgen: Beckenübersicht a.p. und Hüftgelenk a.p., evtl. CT
Obturator-Aufnahme (45° angehobenes Becken auf der kranken Seite)
--> Beurteilung des dorsalen Pfannenrandes
Ala-Aufnahme (45° angehobenes Becken auf der gesunden Seite)
--> Beurteilung des vorderen Pfannenrandes

Ther:
- Konservativ: Nicht dislozierte stabile Frakturen --> frühfunktionelle Behandlung bei Entlastung des Hüftgelenkes für 3-4 Monate
- Operativ: Ind: Junge Patienten, insb. bei Fraktur des hinteren Pfeilers, dislozierte Frakturen mit Stufenbildung in der Gelenkfläche
  - Hinterer Pfeiler: dorsale Platte
  - Luxationsfrakturen: Reposition der Luxation und Rekonstruktion der Pfanne/Pfannenrand
  - Insg. 3-4 Monate post-op. Entlastung des Hüftgelenkes

Prog: Sehr schwerwiegende Fraktur, die in einer Spezialklinik versorgt werden sollte.

Kompl:
* Unbehandelt **posttraumatische Arthrose!** (insb. bei Stufenbildung in der Gelenkfläche), Knorpelkontusionsschäden
* Läsion des N.ischiadicus/N.peronaeus
* Hüftkopfnekrose (bei Zerstörung der A.lig.capitis femoris)
* Periartikuläre Verkalkungen --> Bewegungsbehinderung

HÜFTGELENKLUXATION

Anatomie: Das Hüftgelenk wird gebildet aus Acetabulum und dem Femurkopf. Stabilisiert wird das Gelenk durch die Ligg.iliofemorale, ischiofemorale und pubofemorale, die am Pfannenrand ansetzen. Durch die tiefe Gelenkpfanne besteht eine gute Knochenführung.

Gefäßversorgung des Hüftkopfes: A.circumflexa femoris lat. et med. und A.lig.capitis femoris.

Bewegungsmaße: Flex-/Extension 110-0-20°, Ab-/Adduktion 40-0-30°, Außen-/Innenrotation 60-0-40°

Ät: Heftiges Trauma: Stauchung oder hebelnde Bewegung am Femur

Etlg: **Hintere Luxation:** (75% d.F.)
△ Luxatio iliaca --> oben
△ Luxatio ischiadica --> hinten
Klin: Bein innenrotiert

Vordere Luxation:
△ Luxatio suprapubica --> vorne oben
△ Luxatio obturatoria --> vorne unten
Klin: Bein außenrotiert

Zentrale Luxation --> innen (nur möglich bei Fraktur des vorderen + hinteren Pfeilers)
Luxation + Fraktur an der Gelenkpfanne (Acetabulum) oder am Femur (Femurkopf-Impressionsfraktur, Pipkin-Frakturen, Oberschenkelhalsfraktur)

Klin:
- Federnde Fixation des Gelenkes, Beinfehlstellung
- Bewegungsschmerz

Diag:
1. Typische Anamnese (Auffahrunfall, Sturz aus großer Höhe) und klinische Untersuchung
2. Röntgen: Hüftgelenk in mindestens 2 Ebenen!
Ala- und Obturator-Aufnahme, insb. auch nach der Reposition zum Ausschluß einer knöchernen Verletzung am Acetabulum

Ther: Die **Reposition** einer Hüftgelenkluxation ist wegen der Durchblutung des Kopfes **dringlich!**
- Konservativ: Reposition in Vollnarkose und mit Muskelrelaxantien
--> 3 Wo. Bettruhe, Belastung ab 6.Wo, Vollbelastung ab 3.Monat
- Operativ: Ind: Interponat im Gelenk, dislozierte Acetabulumfrakturen (s.o), zentrale Luxation
  - Bei Interponat im Gelenk
  --> offene Mobilisation des Interponates
  - Zentrale Luxation: Dauerzug über Wellerschraube nach außen unten (s.Abb.)

Prog: In 5-10% d.F. Hüftkopfnekrose.
Frühe Reposition bessert die Prognose!

Kompl:
* Luxationsfrakturen mit Beteiligung des **Pfannenrandes** oder des Femurkopfes (= Pipkin-Frakturen)
* Hüftkopfnekrose bei Gefäßzerreißung
* Dehnungsschäden N.ischiadicus, N.femoralis
* Hüftkopfknorpelschäden --> posttraumatische Arthrose-Gefahr

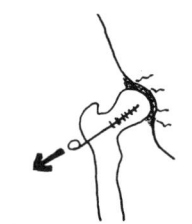

UNTERE EXTREMITÄT - FEMUR

Anatomie:
Der Femur setzt sich aus 4 Abschnitten zusammen:
1. Hüftkopf und Schenkelhalsregion
2. Trochanterer Abschnitt
3. Femurdiaphyse
4. Supra- und diakondylärer Abschnitt
Winkel: Collum-Diaphysen-Winkel: 125-130°
Antetorsion-Winkel: 10-15° (Kopf ist nach vorne gedreht)

HÜFTKOPFFRAKTUREN

Syn: Femurkopffraktur, Caput femoris-Fraktur

Ät:
- Begleitverletzung bei einer Hüftgelenkluxation
- Indirekte Gewalteinwirkung (Stauchung)

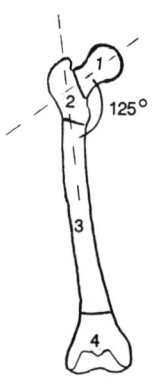

Etlg: # Nach PIPKIN (1957): Frakturverlauf in Bezug auf das Lig.capitis femoris

Typ I:	Horizontale Fraktur distal des Lig.cap.femoris
Typ II:	Vertikale Fraktur, Lig.capitis femoris im abgesprengten Knochenfragment enthalten
Typ III:	Typ I od. II + Schenkelhalsfraktur
Typ IV:	Typ I od. II + dorsokraniale Pfannenrandfraktur

Lig. capitis femoris
Typ I-Fraktur
Typ II-Fraktur

Impressionsfrakturen am Kopf

Klin:
- Beinfehlstellung, federnde Fixation im Gelenk wie bei Hüftgelenkluxation
- Bewegungsschmerz, evtl. Hämatom

Diag: 1. Anamnese und klinische Untersuchung
2. Röntgen: Beckenübersicht und Hüftgelenk a.p., Ala- und Obturator-Aufnahme

Ther:
- Konservativ: Bei kaudalen Kopffrakturen --> Entlastung für 6 Wo.
- Operativ:
  - Sehr schwierig, wegen Kopfdurchblutung
  - Sekundär: **alloplastischer Hüftkopfersatz** (Moore-Prothese = HEP oder TEP = Kopf + Pfanne)

Prog: Problematisch wegen Kopfdurchblutung durch das Lig.capitis femoris.

Kompl:
* Posttraumatische Arthrose, Knorpelschäden
* Hüftkopfnekrose

HÜFTKOPFNEKROSE

Etlg: # Septische Hüftkopfnekrose = Koxitis (bakteriell)
Aseptische Hüftkopfnekrosen

Ät:
- Septische Knochennekrose: direkte oder indirekte (via Blutweg) Infektion
- Aseptische Knochennekrose:
  - Posttraumatisch
  - Durchblutungsstörung (Perthes-Krankheit des Kindes)
  - Toxisch: Kortikoide, Dialyse, Alkohol
  - Idiopathisch

Path: Trauma, Infektion, Dysregulation --> Gefäßverschlüsse --> ischämische Nekrose

Epid: Perthes-Krankheit m > w (=4:1), Prädispositionsalter: 3.-9.LJ., häufigste aseptische Knochennekrose (weitere aseptische Knochennekrosen siehe Orthopädie-Bücher)

Klin: **Belastungsschmerz**

Diag: 1. Anamnese und klinische Untersuchung
2. Röntgen: Hüfte in 2 Ebenen --> Kopfrundung und -abflachung, Zystenbildung, Osteopenie, subchondrale Sklerose, Verbreiterung des Gelenkspaltes, Kopffragmentation und -arthrose

Ther:
- Konservativ: Konsequente Entlastung unter Umständen für Jahre z.B. mit Thomas-Schiene (stützt im Becken ab --> Entlastung des Hüftgelenkes)

- **Operativ:**
  - Knochenspanbolzung, Bohrung --> um Durchblutung vom Schenkelhals aus zu verbessern. Bei Pat. >50.LJ. totalendoprothetischer Hüftgelenkersatz (TEP)
  - Perthes-Krankheit: intertrochantere Varisations-Umstellungsosteotomie (n.Salter) --> Entlastung des Hüftkopfes --> Fördert die Revaskularisierung des Kopfes

Prog: Konservative Therapie --> 50% d.F. präarthrotische Deformitäten!

Kompl: Deformität --> Arthrose im Hüftgelenk

DD:
- Tumoren (z.B. Ewing-Sarkom, Metastasen)
- Koxarthrose --> Gelenkspalt verkleinert!

KOXARTHROSE

Ät:
- Degenerativ (z.B. bei Adipositas, Überlastung, hohes Alter)
- Traumatisch/posttraumatisch, mechanische Fehlbelastung (z.B. angeborene Hüftluxation)

Etlg: # Primäre Koxarthrose (ca. 25% d.F.): Ätiologie unbekannt, Beginn im 50.-60.LJ.
Sekundäre Koxarthrose (ca. 75% d.F.): Degenerativ

Epid: Gehäuft beim älteren und alten Mensch. Degenerative Arthrosen dabei vorwiegend im Hüft- und Kniegelenk lokalisiert.

Klin:
- Bewegungsschmerz, Belastungsschmerz, **morgendlicher Einlaufschmerz**
- Gangbild: Schmerz-/Schonhinken
- Aktivierte Arthrose mit Entzündungszeichen (s.u.)

Diag: 1. Anamnese und klinische Untersuchung: Kapseldruckschmerz, Trochanterklopfschmerz, Einschränkung der Abduktion und Innenrotation
2. Röntgen: **Beckenübersicht** (beidseits ?), Hüfte a.p. und axial, ggf. CT
   - Vergrößerung der Pfannendachsklerosierungszone (Sourcil)
     DD: bei Hüftkopfnekrose nicht vorkommend
   - Verschmälerung des Gelenkspaltes, Randausziehungen an den Gelenkflächenrändern (Osteophyten)
   - Entrundung des Kopfes, Geröllzysten
   - Gelenkverformung, Fehlstellungen

Ther:
- Konservativ:
  - Allgemeine Maßnahmen: Entlastung des Gelenkes, bei Adipositas --> Gewichtsabnahme!
  - Physikalische Therapie: Wärme-/Kälteanwendungen, Massagen, Ultraschall, Bäder, krankengymnastische Bewegungsübungen, Gehschulung, Schwimmen, Radfahren
  - Medikamente: NSA's bis hin zu Kortikosteroiden als Salben, intraartikuläre Injektionen und systemisch
  - Orthopädische Hilfen: Einlagen, Gehstock
- Operativ: Ind: Jüngerer Pat. (<60.LJ.), fortgeschrittene therapieresistente Koxarthrose
  Mittel der Wahl ist heute der **endoprothetische Ersatz**
  - **Totalendoprothese (TEP):**
    Zementierte Prothese: mittels Knochenzement (Pallacos) eingebrachter Schaft und Pfanne; Ind: alte Menschen; Vorteil: frühe Belastbarkeit --> frühe Mobilisierung möglich; Nachteil: Gefahr einer aseptischen Prothesenlockerung
    Zementfreie Prothese: Schaft und Pfanne halten durch massive Verklemmung (pressfit) + schwammartige Metalloberfläche ("Spongiosametall"), in die der Knochen einwächst; Ind: Pat. < 60.LJ.; Vorteil: lange Haltbarkeit, keine Allergie gegen den Knochenzement mögl., gut auszubauen bei Lockerung;
    Nachteil: Entlastung für 1 Monat, weitere 3 Monate nur Teilbelastung, damit der Knochen einwachsen kann.

Heute häufig Verwendung eines Hybridsystems = **Kombination** eines zementierten Schaftes und einer unzementierten Pfanne
- Bei Fehlstellungen evtl. Femurkorrekturosteotomie
- Arthrodese (bis auf Ausnahmen obsolet)

Kompl:
* **Aktivierte Arthrose** = Arthrose mit Zeichen einer abakteriellen Entzündung = Reizzustand: Überwärmung, Druckschmerz, Erguß, Weichteilschwellung
* Muskuläre und kapsuläre Kontrakturen, Einsteifung des Gelenkes
* Varus- oder Valgus-Fehlstellungen
* Einbruch der Gelenkflächen

Op:
* Gefäß- / Nervenschädigung, **Infektion**
* Luxationsneigung des Hüftgelenkes
* Prothesen: Aseptische **Prothesenlockerung**, Implantatbruch, periartikuläre Verkalkungen

DD:
- Hüftkopfnekrose (keine Pfannenbeteiligung)
- Rheumatologische Erkrankungen
- Koxitis (insb. zur aktivierten Arthrose)

SCHENKELHALSFRAKTUREN

Ät: Direktes Trauma durch Sturz auf den Oberschenkel, bzw. Hüfte

Etlg: # **Mediale Schenkelhalsfrakturen** (liegen innerhalb der Gelenkkapsel):
Adduktionsfrakturen
Abduktionsfrakturen (selten)
Einteilung nach PAUWELS (1935): nach dem Winkel zwischen der Horizontalen und der Frakturlinie im a.p.-Bild

| Pauwels Grad I: Pauwels-Winkel < 30° |
| Ø Scherkräfte, gute kons. Heilungstendenz |

| Pauwels Grad II: Pauwels-Winkel 30-50° |

| Pauwels Grad III: Pauwels-Winkel > 50° |
| erhebliche Scherkräfte, instabile Fraktur |

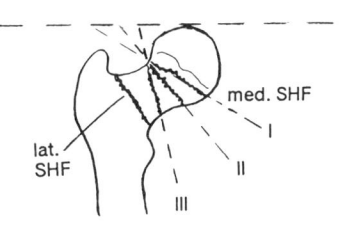

Laterale Schenkelhalsfraktur (selten, liegen außerhalb der Gelenkkapsel)

Path:
- Adduktionsfrakturen --> Varusstellung der Fragmente
  --> fehlende Verkeilung der Bruchfragmente --> Op.-Indikation
- Abduktionsfrakturen --> Valgusstellung der Fragmente
  --> Einstauchung der Bruchfragmente --> frühfunktionelle Therapie

Epid:
* Fraktur des alten, osteoporotischen Menschen (> 70.LJ.)
* W >> m

Klin:
- Abduktionsfraktur --> Einstauchung
  --> wenig klinische Symptome, ev. Stauchungs- und Klopfschmerz der Hüfte
- Adduktionsfrakturen --> keine Einstauchung
  --> schmerzhafte Bewegungseinschränkung, Beinverkürzung (je nach Dislokation der Fragmente), Außenrotationsfehlstellung

Diag: 1. Anamnese und klinische Untersuchung
2. Röntgen: Beckenübersicht a.p. und Hüftgelenk in 2 Ebenen, evtl. Tomographie oder Szintigraphie bei fraglichem Befund

Ther:
- Konservativ: Abduktionsfrakturen (eingestaucht) für 14 Tage Bettruhe, KG und dann aufsteigende Belastung
- Operativ: Ind: Adduktionsfraktur, Dislokation, instabile Frakturen (Pauwels III)
  - Osteosynthese mit 2 oder 3 Zugschrauben (junge Patienten)
  - 130° Winkelplatte oder 90° Winkelplatte mit Zementunterfütterung (= Verbundosteosynthese)
  - Gamma-Nagel (Verriegelungsnagel): ähnlich einer DHS, jedoch ohne Platte, sondern mit intramedullärem Kraftträger im Femur, der zusätzlich verriegelt wird (s.Abb.)
  - DHS = Dynamische Hüftschraube (s.u.)
  - Alte Patienten: HEP = Moore-Prothese (zementiert), evtl. TEP (bei zusätzlich arthrotisch veränderter Pfanne)

Gamma-Nagel

Prog: Die Prognose hängt ab, ob der Bruch eingestaucht --> konservative Therapie oder disloziert ist. Bei den med. Schenkelhalsfrakturen ist die Frakturheilung um so schlechter, je größer der Pauwels-Winkel ist (fehlende Kompression der Fragmente).

Kompl:
* Hüftkopfnekrose (insb. mediale Schenkelhalsfraktur)
* Schenkelhalspseudarthrose (insb. Pauwels III)
* Prothesen: s.o.

FEMURFRAKTUREN

Etlg:
\# Pertrochantere Oberschenkelfraktur:
  △ Stabil
  △ Instabil (med. Tragpfeiler zerstört --> keine Kraftableitung)
\# Abrißfrakturen des Trochanter major oder minor
  --> dislozieren durch die Muskel-Sehnen-Ansätze
\# Subtrochantere Oberschenkelfraktur
\# Diaphysäre Oberschenkelfraktur

Ät:
- Direktes Trauma: Sturz auf die Hüfte
- Abrißverletzungen: Sportverletzung (Stoß, Überbelastung)

Epid: Pertrochantere und subtrochantere Oberschenkelfraktur ist die Fraktur des alten Menschen:

Klin:
- Beinverkürzung, Außenrotation
- Schmerzhafte Bewegungseinschränkung, lokaler Druckschmerz
- Oberschenkelschaft: Schwellung, Hämatom, Bewegungsschmerz, evtl. abnorme Beweglichkeit, Krepitatio, Funktio laesa
- --> Cave: **Blutverlust !** (2-3 l möglich --> Schockgefahr)

Diag: 1. Anamnese und klinische Untersuchung
2. Röntgen: Beckenübersicht a.p., Hüftgelenk, Oberschenkel in 2 Ebenen, Kniegelenk in 2 Ebenen

Ther: In der Regel ist heute die operative Osteosynthese anzustreben.
- Operativ:
  - **DHS** = dynamische Hüftschraube, s.Abb. (Pohl'sche Laschenschraube) = extramedullärer Kraftträger, die Kompression auf den Frakturspalt erfolgt durch das Gleiten der Schraube in der Führung der Platte. Vorteil: sofort belastungsstabil
  - Gamma-Verriegelungsnagel (s.o.)

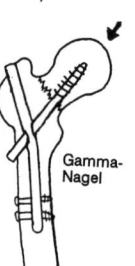

- **Ender-Nagelung** = intramedullärer Kraftträger, insb. für **alte Patienten**: Einbringen von 3-5 Rundnägel von einem Frakturdistalen Zugang oberhalb des medialen Femurkondylus. Fraktur wird dabei operativ nicht tangiert --> Vorteil: Nur kleiner operativer und wenig traumatisierender Eingriff
- Pertrochanter: 130° Winkelplatte --> Teilbelastung für 4 Wo. Subtrochanter: Kondylenplatte (95° Winkel)
- Dislozierte Abrißfrakturen --> Zuggurtungsosteosynthese, Zugschraube
- Oberschenkelschaftfrakturen:
  - **Marknagel** (insb. bei Frakturen im mittleren 1/3) --> dynamische intramedulläre Verklemmung
  - **Verriegelungsnagel** (für Frakturen im proximalen oder distalen 1/3) --> durch einseitige Verriegelung --> statische intramedulläre Verklemmung und Sicherung gegen Rotationsfehler
  - Breite laterale Platte (für offene Frakturen und bei Kindern mit offener Epiphysenfuge, da sich die Marknagelung dann verbietet)
- Trümmerfraktur: Fix. externe, insb. bei offenen Frakturen oder Verriegelungsnagelung mit beidseitiger Verriegelung --> statische Verklemmung
- Konservative Verfahren sind heute nicht mehr üblich, früher bei stabiler pertrochanterer Fraktur --> Extension für 2-3 Mo. (--> lange Immoblisation bedingt viele Komplikationen, daher obsolet --> heute Op-Ind. gegeben); Oberschenkelschaftfrakturen --> Extension für 6 Wo. + Gips für 6 Wo. (ebenfalls obsolet) Nicht dislozierte Abrißfrakturen --> Bettruhe für 1 Woche
- Kinder:
  Bis 4.LJ. Overhead-Extension für 4 Wo. (schnelle Bruchheilung)
  Bis 6.LJ. Extensionsbehandlung u. Lagerung auf Braun-Schiene od. Weber-Tisch für 4Wo.
  OP: Bei II. od. III.gradig offenen Frakturen, Gefäß- od. Nervenschäden, Muskelinterponat, älteren Kindern --> Reposition und Plattenosteosynthese od. Fixateur externe (**keine** intramedullären Kraftträger wegen offener Epiphysenfugen und des noch weichen Knochens verwenden)

Prog: I.d.R. gut.

Kompl: * Blutverlust in den Oberschenkel durch ausgedehnte Hämatome aus dem Frakturspalt und Muskelzerreißung bis zu 3 Liter --> **Schockgefahr!** (--> immer Infusion anlegen und Kontrolle von RR und Hb)
* Rotationsfehler

SUPRA/DIAKONDYLÄRE OBERSCHENKELFRAKTUREN

Etlg: # Suprakondylär = ohne Gelenkbeteiligung
Diakondylär ohne Gelenkbeteiligung
Diakondylär mit Gelenkbeteiligung:
- monokondylär
- bikondylär --> "Y"-, "T"-Fraktur

Ät: Direktes Trauma: Knieanprall

Klin: ▪ Bewegungsschmerz, Druckschmerz
▪ Evtl. Hämatom in der Kniekehle, häufig blutiger Kniegelenkerguß

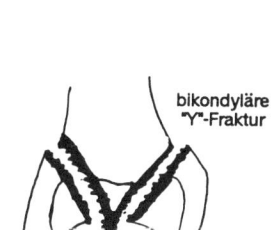

- **Fehlstellung:** proximales Fragment luxiert nach medial durch Zug der Adduktoren, das distales Fragment nach dorsal durch Zug des M.gastrocnemius (s.Abb.)
--> Durchspießung der Fragmente durch den Weichteilmantel mögl.

Diag: 1. Anamnese und klinische Untersuchung
2. Röntgen: Oberschenkel + Kniegelenk in 2 Ebenen + Beckenübersicht

Ther:
- Operativ: Ind: Bei Gelenkbeteiligung obligat!
  - 90° Winkelplatte (Kondylenabstützplatte)
  - DCS (dynamische Condylenschraube)
  - "Y"-Fraktur: 2 Zugschrauben zur Adaptation des Kondylenmassives + 90° Kondylenplatte zur Fixierung am Femurschaft
- *Kind:* Spickdraht- und Zugschraubenosteosynthese
  --> Metallentfernung nach ca. 4-6 Wo.

Kompl:
* Knieanpralltrauma --> häufig kombiniert mit Hüftgelenkverletzungen!
* Verletzung der A.poplitea und des N.tibialis durch Zug des M.gastrocnemius am distalen Fragment (--> Fragment kippt nach dorsal ab) möglich
* Posttraumatische Arthrose bei Gelenkbeteiligung
* Bewegungseinschränkung im Kniegelenk durch Kapselschrumpfung und Muskelverwachsungen

UNTERE EXTREMITÄT-KNIEGELENK

Anatomie:

Das **Kniegelenk** ist ein "Scharniergelenk" mit zusätzlicher Gleitachse und in Beugestellung auch ein Drehgelenk (Dreh-Scharnier-Gelenk = Trochoginglymus).

Bewegungsmaße: Extension/Flexion: 5-0-140° aktiv, passiv bis 160°, Außen-/Innenrotation (in Beugestellung): 40-0-10°.

Menisken: Gleichen die Inkongruenz der Gelenkflächen aus, lat. Meniskus (kreisförmig), med. Meniskus (halbmondförmig) fixiert am medialen Seitenband

Bandapparat: (Kreuzbänder) Lig.cruciatum anterius (LCA, v. hinten lateral oben nach vorne medial unten) und Lig.cruciatum posterius (LCP, v. vorne medial oben nach mitte/hinten lateral unten)

Seitenbänder: Lig.collaterale fibulare (lateral), Lig.collaterale tibiale (medial)

Muskuläre Stabilisierung: Streckseitig M.quadriceps mit Patella, lateral Tractus iliotibialis (des M.glutaeus max. u. tensor fasciae latae) + M.biceps femoris, medial M.semimembranosus + Pes anserinus (Mm. sartorius-, gracilis-, semitendinosus-Sehnen).

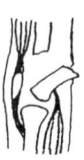

KNIE-BANDVERLETZUNGEN

Def: Zerrung und Überdehnung = Distorsion; Zerreissung = Ruptur

Ät: Trauma: Abduktions-, Adduktions-, Rotationstrauma, Kniegelenkluxation (z.B. Ski, Fußball)

Klin:
- Schmerzhafte Bewegungseinschränkung, evtl. Instabilität des Kniegelenkes
- Druckdolenz an den Kollateralbändern, evtl. Erguß und Weichteilschwellung
- Evtl. Hämarthros

Diag:
1. Anamnese und klinische Untersuchung: (Wichtig! immer im Seitenvergleich)
   - *Seitenbänder:* Seitliche **Aufklappbarkeit** bei Ab- (--> med. Seitenband) und Adduktionsprüfung (--> lat. Seitenband) in Streckstellung und 30° Beugung
   - *Vorderes Kreuzband (LCA):* Vordere **Schublade**
   Hinteres Kreuzband (LCP): Hintere Schublade (ausgeprägt zeigt sich das Schubladenphänomen jedoch erst bei Mitverletzung des Seitenbandapparates): in 60-90° Beugestellung Zug am US nach vorne od. hinten (auch als LACHMANN-Test b. 20-30° Beugestellung)
   - *Rotationsinstabilität:* Schublade in Außen- oder Innenrotationsstellung
   (Formen: anterolat., anteromed., posterolat., posteromediale Instabilität)
2. Röntgen: Kniegelenk in mind. 2 Ebenen zum Ausschluß knöcherner Begleitverletzungen, gehaltene Aufnahmen --> pathologisch >3mm Aufklappbarkeit (evtl. Seitenvergleich)
3. Kniegelenkpunktion: Hämarthros, Fettaugen im Punktat --> V.a. Knorpel-Knochenläsion
4. NMR: Sehr gute Beurteilbarkeit der Kreuzbänder
5. Arthroskopie: Beurteilung von Kreuzbändern, Menisken, Knorpelflächen, Seitenbändern und Kapselapparat (auch arthroskopische Op der Kreuzbänder heute mögl.)

Ther:
- Konservativ: Distorsion mit Ruhigstellung durch dorsale Oberschenkelgipsschiene für ca. 2 Wochen, dann intensives muskuläres Aufbautraining (M.quadriceps femoris)
- Operativ: Ind: Komplexe Bandrupturen, Instabilität des Kniegelenkes, knöcherner Ausriß eines Kreuzbandes
  - Frische Bandrupturen: Interligamentäre Naht oder transosssäre Refixation (bei Riß am Bandansatz), bei knöchernem Ausriß Fixation mit Schraube
  - Alte Bandrupturen/chronische Knieinstabilität: Bandersatzplastik mit einem autologen Teil des Lig.patellae (auch als arthroskopische Op mit dem Einsatz von Zielgeräten und speziellen Fixierschrauben = Interferenzschrauben)
  - Postoperativ: Ruhigstellung für 2 Wochen, danach Mobilisation zuerst bis 60° Beugung für 6 Wo. ohne Belastung mit (motorischer) Bewegungsschiene, dann bis 90° und Teilbelastung für 4 Wo. (mit Knieorthese, z.B. Donjoy-Schiene), anschließend volle Belastung und Bewegung. Davon unabhängig ab 1.post-op. Tag: Auftrainieren des M.quadriceps.

Prog: 1/3 der Patienten mit Kreuzbandverletzung kompensieren durch Muskeltraining sehr gut, 1/3 d.F. müssen Aktivitäten einschränken, 1/3 d.F. entwickeln Komplikationen.

Kompl:
* Unhappy-Triad-Verletzung: Med. Seitenband-Zerreissung + vordere Kreuzbandruptur + med. Meniskusläsion (--> antero-mediale Instabilität)
* Maisonneuve-Fraktur: Knöcherner Ausriß des lat. Bandapparates zur Fibula + Längsriß der Membrana interossea + hohe Weber C-Sprunggelenkfraktur
* **Meniskusläsion**
* **Knorpel-**, Knorpel-Knochen-Schäden --> posttraumatische Arthrose mögl.
* Nekrose des Kreuzbandapparates bei ausgedehnter Zerreissung

KNIEGELENKLUXATION

Def: Luxation zwischen Oberschenkelrolle und Tibiakopf

Ät:
- Starke direkte entgegenwirkende Gewalteinwirkung auf OS und US
- Angeboren (Mißbildungen, Lageanomalie in utero), sehr selten

Etlg: # Hintere Luxation
Vordere Luxation

Epid: Die Kniegelenkluxationen sind sehr selten (2% der gesamten Luxationen).

Klin: ▪ Selten federnde Fixation, meist totale Instabilität
▪ Deformität

Diag: 1. Anamnese und klinische Untersuchung
2. Röntgen: Kniegelenk in 2 Ebenen

Ther: ▪ <u>Operativ</u>: Ind: Immer gegeben, da Begleitverletzungen von Nerven, Gefäßen und **Bandläsionen** (Komplexinstabilität) fast obligat vorhanden sind
- Offene Reposition, Versorgung der Begleitverletzungen, Oberschenkelgips für ca. 6 Wochen

Kompl: * Begleitverletzungen: **Bandläsionen** sind fast obligat zu erwarten !
 Gefäß- und Nervenschäden beachten !
 Kapselzerreissung, Knorpel-Knochenläsionen, Meniskusläsionen
* Bei ausgedehnten Begleitverletzungen kann eine Instabilität bestehen bleiben
* Bei Knorpelläsionen --> posttraumatische Arthrose möglich

MENISKUSLÄSION

Ät: - Degenerativ (häufigste Ursache) --> Bagatelltrauma kann zur Läsion führen
 Prädisp: kniende Tätigkeit (Fliesenleger, Bergbau), Leistungssportler
- Traumatisch: Dreh- und Scherkräfte an den Menisken
- Als Begleitverletzung: Tibiakopffraktur, "unhappy-triad" (s.o)
- Angeboren: Scheibenmeniskus (insb. lat. Men.) --> Beschwerden im Kindesalter

Path: • Kreiselbewegungen (insb. Außenrotation) im Kniegelenk bei fixiertem Unterschenkel führen im Kniegelenk zu Dreh- und Scherkräften an den Menisken. Durch die Befestigung des med. Meniskus am tibialen Seitenband ist dieser besonders gefährdet für Einrisse (95% der Meniskusverletzungen) oder kann komplett abreißen.
• Häufig Längsrisse im Meniskus = sog. Korbhenkelrisse, seltener Querrisse

Klin: ▪ **Schonhaltung** des Knies in Beugestellung, Streckungsschmerz
▪ Kniegelenkschwellung, evtl. rezidivierende Kniegelenkergüsse => "tanzende Patella"
▪ Eingeklemmte Meniskusanteile können zur federnden **Streckhemmung** bei 20-30° führen
▪ Evtl. Hämarthros

Diag: 1. Anamnese (Unfallhergang ?) und klinische Untersuchung:
- **Steinmann-Zeichen I:** Rotation des US in Beugestellung führt zu Schmerzen im Gebiet des geschädigten Meniskus: Außenrotationsschmerz --> Innenmeniskus, Innenrotationsschmerz --> Außenmeniskus
- **Steinmann-Zeichen II:** Wanderung des Schmerzes und der Druckempfindlichkeit im Kniegelenkspalt von ventral nach dorsal bei Beugung im Kniegelenk
- **Böhler-Zeichen:** Ab- (Außenmeniskus) oder Adduktionsschmerz (Innenmeniskus) im betroffenen Meniskusgebiet
- Druckschmerz über dem betreffenden Gelenkspalt
- **Apley-Zeichen:** Pat in Bauchlage, Knie 90° angewinkelt --> Kompressions- und Rotationsschmerz (wie Steinmann I) im Kniegelenk
- **Payr-Zeichen:** Yoga-Sitz --> Schmerz im Kniegelenk (Innenmeniskus)
2. Sonographie
3. <u>Röntgen:</u> Kniegelenk in 2 Ebenen zum Ausschluß knöcherner Verletzungen
 Doppelkontrast-Arthrographie: Spalt im Meniskus sichtbar (geübter Untersucher)
4. <u>Arthroskopie</u> --> sichere Diagnosestellung möglich

Ther: ▪ Konservativ: Erstmalige Einklemmung: Versuch der Reposition durch "Ausschütteln" bei aufgeklapptem Gelenkspalt der betroffenen Seite
▪ Operativ:
- Arthroskopische Op: Je nach Situs Entfernung von abgesprengten Meniskusanteilen, Entfernen eines kleinen Korbhenkels (partielle Meniskektomie), Meniskektomie bei größeren Schäden
Neu: Bei Korbhenkelrissen arthroskopische Refixation des Korbhenkels durch Meniskusnaht (U-Nähte mit PDS-Faden in inside-out oder outside-in-Technik)
- Offene Op = Arthrotomie: Reinsertion mittels Naht bei Abriß des med. Meniskus vom med. Kapselbandapparat
Meniskektomie bei arthroskopisch schwierigem Situs
- Postoperativ: kurze Ruhigstellung für einige Tage, dann isometrische Übungen für M.quadriceps für 2 Wo. danach zunehmende Belastung und Beugung

Kompl: * Nach Meniskektomie: postoperative konsekutive Arthrose
* Rezidivierende Kniegelenkergüsse bei verbliebenem Restmeniskus (insb. Hinterhorn nach arthroskopischer Meniskektomie)
* Verletzung v. A.poplitea, N.peronaeus, Kniegelenkinfektion, tiefe Beinvenenthrombose

DD: Hypertropher Hoffa-Fettkörper, Chondropathie, Gonarthrose, Knorpel-Knochenverletzungen, Plica mediopatellaris

KNIE-KNORPELSCHÄDEN

Syn: Chondropathie, Chondromalazie, (retropatellare) Arthrose

Lok: Bevorzugt an der Retropatellarfläche und an den Femurkondylen

Ät: - Kontusion, Quetschung (Anpralltrauma), Abschertrauma = Flake fracture
--> Knorpelfissuren, Knorpelfragmentationen
- Stufen in der Gelenkfläche, Knorpelimpression (z.B. Tibiakopffraktur)
- Degenerativ: Überbelastung, Fehlstellung (Genu varum, valgum, recurvatum), Inkongruenz der Gelenkflächen, Fehlbelastung

Epid: Retropatellare Knorpelschäden, insb. bei **jungen Patienten** (20-30.LJ.):

Klin: ▪ Bewegungsschmerz, z.B. beim Knie beugen (z.B. Treppensteigen)
▪ Reizerguß, evtl. Hämarthros, Schonhaltung (--> Atrophie des M.quadriceps), Bewegungseinschränkung
▪ Abgelöste Knorpelstücke --> freie Gelenkkörper --> Einklemmung mögl.

Diag: 1. Anamnese und klinische Untersuchung
2. Röntgen: Knie in 2 Ebenen, Patella-Tangentialaufnahme, Patellagleitlager (subchondrale Veränderungen, Gelenkstufen, freier Gelenkkörper ?)
evtl. Arthrographie
3. Diagnostische Kniegelenkpunktion: evtl. Hämarthros mit Fettaugen im Punktat
4. **Arthroskopie** (Mittel der Wahl)

Ther: ▪ Konservativ: Lokale Eisanwendung, Kräftigung d. M.quadriceps, Antiphlogistika, bei Adipositas Gewichtsreduktion
Entlastung für 4-8 Wochen bei Knorpelkontusionen
▪ Operativ: Ind: Frischer Knorpelschaden, insb. mit knöcherner Beteiligung
- Sorgfältige Reposition von ausgesprengten Knorpel-, Knorpel-Knochenstücken (zuvor mehrfaches Anbohren des Knochens (Bohrung nach PRIDIE) --> fördert Kapillar- und Bindegewebeeinsprossung), Fixation mit Fibrinkleber und Spickdrähten, die auf Knorpelniveau abgeknipst werden
- Impressionsfrakturen mit Stufenbildung werden angehoben (s.u.)

- Patella: Medialisierung und Vorverlagerung des Lig.patellae oder laterale Retinakulumspaltung (Ansatz des M.vastus lat.) --> Patella wird von ihrem Gleitlager abgehoben/verschoben (auch als arthroskopische Op)
- Postoperativ: Ruhigstellung für einige Tage, danach frühfunktionelle Bewegungsübungen unter **Entlastung** für ca. 8-12 Wochen

Kompl: Posttraumatische Arthrose

DD:
- Meniskusläsionen
- Plica mediopatellaris (medial-shelf-syndrome): Synovialfalte medial der Patella --> bei Hypertrophie Einklemmung + Schmerzen; Ther: Arthroskopische Resektion
- Arthritis, rheumatische Gelenkerkrankungen, Arthrose
- Osteochondrosis dissecans (subchondrales nekrotisches Knochenfragment --> Gelenkmaus)

PATELLALUXATION

Ät:
- Habituell: konstitutionelle Bindegewebsschwäche, Formveränderung der Patella (Abflachung), Patellahochstand, abgeflachter lateraler Femurkondylus
  --> Luxation durch Bagatelltrauma
- Erworben: Wachstumsstörungen durch Trauma, Osteomyelitis, Tumor
- Traumatisch (grobe Gewalt) --> kombiniert meist mit Knochen-, Knorpel-, Muskel- und/oder Bandverletzungen
- Angeboren (meist beidseitig, Hypoplasie der Patella und Genu valgum --> Luxation immer nach lateral)

Klin:
- Knieschmerz mit Ergußbildung
- Deformität des Gelenkes: tastbare, nach lateral luxierte Kniescheibe

Diag:
1. Anamnese und klinische Untersuchung
2. Röntgen: Knie in 2 Ebenen zum Ausschluß knöcherner Begleitverletzungen nach Reposition: Patella axial zum Ausschluß von Knorpel-/Knochenschäden
3. Evtl. Arthroskopie: zur Feststellung, ob Knorpelschäden an der Retropatellarfläche durch Trauma/Reposition entstanden sind

Ther:
- Konservativ: Reposition in Überstreckung des Kniegelenkes --> Ruhigstellung für 2-4 Wo. im Gipstutor, KG zur Kräftigung der Muskulatur
- Operativ: Ind: Rezidivierende Luxationen (meist habituell)
  - Op nach ALI KROGIUS: gestielter Streifen des Lig.patellae von med. wird lateral angenäht --> der laterale Wulst verhindert die Luxation
  - Op nach LANZ: Verpflanzung des Sehnenansatzes des M.gracilis an die mediale Seite der Patella --> Zug nach medial
  - Op nach GOLDWEIGHT: Verlagerung und Fixation der lat. Patellasehnenhälfte nach med.
  - Nach Wachstumsabschluß (Erwachsene): Op nach ELMSLIE-TRILLAT: Verlagerung der Tuberositas tibiae nach medial, evtl. zusätzlich Korrekturosteotomie bei ausgeprägtem Genu valgum

Kompl:
* Arthrose im femuropatellaren Gleitlager bei rez. Luxationen
* Ruptur des fixierenden Bandes = Retinakulum der Patella an den Femurkondylen bei heftiger Luxation, meist Zerreißung medial (s.Abb.)

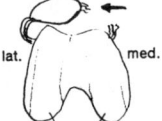

PATELLAFRAKTUR

Ät: Anpralltrauma oder Sturz auf das Knie

Path: Durch den Zug des M.quadriceps dislozieren die Patellafrakturen (Abrißfrakturen, Querfraktur) stark = Traktionsfraktur --> klassische Indikation für die Zuggurtungsosteosynthese.

Etlg: # Obere und untere Polabrißfrakturen
Fissuren oder osteochondrale Absprengungen (auch bei Luxation)
Querfraktur, Längsfraktur, Schrägfraktur
Mehrfragmentbruch, Sternfraktur, Trümmerfraktur

Klin: ▪ Weichteilschwellung, tastbarer Frakturspalt
▪ Schmerzhaft eingeschränkte Kniestreckung (Zerreißung des Streckapparates)
▪ Hämarthros

Diag: 1. Anamnese und klinische Untersuchung
2. Röntgen: Knie in 2 Ebenen + Patella axial, Patellagleitlager

Ther: ▪ Konservativ: Nicht dislozierte Frakturen (Fissuren, Längsfraktur, subaponeurotische Frakturen) Ruhigstellung in einer Gipshülse für ca. 4 Wo.
▪ Operativ: Ind: Jede dislozierte Fraktur muß operiert werden, da durch den Zug des M.quadriceps keine Knochenadaptation möglich ist.
- **Zuggurtungsosteosynthese:** Einbringen von 2 Spickdrähten, über deren Enden eine 8er-förmige Zerklage gelegt wird (s.Abb.)
- Längsfraktur und Schrägfraktur: Zugschraubenosteosynthese
- Trümmerfrakturen: Spickdrähte und umlaufende Zerklage + 8er-förmige Zerklage oder Adaptation der Fragment mit resorbierbarem Nahtmaterial über Bohrkanäle, evtl. auch Patellektomie
- Postoperativ: Frühmobilisation

Zuggurtungs-
osteosythese

Kompl: * Posttraumatische Chondropathie der Retropatellarfläche (--> Arthrose)
* Knorpelverletzungen der Femurkondylen
* Verletzung der Bursa

DD: **Patella bipartita** und tripartitia (DD: zur Längsfraktur)

STRECKAPPARATVERLETZUNG

Etlg: # Quadrizepssehnenruptur
Patellafraktur (s.o.)
Zerreißung des Lig.patellae
Abrißfraktur der Tuberositas tibiae

Anatomie: Der Streckapparat besteht aus dem M.quadriceps, seiner Sehne, die zur Patella zieht, aus der Patella selbst und dem Lig.patellae, das von der Patella bis zum Ansatz an der Tuberositas tibiae zieht.

Ät: - Quadrizepssehnenruptur: meist degenerativ bedingt + starke Anspannung des M.quadriceps
- Extrem starke Anspannung des M.quadriceps --> Lig.patellae-Ruptur oder Abrißfraktur der Tuberositas tibiae möglich

Path: Durch den Zug des M.quadriceps führt eine Zerreissung des Streckapparates an einer Stelle zu starker Dehiszenz --> Op-Indikation stets gegeben

Klin:
- Streckausfall = aktive Streckung im Kniegelenk nicht möglich
- Tastbare Dehiszenz im Bereich der Quadrizepssehne oder Lig.patellae
- Quadrizepssehnenruptur: Patellatiefstand Lig.patellae-ruptur + Abrißfrakt. d. Tuberositas tibiae: Patellahochstand
- Weichteilschwellung und Bluterguß

Diag:
1. Anamnese und klinische Untersuchung
2. Röntgen: Kniegelenk a.p. und seitlich

Ther:
- Operativ: Ind: Durch die Dehiszenz obligat gegeben.
  - Quadrizepssehnenruptur: frische Ruptur --> End-zu-End-Naht ausgeprägte Degeneration: plastische Rekonstruktion
  - Lig.patellae-Zerreißung: End-zu-End-Naht bei interligamentärer Ruptur, transossäre Reinsertion bei Riß nahe an der Tub.tibiae
  - Abrißfraktur der Tuberositas tibiae: Zuggurtungsosteosynthese über Spickdrähte, Trümmerfragment --> transossäre Reinsertion des Lig.patellae
  - Postoperativ: Kniestreckungsimmobilisation für 5-6 Wo. durch Oberschenkeltutor, danach KG-Mobilisat., volle Belastbarkeit nach 3-4 Mo.

DD: Abrißfraktur der Tuberositas tibiae: M.Osgood-Schlatter = aseptische Knochennekrose der Tuberositas tibiae (= Schienbeinkopfapophyse) im Kindesalter --> konservative Therapie mit Entlastung

UNTERE EXTREMITÄT - UNTERSCHENKEL

Anatomie: Tibia und Fibula, verbunden durch die Membrana interossea. Ventral ist die Tibia nur von Haut bedeckt --> hier leicht offene Frakturen und Heilungsstörungen mögl. Die Muskelgruppen des US sind von straffen Faszien umgeben --> Muskellogensyndrome als Komplikation möglich. Im Bereich des Sprunggelenkes sind Tibia und Fibula zusätzlich über Bänder verbunden = vordere und hintere Syndesmose.

TIBIAKOPFFRAKTUR

Ät: Trauma: direkt auf das Kniegelenk oder indirekt durch Sturz auf das Bein (z.B. von der Leiter --> führt zur Impressionsfraktur)

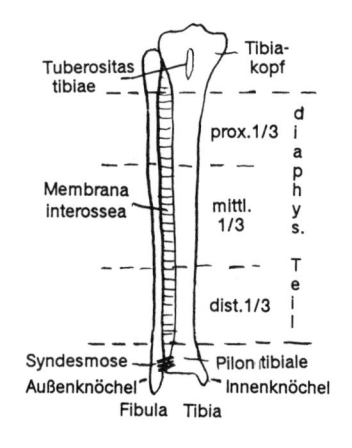

Path: Meist Stauchungskräfte entlang der Längsachse des Beines durch Sturz auf das Bein --> Impression und Frakturierung der Kondylen, die nach seitlich abgesprengt werden

Etlg:
Spaltbrüche ohne Dislokation
Spaltbrüche mit Dislokation = Depressionsbrüche: mono- / bikondylär ("V" / "Y"-Bruch)
Impressionsfraktur
Kombiniert: Impressionsfraktur + Spaltbruch (Depressionsbruch)
Trümmerfrakturen

Klin:
- Weichteilschwellung und Hämatom, fast immer **Hämarthros** --> Abpunktieren! (evtl. mit Fettaugen im Punktat)
- Schmerzhafte Bewegungseinschränkung, Druckschmerz

Diag: 1. Anamnese und klinische Untersuchung
2. Röntgen: Kniegelenk in 2 Ebenen, zur sicheren Diagnose u. Op-Vorbereitung bei Impressionsfrakturen ist die **Tomographie** des Tibiakopfes notwendig

Ther:
- Konservativ: Nicht dislozierte Spaltbrüche --> Tutor für 3-4 Wo., danach KG, volle Belastung nach ca. 2-3 Mo.
  Hämarthros sollte auf jeden Fall abpunktiert werden
- Operativ: Ind: Alle dislozierten Frakturen
  Wichtig ist, daß nach der Reposition die Gelenkfläche exakt steht! (einige Kliniken kombinieren daher die Op. mit der Arthroskopie zur Kontrolle der Gelenkfläche)
  - Impressionsfrakturen >3mm: Anhebung und Unterfütterung d. Impression mit Spongiosa von einem Knochenfenster aus + Einbringen zweier Abstützschrauben, evtl. unter gleichzeitiger arthroskopischer Kontrolle (bessere Beurteilung der Gelenkfläche)
  - Kondylenfrakturen: Plattenosteosynthese mit T-Abstützplatte
  - Impressions-Depressionsbruch: Anhebung und Unterfütterung der Impression + Plattenosteosynthese mit T-Platte als Fixations- und Abstützplatte
  - Trümmerfrakturen: Fixateur externe
  - Postoperativ: frühfunktionelle Mobilisation unter Entlastung des Kniegelenkes für ca. 3 Mo. mit KG, Bewegungsschiene

Kompl:
* Zusätzliche traumatische Kapsel-Band-Rupturen, Knorpelläsionen, Meniskusquetschung
* Fibulaköpfchenfraktur, Läsion des N.peronaeus
* Posttraumatische Arthrose bei bestehendem Gelenkflächendefekt
* Postoperativer Infekt mit Osteomyelitis und Gelenkempyem

UNTERSCHENKELFRAKTUREN

Etlg:
Isolierte Tibiafraktur
Isolierte Fibulafraktur
Fraktur von Tibia und Fibula = (komplette) Unterschenkelschaftfraktur

Anatomie: Die **geringe Weichteildeckung** (insb. am med. Anteil der Tibia) bedingen die häufigen **offenen Frakturen** und die postoperativen Komplikationen. Der Unterschenkel wird eingeteilt in ein proximales, mittleres und unteres Drittel.

Ät: Trauma: Anprall (Stoßstangenverletzung) --> Biegungsbruch, Stauchung, Torsion (Skiunfall)

Klin:
- Häufig Weichteilschaden --> offene Fraktur mit Hautwunde, Hämatom, Weichteilschwellung, sichtbare Knochenenden, Knochensplitter
- Gut tast- und sichtbare Fehlstellung, Krepitation, Schmerz bei Bewegung

Diag: 1. Anamnese und klinische Untersuchung
2. Röntgen: US in 2 Ebenen + Kniegelenk und Sprunggelenk

Ther:
- **Funktionell:** Isolierte Fibulafraktur, evtl. mit Unterschenkelzinkleimverband oder Unterschenkelgehgips für 4 Wo., oder ohne Verband und Entlastung bis der Pat. beschwerdefrei ist
- **Konservativ:**
Isolierte nicht dislozierte Tibiafraktur und nicht dislozierte Unterschenkelschaftfrakturen: Fixation im Oberschenkelliegegips für ca. 6 Wo., danach Gehgips für 4 Wo.
- **Operativ:** Ind: 2. + 3.-gradig offene Frakturen, dislozierte Frakturen, Trümmerfrakturen, fehlende Knochenbruchheilung (>4 Mo.), Polytrauma (Pflegeerleichterung).
In der Regel wird nur die Tibia operativ versorgt.
  - **Frakturen im proximalen Drittel:** laterale + mediale Platte für Tibia od. Fix. externe
  - **Frakturen im mittleren Drittel:** besonders gut geeignet für Marknagelung der Tibia, postoperativ: Belastung schon nach wenigen Tagen möglich
auch möglich: laterale Platte der Tibia
  - **Frakturen im distalen Drittel:** Marknagelung und Verriegelung distal oder mediale Platte für Tibia
  - **Etagenfraktur:** Verriegelungsnagel (Marknagel + Verriegelung mittels Schrauben proximal und distal --> statische Verriegelung) für Tibia od. Fix. externe
  - **Trümmerfraktur und 2., 3.-gradig offene Frakturen:** Fixateur externe als unilateraler Klammerfixateur, Monofixateur od. V-förmigen Fixateur oder zeltförmiger Fixateur (Nachteil: muß durch die lateralen Weichteile geführt werden), evtl. zusätzliche Versorgung der Fibula mit Plattenosteosynthese.
Sekundär ist bei verzögerter Heilung ein anderes Osteosyntheseverfahren (Platten, Spongiosaplastik) zusätzlich notwendig.
  - **Plattenosteosynthese** postoperativ: 4 Wo. Entlastung, danach Teilbelastung, Vollbelastung nach ca. 10-12 Wochen.

Kompl:
- Cave! **Kompartment-Syndrom** durch Raumforderung in den straffen Muskellogen des Unterschenkels (s. allg. Traumatologie)
- Verletzung des N.peronaeus
- Verzögerte Knochenbruchheilung und Pseudarthrosenbildung, insb. bei devitalen Fragmenten
- Achsenfehler --> Arthrose durch Fehlbelastung

PILON TIBIALE-FRAKTUR

Syn: Distale Unterschenkelstauchungsfraktur

Ät: Heftiges Trauma: Sturz aus großer Höhe

Path:
- Axiale Gewalteinwirkung auf das distale Tibiaplateau --> Kompressions- / Stauchungsfraktur im Bereich d. Pilon tibiale meist mit Beteiligung d. Gelenkfläche (Knorpelkontusion)
- Kind: Häufig Frakturen mit Beteiligung der Epiphysenfuge (Aitken 0-III)

Klin:
- Bewegungs-, Druck- und Stauchungsschmerz
- Schmerzhafte Bewegungseinschränkung
- Weichteilschwellung

Diag:
1. Anamnese und klinische Untersuchung
2. Röntgen: Unterschenkel und Sprunggelenk in 2 Ebenen

Ther:
- **Konservativ:** Nicht dislozierte Frakturen <u>ohne</u> Gelenkflächenbeteiligung --> Gips für ca. 8 Wochen mit Entlastung des Gelenkes, dann KG und steigende Belastung
- **Operativ:** Ind: Gelenkflächenbeteiligung
  - Offene Reposition, anatomische Wiederherstellung der Gelenkfläche, evtl. Spongiosaunterfütterung, Stabilisierung mit Zugschrauben, Plattenosteosynthese, evtl. auch Fix. externe

- Postoperativ: Gipsruhigstellung für 4-6 Wochen, dann funktionell ohne Belastung, nach 8 Wochen Beginn mit Teilbelastung
- Bei völlig irreponiblen Frakturen (Trümmerfrakturen) oder posttraumatischer Arthrose ist eine sekundäre Arthrodese (= Versteifung des Gelenkes) indiziert
- *Kind:* Aitken 0 und I geschlossene Reposition und Gips für 4 Wochen
  Aitken II und III offene Reposition und Spickdrahtosteosynthese, Entfernung der Drähte nach ca. 4 Wochen, Gips für insg. 6 Wochen

Kompl: * Posttraumatische Arthrose durch verbliebene Gelenkflächeninkongruenz, Knorpelverletzung (Flake fracture = osteochondrale Fraktur)
* *Kind:* Bei nicht exakter Reposition der Epiphysenfuge --> Wachstumsstörungen

SPRUNGGELENKFRAKTUREN

Syn: Knöchelfrakturen

Anatomie: Außenknöchel = dist. Fibula, Innenknöchel = dist. Tibia. Der Außenknöchel hat die wichtige Leitfunktion für das obere Sprunggelenk und muß erhebliche Scherkräfte über den Bandapparat auffangen.
Bewegungsmaße: Dorsal-/Plantarflexion: 30-0-50° Pro-/Supination: 20-0-30°.
Bandapparat: Vord. und hint. Syndesmose (Lig.fibulotibiale) und die Membrana interossea verbindet die Tibia mit Fibula.
Lig.deltoideum: verbindet Tibia mit Talus
Lig.fibulotalare ant. u. post. verb. Fibula m. Talus
Lig.fibulocalcaneare verbindet Fibula mit Calcaneus

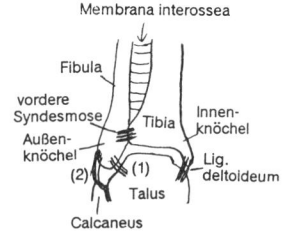

Ät: Trauma und Luxation durch "Fußumknicken"
Supinationstrauma --> Innenknöchelfrakturen u. eher Weber A
Pronationstrauma --> Außenknöchelfrakturen u. eher Weber B od. C
Distorsionstrauma --> Maisonneuve-Fraktur

Etlg: Nach WEBER bzw. DANIS (1949): Außenknöchelfraktur im Verhältnis zur Syndesmose

Weber A:	Fraktur **unterhalb der Syndesmose** / des Gelenkspaltes

Weber B:	Fraktur **in Höhe der Syndesmose**, meist Teilruptur der Syndesmose

Weber C:	Fraktur **oberhalb** der Syndesmose, **Syndesmose immer zerrissen**, Membrana interossea bis zur Fraktur rupturiert

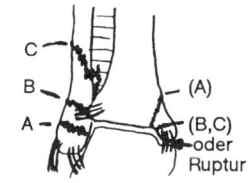

Die Frakturen sind häufig kombiniert mit Abscher- (A) oder Abrißfraktur (B,C) des unteren Teils des Innenknöchels oder Zerreißung des Lig.deltoideum

und/oder einer Abscher-/Abrißfraktur (B,C) an der dorsalen Tibiakante (hinterer Teil des Innenknöchels) durch den Zug der hinteren Syndesmose = hinteres **Volkmann-Dreieck**

Maisonneuve-Fraktur: Sonderform der Weber C- Fraktur: hohe Weber C-Sprunggelenkfraktur (mit Ruptur der Syndesmose u. meist mit Innenknöchelfraktur) + Längsriß der Membrana interossea + subkapitale Fibulafraktur (oder knöcherner Ausriß des Lig.collaterale fibulare am Knie)
Sprunggelenkluxationsfraktur = Sprengung der Sprunggelenkgabel, völlige Instabilität

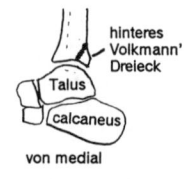

Klin:
- Hämatom und Druckschmerz über dem Außen- und evtl. Innenknöchel
- Schmerzhafte Bewegungseinschränkung
- Sprengung der Sprunggelenkgabel --> Fuß ist seitlich versetzt zum US

Diag: 1. Anamnese und klinische Untersuchung
2. Röntgen: Sprunggelenk in 2 Ebenen, evtl. gehaltene Aufnahmen zum Ausschluß von Bandverletzungen (nicht bei Frakturen!)

Ther:
- Konservativ: Weber A und B ohne Syndesmosenruptur und ohne Dislokation --> Unterschenkelgips für ca. 6-8 Wochen
- Operativ: Ind: Weber C (dislozierte Weber A- und B-Frakturen)
  - Außenknöchel: Osteosynthese mit Zugschraube und dorsolateral angebrachter 1/3 Rohr-Platte. Naht der Syndesmose und der mögl. anderen Bandrupturen, evtl. Fixation der Stellung der Syndesmose durch temporäre Stellschraube für 6 Wo.
  - Innenknöchel: Abscherfraktur, Volkmann-Dreieck mit Zugschraube, Abrißfraktur mit Zuggurtungsosteosynthese
  - Postoperativ: Ruhigstellung für ca. 6 Wochen (wegen den Bandrupturen), dann Bewegungsübungen ohne Belastung, Teilbelastung ab 8.Woche, Vollbelastung nach 10-12 Wochen
  - Sprunggelenkgabelsprengung: Osteosynthese der Frakturen wie oben und zusätzlich Stellschraube (fixiert Tibia an Fibula) für ca. 6 Wochen

Kompl:
* Knorpelabscherungen am Talus = Flake fracture, Abrißfraktur des Volkmann'schen Dreieckes--> posttraumatische Arthrose
* Gelenkinstabilität bei nicht versorgten Bandrupturen

SPRUNGGELENKDISTORSION/AUßENBANDRUPTUR

Ät: Typisches Umknicktrauma (Volleyball, Ski oder Stolpern), **häufigste Bandverletzung des Menschen.**

Path:
- Trauma in d.R. in Supination und Adduktion --> Überdehnung bis Ruptur des Außenbandapparates.
  Als erstes rupturiert das Lig.fibulotalare anterius, als nächstes dann meist das Lig.fibulocalcaneare
- Trauma in Pronation --> Weber-Frakturen, evtl. mit Riß des Lig.deltoideum

Etlg:
Akute Distorsion = Überdehnung und Zerrung
Chronisch rezidivierende Distorsion = Außenbandapparatinsuffizienz
Ligamentruptur = Bandriß

Klin:
- Hämatom und Weichteilschwellung, Bewegungseinschränkung
- Druckschmerz über dem Außenknöchel und Überdehnungsschmerz (Supination)
- Chronische Instabilität: rezidivierendes Umknicken, Instabilität, Belastungsschmerzen

Diag:
1. Anamnese und klinische Untersuchung: Prüfung des Talusvorschubes und der seitlichen Aufklappbarkeit (immer im Vergleich zur Gegenseite), Druckschmerz über dem Verlauf der Bandstrukturen, Hämatom
2. Röntgen: **Sprunggelenk in 2 Ebenen nativ** zum Ausschluß knöcherner Verletzungen. Nach Abschwellung des Gelenkes (also nicht akut nach dem Trauma, sondern Tage später, wenn zur Diagnose noch notwendig) Sprunggelenk in 2 Ebenen als **gehaltene Aufnahme** (path: a.p. > 10° laterale Aufklappbarkeit (Taluskippung), Seitenbild > 6mm Talusvorschub), möglichst im **Seitenvergleich** mit der gesunden Seite. Ggf. Arthrographie bei unklarem Befund.
3. OSG-Sonographie: Indirekter Nachweis von Bandläsionen durch Darstellung von Hämatomen mit/ohne Gekenkraumverbindung, evtl. inhomogene Bandstruktur sichtbar.

Ther:
- <u>Konservativ</u>: Distorsionen ohne Instabilität --> elastischer Stützverband
Bei geringer Instabilität: Ruhigstellung mit Unterschenkelsteigbügelgips für 10 Tage, dann für ca. 20 Tage Gehgips oder ggf. Orthesen (Aircastschiene, MHH-Schiene), Tape od. Adimed^R-Schuh zur Verkürzung der Gipsruhigstellung. Danach für 1 Monat pronierende Stützverbände (z.B. Malleotrain^R, Elodur^R).
Nachteil der kons. Ther: Evtl. verbleibende Restinstabilität --> dann ggf. Op.
- <u>Operativ</u>: Ind: Deutliche Instabilität des Sprunggelenkes (chronische Instabilität), osteochondrale Läsionen, knöcherne Begleitverletzung
  - <u>Zeitpunkt:</u> Op sofort (bis 6-8 Stunden) oder nach ca. 4-6 Tagen (Abschwellen durch Hochlagerung und Ruhigstellung)
  - <u>Op:</u> Adaptation der Bänder: interligamentäre Ruptur --> **End-zu-End-Naht**, knochennaher Riß --> Naht an Bandstumpf/Periost, mit kleinem knöchernem Ausriß (insb. Jugendliche) --> Minischraube od. **transossäre Refixation**
  - <u>Chronische Bandinstabilität:</u> Bandplastik mittels autologer Sehne (Peronaeus brevis) nach WATSON-JONES oder Plantarissehnentransplantation nach WEBER oder Periostzügelplastik nach KUNER
  - <u>Postoperativ:</u> Ruhigstellung im Unterschenkelliegegips (Steigbügel) für ca. 1-2 Wo. in Dorsalflexion- und leichter Pronationsstellung (--> Bänder entlastet), dann Unterschenkelgehgips für weitere 3-4 Wochen, dann für 1 Monat pronierende Stützverbände (s.o.), volle Belastung nach 3 Monaten mögl.

Kompl:
* Supinationstrauma --> Abscherfraktur am Innenknöchel ausschließen
* Schlottergelenk / **chronische Instabilität**
* Posttraumatische Arthrose bei Knorpelschäden oder Fehlbelastung
* Weichteil Impingement (--> Engensymptomatik)

DD: Sprunggelenkfrakturen müssen ausgeschlossen werden

TALUSLUXATION

Syn: Luxation im OSG (zwischen Talus und Tibia/Fibula = eingelenkig), subtalare Luxation im USG (zwischen Talus und Calcaneus/Os naviculare = zweigelenkig) oder dreigelenkige totale Talusluxation

Path:
- Trauma mit extremer Plantarflexion --> hintere Luxation im OSG
- Sturz aus großer Höhe: Luxation nach innen hinten im USG

Etlg:
\# Vordere und hintere Luxation
\# Seitliche Luxationen sind wegen der straffen Führung des Talus in der Malleolengabel nur als Luxationsfrakturen (mit Knöchelfraktur) möglich

Traumatologie - Untere Extremität

Subtalare Luxation: Talus verbleibt in der Malleolengabel, es luxieren alle subtalaren Anteile des Fußes (Calcaneus, Os naviculare)

Klin:
- Federnde Fixation, Deformität
- Schwellung, schmerzhafte Bewegungseinschränkung

Diag:
1. Anamnese und klinische Untersuchung
2. Röntgen: Sprunggelenk und Fußwurzel in 2 Ebenen zum Ausschluß knöcherner Verletzungen

Ther:
- Konservativ: Reposition in Analgesie und Muskelrelaxation, evtl. Narkose --> Entlastung des Sprunggelenkes für 4 - 6 Monate !
- Operativ: Ind: Begleitverletzungen von Knochen oder Bändern

Kompl:
* Durch Gefäßschaden --> Talusnekrose (insb. bei dreigelenkiger Luxation)
* Posttraumatische Arthrose bei Knorpelläsionen

TALUSFRAKTUR

Syn: Sprungbeinfraktur

Anatomie: Gefäßversorgung des Talus: A.sinus tarsi aus der A.dorsalis pedis und A.canalis tarsi aus der A.tibialis posterior --> der posttraumatische Durchblutungsstatus ist wichtig für die Beurteilung der Entstehung einer Talusnekrose.

(Abbildung: Talusrolle, Corpus, Talushals, Taluskopf)

Ät: Heftiges Trauma: axiale Gewalteinwirkung (z.B. Sturz von Leiter, Auffahrunfall), Abschertrauma evtl. mit Luxation des OSG

Etig: Nach MARTI und WEBER, 1978 (bezüglich der Nekrosegefahr)

Typ I:	Fraktur im Kopf/distalen Halsbereich --> keine Nekrosegefahr
Typ II:	Undislozierte Körper- oder Halsfrakturen --> selten Nekrosegefahr
Typ III:	Dislozierte Körper- oder prox. Halsfrakturen --> häufig Nekrosen
Typ IV:	Halsfrakturen mit Luxation des Corpus tali aus der Malleolengabel -> Bandrupturen + Gefäßverletzungen obligat, immer Nekrosen

Klin: Schwellung und Hämatombildung, schmerzhafte Bewegungseinschränkung

Diag:
1. Anamnese und klinische Untersuchung
2. Röntgen: Sprunggelenk in 2 Ebenen
3. Evtl. Arthroskopie nach Konsolidierung der Fraktur zur Beurteilung der Gelenk-/Knorpelfläche

Ther:
- Konservativ: Fraktur ohne Dislokation und Gelenkflächenbeteiligung --> Ruhigstellung im Liegegips und Entlastung für 3 Monate
- Operativ: Ind: Dislozierte Frakturen mit Stufenbildung der Gelenkfläche
  - Schwieriger Zugang: Osteotomie des Innenknöchels als Zugang zum Talus, dann Reposition und Schraubenosteosynthese des Talus, anschließend Wiederherstellen des Innenknöchels mittels Zuggurtung
  - Postoperativ: Entlastung für mind. 3 - 6 Monate!, je nach Nekrosegefahr

- Schwere Trümmerfrakturen --> Entfernung des Talus und Arthrodese zwischen Tibia und Calcaneus

Kompl: * Aufgrund des Pathomechanismus Sturz ist eine Kompressionsfraktur der **Wirbelsäule** möglich und muß ausgeschlossen werden!
* Knorpelfrakturen/-impressionen (Flake fracture) am Talus --> posttraumatische Arthrose
* Gefäß (A.tibialis posterior) und Nervenverletzung
* Aufgrund der relativ schlechten Blutversorgung und Revaskularisation des Talus ist dieser für eine posttraumatische Knochennekrose stark gefährdet! Pseudarthrose, Infekte.

KALKANEUSFRAKTUR

Syn: Fersenbeinfraktur; häufigste Fraktur der Fußknochen

Ät: Trauma: Sturz aus großer Höhe auf das Bein (z.B. Leiter)

Path:
- Absturztrauma --> axiale Stauchung --> Kompressionsfraktur des relativ weichen Kalkaneus durch den härteren Talus. Aufgrund des Pathomechanismus ist eine Kompressionsfraktur der **Wirbelsäule** mögl.!
- Ausmaß der Kompression kann an dem Tuber-Gelenkwinkel (nach BÖHLER, s.Abb.) abgelesen werden. Phys: 35° --> bei Kompression Abflachung bis 0° (s.Abb.) oder sogar negativer Tuber-Gelenkwinkeln möglich.

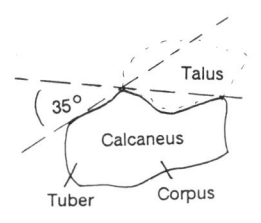

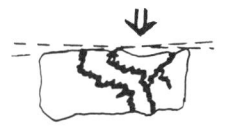

Etlg: Nach VIDAL

Typ I:	Glatte Fraktur (Spaltbrüche, Entenschnabelbruch s.u.), USG nicht beteiligt! --> gute Prognose
Typ II:	Glatte Fraktur, USG beteiligt aber nur geringe Dislokation
Typ III:	Trümmerfraktur, USG erheblich zerstört --> zweifelhafte Prog.

Klin:
- Schwellung, Hämatom, Deformität, schmerzhafte Bewegungseinschränkung
- Druckschmerz, Kompressionsschmerz, Fersenbeinklopfschmerz

Diag: 1. Anamnese und klinische Untersuchung
2. Röntgen: Sprunggelenk in 2 Ebenen, evtl. Fersenbein tangential

Ther:
- <u>Konservativ:</u> Wenn eine Wiederherstellung der Gelenkfläche nicht möglich ist (alte Patienten, schlechte Weichteilverhältnisse) --> Entlastung des Gelenkes unter Hochlagerung zur Abschwellung, dann frühfunktionelle Behandlung, Entlastung des Beines für ca. 3 Monate (z.B. mit ALLGÖWER-Gehapparat: Gewicht wird am Tibiakopf abgefangen)
- <u>Operativ:</u>
  - Bei umschriebener Impression: Anhebung und Unterfütterung der Gelenkfläche mit Spongiosa, Stabilisierung des Repositionsergebnisses mit Spickdrähten oder Schrauben, Gips für 4 Wochen, Entlastung 3-4 Monate
  - Bei rezidivierenden therapieresistenten posttraumatischen Beschwerden evtl. subtalare Arthrodese

Kompl: * Durch Abflachung des Tuber-Gelenkwinkels --> posttraumatischer Plattfuß, posttraumatische Arthrose, die Schmerzen verursachen kann --> Anpassen von Einlagen und orthopädischem Schuhwerk notwendig
* Begleitverletzungen der Wirbelsäule ausschließen!
* Trophische Störung bis hin zur Sudeck-Dystrophie
* Selten posttraumatische Knochennekrose des Kalkaneus

DD: Aseptische Knochennekrose des Kalkaneus (Haglund)

ACHILLESSEHNENRUPTUR

Anatomie: Die Achillessehne (= Tendo calcaneus) verbindet den M.triceps surae (M.gastrocnemius, M.soleus) mit dem Tuber calcanei.

Ät: - **Degenerative Veränderungen + indirektes Trauma** (extreme Muskelanspannung)
- Selten direktes Trauma: Schnittverletzung, Stoß, Schlag

Etlg: # Komplette Ruptur oder Teilruptur der Sehne (selten)
Abrißfraktur der Achillessehne am Kalkaneus = Entenschnabelfraktur

Epid: M >> w

Klin: ■ Peitschenartiger reißender Schmerz im Augenblick der Ruptur
■ Tastbare Dehiszenz im Verlauf der Sehne (Delle), Druckschmerzhaftigkeit
■ Schwellung, Hämatom

Diag: 1. Anamnese und klinische Untersuchung: Zehenspitzenstand kann nicht durchgeführt werden, tastbare Lücke im Verlauf der Achillessehne
2. **Röntgen:** Fersenbein in 2 Ebenen zum Ausschluß eines knöchernen Entenschnabelbruches
3. **Sonographie:** Darstellung der Achillessehne (die Ruptur imponiert als Lücke)

Ther: ■ **Konservativ:** Wird neuerdings durchgeführt mit Gips in Spitzfußstellung für 1 Woche (sonographische Kontrolle, ob in der Spitzfußstellung die Sehnenenden aneinanderliegen), dann **Spezialschuh** (mit ventraler Verstärkung und Absatzerhöhung um 3 cm --> Verhindert die Dorsalflexion, Adipromed^{R}Vario-Stabil) für 6 Wochen Tag+Nacht und 2 Wochen nur noch tagsüber, ab 4. Woche KG.
■ **Operativ:** Ind: War bisher stets gegeben (Therapie z.Zt. im Wandel), unverzügliche Versorgung! Ausnahme: Sehr alte Patienten mit schlechten Weichteilverhältnissen --> Ruhigstellung im Gips in Spitzfußstellung)
- Sehnenruptur: Feinadaptierende Naht oder Durchflechtungsnaht (8er-förmige Gänge durch die beiden Sehnenenden mit PDS) evtl. + Umkipplastik (ein Teil der proximalen Sehne wird gestielt, umgekippt und auf das distale Ende aufgenäht).
In Erprobung auch Fibrinklebung.
- Entenschnabelfraktur: Reposition und Verschraubung oder Zuggurtung
- **Postoperativ:** Oberschenkelgips für 3-4 Wochen in leichter Spitzfußstellung (--> Entlastung der Sehne), dann Unterschenkelgehgips in Neutralstellung für 2 Wochen, volle Belastbarkeit frühestens nach 3 Monaten, evtl. Erhöhung der Absätze zur Entlastung der Sehne
- Alte Sehnenrupturen: Sehnenplastik und längerfristige Ruhigstellung

Prog: Bei sofortigem Therapiebeginn hat die konservative frühfunktionelle Therapie nach neuen Studien eine gleich gute Prognose wie die operative Therapie.

Kompl: * Reruptur
* Tiefe Beinvenenthrombose
* Tendinosis calcanea mit Verkalkungen

FUßWURZELFRAKTUREN/LUXATIONEN

Anatomie: Os naviculare, Os cuboideum, Os cuneiforme mediale, intermediale u. laterale
Gelenklinien (gleichzeitig **Amputationslinien**):
Chopart-Linie: zwischen Talus u. Calcaneus und dem Os naviculare u. cuboideum
Lisfranc-Linie: Zwischen Os cuboideum u. Ossa cuneiformia und den Ossa metatarsalia

Ät:
- Luxationen: Sturz auf die Fußspitze
- Frakturen: direktes Trauma (Schwerer Gegenstand, Quetschung) oder indirektes Trauma (Sturz) als Quer-, Schräg- und Trümmerfrakturen

Klin:
- Luxation: tastbare Deformität, federnde Fixation
- Frakturen: Hämatom, Schwellung, schmerzhafte Bewegungseinschränkung --> Fersengang noch möglich

Diag:
1. Anamnese und klinische Untersuchung
2. Röntgen: Fußwurzelknochen in 2 Ebenen, ggf. Schrägaufnahmen

Ther:
- Konservativ: Luxationen müssen in Vollnarkose reponiert werden (auch dann manchmal sehr schwierig --> offene operative Reposition) anschließend Ruhigstellung für 6 Wo. im US-Gips
- Operativ: Ind: Dislozierte Frakturen und Luxationsfrakturen
  - Anatomisch korrekte Reposition, Fixation mit Spickdrahtosteosynthese oder kleiner Schraube --> postoperativ US-Gips für 6 Wochen

Kompl: Posttraumatische Arthrose, Knochennekrose, Plattfuß

DD: Aseptische Knochennekrose (Köhler-I- und -II-Krankheit)

MITTELFUßFRAKTUREN

Ät:
- Direktes Trauma (Schwerer Gegenstand, Quetschung)
- Indirektes Trauma: forcierte Supination --> Os metatarsale V knöcherner Ausriß der Basis durch den Zug der M.peronaeus brevis-Sehne
Ermüdungsbruch: Marschfraktur (meist II-V. Mittelfußknochen)

Etlg:
- \# Quer-, Schräg- und Trümmerfrakturen
- \# Serienfrakturen (mehrere Mittelfußknochen frakturiert)

Klin: Schwellung, Hämatom, Bewegungsschmerz, Belastungsschmerz

Diag:
1. Anamnese und klinische Untersuchung
2. Röntgen: Fuß in 2 Ebenen, ggf. Schrägaufnahmen

Ther:
- Konservativ: Nicht dislozierte Frakturen, Marschfrakturen: Unterschenkelgehgips für 6 Wo.
- Operativ: Ind: Dislozierte und offene Frakturen, Luxations-, Serienfrakturen
  - Serienfrakturen: nur die Randstrahlen (Os metatarsale I und V) werden mit Miniplatte versorgt, II - IV erhalten axiale Spickdrähte
  - Os met. V Ausrißfraktur mit Gelenkbeteiligung --> Zuggurtungsosteosynthese
  - Postoperativ: Gipsruhigstellung für 4-6 Wochen

Kompl:
* Posttraumatische Arthrose und Plattfuß mit Belastungsschmerzen
* Ausgeprägte Weichteilschwellung od. Infektion, insb. bei Verletzungen durch Quetschung --> Gefahr d. Sudeck-Dystrophie, kann zur Amputation führen

ZEHENFRAKTUREN/LUXATION

Ät: - Luxation: Hängenbleiben, Aufsprung auf die Zehenspitze
- Fraktur: direktes Trauma (Schwerer Gegenstand - Quetschung, Überfahren)

Klin: - Luxation: Deformität (Bajonettstellung), federnde Fixation
- Fraktur: Schwellung, Bewegungsschmerz, Hämatom, Krepitation

Diag: 1. Anamnese und klinische Untersuchung
2. <u>Röntgen:</u> Vorfuß in 2 Ebenen

Ther: - <u>Konservativ:</u> Luxation --> Reposition, anschließend Dachziegelverband für 2-3 Wochen (ebenfalls bei nicht dislozierten Frakturen)
- <u>Operativ:</u> Ind: Dislozierte oder offene Frakturen, Gelenkbeteiligung
  - Spickdrahtosteosynthese oder Kleinstfragmentplatte (T-Platte)
  - Ausgedehnte Trümmerbrüche: Entfernung der Trümmer kommt einer Amputation gleich
  - Postoperativ: Ruhigstellung im US-Gehgips für 4 Wo.

Kompl: * Subunguales Hämatom (bei Quetschung häufig) sollte frühzeitig entlastet werden (Anbohren des Nagels oder Punktion mit glühender Nadel)
* Nekrosen, Infektion bei fehlender Durchblutung --> können zur Amputation führen

HALLUX VALGUS

Syn: Metatarsus primus varus

Def: Abspreizung des Metatarsus I (sieht aus wie eine Exostose, ist aber keine) und Abknickung der Großzehe im Großzehengrundgelenk zur Kleinzehenseite hin.

Ät: - **Belastungsdeformität**, häufig mit Spreizfuß (Pes transversus) kombiniert
- Enges, spitzes Schuhwerk

Epid: W >> m, 40.-60. LJ.

Klin: - Verhornte und oft entzündete Haut über dem dist. Metatarsalende I
- Schmerzen, Schwellung, **Pseudoexostose**
- Evtl. Kombination mit Hallux rigidus (Teilversteifung durch arthrotische Veränderungen)

Ther: - <u>Konservativ:</u> Nachtschiene (spreizen die Großzehe nach med. ab)
- <u>Operativ:</u> Ind: Chronische Beschwerden
  - Op n. MCBRIDE (gelenkerhaltend): Verlagerung der M.adductor hallucis-Sehne nach med. an das Metatarsalköpfchen, evtl. + Keilosteottmie an der Basis des Metatarsus
  - Op n. HOHMANN (gelenkerhaltend): Osteotomie des Metatarsale I-Köpfchens + med. Kapselraffung + Verlagern der M.abductor long.-Sehne an die Grundphalanx
  - Op n. KELLER-BRANDES (gelenkresezierend): Resektion der prox. Hälfte der Grundphalanx und Interposition eines Kapselperiostlappens (zw. Metatarsus und dem Rest der Grundphalanx)
  - Op n. HUETER-MAYO (gelenkresezierend): Resektion des Metatarsalköpfchens und Interposition eines Kapselperiostlappens (wie bei Keller-Brandes Op)

Prog: Die operativen Verfahren haben eine gute Prognose, ein Rezidiv ist selten.

Kompl: * <u>Op:</u> Pseudarthrosen bei den Osteotomie-Verfahren (daher Kombination der Osteotomie mit Osteosynthese, z.B. Miniplatte)
* Rezidiv

RUMPFSKELETT

Anatomie:

Wirbelsäule: **7 HWK** (Abkürzung: C), **12 BWK** (Th), **5 LWK** (L), **Os sacrum** (5 WK, fusioniert), **Os coccygis** (4-5 Wirbelkörperrudimente).
C1 = Atlas mit Lig.transversum atlantis um den Dens axis. C2 = Axis mit ventral gelegenem Dens axis. C7 = Vertebra prominens (gut tastbar).
Form: HWS Lordose, BWS Kyphose, LWS Lordose, Os sacrum Kyphose. Wirbelsäule als federndes System mit Disci intervertebrales zur Kompensation von Stauchungen.
Beweglichkeit: Am größten in der HWS in allen Ebenen, gering in der BWS (schräg gestellte Dornfortsätze und Ansatz der Rippen), in der LWS gut für Beugung und Streckung, sonst ebenfalls gering (insb. keine Rotation).
Bänder: Von ventral nach dorsal: Lig.longitudinale ant. (an den Wirbelkörpern ventral) und post. (an den Wirbelkörpern dorsal), Lig.flavum (am Wirbelbogen ventral), Lig.interspinale u. supraspinale (zw./über den Dornfortsätzen) und Ligg.intertransversarii (zw. den Querfortsätzen).

Rippen:

12 Rippenpaare: die 7 oberen Rippen = **Costae verae** gehen mit den Rippenknorpeln (Cartilagines costales) direkt bis zum Sternum und sind dort gelenkig verbunden (Articulatio sternocostalis).
Die Rippen 8 bis 10 = **Costae spuriae** sind knorpelig an der nächst oberen Rippe befestigt und bilden den Rippenbogen (Arcus costalis).
Die Rippen 11 und 12 = **Costae fluctuantes** sind rudimentär und enden frei in der Bauchmuskulatur.
Costa: Aus Caput (am Wirbelkörper ansetzend mit Articulatio capitis costae) und Collum (reicht bis in die Höhe des Querfortsatzes mit Querfortsatzgelenk = Articulatio costotransversaria) und Corpus.
An der Innenseite/Unterkante der Rippen verlaufen die Interkostalnerven und -gefäße.

WIRBELSÄULENVERLETZUNG

Def: Möglich sind Wirbelkörperfrakturen, Wirbelkörperkompressionsfrakturen (= crush fracture), Wirbelbogenfrakturen, Wirbelgelenkfortsatzfrakturen, Bänder- und Bandscheibenverletzungen, Quer- und Dornfortsatzbrüche, Wirbelluxationen und Luxationsfrakturen.

Ät: - Indirektes Trauma: Verbiegung/Überbiegung der Wirbelsäule --> Zug- und Scherkräfte (z.B. **Verkehrsunfälle** mit Lenkradanprall, Auffahrunfall --> HWS-Schleudertrauma, Erhängen) Sturz auf die ausgestreckten Beine, Gesäß (**Sturz aus großer Höhe**) oder Kopf (**Badeunfall** mit Kopfsprung in zu flaches Wasser oder herabfallende Lasten) --> Stauchung der Wirbelsäule
- Direktes Trauma: Schlag, Stich-, Schußverletzung
- **Pathologische Frakturen** (Knochenmetastasen, Plasmozytom, Myelosen, Leukämien, hochgradige Osteoporose)

Path: • **Stauchungsfrakturen:** betreffen die Wirbelkörper --> **Wirbelkörperkompressionsfraktur**
   Lok: Th12 und L1, seltener L2, C5-7 und untere LWS
• **Überbiegungen:** nach ventral (**Hyperflexion**) --> mit und ohne Wirbelkörperfrakturen, Ruptur des Lig.longitudinale posterius
   nach dorsal (**Hyperextension**) --> Luxationen mit und ohne Wirbelbogen- oder Wirbelgelenkfortsatzfrakturen, Ruptur des Lig.longitudinale anterius
   Lok: C4-6 (**HWS-Schleudertrauma**)

Frakturen der HWS bei Überbiegungen:
Jefferson-Fraktur: Atlasberstungsfraktur (C1)
Hanged man-Fraktur (bei Erhängen oder Hochgeschwindigkeitsunfällen): Abriß der Axisbogenwurzel (C2) u. Lux. des Axiskörpers nach ventr.
Densfraktur (C2): mit und ohne Kompression des Myelons
Tear-drop-Fraktur: Absprengung eines Knochenfragmentes bei extremer Überbiegung aus der Wirbelkörpervorder- oder -hinterkante
- Pathologische Frakturen entstehen ohne wesentliches Trauma.

Epid: Cave: Bei **polytraumatisierten Patienten** und Schädel-Hirn-Trauma werden WK-Frakturen häufig übersehen!

Etlg: # **Distorsionen** (insb. HWS-Schleudertrauma Syn: whiplash-injury = Peitschenschlagverletzung)
Bandscheibenverletzungen
Wirbelverrenkung (ohne Fraktur, sehr selten)
Wirbelfrakturen: Stabil (90%) oder instabil (10%) --> Wirbelkörperfrakturen, Wirbelbogenfrakturen, Wirbelfortsatzfrakturen mögl.
Frakturen mit Beteiligung von Bandscheiben und **Ligamentzerreissungen** und Luxationen
Sakrum-Frakturen
Commotio spinalis, Contusio spinalis

Wirbelsäulenverletzung nach WOLTER (ABCD0123-Schema), 1985

Verletzungsort der Wirbelsäule:
A Ventrale Säule (Etlg. nach DENIS, s. Abb.): Wirbelkörper
B Mittlere Säule (nach DENIS): Wirbelkörperhinterwand u. Bogenwurzel
C Hintere Säule (nach DENIS): Wirbelbögen und Fortsätze
D Diskoligamentäre Strukturen

Einengung des Spinalkanales:
0 Keine Einengung des Spinalkanales
1 Einengung um bis zu 1/3
2 Einengung um bis zu 2/3
3 Einengung um mehr als 2/3

Klin:
- Stabile Verletzungen können gelegentlich völlig symptomlos sein!
- Druck-, Klopf- und Stauchungsschmerz im betroffenen Abschnitt
- Evtl. sichtbarer Gibbus, tastbare Lücke in der Dornfortsatzreihe
- Motorisches Defizit oder schmerzbedingte Bewegungseinschränkung, Schonhaltung, Muskelhartspann
- Neurologisches Defizit: unterhalb der Läsion pathologische Reflexe, motorische und sensible Ausfälle bis hin zum kompletten Querschnittsyndrom
Wichtig: dokumentieren!
- HWS-Schleudertrauma: Schweregrade nach ERDMANN
  Grad I: Nackenschmerzen und Bewegungsschmerz
  Grad II: Zusätzlich zu I in den Hinterkopf ausstrahlende Schmerzen
  Grad III: Haltlosigkeit des Kopfes, heftige Schmerzen, Parästhesien in Armen/Händen, Schluckstörungen bei retropharyngealen Einblutungen
  Allgemein: Die Beschwerden haben häufig erst einem Maximum nach 1-3 Tagen (typischer Crescendo-Verlauf)
- Weitere Klinik wird von den möglichen Komplikationen (s.u.) und von den Begleitverletzungen bestimmt

Diag: 1. Anamnese (Unfallhergang) und klinische Untersuchung, neurologischer Status (dokumentieren!)

2. **Röntgen: Gesamte Wirbelsäule** (a.p. und seitlich) und Becken, evtl. Schrägaufnahmen, Zielaufnahmen (z.B. transorale Aufnahme bei V.a. Densfraktur) und konventionelle Tomographie des betroffenen Segments
CT (oder Myelographie, falls kein CT vorhanden) zur Beurteilung des *Wirbelkanales* (Kalibereinengung durch Fragmente, Protrusionen, intraspinales Hämatom ?)

Ther:
- Akut: Am Unfallort: vitale Funktionen sichern, Lagerung auf der Vakuummatratze, Transport mit Rettungshubschrauber.
  Bei sicherer Rückenmarkbeteiligung Gabe von Methylprednisolon (zum Schutz des Myelons vor sekundärem Schaden, der Nutzen ist noch umstritten)
- Konservativ: Wirbelsäulenvorderkantenabbruch, frühbelastbare Frakturen in guter Stellung --> funktionelle Therapie, im HWS-Bereich evtl. Extensionsbehandlung
  HWS-Schleudertrauma: Grad I und II: Schanz-Verband (Halskrawatte) für 2-4 Wo. und intensive krankengymnastische Nachbehandlung (Fango, Massage, Kräftigungsübungen, detonisierende Übungen), NSA (z.B. Voltaren^R), Muskelrelaxantien (z.B. Muskel Trancopal^R, Musaril^R)
- Operativ: Ind: Wirbelsäulenverletzung mit neurologischem Defizit (zunehmende Lähmungen), Verlegung des Spinalkanales um mehr als 1/3 (meist bei Frakturen der Wirbelsäulenhinterkante), grobe Dislokationen (Luxationen und Luxationsfrakturen, Kyphose >20°, Kompressionen >50%) und Instabilität, offene Rückenmarkverletzung
- Ziel: **Stellungskorrektur** und **Stabilisierung der Wirbelsäule**, Revision, Dekompression und **Rekalibrierung des Wirbelkanales**. Bei HWS-Verletzungen sollte die Intubation zur Op endoskopisch durchgeführt werden, um eine zusätzliches Trauma zu vermeiden.
- Methoden: Vordere (ventrale) oder/und hintere (dorsale) Fusion (= **Spondylodese**, je größer die Instabilität, um so eher muß ventral und dorsal fusioniert werden) durch Spanverblockung (vom Beckenkamm, nach Entfernen der zerstörten Bandscheibe bei ventraler Fusion) + Plattenosteosynthese (an den Wirbelkörpern), Spongiosaanlagerung, Drahtzerklage (an den Fortsätzen) oder Wirbelsäulenfixateur (als *Fixateur interne*)
- Postoperative Bettruhe für 2 Wochen mit isometrischer Krankengymnastik, danach Mobilisierung im Bewegungsbad, angepasstes Korsett u. Gehen im Gehwagen ab 4.Wo.
- Metallentfernung nach 6-12 Monaten
- Nachbehandlung durch frühzeitige und umfassende Rehabilitation in einem Querschnittsgelähmten-Zentrum

Prog: Rückbildung eines primär kompletten Querschnitts in ca. 20% d.F. unabhängig von der Therapie (operativ oder konservativ).

Kompl:
* C1/C2: Fraktur des Dens axis, Ruptur des Lig.transversum atlantis, Verrenkung des Atlas/Axis --> **Impression des Myelons**
* Contusio spinalis (Spinaler Schock): **Neurologische Ausfälle** (ca. 1/3 d.F.) bis komplette Querschnittslähmung, Vasodilatation distal der Querschnittsläsion, Priapismus, schlaffe Blasen- und Mastdarmlähmung (Insuffizienz durch erniedrigten Sphinktertonus)
* **Retroperitoneales Hämatom** bei Wirbelkörperfrakturen im Bereich der BWS/LWS (thorakolumbaler Übergang) --> Irritation des Sympathikus bis hin zum paralytischen Ileus
* **Retropharyngeales Hämatom** bei Wirbelkörperfrakturen im Bereich der HWS oder HWS-Schleudertrauma --> Schluckbeschwerden möglich
* Wirbelkörperhinterkantenverletzung --> **Rückenmarkverletzung** mögl.
* Hohe Rückenmarkschädigung --> Atemdepression
* Plötzliche Sehstörung (Vertebralis-Abscher-Syndrom)
* Intraspinale Blutungen durch Verletzung von Meningeal- und Spinalgefäßen
* HWS-Schleudertraumen: Oft Ausheilungszeit von Monaten bis viele Jahre möglich, Nackenschmerzen mit Ausstrahlung in den Hinterkopf, zervikale Myogelosen
* Ausheilung mit posttraumatischer Höhenminderung od. keilförmiger Deformierung bei Kompressionsfrakturen od. Skoliose und Gibbusbildung (vermehrte Kyphose)

Op:
* Schädigung des Myelons (neurologische Verschlechterung) --> gute OP-Planung wichtig!
* Dorsale Fusionen: Weichteiltrauma, Denervation der autochtonen Rückenmuskulatur
* Pseudarthrose der Spanverblockung, insb. bei Schraubenlockerung (bei ventr. Fusion mit Gefahr der Ösophagusperforation) oder Implantatbruch

DD: - Fehlender angeborener Schluß eines Wirbelbogens, Spina bifida, anlagebedingte Wirbeldeformitäten, Wirbelgleiten = Spondylolisthesis
- Atlanto-axiale Luxation bei rheumatoider Arthritis
- Stauchungsfraktur: zusätzlich auf Fraktur des Kalkaneus und der Schädelbasis achten
- Querschnittslähmung: atraumatisch --> Infektion, Tumoren, Gefäßmißbildung, intraspinale Blutung, iatrogene Schäden

RIPPEN-/RIPPENSERIENFRAKTUR

Def: **Rippenserienfraktur** = Fraktur von mindestens 3 Rippen in derselben Ebene
Rippenstückfraktur = eine Rippe 2x frakturiert --> frakturiertes Segment frei beweglich

Ät: - Stumpfes Trauma (z.B. Lenkradaufprall, Gurtprellung bei Verkehrsunfall)
- Perforierende offene Thoraxverletzung (z.B. Pfählungsverletzung, Schußverletzung)
- Iatrogen bei Lungeneingriffen (Fraktur durch Rippensperrer)

Path: • Einspießung der Bruchenden bei Rippenfrakturen --> Gefahr der Gefäß- und Lungenverletzung
• Lok: Meist mittlerer Bereich des Thorax (**Costae 5-9**)

Klin: ▪ Schmerzen bei Atmung und Husten, Thoraxkompressionsschmerz, lokaler Druckschmerz
▪ Schmerzbedingte Schonatmung, Dyspnoe und evtl. sichtbare Zyanose
▪ Evtl. palpable Stufe, Hautemphysem

Diag: 1. Anamnese (Unfallhergang ?) und klinische Untersuchung: seitendifferente Atemexkursionen, paradoxe Atmung?, Prellmarken
Auskultation: seitendifferente Atemgeräusche?
2. Röntgen: Thorax-Übersicht (p.a. und seitlich) zum Ausschluß intrathorakaler Begleitverletzungen (Pneumothorax, Blutungen, Lungenverletzung, Schocklunge, Sternumfraktur), zusätzlich knöcherner Thorax und evtl. Zielaufnahmen einzelner Rippen.
Cave: Ein zunächst negativer Röntgenbefund schließt eine Rippenfraktur nicht aus!
3. Pulsoximetrie bereits präklinisch durch den Notarzt (zur Erkennung einer Hypoxie)
4. Sonographie: Ausschluß abdomineller Begleitverletzungen (Milz-, Leberruptur bei Frakturen der unteren Rippen)

Ther: ▪ Konservativ: Pflasterverbandfixierung, Analgetika
▪ Operativ: Ind: Instabiler Thorax (Rippenserien-, Rippenstückfrakturen)
- Osteosynthese mittels Platten
- Bülau-Drainage zur Therapie/Vermeidung von Pneu- und Spannungspneumothorax

Prog: Einfache Frakturen heilen in ca. 3-6 Wochen aus.

Kompl: ∗ Rippenserienfraktur, Rippenstückfraktur: **Thoraxinstabilität** und paradoxe Atmung (inspiratorische Einziehung und exspiratorische Auswärtsbewegung des verletzten Thoraxanteiles, insb. bei beidseitigen Frakturen) --> "Pendelluft" (Totraumatmung), respiratorische Insuffizienz --> Ther: Bülau-Drainage und Intubation, maschinelle Beatmung mit PEEP, Op des instabilen Thorax
∗ **Pleuraverletzung** --> Hämato-, Pneumo-, Spannungspneumo-, Hämatopneumothorax
∗ Frakturen der unteren Rippen: **Milzruptur, Leberruptur**
∗ Ausbildung einer Pleuraverschwartung (--> respiratorische Insuffizienz mögl.)
--> Ther: Frühdekortikation der Verschwartung
∗ Lungenkontusion --> respiratorische Insuffizienz, hämorrhagischer Lungeninfarkt, ARDS

DD: - **Rippenprellung**
- Sternumfrakturen (als Impressions- oder Stückfraktur)
- Rippenusuren: Bei Pancoast-Tumor (druckbedingt) oder Aortenisthmusstenose (druckbedingt durch Umgehungskreislauf über d. Interkostalarterien = Dock-Zeichen)

GESICHT

GESICHTSSCHÄDELFRAKTUREN

Ät: - **Direktes Trauma** (z.B. Verkehrsunfälle, Lenkradanprall, Tätlichkeitsdelikte, Sportunfälle)
- Pathologische Frakturen (bei Tumoren, z.B. Basaliom, Spinaliom, Zungenbodenkarzinom, Mundbodenkarzinom, Parotistumor oder Entzündungen)

Path: • Je nach Unfallmechanismus werden Biegungs-, Stauchungs-, Abscher- oder Abrißfrakturen unterschieden --> Quer-, Längs-, Schräg-, Trümmer- oder Defektfrakturen
• <u>Lok:</u> Häufig **Nasenbein, Unterkiefer,** Kiefergelenk, Oberkiefer, Jochbogen/-bein, Orbitaboden, Siebbein

Etlg: # **Nasenbeinfraktur**
Mandibulafrakturen (insb. Collum- u. Kieferwinkelfrakturen)
Kiefergelenk-, Kiefergelenkfortsatzfrakturen, Kiefergelenkluxation
Jochbein-/-bogenfrakturen (häufig zusätzlich bei Mittelgesichtsfrakturen)
Frakturen des Processus alveolaris maxillae
Orbitawandfrakturen (insb. Orbitaboden = blow-out-Fraktur, oder bei Jochbeinfrakturen)
Mittelgesichtsfrakturen nach LEFORT

LeFort I:	Fraktur verläuft quer durch die Maxilla u. durch beide Sinus maxillares, wird auch als Guérin-Fraktur bezeichnet.
LeFort II:	Fraktur verläuft durch den Processus zygomaticus maxillae in die Orbita, von dort durch d. Proc.frontalis max. auf die Gegenseite. Die Sinus maxillares sind nicht eröffnet.
LeFort III:	Fraktur verläuft durch die lat. Orbitawand in die Orbita, dann durch den Proc.frontalis max. auf die Gegenseite. Jochbogen meist mitfrakturiert, Ethmoidalzellen eröffnet. Evtl. zus. Schädelbasisfraktur.

LeFort I   LeFort II   LeFort III

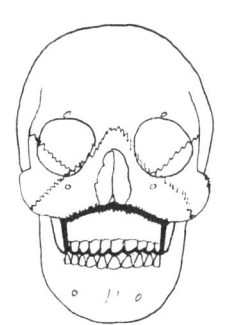

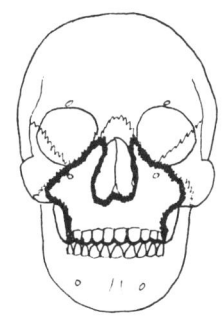

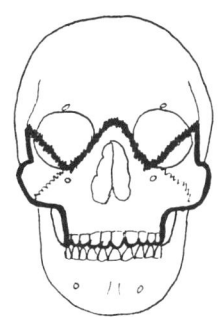

Traumatologie - Gesicht

Klin:
- **Allgemein:** Hämatom, Blutung, Schwellung, Sensibilitätsstörungen
- **Nasenbeinfraktur:** Schief-, Sattel- oder Plattnasendeformität, abnorme Beweglichkeit, Nasenbluten, behinderte Nasenatmung, Einschränkung des Riechvermögens
- **Kieferfrakturen:** Frakturzeichen, Stufenbildung, Okklusionsstörung
- **Kiefergelenkfrakturen:** Funktionsbeeinträchtigung der Kieferöffnung/Schluß --> Kieferklemme, evtl. Blutung aus dem äußeren Gehörgang
- **Mittelgesichtsfrakturen:** Okklusionsstörungen, Stufenbildung, Abflachung des Mittelgesichtes, abnorme Beweglichkeit, Krepitation, evtl. Rhinoliquorrhoe
  LeFort I: Basale Absprengung der Maxilla
  LeFort II: Pyramidale Absprengung der Maxilla + knöcherne Nase
  LeFort III: Absprengung des gesamten Mittelgesichtsskeletts
- **Jochbeinfrakturen:** Stufenbildung am Infraorbitalrand, Abflachung der Jochbeinkontur
- **Orbitawandfrakturen:** Stufenbildung im Bereich der Orbitaränder, Verlagerung des Bulbus --> Doppelbilder

Diag:
1. Anamnese (Unfallhergang) und klinische Untersuchung --> insb. bei polytraumatisierten Patienten an nicht so offensichtliche Begleitverletzungen denken: SHT, stumpfes Thorax- oder Abdominaltrauma, Extremitätenfrakturen
2. **Röntgen: Schädelübersicht** in 2 Ebenen, Spezialaufnahmen z.b. für Kiefergelenk, Orthopantomogramm, Orbita, NNH aufgeblendet, Nasenbein isoliert seitlich
   CT bei Augenbeteiligung oder Schädelhirntrauma

Ther:
- **Akut:**
  - Fremdkörper präklinisch belassen, sterile Abdeckung, bei Augenverletzungen beide Augen steril abdecken
  - Indikation zur Intubation und Beatmung großzügig stellen, wegen Gefahr der Aspiration
- **Konservativ:**
  - Kiefergelenkluxation: Reposition in Allgemeinnarkose
  - Nasenbeinfraktur: Reposition und Fixierung mit Nasengips u. Nasentamponade
- **Operativ:**
  - Unterkieferfrakturen: Drahtbogenkunststoffschiene, die an den Zähnen befestigt wird, Miniplattenosteosynthese und Drahtbogenkunststoffschiene bei Mehrfachfrakturen
    Unterkieferfraktur = offene Fraktur --> immer Antibiotikaprophylaxe!
  - Mittelgesichtsfrakturen: Miniplatten-Osteosynthese, Drahtbogenkunststoffschiene mit intermaxilläre Verdrahtung (Immobilisation zur Sicherung der Okklusion), kraniofaziale Aufhängung
  - Jochbeinfrakturen: Miniplatten-Osteosynthese
  - Orbitawandfrakturen: indirekte Reposition bei Korrektur einer gleichzeitigen Jochbeinfraktur;
    Blow-out-Fraktur: Stabilisierung mit lyophilisierter Dura oder Abstützung durch transantrale Tamponade

Kompl:
* **Schädelkalotten-, Schädelbasisfrakturen, intrakranielle Blutungen**, SHT, Commotio oder Contusio cerebri, Ausbildung einer Liquorfistel (s.Kap. Neurotraumatologie),
* Begleitende Weichteilzerstörungen
* Arterielle Blutungen aus dem Mittelgesicht (Verletzung der A. maxillaris)
* **Verlegung der oberen Atemwege, Aspiration**
* Okklusionsstörung zwischen Ober- und Unterkiefer
* Doppelbilder bei Orbitawandfrakturen, Augenverletzung/-perforation
* Bruchspaltosteomyelitis (insb. Unterkiefer)
* Polytraumatisierter Patient --> Nicht durch die ggf. entstellenden Gesichtsschädelverletzungen von vital bedrohlichen Verletzungen ablenken lassen!!
  Op: * Bei nicht exakter Rekonstruktion --> Okklusionsstörungen, persistierende Doppelbilder, Ausbildung einer Pseudarthrose, Deviationen des Unterkiefers bei Mundöffnung, ästhetische Entstellungen

TUMOREN DES SKELETTES UND DER WEICHTEILE

KNOCHENTUMOREN

Etlg: # **Benigne Knochentumoren** (in Klammern bevorzugte Lokalisation, n. Häufigkeit geordnet)
Osteochondrom (Syn: kartilaginäre Exostose, Lok: Metaphysen von Femur u. Humerus)
Osteoid-Osteom (Femur, Tibia)
Chondrom (Syn: Enchondrom, Lok: Phalangen von Hand und Fuß)
Chondroblastom (Epiphyse von Femur u. Humerus)
Hämangiom (Schädel, Wirbelkörper)
Osteom (insb. Nasennebenhöhlen)
Benignes Osteoblastom (untere Extremität)
Chondromyxoidfibrom (Tibia u. Femur)

Maligne Knochentumoren
Plasmozytom (Wirbelkörper, Rippen, Schädel u. Becken)
Osteosarkom (Metaphyse langer Röhrenknochen)
Chondrosarkom (proximaler Humerus, Femur u. Tibia und Rippen, Becken u. Scapula)
Ewing-Sarkom (untere Extremität, Becken)
Fibrosarkom (Femur u. Tibia)
Riesenzelltumor (Syn: Osteoklastom, semimaligne, Lok: Epiphyse langer Röhrenknochen)
Malignes Non-Hodgkin-Lymphom, Retikulumzellensarkom (alle Knochen mögl.)

Knochenmetastasen anderer Primärtumoren (= sekundäre Knochentumoren)
Mammakarzinom (osteolytisch/osteoplastisch = mit Knochenabbau und -neubildung)
Nierenzellkarzinom (osteolytisch = mit Knochenabbau)
Bronchialkarzinom (osteolytisch = mit Knochenabbau)
Prostatakarzinom (*osteoplastisch* = mit Knochenneubildung, selten path. Frakturen)
Schilddrüsenkarzinom (osteolytisch = mit Knochenabbau)

Tumorähnliche Knochenveränderungen
Nicht ossifizierendes Knochenfibrom (Metaphysen der unteren Extremität, exzentrisch)
Solitäre Knochenzyste (proximaler Humerus, Femur u. proximale Tibia)
Aneurysmatische Knochenzyste (lange Röhrenknochen, Wirbelkörper)
Eosinophiles Granulom (Schädelkalotte)
Fibröse Dysplasie (Femur)
Hyperparathyreoidismus (sog. "Brauner Tumor", Wirbelkörper, Rippen u. Becken)

Path: · Primäre Knochentumoren: Ausgangsgewebe kann der Knorpel, Knochen, Knochenmark, Periost oder Bindegewebe sein.
· Etlg. der Knochentumoren/Knochenveränderungen nach ihrer bevorzugten Lokalistation

Epiphyse	Chondroblastom, Riesenzelltumor (nach Schluß der Epiphysenfuge)
Metaphyse	Osteosarkom, Chondrosarkom, Fibrosarkom, nichtossifizierendes Fibrom, Riesenzelltumor (vor Schluß der Epiphysenfuge), solitäre Knochenzysten
Diaphyse	Plasmozytom, Ewing-Sarkom, Retikulosarkom

Tumoren des Skelettes und der Weichteile

- **TNM-Klassifikation:** T_1 Tumor überschreitet Kortikalis nicht
  T_2 Tumor infiltriert jenseits der Kortikalis
- **Metastasierung von malignen Knochentumoren:** Osteosarkome metastasieren früh, insb. in die Lunge, Ewing-Sarkom: Lunge, LK, übriges Skelett
- **Knochenmetastasen anderer Primärtumoren:** Meist erstes Zeichen einer diffusen Organmetastasierung. Bevorzugte Lok: Wirbelkörper (insb. BWS + LWS, pathologische Frakturen jedoch selten), Femur, Becken, Humerus, Rippen, Tibia, Schädel. Meist multipel vorkommend.

Epid: Benigne Knochentumoren u. tumorähnliche Knochenveränderungen kommen insb. zw. 10. u. 30.LJ. vor, maligne Knochentumoren meist in höherem Alter (>30.LJ. bis 60.LJ.)

Klin:
- Benigne Knochentumoren sind meist asymptomatisch (Zufallsbefund)
- Häufiges Leitsymptom: **Knochenschmerzen**
- **Tastbarer Tumor**/Schwellung
- Evtl. **pathologische Fraktur** (= Fraktur nach Bagatelltrauma)
- Bei Lok. im Schädel od. Wirbelbereich --> evtl. neurologische Ausfälle
- Evtl. schubartiges Fieber (Ewing-Sarkom)
- Osteom: rhinologische oder ophthalmologische Beschwerden

Diag:
1. Anamnese und klinische Untersuchung
2. Röntgen: Betroffene Region in mehreren Ebenen --> umschriebene Transparenzminderung (Osteolyse), Sklerosierungssaum, Spiculae (feine Knochenzacken), Kortikalisunterbrechung, zwiebelschalenartige Struktur mit CODMAN-Dreieck (Periostsporne am Rand) bei malignen Tumoren. Plasmozytom: Mottenfraß im Schädel.
Evtl. zusätzlich konventionelle Tomographie, CT (Knochendestruktion) und NMR (Weichteilinfiltration), Angiographie (pathologische Gefäße, Möglichkeit der Embolisation).
3. Labor: Evtl. Erhöhung der alkalischen Phosphatase und der BSG, evtl. Anämie *Bence-Jones*-Eiweis im Urin beim Plasmozytom
4. Szintigraphie: Vermehrte oder verminderte Anreicherung --> immer mit dem entsprechenden Röntgenbefund vergleichen
5. Biopsie (als offene Biopsie, intraoperativer Schnellschnitt)

Ther:
- Radiatio: Ewing-Sarkom, Plasmozytom gut strahlensensibel, palliativ bei Osteosarkom, palliativ, schmerzlindernd und rekalzifizierend bei Knochenmetastasen (40-50 Gy, 2Gy/Tag)
- Chemotherapie: Evtl. präoperativ zur Tumorverkleinerung mit Methotrexat + Bleomycin, Cyclophosphamid, Dactinomycin, Citrovorum Faktur, Vincristin u. Adriamycin (sog. T7-Schema). Bei Plasmozytom gut einsetzbar.
- Operativ: Ind: Jeder unklare Befund sollte abgeklärt werden --> operative Biopsie
  - Benigne Knochentumoren --> lokale Ausräumung
  - Maligne Knochentumoren --> Resektion im Gesunden und Einlage einer Spongiosaplastik
  - Pathologische Frakturen bei singulären Metastasen --> Metastasenresektion und stabilisierende Osteosyntheseverfahren oder Tumorprothesenimplantation
  - Ultima ratio: Extraartikulationen, Amputationen

Prog: Benigne Knochentumoren und tumorähnliche Knochenveränderungen haben eine sehr gute Prognose (100% 5JÜR). Maligne Knochentumore haben heute mit Chemotherapie und Operation eine 50% Heilungsrate. Knochenmetastasen 4-20 monatige Überlebensrate (am besten Mammakarzinom, am schlechtesten Bronchialkarzinom)

Kompl:
* Sehr selten maligne Entartung benigner Knochentumoren od. tumorähnlicher Knochenveränderungen
* Eosinophiles Granulom --> Übergang in Hand-Schüller-Christian-Krankheit
* Plasmozytom: Paraproteinämie, Nierenfunktionsstörung, Amyloidose
* Pathologische Frakturen

DD:
- Osteomyelitis, Osteitis, Knochenabszesse, Knochentuberkulose
- Osteochondritis dissecans
- Myositis ossificans

WEICHTEILTUMOREN

Ätlg: # Benigne Weichteiltumoren: (ca. 95% aller Weichteiltumoren) Lipom, Fibrom, Leiomyom, Rhabdomyom, Hämangiom, Lymphangiom, Neurofibrom, Schwannom, Mesenchymom
Maligne Weichteiltumoren: **Weichteilsarkome** --> Liposarkom, Fibrosarkom, Leiomyosarkom, Rhabdomyosarkom, malignes fibröses Histiozytom, malignes Synovialom, malignes Hämangioperizytom, Angiosarkom, Neuroblastom, malignes Schwannom, malignes Paragangliom, malignes Mesenchymom, Mesotheliom, undifferenzierte Weichteiltumoren

Ät: - Benigne Weichteiltumoren: Teilweise familiäre Disposition
- Maligne Weichteiltumoren: Ionisierende Strahlung, chemische Noxen (Dioxin), chronische Entzündungen

Path: · Unterschieden werden periphere Weichteiltumoren (**Extremitäten**, Rumpf, Hals und Kopf) und zentrale Weichteiltumoren (Mediastinum, Retroperitoneum, Abdomen)
· TNM-Klassifikation: T_1 = Tumor ≤ 5cm in größter Ausdehnung
T_2 = Tumor > 5cm in größter Ausdehnung
N_1 = Regionäre LK-Metastasen
· Metastasierung: Lokal in Haut od. Knochen, Lymphknoten, Fernmetastasen in Lunge, Skelett

Epid: 2 Häufigkeitsgipfel: um 10.LJ. (Rhabdomyosarkome) und 70.LJ. (Histiozytome).
Ca. 1 von 100 Weichteiltumoren ist maligne. Inzidenz: 3-4/100.000/Jahr.

Klin: ▪ Sicht- und tastbare Schwellung, evtl. Schmerzen
▪ Maligne Tumoren: Müdigkeit, subfebrile Temperaturen, Leistungsverlust

Diag: 1. Anamnese und klinische Untersuchung führend
2. Röntgen: Ossäre Destruktionen, Knochentumor?, evtl. Weichteilaufnahme in Mammographietechnik zum Nachweis von Verkalkungen
3. Sonographie (solider Tumor, DD: zystische Veränderungen)
4. Ggf. CT und **NMR** (genaue Beurteilung der Tumorausdehnung und Infiltration)
5. Biopsie nur indiziert bei primär inoperablem Befund, sonst immer Totalentfernung indiziert

Ther: ▪ Chemotherapie: Bei Histiozytom, Lipo-, Leio-, Rhabdomyosarkom und undifferenzierte Weichteilsarkome adjuvant einsetzbar (z.B. Adriamycin, Cisplatin, Ifosfamid), auch als Extremitätenperfusion (z.B. mit Melphalan, Adriamycin, Ifosfamid) + Hyperthermie (40-44°C Gewebetemperatur).
▪ Strahlentherapie: Palliativ bei Inoperabilität oder als Nachbestrahlung nach Op
▪ Operativ: Ind: Stets gegeben (KI: Fernmetastasen)
  - Benigne Tumoren: Exstirpation mit der Kapsel
  - Maligne Tumoren: Radikale Tumorentfernung (Exzision weit im Gesunden), evtl. Kompartimentresektion (z.B. Muskelgruppe + Faszie mit anschließender plastischer Weichteilrekonstruktion) oder Amputation (Amputationen werden zunehmend vermieden durch down-staging der Tumoren mittels präop. Zytostatikatherapie und/oder Radiatio)

Prog: Maligne Weichteiltumoren haben eine hohe Rezidivrate (lokale Exzision bis 50%, Kompartimentresektion 10-20%, Amputation 6-8%), 5 JÜR 40-60%.

Kompl: ∗ Rezidiv bei benignen und malignen Weichteiltumoren
∗ Maligne Entartung gutartiger Weichteiltumoren extrem selten

DD: - "Tumorartige" nicht-neoplastische Läsionen: Lipomatosen, Fibromatosen, noduläre Fasciitis, proliferative Myositis, ossifizierende Pseudotumoren, Myositis ossificans, tumoröse Kalzinose (M. Teutschländer)
- Keloid, Xanthom
- Desmoid, Hamartom, Neurofibromatose v. Recklinghausen

NEUROCHIRURGIE

Anatomie und Physiologie:

Intrakranieller Druck: um 10 mmHg (8 - 14 cm Wassersäule)
Liquor:
Liquorsystem: I. u. II. Ventrikel = Seitenventrikel sind verbunden über die Foramina interventricularia (MONROI) mit dem unpaaren III. Ventrikel. Dieser ist über den Aquaeductus cerebri (SYLVII) mit dem IV. Ventrikel verbunden.
Inhalt des gesamten Liquorsystemes: ca. **150 ml**, davon ca. 1/4 in den Ventrikeln, der Rest um das Gehirn und das Rückenmark.
Liquorproduktion: pro Tag 500 ml im Plexus choroideus in den Ventrikeln.
Abfluß: Vom IV. Ventrikel über die unpaarige Apertura medialis (MAGENDI) nach hinten und die paarige Apertura lateralis (LUSCHKAE) nach vorne in die Zisternen (Cisterna cerebellomedullaris und pontis) und von dort um das Gehirn und das Rückenmark in das Cavum subarachnoidale. Resorption über die Granulationes arachnoidales (PACCHIONI-Granulationen) in das Venen- und Lymphsystem.
Liquorpunktionsbefunde: Spez.Gewicht 1,005-1,015, Protein < 42 mg%, Glukose 50% der Blutglukose, Zellzahl 8/3 Zellen (= 8 Zellen pro mm^3), Na+, K+, Cl- wie im Blut.
Tentorium cerebelli: Bildet eine Trennlinie zw. Großhirn u. Hirnstamm mit Kleinhirn.

Entwicklungsstörungen und Anomalien

Spina bifida = sog. **dysraphische Störungen**, Epid: insg. 1-2%!
- Occulta: Knöcherne Spaltbildung des Wirbelbogens
  Lok: lumbosakral oder thorakozervikal
  Klin: häufig Zufallsbefund im Röntgen ohne entsprechende Klinik,
  wenn symptomatisch: Rückenschmerzen, Sphinkterschwäche, Enuresis nocturna, Wadenmuskelatrophie, Pes equinovarus (Klumpfuß)
- Aperta:
  - Dermalfistel: Verbindung zwischen Dura/Intraduralem Raum und Cutis mit kleiner knöcherner Spaltbildung. Häufig zusätzliche Mißbildungstumoren (Dermoid, Teratom)
    Kompl: Infektion; Ther: frühzeitige Fistelentfernung (noch im Säuglingsalter)
  - Meningozele: Vorwölbung der Dura aus dem Spinalkanal, das Rückenmark und die Spinalnerven sind aber noch an Ort und Stelle. Intakte Haut, keine neurologischen Ausfälle.
    Ther: Abtragung des Duralsackes und schichtweiser Wundverschluß
  - Myelozele und Meningomyelozele: Spaltbildung und Vorwölbung der Dura und des Rückenmarkes mit Hautdefekt --> das Rückenmark liegt offen, neurologische Ausfälle obligat.
    Zusätzlich häufig: Hydrozephalus, urogenitale Mißbildungen, Fußdeformitäten, Hüftdysplasien
    Klin: Blasen-Mastdarmstörungen, sensomotorische Ausfälle der Beine
    Ther: sofortige Op wegen der Infektionsgefahr. Schonende Zurückverlagerung des Rückenmarkes in den Spinalkanal und schichtweiser Wundverschluß.

Basiläre Impression: Impression in der hinteren Schädelgrube im Bereich des Foramen magnum.
Klin: Ausfall kaudaler Hirnnerven, Nystagmus bei Hirnstammaffektion, spastische Paraparesen (lange Bahnen), Babinski pos.
Kompl: Hydrozephalus occlusus
Ther: Resektion der hinteren Anteile des Foramen magnum

Atlasassimilation: Verschmelzung des Atlas mit dem Os occipitale, meist verbunden mit einer Verkleinerung des Foramen magnum. Ther: bei Symptomatik --> wie bei basilärer Impression.

Klippel-Feil-Syndrom: Verschmelzung von 2-3 HWK zu einem Blockwirbel --> abnorm kurzer Hals mit tiefer Haargrenze, evtl. mit Atlasassimilation und basiläre Impression kombiniert.
Klin: evtl. wie bei basilärer Impression.

Arnold-Chiari-Syndrom: Relativ zu kleine hintere Schädelgrube --> Kaudalverlagerung von Kleinhirnanteilen in den Wirbelkanal mit Kompression der Medulla oblongata
--> Kompression des Foramen Magendi --> Hydrocephalus occlusus
Kombination mit knöchernen Fehlbildungen (s.o.) oder Meningomyelozele, Syringomyelie mögl.
Ther: Liquorableitung od. subokzipitale Eröffnung der ableitenden Liquorwege

Dandy-Walker-Syndrom: Zystische Verdickung und Ausbuchtung von Kleinhirnanteilen (Velum medullare post. = Dach des IV. Ventrikels) --> Verschluß des Foramen Magendi und der Foramina Luschkae --> Hydrocephalus occlusus
Ther: Liquorableitung

Kraniosynostosen: Vorzeitige pathologische Verknöcherung von Schädelnähten --> kompensatorisches Wachstum noch offener Nähte --> Deformitäten des Schädels. Physiologischer Schluß der Schädelnähte bis zum 4.LJ.
Synostosierung der Sagittalnaht --> **Kahnschädel**
Synostosierung der Koronarnaht --> **Kurz- oder Schiefschädel**
Synostosierung aller Nähte --> **Turmschädel**
--> Gefahr der geistigen Minderentwicklung
Evtl. auch vergesellschaftet mit vererbten Poly- und Syndaktilien (Noack-Syndrom, Carpenter und Apert-Syndrom, Chotzen-Syndrom = Akrozephalopolysyndaktilie-Syndrome)
Ther: operative Wiedereröffnung der verknöcherten Schädelnähte.

Syringomyelie: Fehlbildung des Rückenmarkes mit Höhlenbildung in der grauen Substanz --> Zerstörung von Rückenmarkgewebe. Lok: meist im HWS-Bereich.

Arachnoidalzysten: Zystische raumfordernde Veränderungen der Arachnoidea.

HIRNDRUCK / HIRNÖDEM

Ät:
- **Raumfordernde Prozesse** (Tumor, intrazerebrale Massenblutung, Hämatom, Abszeß)
- Verlegung der ableitenden Liquorwege --> Hydrozephalus
- **Hirnödem perifokal** (in der Umgebung) um Hirntumoren, Blutungen
- Hirnödem **postischämisch**, bei Intoxikationen
- Sinusvenenthrombose
- Benigne intrakranielle Hypertension ("Pseudotumor cerebri") unklarer Genese (Ausschlußdiagnose)

Path:
- Anfänglich Kompensation des gestiegenen Hirndruckes durch Abnahme des intrakraniellen Blut- und Liquorvolumens (funktionelle Reserve) --> dann steiler Anstieg.
- Hirnödem um Gehirntumoren entsteht durch mechanische Schädigung der Blut-Hirn-Schranke im Bereich der Kapillaren. Maligne Tumoren und Metastasen haben ausgeprägtere Ödeme als benigne Gehirntumoren.
- Lok: Hirnödem vorwiegend im Marklager (weiße Hirnsubstanz)
- Intrakranieller Druckanstieg --> Kompression und **Verlagerung** des Ventrikelsystemes (= Mittellinienverlagerung, Falxherniation), tentorielle **Herniation** des medialen Temporallappens in den Tentoriumschlitz

Klin:
- Kopfschmerzen, Übelkeit, Erbrechen, Schwindel
- Bewußtseinsstörungen
- Druckpuls (durch Blutdruckanstieg)
- Neurologische Defizite, Sehstörungen

Neurochirurgie

Diag: 1. Anamnese und klinische Untersuchung: Augenhintergrund zeigt eine Vorwölbung der Papille (= **Stauungspapille**), Gesichtsfeldausfälle (zentral, nasal)
2. Röntgen: CT zur Diagnose des Grundleidens, perifokale Ödeme meist gut sichtbar
3. **KEINE Lumbalpunktion!** wegen der Gefahr der Einklemmung bei Druckabfall durch die Punktion (daher vor Lumbalpunktion immer Augenhintergrund spiegeln!).

Ther:
- Konservativ: Kortikoide (Dexamethason 4 x 4mg/Tag) präoperativ und einige Tage postoperativ. Bei inoperablen Gehirntumoren auch als Dauermedikation mit 1/4 der Dosis.
- Operativ: Ind: Operable Raumforderungen entfernen

Kompl:
* Bei Steigerung des Hirndruckes auf die Höhe des arteriellen Blutdruckes kommt es zum zerebralen Kreislaufstillstand und damit zum Hirntod
* Massenverschiebungen (Herniation von Gehirnteilen) in den Tentoriumschlitz (Klin: z.B. Strecksynergismen) oder das Foramen magnum führt zu Einklemmungserscheinungen (Klin: z.B. Apnoe bei Affektion des Atemzentrums in der Medulla oblongata).

HYDROZEPHALUS

Syn: Volksmund: 'Wasserkopf'

Def: Progressive Erweiterung der liquorhaltigen Räume des Gehirnes

Anatomie: Pro Tag Produktion von 500 ml Liquor im Plexus choroideus der Ventrikel (Gesamtmenge des Liquors ca. 150ml). Abfluß über die Apertura des IV.Ventrikels in die basalen Zisternen des Subarachnoidalraumes und von dort um Gehirn und Rückenmark herum. Resorption über die Granulationes arachnoidales in das Venen- und Lymphsystem.

Etlg:
\# **Hydrocephalus occlusus** --> Abflußstörung aus dem Ventrikelsystem
\# **Hydrocephalus malresorptivus** / aresorptivus --> Resorptionsstörung des Liquors
\# **Hydrocephalus e vacuo** --> Vergrößerung d. Liquorräume durch hirnatrophischen Prozeß
\# **Hydrocephalus hypersecretorius** --> Vermehrte Liquorproduktion
\# Hydrocephalus internus: Vergrößerung der Ventrikelräume (z.B. bei Hydrocephalus occlusus)
   Hydrocephalus externus: Vergrößerung der äußeren Liquorräume (Zisternen und Subarachnoidalraum)
   Hydrocephalus communicans: Vergrößerung der inneren u. äußeren Liquorräume bei erhaltener Verbindung (bei Hydrocephalus malresorptivus et e vacuo)

Ät:
- Hydrocephalus occlusus: Blockade des Foramen Monroi = Foramen interventriculare (Zysten oder Tumoren des III.Ventrikels), Stenose des Aquäduktus (Entzündungen, Tumoren der Vierhügelregion), Okklusion der Foramina Luschkae od. Magendi (Tumoren der hinteren Schädelgrube, entzündliche Verklebungen, Arnold-Chiari-Syndrom, Dandy-Walker-Syndrom)
- Hydrocephalus malresorptivus: Resorptionsstörung durch Verklebung der basalen Zisternen, des Subarachnoidalraumes und insb. der Granulationes arachnoidales.
Nach: **Subarachnoidalblutung**, eitriger Meningitis, SHT
- Hydrocephalus hypersecretorius: Entzündliche Prozesse, toxische Reize, Plexuspapillom
- Hydrocephalus e vacuo: Hirnatrophischer Prozeß durch Untergang von Hirnsubstanz, frühkindliche Enzephalitis, Abszesse

Path:
- Hydrocephalus occlusus --> Hirndruck proximal der Abflußstenose erhöht
- Hydroceph. malresorptivus et hypersecretorius --> Hirndruck oft üb. lange Zeit noch normal
- Hydrocephalus e vacuo --> Hirndruck normal

Klin:
- Allgemein: Kopfschmerzen, Übelkeit und Erbrechen, psychische Veränderungen
- Späte Trias: psychoorganische Veränderungen, Gangstörungen, Harninkontinenz
- Endstadium: Bewußtseinstrübung bis zum Koma
- Hydrocephalus e vacuo: psychische Veränderungen u. dementieller Verfall im Vordergrund

- Säuglinge und Kleinkinder (bis 4.LJ.): Schädelnähte sind noch nicht synostosiert --> "gibt d. Kopf nach" --> gespannte Fontanellen, erweiterte Nähte, Zunahme d. Kopfumfanges bis zum ballonförmigen Schädel, Sonnenuntergangszeichen (= Pupillen nach unten gerichtet)

Diag:
1. Anamnese (vorangegangenes Trauma, Meningitis, Blutungen ?) und klinische Untersuchung: Stauungspapillen ?, Kopfumfang bei Säuglingen im Verlauf messen.
2. Röntgen: CT --> Größe der Ventrikel, der Zisternen und der äußeren Liquorräume, periventrikuläre Ödemzonen
3. Liquordruckmessung über einen lumbalen Katheter
4. Liquorszintigraphie: Aktivitätsverhalt in den Ventrikeln bei Resorptionsstörung des Liquors (24 Std. nach Injektion der radioaktiven Isotope ist normalerweise keine Aktivität mehr im Ventrikelsystem nachweisbar)
5. Sonographie: bei noch nicht verknöcherten Fontanellen mögl. (die große Stirnfontanelle verknöchert physiologischerweise zw. 1. und 2.LJ.) --> Ventrikelweite messbar

Ther:
- Konservativ: Hydrocephalus e vacuo --> keine Therapie möglich.
- Operativ: Ind: Hydrocephalus occlusus et malresorptivus = Druckhydrozephalus
  - Behandlung der Grunderkrankung: z.B. Tumorentfernung
  - **Liquorableitendes System:** Katheter + Ventil **vom Ventrikel in den rechten Herzvorhof** (ventrikulo-atrialer Shunt auch ventrikulo-aurikuläre Drainage/Ventrikuloaurikulostomie genannt, nach SPITZ-HOLTER) oder in das **Peritoneum** (ventrikulo-peritonealer Shunt)
  - Ventrikeldrainage nach TORKILDSEN: Ventrikulozisternostomie = Ableitung aus einem Seitenventrikel in die Cisterna magna
- Postoperativ: antikonvulsive Prophylaxe (Phenytoin, Zentropil^R), neurologische Kontrollen
- Regelmäßige Kontrolle d. ableitenden Liquordrainagesystemes (Pumpmechanismus, Ventil)

Prog: Bei rechtzeitiger Ventrikeldrainage gute Langzeitprognose.

Kompl: Shunts: Ventilinsuffizienz, Verlegung des Shuntvolumens, Thrombosen, Infektion mit Meningitis, Nierenstörungen

DD:
- Säuglinge und Kleinkinder: Makrozephalie (idiopathisch, familiär, bei Mukopolysaccharidosen, Zellweger-Syndrom, Marmorknochenkrankheit)
  Megalenzephalie (frühkindlicher Hirnschaden mit Gehirnvergrößerung)
- Otitischer Hydrozephalus: nach Otitis media oder Mastoiditis durch blande Sinusvenenthrombose, Ther: Mastoidektomie u. Antibiose, Ventrikeldrainage nur selten notwendig
- Ventrikelblutung = hypertone Massenblutung mit Einbruch in das Ventrikelsystem

ENTZÜNDLICHE PROZESSE DES GEHIRNS

Etlg:
Epiduraler Abszeß
Subdurales Empyem
Hirnabszeß
Phlegmonöse Enzephalitis

Ät:
- Offenes Schädel-Hirn-Trauma (direkte Keimverschleppung)
- Eitrige Sinusitis, Schädelknochenosteomyelitis, otogene Infektion, eitrige Mastoiditis
- Hämatogen-metastatisch (z.B. bei bronchopneumonischen Infekten, Endokarditis)
- Iatrogen: nach neurochirurgischen Eingriffen, Trepanationen bei Blutungen

Path:
· Erreger: meist Staphylokokken, Streptokokken und Pneumokokken
· Prädisposition: schlechte Abwehrlage des Organismus (z.B. Diabetes mellitus, Sarkoidose, Tumoren, HIV-Infektion, Immunsuppression, Chemotherapie)

Klin:
- Meningitische Reizung, Kopfschmerzen --> rasche Entwicklung als DD zu Hirntumoren
- Hirndruckzeichen, epileptische Anfälle bei chronischem Prozeß
- Fieber, Bewußtseinstrübung

Diag: 1. Anamnese und klinische Untersuchung
2. Labor: Blut --> Leukozytose
   Liquorpunktion: evtl. trüber Liquor, Pleozytose, Eiweiß vermehrt, Zucker erniedrigt, Laktat erhöht
3. Röntgen: CT --> Herdbefund, nach Kontrastmittelgabe typische ringförmiges Enhancement (Anreicherung des Kontrastmittels in der Abszeßkapsel)

Ther: ▪ Konservativ: Akute Abszesse noch ohne Kapsel werden systemisch antibiotisch abgedeckt.
▪ Operativ: Ind: Sichere bakterielle abgekapselte Abszesse, Empyem
  - Bei Abszessen und Empyem Kraniotomie und Ausräumung des Abszeßgebietes, möglichst mit der Abszeßkapsel, evtl. Einlage einer Spüldrainage
  - Systemische Breitspektrumantibiose

Kompl: * Septische Thrombophlebitis der intrakraniellen Venen
* Septische Ausbreitung bis zur phlegmonösen Enzephalitis mit einer sehr schlechten Prognose

DD: - Phlegmone der Kopfschwarte
- Osteomyelitis des Schädelknochens
- Tuberkulöse Meningitis
- Meningitis, Enzephalitis durch Viren
- Hirntumoren

NEUROTRAUMATOLOGIE

Syn: SHT = Schädel-Hirn-Trauma, SHV = Schädel-Hirn-Verletzung, Commotio cerebri, Contusio cerebri, Compressio cerebri

Ät: - **Perforierende Verletzung** (Pfählungs-, Schußverletzung) --> offenes SHT
- **Stumpfe Gewalt** (Sturz, Schlag, Anprall) --> geschlossenes SHT

Path: • Contusio cerebri: Coup = Stoßherd durch den Anprall und Contrecoup = Gegenstoßherd durch Sog --> Rindenprellungsherde (meist frontal, temporal und occipital) --> Nekrosen, diese werden durch Gliaproliferationen ersetzt --> Glianarbe
• Frakturen: Berstfrakturen (Gewalteinwirkung flächig von der Seite)
  Impressionsfrakturen (lokale, spitze Gewalteinwirkung, Schußverletzung)
• Schädelbasisfrakturen:
  Frontobasale Frakturen --> Eröffnung v. Sinus frontalis, ethmoidalis od. sphenoidalis mögl.
  Laterobasale Frakturen --> Fraktur im Bereich des Felsenbeines (quer od. längs)

Etlg: # **Geschlossenes SHT**
Offenes SHT --> Mitverletzung der Dura mater mit Verbindung zw. Gehirn u. Außenwelt
Jede offen Gehirnverletzung ist a priori als infiziert anzusehen!
Commotio cerebri: Hirnerschütterung (ohne bzw. mit nur minimalen patho-anatomischen Veränderungen --> evtl. geringgradige Gliaproliferationen)
Contusio cerebri: Hirnprellung (immer mit patho-anatomisch fassbaren Gewebeschädigungen = sog. *Rindenprellungsherde*)
Compressio cerebri: Hirnquetschung

Frakturen des Schädels: **Schädelkalottenfraktur, Schädelbasisfraktur** (insb. Frontobasis)
Frakturformen: Lineare- (Berstfraktur), sternförmige- und Impressionsfrakturen

Epid: * Inzidenz: ca. 8.000 Fälle/1.000.000, davon ca. 5% schwere' SHT
* Ca. 25% der Pat. mit einem SHT haben ein Polytrauma

Klin:
- Commotio cerebri: **Bewußtlosigkeit** (für Sekunden bis max. 1 Std.) und anterograde **Amnesie** (Zeit während und nach dem Unfall, die Erinnerungslücke kann mehrere Stunden umfassen), Übelkeit, **Erbrechen**, Kopfschmerzen, Schwindel
- Contusio cerebri: Bewußtlosigkeit >1 Std. (bis zu Tagen), amnestischer Dämmerzustand (> 24 Std.), **neurologische Ausfälle** je nach Lokalisation der Anprallherde (Anfälle, Atem- und Kreislaufstörungen, traumatische Anosmie) bis hin zum Koma
- Sichtbare äußere Verletzungen
- Schädelkalottenfrakturen: Evtl. tastbarer Frakturspalt
- Schädelbasisfrakturen: Brillenhämatom, retroauriculäre Blutungen, **Liquorrhoe** aus Nase (frontobasale Frakturen) od. Ohr (laterobasale Frakturen), Ausfall v. Hirnnerven (z.B. Anosmie)
- Tentorielle Einklemmung: Bewußtseinstrübung bis Koma, Pupillenerweiterung, fehlende Lichtreaktion, Pyramidenbahnzeichen, Strecksynergismen, Cheyne-Stokes-Atmung

Diag:
1. Anamnese (Unfallereignis, Eigenanamnese soweit möglich, Dauer der Amnesie und Fremdanamnese) und klinische Untersuchung (Bewußtseinslage, Neurostatus mit Pupillenreaktion)
2. Röntgen: Immer **Schädelübersicht** in 2 Ebenen und bei Bewußtlosigkeit zusätzlich Halswirbelsäule in 2 Ebenen durchführen.
CT: Bei **Bewußtlosigkeit** od. V.a. intrakranielle Raumforderung immer CCT (nativ) durchführen --> Nachweis von Kontusionsherden, intrakraniellen Blutungen, Hämatomen, Hirnödem, Schädelbasisfrakturen (--> coronares CCT / Knochenfenster fahren).
3. Liquorpunktion: bei Contusio evtl. blutig od. xanthochrom
4. Liquornachweis durch ß-Transferrin-Bestimmung, Liquorszintigraphie zum Nachweis und Lokalisation einer Liquorfistel
5. Epidurale Drucksonde zur Messung des Hirndruckes in seltenen Fällen notwendig

Zur schnellen Einschätzung des Schweregrades eines SHT: **Glasgow Coma Scale**

Augenöffnen:		
	Spontan	4 Punkte
	Auf Ansprechen	3 Punkte
	Auf Schmerzreiz	2 Punkte
	Kein Augenöffnen	1 Punkt

Körpermotorik:		
	Bewegung auf Befehl	6 Punkte
	Gezielte Abwehr auf Schmerzreize	5 Punkte
	Flexionsbewegungen auf Schmerzreize	4 Punkte
	Abnormale Flexionsbewegungen auf Schmerzreize und spontan (Dekortikationshaltung = Beugesynergismen)	3 Punkte
	Extension auf Schmerzreize und spontan (Dezerebrationshaltung = Strecksynergismen)	2 Punkte
	Kein Ansprechen auf Schmerzreize	1 Punkt

Verbale Reaktion:		
	Pat. orientiert und beantwortet Fragen	5 Punkte
	Pat. desorientiert, beantwortet aber Fragen	4 Punkte
	Inadäquate verbale Antwort auf Ansprechen	3 Punkte
	Unverständliche Laute	2 Punkte
	Keine verbale Reaktion	1 Punkt

Gesamtpunktzahl der 3 Gruppen: Tiefster Score ist 3 Punkte, höchster Score ist 15 Punkte.

Ther:
- **Akut:**
  - Sicherung der vitalen Funktionen an der Unfallstelle, **frühzeitige Intubation**, kontrollierte Beatmung und Schockbehandlung
  - Minimierung zerebraler Sekundärschäden durch:
    ○ Oberkörperhochlagerung (bis 30°), nicht bei protrahiertem Schock
    ○ Anlage einer Halskrawatte bei bewußtlosem Patient
    ○ Kontrollierte Hyperventilation (--> Hirndrucksenkung)
    ○ Analgosedierung

Neurochirurgie

◊ Fremdkörper präklinisch in situ in der Wunde belassen
◊ Anlage eines sterilen Verbandes bei offenen, blutenden Schädel-Hirn-Verletzungen
- Primärtransport in die nächste geeignete Klinik mit Intensivstation, CT u. ggf. Neurochirurgie (bei polytraumatisierten Pat. ist es evtl. erforderlich, diese erst in das nächstgelegene Akutkrankenhaus zu bringen zur Stabilisierung der Vitalfunktionen und die Patienten dann sekundär in ein neurochirurgisches Zentrum zu verlegen)

- **Konservativ:**
  - <u>Commotio cerebri:</u> Stationäre Überwachung für 24 Std., Bettruhe für einige Tage, symptomatische Therapie bei Kopfschmerzen (ASS) und Erbrechen (Metoclopramid)
  - <u>Frakturen:</u> Lineare Frakturen und Schädelbasisfrakturen ohne Dislokation bedürfen meist keiner Therapie (lediglich stationäre Beobachtung wegen mögl. meningealer Hämatombildung). Otogene Liquorrhoe bei Felsenbeinlängsfraktur konservativ (Antibiotikaschutz).
  - <u>Bewußtlose Pat.:</u> Kontrollierte Beatmung (evtl. mit Hyperventilation zur Hirndruckprophylaxe), parenterale Ernährung, Elektrolyte- und Flüssigkeitssubstitution, Krankengymnastik zur Verhinderung von Gelenkkontrakturen.

- **Operativ:** Ind: Nach Stabilisierung der vitalen Funktionen
  - <u>Kopfschwartenverletzungen</u> --> primärer Wundverschluß
  - <u>Impressionsfrakturen</u> mit Verletzung der Dura --> Hebung der Impression
    Offene Impressionsfrakturen --> Entfernung stark verschmutzter Fragmente, Deckung des Defektes (Verschluß der Dura mit lyophilisierter Dura), Antibiose
  - <u>Schädelbasisfrakturen:</u> Op-Ind. bei Mitbeteiligung v. Hirnnerven od. frontobasaler Liquorfistel --> Duraverschluß der Liquorfistel, ggf. Debridement der Nasennebenhöhlen und Antibiotikaschutz
  - <u>Blutungen, Hydrozephalus, Hirndruck, Gesichtsschädelfrakturen</u> s. jeweiliges Kapitel

Prog: Nach schwerem SHT bleiben ca. 2/3 d. erwachsenen Pat. berufsunfähig. Jugendliche haben eine bessere Prognose, hier bleibt nur ca. 1/4 d. Pat. arbeitsunfähig.

Kompl:
* Durch das Shifting des Gehirnes beim SHT --> **Kontusion/Ruptur kleiner Gefäße** --> kleine Einblutungen in das Parenchym (charakteristischerweise im Bereich der Windungskuppen), sog. Rhexisblutung, evtl. auch intraparenchymatöse Hämatome
* Bei Verletzung meningealer Gefäße (Kalottenfraktur) --> **Epiduralhämatom**
* Hirnkontusion oder abgerissene Hirnvenen --> **Subduralhämatom**, als Spätkomplikation auch das **chronische subdurale Hämatom** (nach einem längeren symptomfreien Intervall), Sinusvenenthrombose
* Sekundäre Entwicklung eines <u>Hirnödemes</u> (ab ca. 12 Std. bis zum 3. Tag)
* Hirndruck, Verschlußhydrozephalus --> **tentorielle Herniationen** --> Dezerebration durch Mittelhirnkompression (Kontrolle im CT: Weite der Cisterna ambiens?)
* <u>Koma:</u> Einteilung d. World Federation of Neurosurgical Societies (**Brüsseler Klassierung**)

Koma I	**Bewußtloser Patient, normale Reaktion auf Schmerz**, Pupillenmotorik o.B., Augenmotorik erhalten, evtl. Anisokorie, Atmung intakt
Koma II	Bewußtloser Patient m. Paresen od. verlangsamter unkoordinierter Reaktion auf Schmerz, Pupillenmotorik intakt od. Anisokorie, Augenmotorik erhalten, Atmung intakt
Koma III	**Bewußtloser Patient mit Streckkrämpfen**, Pupillenmotorik intakt od. Anisokorie, evtl. mit Störungen der Augenmotorik, Atmung intakt
Koma IV	Bewußtloser Patient mit initial beidseitig weiten Pupillen, noch erhaltene Spontanatmung, Hypotonie u. **Reaktionslosigkeit auf Schmerzreize** aller Extremitäten, keine Augenmotorik
Hirntod	Keine Hirnstammreflexe (keine Spontanatmung, etc.), weite/lichtstarre Pupillen bds., keine Augenmotorik, spinale Reflexe können erhalten sein

* **Pneumenzephalon** = Eintritt von Luft bei offenem SHT, Infektionsgefahr
* Rindenprellungsherde --> epileptogener Fokus
* Okzipitale Impressionsfrakturen --> Verletzung des Sinus sagittalis sup.

* Blow out-Fraktur: Sprengung des Orbitabodens --> Einklemmung von Augenmuskeln
* Liquorfistel: **Frontobasale** (Verbindung zum Nasen-Rachen-Raum) oder **laterobasale** (Verbindung zum Mittelohr) Liquorfistel --> Gefahr der **Meningitis!**
* Offenes SHT: - Eitrige Meningitis, subdurales Empyem, Pyocephalus internus (Eiter im Ventrikelsystem --> Okklusivhydrozephalus), Enzephalitis, Hirnabszeß (Frühabszeß in unmittelbarer Folge des SHT), Markphlegmone (diffuse Eiterung in der Hirnsubstanz)
  - Spätabszeß und Meningitis (noch nach mehr als 10 Jahren) durch Eitererreger in der Nähe von z.b. Knochensplittern, Geschoßfragmenten etc.
  - Duranarbe --> posttraumatische Epilepsie, lokaler Hydrozephalus e vacuo und Durchblutungsstörungen
* Postkommotionelle Beschwerden: Oft noch über Wochen (bis Jahre) Kopfschmerzen, Schwindel, Konzentrationsstörungen, Gedächtnisstörungen, Reizbarkeit, Ermüdbarkeit
* Postkontusionelle Beschwerden: Wie bei den postkommotionellen Beschwerden, jedoch intensiver und länger anhaltend, zusätzlich oft neurologische Defizite (z.B. aphasische Störungen, Paresen, Sehstörungen, epileptische Anfälle), posttraumatische Enzephalopathie (z.b. "Boxer-Enzephalopathie") mit hirnorganischem Psychosyndrom (HOPS), Korsakow-Syndrom mögl.

DD: Für einen komatösen Patienten, der ohne sicheren Anhalt für ein SHT gefunden wird
- Vigilanzstörungen durch internistische Erkrankungen: Coma diabeticum, Intoxikationen
- Spontane intrakranielle Blutungen, Grand-mal-Epilepsie

INTRAKRANIELLE BLUTUNGEN

Etlg: Von außen (Schädelknochen) nach innen (Gehirn) geordnet
Epiduralblutung, Epiduralhämatom
Subduralblutung, Subduralhämatom
Subarachnoidalblutung
Intrazerebrale Blutung = intraparenchymatöse Massenblutung (machen ca. 10-20% d. apoplektischen Insulte aus) und intraventrikuläre Blutung

Ät: - Traumatisch bedingte intrakranielle Blutungen: subdurale Blutung (50% d.F.), epidurale Blutung (30% d.F.), Subarachnoidalblutung (10% d.F.), intraparenchymatöse Blutung (10% d.F.) --> können als Früh- oder Spätsymptom des SHT vorkommen
- Spontane intrazerebrale Blutung: **Arteriosklerose, arterielle Hypertonie**, Angiome, Aneurysmen (insb. Subarachnoidalblutung), Gerinnungsstörungen (Hämophilie, Antikoagulantien-Therapie, HELLP-Syndrom), **Tumorblutungen**, Vaskulitiden

Diag: 1. Anamnese (Fremdanamnese bei bewußtlosem Patient, Beginn und Entwicklung der Bewußtlosigkeit?) und klinische Untersuchung
2. Röntgen: Schädelübersicht in 2 Ebenen --> Frakturausschluß
   CCT (Methode der Wahl) zunächst nativ --> zeigt Blutung und evtl. Einbruch in das Ventrikelsystem, evtl. zerebrale Angiographie (arterielle DSA)
3. Liquorpunktion: Gefahr der Hirnstammeinklemmung bei der Punktion durch den erhöhten Hirndruck bedenken! --> blutiger Liquor bei Einbruch einer Blutung in das Liquorsystem

Ther: ▪ Konservativ: Kleine intrazerebrale Blutungen werden lediglich beobachtet und kontrolliert.
▪ Operativ: Ind: Progrediente Eintrübung oder primär bewußtlose Patienten und nachgewiesene Blutung --> Notfall-Op; intrazerebrale Hämatome >4-9cm
- Kraniotomie und Entlastung
- Bei Hydrozephalus occlusus --> Ventrikeldrainage

Kompl: * Einbruch einer Blutung in das Ventrikelsystem --> Hydrocephalus occlusus, bzw. Hydrocephalus malresorptivus bei Verklebung der PACCHIONI-Granulationen
* Ca. 2-3 Tg. n. Trauma/Aneurysmablutung --> Vasospasmus, Proph: Nimotop^R für 14 Tg.

Neurochirurgie

Op: * Insb. bei Ausräumung großer intrazerebraler Blutungen --> neurologische Ausfälle

DD:
- Arteriovenöse Gefäßmißbildungen (Angiome): intrazerebrale Blutung/Hämatom (rindennah)
  Als: Arteriovenöse_ Rankenangiome, Kavernome, venöse Angiome, Teleangiektasien, kraniozerebrale Angiome, Mikroangiome
  Epid: <50.LJ.; Klin: Epilepsie, neurologische Ausfälle, Steal-Syndrom durch Shuntvolumen
  Diag: Angiographie und NMR (nach 2-3 Wochen gute Sensitivität, akut schlecht = Angiom ist von dem Hämatom noch nicht abgrenzbar)
  Ther: Operative Entfernung (ca. 6 Wo. nach der akuten Blutung), ggf. bei Inoperabilität Embolisation oder stereotaktische Radiochirurgie.
- Zerebrovaskuläre Insuffizienz (s.Kap. Gefäßchirurgie) und apoplektischer Insult (ischämisch bedingt durch arterielle Embolie oder Thrombose)
- Carotis-Cavernosus-Fistel (Kurzschluß zwischen A.carotis int. und Sinus cavernosus durch Verletzung bei einer Schädelbasisfraktur); Klin: pulsierender Exophthalmus, Chemosis (Schwellung der Konjunktiven), konjunktivale Injektion, pulssynchrones Auskultationsgeräusch über dem Augenbulbus der betroffenen Seite;
  Ther: Verschluß mittels Ballonkatheter
- Sinusvenenthrombose
- Hypertensive Enzephalopathie
- Hirntumoren (insb. Meningeome, intrazerebrale Metastasen und Glioblastom)

EPIDURALBLUTUNG

Syn: Epiduralhämatom
Lok: Riß einer A.meningea (meist media, temporoparietal) durch Trauma (Schädelfrakturen, insb. temporal 80%), selten auch epidurales Hämatom durch Blutung aus einem Frakturspalt, einem verletzten Venensinus oder verletzten Pacchionischen Granulationen mögl.
Die Blutung liegt zwischen Schädelknochen und der Dura mater (die Dura wird dabei abgehoben).
Path: Meist jüngere Patienten (20.-45. LJ.), SHT oder selten bei Knochentumor
Klin: Kurzes freies Intervall (Commotio cerebri mit Bewußtlosigkeit - Wach - Bewußtlosigkeit) = sekundäre Verschlechterung der Bewußtseinslage durch Compressio cerebri
Kontralaterale Paresen, homolaterale Pupillenerweiterung
Diag: Röntgen: Schädelübersicht --> temporale Fraktur oder Schädelbasisfraktur
CCT nativ (hyperdense, linsenförmige Raumforderung) od. Angiographie
Ther: Sofortige Op indiziert: notfallmäßige Kraniotomie mit Trepanation und Entlastung
Falls notfallmäßige Op in peripherem Krankenhaus erfolgen muß --> KÖHNLEIN-Bohrung = vor und hinter dem Ohr auf der betroffenen Seite in der Höhe der Augenbrauen Entlastungslöcher bohren.
Prog: Bei rechtzeitiger Entlastung des Epiduralhämatomes günstig.

SUBDURALBLUTUNG

Syn: Subduralhämatom
Etlg: Akutes Subduralhämatom --> starkes SHT mit ausgeprägten Kontusionen
Chronisches Subduralhämatom --> nach Bagatelltrauma, meist ältere Pat. (60.-80.LJ.), auch bei Antikoagulantien- (Marcumar) od. Streptokinasetherapie (dann auch beidseitig mögl.).
Ein chronisches Subduralhämatom bildet nach einiger Zeit eine Kapsel aus.
Lok: Verletzung der Brückenvenen (spannen sich zw. Gehirnoberfläche und den Venensinus aus), Hämatom liegt zwischen Dura mater und der Gehirnoberfläche/Arachnoidea (Leptomeninx)
Klin: Akutes starkes SHT --> oft. Pat. primär schon bewußtlos, Streckkrämpfe
Chronisches Subduralhämatom (Symptome erreichen ihr Maximum erst nach 2-3 Monaten nach einem Bagatelltrauma) --> Kopfschmerzen, Druckgefühl, Merkschwächen, Konzentrationsstörungen, Desorientiertheit, "Alterspsychose"
Diag: CCT nativ
Ther: Akutes Subduralhämatom --> notfallmäßige Kraniotomie, Duraeröffnung und Entlastung
Chronisches Subduralhämatom --> Bohrlochkraniotomie, Eröffnung der Hämatomkapsel und Ausräumung, Spülung u. subdurale Drainage für 2-4 Tage

Prog: Akutes Subduralhämatom meist schlechte Prognose (Mortalität bis zu 90%), chronisches Subduralhämatom sehr gute Prognose (meist keine neurologischen Ausfälle).

SUBARACHNOIDALBLUTUNG

Syn: SAB
Lok: **Hirnbasisarterien** (Circulus arteriosus cerebri WILLISII, s. Abb.), insb. A.communicans ant., A.carotis int., A.cerebri media u. anterior, seltener vertebrobasilär. Auch multiple Aneurysmen mögl. Ausbreitung der Blutung im Subarachnoidalraum.
Path: 30.-60.LJ., Inzidenz: 10-15/100.000/Jahr.
Meist **Aneurysmablutung** aus angeborenen (Manifestationsalter früh, in Japan erbliche Disposition) oder arteriosklerotischen Aneurysmen (Manifestationsalter: Senium).
In 10-15% d.f. findet sich ein Zweitaneurysma.
Kleine, nicht rupturierte Aneurysmen oder Angiome können klinisch stumm sein.
Klin: Schlagartiger **Vernichtungskopfschmerz** okzipital/nuchal od. diffus (2/3 d.F.) ohne besonderes Ereignis, 1/3 d.F. nach besonderer Anstrengung, z.B. Pressakt, Heben schwerer Lasten, Koitus) 1/3 d.F. initial bewußtlos, 1/3 benommen
Nausea, **Meningismus**, Lasègue-Zeichen pos., Babinski pos. (50% d.F.), neurologische Ausfälle je nach Lokalisation (Hemiparesen, Aphasie, Blasenstörungen, Gangataxie, einseitige Ophthalmoplegie, Hirnnervenstörungen, insb. II, III, IX, X u. XI), Sehstörungen durch Glaskörperblutung.
Etlg: Nach Hunt und Hess (1968) bezgl. der Klinik des Patienten

Grad I	Patient wach, **minimale Kopfschmerzen**, evtl. leichter Meningismus.
Grad II	Patient wach, mittelschwere bis starke Kopfschmerzen, **Meningismus**.
Grad III	Patient **somnolent** und desorientiert.
Grad IV	Patient **soporös** bis komatös, ausgeprägte **fokale neurologische Ausfälle** (Halbseitensymptome, Dysphasien) oder beginnende Dezerebrationserscheinungen, Pupillenreaktion und Schmerzreaktion noch vorhanden.
Grad V	Patient tief **komatös, Dezerebration**, evtl. Einklemmungserscheinungen, keine Pupillenreaktion.

Diag: 1. CCT nativ --> Nachweis von Blut in den basalen Zisternen
2. Lumbalpunktion: **blutiger Liquor**, bei älterer SAB (> 8 Std.) xanthochromer (gelblicher) Liquor
3. Angiographie zur genauen Aneurysmalokalisation (insb. bei geplanter Op.), bei 10% d. Pat. läßt sich auch damit keine Blutungsquelle finden --> diese Pat. haben dennoch e. gute Prog.
Ther: Bei sicherer SAB --> Verlegung des Pat. in eine neurochirurgische Klinik!
Op-Ind: Bei Grad I-III in den ersten 48-72 Std., Grad IV und V nach 1-2 Wochen.
Op: Kraniotomie, Darstellung des Aneurysmas und Anbringen eines **Aneurysma-Clips**.
Prophylaxe zerebraler Vasospasmen nach Subarachnoidalblutung: Nimotop^R (Kalziumantagonist) für 14 Tage.
Prog: Frühmortalität 15% d.F., bei Nachblutung sehr schlechte Prognose (Mortalität bei Rezidiv ca. 70%!), Gesamtmortalität ca. 30-45%, Grad I-III Mortalität 6-8%.
Die Überlebenschance durch Op wird etwa verdoppelt.
Kompl: **Nachblutung** (in den ersten 14 Tagen) mit hoher Sterblichkeitsrate
Gefäßspasmen (Beginn ab 2.-3. Tag, Maximum zw. 7. u. 10. Tag, Dauer bis 2 Wo., Kontrolle durch transkranielle Dopplersonographie)
Hirntamponade durch die Blutung in den Liquorraum --> hohe Letalität
Hydrozephalus occlusus, aresorptivus
Psychoorganische Syndrome
DD: Angiome (arteriovenöse Gefäßmißbildungen) --> können ebenfalls in den Subarachnoidalraum bluten, Migräneanfall.

INTRAZEREBRALE BLUTUNG

Lok: 65% d. Hämatome liegen medial od. lateral der Capsula interna in den Stammganglien (Thalamus), temporoparitales oder temporofrontales Marklager, parietookzipital, selten Kleinhirn (10% d.f.)
Ät: 80% haben eine arterielle Hypertonie, Arteriosklerose.
Traumatisch: meist in Verbindung mit epiduralen-/subduralen Hämatomen bei starkem SHT
Selten: Antikoagulantientherapie, sekundäre Einblutung in einen ischämischen Hirninfarkt oder Hirntumor/Metastase, blutendes Angiom, perinatale Blutung.
Path: Alter: 50.-70.LJ., mehr Männer.
Intrazerebrale Blutungen machen 10-20% der apoplektischen Insulte aus (Rest sind ischämische Insulte)
Klin: Kopfschmerzen, Erbrechen, ca. 50% d. Pat. bewußtlos (Streckkrämpfe --> schlechte Prognose), je nach Lok. neurologische Ausfallserscheinungen (Halbseitensymptomatik)
Diag: Immer CT nativ durchführen --> Raumforderung (oft auch erst nach Tagen sichtbar)
Ggf. Angiographie zur Blutungslokalisation
Liquor: bei ventrikelnaher od. oberflächlicher Blutung xanthochrom, bei Ventrikeleinbruch blutig
Ther: Kleine Hämatome werden nur beobachtet und kontrolliert.
Op: Bei großen Hämatomen neurochirurgische Ausräumung (insb. bei Kleinhirnhämatomen); Externe Ventrikeldrainage bei Ventrikeleinbruchsblutung mit Liquoraufstau.
Prog: Kleine Hämatome resorbieren sich von selbst in ca. 2 Monaten.
Intrazerebrale Blutungen mit initial bewußtlosem Pat. haben eine schlechte Prognose
DD: Angiome, Gefäßmißbildungen, Hirntumoren, Tumormetastasen

HIRNTUMOREN

Syn: Intrakranielle Tumoren, ICD 191
Ät: Genaue Ätiologie letztlich unklar, diskutiert werden u.a.
- Onkogene Viren
- Familiäre, genetische und hormonale Faktoren
- Karzinogene

Etlg: Klinische Etlg. nach der Lage:
△ Supratentoriell --> häufig Herdsymptome
△ Infratentoriell --> häufig Störung der Liquorpassage, Kleinhirnfunktionsstörungen

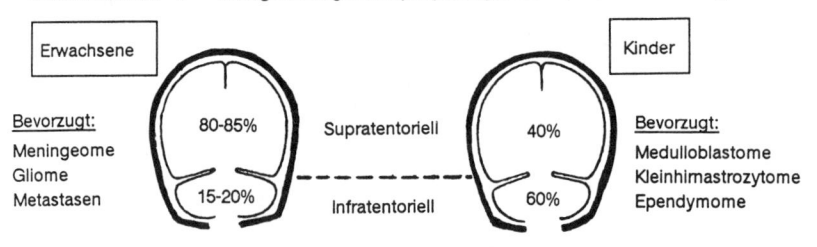

Erwachsene			Kinder
Bevorzugt: Meningeome Gliome Metastasen	80-85% Supratentoriell 40% 15-20% Infratentoriell 60%		Bevorzugt: Medulloblastome Kleinhirnastrozytome Ependymome

Nach der entwicklungsgeschichtlichen Herkunft
- # **Neuroepitheliale Tumoren** (ca. 50% d.F., auch als Gliome zusammengefasst): Glioblastome, Oligodendrogliome, Medulloblastome, Astrozytome, Neurinome, Gangliozytome u. -blastome, Spongioblastome, Ependymome, Plexustumoren, Pinealome
- # **Mesodermale Tumoren** (ca. 20%): Meningeome, Sarkome, Angioblastome
- # **Ektodermale Tumoren** (ca. 10%): Hypophysenadenome, Kraniopharyngeome

Metastasen (ca. 6-20%): Bronchialkarzinom, Mammakarzinom, Nierenzellkarzinom, malignes Melanom, Lymphome, Prostatakarzinom, Karzinome des Magen-Darm-Traktes
Mißbildungstumoren (ca. 2-3%): Angiome, Epidermoide, Dermoide, Teratome

TNM-Klassifikation der Hirntumoren (gilt für alle Hirntumoren):
Unterschiedlich sind die T-Stadien für supra- und infratentorielle Tumoren.

T_1 = Supratentoriell:	Tumor ≤ 5 cm in größter Ausdehnung, auf eine Hirnseite begrenzt
Infratentoriell:	Tumor ≤ 3 cm in größter Ausdehnung, auf eine Hirnseite begrenzt

T_2 = Supratentoriell:	Tumor > 5 cm in größter Ausdehnung, auf eine Hirnseite begrenzt
Infratentoriell:	Tumor > 3 cm in größter Ausdehnung, auf eine Hirnseite begrenzt

T_3 = Tumor infiltriert das Ventrikelsystem

T_4 = Supratentoriell:	Tumor überschreitet Mittellinie des Gehirns, infiltriert gegenseitige Hemisphäre oder infratentoriell
Infratentoriell:	Tumor überschreitet Mittellinie des Gehirns, infiltriert in die andere Seite oder supratentoriell

Eine N-Klassifikation (regionäre Lymphknotenmetastasen) ist bei Hirntumoren nicht anwendbar.

Histologisches Grading: (Einteilung bezüglich der Malignität nach KERNOHAN)
G1 - gut differenziert (I)   G3 - schlecht differenziert (III)
G2 - mäßig differenziert (II)   G4 - undifferenziert (IV)

Epid:
* Inzidenz: 1-1,3:10.000/Jahr
* Altersgipfel: bei der Mehrzahl der Gehirntumoren zwischen 40.-70.LJ. und im Kindesalter (ca. jeder 12. Hirntumor kommt bei einem Kind unter 15 Jahren vor).
* Bei Kindern zweithäufigste Tumoren! (nach den Leukämien)

Klin: Frühsymptome einer intrakraniellen Raumforderung --> immer Diagnostik durchführen!
- Neu aufgetretene, ungewohnte **Kopfschmerzen**
- Neu aufgetretene **epileptische Anfälle** (besonders jenseits des Kindesalters)
- Wesensänderung, Ermüdbarkeit, Konzentrationsstörungen, Antriebslosigkeit, Dysphorie
- Neurologische Herdsymptome: Hemiparesen, Sehstörungen, Sprachstörungen, Geruchsstörungen, Apraxie

Alarmsymptome von Hirntumoren
* Störungen des Bewußtseins
* Doppelbilder (Hirnstamm-Affektion)
* Atem- und Kreislaufstörungen (Medulla oblongata-Affektion)
* Stauungspapille
* Positives Babinski-Zeichen

"**Klinische Malignität**" (= intrakranielle Komplikationen unabhängig von der Dignität) von Hirntumoren wird bestimmt durch folgende Auswirkungen:
1. Primäre Raumforderung + **weitere Raumforderung** (z.B. durch das perifokale Ödem)
2. **Massenverschiebungen** und Herniationen --> Einklemmungssymptome
3. Beeinträchtigung der **Liquorzirkulation** (Hydrozephalusbildung)
4. Direkte oder indirekte Beeinträchtigung der **Durchblutung** --> Apoplex mögl., Hirnmassenblutung durch Gefäßarrosion
5. Direkte oder indirekte Beeinträchtigung der **vitalen Zentren** im Hypothalamus und Hirnstamm (insb. bei infratentoriellen Tumoren)
6. Vorschädigungen (z.B. TIA, Infarkte)

Allgemeine klinische Symptome der Hirntumoren in Abhängigkeit von der Lokalisation

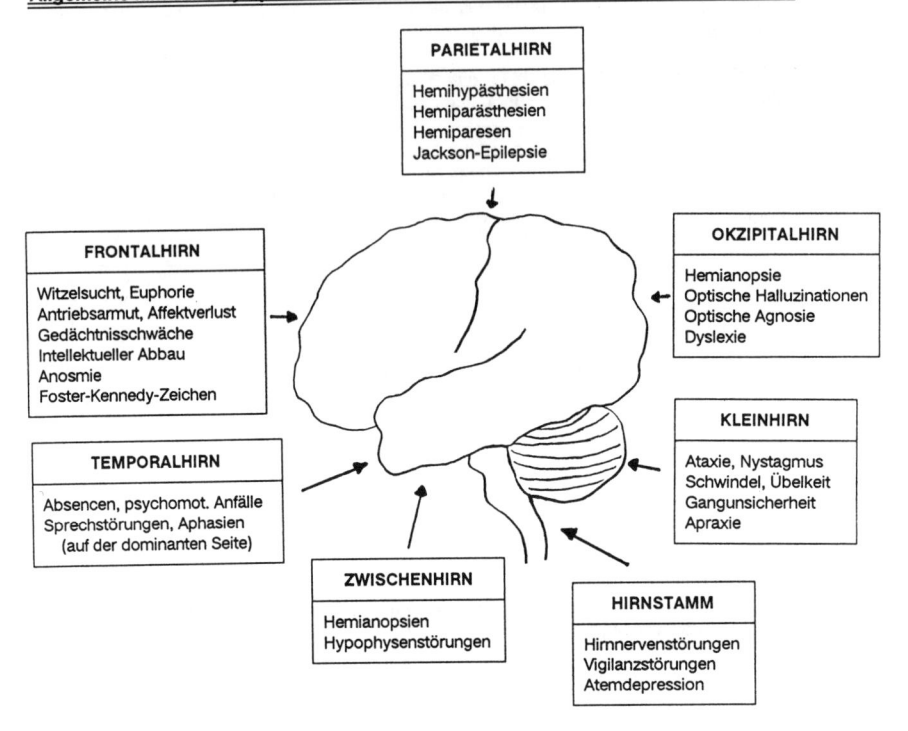

PARIETALHIRN
Hemihypästhesien
Hemiparästhesien
Hemiparesen
Jackson-Epilepsie

FRONTALHIRN
Witzelsucht, Euphorie
Antriebsarmut, Affektverlust
Gedächtnisschwäche
Intellektueller Abbau
Anosmie
Foster-Kennedy-Zeichen

OKZIPITALHIRN
Hemianopsie
Optische Halluzinationen
Optische Agnosie
Dyslexie

KLEINHIRN
Ataxie, Nystagmus
Schwindel, Übelkeit
Gangunsicherheit
Apraxie

TEMPORALHIRN
Absencen, psychomot. Anfälle
Sprechstörungen, Aphasien
(auf der dominanten Seite)

ZWISCHENHIRN
Hemianopsien
Hypophysenstörungen

HIRNSTAMM
Hirnnervenstörungen
Vigilanzstörungen
Atemdepression

Diag:
1. Anamnese (auch Fremdanamnese) und klinische Untersuchung: Reflexstatus, neurologische Defizite, Augenhintergrund spiegeln (Stauungspapille?)
2. Röntgen: **CT, NMR** --> Raumforderung, perifokales Ödem
   Angiographie --> Vaskularisierung des Tumors
   Schädel in 2 Ebenen: Wolkenschädel, Sellaerweiterung, Entkalkung des Dorsum sellae?
3. EEG, evtl. mit Brain-mapping --> fokale Herde
4. Stereotaktische Biopsie --> Histologie (bei sehr großen, primär inoperablen Tumoren indiziert, um ggf. eine andere Therapie wählen zu können)
5. Intraoperatives Monitoring: durchgeführt werden z.b. NLG, VEP, SEP zur Kontrolle mögl. Ausfälle, evtl. auch intraoperative Reizungen des Kortex zur Bestimmung wichtiger Zentren (um diese dann zu umgehen)

Ther:
- Konservativ: Radio- und Chemotherapie
- Operativ:
  - Stereotaktische Biopsie (nach vorheriger exakter Ausmessung im CT) mit Zielgerät über ein kleines Bohrloch (in Lokalanästhesie mögl.)
  - Subtotale oder totale Tumorexstirpation: Kraniotomie und makro- oder **mikrochirurgische Op**, neuerdings auch endoskopisch (mit speziellen Miniendoskopen und Spezialinstrumenten/Laser, z.B. für Op am Ventrikelsystem bei Okklusivhydrozephalus) mögl.
- Postoperativ: Intensivtherapie für meist 1-2 Tagen

- **Allgemeine Verhaltensregeln nach Hirntumoren-Op:** Längere Ruhephasen, ausreichend Schlaf, kein Alkohol, Nikotin oder Drogen, zentral wirksame Medikamente haben meist einen stärkeren Effekt

DD:
- Entzündlich: Enzephalitis, Hirnabszesse, TBC, parasitäre Zysten (z.B. Zystizerkose)
- Vaskulär: Zerebrovaskuläre Insuffizienz, intrakranielle Blutungen, chron. subdurales Hämatom, intrazerebrale Hämatome, Gefäßmißbildungen (Phakomatosen), Angiome, Sinusthrombose
- Umschriebene hirnatrophische Prozesse
- Granulome, arachnoidale Zysten
- Weitere DD siehe Kap. seltene Hirntumoren

ASTROZYTOME

Anatomie: Tumor aus der Reihe der Neurogliazellen = Gliom. Astrozyten sind die größten Gliazellen mit zahlreichen zytoplasmatischen Zellfortsätzen. Sie dienen als Stützwerk des Nervengewebes.

Path:
- Dignität: je nach Entdifferenzierung Grad I - III, Grad IV = Glioblastom (Einteilung in Grade bezüglich der Malignität nach KERNOHAN)
- Grad I u. II --> langsames Wachstum, in der Randzone gelegentlich infiltrierend wachsend, geringer Masseneffekt.
  Grad III --> schnelles Wachstum, starkes perifokales Ödem
- Histo: Gliazellen mit bläschenförmigen Kernen, je nach Malignität buntes Bild aber mit weniger Zellen und Mitosen/Atypien als das Glioblastom.
  Fibrilläre Astrozytome: bipolare, faserreiche Astrozyten
  Protoplasmatische Astrozytome: große Zellen mit homogen-eosinophilem Zytoplasma
- Lok: Marklager von Frontal- und Temporallappen bevorzugt, seltener Parietal- od. Okzipitallappen.

Etlg: # Nach der Dignität in Grad I bis IV nach KERNOHAN
Das Astrozytom Grad IV entspricht dabei histologisch etwa dem Glioblastoma multiforme.
Nach dem histologischen Aspekt: Fibrilläre Astrozytome --> feste Konsistenz
Protoplasmatische Astrozytome --> weiche Konsistenz
Sonderformen: Pilozytisches Astrozytom in Klein-, Mittelhirn oder Hypothalamus, Spongioblastom im Fasciculus opticus oder Chiasma (Opticusgliom) bei jugendlichen Pat. (5. - 15. LJ.). Dignität entspricht meist Grad I.

Epid:
* Astrozytome Grad I u. II mittleres Lebensalter, Grad III höheres Lebensalter.
  Insg. Gipfel um 40. LJ.
* M > w (= 2:1)
* Ca. 10% der primären Hirntumoren sind Astrozytome.

Klin:
- Bei den niedrig malignen Astrozytomen Beschwerdeentwicklung über lange Zeit möglich: z.B. Kopfschmerzen, psychische Alterationen
- Fokale Epilepsie, z.B. Jackson-Anfälle
- Später: Neurologische Herdsymptome (z.B. Hemiparesen, Ataxie, Sprachstörungen), Stauungspapille

Diag:
1. Anamnese und klinische Untersuchung (s.o.)
2. Röntgen: Im CT oft Zone verminderter Dichte, mit dem Grad der Entdifferenzierung nimmt die Kontrastmittelanreicherung zu. Zystische Strukturen möglich. Kalzifizierungen kommen gelegentlich vor.
   Im frühen Stadium niedrig maligner Astrozytome kann der neuroradiologische Nachweis noch negativ sein!
3. Sehr kleine hypodense Raumforderungen im CT ohne Kontrastenhancement ggf. Biopsie und CT-Verlaufskontrollen

Ther: ▪ Operativ: Ind: Grundsätzlich indiziert, oft aber wegen der intrazerebralen Lokalisation an wichtigen Stellen nicht durchführbar.
- Resektion im Gesunden, wenn neuroanatomisch ohne großen Funktionsverlust möglich
▪ Radiatio postoperativ bei Grad III u. IV mögl.

Prog: 5 JÜR bei Grad I 40%, bei Grad II 20%, bei Grad III 5%, Grad IV s. Glioblastome.
Bei niedrig malignen Astrozytomen auch Dauerheilungen bekannt.
Auch radikal entfernte Astrozytome können rezidivieren (auch noch nach bis zu 20 Jahren).

Kompl: * Übergang in ein Glioblastom mögl.
* Gliomatose des Gehirns = plurifokale Herde unterschiedlicher Malignität
Op: * Bleibende neurologische Defizite, je nach Resektion wichtiger Strukturen
* Rezidiv noch nach Jahrzehnten mögl.

DD: - Spongioblastome (auch Mittelliniengliome genannt): benignes Astrozytom Grad I-II mit Lok: in Fasciculus **opticus** oder Chiasma (Opticusgliom), **Hypothalamus** bei jugendlichen Pat. (5.-15.LJ.), Ther: oft wegen der Lage in der Mittellinie unmöglich.
- Pilozytisches Astrozytom: bei jugendlichen Pat. (macht 25% der Hirntumoren im Kindes- und Jugendalter aus), Lok: **Kleinhirn** (auch als Kleinhirnspongioblastom bezeichnet), Mittelhirn oder Hypothalamus. Ther: Totalexstirpation
- Oligodendrogliome höherer Malignität stellen sich röntgenologisch gleich dar.

GLIOBLASTOME

Syn: Glioblastoma multiforme, Astrozytom Grad IV, entdifferenziertes Glioblastom, Gliosarkom

Path: · Dignität: **Hoch maligne**, rasches Wachstum, starke Neigung zu perifokalem Hirnödem --> früh Hirndruck und Massenverschiebungen
· Glioblastoma multiforme entspricht histologisch dem **Astrozytom Grad IV**
· Histo: **Vielgestaltiges Bild** mit Zellpolymorphie, mehrkernigen Riesenzellen, Nekrosen, Blutungen und zystischen Tumorzerfallshöhlen.
· Lok: Marklager (auch beidseits vom Corpus callosum ausgehend = Schmetterlingsgliom) der frontalen und parietalen Großhirnhemisphären, Stammganglienbereich, auch diffus

Epid: * Häufigkeitsgipfel: 40.-60.LJ., m:w = 2:1
* Ca. 15% aller primären Hirntumoren sind Glioblastome.

Klin: ▪ Neben zerebralen Herdsymptomen, Bewußtseinsstörungen
▪ Rasche Entwicklung einer Hirndrucksymptomatik mögl.
▪ Beschwerdenentwicklung kurzfristig in Wochen - Monaten

Diag: 1. Anamnese und klinische Untersuchung: **Stauungspapille**, neurologische Ausfälle
2. Röntgen: CT zeigt Raumforderung mit **ausgeprägtem Randödem**, zentralen Nekrosen (erniedrigte Dichte, evtl. zystische Strukturen), unregelmäßige Anreicherungen im Kontrast-CT. Verlagerungen der Ventrikel / Mittellinie.
Angiographie: arteriovenöse Kurzschlüsse (pathologische Gefäße), Blutungen

Ther: ▪ Konservativ: Hochvoltbestrahlung
▪ Operativ: Ind: Grundsätzlich indiziert, oft aber wegen der intrazerebralen Lokalisation an wichtigen Stellen nicht durchführbar. Auch radikal entfernte Glioblastome neigen häufig zu Rezidiven.
- Versuch der operativen Tumorenukleation
▪ Postoperativ: Radiatio, evtl. + Chemotherapie

Prog: Sehr schlechte Prognose, **5 JÜR nahe 0%**, mittlere Überlebenszeit 5-12 Monate.

Kompl: * Frühe Hirndruckentwicklung, rasche Progredienz
* Einblutung ins Gliom ("Apoplektisches Gliom") mit den Symptomen eines Schlaganfalles
Op: * Durch die intraparenchymatöse Lage sind neurologische Defizite meist nicht zu umgehen.

OLIGODENDROGLIOME

Anatomie: Die Oligodendrozyten bilden die Myelinlamellen im Bereich der weißen Substanz des ZNS (analog den Schwann-Zellen der peripheren Nervenfasern).

Path:
- Dignität: Meist ausgereift, gefäßarm, gut abgegrenzt, langsames Wachstum (Grad I-II) --> Verkalkungen sprechen für langsames Wachstum
  Höher maligne Oligodendrogliome sind den Astrozytomen / Gliomen ähnlich.
- Histo: Zellen hell, mit großem Zytoplasmasaum, häufig verkalkt, **Honigwabenstruktur**.
- Lok: **Frontalhirn**, Temporal- und Parietalhirn. Im Jugendalter gern auch im Thalamus.

Epid:
* Prädisp.-Alter: 35.-45.LJ., Männer häufiger als Frauen
* Ca. 10% der primären Hirntumoren sind Oligodendrogliome.

Klin:
- Bei den wenig malignen Oligodendrogliomen Beschwerdenentwicklung über lange Zeit möglich: z.B. Kopfschmerzen, psychische Alterationen, oft ist ein **fokaler Anfall** das Erstsymptom (50% d.F.).
- Später: Neurologische Herdsymptome (z.B. Hemiparesen, Ataxie, Sprachstörungen)

Diag:
1. Anamnese und klinische Untersuchung
2. Röntgen: CT --> häufig Verkalkungen (40% d.F.)

Ther:
- Operativ: Ind: Grundsätzlich indiziert, wegen der intrazerebralen Lokalisation an wichtigen Stellen aber oft nicht möglich.
  - Tumorexstirpation in toto oder zumindest partielle Exzision
- Radiotherapie bei hoch malignen Oligodendrogliomen

Prog: Wie bei den Astrozytomen, niedrig maligne zeigen längere Überlebenszeiten, hoch maligne haben eine Überlebensrate wie Glioblastome. Längerfristige Remissionen möglich, aber Rezidivrate insgesamt hoch.

DD: Astrozytome

MEDULLOBLASTOME

Path:
- Dignität: hoch maligne (Grad IV)
- Histo: Kleine runde u. ovale Zellen mit sehr schmalem Zytoplasmasaum, zell- und **mitosereich**, embryonale Geschwulst (entdifferenziertes Gliom), Pseudorosetten ohne Blutgefäß in der Mitte.
- Frühe Metastasierung über den Liquor cerebrospinalis
- Lok: Hintere Schädelgrube (vom unteren Teil des Vermis cerebelli = Kleinhirnwurm ausgehend, 90% d.F.) --> früh Okklusivhydrozephalus

Epid:
* Kindesalter 3.-10.LJ., m:w = 2:1
* Ca. 5% aller primären Hirntumoren sind Medulloblastome. Bei Kindern und Jugendlichen 20% der Hirntumoren.

Klin:
- Kurze Anamnese mit schneller Symptomentwicklung aufgrund früher Liquorstauung --> Kopfschmerz, Übelkeit, Erbrechen, Stauungspapille
- Ataxie durch zerebelläre Funktionseinschränkung
- Selten: Hirnnervenausfälle

Diag:
1. Anamnese (kurz: Woche - Monate) und klinische Untersuchung: Stauungspapille?
2. Röntgen: CT --> in der Mittellinie des Kleinhirnes gelegene leicht hyperdense Raumforderung, deutliches Kontrastmittelenhancement hinter im Bereich des 4.Ventrikels, Hydrocephalus internus, evtl. Tumorabsiedlungen in den Liquorräumen.

Ther: ▪ Operativ: Ind: Grundsätzlich gegeben, insb. bei akutem Verschlußhydrozephalus.
- Radikale Tumorexstirpation
- Hydrozephalus --> Entlastung durch Liquorableitung
▪ Zusätzlich: Radiatio und evtl. intrathekale Zytostase

Prog: Mit maximaler Therapie 30-50%ige 5JÜR.

Kompl: * Hydrocephalus internus occlusus
* Vom Kleinhirnwurm ausgehend in Kleinhirnhemisphären, Hirnstamm und Medulla oblongata infiltrierend wachsend.
* Metastasierung über den Liquor cerebrospinalis (Abtropfmetastasen) --> Seitenventrikel oder Spinalkanal (--> Rückenmarks-/Kaudasymptome mögl.)

DD: - Kleinhirnastrozytome (Spongioblastom des Kleinhirnes, pilozytisches Astrozytom)
- Allgemeine DD des Hydrozephalus occlusus, hier z.B. Dandy-Walker-Syndrom

MENINGEOME

Anatomie: Mesodermaler Tumor mit Ursprung von den Hirnhäuten (insb. von den Granulationes arachnoidales ausgehend).

Ät: Deletion d. Chromosoms 20 häufig

Path: · Dignität: I-II, selten III-IV
· Histo: Konzentrische Anordnung von Tumorzellen (Zwiebelschalen), Verkalkungen sog. Psammomkörper
· In der Regel **langsam wachsend** über Jahre.
· **Vom Gehirn gut abgegrenzt** (mesodermaler Tumor), von der Arachnoidea ausgehend, mit der Dura verhaftet, verdrängend wachsend, gut vaskularisiert (über erweiterte Durageläße), evtl. mit reaktiven Hyperostosen des Schädelknochens.
· Lok (s.Abb.): **Parasagittalregion** (Dura-Falx cerebri-Winkel), medialer oder lateraler **Keilbeinflügel**, Großhirnkonvexität, Tuberculum sellae, Olfaktoriusrinne, hintere Schädelgrube, selten im Spinalkanal, Foramen magnum.
· Meningeome *en plaque* wachsen epidural --> intraossär und führen zur lockeren Knochenauftreibung (häufig im Keilbeinflügel)

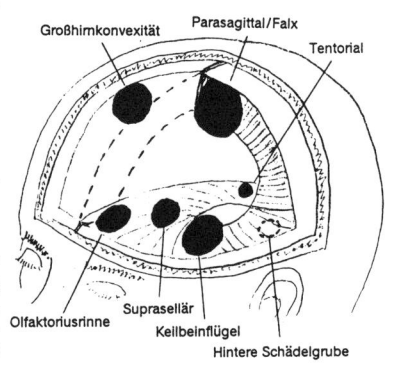

Etlg: # Endotheliomatöses (= meningotheliomatös) Meningeom: solide, bindegewebig, runde Zellkerne, häufigste Form
Fibromatöses Meningeom: Zwiebelschalenformation, Spindelkernig, faserreich
Psammöses Meningeom: kalkhaltige Psammomkörper
Angiomatöses Meningeom: mit angiomatösen Formationen, viele Kapillaren
Gemischtzelliges Meningeom: Kombination der o.g. Merkmale
Anaplastisches Meningeom: maligne Form (G III od. IV, selten, ca. 2-6% d.F.), häufig frontal lokalisiert, in jedem Alter möglich. Rasch progredient mit schlechter Prognose.

Epid: * Das Meningeom ist der **häufigste intrakranielle Tumor** (ca. 20%)
* Häufigkeitsgipfel: 40.-60. LJ.
* W > m (= 2:1)

Klin: ▪ **Langsam progrediente Kopfschmerzsymptomatik**
▪ **Anfälle** (symptomatische Epilepsie, fokal oder auch generalisiert möglich)
▪ **Psychische Veränderungen** fremdanamnestisch erhebbar (Verwandte, Arbeitskollegen etc.), z.B. Dysphorie, zunehmende Aggressivität, inadäquate Reaktionen, Wesensänderung

- Einseitige- oder Paraparese der Beine (Mantelkantensyndrom), ggf. Blasenstörungen bei Falxmeningeomen
- Geruchsstörungen bis Anosmie bei Olfaktoriusrinnenmeningeomen
- Sehstörungen (Visusverschlechterung, Gesichtsfeldeinschränkung) bei medialen Keilbeinflügelmeningeomen, Foster-Kennedy-Zeichen (ipsilaterale Optikusatrophie, kontralaterale Stauungspapille), Tuberculum sellae-Meningeomen
- Exophthalmus durch Verkleinerung der Orbita bei Hyperostose des Keilbeinflügels
- Hörminderung bei Einbruch in das Innenohr
- Querschnittslähmung bei Lokalisation im Rückenmark

Diag: 1. Anamnese (Dauer) und klinische Untersuchung: neurologischer Status, tastbare Hyperostosen?
2. Röntgen: CT --> nativ meist homogene leichte Hyperdensität, mit KM starke Hyperdensität, scharf begrenzt mit Beziehung zu den Meningen oder zum Schädelknochen (ossäre osteoplastische Auftreibungen), ggf. Verkalkungen im Tumor, perifokales Ödem. Angiographisch: typisches Gefäßbild mit deutlichen umgebenden und eindringenden Gefäßen ausgehend von Aa.meningeae / A.carotis externa mit insg. sehr guter Vaskularisation, homogene Tumoranfärbung (in der kapillären Phase)
3. EEG: zeigt bei Lokalisation auf der Großhirnkonvexität einen Fokus

Ther: ▪ Operativ: Ind: Grundsätzlich gegeben
- Totalstirpation des Tumors mitsamt seiner Matrix
▪ Postoperative Radiatio bei anaplastischen Formen
▪ Wurden präoperativ Antiepileptika wegen Anfällen verordnet, sollten diese postoperativ noch ein 1/2 Jahr weiter gegeben und dann ausgeschlichen werden.

Prog: Prognose insgesamt nach operativer Therapie **sehr gut**. Rezidiv nach Totalstirpation in ca. 15% d.F. mögl.

Kompl: * Abhängig von der Lokalisation
* Maligne Entartung möglich, Aussaat als Meningeomatose mögl.
Op: * Rezidiv durch verbliebene Zellnester (z.B. im Knochen oder an großen venösen Blutleitern, die nicht weit im Gesunden reseziert werden können)
* Verletzung von Gehirnstrukturen bei ungünstiger Lage (Keilbeinflügel, Tuberculum sellae, hintere Schädelgrube)

DD: - Meningeales Sarkom (Fibrosarcoma durae matris): Lok: meist supratentoriell, sehr selten vorkommend, maligne, rasch progredient mit schlechter Prognose
- Meningeales Melanom
- Meningeom en plaque --> DD: Osteofibrosis plastica Jaffe

HYPOPHYSENTUMOREN

Syn: Hypophysenkarzinome; Hypophysenadenome, dazu gehören: Prolaktinom, M. Cushing = Kortikotropinom, Nelson-Syndrom, Akromegalie, hormoninaktive Hypophysenadenome.

Anatomie: Die Hypophyse setzt sich zusammen aus der Adenohypophyse (Lobus anterior und Pars intermedia) und der Neurohypophyse (Lobus posterior).

Physiologie: Folgende Hormone werden in der **Adenohypophyse** produziert: (Syn. in Klammer)
ACTH (Adrenocorticotropes Hormon, Kortikotropin)
TSH (Thyreoideastimulierendes Hormon, Thyreotropin)
FSH (Follikelstimulierendes Hormon, Follitropin)
LH (Luteinisierendes Hormon, ICSH = interstitial cell stimulating hormone)
Prolaktin
STH (Somatotropes Hormon, GH = growth hormone)
MSH (Melanozyten-stimulierendes Hormon, Melanotropin, Melanophorenhormon aus der Pars intermedia)

Neurohypophyse: Erhält die Hormone aus dem Nucleus supraopticus und paraventricularis des Hypothalamus über neurosekretorischen Transport. Diese werden in der Neurohypophyse gespeichert (HERRING-Körper) und abgegeben:
ADH (antidiuretisches Hormon, Adiuretin, Vasopressin)
Oxytocin

Epid: * Hypophysenadenome machen ca. 5% der Hirntumoren aus.
* Adenome: 30.-50.LJ., w = m

Etlg: # Hypophysenadenom
Adenokarzinom der Hypophyse (selten --> invasiv wachsend, frühe Metastasierung)
Adenome des Hypophysenvorderlappens (nach der Größe):
< 10mm = **Mikroadenome**
> 10mm = **Makroadenome**
Adenome des Hypophysenvorderlappens (nach dem Hormonverhalten):
- **Hormoninaktiv** (ca. 25-30% d.F.)
- **Hormonaktiv: Prolaktinom** (häufigstes, ca. 45-50%), **Akromegalie** (20%), **M. Cushing** (Kortikotropinom, 5-10%), Nelson-Syndrom (ACTH + MSH-produzierender Tumor)
Adenome des Hypophysenvorderlappens (nach dem Färbeverhalten in der Histologie):
- Basophile Adenome: **ACTH, FSH, LH, TSH**-produzierende Adenome
- Eosinophile Adenome: **Prolaktin, STH**-produzierende Adenome
- Chromophobe Adenome: **hormoninaktive** Adenome

Path: · Tumoren der Hypophyse sind meist benigne = **Adenome** (Dignität: Grad I)
· Hypophysentumoren gehören zu den ektodermalen Hirntumoren, sie entstehen in der Regel in der Adenohypophyse.
· Lokale Ausbreitung --> Anheben des Diaphragma sellae (-> Kopfschmerzen), Druck auf das Chiasma opticum (-> Gesichtsfeldausfall: bitemporale Hemianopsie oder einseitig temporal), Druck auf den III.Ventrikel
· Nelson-Syndrom (ACTH + MSH-produzierender Tumor) entsteht in 10% d.F. nach Adrenalektomie. Der Hypophysentumor hat bei diesen Pat. wahrscheinlich schon vor der Adrenalektomie bestanden und wächst dann durch CRH (= corticotropin releasing hormone)-Überstimulation des Hypothalamus. Das Hormon MSH führt dabei zur Hyperpigmentierung der Haut.

Klin: ▪ **Kopfschmerzen**
▪ Einseitige oder **bitemporale Hemianopsie**, Visusabnahme bis zur Optikusatrophie bei Kompression des Tumors auf das Chiasma opticum, bei weiterer Ausbreitung Kompression des Sinus cavernosus --> Augenmuskelparesen durch Druck auf den N.oculomotorius
▪ Hypophysäre Insuffizienz: (Panhypopituitarismus = komplette Hypophysenvorderlappeninsuffizienz = M. Simmonds oder partieller Hypopituitarismus)
--> sekundärer Hypogonadismus (Libido- u. Potenzverlust, Oligo-/Amenorrhoe)
--> sekundäre Hypothyreose (Kälteempfindlichkeit, Obstipation, rauhe Haut)
--> sekundäre Nebennierenrindeninsuffizienz (Adynamie, Hypotonie)
Weitere Zeichen: Fehlen der sekundären Geschlechtsbehaarung, Falten um Mund und Auge, verminderte Leistungsfähigkeit, Antriebsarmut
Ausfall der Neurohypophyse --> Diabetes insipidus
▪ Prolaktinom: Frauen --> Oligo-/Amenorrhoe, Galaktorrhoe, Libidoverlust
Männer: Libido- u. Potenzverlust
▪ Akromegalie: Wachstum der Extremitäten (Hände, Füße) und des Gesichtsschädels (Nase, Kinn), Arthrose der Gelenke, Karpaltunnelsyndrom, Hirsutismus, Hyperhidrose, Hautfibrome, Herzhypertrophie, Diabetes mellitus
Kinder: Gigantismus
▪ Cushing-Syndrom: Stammfettsucht, Striae medullaris, Mondgesicht, Büffelnacken, Hypertonie, kleinflächige Hautblutungen (Ekchymosen), Glukoseintoleranz, Osteoporose.
Zusätzlich: Frauen: Zyklusstörungen, Amenorrhoe, Hirsutismus
Männer: Libidoverlust, Impotenz
Kinder: verzögertes Wachstum, verspätete Pubertät

- MSH-produzierende Tumoren: Hyperpigmentation der Haut
- TSH-produzierende Tumoren: thyreotoxische Krise

Diag:
1. Anamnese und klinische Untersuchung
2. Röntgen: Schädelübersicht, Sella-Zielaufnahme und konventionelle Tomographie --> erweiterte Sella ("Ballonsella"), Auflockerung der Schädelbasis bei großem Adenom
   CT mit koronaren Schichten --> erweiterte Sella, im KM-CT Enhancement des Tumors
   NMR --> Nachweis von intrasellären Mikroadenomen
3. Labor: STH, LH, FSH, ACTH, Cortisol, TSH, Prolaktin
   - Δ M. Cushing --> ACTH und Cortisol erhöht
   - Δ Prolaktinom --> Prolaktin erhöht (> 100ng/ml)
   - Δ Akromegalie --> STH erhöht (> 5µg/ml)
4. Perimetrie und VEP (visuell evozierte Potentiale) zur Verlaufskontrolle der Gesichtsfelddefekte

Ther:
- Konservativ: Mikroadenome (< 7mm), die Prolaktin produzieren, können mit Prolaktinhemmer (Bromocriptin) behandelt werden --> Zyklusnormalisierung, Schwangerschaft mögl.
  Primäre Radiatio nur bei sehr alten Patienten mit zu hohem Op-Risiko indiziert.
- Kommt es unter der konservativen Bromocriptin-Therapie bei Prolaktin-produzierendem Mikroadenom zur Schwangerschaft --> regelmäßige Prolaktin-Serumspiegel-Kontrollen und Visus u. CT-Kontrolle zw. 20. und 30. Schwangerschaftswoche.
- Operativ: Ind: Makroadenome (> 10mm)
  - Zugang: **Transsphenoidal** (über den Nasen- oder Mundvorhof zur Keilbeinhöhle, deren Vorder- und Hinterwand (= Sellaboden) eröffnet wird)
    Transkraniell --> bei großen Adenomen, die para- oder retrosellär oder subfrontal ausgedehnt sind
  - Mikrochirurgische Entfernung: bei Mikroadenomen Entfernung des Adenomes unter Schonung der restlichen Hypophyse
  - Prolaktin-produzierende Makroadenome: Vorbehandlung und Nachbehandlung mit Bromocriptin. Operative Entfernung
  - Makroadenome mit invasivem Wachstum --> Nachbestrahlung

Prog: Auch nach Op sind Rezidive mögl., Op-Risiko bei mikrochirurgischem Eingriff 1%, Heilungsrate ca. 80%.

Kompl:
* **Hypophyseninsuffizienz** bei sehr großen Adenomen, Diabetes insipidus
* **Verschlußhydrozephalus** der Seitenventrikel bei Kompression des Foramen Monroi
* Hämorrhagische Infarzierung, Tumorblutung ("Hypophysenapoplexie")

Op:
* **Hypophyseninsuffizienz** bei der Op von Makroadenomen (bei Mikroadenomen kann die Hypophysenfunktion meist erhalten werden)
* Nachbestrahlung --> Hypophyseninsuffizienz mit einer Latenz von 3-5 Jahren

Proph: Bei Patienten mit Hypophyseninsuffizienz müssen folgende Hormone substituiert werden (eine Kontrolle des Hormonstatus erfolgt 4-8 Wo. postoperativ):
Kortison, Thyroxin, Testosteron bei Männern, Östrogen bei Frauen

DD:
- Kraniopharyngeome (Erdheim-Tumor, insb. im Kindes- u. Jugendalter), Meningeome
- M. Cushing: Nebennieren-Adenom, -Karzinom, -Hyperplasie, paraneoplastisch (kleinzelliges Bronchial-Karzinom, Schilddrüsen-, Leber-, Mamma-, Inselzellen-Karzinom), medikamentös bedingt (Cushingoid durch Überschreiten der sog. Cushing-Schwellen-Dosis bei Steroiden), Störung des hypophysären/hypothalamischen Regelkreises
- Hormonproduzierende Tumoren: Karzinoide, Paraneoplasie
- Sheehan-Syndrom: Kollaps des Hypophysenvorderlappens unter der Geburt --> Hypophyseninsuffizienz

Seite 368 | Neurochirurgie

NEURINOME

Syn: Neurilemmome, Schwannome, häufigstes: **Akustikusneurinom**

Anatomie: Die Schwann-Zellen (= Neurolemm) bilden die Myelinscheiden um periphere Nervenfasern.

Path:
- Ausgehend von den Schwann-Zellen eines Hirnnerven oder peripheren Nerven, neuroepithelialer Tumor.
- Dignität: I-II (= relativ benigne), **expansiv verdrängend, sehr langsam wachsend**. Selten kommen auch hoch maligne Schwannome vor.
- Histo: Spindelkernige Zellen, **palisadenförmige** oder fischzugförmige Anordnung der Zellen, derb weißliche Schnittfläche.
- Lok: Am häufigsten **VIII. Hirnnerv** (N.vestibulocochlearis = statoacusticus, 50% aller Neurinome) betroffen, vom Meatus acusticus int. bis zum *Kleinhirnbrückenwinkel* wachsend Selten: V. Hirnnerv (N.trigeminus) oder XII. Hirnnerv (N.hypoglossus)
Peripher: Hinterwurzel des Rückenmarkes, periphere Nerven
- Bei Neurofibromatosis generalisata (Recklinghausen) --> doppelseitige Manifestation mögl.

Etlg: Nach dem Ort der Entstehung und dem Wachstum der Akustikusneurinome
Laterale Akustikusneurinome: nur im inneren Gehörgang = intrameatales Wachstum
Mediolaterale Akustikusneurinome: innerer Gehörgang/Porus + Kleinhirnbrückenwinkel = intrameatales + extrameatales Wachstum
Mediale Akustikusneurinome: direkt im Kleinhirnbrückenwinkel entstehend = extrameatales Wachstum
Nach der Größe des Akustikusneurinomes:
Intrameatale Tumoren <8mm --> diagnostische Schwierigkeiten (NMR indiziert)
Intrameatal-intrakranielle Tumoren <2,5cm
Intrakraniell-intrameatale Tumoren >2,5cm

Epid: 35.-60.LJ., w > m (= 2:1)

Klin: Akustikusneurinom
- Progrediente **einseitige Hypakusis** (= Hörminderung), **Tinnitus** (Ohrgeräusche)
- **Gleichgewichtsstörungen** (vestibulärer Schwindel)
- **Ataktische Störungen, Gangunsicherheit**, Nystagmus und kontralaterale Pyramidenbahnzeichen bei Druck auf die Pons oder Kleinhirn, okzipitale Kopfschmerzen
- Evtl. diskrete einseitige (periphere) Fazialisparese, Gesichtszuckungen
- Hyp- und Parästhesien im Versorgungsgebiet des V. Hirnnerven (N.trigeminus), Paresen der kaudalen Hirnnerven (IX-XI) bei großen Tumoren
- Bei sehr großem Tumor --> Gangstörungen, Ataxie, Hirndruckzeichen durch Liquorstopp

Periphere Neurinome
- Schmerzen, sensible/sensorische Ausfälle, Parästhesien

Diag: 1. Anamnese (**meist sehr lange** schon geringe Veränderungen) und klinische Untersuchung: einseitiger Hörverlust, Verminderung des Kornealreflexes, Spontannystagmus und Fehlen des kalorischen Nystagmus, negatives Recruitment (= Fowler-Test --> Lautstärkeangleichung der beiden Ohren bei sehr lauten Tönen gelingt bei Akustikusneurinom nicht), Stauungspapille?
2. Röntgen: Nach *Schüller*, *Towne* und *Stenvers* (HNO-Spezialaufnahmen) zeigen eine Erweiterung des inneren Gehörganges.
CT (nur 50% der Tumoren sichtbar, leicht hyperdens), daher Diagnostikum der Wahl NMR
3. **NMR** zeigt homogenen, leicht hyperdensen Tumor (in 95% d.F. erfolgreich)
4. HNO-Konsil: Audiogramm zeigt Hörverlust, Gleichgewichtsprüfung zeigt vestibuläre Untererregbarkeit

5. **AEP** (Akustisch evozierte Potentiale, auch BERA = Brainstem evoked response audiometry genannt): verlängerte Latenz bei Überleitung des akustischen Reizes zum Gehirn
6. Liquorpunktion: **Typische Eiweißvermehrung** (>100mg/dl) bei größeren Akustikusneurinomen

Ther:
- Operativ: Ind: Grundsätzlich gegeben.
  - Zugang translabyrinthär od. transtemporal bei kleinen, auf den inneren Gehörgang beschränkten Akustikusneurinomen.
  Bei größeren Akustikusneurinomen transkranieller (subokzipitaler) Zugang.
  - Tumorexstirpation mit der Tumorkapsel
  - Periphere Schwannome: Tumorexstirpation

Prog: Insgesamt sehr gut. Gehörerhaltung ca. 20%, Fazialiserhaltung 40-80%, Mortalität 0-5%.

Kompl:
* Op: Verletzung des N.facialis bei Akustikusneurinom
* Kleinhirnbrückenbefall macht ggf. größeren Eingriff nötig --> neurologische Ausfälle mögl.

DD:
- Meningeom, Dermoidzyste in der Region des Kleinhirnbrückenwinkels, Fazialisneurinom
- Neurofibrome
- Hörverlust/Gleichgewichtsstörungen: Hörsturz, kongenitales Cholesteatom, M. Ménière
--> **bei jedem einseitigen Hörverlust sollte an ein Akustikusneurinom gedacht werden!**

INTRAZEREBRALE METASTASEN

Ät: In der Reihenfolge ihrer Häufigkeiten
- **Bronchialkarzinom** (Männer, insb. Kleinzeller)
- **Mammakarzinom** (Frauen)
- Leukosen, Lymphome
- Nierenzellkarzinom
- Malignes Melanom (höchste relative Metastasierungsrate in das ZNS)
- Karzinome des Urogenitaltraktes (insb. Prostatakarzinom, Hodentumoren, Chorionkarzinom, ebenfalls hohe relative Metastasierungsrate in das ZNS)
- Schilddrüsenkarzinome
- Karzinome des Magen-Darm-Traktes (metastasieren meist zuerst in die Leber)
- Kindesalter: Neuroblastom, Wilms-Tumor

Path:
- Bei 50-75% der Pat. sind die Metastasen bei klinischer Manifestation schon **multipel**.
- Die Metastasierung erfolgt meist **hämatogen**. Selten per continuitatem im Bereich des Rückenmarkes von Bronchial- oder Mammakarzinomen ausgehend oder cerebral von Tumoren des Gesichtes oder des Halses ausgehend.
- Dignität: meist sind die zerebralen Metastasen entdifferenzierter als der Primärtumor.
- Lok: **Marklager** des Groß- (3/4) und Kleinhirnes (1/4), an den Hirnhäuten (Meningeosis leucaemica od. carcinomatosa, insb. bei fortgeschrittenem Stadium mit Bevorzugung der Hirnbasis)

Epid: Die Metastasen machen je nach Alter 4-25% aller Hirntumoren aus. Altersgipfel zw. 40.-60.LJ.

Klin:
- Keine spezifischen Symptome, Symptome abhängig von der Lokalisation
- Supratentoriell --> Kopfschmerzen, epileptischer Fokus
- Infratentoriell (Kleinhirn) --> Ataxie, Nystagmus, Dysarthrophonie, Störung der Feinmotorik, Verlegung der Liquorwege durch Okklusion --> Hydrozephalus mögl.
- Meningeosis leucaemica, carcinomatosa --> Hirnnervenausfälle, Meningismus

Diag: 1. Anamnese und klinische Untersuchung, Diagnostik entsprechend des Primärtumors.
Staging bezgl. anderer Metastasierungsstationen: Rö-Thorax, US-Abdomen, Skelett-Szintigraphie, Gastroskopie, Rektoskopie, gynäkologische Untersuchung

2. Röntgen: Im KM-CT starkes Enhancement und ausgeprägtes perifokales Ödem
Die Metastasen können solide sein, aber auch zystische Formationen (Nekrosen, hämorrhagische Infarzierungen) enthalten
3. Ggf. Liquorpunktion und Histologie (kann bei der Suche eines unbekannten Primärtumors und dem Nachweis einer Meningealkarzinose hilfreich sein) sowie Bestimmung von Tumormarkern (CEA, ß-Glukuronidase, $ß_2$-Mikroglobulin)

Ther: ▪ Konservativ: Bei radiosensitiven Primärtumoren (z.B. Lymphomen) --> Radiatio
Medikation: **Steroide** (Dexamethason, Fortecortin^R) zur Verminderung des Hirnödemes
Intrathekale Chemotherapie bei Meningeosis carcinomatosa
▪ Operativ: Ind: Solitäre Metastase ohne weitere disseminierte systemische Metastasen, wenn die Prognose des Primärtumor nicht infaust ist.
- Solitäre Großhirnmetastase --> transkranieller Zugang und Resektion
- Solitäre Kleinhirnmetastase --> subokzipitaler Zugang und Resektion
- Bei Hydrozephalus/Hirndruck --> Anlage eines Ventrikulo-atrialen/peritonealen Shunts
▪ Evtl. Nachbestrahlung

Prog: Abhängig vom Primärtumor. Insgesamt aber **sehr schlecht**, ca. 5% 5JÜR (mittlere Überlebenszeit ohne Op 3 Mo., mit Op 6 Mo.). Eine extrem schlechte Prognose liegt bei einer Meningealkarzinose vor (mittlere Überlebenszeit von 1 Mo., mit intrathekaler Chemotherapie um 6 Monate).

Kompl: * Meningeosis blastomatosa / carcinomatosa / leucaemia (= Meningealkarzinose), Befall der Liquorräume (insb. bei Lymphomen, Leukämie, Bronchial-, Mammakarzinomen und Melanomen); Ther: Intrathekale Chemotherapie und Bestrahlung
* Hirnmassenblutung durch Arrosion von Gefäßen
Op: * Neurologische Defizite durch die Resektion

SELTENE HIRNTUMOREN

EPENDYMOME

Lok: Vom Ventrikelependym ausgehend, im Ventrikelsystem wachsend --> bevorzugt im **IV. Ventrikel**, III. Ventrikel und Spinalkanal. Kinder häufiger als Erwachsene (8.-15.LJ.).
Path: **Abtropfmetastasen** über den Liquorweg häufig
Histo: Girlandenförmige Tumorzellanordnung mit typischen tumorzellfreien Bezirken.
Klin: Liquorzirkulationsstörung früh --> **Hirndrucksymptomatik**, Übelkeit und Erbrechen
Diag: CT zeigt leicht hyperdensen Tumor von der Ventrikelwand ausgehend
Ther: Radikale Exstirpation und Radiatio
Prog: Frühe Metastasierung über den Liquorweg --> häufig Rezidive. 5 JÜR 20-50%.

PLEXUSPAPILLOME

Syn: Chorioidepitheliom
Lok: Papillom ausgehend vom Plexus choroideus im IV. od. Seiten-Ventrikeln
Path: Fast ausschließlich im Jugendalter, blumenkohlartig geformt, sehr selten
Dignität: gutartig
Klin: Liquorzirkulationsstörung od. Überproduktion von Liquor cerebrospinalis
--> Hirndrucksymptomatik
Diag: CT --> hyperdense Raumforderung im Ventrikelsystem, Verkalkungen mögl.
Ther: Exstirpation
Prog: Gute Prognose.

# PINEALOME

Lok: Vom Corpus pineale (= Zirbeldrüse, Glandula pinealis, Epiphyse) ausgehend. Liegt auf der Lamina tecti (Vierhügelplatte des Mesencephalon)
Path: Sehr selten, m >> w (= 12:1), 10.-30.LJ.
Dignität: hochdifferenziert = gutartig, abgekapselt (= Pinealozytom) bis bösartig = anaplastisch, infiltrierend (= Pinealoblastom)
Klin: Häufig Störung des III.Hirnnerven (N.oculomotorius) --> PARINAUD-Syndrom (vertikale Blickparese = Blicklähmung nach oben), evtl. auch Ptose und Mydriasis
Verlegung des Aquaeductus Sylvii --> Liquorzirkulationsstörung mit Hirndrucksymptomatik
Diag: CT --> Raumforderung am Hinterrand des III. Ventrikels, evtl. Angiographie, Liquorpunktion
Ther: Radiatio (70% der Tumoren sind strahlensensibel) oder Exstirpation
Prog: Mikrochirurgische Entfernung und Radiatio, bei Hydrocephalus Ventrikeldrainage vorab, mittlere Überlebensrate 4 Jahre.
DD: In der Pinealregion ebenfalls vorkommend sind Germinome, Epidermoide, Teratome.

KRANIOPHARYNGEOME

Syn: Erdheim-Tumor, Rathke-Taschen-Tumor
Lok: Gehen v. Rachendach aus (embryonales Gewebe, Duct. craniopharyngeus = RATHKE-Tasche)
Path: Gehören zu den Mißbildungstumoren, Alter: 10.-25.LJ., etwas mehr Männer betroffen
Dignität: I (benigne), Kalkeinlagerungen und Zysten (cholesterinreiche Flüssigkeit) häufig, Ausdehnung nach intra- und suprasellär mögl.
Klin: **Kopfschmerzen, Hypophysenvorderlappeninsuffizienz**, Chiasmasyndrom (**Gesichtsfeldausfälle** --> bitemporale Hemianopsie), **Diabetes insipidus**, Hypothalamuskompression (Babinski-Fröhlich-Syndrom --> Adipositas, Hypogenitalismus, Minderwuchs, Sehstörungen), Verschlußhydrozephalus bei Kompression des Foramen Monroi (Übelkeit, Stauungspapille)
Kinder: verzögertes Wachstum (STH-Mangel)
Diag: Röntgen-Schädel zeigt aufgeweitete Sella mit fleckigen suprasellären Kalkeinlagerungen
CT: solide/zystischer Tumor mit Kalkeinlagerungen und KM-Enhancement
Ther: Transkranieller frontotemporaler Zugang, Totalexstirpation, evtl. Nachbestrahlung bei nicht vollständiger Entfernung
Prog: Gut bei Totalexstirpation.
DD: Hypophysentumoren

MONSTREZELLENSARKOM

Lok: Hirnstamm
Path: Etwas mehr Männer betroffen, 10.-20.LJ., Dignität: hoch maligne (Grad IV) mit Infiltration der Dura mater und extrakranieller Metastasierung
Klin: Hirnstammsymptome (Hirnnervenausfälle, Verschlußhydrozephalus)
Ther: Versuch der Exstirpation und Radiatio
Prog: Schlecht.

HÄMANGIOBLASTOME

Lok: Kleinhirnhemisphären, Großhirn, Pons, Rückenmark
Path: Gehören zu den mesodermalen Tumoren, Netz kapillärer Gefäße + Zysten
Altersgipfel um 35.LJ., familiäre Belastung
Paraneoplastische Syndrome: Erythropoetinsekretion --> Polyglobulie
Klin: Zerebelläre Ataxie, Liquorzirkulationsstörungen, evtl. subarachnoidale Blutung
Bei Frauen evtl. Auftreten der Symptome während einer Schwangerschaft
Diag: CT nativ --> zystische Region, mit KM --> kräftiges Enhancement im Wandbereich
Ther: Tumorentfernung in toto
Prog: Gut, Rezidivrate bei ca. 20%.
DD: Hippel-Lindau-Syndrom (gehört zu den Phakomatosen) = Kombination mit Angiomatosis retinae cystica, Nieren-, Leber- (Leberkavernome) und Pankreaszysten

RETIKULUMZELLSARKOME (= Primäres malignes Lymphom des ZNS)
Lok: Keine bevorzugte Lokalisation, diffuse Absiedelungen im Marklager und Liquorräumen
Path: Dignität: hoch maligne, infiltrierend wachsend (Grad IV), gehäuft bei HIV-Infektion oder Immunsuppression (z.B. nach Transplantationsmedikation) vorkommend.
Klin: Abhängig von der Lokalisation, **psychopathologische Veränderungen** und Hirndruckzeichen, progrediente neurologische Defizite
Diag: CT, Liquorpunktion (Pleozytose und Eiweißerhöhung) und Histologie
Ther: Kombiniert Chemo- und **Strahlentherapie**
Prog: Insg. schlecht, nur kurze Remissionszeiten (max. 6-15 Monate) mit Therapie.

Weitere Differentialdiagnosen intrazerebraler Raumforderungen:
- **Germinome, Teratome, Epidermoide** (25.-45.LJ., Lok: Schädelbasis), **Dermoide** (Kindesalter Lok: parapontin, parapituitär, Oberkiefer-Augen-Schlußlinie)
  Ther: Totalexstirpation --> dann Prognose gut.
- **Hamartome** (fehlerhaftes embryonales Gewebe ohne Proliferationstendenz)
- **Arachnoidalzysten** Lok: Zisternen, Sylvische Furche, Großhirnkonvexität, enthalten Liquor-ähnliche Flüssigkeit, CT: Raumforderung niedriger Dichte (oft Zufallsbefund);
  Ther: nur bei Symptomatik erforderlich --> Marsupialisation (Zysteneinnähung) oder Ableitung über einen Shunt in das Peritoneum
- **Kolloidzysten** (meist im III.Ventrikel --> können das Foramen Monroi verschließen --> Verschlußhydrozephalus mit Dilatation der Seitenventrikel, Ther: bei Größe >2cm Zugang von rechts und Exstirpation)
- Angiome, Phakomatosen, Hämatome
- Granulome bei Sarkoidose
- Tuberkulome, Gummata, Hydatidenzysten, Zystizerkose, Hirnabszeß

WURZELKOMPRESSIONSSYNDROME

Syn: Spinale radikuläre Syndrome, Bandscheibenvorfall, Nucleus pulposus-Prolaps (NPP), Diskusprolaps, Diskushernie

Anatomie: Die Bandscheiben (Disci intervertebrales) bestehen aus einem faserverstärkten bindegewebigen Ring (Anulus fibrosus) und einem zentralen Gallertkern (Nucleus pulposus).

Ät: - Degenerative Prozesse (Degeneration der Bandscheiben, spondylotische Veränderungen)
    - Traumatisch (z.B. HWS-Schleudertrauma, Wirbelfrakturen)

Path: • **Protrusio** --> Vorwölbung einer Bandscheibe
      Diskusprolaps --> Vorfall einer Bandscheibe, bzw. des gallertigen Nucleus pulposus (dieser durchbricht dabei den Anulus fibrosus). Dadurch Einengung des Foramen intervertebrale mit dem Spinalnerven (lateraler Prolaps) oder Einengung und Kompression des Spinalkanales (medialer Prolaps).
    • **Arthrotische Veränderungen** an den Grund- und Deckplatten der Wirbelkörper (Spondylose, Osteochondrose) oder Zwischenwirbelgelenken (Spondylarthrose) oder den Unkovertebralgelenken der HWS (Unkarthrose) --> Osteophyten (Randwülste) --> Einengung der Foramina intervertebralia oder des Spinalkanales.
    • **Lok:** NPP --> 90% lumbal, 10% zervikal, 0,2% thorakal
      Lumbal: **L5** häufigstes und S1 häufig, L4-Syndrom seltener --> alle meist Bandscheibenvorfälle
        L4 --> Bandscheibe zwischen LWK 3 und 4 betroffen
        L5 --> Bandscheibe zwischen LWK 4 und 5 betroffen
        S1 --> Bandscheibe zwischen LWK 5 und Os sacrum (S1) betroffen

Zervikal: C6 und C7 je ca. 35%, C8-Syndrom 25% --> alle häufiger spondylotische Veränderungen als Bandscheibenvorfälle.
C6 --> Spondylose/Bandscheibe zwischen HWK 5 und 6 betroffen
C7 --> Spondylose/Bandscheibe zwischen HWK 6 und 7 betroffen
C8 --> Spondylose/Bandscheibe zwischen HWK 7 und BWK 1 betroffen

Etlg: # Medialer Prolaps: Kompression auf das Rückenmark --> Myelopathie
Mediolateraler Prolaps: Kompression auf das Rückenmark und Spinalnerv
Lateraler Prolaps: Kompression auf Spinalnerven --> Radikulopathie
Soft disc = Nucleus pulposus-Prolaps
Hard disc = Kompression von Spinalnerven oder dem Spinalkanal durch knöchernen Prozess, z.b. Osteophyten der Wirbelplatten od. kleinen Wirbelgelenke.

Klin: - Allgemein: Schmerzen (LWS: Lumbalgie, HWS: Nackenschmerzen), Parästhesien ("Ameisenlaufen"), sensible (im betreffenden Dermatom, Hypästhesie und Hypalgesie) und motorische Ausfälle (Paresen des Kennmuskels, Abschwächung anderer Muskeln), Reflexabschwächung/-verlust. Zusätzliche Provokation radikulärer Syndrome, z.b. durch Kopfverkippung, Lasègue-Manöver mögl.
Cave: Alarmzeichen sind beginnende Lähmungen, plötzliches Verschwinden des Schmerzes mit zunehmender Hypästhesie (--> Wurzeltod) oder Blasen- / Mastdarmstörungen!

- **ZERVIKALE RADIKULÄRE SYNDROME**

Wurzel	Sensibilitätsstörung	Kennmuskel	Kennreflex
C6	Radialseite Ober- und Unterarm	M.biceps M.brachioradialis	Bizepssehnenreflex
C7	Vorderarmmitte DII bis IV	M.triceps	Trizepssehnenreflex
C8	Ulnarseite Unterarm DIV u. V	Mm.interossei	(TSR)

- L4: Bein anheben, um auf einen Stuhl zu steigen, ist nicht möglich
- L5: Steppergang (Fallfuß) --> Hackengang nicht mögl., M.gluteus med.-Schwäche --> Stehen auf Bein der betroffenen Seite nicht möglich (bei beidseitigem Ausfall --> Trendelenburg-Hinken)
- S1: Stehen auf den Zehenspitzen (Plantarflexion) nicht möglich auf der betroffenen Seite

- **LUMBOSAKRALE RADIKULÄRE SYNDROME**

Wurzel	Sensibilitätsstörung	Kennmuskel	Kennreflex
L4	Außenseite Oberschenkel Innenseite Unterschenkel	M.quadriceps M.tibialis ant.	Patellarsehnenreflex
L5	Außenseite Unterschenkel Fußrücken, Großzehe	M.extensor hallucis long., M.ext.digitorum M.gluteus medius	Tibialis posterior-Reflex
S1	Laterale Fußkante u. Unterschenkel laterodorsal	M.triceps surae M.gluteus max.	Achillessehnenreflex

Neurochirurgie

Diag: 1. Anamnese (Trauma, Rotationsbewegung) und klinische Untersuchung: Tastbare Myogelosen, Klopfschmerzhaftigkeit, schmerzhafte Bewegungseinschränkung u. Schiefhaltung (Skoliose), Steilhaltung (HWS) der Wibelsäule Schober- (LWS) od. Ott-Zeichen (HWS) vermindert **Lasègue-** (= Flexion im Hüftgelenk bei L5- u. S1-Syndrom) od. umgekehrtes Lasègue- Zeichen (= Hyperextension im Hüftgelenk bei L4-Syndrom) positiv.
2. Röntgen: betroffener Wirbelsäulenabschnitt nativ in 2 Ebenen, bzw. HWS in 4 Ebenen (2 Aufnahmen jeweils von den re. u. li. Foramina intervertebralia --> spondylotische Randzacken?) **CT** (bessere knöcherne Beurteilung) od. NMR (bessere Weichteil-/Myelonbeurteilung) im betroffenen Segment Myelographie od. Myelo-CT zur Beurteilung der Nervenwurzeln
3. EMG und NLG: Bestimmung Erregungsleitung der betroffenen Nervenwurzel
4. Schweißsekretionstest: Bei radikulären Syndromen normal, da die sympathische Innervation der Schweißsekretion außerhalb der Nervenwurzel sich dem peripheren Nerv anlegt. Bei peripheren Nervenläsionen pathologisch = vermindert.

Ther:
- Konservativ: Bettruhe, lokale Wärmeapplikation, Analgetika/Antiphlogistika, Myotonolytika (Musaril^R, Muskel Trancopal^R) für 2-3 Wochen, elektrische Nervenstimulation (TENS), dann intensive Krankengymnastik und Bewegungstherapie, Haltungsschule --> Stärkung der Rücken- und Bauchmuskulatur
LWS: Stufenbett
HWS: Halskrawatte
- Chemonukleolyse des Nukleus pulposus mit Chymopapain, N: Anaphylaxie
- Operativ: Ind: Nachgewiesener NPP mit motorischen Ausfällen, Blasen- od. Mastdarmstörungen --> Notfall-Op
Relative Op-Ind: therapieresistente Schmerzen, rezidivierende Beschwerden
- LWS: mikrochirurgische Op mit 3-4 cm langer Längsinzision, Darstellung des Wirbelkanales (Entfernung des Lig.flavum), Entfernung des prolabierten Bandscheibensequesters.
- HWS-Hard disc: Erweiterung der Foramina intervertebralia (Foraminotomie)
- Wirbelkanalstenose: Laminektomie (Entfernung eines Teiles des Wibelbogens)

Prog: Op mit guter Prognose (75% d. Pat. werden beschwerdefrei), Rezidiv in 5% d.F., die konservative Therapie neigt häufiger zu Rezidiven.

Kompl: * Lumbosakrale radikuläre Syndrome: Blasen- (Restharnbestimmung) und/oder Mastdarmstörungen
* **Wurzeltod** (--> dem Pat. geht es plötzlich "besser", da die Schmerzen weg sind)
Op: * Blutung oder Verletzung des Myelons oder der Spinalnerven, Diszitis
* Rezidiv in 5% d. Fälle
* Postdiskotomiesyndrom: Meist diffuse und bilaterale radikuläre/pseudoradikuläre oder vertebragene Beschwerden (durch Arthrose der Wirbelgelenk, die durch die fehlende Bandscheibe und damit verbundene Höhenminderung vermehrt belastet werden)

DD:
- Zervikale radikuläre Syndrome: **Plexusläsion** (obere = Erb-Duchenne-Lähmung ist DD zu C5 u. C6, untere = Klumpke-Déjerine-Lähmung DD zu C7 u. C8)
Periphere Nervenläsion (N.radialis ist DD zu C6, N.medianus - DD zu C7, N.ulnaris - DD zu C8), zervikale Myelopathie (Einengung des Spinalkanales im HWS-Bereich unter 13 mm Durchmesser --> Rückenmarkkompression), Syringomyelie.
- Lumbosakrale radikuläre Syndrome: **Periphere Nervenläsion** (N.femoralis ist DD zu L4, N.peronaeus - DD zu L5, N.tibialis - DD zu S1)
- Spondylolisthesis (Wirbelgleiten, meist LWK 5)
- Tumoren, Blutungen/Hämatome/Angiome im Spinalkanal
- Entzündlich: Discitis intervertebralis, TBC, Abszesse

KINDERCHIRURGIE

ÖSOPHAGUSATRESIE

Def: Fehlen der Speiseröhre / bzw. bindegewebiger Strang, in 90% kombiniert mit einer ösophagotrachealen Fistel.

Ät: Kongenitale Fehlbildung

Path:
- Differenzierungsstörung in d. 4-6.Gestationswoche
- Häufig **kombiniert** (in über 40% d.F.) mit kardiovaskulären, gastrointestinalen (Duodenal-, Analatresien) od. urologischen **Fehlbildungen** oder Wirbel- od. Extremitätenmißbildungen und Frühgeburtlichkeit (in ca. 30% d.F.)
- Lok: Meist **Ösophagusatresie Typ IIIB** (90% d.F.) mit Fistel zw. Trachea und Magen, der Ösophagus endet blind.

Etlg: Formen der Ösophagusatresie nach VOGT, 1922 (s.Abb.)
Typ I (selten) u. II (ca. 8%): Komplette Atresie des Ösophagus ohne Fistel.
Typ III (90% d.F.): Komplette Atresie des Ösophagus mit verschiedenen Fistelmöglichkeiten.
H-Fistel (ca. 4%): Fistel zwischen Ösophagus und Trachea bei durchgängigem Ösophagus.

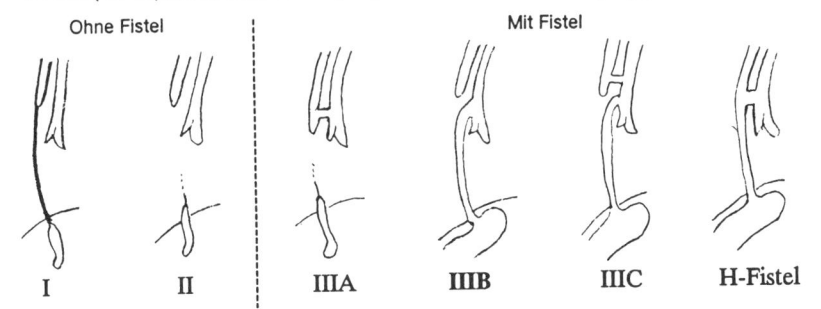

Ohne Fistel | Mit Fistel

I   II   IIIA   IIIB   IIIC   H-Fistel

Epid: Ca. 1/3.000 Geburten

Klin:
- Neugeborenes: **Schaumig-blasiger Schleim vor dem Mund**, Hustenanfälle, Dyspnoe, vorgewölbtes Abdomen (durch Luftübertritt in den Magen bei gastro-trachealen Fisteln)
- Mutter: Polyhydramnion (= vermehrtes Fruchtwasser, da der Foetus dieses nicht verschlucken kann) als Hinweis auf eine Ösophagusatresie

Diag:
1. Anamnese und klinische Untersuchung: **Sondierung des Ösophagus**
2. Röntgen: Thorax in 2 Ebenen, Ösophago-/Bronchographie mit wasserlöslichem! Kontrastmittel
3. Endoskopie: insb. zur Erkennung einer H-Fistel

Ther:
- Präoperativ: Bis zur Op halbsitzende Position des Kindes, kontinuierliches Absaugen von Speichel, evtl. Frühintubation
- Operativ: Ind: Grundsätzlich gegeben.
  - Zugang: 4.ICR rechts
  - End-zu-End-Anastomose d. beiden Ösophagussegmente, Verschluß der trachealen Fistel

- Bei weit klaffenden Ösophagussegmenten (Typ I u. II): Anlage einer Magenfistel zur Ernährung. Interposition eines Kolontransplantates oder Bougierungstherapie des oberen Blindsackes zur Ausdehnung und späteren End-zu-End-Anastomose.
- H-Fistel: Durchtrennung der Fistel und Verschluß von Ösophagus und Trachea
- Postoperativ: Nahrungsaufbau ab dem 10. postop. Tag

Prog: Bei reifen Neugeborenen fast 100%ige Heilungschance. Bei zus. Fehlbildungen, Lungenkomplikationen und Frühgeborenen liegt die Überlebensrate bei 40%.

Kompl: * **Aspirationspneumonie, Atelektasen**
* Peptische Läsionen im Respirationstrakt durch Magensekret bei gastro-trachealer Fistel
Op: * Anastomoseninsuffizienz (Nahtinsuffizienz)
* **Anastomosenstenose** --> Bougierung
* Gastro-ösophagealer Reflux (bei nicht spannungsfreien Anastomosen)
* Ösophago-tracheale Rezidivfistel

DD: - Ösophagusstenosen, Megaösophagus, Mekoniumileus
- Kardiaanomalien (insb. Kardiainsuffizienz --> gastroösophagealer Reflux)
- Doppelter Aortenbogen mit Kompression des Ösophagus

PYLORUSSTENOSE

Syn: Spastisch-hypertrophe Pylorusstenose, Magenpförtnerkrampf

Anatomie: Der Pylorus (Pförtner) ist der Schließer (M.sphincter pylori) des Magens und trennt diesen vom Duodenum ab.

Path: · Spasmus und Hypertrophie der Ringmuskulatur des Pylorus und der pylorusnahen Magenanteile
· Enteraler Säureverlust durch das Erbrechen --> **metabolische Alkalose** (hypochlorämisch) --> verminderte Ventilation zum Kompensationsversuch

Epid: M >> w (5:1), 3 auf 1.000 Neugeborene

Klin: ▪ Symptome ab ca. 3. Lebenswoche: **Erbrechen im Strahl** od. Bogen (nach den Mahlzeiten = spastisches Erbrechen). Das Erbrochene riecht sauer und ist nicht gallig.
▪ **Sichtbare Magenperistaltik** im Oberbauch, **tastbarer Tumor**
▪ Greisenhaftes Aussehen und Stirnrunzeln der Säuglinge
▪ Seltener Stühle (Hungerstuhl, Pseudoobstipation), verminderte Urinproduktion
▪ Zunehmende Dehydratation, Gewichtsverlust, Dystrophie, Exsikkose
▪ Verminderte Atmung zur Kompensation der metabolischen Alkalose
▪ Atemstörungen, Bewußtseinseintrübung, Muskelhypotonie (= Coma pyloricum)

Diag: 1. Anamnese und klinische Untersuchung
2. Sonographie
3. Labor: **Metabolische hypochlorämische Alkalose** (pH <7,45, HCO_3 > 28mmol/l u. kompensatorischer CO_2-Anstieg), erhöhter Hkt, Hypokaliämie
4. Röntgen: Abdomenübersicht im Hängen --> großer Magenschatten mit Luftblase, KM-Gabe: Verzögerter Übertritt in das Duodenum, feiner Pyloruskanal, Eindellung im Antrumbereich durch die Pylorushypertrophie

Ther: ▪ Akut: Flüssigkeits- und Elektrolytsubstitution, Korrektur des Säure-Basen-Haushaltes
▪ Konservativ: Bei leichten Fällen indiziert: häufige kleine Mahlzeiten, sitzende Lagerung, Spasmolytikum (Methylscopolamin) vor jeder Mahlzeit, evtl. Sedierung
▪ Operativ: Ind: Schwere Fälle nach Stabilisierung des Säuglinges
- Pyloromyotomie nach WEBER u. RAMSTEDT: extramuköse Durchtrennung der Pylorusmuskulatur
- Postoperativ: langsamer Nahrungsaufbau beginnend ab 6 Std. postop.

Prog: Leichte Fälle einer Pylorusstenose heilen in einem Zeitraum von 3 Monaten oft spontan aus. Nach operativer Therapie sehr gute Prognose. Op-Letalität < 1%.

Kompl: Coma pyloricum durch metabolische Alkalose, Verlust von Chlor- und Kaliumionen, Exsikkose --> Atemstörungen, Bewußtseinseintrübung, Muskelhypotonie

DD: - Hiatushernie, Kardiainsuffizienz (Roviralta-Syndrom = Kombination von Pylorushypertrophie und Hiatushernie/Kardiainsuffizienz), gastroösophagealer Reflux
- Duodenalatresie
- AGS (adrenogenitales Syndrom): auch Erbrechen, zus. Genitalveränderungen, Elektrolytverschiebungen (Hyperkaliämie)
- Malrotation, Invagination
- Habituelles Erbrechen (Fütterungsfehler), Infektionen des MDT, intestinale Allergien, Stoffwechselstörungen, zerebrales oder reflektorisches Erbrechen

DARMATRESIEN

Etlg: # Duodenalatresie
Jejunoileale Atresie (= Dünndarmatresie)
Kolonatresie
Rektum- und Analatresien ohne und **mit** Fisteln (Vulva/Vestibulum vaginae, Perineum, Vagina, Harntrakt)
Hoher anorektaler Verschluß: oberhalb der Puborektalschlinge (40%) --> Fisteln zu Blase, oder Scheide (meist keine äußere Fistel sichtbar)
Tiefer anorektaler Verschluß: unterhalb der Puborektalschlinge (60%) --> Fisteln zum Damm oder Vestibulum

Ät: - Duodenalstenose: Atresie (= vollständige Unterbrechung), Membran, Pankreas anulare
- Lokale Schädigungen (z.B. nekrotisierende Enterokolitis) --> Vernarbungen
- Invagination, Volvulus, Thrombosen --> Dünndarmatresien

Epid: * Duodenalatresie: 1:5.000 Geburten (gehäuft bei Trisomie 21)
* Dünndarmatresie: 1:8.000 Geburten
* Rektum-/Analatresie: 1:3.000 Geburten, m=w
Häufig in Kombination mit anderen urogenitalen Mißbildungen (bis 70%).

Klin: ▪ Duodenalatresie: Polyhydramnion der Mutter
Erbrechen: **gallig** --> Stenose distal der Papilla Vateri, nicht gallig --> proximal d. Papille
Geblähter Oberbauch bei gleichzeitig eingezogenem Unterbauch,
bei Pankreas anulare zus. Ikterus, Pankreatitis mögl.
▪ Dünndarmatresie: Galliges Erbrechen, geblähtes Abdomen
▪ Kolonatresie: Galliges/mekoniumhaltiges Erbrechen, geblähtes Abdomen, kein Mekoniumabgang
▪ Rektum-/Analatresie: Kein Mekoniumabgang, Verschluß des Anus sichtbar/Anus fehlt, bei Fisteln Stuhl aus Harnröhre oder Vagina

Diag: 1. Anamnese und klinische Untersuchung: anale Inspektion, Fistelsuche, Sondierung des Ösophagus
2. **Röntgen:** Abdomen und Thorax **in Kopfhängelage**, .
Duodenalatresie: **Double bubble** (Doppelspiegel durch Darstellung v. Magen u. Duodenum, übriger Darm ist luftleer)
Ab Dünndarmatresie: Spiegel
Rektum-/Analatresie: Abdomen seitl. n. Wangensteen in Kopftieflage, Kontrastdarstellung durch Punktion des Rektums (--> wie welt liegt das Rektum im Verhältnis zum M.puborectalis ?), Fisteldarstellung (falls Fistel vorhanden)
3. Sonographie

Ther: ▪ <u>Akut:</u> Bei jedem Verschluß legen einer Magensonde und kontinuierliche Absaugung zur Aspirationsprophylaxe, Ausgleich von Wasser- und Elektrolythaushalt
▪ <u>Operativ:</u> Ind: Jede Atresie muß operativ beseitigt werden
  - <u>Duodenalatresie:</u> Duodeno-Duodenostomie (Seit-zu-Seit), bei Duodenalmembranen Duodenotomie und Exzision der Membran
  - <u>Dünndarmatresie:</u> Resektion des betroffenen Abschnittes und End-zu-End Anastomose
  - <u>Rektum-/Analatresie:</u>
    • Bei Unreife oder zus. Fehlbildungen --> zunächst Anus praeternaturalis, dann endgültige Op im Alter von 6-12 Monaten
    • Abdomino-perinealer Durchzug nach REHBEIN, Abdomino-sacro-perinealer Durchzug bei den hohen Formen
    • Anoplastik bei den tiefen Formen und postoperative Langzeit-Bougierung

Prog: Anorektale Verschlüsse: Bei tiefe Form fast immer Kontinenzerhalt mögl., bei hoher Form in 50% d.F., Dünndarmatresie 80% Überlebensrate.

Kompl: ∗ Aspiration von Erbrochenem --> Aspirationspneumonie
∗ Rektum-/Analatresie --> tiefer Ileus (wenn keine Fistel vorhanden ist)
<u>Op:</u> ∗ Rektum-/Analatresie: Kontinenzverlust --> Ther: evtl. Grazilisplastik

DD: - Ileus (bei Appendizitis, Adhäsionen, Briden, Mesenterialzysten, Meckel-Divertikel)
- Eingeklemmte Leistenhernie
- Spastisch hypertrophe Pylorusstenose
- Malrotation (Ther: Umwandlung der Malrotation in eine Nonrotation = Op nach LADD mit Durchtrennung des Ladd-Bandes, welches das Duodenum einengt),
Volvulus (Darmverschlingung) --> kann zur Nekrose des gesamten Dünndarmes führen
- Darmduplikatur
- Invagination
- Mekoniumileus, Mekoniumpfropfsyndrom
- Megakolon = M. Hirschsprung, Mikrokolon
- Analstenose --> Ther: Bougierung

INVAGINATION

Ät: - 90% d.F. idiopathisch (funktionelle Störung ?)
- Mögliche auslösende Ursachen: Meckel-Divertikel, Darmpolypen, Darmduplikatur, Hämatome (Purpura Schönlein-Henoch), vergrößerte mesenteriale LK (Virusinfektion ?), Adhäsionen, Tumoren

Path: • **Einstülpung** eines Darmteiles in den folgenden kaudalen Darmteil --> Abschnürung der Mesenterialgefäße mit Ödem, Stauungsblutung, Darmnekrose durch Ischämie
• <u>Lok:</u> Am häufigsten ileo-zäkale Invagination (das Ileum stülpt sich in das Zäkum), auch multipel mögl.

Epid: ∗ 1.-2. LJ., 80% zwischen 6. und 12. Lebensmonat
∗ M > w (3:2)

Klin: ▪ 1. Peritonealer Schock: **Akute kolikartige Schmerzen und Erbrechen aus voller Gesundheit**, verfallener Gesichtsausdruck, angezogene Beine (Schonhaltung), schweißbedeckte Haut
▪ 2. Symptomfreies Intervall
▪ 3. Mechanischer Ileus und rektaler Blutabgang (= Ombrédanne), aufgetriebener Bauch, galliges Erbrechen
▪ Tastbarer Invaginatstumor

Diag: 1. Anamnese und klinische Untersuchung:
Palpation --> tastbarer **walzenförmiger Tumor**
Rektale digitale Untersuchung --> **blutiger Schleim** am tastenden Finger
2. Ultraschall: **Kokarden**-Phänomen
3. Röntgen-Abdomen: Kolon-KE (mit Gastrographin) --> Abbruch des Kontrastmittels

Ther:
- Konservativ: Kolon-KE als diagnostische und therapeutische Maßnahme
- Operativ: Ind: Bei Versagen der konservativen Therapie unverzügliche Op!
  - Operative Desinvagination (Reposition des prox. Darmabschnittes, Hutchinson-Handgriff)
  - Resektion und End-zu-End-Anastomose bei nicht reponierbarer Invagination oder Infarzierung/Darmnekrose
  - Postoperativ: Flüssigkeits- und Elektrolytsubstitution

Prog: Gut.

Kompl:
* Abschnürung der Mesenterialgefäße
* Ischämie des betroffenen Darmabschnittes --> Darmnekrose
* Mechanischer Ileus
* Peritonitis

DD:
- Meckel-Divertikel
- Akute Gastroenteritis, Toxikose, Enterokolitis
- Purpura Schönlein-Henoch
- Tumoren, andere Ileusursachen

MEGAKOLON / M. HIRSCHSPRUNG

Syn: Megacolon congenitum (= Morbus Hirschsprung)

Etlg: # **Fehlen von Ganglienzellen**
- **Morbus Hirschsprung** (Agangliose)
- Neuronale Kolondysplasie

Megakolon mit Ganglienzellveränderungen
- Chagas-Krankheit
- Degenerative Veränderungen

Megakolon ohne Ganglienzellveränderungen
- Sekundäres/**symptomatisches Megakolon** bei Atresien, Stenosen, Tumoren, Analstrikturen, zerebralen Schäden, neuromuskulären Schäden, Hypothyreose
- **Idiopathisches Megakolon** (psychogen?), segmentale Kolondilatation

Path:
- M. Hirschsprung: kurze oder langstreckige **Agangliose** --> funktionelle Stenose durch Ruhehypertonus (Sphinkterachalasie), ungeordnete Peristaltik --> proximale Dilatation durch Aufstau
- Lok: M. Hirschsprung: 90% Rektum und Sigma
Idiopathisches Megakolon: Stenosebereich unmittelbar am Anus

Epid:
* Morbus Hirschsprung: 1:2-5.000 Geburten, **m** >> w (ca. 4:1), familiäre Vorkommen bekannt, Manifestation bereits im Neugeborenenalter mögl.
* Idiopathisches Megakolon: Kleinkindesalter

Klin:
- Morbus Hirschsprung: chronische Obstipation, chronischer tiefer Ileus
- Neugeborenes: Mekoniumverhaltung, Erbrechen, Auftreibung des Leibes, sichtbare Peristaltik
- Paradoxe Diarrhoe (explosionsartige Durchfälle) durch bakt. Zersetzung und Verflüssigung des Stuhles
- Idiopathisches Megakolon: die Kleinkinder haben meist nur wenig Beschwerden, Enkopesis (unwillentlicher Stuhlabgang)

Diag: 1. Anamnese und klinische Untersuchung:
Rektal-digital --> Morbus Hirschsprung: enger Enddarm, kein Stuhl enthalten
--> Idiopathisches Megakolon: mit Stuhl prall gefüllte Ampulla recti
2. Röntgen: Abdomen, **Kolon-KE** --> **enges Segment** und trichterförmiger Übergang in den dilatierten Megakolonanteil
3. **Elektromanometrie** --> fehlende propulsive Wellen im verengten Darmabschnitt und fehlende Internusrelaxation
4. Koloskopie und Biopsie --> Histologie (Ganglienzelldefekt, **gesteigerte Acetylcholinesteraseaktivität**)

Ther: ▪ Konservativ: Therapieversuch mit Einläufen (Cave! Perforationsgefahr) Bougierung akut (ILeus) u. evtl. auch Langzeitbougierung
▪ Operativ: Ind: Heilung bei M. Hirschsprung nur durch Op mögl., endgültige Op im Alter von 2-3 Monaten.
  - M. Hirschsprung: Resektion des aganglionären Darmabschnittes und tiefe kolorektale End-zu-End-Anastomose (REHBEIN-Op) oder Durchzugsoperation.
  - Ileus: akut Kolostomie und später (= zweizeitige Op) Resektion
  - Partielle Sphinktermyektomie
▪ Postoperativ: regelmäßige Nachkontrollen

Prog: Bei frühzeitiger Diagnose und Therapie im allgemeinen gut. Op-Letalität: ca. 2%.

Kompl: * Hämorrhagische, nekrotisierende **Enterokolitis, Darmperforation** durch Kotsteine
* Bakterielle Zersetzung des aufgestauten Stuhles --> **profuse Durchfälle**
* Begleitmißbildungen der Harnorgane in 10-15 % d.F.
Op: * Darmperforation bei Bougierung
* Rezidivierender Subileus und Enterokolitiden

DD: - Zuelzer-Wilson Syndrom: komplette Agangliose des Kolons od. des gesamten Darmes
- Mekoniumileus, anorektale Verschlüsse

MEKONIUMILEUS

Anatomie: Mekonium ist der erste Stuhlgang des Neugeborenen. Er setzt sich aus intrauterin gebildetem Stuhl zusammen.

Ät: Früheste Manifestation einer **Mukoviszidose** (häufigstes Erbleiden!, aut.rez., 1:2.000 Kinder)

Path: • Erhöhte Viskosität des mukösen Drüsensekretes und verminderte Resorption intestinaler Sekrete durch Fehlen der Pankreasenzyme
• Lok: Verschluß im distalen Ileum, Dilatation der proximalen Dünndarmabschnitte

Epid: 10-15% aller Kinder mit einer Mukoviszidose entwickeln einen Mekoniumileus

Klin: Neugeborenenileus: Aufgetriebenes Abdomen in den ersten Lebenstagen, galliges-, evtl. fäkulentes Erbrechen, fehlender Mekoniumabgang

Diag: 1. Anamnese und klinische Untersuchung: Tastbare Mekoniummassen im Abdomen Rektal-digital: normaler Anus, aber fehlender Stuhl im Enddarm
2. Röntgen: Abdomenübersicht im Hängen --> geblähtes Jejunum, fleckige Verschattungen mit Luftbläschen (meist keine Spiegel), evtl. Kolon-KE zur Diag. u. Ther., das Kolon ist insg. eher klein = Mikrokolon
3. Mekoniumtest: Schnelltest zur Früherkennung der zystischen Fibrose (erhöhter Albumingehalt im Mekonium), gehört zur Vorsorgeuntersuchung U2
Schweißtest: Erhöhter NaCl-Gehalt im Schweiß ist beweisend für die Mukoviszidose

Ther: ▪ Konservativ: Gastrographineinläufe zur Diagnostik und Therapie, Pankreasfermente
▪ Operativ: Ind: Versagens des konservativen Therapieversuches
  - Laparotomie, Resektion des veränderten Ileumabschnitts und Anlage einer Ileostomie

Kinderchirurgie | Seite 381

- Evtl. Anlage einer doppelläufigen Enterostomie bei Komplikationen
- Anlage einer Doppelschlauchdrainage und postoperativ Spülung des aboralen Schenkels
- Behandlung der Grundkrankheit: Prophylaxe pulmonaler Komplikationen (Bronchiektasen), Substitution von Pankreasfermenten bei Mukoviszidose

Prog: Insg. eher schlecht, 50% der Kinder sterben in den ersten 6 Monaten, meist an pulmonalen Komplikationen.

Kompl: * Wandnekrose --> Überdehnungsperforation --> **Mekoniumperitonitis**
* Mekoniumvolvulus, sekundäre Atresien

DD: - Mekoniumpfropfsyndrom (verzögerte Passage u. Mekoniumverhärtung unklarer Genese)
- Andere intestinale Ileusursachen (z.B. Dünndarmatresie)

OMPHALOZELE

Syn: Nabelschnurbruch, Exomphalos, Hernia funiculi umbilicalis

Def: Kongenitale Hemmungsmißbildung, bei der die Baucheingeweide ihre extraperitoneale Lage beibehalten. Sie liegen in einem von Amnion überzogenen Bruchsack, der innen mit Peritoneum ausgekleidet ist.
Häufig zusätzliche Mißbildungen (obligat sind Rotationsstörungen des Darmes).

Epid: Häufigkeit: 1:6000

Ther: - Konservativ: Kleine Omphalozelen --> Mercuchrom-Pinselungen
- Operativ: Ind: Große Omphalozelen
- Bruchpfortenverschluß durch Naht der muskuloaponeurotischen Bauchdecken
- Bei sehr großen Omphalozelen kein Primärverschluß, da ein erhöhter Bauchinnendruck die Atmung beeinträchtigen könnte. => in erster Op Deckung mit Haut (oder lyophilisierter Dura, Kunststoffnetze) erst später Verschluß der Bauchdecken

Kompl: * Ligatur von vorliegendem Darm beim Abnabeln
* Ruptur der Omphalozele

DD: - Gastroschisis: Prolaps von Darmanteilen durch eine Lücke (meist rechtsseitig) neben dem Nabel. Therapie wie oben; Häufigkeit: 1:30.000.
- Urachusfistel (Syn: Vesikoumbilikalfistel, persistierender Urachus): Involutionsfehlbildung des Urachus, der als embryonaler Allantoisgang von dem Blasenscheitel zum Nabel zieht; Klin: nässender Nabel, Granulombildung am Nabelgrund; Ther: Exzision des Ganges.
- Nabelfisteln: Involutionsfehlbildung des Duct.omphaloentericus, s. Kap. Dünndarm

LIPPEN-KIEFER-GAUMEN-SPALTEN

Etlg: # **Lippenspalte** (Syn: Cheiloschisis, Labium fissum, Labium leporinum, "Hasenscharte"): Nichtverwachsensein der O-Lippe, meist seitl. der Mittellinie
Kieferspalte (Gnathoschisis)
Lippenkieferspalte (Cheilognathoschisis)
Gaumenspalte (Palatoschisis, Uranoschisis, Uranokoloboma, Palatum fissum):
- Nur weicher Gaumen betroffen (Velumspalte)
- Weicher und harter Gaumen betroffen (typische Gaumenspalte)
Lippenkiefergaumenspalte (LKG-Spalte, Cheilognathopalatoschisis, "Wolfsrachen")
Gesichtsspalten:
- Schräge Gesichtsspalte (Meloschisis): Wangenspalte (zw. O-Lippe und Auge)
- Quere Gesichtsspalte (Makrostoma): Vergrößerung (meist einseitig) der Mundspalte zw. Ober- und Unterkieferfortsatz

Kinderchirurgie

Ät: - Erbliche Disposition (Wiederholungsrisiko bei betroffenen Verwandten 1.Grades: 4%)
- Embryopathie, Virusinfektion, Intoxikationen, Hypoxie, Medikamente (Zytostatika, Phenytoin)
- Amniotische Membranen/Stränge (entstehen durch Ruptur des Amnions, selten: 1:10.000 Schwangerschaften), die mit dem Foetus verwachsen und durch Traktion zu LKG-Spalten oder Enzephalozelen führen

Path: • **Ein- oder beidseitige Hemmungsfehlbildung** seitlich der Mittellinie bei der Verschmelzung der Gesichtsfortsätze im 1.-2. Embryonalmonat
• Häufig in **Kombination mit anderen Fehlbildungssyndromen:** Robin-Syndrom/Sequenz (Mikrogenie, Glossoptose und Gaumenspalte), Zungenbändchen, Retroposition der Mandibula, Mittelohrzysten
• Kiefer- und Gaumenspalten haben Verbindung zum Nasenraum --> Phonationsstörungen

Epid: * Häufigkeit: 0,8 %. (Gaumenspalten) - 3 %. (Lippenspalten)
* Häufigste angeborene Fehlbildung des Kopfes und des Halses, 2.häufigste angeborene Anomalie des Körpers (nach den Gliedmaßenfehlbildungen)

Diag: 1. Typisches klinische Bild
2. Präoperative Mindestforderung: Körpergewicht >4,5 Kg, Alter > 10.Wo., Hb 10,0

Ther: ▪ Operativ:
- Lippenplastik (Op ab 3. Lebensmonat): Z-, W- oder O-förmige Schnittführung um den Defekt herum, exakte Ausrichtung, Zusammenführung und Naht des Lippenrotes
- LKG/Gaumenspalten: Urano-/Pharyngoplastik (Op am harten Gaumen/Kiefer im 2.-4. LJ. oder auch im 8.LJ. vor Durchbruch der Eckzähne) mit **Osteoplastik** (= Verschluß der Spalte unter Verwendung eines Knochentransplantates aus autologer Beckenkammspongiosa). Bei nur Op am weichen Gaumen im 1.-1 1/2. Lebensjahr.
▪ Gaumenspalten: Beim Neugeborenen Einlage eines Obturators (Kunststoff-Gaumenplatte)
▪ **Logopädische Übungsbehandlungen** zur Sprachförderung
▪ **Kieferorthopädische Korrekturen**/Operationen im Jugendalter (nach Abschluß der Dentition der bleibenden Zähne, ca. 11. LJ.) der meistens vorhandene Kieferanomalien
▪ Kosmetische Operationen, prothetischer Zahnersatz im Jugend- und Erwachsenenalter je nach Befund notwendig
▪ Informationen: Dt. Gesellschaft für plastische und Wiederherstellungschirurgie, Kösliner Str. 12, 38642 Goslar

Prog: Abhängig von der Güte und dem richtigen Zeitpunkt der Operationen.

Kompl: * Erhebliche **Ernährungsschwierigkeiten** des Neugeborenen, insb. bei nicht intaktem Gaumen (kein Saugen mögl.)
* **Infektanfälligkeit** des Respirations- und Verdauungstraktes
* **Sprechstörungen**
* Defekte in der Zahnreihe/Zahnbogen und Zahnentwicklung
Op: * Deformitäten, Wachstumsstörungen

Proph: Prophylaktische Gabe von Vit. B_1 in den ersten 2. Schwangerscahftsmonaten soll die Inzidenz von Spaltenbildungen senken. Vermeidung von Alkohol, Nikotin, Drogen und Medikamenten.

DD: - Lippen- / Kieferkerbe (Mikroform, keine Spaltbildung)
- Mediane (falsche) Oberlippenspalte
- Gesichtsspalte ohne topographische Zuordnung zu einer Hemmungsfehlbildung der Fortsatzverschmelzung, z.B. mittlere Unterlippen- oder Nasenspalte

TUMOREN IM KINDESALTER

Ät: - Endogene Faktoren: chromosomale Erkrankungen, Immundefekte, Fehlbildungen
- Exogene Faktoren: chemische Kanzerogene, Strahlung, onkogene Viren

Path: · 1/3 der Tumoren im Neugeborenen und Kindesalter sind embryonalen Ursprungs
· Karzinome sind im Gegensatz zu Erwachsenen eine Rarität

Etlg: # 38% **Leukämien** (insb. akute Formen = ALL, AML)
15% **ZNS-Tumoren** (häufige ZNS-Tumoren beim Kind: Medulloblastom, Retinoblastom, Astrozytom, Ependymom, Kraniopharyngeom)
20% **Embryonale Tumoren:**
   8% **Neuroblastome**
   7% **Weichteilsarkome** (z.b. Rhabdomyosarkom)
   6% **Wilms-Tumor**
12% **Maligne Lymphome** (M. Hodgkin und Non-Hodgkin-Lymphome)
6% **Knochentumoren** (z.b. Osteosarkom, Ewing-Sarkom)
3% Keimzelltumoren, 3% Histiozytosen
Rest: ca. 0,5 - 2% epitheliale Tumoren (Karzinome), Hepatoblastome, sonstige

Epid: Inzidenz aller maligner Erkrankungen im Kindesalter (bis zum 15.LJ.) 10-15/100.000/Jahr (insg. ca. 1.500 Fälle/Jahr). Auch heute noch 2.häufigste Todesursache bei Kindern nach der Neugeborenenperiode. Statistische Zentrale für die BRD: Mainzer Kindertumorregister.

Prog: Heilungschancen maligner Erkrankungen im Kindesalter heute sehr gut (je nach Tumor 30-80% Heilung!), Risiko für Sekundärneoplasien durch Radiotherapie, Chemotherapie und genetischer Disposition zu Mehrfachmalignomen liegt bei ca. 2-3%.

WILMS-TUMOR

Syn: Nephroblastom

Path: · Embryonales Adenosarkom (bösartiger Mischtumor) mit rhabdomyoblastischen und heteroblastischen und auch verschieden differenzierten Anteilen von Nierengewebe
· Lok: Beidseitiger Befall in 5-10% d.F.
· Hämatogene Metastasen: Lunge, Leber, Hirn, Knochen
· **Kombination mit angeborenen Mißbildungen** häufig (Aniridie in 30% d.F., Hemihypertrophie, Viszeromegalie, EMG-Syndrom (= Exomphalos-Makroglossie-Gigantismus-Syndrom = Wiedemann-Beckwith-Syndrom), große Naevi, Anomalien der Geschlechtsorgane und Harnwege)

Etlg: # Einteilung der National Wilms-Tumor Study Group (USA)

Stad. I	Tumor auf eine Niere beschränkt, intakte Kapsel
Stad. II	Tumor überschreitet die Nierenkapsel, aber chirurgisch vollständig entfernbar
Stad. III	Nicht hämatogene intraabdominelle Metastasierung (z.B. Ruptur, Biopsie) und/oder nicht komplett resektabel
Stad. IV	Hämatogene Metastasen
Stad. V	Beidseitiger Nierenbefall (simultan oder konsekutiv)

TNM-Klassifikation
T_1 Einseitiger Tumor im Röntgenschatten ≤ 80cm (einschließlich der intakten Nierenanteile)
T_2 Einseitiger Tumor im Röntgenschatten > 80cm (einschließlich der intakten Nierenanteile)
T_3 Einseitiger Tumor, vor Behandlungsbeginn rupturiert
T_4 Bilaterale Tumoren
N_1 Regionäre LK-Metastasen (hilär, paraaortal oder parakaval)
M_1 Nicht regionäre LK-Metastasen oder Fernmetastasen

Epid: Häufigster Nierentumor bei Kindern, Häufigkeitsgipfel 2.-5.LJ.

Klin: ▪ **Sichtbare abdominelle Schwellung**, Bauchschmerzen
▪ Hämaturie (20% d.F.), Müdigkeit, Blässe
▪ Evtl. Obstipation, Hypertonie, Harnwegsinfekte, Gewichtsabnahme, Müdigkeit, Fieber

Diag: 1. Anamnese und klinische Untersuchung: halbseitig lokalisierter Bauchtumor, die Mittellinie meist nicht überschreitend (Cave: vorsichtige Palpation wegen der Rupturgefahr!)
2. Sonographie: solider Tumor oder Zysten?, Abgrenzung von den Nachbarorganen
3. Röntgen: Ausscheidungsurographie (deformiertes und verlagertes Nierenkelchsystem, evtl. auch stumme Niere) und CT-Abdomen, evtl. Kavographie
Thorax --> Ausschluß pulmonaler Metastasierung
4. Labor: Mikrohämaturie

Ther: ▪ Operativ: Ind: Kleine Tumoren sofort, größere nach tumorverkleinernder Behandlung
- Stad. I Nephrektomie + Chemotherapie
- Stad. II Nephrektomie + Radiatio + Chemotherapie
- Stad. III - V präoperative tumorreduzierende Radiatio + Chemotherapie, dann Nephrektomie + postoperative Radiatio + Chemotherapie
- Op: transabdomineller Zugang, Nephrektomie, intraabdominelle Metastasen werden entfernt
- Bei bilateralem Nephroblastom wird der größere Nierentumor durch Nephrektomie entfernt, die andere Niere wird erhalten, der Tumor dort enukleiert
▪ Chemotherapie: Actinomycin D, Vincristin, Adriamycin, Cyclophosphamid über einen Zeitraum von 15 Monaten.

Prog: Over-all-Prognose **75% Heilungsrate** (Stad.I 100%!, Stad. II 80-90%, 50-60% bei Stad. III-IV)

Kompl: * Chemotherapie: Übelkeit, Erbrechen, Enteritiden, Haarausfall, Schleimhautulzera, Infektanfälligkeit durch Knochenmarkdepression
* Radiatio: Beckendeformitäten, WS-Skoliose, Lungenfibrose, Myokardschäden

DD: - Andere Nierentumoren: Mesoblastisches Nephrom (gutartig), hellzelliges Nierenkarzinom (bösartig)
- Andere maligne Raumforderungen: **Neuroblastom**, Rhabdomyosarkom, Hepatoblastom, Gonadentumor
- Andere Nierenerkrankungen: **Hydronephrose**, Polyzystische Nieren, Nierenvenenthrombose, Nebennierenblutung

NEUROBLASTOM

Syn: Sympathoblastom, Sympathikoblastom

Epid: Dritthäufigster Tumor im Kindesalter, Altersgipfel: 2.-4.LJ.

Etlg: # Stadieneinteilung nach EVANS (1971): Ausbreitung des Tumorbefalles

Stad. I:	Tumor auf Struktur des Ursprungs beschränkt
Stad. II:	Tumor über Ursprungsstruktur hinausgehend, jedoch nicht über die Mittellinie hinausgehend, evtl. regionäre LK-Metastasen homolateral.
Stad. III:	Mittellinie überschritten oder bilaterale LK-Metastasen
Stad. IV:	Fernmetastasen
Stad. IV-S:	Tumor Stad. I od. II, aber Metastasen in Haut, Leber oder Knochenmark, aber nicht im Knochen

Kinderchirurgie | Seite 385

TNM-Stadien:
T_1 = Solitärer Tumor ≤ 5cm, T_2 = Solitärer Tumor > 5cm bis 10cm,
T_3 = Solitärer Tumor > 10cm, T_4 = Multizentrisch auftretende Tumoren
N_1 = Regionäre LK-Metastasen

Histologisches Grading (n. HUGHES, 1974)
Grad I: Tumorgewebe aus undifferenzierten und reifen Ganglienzellen
Grad II: Tumorgewebe aus undifferenzierten und mit einigen ausgereiften Elementen in Richtung auf Ganglienzellen
Grad III: Tumorgewebe ausschließlich aus undifferenzierten Zellen ohne Ausreifungszeichen

Path:
- Ausgehend von Sympathikusganglien oder sympathischen Neuroblasten des Nebennierenmarkes. Embryonaler Tumor.
Oft sekretorische Aktivität von Katecholaminen.
- Lok: Halsbereich, Brustkorb, **abdominal-paravertebral** (60% d.F.), Becken
- Metastasierung: Frühzeitige in Leber (Typ Pepper), Knochenmark u. Knochen (Typ Hutchinson), Lymphknoten, Haut

Klin:
- Tastbarer, höckeriger, derber Bauchtumor
- Schwächegefühl, Inappetenz, Gewichtsverlust, Erbrechen, Durchfall oder Obstipation
- Fieber, Anämie, Knochenschmerzen --> Zeichen einer Metastasierung
- Evtl. Blutdruckkrisen (Hormonproduktion)
- Evtl. Horner-Syndrom (Ptosis, Miosis, Enophthalmus) od. Rekurrensparese
- Evtl. Tracheal- oder Bronchuskompression --> respiratorische Symptome oder obere Einflußstauung
- Selten Querschnittssymptomatik (bei Einwachsen in den Wirbelkanal über die Foramina intervertebralia = sog. Sanduhrtumor), opsomyoklonisches Syndrom (kurze, schnelle und unregelmäßige Augenbewegungen)

Diag:
1. Anamnese und klinische Untersuchung
2. Röntgen: Abdomenübersicht --> charakteristische feine **schollige Verkalkungen** in Höhe der 10./11.Rippe
IVP --> verdrängtes Nierenbeckenkelchsystem
Sonographie, CT-Abdomen zur Lokalisationsdiagnostik
Bei V.a. intraspinalem Tumor Myelographie
3. Labor: evtl. Anämie, Ferritinerhöhung, evtl. erhöhte Katecholamine, 24Std.-Urin auf Katecholamine (Vanillin- und Homovanillinmandelsäure) untersuchen
Tumormarker: NSE (neuronspezifische Enolase), Ferritinerhöhung im Serum
4. Knochenszintigraphie, evtl. Knochemarkpunktion (Metastasen)

Ther:
- Operativ: Ind: Resektion des Haupttumors in allen Stadien indiziert
  - Stad. I: Tumorexstirpation
  - Stad. II: Tumorexstirpation + evtl. Radiatio
  - Stad III + IV: Tumorexstirpation + Radiatio
  - Stad IV, jenseits des 1.LJ. evtl. auch Knochenmarktransplantation
  - Bei großem, primär inoperablem Primärtumor zytostatische Vorbehandlung zur Tumorverkleinerung
- Bei primär oder sekundärer nicht vollständiger Resektion des Tumors --> postoperative Radiatio

Prog: Insg. schlecht, da meist erst späte Diagnosestellung (2/3 sind im Stad. IV bei Diagnosestellung), im Säuglingsalter günstiger als im Kleinkindesalter.
Stad. I-III u. IV-S ca. 50-70% Heilungsrate, Stad. IV 10-20% Heilungsrate.

Kompl:
* Mediastinale Tumoren --> respiratorische Insuffizienz
* Querschnittssymptomatik bei Einwachsen in den Wirbelkanal

DD:
- Benignes Ganglioneurom
- Rhabdomyosarkom, Schwannom, malignes Schwannom

BLUT- UND LABORPARAMETER

PRÄOPERATIVES ROUTINELABOR

Blutbild (Hb, Hkt, Leukozytenzahl, Thrombozytenzahl), BSG, Elektrolyte (Na, K, Ca), Blutgerinnung (Quick, PTT), Leber-/Pankreaswerte (GOT, GPT, AP, Lipase, Amylase, Bilirubin), Nierenretentionswerte (Kreatinin, Harnstoff, Harnsäure), Gesamteiweiß, Blutzucker, HIV-Test, Urin-Status, Blutgruppe (Kreuzproben für Konserven bei größeren Eingriffen, siehe Kap. Operationsvorbereitungen).
Bei V.a. maligne Tumoren präoperativ die entsprechenden Tumormarker.

Postoperative Diagnostik: Blutbild und je nach Eingriff zusätzlich:
Schilddrüse: Kalzium   Lunge: Blutgasanalyse
Leber/Pankreas: Leber- und Pankreasenzyme   Infusionstherapie: Elektrolyte
Tumoren: Tumormarker

CHECKLISTE NACH INDIKATIONEN

AKUTES ABDOMEN
Blutbild, Elektrolyte, Leber-/Pankreaswerte, Nierenretentionswerte, Gesamteiweiß, Blutzucker, Urin-Status, Blutgruppe und Konserven kreuzen

LEBER
GPT, GOT, , GLDH, GGT, AP, Cholinesterase, Gesamteiweiß, Quick, Hepatoquick, übrige Gerinnung und ATIII, Bilirubin (direkt + indirekt)

PANKREAS
Lipase, Amylase i. S, Amylase i. U., Bilirubin, Leberenzyme, LDH, Blutzucker, Blutgase
Prognoseparameter für den Verlauf einer Pankreatitis: Ca, CRP, α_2Makroglobulin und α_1Antitrypsin

NIERE
Kreatinin, Harnsäure, Harnstoff, Kalium
Urinstatus: Bakterien, Leukozyten, Blut/Erythrozyten, Nitrit, Eiweiß, pH, Glukose, Ketonkörper

LUNGE
Blutgasanalyse (pO_2, pCO_2, pH, Standardbikarbonat, Base excess, O_2-Sättigung)

INFEKTIONEN
<u>Septischer Schock:</u> Blutbild (insb. auf Leukozyten- u. Thrombozytenabfall achten), Blutgasanalyse, Na, K, Gerinnungsstatus (mit ATIII, Fibrinogen, Fibrinmonomere, Fibrinsplits)

<u>Meningitis:</u> (Liquorpunktion)

	GLUKOSE	LAKTAT	ZELLART	ASPEKT
Bakteriell	erniedrigt	> 3.5	v.a. Granulos	trüb
Abakteriell	normal	< 3.5	v.a. Lymphos	klar

ENDOKRINOLOGIE

Schilddrüse: T_3, T_4, TSH
Nebenschilddrüse: Kalzium, Phosphat, Kalzitonin
Nebenniere: Kalium, Cortisol, Adrenalin, Vanillinmandelsäure im Urin

ALKOHOLINTOXIKATION

Alkoholspiegel: ab 5 Promille muß mit einem Atemstillstand gerechnet werden. Blutbild, Leber- und Pankreaswerte, Gerinnung.

MYOKARDINFARKT

CK, CK_{MB}, GOT, LDH (für die Diagnose eines älteren Infarktes) und HBDH, Myoglobin (quantitativ)

TUMORMARKER

Bronchial-Karzinom: SCA, NSE, CEA, TPA
Karzinoid: NSE, hCG
Magenkarzinom: CA 19-9, CA 50, CA 72-4, CEA
Kolorektale-Karzinome: CEA, CA 19-9, CA 50
Lebermalignome: AFP, CEA
Pankreaskarzinom: CA 19-9, CEA, CA 50
Keimzell-Tumoren: AFP, hCG, SP-1
Ovarial-Karzinom: CA 12-5
Prostata-Karzinom: PAP, PSA
Mamma-Karzinom: CEA, CA 15-3, CA 19-9, Prolaktin, Rezeptorstatus d.Tumors
Schilddrüsenmalignome: Thyreoglobulin
Medull. Schilddrüsenkarzinom (C-Zell): Kalzitonin, CEA

Erklärung:
SCA = Plattenepithelkarzinom-assosziiertes Ag.
NSE = Neuronen-spezifische Enolase
CEA = Karzinoembryonales Antigen
TPA = Tissue Polypeptid Antigen
CA = Kohlenhydrat-Antigen
AFP = Alpha-Fetoprotein
hCG = humanes Choriongonadotropin
SP-1 = Schwangerschaftsspez. ß-1-Glykoprotein
PAP = Saure Prostata-Phosphatase
PSA = Prostata-spezifisches Antigen

Anmerkung: Die Tumormarker werden als **Verlaufs-, Kontroll-** und **Rezidivparameter** in der Tumordiagnostik benutzt (Kontrolle präoperativ erhöhter Werte). Mit den Tumormarkern ist allgemein **kein Routinescreening möglich** (Sensitivität und Spezifität ist zu gering) und sie sind damit zur Frühdiagnose maligner Tumoren nicht geeignet.

ZVD (Zentraler Venendruck): 8-12cmH_2O, gemessen in 3/5 sagittaler Thoraxhöhe am liegenden Pat.

BLUT- UND SPEZIALKONSERVEN

Vollblut: Frischblut das max. 72 h alt ist. Ind: Massivtransfusion, Austauschtransfusion
Erythrozytenkonzentrat: Transfusion eines EK führt zur Erhöhung des Hb um ca. 1g/dl
Gewaschene Erythrozyten: sehr wenig Plasmabestandteile, für Pat. mit Neigung zu allergischen Transfusionsreaktionen.
Thrombozytenkonzentrate und Thrombozytenhochkonzentrate: Ind: Thrombozyten < 20 000/µl
Zu Petechien u. Mukosablutung kommt es ab einer Thrombozytenzahl von <10.000/µl od. einer Blutungszeit von >15 Min. Bei Pat. mit multiplen Infektionen, Sepsis, intrakraniellen Tumoren, Tumorzerfall, Urämie oder zusätzlichen Gerinnungsstörungen u. anhaltendem Erbrechen können diese Symptome bereits bei einer Zahl von 30.000/µl einsetzen.
OP-Fähigkeit: ab 30.000-100.000/µl
Fresh frozen Plasma (FFP, Gefrorenes Frischplasma):
Ind: DIC, bei längerer Verweildauer eines Pat. am Cellsaver (intraoperative Autotransfusion), schnelles notfallmäßiges Anheben des Quicks bei Marcumar-Patienten präoperativ

Eigenblutspende
Max. 2 Liter mögl., Vorgehen: 4 Wo., 3 Wo., 2 Wo. und 1 Wo. vor dem geplanten Eingriff jeweils 500ml Blutspende (Konserven sind max. 5 Wo. lagerungsfähig, <5 Tage vor Eingriff keine Spende mehr, damit dem Körper Zeit zur Regeneration bleibt), ab 1. Spende Eisen (z.B. ferro sanol^R) substituieren. Über die Möglichkeit der Eigenblutspende muß aufgeklärt werden.

BEWEGUNGSMAßE

Die klinische Bestimmung des Bewegungsmaße erfolgt nach der **NEUTRAL-NULL-METHODE**.

Pathologische Veränderungen der Bewegungsmaße:
Ist z.B. wegen Kontrakturen ein physiologisches Bewegungsmaß nicht möglich, so steht 0° am Anfang, bzw. am Ende der Zahlenreihe.
Bsp.: Streckhemmung im Ellenbogengelenk bei 20° => 0-20-150°
unbewegliche Kontraktur im Ellenbogengelenk bei 40° => 0-40-40°

Bei Kindern und Jugendlichen und hypermobilen Patienten können die Bewegungsmaße ohne pathologische Bedeutung erheblich überschritten werden.
--> Wichtig! **Seitenvergleich und Verlaufskontrolle**

HWS
Inklination/Reklination:	40-0-40°
Rotation (links-rechts):	70-0-70°
Seitwärtsneigung:	45-0-45°

BWS + LWS (im Sitzen)
Ante-/Retroflexion:	50-0-50°
Seitwärtsneigung:	40-0-40°

Schultergelenk
Ante-/Retroversion:	180-0-40°
Ab-/Adduktion:	160-0-45°
in Außenrotationsstellung	190-0-45°
Außen-/Innenrotation:	90-0-90°

Ellenbogengelenk
Extension/Flexion:	5-0-150°
Unterarm Pro-/Supination	90-0-90°

Handgelenk
Extension/Flexion:	70-0-80°
Radialab-/Ulnarabduktion:	25-0-30°

Daumengelenk
Ab-/Adduktion:	20-0-20°
Metacarpo-phal.Gelenkflex.:	0-0-50°
Interphalangealgelenkflexion:	20-0-80°

Fingergelenke
Ab-/Adduktion:	60-0-0°
Extension/Flexion von MCP,PIP,DIP jeweils:	0-0-90°

Ott-Zeichen (für BWS)
C7 + 30 cm darunter
--> bei max. Flexion 33 cm Abstand

Schober-Zeichen (für LWS)
S1 + 10 cm darüber
--> bei max. Flexion 15 cm Abstand

Hüftgelenk
Extension/Flexion:	20-0-130°
Ab-/Adduktion:	40-0-30°
Außen-/Innenrotation:	40-0-50°

Kniegelenk
Extension/Flexion:	5-0-140°
Außen-/Innenrotation:	40-0-10°

Sprunggelenk (OSG + USG)
Dorsalextension/Plantarflexion:	30-0-50°
Pro-/Supination:	20-0-30°

Großzehengelenk
Ab-/Adduktion:	0-0-15°
(>15° -> Hallux valgus)	
Metatarso-phal.Gelenk-Extension/Flexion:	45-0-70°
Interphalangealgelenkflexion:	0-0-90°

Zehengelenke
Extension/Flexion Gesamt:	20-0-80°

STICHWORTVERZEICHNIS

A
A-Zellen 254
A.appendicularis 160
A.arcuata 299
A.canalis tarsi 334
A.circumflexa femoris 315
A.collca 160
A.coronaria 106
A.cystica 213
A.ductus deferentis 247
A.gastrica dextra 143
A.gastroepiploica 143
A.ileocolica 160
A.lienalis 229
A.lig.capitis femoris 315
A.mammaria interna 90
A.mammaria interna-Bypass ... 119
A.musculophrenica 233
A.pancreaticoduodenalis 219
A.pericardiacophrenica 233
A.phrenica inf. 233
A.phrenicae sup. 233
A.rectalis 171
A.rectalis sup. 175
A.renalis 240
A.sinus tarsi 334
A.subclavia 64
A.suprarenalis 271
A.vertebralis 64
Aa.gastricae breves 143
Aa.thyreoideae 260
ABC-Regel 24
Abdomen 181f
Abdomino-perineal.Durchzug .. 378
Abdomino-perin. Rektumexst ... 170
Abduktionsfrakturen 319
Abflußbehinderung,renale .. 239
Abkürzungsverzeichnis IV
Ablative Hormontherapie ... 133
Ablederung 1
Abrißfraktur 278
Abstoßungsreaktionen 13; 209; 244
Abszedierende Lungengangrän 93
Abszeß 4; 171
Abtropfmetastasen 363
AC-Gelenk-Luxation 294
ACE-Hemmer 116
Achalasie 137; 139
Achillessehnenruptur 336
Achselvenenstau 77
Achsenskelett 55
Acido-d-Thymidin 38
Acrodermatitis enteropathica .. 194
ACT-Test 107
ACVB 119
Addison-Krise 271
Additive Hormontherapie .. 132
Adduktionsfrakturen 319
Adenohypophyse 254
Adenomatosis coli 164
Adjuvante Hormontherapie .. 132
Adnexitis 162
Adrenogenitales Syndrom .. 275
Adson-Test 65
Aerobilie 191
Afferent-loop-syndrom 152
Aflatoxine 202
AFP 203
AFP 387
AGS 275
AICD 120

AIDS 36
Aitken-Etlg. 285
Akromegalie 365
Akromio-Clavicula-Gelenk ... 293
Akromioklavikulargelenk Luxat. 294
Akrozephalopolysyndaktilie ... 349
Aktinomykose-Granulome ... 93
Aktivierte Arthrose 287
Aktivierte Arthrose 318
Akustikusneurinom 368
Akute Appendizitis 161
Akute Arterienverschlüsse .. 57
Akute Gastritis 144
Akute Pankreatitis 221
Akuter Aortenverschluß 57
Akutes Abdomen 181; 386
Akutes Cor pulmonale 21
Akutes Ischämiesyndrom ... 57
Akzelerierte Abstoßungsreaktion 13
Akzessorische Milzen 229
Ala-Aufnahme 314
Aldosteron 271
Ali Krogius-Op 326
Alkoholfettleber 214
Allgem. Traumatologie 277f
Allgemeine Komplikationen 15f
Allgemeine Tumornachsorge ... 14
Allgöwer-Naht 7
Allogene Transplantation ... 13
Allostatische Transplantation ... 13
Allovitale Transplantation ... 13
Alpha-Fetoprotein 203
Altemeier-Op 178
Amastie 125
Amaurosis fugax 63
Ammonshorn 35
Amnionruptur 382
Amniotische Membranen .. 382
Amöbenabszeß 201
Ampulla Vateri-Tumoren ... 217
Amputat 292
Amputationen 290
Amputationslinien 290; 337
Anaerobier 32
Analabszess 171
Analatresien 377
Analerkrankungen 170
Analfissur 175
Analfisteln 171
Analkanalkarzinom 180
Analkarzinom 180
Analmarisken 177
Analneurose 179
Analpapille hypertrophe 177
Analprolaps 178
Analrandkarzinom 180
Analvenenthrombose 177
Anaphylaktischer Schock ... 16
Anaphylaxie 17
Anaplastisches Meningeom ... 365
Aneurysma dissecans 60
Aneurysma spurium 60
Aneurysma verum 59
Aneurysmatische Knochenzyst..346
Aneurysmen arterielle 59
Aneurysmosis 60
Angeborene Aortenstenose ... 110
Angeborene Pulmonalstenose 110
Angina abdominalis 66
Angina pectoris 118
Angina visceralis 66
Angioblastome 358
Angiodysplasien 186
Angiographie 56
Angiomatöses Meningeom ... 364
Angiome 356
Angioplastie 68; 119

Angiosarkom 347
Anisomastie 125
Ankylose 287
Anoderm 171
Anoplastik 378
Anorektale Manometrie 179
Anorektale Schmerzsyndrome 179
Anorektaler Verschluß 377
Anosmie 360
Anteriore Rektumresektion .. 169
Antetorsions-Winkel 316
Anti-Schock-Hose 55
Anti-Trendelenburg-Lagerung ... 75
Antibiotikaketten 289
Antikoagulation 59
Antithrombosestrümpfe 9
Antrum 143
Anulus fibrosus 372
Anulus umbilicalis 250
Anus 170f
Anus praeternaturalis .. 170; 179
Anzapfsyndrom 64
Aorta thoracica 56
Aortenaneurysma 60
Aortenisthmusstenose .. 108; 111
Aortenklappeninsuffizienz .. 116
Aortenklappenstenose 116
Aortenruptur 87
Aortenstenose 108; 110
Aortenverschluß, akuter 57
Aortokoronarer Venenbypass .. 119
APACHE 54
Apert-Syndrom 349
Apertura laterales 348
Apertura medialis 348
Apex cordis 106
Aphasie 63; 360
Aphtoide Läsionen 193
Apley-Zeichen 324
Apnoe-Test 12
Apophyse 284
Apoplektischer Insult 355
Apoplektisches Gliom 362
Apoplex 58; 62
Appendix 160
Appendizitis 160; 181
Apraxie 360
APSAC 22
APUD-Zellsystem 254
Apudome 254; 256
Aquaeductus cerebri 348
Aquaeductus Sylvii 371
Arachnoidalzysten 349; 372
ARC (Aids related complex) ... 37
Arcus costalis 339
Arcus ileopectineus 249
ARDS 18; 55
Area nuda 199
ARF 18
Arlt Reposition 297
Armlymphödem 133
Armplexus 100
Armvenenstau 77
Arnold-Chiari-Syndrom 349
Aromatasehemmer 133
Arsenexposition 95
Arsenvergiftungen 205
Arterielle Aneurysmen 59
Arterielle Embolien 122
Arterielle Thrombose 58
Arterienverletzungen 56
Arterienverschlüsse 57
Arterio-venöse Fisteln 72
Arteriosklerose 69
Arteriovenöse.Gefäßmißbildungen 356
Arthritis 286; 287
Arthrodese 287

Stichwortverzeichnis

Arthrose 281; 287
Arthroskopie 286; 323
Arthrosonographie 287
Asbestexposition 92; 95
ASD I 112
ASD II 111
Aseptische Hüftkopfnekrosen . 317
Aseptische Knochennekrosen . 290
Askin-Tumor 100
Aspergillom 93
Asthmatische Bronchitis 93
Astrozytom Grad IV 362
Astrozytome 358; 361
Asystolie 23
Aszites-Bildung 205
AT III 20
AT III-Mangel 74
Ataxie 360
Atemdepression 360
Athelie 125
Atherom 47
Atlanto-axiale Luxation 342
Atlas 339
Atlasassimilation 348
Atrioseptostomie 115
Atrioventrikular-Kanaldefekte .. 112
Atrium dextrum 106
Atrium sinistrum 106
Atrophische Gastritis 144
Atypische Segmentresektion ... 99
Auerbach-Plexus 134
Auffrischimpfung 33
Aufklappbarkeit 286; 323
Aufklärung 10
Auskultationsbefund Klappen . 117
Außenbandruptur 332
Äußere Hämorrhoide 177
Autogene Transplantation 13
Autoimmunthyreoiditis 264
Autologe Transplantation 13
Autonome Neuropathie 25
Autonomes Adenom 263
Autonomie, Adenom 260
Auvert-Klassifikation 206
Auxiliäre Transplantation 13
AV-Blockierungen 120
AV-Fisteln 72
AV-Kanal-Defekte 108; 112
AV-Knoten 120
AV-Shunts 72
AVK 69
AVK der Nierenarterien 68
Avulsion 1
Axiale Gleithernie 235
Axilla-Level 124
Axilla-LK 124; 129
Axillarlinie
Axillo-rektale Temperaturdiff. ... 161
Axis 339
Azetabulumfraktur 314
AZT 38
Azyanotische Herzfehler 108

B

B-Zelladenom 257
B-Zellen 254
Babcock-Op 80
Babinski-Reflex 360
Bajonett-Stellung 307
Ballongegenpulsation 18
Ballonkatheterdilatation 71
Ballonsella 367
Bandriß 286
Bandscheibenvorfall 372
Bankart-Läsion 298
BAO 143; 256

Bardenheuer-Bogenschnitt 126
Barrett-Ösophagus 139
Basiläre Impression 348
Basis cordis 106
Bassini-Op 248
Bauchtrauma 185
Bauchwandaponeurose 250
Bauhin-Klappe 156; 191; 214
Baumann-Etlg. 302
Beatmungslunge 18
Becken 313f
Beckenbodenhernie 253
Beckenhernie 245
Beckenniere 240
Beckenrandfrakturen 313
Beckenring 313
Beckenringverletzungen 313
Beckentyp AVK 69
Beckenvenensporn 74
Beckenverletzungen 313
Belegzellen 143
Belegzellen-Autoantikörper 144
Bence-Jones-Eiweis 346
Benett-Fraktur 310
Benigne intrakr.Hypertension ...349
Benignes Osteoblastom 345
BerirabR 36
Besenreiservarikosis 78
Beta-Zell-Tumor 257
Beugesehnen (Hand) 312
Beugesynergismen 353
Bewegungsmaße 388
Bezoar 144; 191
Biegungsfraktur 278
Biegungskeil 278
Bier Regionalanästhesie 8
Bifurkales Divertikel 136
Big duct desease 226
Biliäre Pankreatitis 214; 221
Biliäre Symptome 211
Biliodigestive Anastom.... 216; 222
Bilirubin 210
Billroth I 147
Billroth II 147
Biofeedbacktraining 179
Bisgaard-Zeichen 75
Bißwunde 1
Bitemporale Hemianopsie 366
Bizepssehnenruptur 303
Björk-Shiley-Klappe 117
Blalock-Taussig-Shunt 114
Blind-loop-syndrom 152
Blinddarmentzündung 160
Blinddarmreizung 162
Blindsacksyndrom 152; 159
Blount-Charnley Verfahren 302
Blow-out-Fraktur 343
Blumberg-Zeichen 161
Blutkonserven 10; 387
Blutungen anorektale 175
Blutverlust 54
Boas-Punkt 222
Bochdalek-Dreieck 233
Boerhaave-Syndrom 89; 138
Böhler-Etlg. 309
Böhler-Gips 309
Böhler-Winkel 307
Böhler-Zeichen 324
Borrmann-Etlg. 149
Botalli Ductus arteriosus 113
Bougierungsbehandlung 140; 142
Bowing-Fraktur 277
Boyd-Gruppe 78
Brachialgia paraesthetica noct. .. 45
Bradyarrhythmia absoluta 120
Brain-mapping 360
Brandverletzungen 49

Braun'scher Schiene 321
Braun-Fußpunktanastom.. 147; 151
Brauner Tumor 346
Brescia Cimino-Fistel 73
Briden 181; 191
Brittle Diabetes 24; 228
Brodie-Abszeß 290
Bromexposition 95
Bronchialadenom 100
Bronchialfistel 93
Bronchialkarzinom 95; 346
Bronchialkarzinom,kleinzellig. . 255
Bronchiektasen 92; 93
Bronchitis asthmatische 93
Bronchogene Zysten 86
Bronchographie 94
Bronchopleurale Fistel 91
Bronchusfistel 99
Bronchusstumpfinsuffiz..... 99; 103
Bruchband 246
Brunner-Drüsen 153
Brunnerinom 155
Brüsseler Klassierung-Koma ... 354
Brustdrüse 124
Brustkrebs 129
Brusttumoren,gutartig 128
Brustwarze 124
Budd-Chiari-Syndrom 205; 208
Bülau-Drainage 88; 99
Bulbitis 153
Bündelanlegung 301
Bunell-Operation 293
Burning feet 25
Bursa omentalis 219
Bursitis 287
Bursopathie 287
Bypass 71

C

C-Peptid 257
C-Zell-Karzinom 254; 265; 267
C-Zellen 254; 260
C7-Syndrom 46
CA 387
Caecum 160
Caecum mobile 160; 162
Calcaneus 331
Calcitonin 269
Calzitrol 269
Campylobact.like organism 146
Campylobacter pylori 145
Canadian cardiovasc. society . 119
Canalis carpi 45; 308
Cancer en curasse 131
Candida albicans-Granulome ... 93
Cannon-Böhm-Punkt 160
Capillitium 47
Capitulum humeri 301
Capsula interna 358
Caput femoris-Fraktur 316
Caput medusae 205
Carcinoembryonales-Antigen .. 203
Cardia 143
Cardio-aortaler Conduit 118
Cardiomyoplastie 121
Cardioverter 120
Carina 85
Caroli-Syndrom 210
Carotis-Cavernosus-Fistel 356
Carpenter-Syndrom 349
Carpus 308
Catgut 6
Cava-Schirmchens 22
Cavum subarachnoidale 348
CCS-Etlg. 119
CDC-Stadien (AIDS) 37

Stichwortverzeichnis | Seite 391

CEA 203; 387
Cell-saver 61
Centrum tendineum 233
Chagas-Krankheit 137; 379
Charcot-Trias 216
Charles-Op 83
Charrière 142
Chassaignac-Lähmung 304
Cheilognathopalatoschisis 381
Cheilognathoschisis 381
Cheiloschisis 381
Chemonukleolyse 374
Chenodsoxycholsäure 212
Child-Klassifikation 206
Childs-Phillips-Op 192
Chirurgische Infektionen 32f
Cholangioadenomatose 210
Cholangiojejunostomie 218
Cholangiome 202
Cholangiosarkome 202
Cholangiozelluläres Karz. 202; 216
Cholangitis 198; 215
Choledocho-Jejunostomie 228
Choledocholithiasis 210
Choledochusrevision 213
Cholelithotripsie 212
Cholestase 211
Cholestaseparameter 211
Cholezystektomie 212
Cholezystitis 213; 215
Cholezysto-Cholangiographie 211
Cholezystogramm 211
Cholezystolithiasis 210
Cholezystostomie 213
Cholezystotomie 213
Cholzystoduodenale Fistel 214
Chondroblastom 345
Chondrom 94; 100; 345
Chondromalazie 325
Chondromyxoidfibrom 345
Chondropathie 325
Chondrosarkom 94; 345
Chopart-Linie 290; 337
Chorioidepitheliom 370
Chorionkarzinome 104; 105
Chotzen-Syndrom 349
Chronisch venöse Insuffizienz .. 78
Chronische Abstoßungsreaktion 13
Chronische Appendizitis 161
Chronische AVK 69
Chronische Gastritis 144
Chronische Pankreatitis 224
Chronische Peritonitis 189
Chronisches subdur.Hämatom 354
Chronisches Subduralhämat. .. 356
Chylaskos 90
Chylaszites 84
Chylothorax 84; 87; 89; 90
Chymopapain 374
Chymotrypsinbestimmung 225
CI 106
Cimino-Shunt 73
Circulus arteriosus 63
Circulus vitiosus 16
Cirrhose cardiaque 205
Cisterna cerebellomedullaris .. 348
Cisterna chyli 90
Cisterna pontis 348
Claudicatio intermittens 69
Clavicula 293
Claviculafrakturen 294
Clostridium perfringens 34
CMF-Schema 132
Coarctatio aortae 108
Cockett-Gruppe 78
Codman-Dreieck 346
Colitis gravis 197

Colitis ulcerosa 196
Colles-Fraktur 307
Collum anatomicum 299
Collum chirurgicum 299
Collum-Diaphysen-Winkel 316
Coma pyloricum 377
Combustio 50
Common atrium 111
Commotio cerebri 352
Commotio spinalis 340
Compressio cerebri 352
Condyloma acuminata 180
Condyloma lata 180
Condylus humeri 301
Congelatio 53
Conn-Syndrom 274
Connexus intertendineus 312
Contergan 108
Contrecoup 353
Contusio cerebri 352
Contusio cordis 23
Contusio spinalis 341
Cooper-Band 249
Coopersche Septen 124
Cor pulmonale akutes 21
Corium 49
Corpus 143
Corpus cavernosum recti 171; 175
Corpus pineale 371
Costae fluctuantes 339
Costae spuriae 339
Costae verae 339
Couinaud-Etlg. (Leber) 199
Coup 353
Courvoisier-Zeichen 217; 227
Crescendo-Verlauf 340
CREST-Syndrom 138
Crigler-Najjar-Syndrom 214
Cronkhite-Canada-Syndr. 158; 164
Cross-match 244
Crush-Niere 52; 59; 283
Crush-Syndrom 55
Crush-Verletzung 285
CTS (= Karpaltunnelsyndrom) ... 45
Cubitus valgus 302
Cullen Zeichen 222
Cullen-Phänomen 183
Cushing-Schwellen-Dosis 274
Cushing-Syndrom 97; 273
Cushingoid 273
Cutis 49
Cystosarcoma phylloides 128

D

Dalrymple-Zeichen 263
Dandy-Walker-Syndrom 349
Danis u. Weber-Etlg. 331
Darmatresien 377
Darmbein 313
Darmbrand 34
Darmduplikatur 378
Darmischämie 181
Darmlähmung 190
Darmreinigung 10
Darmverschlingung 190
Darmverschluß 190
Darmwand 134
Darmwanddistension 191
Darmwandhernie 245
Dashboard-Verletzung 314
Daumenballenatrophie 45
Daumengrundgelenk 310
DC-Platten 280
DDD-Herzschrittmacher 120
DDI 38
De Quervain-Fraktur ... 308; 309

De Quervain-Tendovaginitis 43
De Quervain-Thyreoiditis 265
DeBakey-Etlg. 60
Débridement 2; 33
Décollement 1; 3
Defäkationsschmerz 171
Defäkationsstörungen 178
Defäkographie 179
Defekt d. AV-Kanales 112
Defektfraktur 278
Dehnungsbehandl. Ösoph. ... 137
Dehydratationen 28
Dekompens. Stoffwechsellagen 28
Dekortikation d. Pleura 91
Dekortikationshaltung 353
Dekubitus 30
Demineralisation 284
Dennis-Sonde 190
Dens axis 339
Denver-Shunt 207
Depressionsbruch 329
Dermalfistel 348
Dermis 49
Dermoidzysten 104
Derotationsosteotomie Weber . 297
Desaultverband 294; 296
Destruktive Appendizitis 161
Dexon 6
Dezelerationstrauma 56
Dezerebrationshaltung 353
DHS 320
Diabetes mellitus 24
Diabetische Angiopathie 69
Diakondyl. Oberschenkelfrakt. . 321
Dialyse-Shunts 73
Dialyseprobleme 243
Diaphanoskopie 245
Diaphragma sellae 366
Diastasen 314
DIC 19
Dickdarm-Ileus 191
Dickdarmkarzinom 166
Dickdarmpolypen 164
DIP 312
Direkte Leistenhernie 247
Disci intervertebrales 372
Discitis intervertebralis 374
Diskontinuierliche Entzündung 193
Diskushernie 372
Diskusprolaps 372
Dislocatio 278
Disproportionierte Entzündung 193
Dissektionsverfahren 207
Distale Oberarmfraktur 301
Distale Radiusfraktur 307
Distales interphal.-Gelenk 308; 312
Distension Darmwand 191
Distorsion 286
Divergierende Luxation 304
Divertikulitis 162; 163
Divertikulose 163; 186
Divertikulum ilei 157
DMS 279
Dodd-Gruppe 78
Donati-Naht 7
Doppelbilder 344; 360
Doppelniere 241
Doppelter Aortenbogen 376
Dornfortsatzbrüche 340
Dotter-Grüntzig-Verfahren .. 71
Dottergang 156
Dottergangzyste 156
Douglas-Abszeß 162
Douglas-Schmerz 161
Douglasvorwölbung 183
Drahtbogenkunststoffschiene . 344
Drehkeil 278

Stichwortverzeichnis

Dreigeschichtetes Sputum ... 94
Drop Attacks ... 64
Druckentlastung ... 31
Druckgeschwüre ... 30
Druckpuls ... 349
Dt. Knochenmarkspenderdatei . 13
Dubin-Johnson-Syndrom ... 214
Duct.choledochus ... 209
Duct.craniopharyngeus ... 371
Duct.cysticus ... 209
Duct.hepaticus communis ... 209
Duct.omphaloentericus persis. 158
Duct.pancreaticus ... 209
Duct.thoracicus ... 81
Duct.venosus Arantii ... 199
Duct.vitellinus ... 156
Ductus arterios.Botalli. 72; 108; 113
Ductus deferens ... 247
Ductus lactiferus ... 124
Ductus omphaloentericus ... 156
Ductus pancreaticus ... 219
Ductus Santorini ... 219
Ductus thoracicus ... 90
Ducuing-Zeichen ... 75
Duke-Etlg. ... 167; 169
Dumping-Syndrom ... 152
Dünndarm ... 156f
Dünndarm-Ileus ... 191
Dünndarm-Nabel-Fistel ... 156
Dünndarmatresie ... 377
Dünndarmdivertikel ... 156
Dünndarmduplikatur ... 192
Dünndarmfistel ... 156
Dünndarminterponat ... 140
Dünndarmtumoren ... 158
Dünndarmverletzungen ... 157
Duodenalatresie ... 377
Duodenaldivertikel ... 153
Duodenalstenose ... 377
Duodenaltumoren ... 155
Duodeno-Duodenostomie ... 378
Duodeno-gastraler Reflux ... 148
Duodenopankreatektomie ... 228
Duodenum ... 153f
Duodenum inversum ... 156
Duodenum mobile ... 156
Duplex-Sonographie ... 63
Dupuytren-Kontraktur ... 44
Duranarbe ... 355
Durchfälle, eiweißreich ... 148
Durchschlungene Naht ... 7
Dynamische Hüftschraube ... 320
Dyslexie ... 360
Dysphagia lusoria ... 137
Dysphagie ... 135
Dysphagie paradoxe ... 137
Dysraphische Störungen ... 348

E

Early cancer ... 149
Eaton-Lambert-Syndrom ... 97; 255
Ebstein-Anomalie ... 109; 114
Echinococcus alveolaris ... 201
Echinococcus cysticus ... 201
Echinococcus granulosus ... 201
Echinococcus multilocularis ... 201
Echinokokkuszysten ... 93
Echokardiographie ... 117
Eden-Hybinette-Operation ... 298
Efferent-loop-syndrom ... 152
Eigenblutspende ... 10; 387
Einflußblutung ... 122
Eingewachsener Nagel ... 40
Einschlußkörperchen ... 35
Einzelknopfnaht ... 7
Eisenmenger-Reaktion 109; 111

Eiweißreiche Durchfälle ... 148
Ektopisches Pankreas ... 220
Ektotoxin ... 34
Elastische Einklemmung ... 246
Elektiveingriff ... 9
Elektrolyt-Haushaltsstörungen ... 29
Elektromanometrie ... 380
Elephantiasis ... 82
Ellenbogenluxation ... 303
Ellenhakenbruch ... 304
Elmslie-Trillat-Op ... 326
Embolektomie ... 22
Embolien arterielle ... 57
Embryonales Hepatoblastom .. 202
EMG-Syndrom ... 383
Emmert-Nagelplastik ... 41
Emphysemblasen ... 87
Empyem ... 4; 91
Empyema necessitatis ... 91
Empyematöse Appendizitis ... 160
Endemische Struma ... 261
Ender-Nagelung ... 320
Endobrachyösophagus ... 139
Endogene Osteomyelitis ... 289
Endokarditis ... 115
Endokarditisprophylaxe ... 117
Endokardkissendefekte ... 112
Endokardleiste ... 110
Endokrine Orbitopathie ... 263
Endokrinologie ... 254f; 387
Endoluminaler Ultraschall ... 165
Endometriome ... 158
Endoprothesen ... 280
Endoskop. retrogr.Cholangio-
  pankreatikographie ... 211
Endosonographie ... 167; 169
Endotheliomatös. Meningeom ..364
Endotubus ... 140
Enges Segment ... 380
Enophthalmus ... 100
Entamoeba histolytica ... 200
Entenschnabelfraktur ... 336
Enteritis regionalis Crohn ... 193
Entero-Enterostomie ... 159
Enterochromaffine Zellen ... 254
Enterokolitis ... 380
Enteroptose ... 237
Entzündliche Prozesse-Gehirn . 351
Entzündung der Gallenwege ... 215
Entzündungszeichen ... 4
Enzephalitis ... 361
Enzephalopathie ... 205
Enzephalozelen ... 382
Eosinophiles Granulom 94; 346
Ependymome ... 358; 370
EPH-Gestose ... 214
Epicondylus radialis ... 301
Epicondylus ulnarei ... 301
Epidermoidzysten ... 47
Epiduralblutung ... 355; 356
Epiduralhämatom ... 354; 355
Epigastrische Hernie ... 245; 250
Epikard ... 106
Epileptische Anfälle ... 360
Epiphrenales Divertikel ... 136
Epiphyse ... 284; 371
Epiphysenfugenfrakturen ... 284
Epiphysenfugenlösung ... 284
Epiphysenfugenverletzung ... 284
Epithelkörperchen ... 260; 268
Epithelkörperchenhyperplasie . 270
Epitheloidzellige Granulome ... 193
Erb-Duchenne-Lähmung ... 374
Erbrechen im Strahl ... 376
Erbrechen-DD ... 184
ERCP ... 211; 222; 227
Erdheim-Tumor ... 371

Erdmann-Etlg. ... 340
Erfrierung ... 53
Ermüdungsfrakturen ... 277
Erosive Gastritis ... 144
Erregungsleitungssystem ... 120
Erweiterte Pneumektomie ... 99
Erysipel ... 4; 74
Erysipeloid ... 4
Erythema nodosum ... 194
Erythropoetin ... 254
Erythrozytenkonzentrat ... 387
Escharotomie ... 51
ESWL ... 212
Etagenfraktur ... 278
Etappenlavage ... 190
Eurotransplant ... 13
Evans-Etlg. ... 384
Eventerationshernie ... 245
Evoziertre Potentiale ... 12
Ewing-Sarkom ... 94; 345
Exartikulation ... 291
Exogene Osteomyelitis ... 289
Exomphalos ... 381
Exophthalmus ... 263
Expektorationen mundvolle ... 94
Exsudat ... 89
Exsudative Enteropathie ... 148
Extension ... 279
Extensionsfraktur ... 307
Extensive disease ... 96
Extraanat. Lungenteilresektion .. 99
Extrakorp.Stoßwellenlithotripsie212
Extrakorporaler Kreislauf ... 117
Extramuköse Myotomie ... 136
Extrasphinktere Fistel ... 172
Extrauteringravidität ... 162; 183
Exulceratio simplex ... 148
Eyrich-Etlg. (Tetanus) ... 32

F

F.P.Weber-Syndrom ... 72
Facies leontina ... 290
Fadenentfernung ... 4
Fadenstärken ... 6
Fahrradschlauch ... 196
Fakt. XIII-Mangel ... 4
Fallfuß ... 373
Fallot-Tetralogie ... 108
Fallotsche Tetralogie ... 113
Familiäre intestinale Polyposis 158
Familiäre Polyposis ... 155; 164
Familiäre Myxomkomplex ... 122
Familienuntersuchung ... 268
Fascia spermatica ... 247
Fascia Spighelii ... 251
Fascia transversalis ... 247
Fastentest ... 257
Faszienriß ... 288
Faszienspaltung ... 281; 283
Fasziotomie ... 283
Feifel-Etlg. (Peritonitis) ... 189
Feigwarzen ... 180
Felty-Syndrom ... 232
Femoralhernie ... 249
Femur ... 316
Femurfrakturen ... 320
Femurkopffraktur ... 316
Fermentsubstitution ... 223
Fernmetastasen ... 14
Fersenbeinfraktur ... 335
Fettembolie ... 21; 281
Fettkörperzeichen ... 302; 305
FFP ... 387; 55
Fibrilläre Astrozytome ... 361
Fibrinogen ... 20
Fibrinolyse-Therapie ... 58

Stichwortverzeichnis | Seite 393

Fibrinspaltprodukte ... 20
Fibroadenom ... 128
Fibrom ... 94; 100; 347
Fibromatöses Meningeom ... 364
Fibromuskuläre Dysplasie ... 68
Fibromuskuläre Hyperplasie ... 69
Fibrosarcoma durae matris ... 365
Fibrosarkom ... 345; 347
Fibröse Dysplasie ... 94; 290; 346
Fibrothorax ... 89; 99
Fibula ... 328
Fibulafraktur ... 329
Field-Block ... 8
Filariose ... 82
Finger-Gipsschiene ... 311
Fingeramputation ... 291
Fingereiterung ... 39
Fingerluxation ... 311
Fischwirbel ... 273
Fisteln ... 171
Fixateur externe ... 280; 330
Fixateur interne ... 280; 341
Fixationskallusbildung ... 301
Flachwarzen ... 125
Flake fracture ... 325; 332
Flapping-Tremor ... 205
Flaschenzeichen ... 45
Flatus ... 191
Flexionsfraktur ... 307
Flexura duodenojejunalis ... 153
Flügelklappen ... 117
Flush-Syndrom ... 97; 255
Flüssigkeitsspiegel ... 191
FNH ... 202
Foetor ex ore ... 136
Fogarty-Katheter ... 59; 76
Fokal-noduläre Hyperplasie ... 202
Follikuläres Schilddrüsen-Ca .. 265
Follikulitis ... 4
Fontaine-Etlg. (AVK) ... 70
Fontanellen ... 351
Foramen epiploicum ... 253
Foramen ischiadicum ... 252
Foramen magnum ... 348
Foramen obturatum ... 252
Foramen V.cavae ... 233
Foramen Winslowi ... 253
Foramina interventricularia ... 348
Foraminotomie ... 374
Forrest-Etlg. ... 186
Fortgeschrittenes Magenkarz... 149
Fossa olecrani ... 301
Fossa-ovalis-Defekt ... 111
Foster-Kennedy-Zeichen . 360; 364
Fourchette-Steilung ... 307
Fournier-Gangrän ... 172
Foveoläre Hyperplasie ... 148
Fowler-Test ... 368
Frakturen, offene ... 277
Frakturen, pathologische ... 277
Frakturenlehre ... 277
Frakturheilung ... 281
Frakturkrankheit ... 281
Frakturzeichen ... 279
Fremdkörperaspiration ... 93
Fresh frozen Plasma ... 387
Friedrich-Wundversorgung ... 2
Frischblut ... 387
Frontbasale Frakturen ... 353
Frostbeulen ... 54
Früh-Dumping-Syndrom ... 152
Fulminantes Leberversagen .. 208
Fundopexie ... 142; 286
Fundoplicatio ... 137; 142; 286
Fundoskopie ... 25
Fundus ... 143
Funikuloektomie ... 248

Furunkel ... 4
Fußamputation ... 291
Fußwurzelfrakturen ... 337
Fußwurzelluxationen ... 337

G

G-Zell Tumor ... 145
G-Zell-Hyperplasie ... 257
G-Zellen ... 143; 254
Galeazzi-Fraktur ... 306; 307
Gallenblase ... 209f
Gallenblasenagenesie ... 210
Gallenblasendivertikel ... 210
Gallenblasenduplikatur ... 210
Gallenblasenempyem ... 213; 216
Gallenblasenentzündung ... 215
Gallenblasenhydrops ... 213
Gallenblasenkarzinom ... 216
Gallenblasenperforation .. 214; 216
Gallenblasensepten ... 210
Gallenblasenstauung ... 213
Gallenblasentumoren ... 216
Gallenfistel ... 214
Gallengangsadenom ... 202
Gallengangsatresie ... 208
Gallengangsatresie ... 210
Gallengangskarzinom ... 216
Gallengangsstriktur ... 214
Gallengangszysten ... 210
Gallensäure ... 210
Gallensteinbildung ... 210
Gallensteine ... 210
Gallensteinileus ... 191; 214
Gallensteinleiden ... 210
Gallenwege ... 209
Gallertkarzinom ... 167
Gamma-Nagel ... 320
Ganglion ... 42
Ganglioneurome ... 104
Gangrän, venöse ... 76
Gangränöse Appendizitis ... 160
Gangränöse Cholezystits ... 216
Gangunsicherheit ... 360
Gardner Syndrom ... 158; 164
Gas-bloat-syndrome ... 142
Gasbildung ... 34
Gasbrand ... 34
Gasödemerkrankung ... 34
Gasser-Syndrom ... 21
Gastrale Phase ... 146
Gastrektomie ... 150
Gastrin ... 143; 254
Gastrin-produzierender Tumor 256
Gastrinom ... 155; 254; 256
Gastritis ... 146
Gastro-choled.-pank.-jejunost.. 228
Gastroduodenostomie ... 147
Gastroenterostomie ... 151; 204
Gastrointestinale Blutung ... 186
Gastrojejunostomie ... 147
Gastrokard.Sympt.komplex 236
Gastrolith ... 191
Gastropathia hypertroph.gig. ... 148
Gastropexie ... 142; 286
Gastroschisis ... 381
Gastroskopie ... 146
Gaumenspalte ... 381
Gefäßchirurgie ... 56f
Gefäßendothelläsion ... 69
Gefäßspasmen ... 357
Gefiederte Muskulatur ... 34
Gehaltene Aufnahme ... 333
Gekreuzte Dystopie ... 240
Gelenkempyem ... 286
Gelenkerguß ... 286; 287
Gelenkfraktur ... 278; 286

Gelenkinfektionen ... 286
Gelenkknorpelverletzungen ... 286
Gelenkkontusion ... 286
Gelenkmaus ... 326
Gelenkprellung ... 286
Gelenkpunktion ... 286; 287
Gelenkverletzungen ... 286
Gelenkversteifung ... 287
Gemischtzelliges Meningeom . 364
Gerbungsmethode ... 51
Gerinnungsaktivierung ... 16
Gerl/Fuchs-Etlg. (CTS) ... 45
Gerota-Faszie ... 240
Gerota-Faszitis ... 238
Geschlossenes SHT ... 352
Gesicht ... 343f
Gesichtsschädelfrakturen ... 343
Gesichtsschädelverletzungen .. 55
Gesichtsspalten ... 381
Gestagen ... 124
GI-Blutung ... 186
GI-Trakt, Bauprinzip ... 134f
Gibbusbildung ... 341
Gilchrist-Bandage ... 296; 297
Gips ... 279
GIST ... 151
Glandula pinealis ... 371
Glandulae suprarenales ... 271
Glasgow Coma Scale ... 353
Gld.parathyreoidea ... 268
Gleithernie ... 245
Glianarbe ... 353
Glioblastoma multiforme ... 362
Glioblastome ... 358; 362
Gliome ... 358
Glisson-Trias ... 199
Globusgefühl ... 136
Glomustumor ... 42
Glottisödem ... 139
Glukagon ... 254
Glukagonom ... 254; 259
Glukoseverwertungsstörung 16
Gnathoschisis ... 381
Goldblatt-Mechanismus ... 68
Goldweight-Op ... 326
Gonarthrose ... 325
Goodsall-Regel ... 171
Gorlin-Syndrom ... 259
Gottstein-Heller-Op ... 137
Grading ... 14
Graefe-Zeichen ... 263
Graft versus host -reaction ... 13
Granulationes arachnoidales ... 348
Grawitz-Tumor ... 242
Greenfield-Spinne ... 22
Grey-Tuner-Zeichen ... 183; 222
Grundimmunisierung ... 33
Grünholz-Fraktur ... 277; 306
Grützbeutel ... 47
Guajak-Test ... 167
Guérin-Fraktur ... 343
Gummibauch ... 222
Günther-Schirm ... 22
Gutartige Ösophagustumoren 141
Gynäkomastie ... 126

H

H-Fistel ... 375
H-Trias ... 272
H2-Blocker ... 146
Haarnestgrübchen ... 173
Habituelle Luxation ... 296
Hach-Etlg. ... 79
Haemoccult-Test ... 167
Hahn-Steinthal-Fraktur ... 301
Hallux rigidus ... 338

Stichwortverzeichnis

Hallux valgus 338
Halskrawatte 341
Halsrippe 65; 77
Halsted-Ferguson 248
Hämangioblastome 371
Hämangiom 94; 345; 347
Hämangiome d.Leber 202
Hämangioperizytom 347
Hämarthros 324; 329
Hamartome 100
Hämatemesis 138; 186; 205
Hämatinbildung 186
Hämatochezie 187
Hämatom 5
Hämatothorax 87; 89; 90
Hämaturie,schmerzlose 243
Hämodialyse-Shunts 73
Hämodynamische Parameter . 106
Hämolyse 118
Hämolytische Anämien 231
Hämoptoe 186
Hämoptysen 94
Hämorrhagische Enterokolitis . 380
Hämorrhoidektomie 176
Hämorrhoiden 175
Hämothorax 90
Hand 308f
Hand-Sehnenverletzungen 311
Handamputation 291
Handwurzel 308
Handwurzelfraktur 309
Hangcock-Klappe 117
Hanging-cast 300
Hard disc 373
Häring-Tubus 140; 150
Harnleiterverletzung 238
Hartmann-Op 164
Hartmann-Stumpf 198
Hartung-Verband 295
Hashimoto-Thyreoiditis ... 263; 265
Hauptbronchus 85
Hauptzellen 143
Haut 49
Hautemphysem 88; 102
Hautnaht 6
Hautspaltenlinien 2
HCG 105; 254; 387
HDC-Vakzine 35
Head-Zonen 183
Hedinger-Syndrom 255
Heimlich Ventil 88
Heißer Knoten 261
Helicobacter pylori 145
HELLP-Syndrom 214
Hemianopsie 360
Hemihepatektomie 204
Hemikolektomie 168
Hemiparesen 360
Hemreck-Stadien 227
Henley-Soupault-Op 152
HEP 317
Heparin-Kofaktorll-Mangel 21
Hepatikojejunostomie 218
Hepatischer Ikterus 214
Hepatoblastorn embryonales .. 202
Hepatojejunostomie 218
Hepatom 202
Hepatomegalie 202
Hepatozelluläres Karzinom ... 202
Herbert-Schraube 309
Heriditäre Sphärozytose 231
Hernia completa 247
Hernia cruralis 249
Hernia femoralis 249
Hernia funiculi umbilicalis 381
Hernia incipiens 247
Hernia infrapiriformis 252

Hernia ischiadica 252
Hernia ischiorectalis 253
Hernia linea semilunaris 251
Hernia obturatoria 252
Hernia perinealis 253
Hernia retrovesicalis 253
Hernia scrotalis 247
Hernia spinotuberosa 252
Hernia suprapiriformis 252
Hernien 245f
Hernioplastik 246
Herniotomie 246
Herring-Körper 366
Herrmann-Etlg. 264
Herz 106f
Herz-Kreislaufstillstand 23
Herz-Kreislaufversagen ... 23; 55
Herz-Lungenmaschine 107
Herzbeuteltamponade 87; 122
Herzchirurgie 106f
Herzfehler 108
Herzindex 106
Herzinsuffizienz 122
Herzkatheter 117
Herzklappenfehler 115
Herzkranzgefäße 118
Herzschrittmacher 120
Herzstillstand 23
Herztod, plötzlicher 121
Herztransplantation 122
Herztumoren 122
Heterologe Transplantation 13
Heterotope Transplantation 13
Hiatoplastik 236
Hiatus aorticus 233
Hiatus oesophageus 233
Hiatushernien .. 104; 141; 234; 235
Hiatusplastik 142
Hill-Sachs-Läsion 297
Hintere Fusion (WS) 341
Hintere Schublade 323
Hippel-Lindau-Syndrom 259
Hippokrates Reposition 297
Hirnabszeß 351
Hirnatrophische Prozesse 361
Hirnbasisarterien-Aneurysma .. 357
Hirndruck 349
Hirnerschütterung 352
Hirnödem 349
Hirnprellung 352
Hirnquetschung 352
Hirntamponade 357
Hirntod 11; 353
Hirntumoren 358
Hirntumoren, seltene 370
Hirnverletzung 11
Histiozytom 347
Histiozytom, malignes 345
Histiozytosen 383
Histokompatibilitätsantigene ... 13
Histopathologisches Grading ... 14
HIV 36
HIV-Test 38
HLA-B35 265
HLA-System 13
HLA-Typisierung 244
Hochspannungstrauma 49
Hockerstellung 109
Hoffa-Fettkörper 325
Hoffmann-Tinel-Zeichen 45
Hohlhandphlegmone 39
Hohlwarzen 125
Hohmann-Op 338
Holoye-Etlg. (Lunge) 96
Homans-Test 75
Homologe Transplantation ... 13
Hormontherapie 132

Horner-Syndrom 104; 266; 385
Horner-Trias 100
Host versus graft-reaction 13
Howell-Jolly-Körperchen 232
Howship-Romberg Zeichen 252
HPT 269
HTK-Lösung 229
HTLV 36
Hueter-Mayo-Op 338
Hufeisenniere 240
Hüftgelenkluxation 314; 315
Hüftkopffrakturen 316
Hüftkopfnekrose 317
Hüftpfannenfraktur 314
Hughes-Grading 385
Hühnerbrust 86
Humero-radial-Gelenk 303
Humero-ulnar-Gelenk 303
Humeruskopffraktur 299
Hundswut 35
Hunt u. Hess-Etlg. 357
Husten produktiver 94
Hustenanprall 245
HWS-Schleudertrauma 340
Hyaline Membranen 19
Hydrocele funiculi spermatici .. 248
Hydrocephalus aresorptivus ... 350
Hydrocephalus communicans 350
Hydrocephalus e vacuo 350
Hydrocephalus externus 350
Hydrocephalus hypersecretor.. 350
Hydrocephalus internus 350
Hydrocephalus malresorptivus 350
Hydrocephalus occlusus 350
Hydrokolloidplatten 31
Hydronephrose 243; 384
Hydrophobie 35
Hydroxyindolessigsäure 255
Hydroxylasedefekte 275
Hydrozephalus 350
Hygrom 42
Hyperabduktionssyndrom 65
Hyperakute Abstoßungsreaktion 13
Hyperaldosteronismus ... 205; 274
Hyperbare Oxygenation 34
Hypercholesterinämie 69
Hyperhydratationen 28
Hyperkaliämie 29
Hyperkalzämie 30; 269
Hyperkalzämie-Syndrom ... 97; 271
Hyperkortisolismus 273
Hypermagnesiämie 30
Hypernephrom 242
Hyperosmolares Koma 28
Hyperparathyreoidismus . 145; 269
Hyperpepsinogenämie 145
Hyperserotonismus 255
Hypersplenie-Syndrom 231
Hypertensive Enzephalopathie 356
Hyperthermie 32
Hyperthyreose 263
Hyperthyreosis factitia 263
Hypertonus,arterieller 272
Hypertrophe Analpapille 177
Hypertrophe Narbe 6
Hypertrophe Pylorussten. 143
Hypertrophe Pylorusstenose .. 376
Hypomagnesiämie 30
Hypoglycämia factitia 258
Hypogonadismus 366
Hypokaliämie 29
Hypokalzämie 30
Hypokalziämische Tetanie ... 262
Hypoparathyreoidismus .. 262; 267
Hypophysäre Insuffizienz 366
Hypophysenadenom 366; 358
Hypophysenstörungen 360

Hypophysentumoren 365
Hypopituitarismus 366
Hypothermie 53; 108

I
I.v.-Galle 211
Iatrogener Cushing 273
IDDM 24
Idiopath. retroperiton. Fibrose . 238
Ikterus 211
Ileitis terminalis 193
Ileo-Rektosotmie 168
Ileo-Transversostomie 168
Ileozäkalklappe 214
Ileum 156
Ileumpouch 166
Ileumpouchanale Anastomose 198
Ileus 181; 190
Iliosakralfuge 313
Iliosakralgelenkruptur 314
IMA-Bypass 119
Imlach-Fettpfropf 247
Immundefektsyndrom erworb. .. 36
Immunmodulatoren 209
Impingement 298; 333
Impressionsfraktur 328
Incisura apicis cordis 106
Incontinentia alvi 178
Indikationsstellung 9
Indirekte Leistenhernie 247
Induratio penis plastica 44
Infektionen,chirurgische 32f
Infektpseudarthrose 290
Infiltrationsanästhesie 8
Infratentorielle Hirntumoren ... 358
Inguinalhernie 246
Inhalationsszintigraphie 22; 98
Inhalationstrauma 49
Inhaltsverzeichnis .... Vf
Inkarzeration 246
Inklusionstechnik 61
Inkomplette Frakturen 277
Inlay-Technik 61
Innere Hernien 245; 253
Inoperabilität 9
Inselzelladenom 257
Inselzellen 254
Inselzelltransplantation 229
Insertionstendopathien 288
Instabiler Thorax 87; 89; 342
Insulin 254
Insulinom 254; 267
Insulinsuppressionstest 257
Insulintherapie 25
Interdigitalphlegmone 39
Interferon 38
Interkostal-Arterien 90
Intermaxilläre Verdrahtung ... 344
Intersphinktere Fistel 171
Interthorakoskapuläre Amputat 291
Intervallcholezystektomie 212
Intestinale Metaplasie 144
Intestinale Phase 146
Intraabdominelle Abszesse 190
Intraaort. Ballongegenpulsation 18
Intraartikuläre Fraktur 286
Intrahepatischer Block 205
Intrakranielle Blutungen 355
Intrakranieller Druck 348
Intrakranille Tumoren 358
Intrakutannaht 6
Intramedullärer Kraftträger ... 320
Intraparenchymatöse Blutung 355
Intraspinale Blutungen 341
Intravenöse Pyelographie 241
Intraventrikuläre Blutung 355

Intrazerebrale Blutung 355; 358
Intrazerebrale Metastasen 369
Intrinsic factor 143
Invagination 181; 191; 378
Inzidentome 276
Irritables Kolon 164
IRV-Beatmung 19
Ischämische Nekrose 30
Ischiorektale Fistel 172
Iselin Reposition 297
Iselin-Stadien (Dupuytren) 44
Isologe Transplantation 13
Isotope Transplantation 13
ISS 54

J
J-Pouch 198
Jackson-Epilepsie 360
Jaffé-Lichtenstein-Syndrom 290
Jeep disease 173
Jefferson-Fraktur 340
Jejunoileale Atresie 377
Jejunum 156
Jobst-Druckbehandlung 53
Jochbeinfrakturen 343
Jochbogenfrakturen 343
Jodmangel 260
Johnson-Etlg. 145
Judet-Etlg. 315
Juvenile Knochenzysten 290
Juvenile Polypen 164
Juxtasphinktere Divertikel 136

K
Kaffeesatzbrechen 186
Kahnbeinfraktur 309
Kahnschädel 349
Kalium-Haushalt 29
Kalkaneusfraktur 335
Kallikrein 254
Kallus 281
Kalter Knoten 262; 266
Kalzitonin 254; 268
Kalzitoninom 254
Kalzium-Haushalt 30
Kammerflimmern 23
Kammertachykardien 120
Kapillarpuls 116
Kaposi-Sarkom 37
Kapselzerreisung 286
Karbunkel 4
Kardia 135; 143
Kardiaanomalien 376
Kardiadilatation 137
Kardiales Myxom 122
Kardiogener Schock 16
Kardiomegalie 122
Kardiomyopathie 120; 122
Kardiomyotomie 110; 137
Kardioplegie 107
Kardioprotektion 107
Kardiopulmonale Reanimation .. 24
Karnofsky-Index 14
Karotissinusreflex 23
Karotissinussyndrom 120
Karpalkanalsyndrom 45
Karpaltunnel 45; 308
Karpaltunnelsyndrom 45
Kartilaginäre Exostose 345
Karzinoid 100; 254
Karzinoid-Syndrom 97; 255
Katakalzin 268
Katarrhalisches Appendizitis .. 161
Kathepsin 143
Kavernenkarzinom 95

Kavernensystem 93
Kavernome 356
Kehr-Zeichen 183
Keilbeinflügelmeningeom 364
Keilresektion 99
Keimaszension 200
Keller-Brandes-Op 338
Keloid 5; 52
Kennmuskel 373
Kennreflex 373
Kerckringsche Falten 156
Kernohan 361
Ketoazidose 28
KHK 118
Kiefergelenkfrakturen 343
Kiefergelenkluxation 343
Kieferkerbe 382
Kieferspalte 381
Killian-Dreieck 135
Kinderchirurgie 375f
Kinking 62
Kirchmeyer-Kessler-Naht 312
Kirschner-Op 248
Kissing ulcer 148
Klammerfixateur 280
Klammergerät 7
Klappenersatz 117
Klappenringeinpflanzung 118
Klappensprengung 115
Klappenvitien 115
Klatskin Tumor 217
Klaviertastenphänomen 295
Klavikulafrakturen 294
Kleine Chirurgie 39f
Kleinert-Schiene 312
Kleinhirnbrückenbefall 369
Kleinzelliges Karzinom 96
Klinefelter-Syndrom 126
Klippel-Feil-Syndrom 349
Klippel-Trénaunay-Syndrom 72; 82
Kloakogenes Karzinom 180
Klopfschall hypersonorer 88
Klumpke-Déjerine-Lähmung .. 374
Knie-Bandverletzungen 323
Knie-Knorpelschäden 325
Kniegelenk 322f
Kniegelenkluxation 323
Knöchelfrakturen 331
Knochenfibrom 346
Knochenmarkentzündung 289
Knochenmarkspenderdatei 13
Knochenremodeling 301
Knochensequester 289
Knochenspanverpflanzung ... 289
Knochentumoren 345
Knochenzyste 290; 346
Knopflochdeformität 311; 312
Koagulationsnekrose 1
Kocher Reposition 297
Kocher-Lorenz-Fraktur 301
Kock-Reservoir 159; 198
Köhnlein-Bohrung 356
Kokarden-Phänomen 379
Kokzidiose 105
Kokzygodynie 179
Kolektomie 198
Kolik 211
Kollares Hämatom 262
Kolliquationsnekrose 1
Kolloidzysten 263; 372
Kolon 160f
Kolon irritabile 195; 198
Kolon-KE 172
Kolon-Rahmen 191
Kolonadenom 164
Kolonatresie 377
Kolondivertikel 163

Stichwortverzeichnis

Koloninterponat 140
Kolonkarzinom 166
Kolonpolypen 164
Kolostomie 179
Kolotomie 166
Komaeinteilung 354
Kombilunge 22
Kommissurotomie 111; 118
Kompartment-Syndr. 281; 306; 330
Komplikationen 15
Kompressionsfraktur 278
Kondome 38
Kongenitale Herzfehler 108
Kontinenzorgan 170
Kontinuierliche Entzündung ... 197
Kontinuierlicher Befall 197
Kopfschwartenverletzungen ... 354
Korbhenkelrisse 324
Koronarangiograhie 119
Koronarchirurgie 118
Koronare Herzkrankheit 118
Koronarinsuffizienz 118
Koronarnaht 349
Koronarsklerose 118
Koronarspasmus 120
Koronarstenose 118
Korrosions-Karzinom 139
Kortikotropinom 254; 365
Kortisol 274
Kostoklavikularsyndrom 65
Koteinklemmung 246
Koteinpressung 173
Kotsteine 160
Koxarthrose 318
Koxitis 317
Kragenknopfpanaritium 39
Krampfadern 78
Kraniopharyngeome 358; 371
Kraniosynostosen 349
Kraniotomie 55; 360
Kraniozerebrale Angiome 356
Krankheiten d.operiert.Magens 152
Kreislaufstillstand 18; 23
Krepitation 279
Kreuzbänder 322
Kreuzbeinniere 240
Krogius-Op 326
Kropf 260
Krösl-Fraktur 301
Krukenberg-Tumor 150
Kryptenabszesse 197
Kryptenspaltung 173
Kryptitis 173
Kugelklappen 117
Kulchitzky-Zellen 255
Kürschnernaht 7
Kurzdarmsyndrom 159
Kurzschädel 349
Kyphose 86

L

L-Thyroxin 262
Labium fissum 381
Labium leporinum 381
Laborwerte 386f
Labrum glenoidale 296
LAD (left anterior descending .. 106
Ladd-Band 378
Lagerungsdrainage 94
Laimersches Dreieck 135
Laktazidose 28
Lambert-Eaton-Syndrom ... 97; 255
Lamina parietalis pericardii 106
Lamina tecti 371
Lamina visceralis pericardii ... 106
Laminektomie 374

Langersche Linien 2
Langhans-Typ 193
Lanz-Op 326
Lanz-Punkt 161
Laparoskop. Cholezystektomie 212
Lapgalle 212
Larrey-Spalte 233
Lasègue-Zeichen 374
Laserangioblastie 71
Laterale Leistenhernie 247
Laterale Schenkelhalsfraktur ... 319
Laterobasale Frakturen 353
Latex-Handschuhe 38
LATS 263
Laurén-Etlg. 149
Lavage 185
Laxantienabusus 258
LC-DC-Platten 280
LC-Platten 280
LCA = left coronary artery 106; 322
LCP 322
Le Veen-Shunt 207
Lebendspende, Organe 12
Leber 199f
Leberabszesse 200
Leberkoma 207
Leberlappenresektion 204
Lebermetastasen 202
Leberparenchymruptur 200
Lebertransplantation 204; 208
Lebertumoren 202
Leberverletzungen 199
Leberversagen, fulminantes ... 208
Leberzelladenom 202
Leberzellkarzinom 208
Leberzirrhose 126; 202; 205
Leberzysten 201
LeFort-Etlg. 343
Leiomyom 347
Leiomyosarkom 347
Leistenhernie 245; 246
Leistenkanal 247
Leistenlymphome 247
Leriche-Syndrom 57; 70
Lieberkühnsche Krypten 156
Lig.acromioclaviculare 293
Lig.anulare radii 303
Lig.carpi transversum 45; 308
Lig.collaterale fibulare 322
Lig.collaterale tibiale 322
Lig.conoideum 293
Lig.coracoclaviculare 293
Lig.coronarium hepatis 199
Lig.costoclaviculare 293
Lig.deltoideum 331
Lig.falciforme hepatis 199
Lig.fibulocalcaneare 331
Lig.fibulotalare 331
Lig.flavum 339
Lig.gastrocolicum 143; 219
Lig.gastrolienale 143; 229
Lig.gastrophrenicum 143
Lig.hepatoduodenale 200; 219
Lig.hepatogastrale 143
Lig.hepatogastricum 219
Lig.inguinale 247
Lig.interclaviculare 293
Lig.interspinale 339
Lig.longitudinale 339
Lig.phrenicolienale 229
Lig.pubicum 249
Lig.rotundum 247
Lig.sacrotuberale 252
Lig.sternoclaviculare 293
Lig.supraspinale 339
Lig.teres hepatis 199
Lig.teres uteri 247

Lig.terminale 156
Lig.transversum atlantis 339
Lig.trapezoideum 293
Lig.venosum 199
Ligamentruptur 286
Ligg.cruciata 322
Ligg.intertransversarii 339
Limbus 296
Limited disease 96
Linea alba 251
Linea dentata 175
Links-Appendizitis 163
Links-Rechts-Shunt 109
Linton-Nachlas-Sonde 187
Linton-Shunt 207
Linton-Sonde 206
Lintonsche Linie 78
Lipödem 83
Lipom 47; 347
Lipomatose 47
Lipomatosis colli 47
Liposarkom 347
Lipotropin 274
Lippen-Kiefer-Gaumen-Spalten 381
Lippenkerbe 382
Lippenkieferspalte 381
Lippenspalte 381
Liquor 348
Liquorfistel 355
Liquorpunktion 386
Lisfranc-Linie 290; 337
Lithogenität (Galle) 210
Littré-Hernie 245
LKG-Spalte 381
Lobäres Emphysem 86
Lobektomie Lunge 98
Lobus caudatus 199
Loge de Gujon 46
Lokalanästhesie 8
Lokalanästhetika 8
Lotheisen-Op 248
Lowenberg-Test 75
Luftembolie 21
Lumbalhernie 252
Lumbalhernien 245
Lumpektomie 132
Lunge 85
Lungenabszeß 92
Lungenarterienembolie 76
Lungenembolie 21
Lungenemphysem 101
Lungenfibrose 101
Lungengangrän abszedierende 93
Lungenkontusion 342
Lungenmetastasen 101
Lungensequestration 85
Lungensequestration 86
Lungenteilresektion extraanat. 101
Lungentransplantation 101
Lungentumoren 95
Lungenvenenfehlmündg. . 109; 115
Luschkae-Apertura 348
Lutenbacher-Syndrom ... 108; 111
Lux. infraacromialis 295
Lux. retrospinata 295
Lux. supraacromialis 295
Luxatio axillaris 296
Luxatio errecta 297
Luxatio iliaca 315
Luxatio infraspinata 297
Luxatio intrathoracica 297
Luxatio ischiadica 315
Luxatio obturatoria 315
Luxatio praesternalis 293
Luxatio retrosternalis 293
Luxatio subcoracoidea 296
Luxatio suprapubica 315

Stichwortverzeichnis | Seite 397

Luxatio suprasternalis 293
Luxation 286
Lyme-Krankheit 287
Lymphadenitis 81; 84
Lymphadenitis mesenterica ... 195
Lymphadenopathie 84
Lymphadenopathie-Syndrom ... 37
Lymphangiom 94; 347
Lymphangiosis carcinomatosa . 92
Lymphangitis 4; 81; 84
Lymphdrainagetherapie 83
Lymphfisteln 83
Lymphgefäße 81f
Lymphknotenmetast.,regionäre 14
Lymphknotenschwellung 84
Lymphödem 82; 133
Lymphödemprophylaxe 133
Lymphogranulomatose 84
Lymphome 84; 104
Lymphonodektomie 82
Lymphosarkom 84
Lymphozelen 83
Lymphzysten 83
Lyssa 34; 35

M
M. Addison 271
M. Basedow 260; 263
M. Boeck 84; 105
M. Bornholm 181
M. Crohn 172; 193
M. Cushing 273; 365
M. Hirschsprung 379
M. Hodgkin 84; 231
M. Köhler 337
M. Ledderhose 44
M. Meulengracht 214
M. Moschcowitz 21
M. Ormond 238
M. Osgood-Schlatter 290
M. Paget 129; 290
M. Perthes 290; 317
M. Pfeiffer 84
M. Simmonds 366
M. Werlhof 21
M. Wilson 205
M.biceps brachii 303
M.constrictor pharyngis 135
M.cremaster 247
M.cricopharyngeus 135
M.gastrocnemius 322
M.iliopsoas 249
M.infraspinatus 296
M.interossei 282
M.latissimus dorsi 121
M.levator ani 170
M.obliquus externus 247
M.obliquus internus 247
M.puborectalis 170
M.scalenus anterior 65
M.sphincter ani 170
M.sphincter pylori 376
M.sphinkter Oddi 209
M.subscapularis 296
M.supinator 46
M.supraspinatus 296
M.tetes minor 296
M.transversus abdominis 247
M.triceps brachii 304
M.triceps surae 336
Mädchenfänger 135
Madelung-Fetthals 47
Magen 143f
Magenausgangsstenose 150
Magenballonsyndrom 142
Magendl-Apertura 348

Magenerosion 145
Magenfrühkarzinom 149
Magenfundusvarizen 187
Magengeschwür 145
Magenhochzug 140
Magenkarzinom 148
Magenpförtnerkrampf 376
Magenpolypen 143
Magenruptur 144
Magensaftsekretionsbestimmg. 256
Magensäureanalyse 146
Magenschleimhautentzdg. 144
Magenschleimhautheterotopie 157
Magenstumpfkarzinom 148
Magenulkus 145
Magenvolvulus 143
Magnesium-Haushalt 30
Mahorner-Ochsner-Test 79
Mainzer Klassifikation 222
Maisonneuve-Fraktur 323
Maissoneuve-Fraktur 332
MAK 265
Makromastie 125
Makrostoma 381
Malgaigne Fraktur 314
Maligne Lymphome-ZNS 372
Malignes Ödem 34
Mallory-Weiss-Syndrom .. 138; 144
Malrotation 378
MALT-Lymphome 151
Malum perforans 31; 81
Mamille 124
Mamma 124f
Mamma aberrans 125
Mammakarzinom 129; 346
Mammasarkom 133
Mammatumoren,gutartig 128
Mammographie 131
Mandibulafrakturen 343
Manschettenresektion 98
Mantelkantensyndrom 364
Mantelpneu 88
MAO 143; 256
Marcumar 59
Marcumar-Patienten 9
Marfan-Syndrom 54
Mariske 177
Marknägel 280; 320
Marknagelung 330
Markphlegmone 290
Markraumdrainage 289
Marmorknochenkrankheit 351
Marschfraktur 337
Marseille-Klassifikation 224; 225
Marshall-Stad. (Varikosis) 79
Maschinengeräusch 113
MAST 55
Mastektomie 132
Mastitis 125
Mastitis puerperalis 125
Mastodynie 127
Mastopathia fibrosa cystica ... 127
Mastopathie 127; 129
Mastoptose 125
Mastozytose 256
Matratzennaht 8
Matthys Pleurakanüle 88
Matti-Russe-Plastik 62
Mayo Fasziendoppelung 250
Mc Ginn-White-Syndrom 123
Mc Vay-Op 248
Mc.Laughlin-Op 298
McBride-Op 338
McBurney-Punkt 161
MCP 312
MEA 259
Mebendazol 202

Mechanischer Ileus 190
Meckel-Divertikel 157; 162; 379
Meckelitis 158
Medial-shelf-syndrome 326
Mediale Leistenhernie 247
Mediale Schenkelhalsfraktur ... 319
Medianuskompressionssyndr. ... 45
Mediastinalemphysem 102; 103
Mediastinalfibrose 103; 105; 239
Mediastinaltumoren 104
Mediastinalverlagerung 88
Mediastinitis 103; 136
Mediastinoskopie 98; 102
Mediastinum 85; 102f
Medioklavikularlinie 85
Mediosternallinie 85
Mediovertebrallinie 85
Medulläres Karzinom 267
Medulloblastome 358; 363
Megacolon congenitum 379
Megakolon 379
Megalenzephalie 351
Mehrfachverletzung 54
Mehrfragmentfraktur 278
Mehrkernige Riesenzellen 193
Mehrklappenfehler 117
Meigs-Syndrom 89
Meißelfraktur-Radiusköpfchen 305
Meißner-Plexus 134
Mekonium 380
Mekoniumileus 220; 380
Mekoniumperitonitis 381
Mekoniumpfropfsyndrom 381
Mekoniumtest 380
Mekoniumverhaltung 379
Mekoniumvolvulus 381
Melaena 205
Meläna 187
Meloschisis 381
Membrana interossea 328
MEN 269; 272
Mendez-Etlg. (Nierentrauma) .. 241
Ménétrier-Faltenhyperplasie ... 148
Meningeales Sarkom 365
Meningealkarzinose 370
Meningeom en plaque 364
Meningeome 358
Meningeome 364
Meningeosis blastomatosa 370
Meningeosis carcinomatosa ... 370
Meningeosis leucaemia 370
Meningitis 355; 386
Meningomyelozele 348
Meningozele 348
Menisken 322
Meniskusläsion 324
Merseburger Trias 263
Mesenchymom 347
Mesenterialabriß 157
Mesenterialduplikationen 191
Mesenterialinfarkt 66; 181
Mesenterialinfarkt-Ileus 191
Mesenterialtumoren 159
Mesenterialvenenthrombose ... 66
Mesenteriko-kavaler Shunt ... 207
Mesenterium 156
Mesh-graft 52
Meso 134
Mesocolon transversum 219
Mesotheliom 347
Metacarpal-phalangeal-Gelenk 312
Metacarpo-phalang.-Gelenk ... 308
Metallclips 7
Metallentfernung 281
Metallimplantatbruch 281
Metanephrin 272

Stichwortverzeichnis

Metaphyse 284
Metatarsus primus varus 338
Meteorismus 183
Metric-System 6
Meyer-Druckpunkte 75
MIBG-Szintigraphie 272
Mikroangiome 356
Mikrohämaturie 383
Mikrokolon 380
Mikromastie 125
Mikrosomale-AK 265
Mikrothromben 17
Milchbrustgang 81
Milchgangspapillom 129
Miligan, Morgan u. Parks-Op .. 176
Milles Rektumexstirpation 170
Milz 229f
Milzneoplasma 231
Milzruptur 230
Milzszintigraphie 231
Milzvenenthrombose 205; 231
Milzverletzung 230
Milzzysten 230
Minimal invasive Chirurgie 212
Miosis 100
Mirizzi-Syndrom 214
Mischhernien (Zwerchfell) 235
Mistelpräparate 15
Mitralklappeninsuffizienz 116
Mitralklappenstenose 116
Mittelfußfrakturen 337
Mittelgesichtsfrakturen 343
Mittelhandfrakturen 310
Mittelohrzysten 382
MODY 24
Moebius-Zeichen 263
MOF 54
Monaldi-Drainage ....
Mönckeberg-Mediaverkalkung ... 69
Mondbeinluxation 308
Mononukleose 84
Monroi-Foramen 348
Monstrezellensarkom 371
Monteggia-Fraktur 304; 306
Moon-Spirale 16
Moore-Prothese 317; 320
Morbus Bowen 180
Morbus Ménétrier 148
Morbus Paget 180
Morbus Recklinghausen 158
Morbus Werlhof 231
Morbus Wilson 208
Morton-Neuralgie 47
MTBE-Lyse 212
Mukolytika 94
Mukopolysaccharidosen 351
Mukoviszidose 93; 220; 380
Mukozele 162
Müller-Etlg. 301
Müller-Etlg. (Beckenfrakturen) 314
Multiorganversagen 18
Multiple endokr. Adenomatose . 259
Multiple endokrine Neoplasie . 259
Münchhausen-Syndrom 258
Münchmeyer-Syndrom 48
Mundvolle Expektorationen 94
Murphy-Zeichen 211
Muskellogensyndrom 281
Muskelquetschung 288
Muskelriß 288
Muskelverkalkungen 48
Muskelverletzungen 288
Myasthenia gravis-Symptome ... 104
Myasthenie 97; 255
Myelographie 374
Myelom 94
Myelozele 348

Myoglobinurie 52
Myokardinfarkt 118; 387
Myokarditis 122
Myokardszintigraphie 119
Myositis ossificans 48; 346
Myotomie extramuköse 136
Myxödem 263
Myxom, kardiales 122

N

N.intercostobrachialis 133
N.laryngeus recurrens 260
N.phrenicus 233
N.radialis 46; 300
N.thoracicus longus 133
N.thoracodorsalis 133
N.tibialis 47
N.ulnaris-Läsion 46
Nabelfistel 156; 381
Nabelhernie 245; 249
Nabelschnurbruch 249; 381
Nabelschnurtetanus 32
Nachblutung 5
Nachsorge 14
Nadeln 7
Nadelstichprobe 50
Nägel 280
Nagelfalzentzündung 40
Nagelgeschwür 39
Nagelhämatom 41
Nagelkeilexzision 41
Nagelkrankheit 39
Nageltrepanation 41
Nagelumlauf 40
Nahrungskarenz 9
Nahtmaterial 6
Nahttechnik 7
Narbenbildende Enteritis 193
Narbenhernie 245; 251
Narbenkarzinom 95
Narbenkeloid 5
Nasenbeinfraktur 343
Nasenspalte 382
Natrium-Haushalt 29
Navikulare-Serie 309
Nebenmilzen 229
Nebennierre 271f
Nebennieren-Tumoren 276
Nebennierenmark 272
Nebennierenmarksüberfkt. 272
Nebennierenmarksunterfkt. 272
Nebennierenrinde 271
Nebennierenrindenüberfkt. 271
Nebennierenrindenunterfkt. ... 271
Nebennierenunterfunktion 272
Nebenschilddrüse 260; 268
Nebenschilddrüsenkarzinom 270
Nebenschilddrüsenüberfkt. 269
Nebenzellen 143
Neck-dissektion 266
Neer-Klassifikation 299
Negri-Körperchen 35
Nekrektomie 31
Nekrotisierende Appendizitis . 161
Nekrotisierende Enterokolitis 380
Nekrotisierende Fasciitis 172
Nekrotisierende Pankreatitis . 224
Nelson-Syndrom 274; 365
Nephrektomie 242; 381
Nephroblastom 242; 383
Nephrolithiasis 243
Nephroptose 241
Nervenblockade Peripher 8
Neugeborenenileus 380
Neunerregel n.Wallace 50
Neurilemmome 368

Neurinom 100; 104; 358; 368
Neuroblastom 347; 383; 384
Neurochirurgie 348f
Neurofibrom 94; 104; 347
Neurofibromatose 259
Neurofibromatosis generalis. .. 368
Neurogene Tumoren 104
Neurogener Schock 16
Neurohypophyse 254
Neurolemm 368
Neurolyse 46
Neuron-spezifische Enolase ... 259
Neuronale Kolondysplasie 379
Neuroporus 173
Neurotraumatologie 352
Neutral-Null-Methode 388
New York Heart Assoziation ... 116
Nicht ossifizier. Knochenfibrom 346
Nicht-ulzeröse Dyspepsie 148
Nickelexposition 95
Nicoladoni-Branham-Test 72
NIDDM 24
Niebulowicz-Op 83
Niere 240f
Nierenaplasie 240
Nierenarterienstenose 68
Nierendezelerationstrauma 241
Nierenkarzinom 242
Nierenkontusion 241
Nierentransplantation 243
Nierentrauma 241
Nierentumoren 242
Nierenverletzung 241
Nierenversagen 18
Nierenzellkarzinom 242; 346
Nierenzyste 240; 243
Nikotinabusus 95
Nissen Fundoplicatio 137
Nitrosamine 148
NII 84
Nn.digitales platares 47
No touch isolation technique .. 168
Noack-Syndrom 349
Noble-Dünndarmduplikatur 192
Nocardia-Granulome 93
Nodi 14
NOMI 66
Non-Hodgkin-Lymphome 84
Notfalleingriff 9
Notoperationen 55
NPP 372
NSE (Tumormarker) 259; 387
Nüchternschmerz 153
Nucleus pulposus 372
Nucleus pulposus-Prolaps 372
NUD 148
Null-Linien-EEG 12
NYHA 116

O

Oberarmamputation 291
Oberarmkopffraktur 299
Oberarmschaftfraktur 300
Obere Einflußstauung 104; 266
Obere Extremität 299f
Obere GI-Blutung 186
Oberflächenanästhesie 8
Oberschenkelamputation 291
Oberschenkelfraktur 320
Oberschenkeltyp AVK 69
Oberst-Leitungsanästhesie 8
Obturator 382
Obturator-Aufnahme 314
Odynophagie 135
Oesophagusperforation 89
Offene Frakturen 277

Stichwortverzeichnis | Seite 399

Offenes SHT 352
Okklusionsstörung 344
Olekranonfraktur 304
Oligodendrogliome 358; 363
Oligodendrozyten 363
Omphalozele 249; 381
Onychogryphosis 41
OÖS 135
Op nach Bunell 293
Op nach Eden-Hybinette 298
Op-Fähigkeit 9
Operation nach Whipple 228
Operationskomplikationen 11
Operationsvorbereitungen 9
Opisthotonus 32
Opportunistischen Infektionen .. 37
OPSI-Syndrom 232
Opsomyoklonisches Syndrom 385
Optische Agnosie 360
Optische Halluzinationen 360
Orbitabodenfraktur 343
Orbitawandfrakturen 343
Orchiektomie 248
Ormond-Syndrom 238
Orthotope Transplantation 13
Ortner-Syndrom 66
Os capitatum 308
Os coccygis 339
Os hamatum 308
Os ilium 313
Os ischii 313
Os lunatum 308
Os lunatum-Luxation 308
Os metacarpalis 308
Os naviculare 308
Os naviculare-Fraktur 309
Os occipitale 348
Os pisiforme 308
Os pubis 313
Os sacrum 339
Os scaphoideum 308
Os scaphoideum-Fraktur 309
Os trapezium 308
Os trapezoideum 308
Os triquetrum 308
OSG-Sonographie 333
Ösophagus 135f
Ösophagus-Breischluck 140
Ösophagusatresie 375
Ösophagusdivertikel 136
Ösophagusengstellen 135
Ösophaguskarzinom 138; 139
Ösophagusmuskellücken 135
Ösophagusperforation 138
Ösophagusspasmus idiopath. .. 9
Ösophagussphinkteren 135
Ösophagusstenosen 376
Ösophagusstrikturen 139
Ösophagustumoren, gutartig .. 141
Ösophagusvarizen 187; 205
Ösophagusvarizenblutung 207
Ösophagusverätzung 139
Ösophagusverletzungen 138
Osteochondritis dissecans ... 346
Osteochondrom 345
Osteochondrosis dissecans ... 326
Osteodystr.fibr.cystica general. 290
Osteodystrophia deformans .. 290
Osteodystrophia fibrosa localis. 290
Osteogenes Sarkom 94
Osteoid-Osteom 345
Osteoklastom 345
Osteom 100; 345
Osteomyelitis 281; 289
Osteomyelitis luetica 290
Osteomyelitis sicca 290
Osteomyelitis syphilitica 290

Osteomyelitis tuberculosa 290
Osteomyelosklerose 232
Osteopathie 263
Osteoplastik 382
Osteoporose 281
Osteosarkom 345
Osteosyntheseprinzipien 279
Ostitis deformans 290
Ostium primum-Defekt 112
Ostium secundum-Defekt 111
Östrogen 124
Ott-Zeichen 388
Ovarektomie 133
Ovarialfibrom 89
Ovarialtumoren 276
Ovarialzysten 162
Ovarienbestrahlung 133
Overhead-Extension 321
Ovulationshemmern 202
Oxygenator 107
Oxytocin 124

P

PA-Druck 22
Pacchioni-Granulationen . 348; 355
Pacer 120
Paget-v.Schroetter-Syndrom 74; 77
Palatoschisis 381
Palatum fissum 381
Palliativeingriff 9
Palmaraponeurose 44
Palmarerythem 206
Panarititum 39
Panarthritis 287
Pancoast-Tumor 96; 100
Panethschen Körnerzellen ... 156
Panhypopituitarismus 366
Pankreas 219f
Pankreas aberrans 220
Pankreas anulare 220
Pankreas divisum 220
Pankreasfermentsubstitution .. 226
Pankreasgangzerreissung ... 226
Pankreaskarzinom 220
Pankreaskopf 219
Pankreasnekrose 224
Pankreaspseudozysten ... 220; 223
Pankreasschwanz 219
Pankreastransplantation 228
Pankreasverletzungen 220
Pankreaszysten 220
Pankreatische Cholera 258
Pankreatisches Polypeptid .. 254
Pankreatitis akute 221
Pankreatitis chronische 224
Pankreato-Jejunostomie 226
Pankreolauryltest 225
Pankreon 225
Panner'sche Erkrankung 302
Panzerkrebs 131
PAO 143
PAP 387
Papilla Vateri 155
Papilläres Schilddrüsen-Ca ... 265
Papillarmuskel 116
Papillenkarzinom 216
Papillenrestenose 214
Papillom 129
Papillomatose 129
Papillotomie 212
Paraartikuläre Ossifikationen .. 48
Parabronchiales Divertikel .. 136
Paradoxe Atmung 89; 342
Paradoxe Diarrhoe 290
Paradoxe Zwerchfellbewegung 237
Parafollikuläre Zellen 260

Paragangliom 104; 272; 347
Paralytischer Ileus 190
Paraneoplastische Symptome 100
Paraneoplastisches Syndr. ... 74; 97
Paraösophageale Hernien 235
Parasagittalregion 364
Parasternallinie 85
Paratenonitis crepitans 42
Parathormon 268
Paravertebrallinie 85
Parenchymikterus 214
Parierfraktur 306
Parietales Peritoneum 189
Parietalzellen-Auto-Ak 144
Parinaud-Syndrom 371
Parkland-Formel 51
Parks-Op 172
Paronychie 40
Paronychie 41
Partieller AV-Kanal 112
PAT 71
Patchverschluß 57
Patella bipartita 327
Patella tripatita 327
Patellafraktur 327
Patellaluxation 326
Paternoster-Prinzip 78
Patey-Mastektomie 132
Pathologische Fraktur 277; 346
Pauwels-Etlg. 319
Payr-Zeichen 75; 324
PCR (polymerase-chain-react.) . 38
PDA 113
PDS-Banding 293
Peau d'orange 131
Pecten ossis pubis 249
PEEP-Beatmung 19
PEG 140
Pelvirektale Fistel 172
Pendelluft 87; 342
Pentagastrinstimulation ... 143; 256
Pentamidin-Inhalation 38
Penumbra 63
Pepsinogen 143
Peptische Strikturen 142
Peptisches Ulkus 145
Perforansvarikosis 79
Perforation 181
Perforierendes Bauchtrauma .. 185
Perfusionsszintigraphie ... 22; 98
Perianale Thrombose 177
Periarthropathia humeroscap. .. 298
Pericholangitis 194
Periduralanästhesie 8
Perikard 106
Perikardzysten 104
Perilunäre Luxation 308
Periphere Nervenblockade 8
Periportale Fibrose 205
Peritonealdialyse 42
Peritoneallavage 185; 200
Peritoneo-venöser Shunt 207
Peritonitis 181; 189
Perityphlitis 161
Perityphlitischer Abszeß 161
Perkutane Angioplastie 68
Perkutane transhepatische
  Cholangiographie 211
Perkutane translum.Angioplast. 119
Permigrationsperitonitis 189
Perniones 54
Perniziöse Anämie 144
Persistierender Ductus art. . 108;113
Persistierender Urachus 381
Perthes Test 79
Perthes-Krankheit 317
Pertrochan.Oberschenkelfrakt. 320

Stichwortverzeichnis

Pes anserinus ... 322
Pes equinovarus ... 348
Pes transversus ... 338
PET ... 63; 119
Peutz-Jeghers Syndr. 151; 158; 164
Peyersche Plaques ... 156
Pfählungsverletzung ... 1; 3
Pflastersteinrelief ... 194
Pflasterverbandfixierung ... 342
Pfortaderhochdruck ... 204
Pfortaderthrombose ... 205
PH-Metrie ... 142
Phalangenfraktur ... 311
Phalangenluxation ... 311
Phalen-Test ... 45
Phantomschmerz ... 291
Phäochromozytom .. 254; 259; 272
Pharmakopoe ... 6
Pharyngoplastik ... 382
Phenol-Verödung ... 41
Phlebographie ... 75; 79
Phlebothrombose ... 74
Phlegmasia alba dolens ... 75
Phlegmasia coerul.dol 59;74;76;283
Phlegmone ... 4
Phlegmonöse Cholezystits ... 216
Phlegmonöse Enzephalitis ... 351
Phlegmonöse Gastritis ... 144
Phonationsstörungen ... 382
Phosphohexose-Isomerase ... 167
Phrygische Mütze ... 210
Phylloider Tumor ... 128
Pig-tail Katheter ... 218
Pilon tibiale-Fraktur ... 330
Pilonidalsinus ... 173
Pilozytisches Astrozytom ... 361
Pinealoblastom ... 371
Pinealom ... 276; 358; 371
Pinealozytom ... 371
PIP ... 312
Pipkin-Fraktur ... 316; 317
Pirogow-Spitzy-Amputation ... 291
Plantaraponeurose ... 44
Plasmaexpander ... 18
Plasminogen-activator ... 58
Plasmozytom ... 345
Platten ... 280
Platzbauch ... 5
Platzwunde ... 1
Plazenta ... 254
Pleura ... 85
Pleura parietalis ... 85
Pleura visceralis ... 85
Pleuradekortikation ... 91
Pleuradrainage ... 86
Pleuradrücke ... 85
Pleuraempyem ... 91
Pleuraerguß ... 89
Pleuraerguß hämorrhagisch ... 92
Pleurakuppe ... 100
Pleuramesotheliom ... 90; 92
Pleurametastasen ... 92
Pleurapunktion ... 90
Pleuraschwarte ... 90; 92
Pleuratumoren ... 92
Pleurazysten ... 86
Plexus choroideus ... 370
Plexus haemorrhoidalis ... 171
Plexus myentericus ... 134
Plexus pampiniformis ... 247
Plexus rectalis ... 205
Plexus submucosus ... 134
Plexus testicularis ... 247
Plexusblockade ... 8
Plexusläsion ... 374
Plexuspapillome ... 370
Plica mediopatellaris ... 326

Plötzlicher Herztod ... 121
Plummer-Vinson-Syndrom ... 139
PMMA-Ketten ... 289
Pneumatosis coli ... 168
Pneumatosis cystoid.intest.156;168
Pneumektomie ... 99
Pneumenzephalon ... 354
Pneumocystis carinii ... 37
Pneumokokkensepsis ... 232
Pneumokokkenvakzination ... 232
Pneumonektomie ... 95
Pneumothorax ... 87; 87
Pneumothorax geschlossener .. 87
Pneumothorax offener ... 87
Polyadenomatose-Syndrome .. 148
Polyadenomatosis polyposa ... 148
Polydaktilien ... 349
Polyfraktur ... 278
Polymastie ... 125
Polyneuropathie ... 25
Polyposis coli ... 164
Polythelie ... 125
Polytrauma ... 54; 87; 278
Polyzystische Ovarien ... 276
Polyzythämie ... 232
Port-System ... 203
Portale Hypertension ... 204
Portale Hypertonie ... 204
Portocavale Anastomose 199; 207
Porzellangallenblase ... 216
Positronen-Emissions-Tomogr... 63
Postaggressionsstoffwechsel ... 16
Postaggressionssyndrom ... 15; 55
Postcholezystektomiesyn. 214; 224
Postdiskotomiesyndrom ... 374
Postduktale Aortenisthmussten. 111
Posthepatischer Block ... 205
Postkommotionelle Beschwerd. 355
Postkontusionelle Beschwerd. . 355
Postmenopause ... 132
Postoperative Krankheit ... 15
Postsinusoidaler Block ... 205
Postthrombotisches Syndr. . 74; 78
Posttraumat. Osteomyelitis ... 289
Posttraumatische Arthrose ... 286
Pouch-Operation ... 198
Pouchitis ... 198
PP-Zellen ... 254
PPom ... 254; 258
Präduktale Aortenisthmussten. 111
Prähepatischer Block ... 204
Prähepatischer Ikterus ... 214
Prämedikation ... 10
Prämenopause ... 132
Präsinusoidaler Block ... 205
Pratt'sche Warnvenen ... 75
Pratt-Zeichen ... 58
Prechtel-Etlg. ... 127
Pridie-Bohrung ... 325
Prim.skleros. Cholangitis ... 198
Primär biliäre Zirrhose ... 208; 214
Primär skleros.Cholangitis 208; 214
Primärnaht ... 3
Primärtumor ... 14
PRIND ... 58; 62
Prinzmetal-Angina ... 120
Proc.coracoideus ... 295; 303
Proc.coronoideus-Fraktur ... 305
Produktiver Husten ... 94
Profundaplastik ... 71
Profuse Durchfälle ... 380
Proktalgia fugax ... 179
Proktalgie ... 179
Proktitis ... 173
Proktodäaldrüsen ... 171
Proktokolektomie ... 166; 198
Proktoskopie ... 172

Prolaktin ... 124
Prolaktinom ... 365
Proliferationszysten ... 201
Pronatio dolorosa ... 304
Pronation ... 303
Pronator-teres-Syndrom ... 46
Proportionierte Entzündung ... 197
Prostatakarzinom ... 346
Prothesenendokarditis ... 118
Protonenpumpenhemmer ... 146
Protoplasmatische Astrozyt. ... 361
Protoscolices ... 201
Protrusio ... 372
Proxi.interphal.-Gelenk ... 308
Proximales interphal.-Gelenk .. 312
Pruritus ani ... 177; 180
PSA ... 387
Psammomkörper ... 364
Psammöses Meningeom ... 364
Pseudarthrosen ... 281
Pseudarthrosenbildung ... 294
Pseudo-Hyperparathyreoidism. 269
Pseudo-Verner-Morrison-Syndr. 258
Pseudoappendizitis ... 162
Pseudocholera ... 258
Pseudodivertikel ... 136
Pseudoembolische Phlebitis ... 76
Pseudohermaphroditismus ... 126
Pseudoperitonitis ... 190
Pseudotumor cerebri ... 349
Pseudozysten ... 201
Psoasschmerz ... 161
Psychomotorische Anfälle ... 360
PTA ... 68; 71
PTC ... 211; 227
PTNM-Klassifikation ... 14
Ptosis ... 100
PTS ... 54
Pubertas praecox ... 275
Puborektalisschlinge ... 170
Pugh-Klassifikation ... 206
Pulmo ... 85
Pulmonale Hypertonie ... 101
Pulmonalisangiographie ... 22
Pulmonalstenose ... 108; 110
Pulsionsdivertikel ... 136
Pulvertaft-Naht ... 312
Puppenkopfphänomen ... 12
Purkinje-Fasern ... 120
Purpura Schönlein Henoch ... 21
Pyelographie ... 241
Pyelonephrit.xanthogranulom. 243
Pylethrombose ... 205
Pyloromyotomie ... 376
Pyloroplastik ... 154
Pylorus ... 143; 376
Pylorusstenose ... 376
Pyoderma gangraenosum ... 194
Pyodermia fistulans ... 174
Pyothorax ... 89; 91

Q

Quadranten ... 125
Quadrantenresektion ... 132
Quadrizepssehnenruptur ... 327
Querfortsatzbrüche ... 340
Querfraktur ... 278
Querschnittslähmung ... 341

R

R-Klassifikation ... 14
RAA-System ... 271
Rabies ... 35
Rabiesimmunglobulin ... 36
RabivacR ... 35

Stichwortverzeichnis | Seite 401

Radikuläre Syndrome 372; 373
Radio-Jod-Therapie 263
Radio-ulnar-Gelenk 303
Radiojodtherapie 267
Radiusfraktur 307
Radiusköpfchen 303
Radiusköpfchenfraktur 305
Rankenangiome 356
Ranson Kriterien 222
Rathke-Taschen-Tumor 371
Rauchfuss-Beckenschwebe 314
Raynaud-Syndrom 66
RCA = right coronary artery 106
RCX = Ramus circumflexus 106
Rebound-Kompartmentsyndr. .. 283
Recessus subacromialis 298
Rechts-Links-Shunt 109
Rechtsherzkatheter 18; 22
Recklinghausen 368
Recruitment 368
Rectotomia posterior 166
Recurrensparese 262
Reflexabschwächung 373
Reflux 135
Refluxkrankheit 141
Refluxösophagitis 139; 141
Refraktur 281
Regionalanästhesie 8
Regionalanästhesie n.Bier 8
Regionäre Lymphknotenmetast. 14
Regurgitation 135
Rehbein-Op 378; 380
Reifenstein-Syndrom 126
Reinnervation 292
Reiterknochen 48
Reizdarmsyndrom 195
Reizerguß 287
Reizkolon 164
Reizmagen-Syndrom 151
Reizmagensymptomatik 148
Rektoorganische Fisteln 172
Rektoskopie 172
Rektum 160
Rektumamputation 170
Rektumatresien 377
Rektumexstirpation 170
Rektumkarzinom 169
Rektumprolaps 178
Rektumresektion 169
Rektusdiastase 250
Rekurrensparese 266
Relaxatio diaphragmatica 234; 235
Renale Abflußbehinderung 239
Renin 254
Renshaw-Hemmung 32
Replantationen 292
Reposition en bloc 246
Reposition nach Arlt 297
Reposition nach Hippokrates .. 297
Reposition nach Kocher 297
Residualtumor Klassifikation 14
Respiratorische Insuffizienz 18
Retikuloendotheliales System . 229
Retikulumsarkom 345
Retikulumzellsarkome 372
Retinaculum flexorum 45; 308
Retinaculum musculi flexorum . 47
Retropatellare Arthrose 325
Retroperitoneale Blutung. 237; 242
Retroperitoneale Entzünd. 240
Retroperitoneale Fibrose. 238; 255
Retroperitoneale Tumoren 239
Retroperitoneale Zysten 240
Retroperitoneales Hämatom .. 186
Retroperitoneum 237f
Retropharyngeales Hämatom . 341
Retrosternale Struma 261

RetrovirR 38
Retrovirus 36
Reverse Hill-Sachs-Läsion 297
Reverse Transkriptase 36
Rezidivadhäsions-Ileus 191
Rezidivulkus 147
Rhabdomyolyse 283
Rhabdomyom 347
Rhabdomyosarkom 347; 383
Rheumatische Endokarditis 115
Richter-Littré-Hernie 246
Riedel-Struma 263; 265
Riesenfalten 148
Riesenzellarteriitis 69
Riesenzelltumor 345
Rindenprellungsherde 352
Riolan Anastomose 168
Riolan-Arkade 160
Rippen 339f
Rippenfrakturen 342
Rippenprellung 342
Rippenserienfrakt. 87; 89; 230; 342
Rippensperrer 342
Rippenstückfraktur 342
Rippenusuren 111; 342
Risikogruppen 36
Risus sardonicus 32
Rißwunde 1
RIVA 106
Robin-Syndrom 382
Rockwood-Röntgen 293
Roemheld-Syndrom 236
Rolando-Fraktur 310
Rotablation 71
Rotanda-Spritze 89
Rotationsanomalien 191
Rotationsinstabilität 323
Rotatorenmanschettenruptur .. 298
Rotor-Syndrom 214
Rotter-Halsted-Mastektomie .. 132
Routinelabor 386
Roux-Y-Anastomose 147
Roviralta-Syndrom 377
Rovsing-Zeichen 161
Rt-Pa 22; 58
Rucksackverband 293
Rumpfskelett 339f

S

S.L.A.P.-Läsion 298
SAB 357
Säbelscheidentibia 290
Säbelscheidentrachea 262
Saegesser-Zeichen 230
Safer Sex 38
Sagittalnaht 349
Sakrumfraktur 314
Salazosulfapyridin 194
Salter und Harris-Etlg. 285
Sarkoidose 84; 105
Sarkom 100
Saugdrainagen 88
Säureproduktionsregulation 146
SCA 387
Scapula 293
Schädel-Hirn-Trauma 352
Schädel-Hirn-Verletzung 352
Schädelbasisfraktur 352
Schädelkalottenfraktur 352
Schädelnähte 349
Schädelosteome 47
Schaftfraktur 278
Schambein 313
Schanz-Verband 341
Schatzki-Ring 236
Schenkelhalsfraktur 317; 319

Schenkelhernie 245; 249
Schiefschädel 349
Schilddrüse 260f
Schilddrüsenkarzinom 346
Schilddrüsenmalign. 261; 265
Schilddrüsenszintigraphie 261
Schistosomiasis 205
Schleimbeutelentzündung 287
Schleimhautanästhesie 8
Schleimhauthypertrophie 148
Schleimhautprotektiva 146
Schlüsselbeinbruch 294
Schmerzlose Hämaturie 243
Schmerzprojektion 183
Schmetterlingsfraktur 314
Schneeballknirschen 43
Schnellender Finger 43
Schnittwunde 1
Schober-Zeichen 388
Schock 16
Schockindex 17
Schocklunge 18; 55
Schockniere 55
Schockorgane 17
Schornsteinmediastinum 103
Schrägfraktur 278
Schrauben 280
Schrittmachertherapie 120
Schrotkugelbrust 127
Schrumpfgallenblase 216
Schublade 323
Schuhbandphänomen 142
Schüller 368
Schulte-Etlg. (Lungenembolie) . 21
Schultereckgelenkluxation 294
Schultergelenkluxation 296
Schultergürtel 293f
Schultergürtelsyndrom 65; 77
Schürfwunde 1
Schußwunde 1
Schutzimpfung 33
Schwangerschaftsdiabetes 24
Schwangerschaftsfettleber ... 214
Schwangerschaftsikterus 214
Schwann-Zellen 363
Schwannom 347; 368; 385
Schwartz-Bartter-Syndrom 254
Schweiberer-Etlg. 54
Schweißsekretionstest 374
Scribner-Shunt 73
Segmentale Entzündung 193
Segmentbronchien 85
Segmentresektion 99; 166
Sehnennähte 312
Sehnenscheidenhygrom 42
Sehnenverletzungen 288
Seiler-Schräglage 31
Seitenastvarikosis 79
Seitenbandruptur Hand 310
Seitenventrikel 348
Sekret.-Pankreoz.-Provokat.test 225
Sekundärer Diabetes mellitus ... 24
Sekundärnaht 3
Sekundum Vorhofdefekt 111
Selbstreinigung nach Iselin .. 297
Seldinger-Technik 56
Selektive prox. Vagotomie ... 154
Sella turcica 367
Semifundoplicatio 142; 236
Seminome 104
Sengstaken-Blakemore-S. 187; 206
Sepsis 17
Septischer Schock 16
Septum interventriculare 106
Sequenzszintigraphie 211
Sequester 289
Sequesterektomie 289

Serienfraktur ... 278	Spieghel-hernie ... 251	Streckapparatverletzung ... 327
Sero-Pneumothorax ... 89	Spiegler-Tumor ... 48	Strecksehen (Hand) ... 312
Serom ... 5	Spina bifida ... 342; 348	Strecksynergismen ... 353
Seropurulente Appendizitis ... 161	Spina ventosa ... 290	Streptokinase ... 22; 58
Serosa ... 134	Spinalanästhesie ... 8	Streßhormone ... 16
Serothorax ... 89; 99	Spinale radikuläre Syndrome .. 372	Streßinkontinenz ... 179
Serotonin ... 254	Spinaler Schock ... 341	Streßulkus ... 145
Serotoninspiegel ... 255	Spiralfraktur ... 278	Streßulkusprophylaxe ... 145
Shaldon-Katheter ... 73	Spitz-Holter-Shunt ... 351	Striae rubrae distensae ... 273
Sheehan-Syndrom ... 367	Splenektomie ... 231	Stromatumoren ... 151
Sherren Dreieck ... 161	Spleno-Renaler Shunt ... 207	Struma ... 260
Shouldice-Op ... 248	Splenom ... 232	Struma diffusa ... 261
SHT ... 54; 352	Splenomegalie ... 205; 231	Struma maligna ... 261
SHV ... 352	Splenoptosis ... 230	Struma nodosa ... 261
Sick-sinus-Syndrom ... 120	Splenosis ... 231	Strychninvergiftung ... 34
Sideropenische Dysphagie ... 139	Spondylarthrose ... 372	Stückfraktur ... 278
Siegelringkarzinom ... 167	Spondylodese ... 341	Stufenbett ... 374
Siegelringzellen ... 149	Spondylolisthesis ... 342; 374	Stuhlinkontinenz ... 178
Sigmadivertikulitis ... 163	Spondylose ... 372	Stumpfes Bauchtrauma ... 185
Sigmaresektion ... 168	Spongioblastome ... 358; 361	Sturge-Weber-Syndrom ... 72
Silika-Gel-filtriertes Plasma ... 229	Spongiosaplastik ... 289	Styloiditis radii ... 44
Simultanprophylaxe ... 33	Spontanhypoglykämie ... 257	Subphrenischer Abszeß ... 237
Sinus pilonidalis ... 173	Sporen ... 34	Subarachnoidalblutg. 350; 355; 357
Sinus-venosus-Defekt ... 111	Spreizfuß ... 338	Subclavian steal syndrome ... 64
Sinusknoten ... 120	Sprungbeinfraktur ... 334	Subclavian-Flap-Technik ... 111
Sinusvenenthrombose ... 349; 356	Sprunggelenkdistorsion ... 332	Subcutis ... 49
Sipple-Syndrom ... 259; 267	Sprunggelenkfrakturen ... 331	Subduralblutung ... 355; 356
SIOIII-Typ ... 22	Sprunggelenkluxationsfraktur . 332	Subduralhämatom ... 354; 355
Sitzbein ... 313	Sputum,dreigeschichtet ... 94	Subkapitale Humerusfraktur ... 299
Skalenussyndrom ... 65	SPV ... 154	Subluxation Radiusköpfchen .. 304
Skalpierungsverletzung ... 1	SSL ... 175	Subpektoralphlegmone ... 126
Skapulafrakturen ... 295	St. Jude-Klappe ... 117	Substitutive Transplantation ... 13
Skapularlinie ... 85	Staging-Laparotomie ... 231	Subtrochant.Oberschenkelfrakt.320
Skelettszintigraphie ... 15; 98	Stammfettsucht ... 273	Subunguales Hämatom ... 41
Skelettumoren ... 345	Stammvarikosis ... 79	Suddek-Erkrankung ... 281; 283
Skistock-Verletzung ... 310	Starling-Hypothese ... 78	Sudeck-Dystrophie ... 44; 281
Sklerodermie ... 138	Starr-Edwards-Klappe ... 117	Sudeck-Op ... 178
Sklerosierende Cholangitis ... 194	Stauffer-Syndrom ... 224	Sulcus coronarius ... 106
Sklerosierende chron. Enteritis 193	Stauschlauch-Syndrom ... 59; 283	Sulcus interventricularis ... 106
Sklerosierungstherapie ... 206	Stauungsniere ... 238	Sulkus-Tumor ... 100
Sklerotherapie ... 80	Stauungspapille ... 361; 364	SulmycinR Implant ... 174
Skoliose ... 86	Steal-Effekt ... 64	Supination ... 303
Skybala ... 175	Steatorrhoe ... 225	Supinationstrauma ... 333
Sludge-Phänomen ... 16	Stein-Leventhal-Syndrom ... 276	Supinatortunnel-Syndrom ... 46
Smedal-Etlg. ... 266	Steinauflösung ... 212	Supracondyläre Nase ... 302
Smith-Gayrand-Fraktur ... 307	Steincholangitis ... 200	Suprakond. Extensionsfrakt. ... 301
Sodbrennen ... 135	Steindekubitus ... 214	Suprakond. Oberschenkelfrakt 321
Soft disc ... 373	Steinkranke (Galle) ... 212	Suprasphinktere Fistel ... 172
Solitäre Knochenzyste ... 346	Steinmann-Zeichen ... 324	Supraspinatussehne ... 298
Somatostatin ... 254; 258	Steinschnittlage ... 171; 175	Supratentorielle Hirntumoren .. 358
Sonnenuntergangszeichen ... 351	Steinträger (Galle) ... 212	Suprefact ... 133
Soor ulzerierend ... 37	Steinzertrümmerung ... 212	Surfactant ... 18
Sourcil ... 318	Steißbeinfistel ... 173	Sylvii-Aquaeductus ... 348
SP-1 ... 387	Steißbeinsinus ... 173	Syme-Exartikulation ... 291
Spaltlinien d. Haut ... 2	Steißbeinzyste ... 173	Sympathoblastom ... 104; 384
Spannungspneumothorax .. 87; 88	Stellschraube ... 332	Sympathischer Grenzstrang ... 272
Spanverblockung ... 341	Stellwag-Zeichen ... 263	Sympathoblastom ... 384
Spast.-hypertr. Pylorusstenose 376	Stents ... 71	Symphyse ... 313
Spastische Bronchitis ... 93	Stenvers ... 368	Symphysenruptur ... 314
Spastischer Ileus ... 191	Steppergang ... 373	Symptomfreies Intervall ... 230
Spät-Dumping-Syndrom ... 152	Steppling-Etlg. (ARDS) ... 19	Syndaktilien ... 349
Spatium interosseum ... 306	Stereotaktische Biopsie ... 360	Syndesmose ... 328
Specht-Schienung ... 300	Steristrips ... 7	Syngene Transplantation ... 13
SPECT ... 63	Sterkoralileus ... 220	Synkopen ... 120
Speicherkrankheiten ... 232	Sternoklavikulargelenk ... 293	Synovektomie ... 287
Speiseröhre ... 135	Sternoklavikulargelenkluxation 293	Synovia ... 287
Spezifische Gastritis ... 144	Sternumfrakturen ... 342	Synovialom ... 287; 347
Sphinkter Oddii ... 219	Sternumspalten ... 86	Synovialsarkom ... 287
Sphinkterelektrostimulation ... 179	Stewart-Treves-Syndrom ... 83	Synovitis ... 286
Sphinktermanometrie ... 179	Stichwunde ... 1; 3	Syringomyelie ... 349; 374
Sphinktermyektomie ... 380	Stiernacken ... 273	
Sphinkterotomie ... 175	Still-Krankheit ... 232	**T**
Sphinkterplastik ... 179	Stimmbandparese ... 262	T-Abstützplatte ... 329
Sphinkterspasmus ... 175	Stippchengallenblase ... 210	T-Drainage ... 213
Spickdraht ... 279	Stoßstangenverletzung ... 329	T-Fraktur ... 321
Spider naevi ... 206	Strangulation ... 191	T3 und T4 ... 262
Spiegelbildung,Lunge ... 91	Strat. germinativum ... 285	

Stichwortverzeichnis | Seite 403

T4-Helferzellen ... 36
Tabaksbeutelnaht ... 162
Tabatière ... 309
TAK ... 265
Takus ... 193
Talgretentionszysten ... 47
Talusfraktur ... 334
Taluskippung ... 333
Talusluxation ... 333
Talusnekrose ... 334
Talusvorschub ... 333
Tamoxiphen ... 132
Tanzende Patella ... 324
Tarsalgie ... 47
Tarsaltunnel-Syndrom ... 47
Tawara-Schenkeln ... 120
Taxis ... 246
Td-Impfstoff ... 33
TEE ... 61
Teerstuhl ... 187; 205
Teleangiektasien ... 356
Tendo calcaneus ... 336
Tendolyse ... 312
Tendovaginitis crepitans ... 43
Tendovaginitis stenosans ... 43
TENS ... 374
Tentorielle Einklemmung ... 353
Tentorium cerebelli ... 348
TEP ... 317
Teratome ... 104
Testikuläre Feminisierung ... 126
TetagamR ... 33
TetanolR ... 33
Tetanus ... 32
Tetanus-Immunglobulin ... 33
Tetanusschutz ... 2
Tetanustoxoid ... 33
TGA ... 115
TGB ... 260
Thalassämie ... 231
Thalidomid ... 108
Thenarmuskelatrophie ... 45
Thibièrge-Weissenbach-Syndr. . 48
Thiersch-Op ... 178
Thompson-Op ... 83
Thoracic outlet syndrome ... 65
Thorakalniere ... 240
Thorakotomie ... 98
Thorax ... 85f
Thorax-Kompressionssyndrom . 65
Thoraxdrainage ... 55; 88
Thoraxinstabilität ... 342
Thoraxmagen ... 235
Thoraxtrauma ... 86
Thoraxwandtumoren ... 94; 100
Thorotrast ... 202
Throbozytose ... 232
Thrombangitis obliterans ... 69
Thrombektomie ... 76
Thrombendarteriektomie ... 59
Thromboembolie ... 21
Thrombokinase ... 19
Thrombophlebitis ... 73
Thrombophlebitis migrans 74; 227
Thrombose arterielle ... 58
Thrombose par effort ... 77
Thromboseprophylaxe ... 9
Thrombozytenaggregationen ... 16
Thrombozytenkonzentrate ... 387
Thrombusbildung ... 74
Thymdinkinase ... 167
Thymome ... 104
Thyreoglobulin-AK ... 265
Thyreoidale Autonomie ... 263
Thyreoidektomie ... 265; 266
Thyreoiditis ... 261; 264
Thyreoiditis De Quervain ... 263

Thyreostatika ... 263
Thyreotoxische Krise ... 263
Thyroxinbindendes Globulin ... 260
TIA ... 58; 62
Tibia ... 328
Tibiafraktur ... 329
Tibiakopffraktur ... 328
Tibialis anterior-Loge ... 281
Tibialis anterior-Syndrom ... 282
Tibialis-anterior-Loge ... 282
Tibialis-posterior-Loge ... 282
Tibiaplateau ... 330
Tiefer Ileus ... 191
Tiegel'sche Kanülen ... 88
Tiffeneau-Test ... 98
TNM-Klassifikation ... 13
TOF ... 113
Tollwut ... 35
Torkildsen-Ventrikeldrainage ... 351
Torsionsfraktur ... 278
Torsionsovar ... 162
Tossy-Etlg. ... 295
Totale Lungenvenenfehlmndg...115
Totaler AV-Kanal ... 112
Totenlade ... 289
Totenstille ... 183; 192
Totraumatmung ... 342
Tourniquet ... 57
Tourniquet-Syndrom ... 59; 282
Towne ... 368
Toxisches Megakolon ... 192; 197
Toxoid ... 33
TPA ... 387
Tr.coeliacus ... 229
Trachealbifurkation ... 85
Tracheazielaufnahme ... 262
Tracheobronchialbaum ... 85
Tracheomalazie ... 262
TRAK ... 263
Traktionsdivertikel ... 136
Transmurale Entzündung ... 193
Transösophageale Sonographie 61
Transossäre Auszieh-Naht ... 312
Transplantation ... 11
Transplantationsarten ... 13
Transplantationskriterien ... 11
Transplantationspankreatitis ... 229
Transposition gr. Art. ... 229
Transposition großer Arterien .. 115
Transscapuläre Rö-Aufnahme . 297
Transsphinktere Fistel ... 171
Transsudat ... 89
Transverso-Rektostomie ... 153
Traumatologie ... 277f
Treitz-Band ... 153
Treitz-Hernie ... 253
Trendelenburg Test ... 79
Trendelenburg-Hinken ... 373
Trichterbrust ... 86
Trigonum lumbocostale ... 233
Trikuspidalatresie ... 114
Trikuspidalklappenatresie ... 109
Trikuspidalklappenfehler ... 117
Trikuspidalklappenfibrose ... 255
Tripus Halleri ... 199; 229
Trismus ... 32
Trochlea ... 301
Trochoginglymus ... 322
Trokar ... 214
Trommelschlegelfinger ... 94
Trommlerlähmung ... 46
Trümmerfraktur ... 278
Truncus arteriosus communis . 109
Truncus vagalis ... 143
Trypanosoma cruzi ... 137
TSH ... 260
TSH-Rezeptor-AutoAk ... 260

TSI ... 263
Tuber-Gelenkwinkel ... 335
Tuberculum majus ... 299
Tuberculum minus ... 299
Tuberculum sellae ... 364
Tuberculum supraglenoidale .. 303
Tuberkulom ... 93
Tuberositas radii ... 303
Tuberositas tibiae ... 327
Tubuläres Adenom ... 165
Tubulovillöses Adenom ... 165
Tumor-plop ... 122
Tumoren des Zwerchfells ... 237
Tumoren im Kindesalter ... 438
Tumorklassifikation,allg. ... 13
Tumormarker ... 15; 387
Tumornachsorge,allgemeine ... 14
Turcot-Syndrom ... 164
Turmschädel ... 349
Turnbull-Op ... 198

U

U-Naht ... 7
Übelkeit-DD ... 184
Überbein ... 42
Überwendliche Naht ... 7
Ulcus callosum ... 148
Ulcus cruris ... 31
Ulcus cruris venosus ... 78
Ulcus cruris venosus ... 80
Ulcus Dieulafoy ... 148
Ulcus duodeni ... 153
Ulcus recti simplex ... 178
Ulcus trophoneuroticum ... 81
Ulcus ventriculi ... 145
Ulkusblutung ... 154
Ulkusfinger ... 146
Ulkuskrankheit ... 145
Ulkusnische ... 146
Ulkusperforation ... 154
Ulkusstenose ... 154
Ulzero-phlegmon.Appendizitis ... 160
Umbilikalvenensepsis ... 205
Unguis incarnatus ... 40
Unhappy-Triad-Verletzung ... 323
Unkarthrose ... 372
Unterarmamputation ... 291
Unterarmphlegmone ... 40
Unterarmschaftfrakturen ... 306
Untere Extremität ... 316
Untere GI-Blutung ... 186
Unterkühlung ... 53
Unterschenkel ... 328
Unterschenkelamputation ... 291
Unterschenkelfraktur ... 329
Unterschenkelschaftfraktur ... 329
Unterschenkeltyp AVK ... 69
Unterschenkelzinkleimverband 330
UÖS ... 135
Upside-down-stomach ... 235
Urachusfistel ... 381
Uranexposition ... 95
Uranokoloboma ... 381
Uranoplastik ... 382
Uranoschisis ... 381
Ureter ... 240
Ureter duplex ... 241
Ureter fissus ... 241
Ureterolyse ... 239
Urokinase ... 22
Urokinase ... 58
Ursodeoxycholsäure ... 212
USP ... 6
Usuren ... 111
Uteren-Gasödem ... 34

V

V-Phlegmone ... 39
V.coronaria ventriculi ... 205
V.portae ... 199
Valva ileocaecalis ... 156
Vanillinmadelsäure ... 272
Varikophlebitis ... 74
Variköse Lymphektasie ... 83
Varikosis ... 78
Varikozele ... 248
Varizen ... 78
Vasa testicularis ... 247
Vaskulitis ... 21
Vasopathien ... 21
Vasovagale Synkope ... 23
Velumspalte ... 381
Venen-Stripping ... 80
Venenchirurgie ... 73f
Venenklappen ... 74
Venenklappeninsuffizienz ... 76
Venenstern ... 78
Venöse Gangrän ... 76
Venöses Ulcus ... 80
Ventilationsszintigraphie ... 22
Ventilpneumothorax ... 88
Ventriculus dexter ... 106
Ventriculus sinister ... 106
Ventrikel ... 348
Ventrikeldrainage ... 351
Ventrikelseptumdefekt ... 108; 112
Ventrikulo-atrialer Shunt ... 351
Ventrikulo-aurikuläre Drainage ... 351
Ventrikulo-peritonealer Shunt .. 351
Ventrikuloaurikulostomie ... 351
Ventrikulozisternostomie ... 351
Verbrauchskoagulopath. ... 18
Verbrauchskoagulopathie ... 19; 55
Verbrauchsphase ... 20
Verbrennungen ... 49
Verbrennungschirurgie ... 49f
Verbrennungskrankheit ... 50
Verbrennungslunge ... 52
Verbundosteosynthese ... 280
Verletzungskrankheit ... 54
Verner-Morrison-Syndrom 254; 258
Vernichtungskopfschmerz ... 357
Verrenkung ... 286
Verriegelungsnagel ... 320
Verspäteter Wundschmerz ... 35
Vertebra prominens ... 339
Verwandtenspende ... 12
Vesica fellae ... 209
Vesikoumbilikalfistel ... 381
Vicryl ... 6
Vidal-Etlg. ... 335
Vierhügelplatte ... 371
Vigilanzstörungen ... 360
Villöses Adenom ... 165
Vinylchloridintoxikation ... 205
VIP ... 254; 258
VIPom ... 254; 258
Virchow Lk ... 143
Virchow-Trias ... 74
Virilisierung ... 275
Viszerale Lymphzysten ... 84
Viszeraler Schmerz ... 183
Viszerales Peritoneum ... 189
Viszeralgefäßverschlüsse ... 66
Viszero-viszerale Reflexe ... 183
Vit B12-Mangel ... 144
Vit.C-Mangel ... 3
Vitalkapazität ... 98
Vitamin D ... 269
Vogt-Etlg. ... 375
Volkmann'sche Kontraktur ... 281
Volkmann-Dreieck ... 332
Vollblut ... 387
Vollmar-Etlg. ... 56
Vollmar-Etlg. (AV-Fisteln) ... 72
Vollmondgesicht ... 273
Volumenmangelschock ... 16
Volvulus ... 181; 191; 378
Von-Willebrand-Jürgens-Syndr. . 21
Vordere Fusion (WS) ... 341
Vordere Schublade ... 323
Vorhofseptumdefekt 108; 111; 112
Vorsorgeuntersuchungen ... 131
VSD ... 112
Vv.thyreoideae ... 260

W

Wahleingriff ... 9
Wallace-Neunerregel ... 50
Walter-Reed-Staging-Classific. .. 38
Wandermilz ... 230
Wandernieren ... 241
Warmer Knoten ... 261
Warren-Shunt ... 207
Wasser-Haushaltsstörungen ... 28
Wasserhaushalt ... 28
Wasserkopf ... 350
WDHA-Syndrom ... 258
WDHH-Syndrom ... 258
Weber C-Sprunggelenkfraktur . 323
Weber Derotationsosteotomie . 297
Weber und Marti-Etlg. ... 334
Weber-Frakturen ... 331
Weber-Tisch ... 321
Wechselschnitt ... 162
Wedge-resection ... 99; 101
Weichteil Impingement ... 333
Weichteilschaden ... 281
Weichteiltumoren ... 347
Wermer-Syndrom ... 259
Wesensänderung ... 359
Whiplash-injury ... 340
Whipple Trias ... 257
Whipple-Op ... 226; 228
Wide excision ... 132
Widmer-Etlg. (CVI) ... 78
Willebrand-Jürgens-Syndrom ... 21
Wilms-Tumor ... 242; 383
Winddorn ... 290
Winiwarter-Buerger Krkh. ... 69
Winkelplatte ... 320
Winterstein-Fraktur ... 310
Wirbelbogenfrakturen ... 340
Wirbelgelenkfortsatzfrakturen .. 340
Wirbelgleiten ... 342
Wirbelkörperfrakturen ... 340
Wirbelkörperhinterkantenverl. ... 341
Wirbelluxationen ... 340
Wirbelluxationsfrakturen ... 340
Wirbelsäule ... 339f
Wirbelsäulenfixateur ... 341
Wirbelsäulenverletzungen ... 339
Wirbelverrenkung ... 340
Wisconsin-Lösung ... 229
Wismut-Präparate ... 146
Witzel-Fistel ... 140
Witzelsucht ... 360
Wochenbett ... 125
Wolfsrachen ... 381
Wolter-Etlg. ... 340
Wundbehandlung ... 2
Wunddehiszenz ... 4
Wunde ... 1f
Wundheilung ... 1

Wundheilungsstörungen ... 3
Wundinfektion ... 4
Wundkeloid ... 5
Wundruptur ... 4
Wundstarrkrampf ... 32
Wundversorgung,offene ... 3
Wurmfortsatzentzündung ... 160
Wurzelkompressionssyndrome 372
Wurzeltod ... 374

X

Xanthogranulomat.Pyeloneph. 243
Xenogene Transplantation ... 13
Xiphoid ... 250

Y

Y"-Prothese ... 71
Y-Anastomose n. Roux ... 147
Y-Fraktur ... 302; 321
Yersinien ... 84

Z

Z-Naht ... 162
Z-Plastik ... 6
Z-Sehnenverlängerung ... 312
Zäkum ... 162
Zanca-Syndrom ... 164
Zehenamputation ... 291
Zehenfrakturen ... 338
Zehenluxation ... 338
Zellweger-Syndrom ... 351
Zenker-Divertikel ... 135
Zentralisation ... 16
Zephale Phase ... 146
Zerebrale Metastasen ... 369
Zerebraler Zirkulationsstillstand 12
Zerebrovaskuläre Insuff. 62; 361
Zervikale Myelopathie ... 374
Zidovudin ... 38
Zirbeldrüse ... 254; 371
Zoladex ... 132
Zollinger-Ellison-Syn..145; 254; 256
Zona fasciculata ... 271
Zona glomerulosa ... 271
Zona reticularis ... 271
Zuchthaut ... 52
Zuelzer-Wilson Syndrom ... 380
Zuggurtung ... 280
ZVD ... 28; 387
Zweietagenfraktur ... 278
Zweiflügelklappen ... 117
Zweihöhlenverletzung ... 87
Zwerchfell ... 233f
Zwerchfellbewegung paradoxe 237
Zwerchfelldefekte ... 238
Zwerchfellhernien ... 234; 245
Zwerchfellhochstand ... 233; 237
Zwerchfellkontusion ... 186
Zwerchfellraffung ... 235
Zwerchfellruptur ... 87; 233; 237
Zwerchfelltiefstand ... 237
Zwerchfelltumoren ... 237
Zwergniere ... 240
Zyanotische Herzfehler ... 109
Zylindrom ... 48; 100
Zystadenokarzinom ... 201
Zystadenom ... 201
Zystennieren ... 240
Zystische Adenomatose ... 86
Zystische Fibrose ... 220
Zystojejunostomie ... 224
Zytokreatinprotein ... 167

...hirurgie für Studium und Praxis von M. Müller und Mitarbeiter

Das Buch gibt einen kurzgefassten, vollständigen Überblick über die gesamte Chirurgie und ihre Spezialgebiete in einem streng didaktisch gegliederten Aufbau. Berücksichtigt wurden viele chirurgische Lehrbücher und der Gegenstandskatalog sowie die aktuellen chirurgischen Fachzeitschriften. Für alle Tumoren ist neben den gebräuchlichen klinischen Einteilungen stets die aktuelle TNM-Klassifikation angegeben. Die jährlichen Neuauflagen tragen der Aktualität und dem ständigen Fluß des medizinischen Wissens Rechnung. Modernste Drucktechnik und ein klares Schriftbild garantieren eine gute Lesbarkeit. Viele Abbildungen, Tabellen und Übersichten sowie ein umfassendes Stichwortverzeichnis erleichtern das Lernen.

Bestellkarte für Freunde und Bekannte oder zur Bestellung einer neuen Auflage.

Für Bestellungen trennen Sie bitte die nebenstehende Postkarte ab und tragen Sie Ihren Namen und Adresse ein.

Auf der Rückseite vermerken Sie bitte die Anzahl der Exemplare und kreuzen Sie die gewünschte Zahlungsweise an.

Senden Sie die Postkarte dann ausreichend frankiert ab.

Am schnellsten erhalten Sie Ihr Buch, wenn Sie der Postkarte einen Verrechnungsscheck beifügen und zusammen an die nebenstehende Adresse schicken.

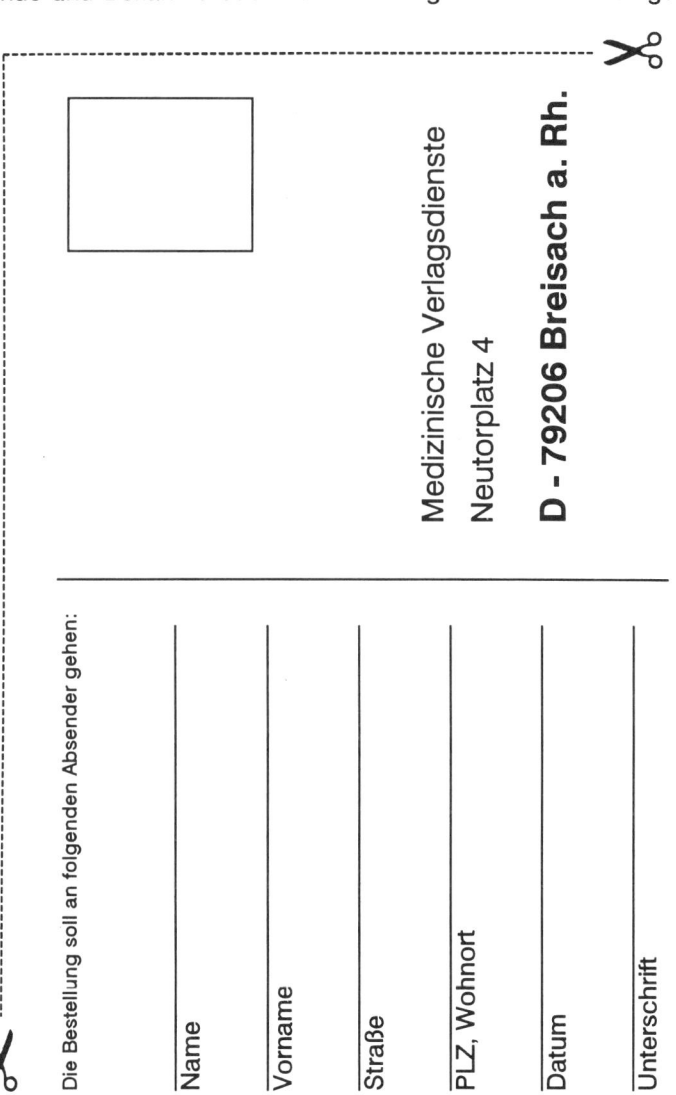

Medizinische Verlagsdienste
Neutorplatz 4
D - 79206 Breisach a. Rh.

Die Bestellung soll an folgenden Absender gehen:

Name
Vorname
Straße
PLZ, Wohnort
Datum
Unterschrift

Hiermit bestelle ich

_____ Exemplar(e) **Chirurgie für Studium und Praxis** von M. Müller u. Mitarbeiter.

Einzelpreis im Inland: DM 45,-- inkl. MwSt. und aller Porto- und Versandkosten.
Einzelpreis im Ausland: DM 49,-- inkl. aller Porto- und Versandkosten.
Sonderpreise: Im Inland ab 5 Exemplare DM 40,-- pro Exemplar, ab 10 Exemplare DM 35,-- pro Exemplar inkl. MwSt. und aller Porto- und Versandkosten.
Im Ausland ab 10 Exemplaren DM 40,-- pro Exemplar.

☐ Den Kaufpreis habe ich auf das PGA Karlsruhe, Kto. 3004 72 - 757, **BLZ 660 100 75**, Empfänger: Müller M, D-79206 Breisach überwiesen. Ich erhalte das Buch/Bücher nach Eingang der Zahlung.

☐ Ich lege der Bestellkarte einen Verrechnungs-/Euroscheck bei und erhalte die Lieferung sofort!

☐ Ich wünsche eine Lieferung per Nachnahme (bei gewünschtem Versand per Nachnahme zzgl. zum Buchpreis 6,50 DM Nachnahmegebühren). Nicht in das Ausland möglich.